Stammliste

der

Kaiser Wilhelms-Akademie

für das

militärärztliche Bildungswesen.

———

Im Auftrage

der

Medizinal-Abteilung des Königl. Kriegsministeriums

unter Benutzung amtlicher Quellen

bearbeitet von

Dr. **Wätzold,**

Stabsarzt an der Kaiser Wilhelms-Akademie.

Mit 2 Bildnissen und 4 Abbildungen.

Springer-Verlag
Berlin Heidelberg GmbH
1910
NW. Unter den Linden 68.

Springer-Verlag Berlin Heidelberg GmbH

(Durch alle Buchhandlungen zu beziehen.)

Bibliothek von Coler-von Schjerning.

Band I. **Die Geschichte der Pocken und der Impfung** von Oberstabsarzt Dr. **Paul Kübler.** Mit 12 Textfig. und 1 Tafel. 1901. 8 M.

Band II. **Diphtherie. (Begriffsbestimmung, Zustandekommen, Erkennung und Verhütung)** von Geh. Med.-Rat Prof. Dr. **E. v. Behring.** Mit 2 Textfig. 1901. 5 M.

Band III. **Nichtarzneiliche Therapie innerer Krankheiten.** Skizzen für physiologisch denkende Aerzte von Stabsarzt Dr. **Buttersack.** Mit 8 Textfig. Zweite Auflage. 1903. 4 M. 50 Pf.

Band IV. **Leitfaden für Operationen am Gehörorgan** von Geh. Med.-Rat Prof. Dr. **Trautmann.** Mit 27 Textfig. 1901. 4 M.

Band V. **Leitfaden der kriegschirurg. Operationen** von Geh. Med.-Rat Prof. Dr. **Herm. Fischer.** Mit 56 Textfig. Zweite Aufl. 1905. 4 M.

Band VI. **Studien zu einer Physiologie des Marsches** von Prof. Dr. **N. Zuntz** und Oberstabsarzt Dr. **Schumburg.** Mit Textfiguren, Kurven im Text und einer Tafel. 1901. 8 M.

Band VII. **Grundriss einer Geschichte der Kriegschirurgie** von Oberstabsarzt Prof. Dr. **Alb. Köhler.** Mit 21 Textfig. 1901. 4 M.

Band VIII. **Die Pest und ihre Bekämpfung** von Oberstabsarzt Dr. **P. Musehold.** Mit 4 Lichtdrucktafeln. 1901. 7 M.

Band IX. **Die Cerebrospinalmeningitis als Heeresseuche.** In ätiologischer, epidemiologischer, diagnostischer und prophylaktischer Beziehung. Von Oberstabsarzt und Privatdozent Dr. **H. Jaeger.** Mit 33 Texttafeln. 1901. 7 M.

Band X. **Die Therapie der Infektionskrankheiten** von Geh. Med.-Rat Prof. Dr. **C. Gerhardt** in Verbindung mit Stabsarzt Dr. Dorendorf, Oberstabsarzt Prof. Dr. Grawitz u. a. Mit Kurven im Text. 1902. 8 M.

Band XI. **Die experimentelle Diagnostik, Serumtherapie und Prophylaxe der Infektionskrankheiten** von Stabsarzt Prof. Dr. **E. Marx.** 8. Zweite Auflage. Mit 1 Textfig. und 2 Tafeln. 1907. 8 M.

Band XII. **Die Verletzungen und Verengerungen der Harnröhre und ihre Behandlung.** Auf Grund des Königschen Materials (1875 bis 1900) bearbeitet von Stabsarzt Dr. **M. Martens.** 8. Mit einem Vorwort von Geh. Med.-Rat Prof. Dr. König. 1902. 4 M.

Band XIII. **Die Aetiologie des akuten Gelenkrheumatismus** nebst kritischen Bemerkungen zu seiner Therapie von Stabsarzt Dr. **A. Menzer.** Mit einem Vorwort von Geh. Med.-Rat Prof. Dr. Senator. Mit 5 Taf. 1902. 5 M.

Band XIV. **Der Hitzschlag auf Märschen.** Mit Benutzung der Akten der Medizinal-Abteilung des Preussischen Kriegsministeriums von Oberstabsarzt Dr. **A. Hiller.** Mit 6 Textfig. und 3 Kurven. 1902. 7 M.

Stammliste

der

Kaiser Wilhelms-Akademie

für das

militärärztliche Bildungswesen.

ISBN 978-3-662-34212-1   ISBN 978-3-662-34483-5 (eBook)
DOI 10.1007/978-3-662-34483-5

Softcover reprint of the hardcove 1st edition 1910

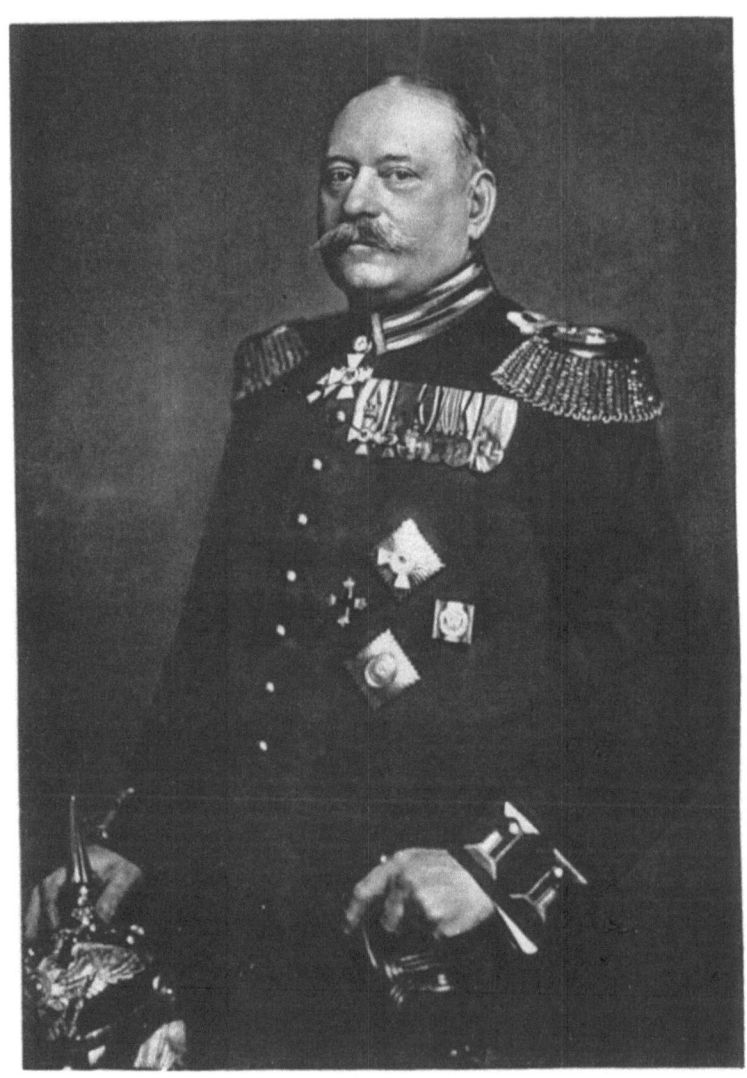

v. Schjerning

Lichtdruck von A. Frisch, Berlin W 35.

Stammliste

der

Kaiser Wilhelms-Akademie

für das

militärärztliche Bildungswesen.

Im Auftrage

der

Medizinal-Abteilung des Königl. Kriegsministeriums

unter Benutzung amtlicher Quellen

bearbeitet von

Dr. Wätzold,

Stabsarzt an der Kaiser Wilhelms-Akademie.

Mit 2 Bildnissen und 4 Abbildungen.

Springer-Verlag
Berlin Heidelberg GmbH
1910
NW. Unter den Linden 68.

Vorwort.

Eine der schönsten Eigenschaften des Deutschen Heeres ist die treue Pflege der Tradition in den einzelnen Truppenkörpern. Hat es auch in der Kaiser Wilhelms-Akademie wahrlich hieran niemals gefehlt, so mangelte es doch an einem Werke, das die Namen und den Werdegang der Söhne dieser Akademie der Vergessenheit entriß.

An dem Tage, an dem die Pforten der alten Heimatsstätte sich für immer schließen, kann es keine willkommenere Erinnerungsgabe an die Vergangenheit geben als diese Stammliste.

Es war aus äußeren Gründen unmöglich, sie bis zur Gründung der Anstalt im Jahre 1795 zurückzuführen. Sie setzt daher, abgesehen von den Persönlichkeiten, die besonderes historisches Interesse bieten, allgemein mit den Studierenden ein, welche seit 1860 aufgenommen worden sind, und berücksichtigt außerdem alle noch Lebenden, die vor 1860 eingetreten sind und deren Personalien zu erlangen waren.

Die Aufgabe, die Stammliste zusammenzustellen, war nicht leicht. Die Akten der Medizinal-Abteilung des Kriegsministeriums und der Kaiser Wilhelms-Akademie, zahllose ausgesandte Fragebogen, ferner Rang- und Stammlisten, Medizinalkalender, Kalender anderer Berufsklassen und manche freundliche Auskunft von Behörden, Verwandten, Fachgenossen lieferten die Steine zum Bau des Werkes, das möglichst lückenlos erstehen sollte.

So möge die Erinnerungsgabe hinausgehen und einen Platz in der Bibliothek eines jeden finden, der mit Liebe und Anhänglichkeit seiner einstigen alma mater gedenkt. Das Buch wird es ihm danken, und die Namen der Jugendgefährten aus gemeinsam verlebten Studienjahren werden dem Leser Erinnerungen zaubern, wie sie Goethe empfunden, als er sang:

> Ihr bringt mit Euch die Bilder froher Tage,
> Und manche lieben Schatten steigen auf;
> Gleich einer alten halb verklungnen Sage,
> Kommt erste Lieb' und Freundschaft mit herauf.

Bemerkungen.

1. Für die Einreihung der einzelnen Studierenden in die Semester war der Termin des Eintritts in die Kaiser Wilhelms-Akademie maßgebend.

2. Mit Rücksicht auf den zur Verfügung stehenden Raum war es unmöglich, alle literarischen Arbeiten aufzuführen; es wurden neben den Gebieten der wissenschaftlichen Tätigkeit stets nur wichtigere Veröffentlichungen hervorgehoben.

3. Unvollständigkeit der Personalien lebender ehemaliger Angehöriger der Akademie ist meist nur darauf zurückzuführen, daß die übersandten Fragebogen unausgefüllt blieben oder nicht zurückgesandt wurden, so daß die Personalien nur aus den zur Verfügung stehenden Quellen zusammengestellt werden konnten.

Abgeschlossen sind die Personalien mit dem 1. 2. 1910, doch sind noch die Ostern 1910 neu eingetretenen Studierenden mit aufgenommen sowie alle während der Drucklegung eingetretenen und zur Kenntnis gelangten Personalveränderungen soweit wie möglich berücksichtigt worden.

I.

Direktoren

der

Kaiser Wilhelms-Akademie.

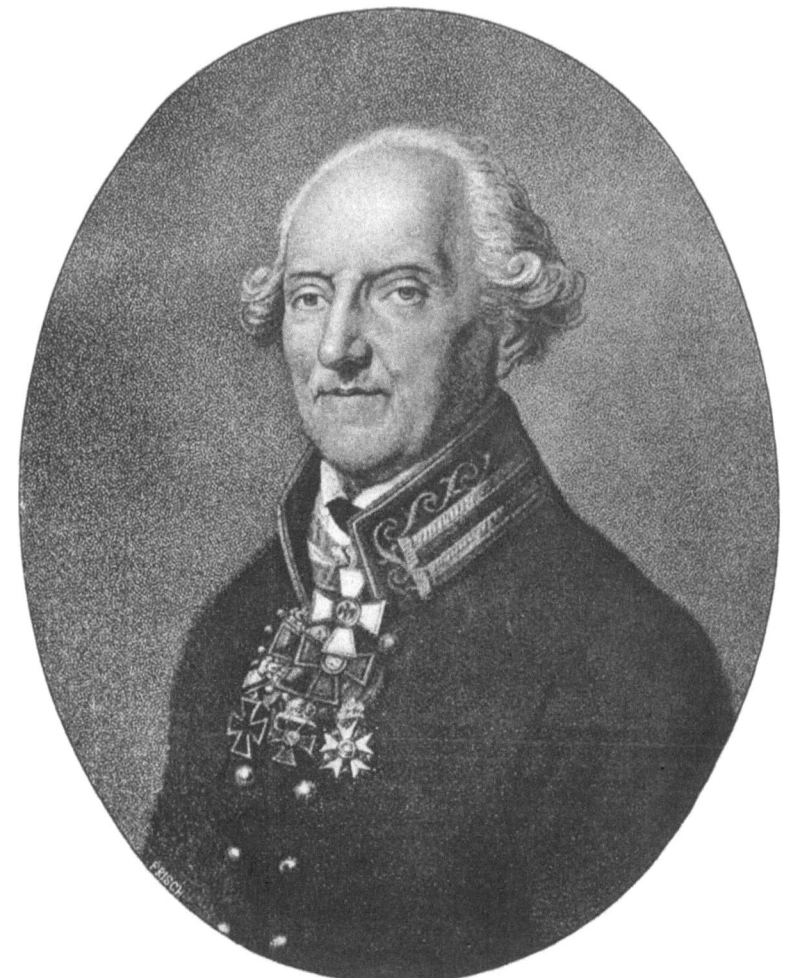

Goercke

Lichtdruck von A. Frisch, Berlin W 35

Johann Goercke, 1

Direktor vom 2. 8. 1795 bis 14. 5. 1822,

geb. am 3. Mai 1750 in Sorquitten (Ostpreußen) als Sohn des Predigers
Goercke. Erhielt von 1763 bis 1767 seine Ausbildung bei den Re-
gimentschirurgen Apfelbaum in Tilsit und Gerlach in Königsberg.
1767 wurde er Kompagniechirurg in Königsberg beim Inf.-Regt.
von Kanitz, kam 1774 zum Regt. Kronprinz nach Potsdam, 1784 als
Pensionärchirurg nach Berlin und absolvierte 1787 den Kursus auf die
Armee. 1787 bis 1789 unternahm er eine wissenschaftliche Reise nach
Oesterreich, Italien, Frankreich, England und Holland. 1788 wurde
er Regimentschirurg. Er nahm 1790 am Schlesischen, 1792 bis
1795 am Rheinfeldzuge teil. Durch Kabinettsordre vom 2. 8. 1795 erfolgte die Ernennung Goerckes zum Direktor der „Pepiniere" (K. W.-A.).
1797 wurde er Generalstabschirurg. War von 1806 bis 1809 beim Kgl.
Hauptquartier, nahm am Krieg 1813, 1814 und 1815 teil. Am
14. 5. 1822 erfolgte seine Verabschiedung. Gest. am 30. Juni 1822
in Sanssouci.

Johann Wilhelm v. Wiebel, 2

Direktor vom 12. 5. 1822 bis 6. 1. 1847,

geb. am 24. Oktober 1767 in Berlin. Erhielt von 1781 bis 1784 seine
Ausbildung beim Regimentschirurg Bouneß in Berlin. Wurde am
1. 10. 1784 Kompagniechirurg im Regt. Thüna, legte im Winter 1789/90
den Kursus auf die Armee ab. Wurde 1790 Oberchirurg bei einem
Feldlazarett. 1793 wurde er Stabschirurg und Dirigent eines Feldlazaretts in Bingen, promovierte am 23. 3. 1795 in Erlangen. Am
2. 8. 1795 wurde er Stabschirurg der K. W.-A. 1797 wurde er
Oberstabschirurg und zum Subdirektor der K. W.-A. ernannt. 1801
Regimentschirurg im Inf.-Regt. von Besser. 1804 bis 1806 ärztlicher
Begleiter des Königs. 1807 Generalchirurg. 1814 Zweiter Leibarzt
des Königs und Divisionsgeneralchirurg der Garde. Am 12. 8. 1815
auf Goerckes Veranlassung zu dessen präsumptivem Nachfolger ernannt. Am 12. 5. 1822 Erster Generalstabsarzt der Armee und Direktor
der K. W.-A. 1827 geadelt. 1836 Erster Leibarzt des Königs. Gest.
am 6. Januar 1847 in Berlin.

3   **Johann Karl Jakob Lohmeyer,**
Direktor vom 12. 1. 1847 bis 7. 10. 1851,

geb. am 27. April 1776 in Potsdam, war Eleve der K. W.-A. vom
1. 4. 1797 bis 1. 5. 1799. 1799 Kompagniechirurg beim 9. Art.-Bat.
Am 29. 10. 1799 wurde er Oberchirurg der K. W.-A., im Januar 1806
promoviert. 1807 Stabschirurg der K. W.-A. 1809 Verabschiedung
behufs Annahme einer Leibarztstelle beim Grafen v. d. Schulenburg.
1815 Wiedereintritt in die Armee als Oberstabschirurg. Am 7. 12. 1829
Generalarzt. Am 25. 1. 1844 Ernennung zum Zweiten Generalstabsarzt.
2. 10. 1845 Geh. Medizinalrat und Mitglied der Medizinalsektion des
Kultusministeriums. Am 12. 1. 1847 — mit 71 Jahren! — Erster
Generalstabsarzt und Chef des Militärmedizinalwesens. Am 7. 10. 1851
Verabschiedung. Gest. am 25. Juli 1852 in Berlin.

4   **Heinrich Grimm,**
Direktor vom 28. 10. 1851 bis 13. 12. 1879,

geb. am 21. Juni 1804 in Sarstedt als Sohn des Kreischirurgen Christian
Friedrich Grimm. War vom 19. 10. 1821 bis 1. 10. 1825 Eleve der K. W.-A.
Er wurde am 6. 10. 1826 promoviert, 1826 Kompagniechirurg. 1827 erfolgte
seine Berufung in das Bureau des Generalstabsarztes v. Wiebel. 1830
Pensionär an der K. W.-A. Am 12. 10. 1831 Beförderung zum Stabsarzt.
1833 Kommandierung zur Charité. 13. 8. 1835 Regimentsarzt. 12. 2. 1838
interimistisch, 20. 8. 1838 endgültig Subdirektor der militärärztlichen
Bildungsanstalten. 25. 9. 1840 Ernennung zum Leibarzt des Königs.
2. 8. 1841 dirigierender Arzt der chirurgischen Abteilung der Charité.
25. 1. 1844 Generalarzt. 12. 1. 1847 zum zweiten, am 28. 10. 1851
zum alleinigen Generalstabsarzt der Armee ernannt. 1857 Verleihung
des Ranges eines Generalmajors. 1873 Verleihung des Ranges eines
Generalleutnants. 13. 12. 1879 Verabschiedung. 1882 Geh. Ober-
medizinalrat. Gest. am 24. Dezember 1884 in Berlin.

5   **Prof. Gustav v. Lauer,**
Direktor vom 13. 12. 1879 bis 7. 2. 1899,

geb. am 10. Oktober 1808 in Wetzlar als Sohn des Predigers P. Chr. Lauer.
Vom 21. 4. 1825 bis 10. 2. 1829 Eleve der K. W.-A. April 1830
Kompagniechirurg, im gleichen Jahre promoviert. War vom 22. 8. 1836
an Pensionärarzt, und vom 6. 4. 1839 Stabsarzt an der K. W.-A. bis
5. 1. 1843. 5. 1. 1843 zum Regimentsarzt des 2. Drag.-Regts. ernannt. 1844 Leibarzt des Prinzen Wilhelm. 1845 Privatdozent an
der Berliner Universität. 1854 Professor extraordinarius für Semiotik
und allgemeine Therapie bei der medizinisch-chirurgischen Akademie.
1861 Generalarzt. 1864 Korpsarzt des Gardekorps. 1866 geadelt.
1877 Verleihung des Ranges eines Generalmajors. Am 13. 12. 1879
zum Generalstabsarzt der Armee und Direktor der militärärztlichen
Bildungsanstalten ernannt. 1880 ordentlicher Honorarprofessor an der
Berliner Universität. 1881 Verleihung des Ranges eines Generalleutnants. 7. 2. 1889 Entlassung zur Disposition und Stellung à la suite
des Sanitätskorps. Gest. am 8. April 1889 in Berlin.

Prof. Alwin v. Coler,   6
Direktor vom 12. 2. 1889 bis 26. 8. 1901,

geb. am 15. März 1831 in Gröningen, Kreis Halberstadt, als Sohn des Ober-
steuerkontrolleurs Ludwig Coler, gehörte der K. W.-A. an vom 20. 4. 1852
bis 1. 4. 1856, wurde promoviert am 9. 7. 1856, zum Ass.-Arzt befördert am 18. 7. 1857. Am 13. 5. 1863 erfolgte seine Beförderung
zum Stabsarzt. 1867 wurde er in den preußischen Medizinalstab kommandiert, trat 1868 bei Gründung der Medizinal-Abteilung in diese
über und verblieb in dieser seitdem. Er verheiratete sich am 19. 6. 1865.
Am Krieg 1870/71 nahm er als Divisionsarzt der 1. Division teil.
1874 wurde er zum Generalarzt befördert, am 1. 1. 1885 geadelt, und
am 12. 2. 1889 zum Generalstabsarzt der Armee und Direktor der militärärztlichen Bildungsanstalten ernannt. Am 19. 9. 1891 erhielt er den
Rang eines Generalleutnants, am 25. 5. 1892 wurde er zum ordentlichen
Honorarprofessor ernannt. Gest. am 26. August 1901 in Berlin.

Prof. Rudolf v. Leuthold,   7
Direktor vom 3. 9. 1901 bis 3. 12. 1905,

geb. am 20. Februar 1832 in Zabeltitz (Königreich Sachsen) als Sohn des
Revierförsters E. F. Leuthold, gehörte der K. W.-A. an vom 20. 4. 1852 bis
15. 2. 1856, wurde promoviert am 22. 3. 1856, zum Ass.-Arzt befördert am 18. 7. 1857. Am 12. 5. 1861 wurde er als Oberarzt zur
K. W.-A. versetzt. Am 16. 10. 1862 zum Stabsarzt ernannt, wurde
er vom 22. 1. 1864 bis 20. 3. 1866 zur Charité kommandiert, am
16. 11. 1867 zum Oberstabsarzt 2. Kl. befördert. Am Krieg 1870/71
nahm er als Chefarzt des 7. Feldlazaretts I. A.-K., später als stellvertretender Divisionsarzt, schließlich als Divisionsarzt der 1. Inf.-
Div. teil. Am 18. 6. 1874 wurde er zum außerordentlichen Professor der Kriegsheilkunde an der K. W.-A. ernannt. Am 21. 12.
1875 zum Oberstabsarzt 1. Kl. befördert, am 1. 4. 1879 zum ordentlichen Professor der Kriegsheilkunde an der K. W.-A. ernannt. Am
4. 11. 1880 erhielt er den Charakter als Generalarzt. Am 1. 1.
1882 wurde er zum (stellvertretenden) Leibarzt S. M. des Kaisers
und Königs Wilhelms I. ernannt, und 1888 ernannte ihn S. M. Kaiser
Wilhelm II. zu seinem Leibarzt. Am 26. 1. 1889 wurde er zum
Korpsarzt des Gardekorps ernannt, am 27. 1. 1891 erhielt er den
Rang eines Generalmajors, 1897 wurde er geadelt, 1898 wurde ihm
das Prädikat „Exzellenz" verliehen. Am 3. 9. 1901 zum Generalstabsarzt der Armee, Direktor der K. W.-A. und Vorsitzenden des
Wissenschaftlichen Senats bei der K. W.-A. ernannt, wurde ihm zugleich
der Rang eines Generalleutnants verliehen. Bald darauf wurde er im
selben Jahre zum ordentlichen Honorarprofessor der Universität Berlin
ernannt. Gest. am 3. Dezember 1905.

Prof. Otto v. Schjerning,   8
Direktor seit 7. 12. 1905,

geb. am 4. Oktober 1853 in Eberswalde als Sohn des Oekonomierats
Peter Schjerning, war Studierender der K. W.-A. vom 25. 4. 1873 bis

15. 2. 1877, wurde promoviert am 9. 2. 1877, zum Ass.-Arzt befördert am 16. 7. 1878. War von 1883 bis 1886 beim Generalkommando des Gardekorps tätig. Am 15. 5. 1886 zum Stabsarzt befördert unter Ernennung zum Bataillonsarzt des 4. Garde-Gren.-Regts. Königin Augusta wurde er 1889 zur Dienstleistung bei der Medizinal-Abteilung des Kriegsministeriums als Hilfsreferent kommandiert. 1892 erhielt er ein vom 1. 3. 1884 vordatiertes Patent als Stabsarzt. Am 23. 5. 1894 wurde er unter Beförderung zum Oberstabsarzt 2. Kl. zum Referenten bei der Medizinal-Abteilung des Kriegsministeriums ernannt, am 19. 1. 1897 zum Oberstabsarzt 1. Kl., am 28. 5. 1898 zum Generaloberarzt, am 20. 11. 1900 zum Generalarzt befördert unter Ernennung zum Abteilungschef bei der Medizinal-Abteilung des Kriegsministeriums. Am 17. 5. 1904 erhielt er den Rang eines Generalmajors. Nach dem Tode v. Leutholds wurde er am 7. 12. 1905 zum Generalstabsarzt der Armee, Chef des Sanitätskorps und der Medizinal-Abteilung des Kriegsministeriums, Direktor der Kaiser Wilhelms-Akademie und Vorsitzenden des Wissenschaftlichen Senats bei der K. W.-A. und im Januar 1906 zum ordentlichen Honorarprofessor der medizinischen Fakultät der Universität Berlin ernannt. Am 11. 9. 1907 erhielt er den Rang eines Generalleutnants. Gelegentlich der Einweihung des Offizierheims Taunus in Falkenstein am 20. 8. 1909 wurde ihm der erbliche Adel verliehen.

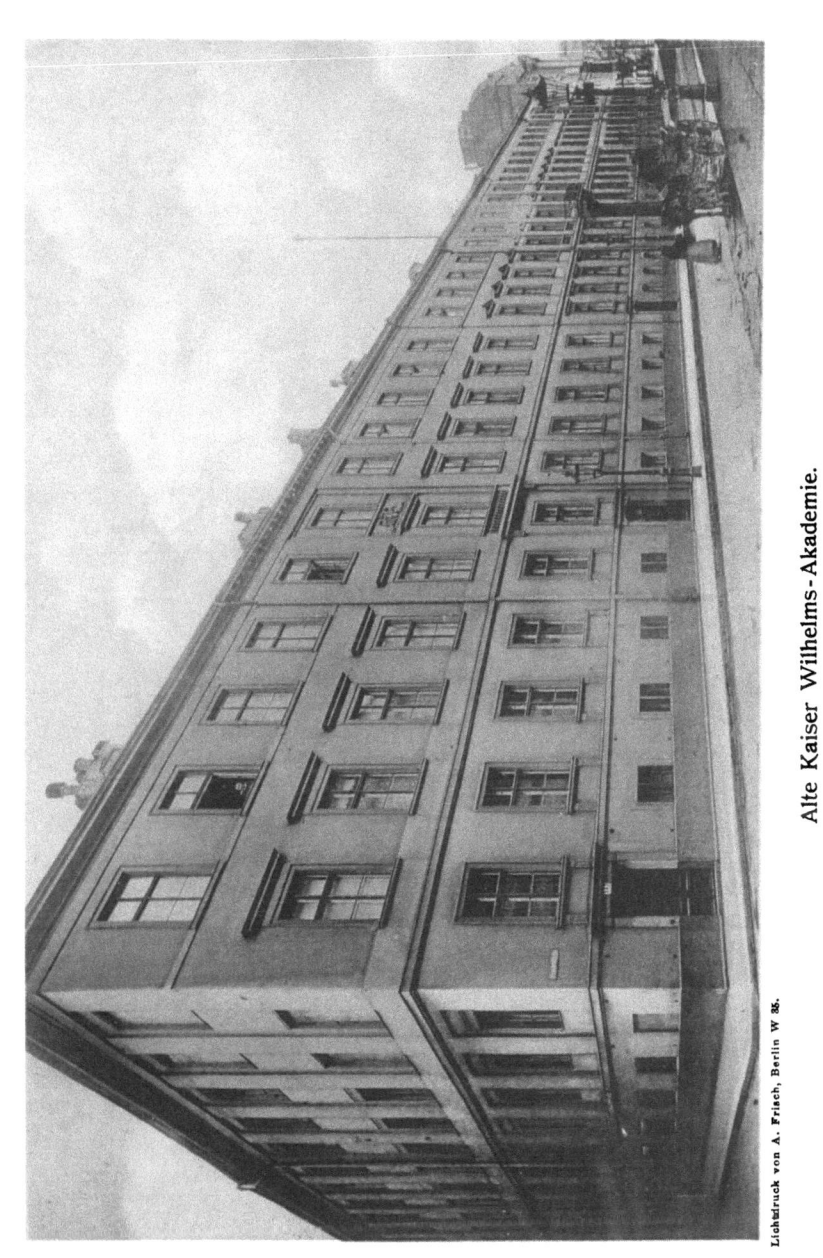

Alte Kaiser Wilhelms - Akademie.
Friedrichstraße 140.

II.

Subdirektoren

der

Kaiser Wilhelms-Akademie.

———

Johann Wilhelm v. Wiebel, 1
Subdirektor vom 18. 8. 1797 bis 6. 6. 1801,

geb. am 24. Oktober 1767 in Berlin, gest. am 6. Januar 1847. Vgl.
Verzeichnis der Direktoren Nr. 2.

Johann Jakob Voeltzke, 2
Subdirektor vom 6. 6. 1801 bis 30. 1. 1802,

geb. am 26. Januar 1764 in Rügenwalde. 1784 Kompagniechirurg beim
Inf.-Regt. von Langen. 1793 Oberchirurg beim Feldlazarett. 1795 Oberchirurg der K. W.-A. 1797 Stabschirurg der K. W.-A. 1801 Oberstabschirurg der K. W.-A. 1802 Regimentschirurg beim 13. Drag.-Regt.
1803 zum Kadettenkorps versetzt. 1815 als Generalchirurg verabschiedet.

Johann Ernst Rudolph Willmann, 3
Subdirektor vom 30. 1. 1802 bis 1. 1. 1803,

geb. am 12. Januar 1766 in Potsdam. 1785 Kompagniechirurg beim
Inf.-Regt. von Goetz. 1790 Bataillonschirurg beim Inf.-Regt. von
Puttkammer. 1794 Oberchirurg in der Rheinkampagne. 1795 Oberchirurg der K. W.-A. 1797 Stabschirurg der K. W.-A. 1802 Oberstabschirurg der K. W.-A. 1803 Regimentschirurg beim Drag.-Regt.
von Manstein, später pensionierter Regimentsarzt in Osterode.

Karl Friedrich Frick, 4
Subdirektor vom 1. 1. 1803 bis 2. 4. 1803,

geb. am 15. Dezember 1765 in Rastenburg. 1784 Kompagniechirurg
beim Inf.-Regt. von Hohenlohe. 1791 Kompagniechirurg bei der Artillerie. 1792 Oberchirurg beim Feldlazarett. 1796 Oberchirurg der
K. W.-A. 1798 Stabschirurg der K. W.-A. 1803 Oberstabschirurg
der K. W.-A. 1803 Regimentschirurg beim Inf.-Regt. von Natzmer.

Friedrich Wilhelm Roestell, 5
Subdirektor vom 2. 4. 1803 bis 1. 11. 1803,

geb. am 16. März 1767 in Zielenzig. 1788 Kompagniechirurg beim
Inf.-Regt. von Leipziger. 1790 Kompagniechirurg beim Inf.-Regt. von
Möllendorff. 1794 Oberchirurg beim Feldlazarett. 1797 Oberchirurg
der K. W.-A. 1799 Stabschirurg der K. W.-A. 1803 Oberstabschirurg
der K. W.-A. 1803 wissenschaftliche Reise nach Wien, Bayern, Böhmen
und Dresden. 1803 Regimentschirurg beim Inf.-Regt. von Brünnegk.

6

Johann Lebrecht Müller,

Subdirektor vom 1. 11. 1803 bis 2. 4. 1804,

geb. am 15. November 1763 in Kleinpaschleben. 1787 Feldlazarett-chirurg der Westpreußischen Armee. 1789 Oberchirurg der V. Armee. 1797 Oberchirurg der K. W.-A. 1799 bis 1800 als behördlicher Kommissär Besuch und Verbesserung der Krankenhäuser von Branden-burg, Straußberg und Potsdam. 1801 Stabschirurg der K. W.-A. 1803 Oberstabschirurg der K. W.-A. 1804 Regimentschirurg beim Kür.-Regt. von Dolffs.

7

Ernst August Püschel,

Subdirektor vom 2. 4. 1804 bis 1. 8. 1805,

geb. am 5. August 1767 in Rügenwalde. 1784 Kompagniechirurg beim Inf.-Regt. von Lange. 1792 Feldlazarettchirurg. 1795 Oberchirurg beim Feldlazarett. 1795 Oberchirurg der K. W.-A. 1801 Stabschirurg. 1804 Oberstabschirurg der K. W.-A. 1804 bis 1805, ebensowie schou 1802 bis 1803 zum Minister Grafen v. Schulenberg-Kehnert komman-diert. 1805 Regimentschirurg beim Drag.-Regt. von Hertzberg. Im Dezember 1810 gestorben.

8

Johann Christian Vetter,

Subdirektor vom 1. 8. 1805 bis 9. 6. 1806,

geb. am 22. April 1767 in Stolpen. 1790 bis 1795 Lazarettchirurg, 1795 bis 1797 Eleve der K. W.-A. 1797 Oberchirurg der K. W.-A. 1800 Stabschirurg der K. W.-A. 1805 Oberstabschirurg der K. W.-A. 1806 Regimentschirurg beim Inf.-Regt. von Thiele. 1810 Regiments-chirurg beim Drag.-Regt. Prinz Wilhelm. War der erste Subdirektor der K. W.-A., welcher als Eleve in derselben ausgebildet worden war.

9

Johann Gottlieb Bruckert,

Subdirektor vom 9. 6. 1806 bis 26. 4. 1808,

geb. am 18. Februar 1771 in Köpenick. 1790 Kompagniechirurg bei der Artillerie. 1797 Oberchirurg der K. W.-A. 1803 Stabschirurg der K. W.-A. 1803 wissenschaftliche Reise nach Wien, Bayern und Dresden. 1805 Oberstabschirurg bei der hessischen Armee. 1806 Ober-stabschirurg der K. W.-A. 26. 4. 1808 verabschiedet, wurde dann praktischer Arzt in Berlin.

10

Gustav Friedrich Gottfried Stein,

Subdirektor vom 1. 5. 1809 bis 1. 7. 1810,

geb. am 30. November 1771 in Wernigerode. 1795 bis 1797 Eleve der K. W.-A. 1796 bis 1797 Kompagniechirurg beim Regiment Kron-prinz. 1797 Oberchirurg der K. W.-A. 1803 Stabschirurg der K. W.-A. 1803 wissenschaftliche Reise nach Dresden, Bayern, Wien, Prag. 1809 Oberstabschirurg der K. W.-A. 1809 Regimentschirurg der Brandenburgischen Artillerie-Brigade. 1818 gestorben.

Karl Friedrich Tscheggey, 11
Subdirektor vom 1. 7. 1810 bis 19. 8. 1812,

geb. am 15. Mai 1776 in Freystadt (Schlesien). 1797 bis 1799 Eleve der K. W.-A. 1799 Charitéchirurg. 1800 Kompagniechirurg beim 1. Art.-Regt. 1802 Oberchirurg. 1806 interimistischer Stabschirurg der K. W.-A. 1810 erster perpetuierlicher Oberstabschirurg der K. W.-A. mit Stabskäpitänsrang und Offiziersabzeichen. Am 19. August 1812 in Berlin gestorben.

Friedrich August Schulz, 12
Subdirektor vom 24. 8. 1812 bis 14. 1. 1838,

geb. am 29. August 1780 in Freystadt. 1798 bis 1803 Eleve der K. W.-A. 1803 Kompagniechirurg beim Regiment von Möllendorff. 1806 Oberchirurg der K. W.-A. 1810 Stabschirurg der K. W.-A. 1812 Oberstabschirurg der K. W.-A. Am 14. Januar 1838 in Berlin gest. (Hat zum Schluß seiner Amtsführung als erster Subdirektor den Titel Generalarzt erhalten.)

Heinrich Grimm, 13
Subdirektor vom 12. 2. 1838 an interimistisch, vom 20. 8. 1839 an definitiv bis 25. 1. 1844.

geb. am 21. Juni 1804 in Sarstedt, gest. am 24. Dezember 1884 in Berlin. Vgl. Verzeichnis der Direktoren Nr. 4.

Prof. Gottlieb Wilhelm Eck, 14
Subdirektor vom 22. 2. 1844 bis 8. 12. 1848,

geb. am 25. Januar 1795 in Freystadt (Ostpr.). 1809 bis 1813 Eleve der K. W.-A. 1813 bis 1815 als Lazarett-, dann Oberchirurg zum medizinisch-chirurgischen Stabe der Armee kommandiert. 1815 Oberchirurg der K. W.-A. 1818 zum Doktor promoviert. 1819 Privatdozent der Universität und Akademie. 1820 Stabsarzt an der Charité. 1821 Professor extraordinarius der Akademie. 1821 wissenschaftliche Reise nach Wien und Süddeutschland. 1821 Regimentsarzt beim 2. Garde-Regt. z. F. 1822 bis 1826 Reisebegleiter der Prinzen Carl und Wilhelm von Preußen. 1829 Professor extraordinarius der Universität. 1833 Geheimer Medizinalrat. 1840 ordentlicher Professor der Universität. 1844 Generalarzt und Subdirektor. 1848 ordentliches Mitglied der wissenschaftlichen Deputation für das Medizinalwesen. Am 8. Dezember 1848 in Berlin gestorben.

August Elsholtz, 15
Subdirektor vom 2. 1. 1849 bis 15. 3. 1867,

geb. am 13. August 1797 in Berlin. 1815 bis 1819 Eleve der K. W.-A. 1819 Kompagniechirurg beim Garde-Schützen-Bataillon. 1820 zur Werbeuntersuchung nach Neufchâtel kommandiert. 1822 Oberarzt bei der K. W.-A. 1823 zum Doktor promoviert. 1823 bis 1824 Staatsprüfungen. 1825 Stabsarzt bei der K. W.-A. 1829 Regimentsarzt beim Inf.-Regt. Nr. 26. 1830 Reisebegleiter des Prinzen Wilhelm von Preußen. 1849 Oberstabsarzt und Subdirektor. 1852 Verleihung des Charakters als Generalarzt. 15. 3. 1867 verabschiedet.

16   **Prof. Friedrich Loeffler,**

Subdirektor vom 15. 3. 1867 bis 22. 2. 1874,

geb. am 1. November 1815 in Stendal. 1833 bis 1837 Eleve der
K. W.-A. 1838 Eskadronchirurg beim Hus.-Regt. Nr. 10. 1841
bis 1843 Eskadronchirurg beim Reg. Gardes du Corps. 1841 bis
1842 Staatsprüfungen. 1843 Pensionärchirurg der K. W.-A. 1847
Stabschirurg an der K. W.-A. 1848 wissenschaftliche Reise nach
Paris und Wien. 1849 Regimentsarzt beim Inf.-Regt. Nr. 12. 1860
Korpsgeneralarzt beim V. Armeekorps. 1861 Korpsarzt beim IV. Armeekorps. 1863 bis 1864 Teilnahme am Genfer Kongreß. 1864 Armeearzt der kombinierten Feldarmee. 1866 Armeearzt der Ersten Armee.
1867 Subdirektor. 1868 Teilnahme an der Beratung der Genfer
Konvention. 1870 bis 1871 Armeearzt der Zweiten Armee. 1872
Präsident der Konferenz zur Beratung der Reform-des Feldsanitäts-
wesens. Am 22. Februar 1874 in Berlin gestorben. Vergl. S. 17 Nr. 2.

17   **Karl Boeger,**

Subdirektor vom 19. 3. 1874 bis 10. 8. 1875,

geb. am 23. Juni 1813 in Berlin. 1831 bis 1836 Eleve der K. W.-A.
und Charitéchirurg. 1836 Eskadronchirurg beim 1. Garde-Ulan.-Regt.
1838 Kompagniechirurg beim 1. Garde-Regt. z. F. 1839 Staatsprüfungen. 1841 Stabsarzt an der K. W.-A. 1845 bis 1846 wissenschaftliche Reise durch Frankreich, Schweiz und Italien. 1848 Regimentsarzt beim 5. Ulan.-Regt. 1858 Leibarzt Friedrich Wilhelms IV. 1859
als Generalarzt dem Medizinalstab der Armee attachiert. 1864 Korpsarzt des II. Armeekorps. 1874 Subdirektor. Am 10. August 1875 in
Berlin gestorben.

18   **Hermann Schubert,**

Subdirektor vom 23. 11. 1875 bis 22. 12. 1888,

geb. am 28. September 1827 zu Berlin. 1847 bis 1852 Eleve der
K. W.-A. und Unterarzt der Charité. 1852 Staatsprüfungen. 1852
bis 1854 Assistenzarzt beim 4. Garde-Regt. z. F. 1855 bis 1859 Oberarzt an der K. W.-A. 1859 bis 1860 Stabs- und Bataillonsarzt beim
2. Garde-Landw.-Regt. 1860 bis 1867 Regimentsarzt beim Kürass.-
Regt. Nr. 7. 1866 Chefarzt eines leichten Feldlazaretts. 1867 Ab-
teilungsvorstand im Medizinalstabe der Armee. 1868 Referent bei der
Medizinal-Abteilung. 1870 Majorsrang verliehen. 1872 Generalarzt
II. Klasse. 1875 Subdirektor. 1883 Generalarzt I. Klasse. Am
22. Dezember 1888 in Berlin gestorben.

19   **Paul Grasnick,**

Subdirektor vom 26. 1. 1889 bis 20. 11. 1900,

geb. am 26. März 1834 in Jauer (Schlesien) als Sohn des Kreisgerichtsrats Wilhelm Grasnick, gehörte der K. W.-A. an vom 1. 4. 1853
bis 15. 2. 1857, wurde promoviert am 4. 4. 1857, zum Assistenzarzt
befördert am 3. 8. 1858, verheiratete sich am 17. 10. 1860. 28. 4.
1864 Stabsarzt. 1866 Stabsarzt beim 2. leichten Feldlazarett.

1870/71 Chefarzt des 12. Feldlazaretts des G.-K. 1871 Oberstabsarzt 2. Kl. 1876 Zweiter Garnisonarzt von Berlin. 1879 Oberstabsarzt 1. Kl. 1889 Generalarzt 2. Kl. und Subdirektor. 1894
Generalarzt 1. Kl. 27. 7. 1898 Rang als Generalmajor. Er nahm
an den Feldzügen 1864, 1866 und 1870/71 teil. Ausgeschieden aus
dem aktiven Dienst am 20. 11. 1900. Gestorben am 20. Januar 1904
in Berlin.

Franz Stahr,   20
Subdirektor vom 20. 11. 1900 bis 11. 9. 1903,

geb. am 9. Juli 1842 in Zielonka (Prov. Posen) als Sohn des Königl.
Oberförsters Karl Stahr, gehörte der K. W.-A. an vom 20. 4. 1861
bis 15. 2. 1865, wurde promoviert am 21. 3. 1865, zum Ass.-Arzt befördert am 17. 5. 1866, als solcher machte er den Feldzug gegen
Oesterreich mit. 1868 Rang als Premierleutnant. 1870/71 Krieg gegen
Frankreich beim 1. San.-Detachement IV. A.-K. Am 1. 7. 1871 zur
Wahrnehmung einer Stabsarztstelle an der K. W.-A. kommandiert.
19. 9. 1871 Stabsarzt an der K. W.-A. 23. 11. 1875 bis 24. 2. 1876
Stabsarzt beim Inf.-Regt. Nr. 49. 25. 2. 1876 bis 19. 11. 1883 Stabsarzt beim Inf.-Regt. Nr. 54. Vom 27. 4. 1876 an sechsmonatige
wissenschaftliche Reise nach Frankreich, Schweiz, Italien. Verheiratete
sich am 26. 9. 1879. 1883 Oberstabsarzt und Garnisonarzt in
Kassel. 21. 8. 1889 bis 27. 12. 1890 Referent bei der Medizinal-Abteilung des Kriegsministeriums. Am 27. 12. 1890 Beförderung zum Generalarzt II. Kl. und Ernennung zum Korpsarzt
I. A.-K. in Königsberg. Am 18. 4. 1895 Charakter als Generalarzt
I. Kl. 3. 4. 1897 Abteilungschef bei der Medizinal-Abteilung des
Kriegsministeriums. 20. 11. 1900 Ernennung zum Subdirektor. 18. 8.
1901 Rang als Generalmajor. 11. 9. 1903 Abschied. Am 11. April
1904 in Berlin gestorben.

Prof. Berthold Kern,   21
Subdirektor vom 11. 9. 1903 bis 18. 11. 1909,

geb. am 5. Dezember 1848 in Münsterberg als Sohn des Regierungs-
sekretärs Gustav Kern, gehörte der K. W.-A. an vom 20. 10. 1868 bis
15. 2. 1873, wurde promoviert am 23. 12. 1872, zum Ass.-Arzt befördert
am 21. 4. 1874. Während des Feldzuges 1870/71 trat er als Grenadier
beim Ersatz-Bataillon 4. Garde-Regts. ein, war dann Unterlazarett-
gehülfe beim Lazarett-Reservepersonal X. A.-K. und beim 6. Feldlazarett. War vom 24. 8. 1876 bis 5. 10. 1881 in der etatsmäßigen
Stelle beim Korpsgeneralarzt VI. A.-K. tätig. 6. 10. 1881 Stabsarzt.
26. 1. 1882 bis 23. 3. 1885 Stabsarzt bei der K. W.-A. Vom 1. 4.
1884 an wissenschaftliche Reise nach Italien (6 Monate). Verheiratete sich am 17. 6. 1886. 28. 9. 1892 Oberstabsarzt II. Kl.
28. 5. 1896 Charakter als Oberstabsarzt I. Kl. 3. 4. 1897 Patent.
2. 7. 1898 bis 22. 3. 1901 Divisionsarzt der 28. Division. 25. 8.
1898 Beförderung zum Generaloberarzt. 23. 3. 1901 bis 10. 9. 1903
Korpsarzt II. A.-K. 11. 9. 1903 Ernennung zum Subdirektor der
K. W.-A. 14. 6. 1904 Rang als Generalmajor. 29. 5. 1906 über-

zähliger Sanitäts-Inspekteur. 14. 6. 1908 durch A. K. O. zum ordentlichen Professor der Staatsarzneikunde an der K. W.-A. ernannt, am
19. 11. 1909 unter Enthebung von seiner Stellung als Subdirektor
der K. W.-A. zum Sanitäts-Inspekteur der 2. Sanitäts-Inspektion in Berlin
ernannt.

22   **Paul Keitel,**
Subdirektor seit 19. 11. 1909,

geb. am 7. Dezember 1860 in Neustadt a. R. (Hannover), als Sohn
des Amtsgerichtsrats Gustav Keitel, gehörte der K. W.-A. an vom
29. 3. 1879 bis 15. 2. 1883, wurde promoviert am 26. 7. 1883, zum
Ass.-Arzt II. Kl. befördert am 31. 8. 1884, zum Ass.-Arzt I. Kl. am
21. 4. 1887. Am 27. 4. 1888 wurde er zum Sanitätsamt des Garde-
Korps versetzt, am 18. 2. 1890 zum Stabsarzt befördert unter Versetzung zum Königin Augusta Garde-Gren.-Regt. Nr. 4, verheiratete sich
am 3. 5. 1890. Am 28. 3. 1891 zur K. W.-A. versetzt wurde er
vom 28. 2. 1892 bis 31. 8. 1893 zur Charité und am 23. 5. 1894
als Hilfsreferent zur Medizinal-Abteilung des Kriegsministeriums bis
zum 27. 12. 1897 kommandiert. Am 28. 12. 1897 zum Oberstabsarzt
befördert, wurde er Regimentsarzt des Füs.-Regts. Nr. 80, am 31. 5.
1899 zum Braunschweigischen Inf.-Regt. Nr. 92 versetzt, war vom
1. 2. 1900 bis 1. 1. 1905 Leibarzt Sr. Kgl. Hoheit des Prinzen
Albrecht von Preußen, Regenten des Herzogtums Braunschweig. Am
18. 10. 1904 wurde er zum Generaloberarzt und Divisionsarzt der
7. Division befördert, am 15. 9. 1905 zur Landwehr-Inspektion Berlin
versetzt, am 10. 9. 1908 zum Generalarzt und Korpsarzt des VI. A.-K.
und am 19. 11. 1909 zum Subdirektor der Kaiser Wilhelms-Akademie
ernannt.

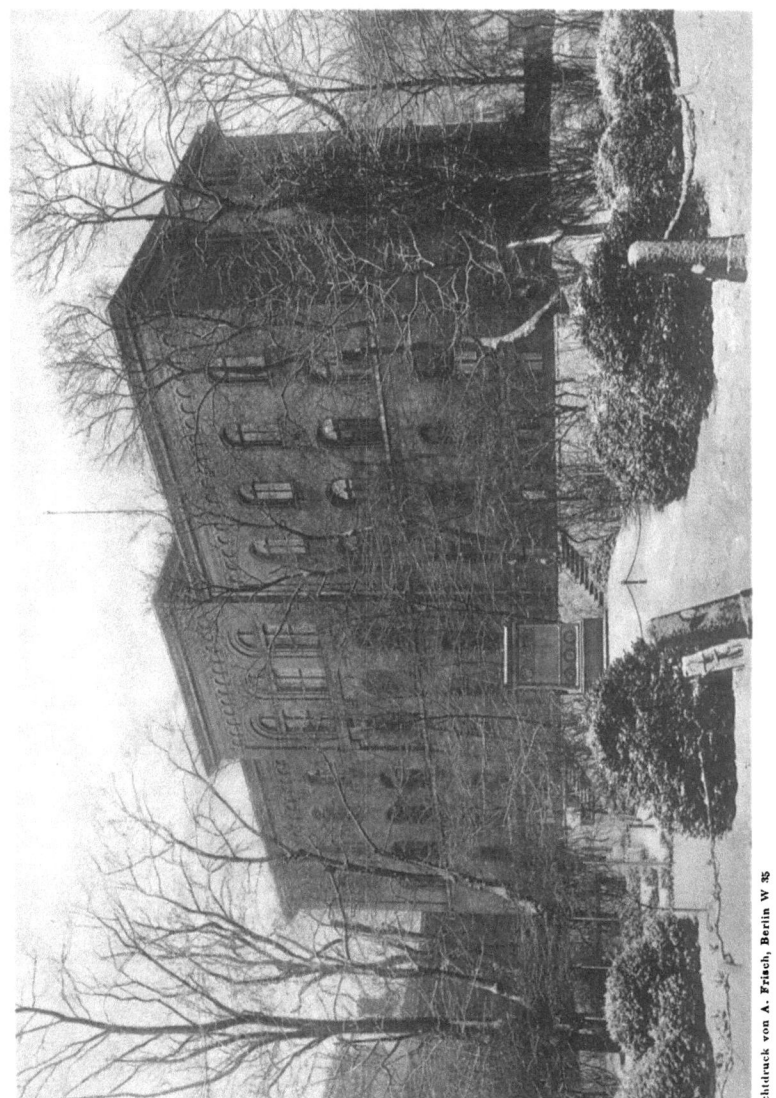

Alte Kaiser Wilhelms - Akademie.
Lehrgebäude.

Lichtdruck von A. Frisch, Berlin W 35

III.

Durch Aufstellung ihrer Marmorbüste in der Akademie wurden geehrt:

Prof. Karl Reichert, 1

geb. am 20. Dezember 1811 in Rastenburg als Sohn des Bürgermeisters Reichert, gehörte der K. W.-A. an vom 28. 4. 1832 bis 1. 4.
1836, wurde promoviert am 20. 7. 1836, zum Ass.-Arzt befördert am
1. 4. 1837. Ausgeschieden aus dem aktiven Dienst am 1. 7. 1840,
war zuletzt Ass.-Arzt beim 1. Garde-Regt. z. F., erhielt auf Verwendung
Alexander v. Humboldts nach Henles Abgang die Prosektur am
Berliner anat. Institut. 1843 wurde er als ord. Professor der menschl.
und vergl. Anatomie nach Dorpat berufen, 1853 zum Direktor
des physiologischen Instituts in Breslau ernannt und 1858 als
seines Lehrers Johannes Müller Nachfolger nach Berlin berufen. Am
24. 3. 1859 wurde er zum Professor an der Kaiser Wilhelms-Akademie
ernannt. Er war Direktor des anatomischen Instituts in Berlin bis
zu seinem am 21. Dezember 1883 erfolgten Tode.

Er betätigte sich literarisch besonders auf dem Gebiete der Ent-
wickelungsgeschichte und Histologie und schrieb u. a.:

> Bemerkungen zur vergleichenden Naturforschung im allgemeinen und ver-
> gleichende Beobachtungen über das Bindegewebe und die verwandten Ge-
> bilde. Dorpat 1845.
> Der Bau des menschlichen Gehirns. 1859 u. 1861.
> Die feinere Anatomie der Gehörschnecke. 1864.
> Vergleichende Entwicklungsgeschichte des Kopfes der nackten Amphibien usw.
> Königsberg 1838.
> Beschreibung einer frühzeitigen menschlichen Frucht im bläschenförmigen
> Bildungszustand usw. Berlin 1873.

Prof. Friedrich Loeffler, 2

geb. am 1. November 1815 in Stendal als Sohn des Fleischermeisters
Friedrich Loeffler, gehörte der K. W.-A. an vom 29. 4. 1833 bis 1. 4. 1837,
wurde 1837 promoviert, zum Eskadron-Chirurg beim Hus.-Regt. Nr. 10
ernannt am 1. 4. 1838, wurde am 1. 1. 1841 zum Regt. Gardes du Corps,
am 21. 10. 1843 als Pensionair-Chirurg zur K. W.-A. versetzt. Am
12. 10. 1847 wurde er zum Stabs-Chirurg an der K. W.-A. befördert.
1860 gab er zusammen mit Abel die „Preußische Militärärztliche
Zeitung" heraus, die aber bereits 1862 zu erscheinen aufhörte. 1863
und 1864 war er als Abgeordneter der preußischen Regierung bei den
Beratungen der Genfer Konvention tätig. Nach dem Kriege 1866 gab
er auf Anregung der Königin von Preußen das Werk „Das Preußische
Militär-Sanitätswesen und seine Reform nach der Kriegserfahrung 1866"
heraus. Nachdem er am 15. 3. 1867 zum Subdirektor der K. W.-A.

ernannt worden war, wurde für ihn eine Professur der Kriegsarznei-
kunde an der Akademie geschaffen. Eine von ihm schon lange an-
gestrebte Reform, die Schöpfung eines Sanitäts-Offizierkorps, sah er
sich verwirklichen. 7 Jahre war er Vorsitzender der Berliner militärärztlichen Gesellschaft. Er starb am 22. Februar 1874 in Berlin.
Vgl. auch Subdirektoren der K. W.-A. Nr. 16.

Literarisch betätigte er sich hauptsächlich auf dem Gebiet des
Militärsanitätswesens. Er gab zusammen mit Bernhardi eine „Zeitschrift für Erfahrungsheilkunst" heraus (1847—1852), deren Fortsetzung als „Zeitschrift für wissenschaftliche Therapie" 1853—1859
erschien. Er schrieb ferner:

> Grundsätze und Regeln für die Behandlung der Schußwunden im Kriege.
> Berlin 1859.
> Zweck und Bedeutung dauernder Hilfsvereine für verwundete und kranke
> Krieger. Magdeburg 1864.

3   **Prof. Hermann v. Helmholtz,**

geb. am 31. August 1821 in Potsdam als Sohn des Gymnasial-Professors Helmholtz, gehörte der K. W.-A. an vom 1. 11. 1838 bis 1. 10.
1842, wurde promoviert am 2. 11. 1842, zum Ass.-Arzt befördert am
1. 10. 1843. Ausgeschieden aus dem aktiven Dienst am 30. 9. 1848
als Ass.-Arzt, war zuletzt beim Regt. der Gardes du Corps in Potsdam.
1848 wurde er als Lehrer der Anatomie an der Kunstakademie und
Assistent am anatomischen Museum nach Berlin berufen, 1849 als
ord. Professor der Physiologie und allgemeinen Pathologie nach Königsberg i. Pr. und 1855 als Professor der Anatomie und Physiologie nach
Bonn versetzt, von wo er 1858 als Professor der Physiologie nach Heidelberg ging, um 1871 in Berlin eine Professur der Physik zu übernehmen.
In dieser Stellung blieb er, zugleich als Direktor des physik. Instituts,
bis zum Jahre 1888, erhielt während dieser Zeit den Charakter als
Geh. Regierungsrat und wurde 1883 geadelt. 1888 wurde er zum
Präsidenten der physik.-technischen Reichsanstalt in Charlottenburg
ernannt, erhielt 1891 gelegentlich seiner 70. Geburtstagsfeier den Titel
„Exzellenz" und starb am 8. September 1894 an Apoplexie.

Er betätigte sich literarisch auf dem Gebiete der Physiologie und
Physik und schrieb u. a.:

> Ueber die Erhaltung der Kraft. Berlin 1847.
> Beschreibung eines Augenspiegels zur Untersuchung der Netzhaut im lebenden
> Auge. Berlin 1851.
> Handbuch der physiologischen Optik. Leipzig 1856 bis 1866.
> Die Lehre von den Tonempfindungen. Braunschweig 1862. 2. Aufl. 1865.

Außerdem veröffentlichte er zahlreiche Arbeiten über Messungen
der Fortpflanzungsgeschwindigkeit der Nervenreizung, aus dem Gebiet
der Optik, Akustik, Elektrizitätslehre in Zeitschriften, wie Müllers
Archiv (1845, 1848, 1850, 1852), Poggendorfs Annalen (von 1852 an)
und Crelles Journ. f. Math., v. Graefes Arch. 1855. Von kleineren
Schriften seien genannt.

> Ueber die Wechselwirkung der Naturkräfte usw. Königsberg 1854.
> Ueber das Sehen des Menschen. Leipzig 1855.
> Populäre Vorträge. 2 Hefte. Braunschweig 1865, 1871.

Prof. Rudolf Virchow, 4

geb. am 13. Oktober 1821 in Schievelbein (Pommern) als Sohn des Kaufmanns Virchow, gehörte der K. W.-A. an vom 26. 10. 1839 bis 1. 4. 1843, wurde promoviert am 21. 10. 1843, zum Unterarzt ernannt am 1. 4. 1843 und gleichzeitig zur Charité kommandiert. Ausgeschieden aus dem aktiven Dienst im Jahre 1846, war zuletzt kommandiert zur Charité in Berlin als Assistent an der Prosektur der Charité unter Robert Froriep, bestand im Winter 1845/46 die mediz. Staatsprüfung mit dem Prädikat „Operateur". Als Froriep 1846 die Leitung des weimarschen Landes-Industrie-Komptoirs übernahm, wurde Virchow zuerst provisorisch, dann definitiv sein Nachfolger. 1847 habilitierte er sich an der Berliner Universität und reiste 1848 auf Geheiß des Kultusministers nach Oberschlesien, um die dort ausgebrochene Hungertyphus-Epidemie zu studieren. 1849 wurde er von dem Ministerium aus politischen Gründen seiner Stellung enthoben und nur auf Andringen der ärztlichen Vereine auf Widerruf wieder angestellt. Im Herbst folgte er daher einem Rufe als o. Professor der pathologischen Anatomie nach Würzburg; doch kehrte er, durch den Minister v. Raumer zurückberufen, 1856 als o. Professor der pathologischen Anatomie, der allgemeinen Pathologie und Therapie und Direktor des neuerrichteten Pathologischen Instituts nach Berlin zurück. 1859 ging er, von der norwegischen Regierung berufen, zum Studium des Aussatzes nach der Westküste von Norwegen. Als Vorstandsmitglied des „Berliner Hilfsvereins für die Armee im Felde" 1866 und 1870/71 organisierte er die ersten preußischen Sanitätszüge und wirkte beim Bau des Barackenlazaretts auf dem Tempelhofer Felde bei Berlin mit. Er war seit 1870 einer der Mitbegründer und mehrfach Präsident der Deutschen und Berliner Gesellschaft für Anthropologie, Ethnologie und Urgeschichte. 1874 wurde er zum Geh. Medizinalrat ernannt. 1879 unternahm er eine Reise in die Troas. Im März 1893 besuchte er England und hielt dort die Croonian Lecture in der Royal Soc. über „Die Stellung der Pathologie innerhalb der biologischen Studien", wobei er durch viele Ehrungen ausgezeichnet, u. a. zum Dr. of Common Law ernannt wurde. 1896 wurde er zum Kommandeur der Ehrenlegion ernannt. Gest. am 5. September 1902 in Berlin als Geh. Medizinalrat, Mitglied der wissenschaftlichen Deputation für das Medizinalwesen im Kultusministerium, der Berliner Akademie der Wissenschaften.

Wie als Forscher, so erwarb sich Virchow auch als Schriftsteller Weltruf. Er war zusammen mit Benno Reinhardt der Begründer des „Archiv für pathol. Anatomie und Physiologie und für klinische Medizin", das noch heute, als „Virchows Archiv" bekannt, unter den Fachzeitschriften die erste Stelle einnimmt. Von seinen zahlreichen Arbeiten und Büchern seien nur genannt:

Mitteilungen über die in Oberschlesien herrschende Typhusepidemie. Berlin 1848.
Handbuch der speziellen Pathologie und Therapie. 1854 bis 1862.
Die Cellularpathologie usw. Berlin 1858.
Sektionstechnik. Berlin 1876.
Alttrojanische Gräber und Schädel. 1882.

5   **Prof. Hermann Nothnagel,**

geb. am 28. September 1841 in Alt-Lietzegöricke in der Neumark als Sohn des prakt. Arztes Albert Nothnagel, gehörte der K. W.-A. an vom 20. 10. 1859 bis 1. 10. 1863, wurde promoviert am 6. 8. 1863, zum Ass.-Arzt befördert am 2. 5. 1865. Ausgeschieden aus dem aktiven Dienst am 21. 9. 1872 als Stabsarzt, war zuletzt Bataillonsarzt beim Inf.-Regt. Nr. 51 in Breslau, war 1865 bis 1868 Assistent bei Leyden in Königsberg i. Pr., habilitierte sich daselbst 1866 als Privatdozent, war 1868 bis 1870 als Dozent in Berlin, ebenso 1870 bis 1872 in Breslau tätig. 1872 wurde er als o. Professor der med. Poliklinik und Arzneimittellehre nach Freiburg i. Baden berufen, 1874 als Professor der Medizinischen Klinik nach Jena und 1882 auf den gleichen Lehrstuhl in Wien, wo er in der Nacht vom 6. zum 7. Juli 1905 gestorben ist.

Er betätigte sich literarisch besonders auf dem Gebiete der inneren Medizin und schrieb u. a.:

Handbuch der Arzneimittellehre.
Die Kapitel: Anämie und Hyperämie, Blutungen und Erweichungen des Gehirns, Epilepsie in v. Ziemssens Handbuch der speziellen Pathologie und Therapie.
Topische Diagnostik der Gehirnkrankheiten.
Beiträge zur Physiologie und Pathologie des Darmes.
Die Krankheiten des Darms und des Peritoneums.

Seit 1894 erschien unter seiner Redaktion ein groß angelegtes Handbuch der speziellen Pathologie und Therapie in 24 Bänden, in welchem er die Krankheiten des Darms und des Peritoneums selbst bearbeitet hat.

IV.

Vor 1860

in die

Kaiser Wilhelms-Akademie eingetretene,
lebende oder während der Bearbeitung der
Liste verstorbene ehemalige Studierende.

———

Hermann Kaether,

geb. am 23. September 1815 in Bartenstein (Ostpreußen) als Sohn des prakt. Arztes Dr. Kaether, gehörte der K. W.-A. an vom 1. 5. 1837 bis 1. 10. 1840, wurde promoviert am 3. 10. 1840, zum Charitéchirurg befördert im Januar 1841, verheiratete sich 1852. Er war bei der K. W.-A. tätig vom 1. 4. 1848 bis 11. 12. 1852, nahm teil am badischen Feldzug 1849/50, am Feldzug 1866 und am Krieg 1870/71. Ausgeschieden aus dem aktiven Dienst am 26. 8. 1880 als Generalarzt, war zuletzt Oberstabsarzt und Regimentsarzt des Inf.-Regts. Nr. 28 in Coblenz. Gest. am 14. April 1909 als Generalarzt a. D. in Aachen.

Gustav Lindner,

geb. am 16. Februar 1820 in Linda, Kr. Lauban, als Sohn des Pfarrers Karl Lindner, gehörte der K. W.-A. an vom 1. 4. 1838 bis 31. 3. 1842, wurde promoviert am 20. 2. 1842, zum Ass.-Arzt befördert am 1. 10. 1848, verheiratete sich am 12. 5. 1850. Im Herbst 1848 war Lindner als Kompagniechirurg bzw. als Ass.-Arzt bei der 3. reitenden Batterie 4. Artillerie-Brigade mit dem mobilen Truppenteil ausgerückt und nahm am 10. 11. 1848 an dem Einzug der Preußischen Truppen unter Wrangel in die Hauptstadt teil. 1864 begleitete er das 53. Inf.-Regt. in den Krieg gegen Dänemark. 1866 wurde er als Chefarzt in das Kriegslazarett zu Kissingen und 1870/71 als Felddivisionsarzt der 13. Division kommandiert. Ausgeschieden aus dem aktiven Dienst am 24. 5. 1883 als Generalarzt, war zuletzt Oberstabsarzt und Regimentsarzt des Inf.-Regts. Nr. 53 in Aachen, ist jetzt Generalarzt a. D. in Cassel, wo er sich dem Verein vom Roten Kreuz widmet, dessen Vorsitzender er 1892 bis 1904 war, und dessen Ehrenvorsitzender er seitdem ist.

Er betätigte sich literarisch auf dem Gebiete der Infektionskrankheiten und schrieb:

> mehrere Arbeiten über von ihm beobachtete wichtige Krankheitsfälle in der Deutschen militärärztlichen Zeitschrift, außerdem Aufsätze „Ueber giftige Miesmuscheln", „Ueber die hygienische Bedeutung der Essigälchen", „Ueber parasitische Protozoen und die ursächlichen Beziehungen zwischen parasitischen Infusorien zum Abdominaltyphus" teils in der Deutschen Medizinalzeitung, teils im Biologischen Zentralblatt und anderen wissenschaftlichen Zeitungen.

3   **Gustav Mehlhausen,**

geb. am 26. November 1823 in Gerdauen als Sohn des Kreisphysikus Dr. Mehlhausen, gehörte der K. W.-A. an vom 1. 10. 1845 bis 1. 4. 1849, wurde promoviert am 19. 3. 1849, zum Ass.-Arzt befördert am 1. 6. 1850, verheiratete sich am 2. 12. 1857. Er war bei der K. W.-A. tätig vom Juni 1854 bis Oktober 1857. Während des Feldzuges 1866 war er Chefarzt des 2. schweren Feldlazaretts des Gardekorps, 1870/71 Generalarzt der General-Etappen-Inspektion der III. Armee. Ausgeschieden aus dem aktiven Dienst am 1. 10. 1892 als Generalarzt, war zuletzt Direktor der Charité in Berlin, ist jetzt Generalarzt a. D. in Berlin.

Er betätigte sich literarisch auf dem Gebiete der Hygiene und schrieb den

„Bericht über die Cholera in der Preußischen Armee während der Epidemie des Jahres 1873", er ist der Begründer der Charité-Annalen, von denen Band 1—17 unter seiner Redaktion erschienen ist.

4   **Carl Brunner,**

geb. am 21. Mai 1827 in Greiffenberg, Pommern, als Sohn des Ober-Steuerkontrolleurs Friedrich Wilhelm Brunner, gehörte der K. W.-A. an vom 15. 4. 1846 bis 1. 4. 1850, wurde promoviert am 13. 4. 1850, zum Ass.-Arzt befördert am 1. 4. 1851, trat am 1. 4. 1852 zur Marine über. Er nahm teil an den Feldzügen der Jahre 1864, 1866 und 1870/71. Am 17. 6. 1866 trat er zu den Sanitätsoffizieren der Armee über. Ausgeschieden aus dem aktiven Dienst am 27. 4. 1876 als Oberstabsarzt, war zuletzt Regimentsarzt des Gren.-Regts. Nr. 2 in Stettin, lebt jetzt als Pensionär in Schöneberg-Berlin.

Er betätigte sich literarisch auf dem Gebiete der Infektionskrankheiten und schrieb neben einigen anderen Arbeiten

ein bei Enke-Stuttgart 1876 erschienenes Werk „Die Infektionskrankheiten vom ätiologischen und prophylaktischen Standpunkt".

5   **Otto Rebenstein,**

geb. am 10. Januar 1828 in Berlin als Sohn des Hofschauspielers Rebenstein, gehörte der K. W.-A. an vom 1. 10. 1847 bis 30. 9. 1851, wurde promoviert am 9. 8. 1852, zum Ass.-Arzt befördert am 3. 11. 1853, verheiratete sich am 9. 4. 1858. Er nahm teil 1864 am Dänischen Kriege bei dem Garde-Füsilier-Regt., 1866 am Feldzug gegen Oesterreich als stellv. Regimentsarzt des 2. Garde-Drag.-Regts. und 1870/71 am Krieg gegen Frankreich als Chefarzt des 8. Feldlazaretts V. A.-K. Ausgeschieden aus dem aktiven Dienst am 3. 6. 1889 als Generalarzt, war zuletzt Oberstabsarzt und Regimentsarzt des Drag.-Regts. Nr. 14 in Colmar i. E., lebt jetzt als Generalarzt a. D. in Colmar i. E.

6   **Eduard Bethe,**

geb. am 21. Mai 1828 in Berkenbrügge bei Arnswalde als Sohn des Oberregierungsrats Bethe, gehörte der K. W.-A. an vom 1. 5. 1848 bis 1. 10. 1852, wurde promoviert am 18. 8. 1851, zum Ass.-Arzt befördert am 17. 2. 1853, verheiratete sich am 12. 10. 1857. Ausgeschieden aus dem aktiven Dienst am 12. 9. 1867 als Stabsarzt, war zuletzt Bataillonsarzt im Pomm. Landw.-Regt. Nr. 2, ist jetzt Stabsarzt a. D. und Geh. Sanitätsrat in Stettin.

Er betätigte sich literarisch auf dem Gebiete der Entomologie.

Richard Weydener, 7

geb. am 8. Februar 1830 in Stendal (Altmark) als Sohn des Kanzleidirektors Fritz Weydener, gehörte der K. W.-A. an vom 25. 4. 1849 bis 15. 2. 1853, wurde promoviert am 26. 6. 1853, zum Ass.-Arzt befördert am 1. 6. 1854, verheiratete sich am 17. 5. 1858. Er nahm teil an den Feldzügen gegen Dänemark 1864, Oesterreich 1866 und Frankreich 1870/71. Ausgeschieden aus dem aktiven Dienst am 28. 7. 1889 als Generalarzt 2. Kl., war zuletzt Oberstabsarzt und Regimentsarzt des Kürass.-Regts. Nr. 6 in Brandenburg a. H., und Divisionsarzt der 6. Division, lebt jetzt als Generalarzt a. D. in Brandenburg a. H.

Prof. Ernst von Leyden, 8

geb. am 20. April 1832 in Danzig als Sohn des Regierungsrats Gottlieb Ferdinand Leyden, gehörte der K. W.-A. an vom 15. 10. 1849 bis 28. 2. 1853, wurde promoviert am 11. 8. 1853, zum Ass.-Arzt befördert am 12. 8. 1854, verheiratete sich am 2. 4. 1866. Er nahm an den Feldzügen 1864 und 1870/71 teil, war bei der K. W.-A. tätig vom 28. 4. 1859 bis 21. 5. 1862, erhielt Kommando an die Königl. Charité in Berlin in der Zeit vom 7. 3. 1860 bis 15. 4. 1862. Ausgeschieden aus dem aktiven Dienst am 30. 3. 1865 als Stabsarzt, war zuletzt Bataillonsarzt im Garde-Füs.-Regt. in Berlin. Er habilitierte sich darauf am 22. 8. 1865 in Königsberg i. Pr., wurde am 11. 11. 1865 bereits zum Professor und Medizinalrat ernannt, am 20. 4. 1872 an die Universität Straßburg i. E. berufen und am 27. 5. 1876 als Nachfolger Traubes zum ordentlichen Professor in Berlin ernannt. 1876 zum Geh. Medizinalrat ernannt, wurde er am 12. 2. 1878 Professor der medizinischen Klinik an der K. W.-A., 1885 nach v. Frerichs Tode Direktor der I. medizinischen Universitätsklinik der Charité; am 4. 3. 1896 wurde er in den erblichen Adelstand erhoben. 1907 bei seinem Ausscheiden aus der Professur der Universität und der K. W.-A. erhielt er den Charakter als Wirklicher Geheimer Rat mit dem Titel „Exzellenz".

Er betätigte sich literarisch auf allen Gebieten der klinischen Forschung, schrieb zahlreiche kasuistische und experimentelle Arbeiten. Von seinen größeren Werken seien nur genannt:

Die graue Degeneration der hinteren Rückenmarksstränge.
Klinik der Rückenmarkskrankheiten.
Handbuch der Ernährungstherapie.

Er ist Begründer und Herausgeber der „Zeitschrift für physikalisch-diätetische Therapie", der „Zeitschrift für Tuberkulose und Heilstättenwesen" und der „Deutschen Klinik".

9   **August Michel,**

geb. am 28. März 1831 in Berlin als Sohn des Oberpostkondukteurs Joseph Michel, gehörte der K.W.-A. an vom 1. 10. 1849 bis 30. 9. 1853, wurde promoviert am 9. 8. 1853, zum Ass.-Arzt befördert am 1. 5. 1855, verheiratete sich am 6. 5. 1863. Er war bei der K. W.-A. tätig vom 20. 3. 1858 bis 11. 10. 1861. Nahm 1864 am Feldzug gegen Dänemark teil als Stabsarzt bzw. stellv. Chefarzt des 1. schweren Feldlazaretts des Gardekorps, 1866 am Feldzug gegen Oesterreich und 1870/71 am Feldzug gegen Frankreich als Chefarzt des Feldlazaretts 5 des VII. A.-K. Ausgeschieden aus dem aktiven Dienst am 18. 3. 1890 als Generalarzt, war zuletzt Oberstabsarzt I. Kl. und Chefarzt des Garnisonlazaretts II in Tempelhof, lebte als Generalarzt a. D. in Berlin. Gest. am 30. September 1909.

10   **Oskar Mylius,**

geb. am 7. Februar 1829 in Verchesar bei Brandenburg a. H. als Sohn des Predigers Mylius, gehörte der K. W.-A. an vom 19. 10. 1850 bis 1. 10. 1854. Er wurde promoviert am 24. 8. 1854. Wurde als Unterarzt während seines Kommandos zur Kgl. Charité am 29. 9. 1855 wegen eines Brustleidens als dienstuntauglich entlassen. Er beendete in demselben Jahr sein Staatsexamen, ließ sich als prakt. Arzt in Rathenow nieder und nahm am Krieg 1870/71 teil. Er lebt als Geheimer Sanitätsrat in Rathenow.

11   **Prof. Hermann Fischer,**

geb. am 14. Oktober 1831 in Ziesar (Kr. Jerichow II) als Sohn des Pastors Christian Fischer. Gehörte der K. W.-A. an vom 28. 4. 1851 bis 15. 2. 1855, wurde promoviert am 6. 3. 1855, zum Assistenzarzt befördert am 20. 5. 1857. Er war bei der K. W.-A. tätig vom 18. 12. 1860 bis 1864. Verheiratete sich am 25. 6. 1865. Erhielt Kommando an die Kgl. Charité als dirigierender Arzt der äußeren Station 1864. Er unternahm 1861 bis 1862 eine wissenschaftliche Reise durch Deutschland, Italien, Frankreich, England, Belgien und Holland. Nahm teil an den Feldzügen 1864 Schleswig-Holstein, 1866 Böhmen und 1870/71 in Frankreich bei der freiwilligen Pflege in den Lazaretten Forbach bis Neunkirchen, 1871 Chefarzt des Berliner Barackenlazaretts am Tempelhofer Feld. Ausgeschieden aus dem aktiven Dienst am 12. 10. 1866 als Stabsarzt unter Beförderung zum Oberstabsarzt, war zuletzt Bataillonsarzt beim Kaiser Alexander-G.-Gren.-Regt. Nr. 1. Wurde am 1. 10. 1868 zum ordentlichen Professor der Chirurgie und Direktor der chirurgischen Klinik zu Breslau ernannt, 1875 zum Medizinalrat, 1880 zum Geheimen Medizinalrat. Im Oktober 1891 wurde er wegen Krankheit vom Halten der Vorlesungen dispensiert. Lebt zurzeit als Geh. Medizinalrat in Berlin.

Er betätigte sich auch auf dem Gebiet der Chirurgie. Von seinen vielen Arbeiten seien nur genannt:

Klinisches und Experimentelles zur Lehre von der Trepanation. Langenb. Arch. 1868.

Handbuch der Kriegschirurgie. Enke, Stuttgart 1868 u. 1882.

Kriegschirurgische Erfahrungen vor Metz. Enke, Stuttgart 1872.
Lehrbuch der allgemeinen Chirurgie. 1887. Spezielle Chirurgie. 1892.
Die erste Hilfe in einer zukünftigen Schlacht. Hirschwald. 1906.
Rück- und Ausblicke vom russisch-japanischen Kriegsschauplatz. 1909.

Ferdinand Hoff,   12

geb. am 29. März 1824 in Lützen (Regb. Merseburg) als Sohn des
Oberzollkontrolleurs Ludwig Ferdinand Hoff, gehörte der K. W.-A. an
vom 15. 10. 1851 bis 30. 9. 1853, nachdem er schon vorher in Erlangen und Halle a. S. studiert hatte, wurde promoviert am 20. 8. 1853,
zum Ass.-Arzt befördert am 26. 6. 1856, verheiratete sich am 24. 9. 1864.
Ausgeschieden aus dem aktiven Dienst am 28. 4. 1864 als Stabsarzt,
war zuletzt Anstaltsarzt bei der Militär-Knaben-Erziehungsanstalt in
Annaburg, lebt jetzt als Pensionär in Annaburg.

Carl Hoepffner,   13

geb. am 17. Januar 1832 in Anklam als Sohn des Oberpostsekretärs
Carl Hoepffner, gehörte der K. W.-A. an vom 1. 4. 1852 bis 1. 4. 1856,
wurde promoviert am 31. 3. 1856, zum Ass.-Arzt befördert am 20. 5. 1857,
wurde am 1. 6. 1858 zur Marine versetzt, verheiratete sich am 11. 10. 1884.
Während des Krieges 1864 war er als Divisionsarzt der II. Flottillen-
Division tätig, 1870/71 als Geschwaderarzt der Panzer-Flotte an Bord
S. M. S. „König Wilhelm“. Während des Kriegs 1866 war er als
Arbeiterarzt und Physikus des Jade-Gebiets nach Wilhelmshaven kom-
mandiert. Ausgeschieden aus dem aktiven Dienst am 20. 4. 1886 als
Generalarzt II. Kl., war zuletzt Marine-Stationsarzt in Kiel, lebt jetzt
als Marine-Generalarzt a. D. in Danzig.

Ferdinand Bahr,   14

geb. am 14. Februar 1832 in Königsberg (N.-M.) als Sohn des Gutsbesitzers Bahr, gehörte der K. W.-A. an vom 15. 10. 1852 bis 1. 10. 1856,
wurde promoviert am 29. 9. 1856, zum Ass.-Arzt befördert am 24. 10. 1857,
verheiratete sich am 12. 10. 1858. Nahm 1866 am Feldzug gegen
Oesterreich teil als Stabsarzt beim 1. schweren Feldlazarett I. A.-K.
und als Chefarzt vom 2. schweren Feldlazarett I. A.-K., 1870/71 am
Feldzug gegen Frankreich als Chefarzt des Feldlazaretts Nr. 10. I. A.-K.
Ausgeschieden aus dem aktiven Dienst am 28. 10. 1893 als Generalarzt, war zuletzt Oberstabsarzt I. Kl. und Regimentsarzt des Inf.-
Regts. Nr. 64 in Prenzlau, lebt jetzt als Generalarzt a. D. in Stettin.

Karl Kirchner,   15

geb. am 28. November 1831 in Frankenstein (Schlesien) als Sohn des
Bäckermeisters Kirchner, gehörte der K. W.-A. an vom 18. 10. 1852
bis 31. 7. 1853. Er beendete nach seinem Ausscheiden aus der
K. W.-A. seine medizinischen Studien, wurde promoviert und approbiert
1857, trat ins Heer ein und wurde zum Ass.-Arzt befördert am
1. 6. 1858. Er nahm an den Feldzügen 1866 und 1870/71 teil, war in
letzterem Chefarzt des Lazaretts in Versailles. Ausgeschieden aus
dem aktiven Dienst am 1. 6. 1892 als Generalarzt II. Kl, war zuletzt

Oberstabsarzt I. Kl., Regimentsarzt des Leib-Kürass.-Regts. Nr. 1 und Divisionsarzt der 11. Div. in Breslau. Er lebt jetzt als Generalarzt a. D. in Breslau.

Er betätigte sich literarisch auf dem Gebiet der Hygiene und des Kriegssanitätswesens und schrieb u. a:

Lehrbuch der Militärhygiene. Stuttgart 1869 u. 1878.
Aerztlicher Bericht über das kgl. preuß. Feldlazarett im Palast zu Versailles während der Cernierung von Paris 1870/71. Erlangen 1872.

16 Karl Tiburtius,

geb. am 10. Juli 1834 in Bisdamitz (Kr. Rügen) als Sohn des Gutspächters Karl Friedrich Tiburtius, gehörte der K. W.-A. an vom 15. 10. 1852 bis 1. 10. 1856, wurde promoviert am 2. 10. 1856, zum Ass.-Arzt befördert am 1. 6. 1858, verheiratete sich am 2. 10. 1873. Während des Krieges 1864 war er Stabsarzt beim Garnisonlazarett in Kiel, am Feldzug 1866 nahm er als Stabsarzt beim leichten Feldlazarett der 3. Division teil und 1870/71 als Regimentsarzt des 2. Kür.-Regts. Ausgeschieden aus dem aktiven Dienst am 24. 12. 1872 als Oberstabsarzt, war zuletzt Regimentsarzt des Füs.-Regts. Nr. 36 in Erfurt, ist jetzt Villenbesitzer und Oberstabsarzt a. D. in Marienfelde.

Er betätigte sich literarisch auf dem Gebiet der Krankenpflege.

17 Wilhelm Waldmann,

geb. am 30. November 1832 in Worbis als Sohn des Försters Waldmann, gehörte der K. W.-A. an vom 1. 10. 1852 bis 1. 10. 1856, wurde promoviert am 2. 10. 1856, zum Ass.-Arzt befördert am 1. 6. 1858, verheiratete sich am 26. 10. 1863. Er nahm 1859 an der Mobilmachung bei der Pionier-Abteilung Köln teil, am Feldzug 1864 als Stabsarzt beim schweren Feldlazarett VII. A.-K. (Jütland) und 1866 als Stabsarzt beim schweren Feldlazarett IV. A.-K. (Böhmen). Ausgeschieden aus dem aktiven Dienst am 15. 10. 1869 als Stabsarzt, war zuletzt Bataillonsarzt im Inf.-Regt. Nr. 71 in Sondershausen, ist jetzt Oberstabsarzt a. D. in Halle a. S.

Er betätigte sich literarisch auf dem Gebiete der inneren Medizin und schrieb u. a. folgende Arbeiten:

Der Magnetismus in der Heilkunde. Ärch. f. Geschichte d. Med. 1878.
Arthritis deform. und chron. Gelenkrheumatismus. 1884, Samml. klin. Vorträge.
(Musik) Robert Franz, Gespräche. Leipzig 1895, Breitkopf & Härtel.

18 Otto Knoevenagel,

geb. am 26. September 1833 in Pritzwalk als Sohn des Stadtrichters Wilhelm Knoevenagel, gehörte der K. W.-A. an vom 1. 4. 1853 bis 15. 2. 1857, wurde promoviert am 23. 3. 1857, zum Ass.-Arzt befördert am 3. 8. 1858, verheiratete sich am 20. 9. 1879. Er war bei der K. W.-A. tätig vom 22. 8. 1862 bis 1. 4. 1867. Am Feldzug 1870/71 nahm er als Chefarzt des 12. Feldlazaretts XI. A.-K. teil. Ausgeschieden aus dem aktiven Dienst am 23. 5. 1894 als Generalarzt II. Kl. War zuletzt Korpsarzt des XI. A.-K. in Kassel, lebt jetzt als Generalarzt a. D. in Weimar.

Er betätigte sich literarisch auf dem Gebiete der inneren Medizin und der militärärztlichen Verwaltung und schrieb neben 14 anderen folgende Arbeiten:

> Beiträge zur lokalen Entwickelung phthisischer Zustände in den Lungen. (Originalabhandlung.) Schmidts Jahrb. Bd. 178. H. 2. Bd. 181. S. 248. Leipzig.
> Beiträge zur Statistik und Aetiologie der Lungenentzündungen beim Militär. Deutsche militärärztliche Zeitschrift. 1882. H. 1 u. 2.
> Drei Wintervierteljahre im Vergleich ihrer meteorologischen und Morbiditäts-verhältnisse usw. Eulenburgs Vierteljahrsschrift für gerichtliche Medizin u. öffentliches Sanitätswesen, neue Folge XLIX.
> Erkältung. München 1907. Verlag d. ärztl. Rundschau.

Wilhelm Hoeche, 19

geb. am 15. Juli 1835 in Quedlinburg als Sohn des Lehrers Christian Hoeche, gehörte der K. W.-A. an vom 15. 10. 1853 bis 1. 10. 1857, wurde promoviert am 19. 8. 1857, zum Ass.-Arzt befördert am 4. 6. 1859, verheiratete sich am 25. 10. 1868. Er war während des Feldzuges 1866 Stabsarzt beim 1. leichten Feldlazarett I. A.-K., 1870/71 Chefarzt des 8. Feldlazaretts IV. A.-K. Ausgeschieden aus dem aktiven Dienst am 3. 11. 1885 als Oberstabsarzt I. Kl., war zuletzt Regiments-arzt des Drag.-Regts. Nr. 22 in Karlsruhe, lebt jetzt als Oberstabs-arzt a. D. in Charlottenburg.

Alexander Nuesse, 20

geb. am 13. Juli 1834 in Berlin als Sohn des Stabsarztes Dr. Heinrich Nuesse, gehörte der K. W.-A. an vom 24. 4. 1854 bis 15. 2. 1858, wurde promoviert am 30. 10. 1858, zum Ass.-Arzt befördert am 22. 9. 1859, verheiratete sich am 18. 5. 1866. Er nahm teil am Feldzug 1866 als Bataillonsarzt im 1. Garde-Regt. z. F., am Feldzuge 1870/71 als Regimentsarzt des 1. Garde-Regt. z. F. Ausgeschieden aus dem aktiven Dienst am 27. 4. 1876 als Oberstabsarzt II. Kl., war zuletzt Regiments-arzt des Gren.-Regts. Nr. 6 in Posen, lebt jetzt als Oberstabsarzt I. Kl. a. D. in Potsdam.

Edmund Wetzel, 21

geb. am 23. Juli 1835 in Wilsnack als Sohn des San.-Rats Dr. L. Wetzel, gehörte der K. W.-A. an vom 24. 4. 1854 bis 12. 3. 1856, studierte nach seinem Ausscheiden weiter Medizin, wurde promoviert am 14. 7. 1858, am 15. 4. 1859 zum Unterarzt ernannt, zum Ass.-Arzt befördert am 3. 4. 1860, verheiratete sich am 19. 2. 1869. Er nahm teil an der Bekämpfung des Polnischen Aufstandes 1863/64, den Feldzügen 1866 und 1870/71. Ausgeschieden aus dem aktiven Dienst am 30. 4. 1861 als Ass.-Arzt I. Kl., war zuletzt bei der 7. Westf. Art.-Brig. in Minden, lebt jetzt als Stabsarzt a. D. und Geh. Sanitätsrat in Wilmersdorf-Berlin.

Richard Wesche, 22

geb. am 13. April 1837 in Halberstadt als Sohn des prakt. Arztes Dr. Valentin Wesche, gehörte der K. W.-A. an vom 15. 4. 1855 bis

15. 2. 1859, wurde promoviert am 9. 3. 1859, zum Ass.-Arzt befördert am 13. 5. 1862, verheiratete sich am 28. 5. 1872. Er nahm an den Feldzügen 1866 und 1870/71 teil. Ausgeschieden aus dem aktiven Dienst am 20. 12. 1871 als Stabsarzt, war zuletzt Bataillonsarzt im Inf.-Regt. Nr. 67 in Braunschweig, ist jetzt Geh. Regierungs- und Medizinalrat a. D. in Charlottenburg.

Er betätigte sich literarisch auf dem Gebiete der Hygiene und schrieb über:

Die animale Vaccination im Herzogtum Anhalt. Leipzig, bei Stolte 1898.

23 **Georg Duesterberg,**

geb. am 22. Oktober 1835 in Lippstadt (Westf.) als Sohn des Kreis-physikus Dr. Duesterberg, gehörte der K. W.-A. an vom 15. 10. 1855 bis 20. 7. 1859, wurde promoviert im Jahre 1860, zum Ass.-Arzt be-fördert am 10. 10. 1860, verheiratete sich am 3. 6. 1869. Er war bei der K. W.-A. tätig von 1864 bis 1866, erhielt im Jahre 1867 ein Auslandskommando nach Frankreich, Belgien und England. Er nahm 1866 am Krieg gegen Oesterreich teil und 1870/71 am Krieg gegen Frankreich beim VII. und XIII. A.-K. Ausgeschieden aus dem aktiven Dienst am 18. 5. 1901 als Generalarzt, war zuletzt char. Generalarzt und Divisionsarzt der 19. Div. in Hannover, lebt jetzt als General-arzt a. D. in Hannover.

24 **Otto Gähde,**

geb. am 30. Juni 1835 in Oranienburg als Sohn des Predigers Karl Gähde, gehörte der K. W.-A. an vom 15. 10. 1855 bis 20. 7. 1859, wurde promoviert am 19. 3. 1859, zum Ass.-Arzt befördert am 10. 10. 1860, verheiratete sich am 2. 5. 1873. Er war bei der K. W.-A. tätig vom 1. 10. 1864 bis 18. 9. 1871, unternahm vom 15. 9. 1869 bis 15. 3. 1870 eine wissenschaftliche Reise nach England und Frankreich. Er nahm am Krieg gegen Oesterreich teil als Stabsarzt beim 3. schweren Feld-lazarett des Gardekorps und am Krieg gegen Frankreich als Chef-arzt des Feldlazaretts Nr. 9 des III. A.-K. Während des Russisch-Türkischen Krieges 1877/78 stand er in rumänischen Diensten. Aus-geschieden aus dem aktiven Dienst am 18. 4. 1903 als Generalarzt, war zuletzt Korpsarzt des X. A.-K. in Hannover, lebt jetzt als Ge-neralarzt a. D. mit dem Range als Generalmajor in Hannover.

25 **Eduard Heller,**

geb. am 22. Dezember 1834 in Frankfurt a. O. als Sohn des Gendarmen a. D. Wilhelm Heller, gehörte der K. W.-A. an vom 15. 10. 1855 bis 20. 7. 1859, wurde promoviert am 5. 8. 1859, zum Ass.-Arzt befördert am 20. 8. 1861, verheiratete sich am 5. 5. 1868. Er nahm am Feldzug 1866 teil bei der Main-Armee als stellv. Regimentsarzt des Drag.-Regts. Nr. 5 und am Feldzug 1870/71 als stellv. Regimentsarzt des Inf.-Regts. Nr. 54. Ausgeschieden aus dem aktiven Dienst am 17. 12. 1885 als Oberstabs-arzt, war zuletzt Regimentsarzt des Inf.-Regts. Nr. 87 in Mainz, lebt jetzt als Oberstabsarzt a. D. in Freienwalde.

Er betätigte sich literarisch auf dem Gebiete der inneren Medizin und Geschichte und schrieb neben verschiedenen Aufsätzen in den Fachzeitschriften über:

Simulation und ihre Behandlung. 1882. 2. Aufl. 1890.
Geschichte der Stadt Freienwalde. 1896.

Adolf Nieter, 26

geb. am 27. März 1835 in Ilsenburg im Harz als Sohn des Sanitäts-rats und Kreisphysikus Adolf Nieter, gehörte der K. W.-A. an vom 15. 10. 1855 bis 20. 7. 1859, wurde promoviert am 14. 10. 1859, zum Ass.-Arzt befördert am 16. 8. 1862, verheiratete sich am 20. 12. 1872. Er nahm am Feldzug gegen Frankreich 1870/71 teil. Ausgeschieden aus dem aktiven Dienst am 24. 9. 1888 als Oberstabsarzt I. Kl., war zuletzt Garnisonarzt in Neiße, lebt jetzt als Oberstabsarzt I. Kl. a. D. in Berlin.

Ernst Blumensath, 27

geb. am 29. August 1837 in Gutstadt (Ostpreußen) als Sohn des Kreisphysikus Gustav Blumensath, gehörte der K. W.-A. an vom 15. 4. 1856 bis 15. 2. 1860, wurde promoviert am 16. 3. 1860, zum Ass.-Arzt befördert am 29. 6. 1861, verheiratete sich am 29. 10. 1868. Er nahm teil am Feldzug gegen Oesterreich 1866 als stellv. Stabs-arzt beim 1. leichten Feldlazarett des Gardekorps und am Feldzug gegen Frankreich 1870/71 als 1. Stabsarzt des Sanitätsdetachements Nr. 1 des III. A.-K. Ausgeschieden aus dem aktiven Dienst am 3. 4. 1897 als Generalarzt, war zuletzt Oberstabsarzt und Regiments-arzt des Feldart.-Regts. Nr. 18 beauftragt mit Wahrnehmung der divisionsärztlichen Funktion bei der 5. Division in Frankfurt a. O., lebt jetzt als Generalarzt a. D. in Frankfurt a. O.

Emil Horn, 28

geb. am 21. August 1835 in Krotoschin als Sohn des Postsekretärs Louis Horn, gehörte der K. W.-A. an vom 15. 4. 1856 bis 15. 2. 1860, wurde promoviert am 3. 4. 1860, zum Ass.-Arzt befördert am 29. 6. 1861, war bei der K. W.-A. tätig vom 3. 3. 1865 bis 6. 2. 1869. Er nahm teil an den Feldzügen 1866 als Stabsarzt beim 3. leichten Feldlazarett IV. A.-K., 1870/71 als Chefarzt des 7. und 12. Feldlazaretts XI. A.-K. und blieb 1872/73 bei der Okkupationsarmee in Frankreich als Chef-arzt des Feldlazaretts Nr. 7 der 6. Division und Regimentsarzt des Inf.-Regts. Nr. 64 in Verdun. Ausgeschieden aus dem aktiven Dienst am 25. 5. 1895 als Oberstabsarzt I. Kl., war zuletzt Regimentsarzt des 1. Garde-Drag.-Regts. in Berlin, lebt jetzt als Generalarzt a. D. in Berlin.

Rudolf Kühne, 29

geb. am 9. August 1837 in Charlottenburg als Sohn des Rentiers Gottlieb Kühne, gehörte der K. W.-A. an vom 15. 4. 1856 bis 15. 2. 1860, wurde promoviert am 27. 3. 1861, zum Ass.-Arzt be-fördert am 29. 6. 1861, verheiratete sich am 21. 4. 1874. Er nahm teil an der Niederwerfung des Polnischen Aufstandes 1863/64, am Feldzug gegen Oesterreich 1866 und am Feldzug gegen Frankreich 1870/71.

Ausgeschieden aus dem aktiven Dienst am 22. 12. 1887 als Ober-
stabsarzt I. Kl., war zuletzt Regimentsarzt des Drag.-Regts. Nr. 5 in
Hofgeismar, ist jetzt prakt. Arzt und Augenarzt in Charlottenburg.
Er betätigte sich literarisch auf dem Gebiete der Schulhygiene.

30   **Karl Redeker,**

geb. am 3. November 1834 in Burg bei Magdeburg als Sohn des
Wundarztes Wilhelm Redeker, gehörte der K.W.-A. an vom 15. 4. 1856
bis 15. 2. 1860, wurde promoviert am 12. 10. 1860, zum Ass.-Arzt
befördert am 20. 8. 1861, verheiratete sich am 16. 9. 1867.   Er nahm
teil am Feldzug 1866 als Ass.-Arzt beim Drag.-Regt. Nr. 6 und im Kriegslazarett von Kissingen sowie am Feldzug 1870/71 als Feldregiments-
arzt des Hus.-Regts. Nr. 16.   Ausgeschieden aus dem aktiven Dienst
am 25. 1. 1898 als Oberstabsarzt I. Kl., war zuletzt Regimentsarzt
des Fußart.-Regts. Nr. 9 in Ehrenbreitstein, ist jetzt Generaloberarzt a. D. und Provinzial-Inspekteur der Sanitätskolonnen der Rheinprovinz in Coblenz.

31   **Prof. Emil Richter,**

geb. am 19. April 1837 in Saarlouis als Sohn des Hauptmanns
G. Richter, gehörte der K.W.-A. an vom 15. 4. 1856 bis 15. 2. 1860,
wurde promoviert am 15. 3. 1860, zum Ass.-Arzt befördert am 29. 6. 1861,
verheiratete sich am 11. 6. 1870. Er war bei der K.W.-A. tätig vom 17. 5.
1865 bis 23. 3. 1868. War 1862 bis 1864 Sekundärarzt der chirurgischen
Abteilung des Bürgerhospitals in Cöln, 1865 bis 1867 Assistent an
der chirurgischen Universitätsklinik in Berlin. Er nahm am Kriege
1866 teil als Stabsarzt beim 2. schweren Feldlazarett III. A.-K. und
am Kriege gegen Frankreich 1870/71 als 1. Stabsarzt beim 2. Sanitäts-
detachement des Gardekorps. Ausgeschieden aus dem aktiven Dienst
am 9. 12. 1871 als Stabsarzt, war zuletzt Bataillonsarzt im 3. Garde-
Gren.-Regt. in Berlin, ist jetzt Professor extraord. der Chirurgie und
Geh. Medizinalrat in Breslau.

Er betätigte sich literarisch auf dem Gebiete der Chirurgie und
schrieb u. a. Arbeiten über:

Einige weitverbreitete Mängel der kriegschirurgischen Statistik. Arch. f. klin.
Chir. Bd. 16.
Studien zur Lehre von den Unterleibsbrüchen. 1869.
Allgemeine Chirurgie der Schußverletzungen im Kriege. Breslau 1877.

Er ist seit 1880 Redakteur des „Zentralblatts für Chirurgie".

32   **Prof. Franz von Winckel,**

geb. am 5. Juni 1837 in Berleburg (Westfalen) als Sohn des prakt.
Arztes Winckel, gehörte der K.W.-A. an vom 15. 4. 1856 bis 15. 2. 1860,
wurde promoviert am 17. 3. 1860, zum Ass.-Arzt befördert am 20. 8. 1861,
er war bei der K.W.-A. tätig vom 15. 2. 1861 bis 1. 4. 1864, erhielt Kommando an die Königl. Universitäts-Frauenklinik in Berlin vom 1. 4. 1861
bis 1. 4. 1864, verheiratete sich am 11. 5. 1864. Er nahm als freiwilliger
Arzt und Professor am Kriege 1870/71 teil und war in den Lazaretten in
Nancy tätig. Ausgeschieden aus dem aktiven Dienst am 1. 4. 1864 als

Ass.-Arzt, war zuletzt beim 1. Garde-Drag.-Regt. in Berlin kommandiert zur Universitäts-Frauenklinik. Er wurde darauf Professor der Gynäkologie in Rostock, Dresden und an der Universität München und ist jetzt Universitäts-Professor a. D. und Königl. bayrischer Geheimrat in München.

Er betätigte sich literarisch auf dem Gebiete der Gynäkologie und schrieb u. a. folgende Bücher bzw. Arbeiten:

Pathologie und Therapie des Wochenbetts. III. Aufl. Berlin 1878.
Krankheiten der weiblichen Harnröhre und Blase. 1885.
Lehrbuch der Frauenkrankheiten. 1892. II. Aufl.
Lehrbuch der Geburtshülfe. 1893. II. Aufl.
Pathologie der weiblichen Sexualorgane. 1878—1881.

Er gibt seit 1903 ein „Handbuch der Geburtshülfe" heraus.

Gustav Diehl, 33

geb. am 9. September 1837 in Münster (Westfalen) als Sohn des Leutnants und Zahlmeisters Julius Diehl, gehörte der K. W.-A. an vom 25. 10. 1856 bis 1. 10. 1860, wurde promoviert am 7. 4. 1862, zum Ass.-Arzt befördert am 17. 7. 1862, verheiratete sich am 27. 6. 1867. Er nahm teil am Feldzug gegen Dänemark 1864 als stellv. Bataillonsarzt im Inf.-Regt. Nr. 53, am Feldzug 1866 als Stabsarzt des 2. schweren Feldlazaretts des VII. A.-K. und am Krieg 1870/71 als stellv. Regimentsarzt des Inf.-Regts. Nr. 19. Ausgeschieden aus dem aktiven Dienst am 3. 10. 1871 als Stabsarzt, war zuletzt stellv. Regimentsarzt des Inf.-Regts. Nr. 19 im Kriege 1870/71, ist jetzt Stabsarzt a. D. in Oppenheim a. Rh.

Heinrich Seulen, 34

geb. am 30. September 1837 in Vorst (Bez. Düsseldorf) als Sohn des Gutsbesitzers, Königl. Majors a. D., Kreisdeputierten und Landtagsabgeordneten G. Seulen, gehörte der K. W.-A. an vom 25. 10. 1856 bis 1. 10. 1860, wurde promoviert am 6. 8. 1860, zum Ass.-Arzt befördert am 17. 8. 1862, verheiratete sich am 8. 12. 1883. Er nahm als Ass.-Arzt bei der Rhein. Art.-Brigade Nr. 8 am Feldzuge gegen Dänemark 1864 teil, gegen Oesterreich 1866 als Ass.-Arzt beim Inf.-Regt. Nr. 34 und als stellv. Stabsarzt beim Inf.-Regt. Nr. 33, gegen Frankreich 1870/71 als Stabsarzt und Chefarzt der I. Sektion Lazarett-Reserve-Personals des VII. A.-K., war Chefarzt der Kriegslazarette zu Corny, Berlice, Ars sur Moselle, Etain und Charleville. Ausgeschieden aus dem aktiven Dienst am 30. 11. 1897 als Generaloberarzt, war zuletzt Oberstabsarzt und Regimentsarzt des Inf.-Regts. Nr. 88 in Mainz, lebt jetzt als Pensionär in Mainz.

Theodor Freyer, 35

geb. am 18. Juni 1836 in Ziezeneff (Kr. Schievelbein) i. Pommern als Sohn des Pastors Freyer, gehörte der K. W.-A. an vom 15. 4. 1857 bis 1. 4. 1861, wurde promoviert am 1. 4. 1861, zum Ass.-Arzt befördert am 17. 7. 1862, verheiratete sich am 21. 6. 1864. Er nahm teil am Feldzug 1866 und am Krieg 1870/71 als Assistenzarzt der

Landwehr. Ausgeschieden aus dem aktiven Dienst am 26. 5. 1864 als Ass.-Arzt, war zuletzt im Inf.-Regt. Nr. 49 in Stargard i. Pom., ist jetzt Oberstabsarzt d. L., Geh. Medizinalrat und Kreisarzt a. D. in Naugard.

36 Wilhelm Kuhrt,

geb. am 28. November 1834 in Nieder-Seifersdorf (O.-L.) als Sohn des Tierarztes August Kuhrt, gehörte der K. W.-A. an vom 15. 4. 1857 bis 15. 2. 1861, wurde promoviert am 7. 3. 1861, zum Ass.-Arzt befördert am 17. 7. 1862, verheiratete sich am 13. 12. 1864. Ausgeschieden aus dem aktiven Dienst am 31. 12. 1890 als Oberstabsarzt, war zuletzt Regimentsarzt des Ulan.-Regts. Nr. 16 in Salzwedel, ist jetzt Oberstabsarzt I. Kl. a. D. in Mühlhausen i. Th.

37 Karl Wieblitz,

geb. am 31. März 1837 in Blankenheim als Sohn des Wundarztes Ernst Wieblitz, gehörte der K. W.-A. an vom 22. 4. 1857 bis 15. 2. 1861, wurde promoviert am 25. 3. 1861, zum Ass.-Arzt befördert am 17. 7. 1862, verheiratete sich am 5. 10. 1878. Er nahm teil am Feldzug 1866 als stellv. Stabsarzt beim 2. leichten Feldlazarett des Gardekorps und am Krieg 1870/71 als Stabsarzt beim Sanitätsdetachement Nr. 3 VII. A.-K. und beim Feldlazarett Nr. 4 VII. A.-K. Er unternahm eine halbjährige wissenschaftliche Reise nach Süddeutschland und Wien im Winter 1869/70. Ausgeschieden aus dem aktiven Dienst am 28. 5. 1898 als Generalarzt, war zuletzt Divisionsarzt der 22. Division in Cassel, ist jetzt Generalarzt a. D. in Wiesbaden.

38 Bernhard Zimmermann,

geb. am 16. Juli 1839 in Schraplau (Mansfelder Seekreis) als Sohn des Justiz-Kommissars Zimmermann, gehörte der K. W.-A. an vom 22. 4. 1857 bis 15. 2. 1861, wurde promoviert am 18. 8. 1861, zum Ass.-Arzt befördert am 17. 7. 1862. Er beteiligte sich an den Feldzügen 1864 als Ass.-Arzt beim 1. schweren Feldlazarett VII. A.-K. und 2. schweren Feldlazarett III. A.-K., 1866 als Assistenzarzt in Stabsarzt-Stelle und 1870/71 als Stabsarzt in Regimentsarzt-Stelle beim Hus.-Regt. Nr. 11 und wurde am 18. 8. 1870 bei Gravelotte verwundet. Ausgeschieden aus dem aktiven Dienst am 3. 4. 1897 als Generalarzt, war zuletzt Oberstabsarzt I. Kl. und Divisionsarzt der 34. Division in Metz, lebt jetzt als Generalarzt a. D. in Wiesbaden.

39 Ludwig Lühe,

geb. am 28. Dezember 1838 in Breslau als Sohn des Oberlandesgerichts-Assessors Julius Lühe, gehörte der K. W.-A. an vom 19. 10. 1857 bis 1. 10. 1861, wurde promoviert am 30. 7. 1861, zum Ass.-Arzt befördert am 13. 6. 1863, verheiratete sich am 2. 6. 1869. Er beteiligte sich an den Feldzügen 1864, 1866 und 1870/71. Ausgeschieden aus dem aktiven Dienst am 3. 4. 1897 als Generalarzt, war zuletzt Oberstabsarzt und Regimentsarzt des Feldart.-Regts. Nr. 16 in Königsberg i. Pr., ist jetzt Generalarzt a. D. in Königsberg i. Pr.

Er betätigte sich literarisch auf dem Gebiete der Chirurgie und schrieb neben zahlreichen Arbeiten in den Zentralblättern für Chirurgie und Gynäkologie, der Deutsch. militärärztl. Zeitschrift und Roths Jahresbericht „Vorlesungen über Kriegschirurgie", Berlin 1897 bei Hirschwald.

Hermann Passauer,   40

geb. am 20. Januar 1838 in Gumbinnen als Sohn des Predigers Franz Passauer, gehörte der K. W.-A. an vom 19. 10. 1857 bis 1. 10. 1860, wurde promoviert am 2. 8. 1860, zum Ass.-Arzt befördert am 13. 5. 1862, verheiratete sich am 4. 10. 1869. Er war bei der K. W.-A. tätig von Januar 1866 bis Oktober 1867. Nahm teil am Feldzug 1864 als Ass.-Arzt bei der Ostpreußischen Pontonier-Kompagnie und am Krieg 1870/71 als 1. Stabsarzt beim 3. Sanitätsdetachement sowie als Chefarzt des Feldlazaretts 3 XIII. A.-K. Ausgeschieden aus dem aktiven Dienst am 1. 10. 1886 als Oberstabsarzt I. Kl., war zuletzt Garnisonarzt in Thorn, ist jetzt Kreisarzt a. D. und Geh. Medizinalrat in Wald-Sieversdorf.

Prof. Hermann Schmidt-Rimpler,   41

geb. am 30. Dezember 1838 in Berlin als Sohn des Kaufmanns H. Schmidt, gehörte der K. W.-A. an vom 19. 10. 1857 bis 1. 10. 1861, wurde promoviert am 22. 7. 1861, zum Ass.-Arzt befördert am 13. 5. 1863, verheiratete sich am 19. 3. 1873. Er war bei der K. W.-A. tätig vom 10. 11. 1866 bis 1. 4. 1871. Er beteiligte sich am Feldzug 1864 als Ass.-Arzt bei der Krankenträger-Kompagnie des Garde-Korps, am Feldzug 1866 als Ass.-Arzt bei der Krankenträger-Kompagnie des III. A.-K. und war während des Krieges 1870/71 Stabsarzt am Charité-Krankenhaus. Ausgeschieden aus dem aktiven Dienst am 6. 5. 1871 als Stabsarzt, war zuletzt Stabsarzt an der Charité in Berlin. Er wurde dann Professor und Direktor der Augenklinik in Marburg und ist jetzt Generalarzt d. L., Geh. Medizinalrat und ord. Professor der Augenheilkunde in Halle a. S.

Er betätigte sich literarisch besonders auf dem Gebiete der Augenheilkunde und schrieb neben 150 Abhandlungen und Aufsätzen folgende Bücher und Broschüren:

1. Augenheilkunde und Ophthalmoskopie. 1.—7. Aufl.
2. Die Erkrankungen des Auges im Zusammenhang mit anderen Krankheiten. 1.—2. Aufl. Wien. Hölder.
3. Glaukom und Ophthalmomalacie. Leipzig. Engelmann. (Graefe-Saemisch, Handbuch der gesamten Augenheilkunde.)
4. Die Schulkurzsichtigkeit und ihre Bekämpfung. 1890. Leipzig. Engelmann.
5. Der Ausdruck in Auge und Blick. 1876. Marburg. Elwert.
6. Universität und Spezialistentum. Rektoratsrede. 1881. Marburg. Elwert.
7. Ueber Blindsein. Deutsche Bücherei. 1882. Breslau. S. Schottländer.
8. Schule und Auge. Deutsche Bücherei. 1889. Breslau. S. Schottländer.

Gotthold Vogeler,   42

geb. am 3. Juni 1834 in Berlin als Sohn des Hauptlehrers Wilhelm Vogeler, gehörte der K. W.-A. an vom 19. 10. 1857 bis 1. 4. 1860, wurde promoviert am 13. 4. 1860, zum Ass.-Arzt befördert am 29. 6. 1861, verheiratete sich am 14. 11. 1861. Er nahm teil an den Feldzügen 1864 als Ass.-Arzt beim 3. leichten Feldlazarett der komb. Kav.-Div., 1866 als Ass.-Arzt beim 3. schweren Feldlazarett III. A.-K. und 1870/71 als Chefarzt der 3. Sektion des Lazarett-Reserve-Personals VIII. A.-K. Ausgeschieden aus dem aktiven Dienst am 21. 12. 1875 als Stabsarzt, war zuletzt Bataillonsarzt beim Inf.-Regt. Nr. 45 in Metz, lebt jetzt als Pensionär in Hofbiber b. Fulda.

Er betätigte sich literarisch auf dem Gebiete des Sanitätsdienstes und schrieb:

> Der norddeutsche Feldarzt. Gedrängte Darstellung sämtlicher, den Sanitätsdienst der Norddeutschen Bundesarmee im Felde betreffenden Instruktionen. Mainz. Verlag von Zabern. 1870.

43   Emil Maeder,

geb. am 5. Juli 1839 in Liegnitz als Sohn des Verwaltungs-Inspektors der städt. Anstalten, gehörte der K. W.-A. an vom 20. 4. 1858 bis 15. 2. 1862, wurde promoviert am 8. 4. 1862, zum Ass.-Arzt befördert am 22. 8. 1863, verheiratete sich am 19. 10. 1885. Er nahm teil am Feldzug 1866 als Ass.-Arzt bei der Mainarmee und am Krieg 1870/71 als Feld-Regimentsarzt beim X. A.-K. Ausgeschieden aus dem aktiven Dienst am 15. 2. 1892 als Oberstabsarzt I. Kl., war zuletzt Regimentsarzt des Feldart.-Regts. Nr. 20 in Posen, lebt jetzt als Oberstabsarzt a. D. in Berlin.

44   Johannes Kuhn,

geb. am 16. Juli 1837 in Kunitz bei Liegnitz als Sohn des Pastors Kuhn, gehörte der K. W.-A. an vom 20. 10. 1858 bis 1. 10. 1862, wurde promoviert am 30. 7. 1862, zum Ass.-Arzt befördert am 19. 1. 1864. Er nahm am Krieg 1866 teil. Ausgeschieden aus dem aktiven Dienst am 14. 9. 1867 als Ass.-Arzt I. Kl., war zuletzt beim Gren.-Regt. Nr. 7 in Liegnitz, blieb als prakt. Arzt in Liegnitz. Lebt jetzt als Stabsarzt a. D. in Liegnitz.

45   Gustav Barkow,

geb. am 12. Oktober 1838 in Prenzlau als Sohn des Stadtrates J. D. Barkow, gehörte der K. W.-A. an vom 30. 4. 1859 bis 15. 2. 1863, wurde promoviert am 16. 3. 1863, zum Ass.-Arzt befördert am 28. 4. 1864, verheiratete sich am 27. 1. 1869. Er nahm teil an den Feldzügen 1866 in Oesterreich und 1870/71. Ausgeschieden aus dem aktiven Dienst am 25. 7. 1876 als Stabsarzt, war zuletzt Bataillonsarzt beim 2. Bat. des 2. Hanseat. Inf.-Regts. Nr. 76 in Hamburg, lebt jetzt als Rentner und Stabsarzt a. D. in Hamburg.

46   Rudolf Goetting,

geb. am 16. Mai 1839 in Nordhausen am Harz als Sohn des Bürgermeisters Dr. phil. August Goetting, gehörte der K. W.-A. an vom 30. 4. 1859 bis 15. 2. 1863, wurde promoviert am 15. 3. 1863, zum Ass.-Arzt befördert am 23. 8. 1864, verheiratete sich am 15. 5. 1872 bzw. 19. 3. 1890. Er nahm teil am Feldzug 1866 bei der Krankenträger-Kompagnie VI. A.-K. und 1870/71 beim Sanitäts-Detachement 2 des IV. A.-K. Ausgeschieden aus dem aktiven Dienst am 1. 7. 1899 als Generaloberarzt, war zuletzt Oberstabsarzt und Regimentsarzt beim Hus.-Regt. 8 in Paderborn, lebt jetzt als Generaloberarzt a. D. in Blankenburg, Harz.

Er betätigte sich literarisch auf dem Gebiete der Krankentransport-pflege und schrieb gemeinsam mit Niesen, Hoericka und zur Nieden eine Broschüre:

Der Eisenbahntransport verwundeter und erkrankter Krieger.

Reinhold Haertel,   47

geb. am 13. Juli 1838 in Gutwohne (Schlesien) als Sohn des Guts-besitzers Karl Haertel, gehörte der K. W.-A. an vom 30. 4. 1859 bis 15. 2. 1863, wurde promoviert am 19. 3. 1863, zum Ass.-Arzt be-fördert am 14. 6. 1864, verheiratete sich am 4. 3. 1873. Er beteiligte sich 1864 an der Besetzung der Schles.-Polnischen Grenze zur Zeit des Polenaufstandes beim Leib-Kür.-Regt. (Schles.) Nr. 1 und nahm teil 1866 am Feldzug gegen Oesterreich, anfangs bei der Kranken-träger-Kompagnie, später als Ass.-Arzt beim Armee-Generalarzt der II. Armee. 1870/71 am Krieg gegen Frankreich als 1. Stabsarzt des Sanitäts-Detachements Nr. 2 VI. A.-K. Ausgeschieden aus dem aktiven Dienst am 29. 7. 1890 als Oberstabsarzt I. Kl., war zuletzt Regimentsarzt des Inf.-Regts. Nr. 141 in Graudenz, und beauftragt mit Wahrnehmung der divisionsärztlichen Funktionen bei der 35. Division, ist jetzt Ober-stabsarzt I. Kl. a. D. in Schöneberg-Berlin.

Otto Krüger,   48

geb. am 20. August 1836 in Tangermünde als Sohn des Kaufmanns Andreas Friedr. Krüger, gehörte der K. W.-A. an vom 30. 4. 1859 bis 14. 8. 1859. Er schied auf Wunsch seines Vaters aus, beendete das medizinische Studium, ging nach seiner Approbation 1863 zunächst als Ass.-Arzt nach Bromberg und danach als prakt. Arzt nach Görlitz. Lebt zurzeit als prakt. Arzt in Görlitz.

Max Schmiedt,   49

geb. am 4. April 1842 in Roßleben als Sohn des Professors an der Klosterschule Roßleben Dr. Schmiedt, gehörte der K. W.-A. an vom 30. 4. 1859 bis 15. 2. 1863, wurde promoviert am 20. 12. 1862, zum Ass.-Arzt befördert am 14. 6. 1864, verheiratete sich am 11. 10. 1869. Er nahm teil an den Feldzügen 1864, 1866 und 1870/71. Aus-geschieden aus dem aktiven Dienst am 2. 8. 1897 als Oberstabsarzt 1. Kl., war zuletzt Regimentsarzt des Inf.-Regts. Nr. 67 in Metz, lebt jetzt als Generaloberarzt a. D. in Metz.

Wilhelm Schultze,   50

geb. am 28. März 1840 in Berlin als Sohn des Kaufmanns Wilhelm Schultze, gehörte der K. W.-A. an vom 30. 4. 1859 bis 15. 2. 1863, wurde promoviert am 18. 7. 1863, zum Ass.-Arzt befördert am 14. 6. 1864, verheiratete sich am 25. 4. 1878. Er nahm teil am Krieg 1866 als Ass.-Arzt beim 1. schweren Feldlazarett IV. A.-K. und 1870/71 als Chefarzt des 1. Feldlazaretts V. A.-K. Er unternahm am 10. 10. 1871 bis 10. 4. 1872 eine wissenschaftliche Studienreise nach England, war bei der K. W.-A. tätig vom 1. 7. 1867 bis 1. 8. 1870 und von 17. 6. 1871 bis 19. 3. 1874, wurde vom 1. 10. 1874 bis 1. 10. 1882 als Professor für Chirurgie an der Universität Tokio nach Japan beurlaubt. Ausgeschieden aus dem aktiven Dienst am 26. 4. 1883 als Oberstabsarzt, war zuletzt Regimentsarzt des Gren.-Regts. Nr. 2 in Stettin, wurde darauf dirigierender Arzt des städt. Krankenhauses in Stettin und ist jetzt Medizinalrat a. D. in Freiburg (Breisgau).

51   **Richard Doering,**

geb. am 26. Oktober 1839 in Berlin als Sohn des Oberstabsarztes und Garnisonarztes Dr. Doering, gehörte der K. W.-A. an vom 20. 10. 1859 bis 1. 10. 1863, wurde promoviert am 14. 10. 1863, zum Ass.-Arzt befördert am 1. 8. 1865, verheiratete sich am 25. 9. 1872. Er nahm teil am Feldzug 1866 und am Krieg 1870/71, in letzterem im Gefolge Sr. Königl. Hoheit des Kronprinzen von Preußen, war in den 70er Jahren 7 Jahre lang Leibarzt Sr. Kaiserl. Hoheit des Japanischen Prinzen Kita-Shira-Kara. Ausgeschieden aus dem aktiven Dienst am 24. 2. 1883 als Oberstabsarzt, war zuletzt Regimentsarzt des Kür.-Regts. Königin Nr. 2 in Pasewalk, ist jetzt Geh. Sanitätsrat in Berlin.

52   **Hugo Hertel,**

geb. am 11. November 1839 in Koberwitz (Kr. Breslau) als Sohn des Königl. Steuereinnehmers Gottlieb Hertel, gehörte der K. W.-A. an vom 20. 10. 1859 bis 1. 10. 1863, wurde promoviert am 30. 7. 1863, zum Ass.-Arzt befördert am 2. 5. 1865, war bei der K. W.-A. tätig vom 1. 9. 1868 bis 1. 10. 1873. Er nahm teil am Feldzug 1866 beim 2. Schles. Gren.-Regt. Nr. 11 (Mainarmee) und am Krieg 1870/71, 1873 übernahm er eine halbjährige wissenschaftliche Reise nach Dänemark, Schweden, England, Schottland und Süddeutschland. Ausgeschieden aus dem aktiven Dienst am 25. 10. 1877 als Stabsarzt, war zuletzt Bataillonsarzt im Inf.-Regt. Nr. 83 in Cassel, lebt jetzt als Sanitätsrat in Vluyn (Kr. Mörs).

Er betätigte sich literarisch auf dem Gebiete der inneren Medizin und schrieb u. a.:

Beiträge zur praktischen Heilkunde. 2 Bde. Cassel, Theodor Key. 1878. 1880.

53   **August Reitemeyer,**

geb. am 8. Mai 1840 in Paderborn als Sohn des Kaufmanns Karl Reitemeyer, gehörte der K. W.-A. an vom 20. 10. 1859 bis 21. 9. 1860, setzte nach seinem Ausscheiden das Studium fort, wurde promoviert am 5. 8. 1863, zum Marine-Ass.-Arzt befördert am 20. 4. 1865, verheiratete sich im April 1872, war während des Krieges 1870/71 in Kiel eingezogen. Ausgeschieden aus dem aktiven Dienst am 19. 3. 1867 als Marine-Ass.-Arzt, war zuletzt stationiert in Kiel, lebt jetzt als Stabsarzt a. D. und Privatier in München.

Rudolf Ridder, 54

geb. am 3. März 1841 in Lüben (Bez. Liegnitz) als Sohn des Leutnants und Rechnungsführers im Westf. Kürass.-Regt. Nr. 4, gehörte
der K. W.-A. an vom 20. 10. 1859 bis 30. 9. 1863, wurde promoviert
am 30. 7. 1863, zum Ass.-Arzt befördert am 2. 5. 1865, verheiratete
sich am 18. 10. 1872. Er war bei der K. W.-A. tätig vom 31. 10.
1868 bis 19. 9. 1871, nahm teil am Feldzuge 1866 als Ass.-Arzt
beim leichten Feldlazarett der komb. Landw.-Kav.-Div. des 1. Res.-
Korps. Von 1882—1893 war er Arzt Sr. Durchl. des Fürsten Adolf
Georg zu Schaumburg-Lippe und seit 1893 Leibarzt Sr. Durchl. des
Fürsten Georg zu Schaumburg-Lippe. Ausgeschieden aus dem aktiven
Dienst am 26. 6. 1884 als Oberstabsarzt, war zuletzt Regimentsarzt
beim Inf.-Regt. Nr. 15 in Minden, ist jetzt Fürstl. Schaumburg-
Lippischer Geh. Medizinalrat und Medizinalreferent des fürstl. Mini-
steriums.

V.

Seit 1860

in die

Kaiser Wilhelms-Akademie eingetretene ehemalige Studierende.

———

Ostern 1860.

Ferdinand Andreé, 55

geb. am 12. Februar 1841 in Greiffenhagen als Sohn des Sekretärs Wilhelm Andreé, gehörte der K. W.-A. an vom 24. 4. 1860 bis 8. 2. 1864, wurde promoviert am 16. 3. 1864, zum Ass.-Arzt befördert am 6. 6. 1865, verheiratete sich am 3. 6. 1879. Er nahm teil an den Feldzügen 1866 und 1870/71. Ausgeschieden aus dem aktiven Dienst am 28. 5. 1898 als Generaloberarzt, war zuletzt Divisionsarzt der 28. Div. in Flensburg. Gest. am 30. Januar 1909 als Generalarzt a. D. in Wiesbaden.

Horst Bärensprung, 56

geb. am 29. März 1840 in Belgern (Sachsen) als Sohn des prakt. Arztes Dr. Bernhard Bärensprung, gehörte der K. W.-A. an vom 24. 4. 1860 bis 5. 6. 1864, wurde promoviert am 6. 6. 1864, zum Ass.-Arzt befördert am 17. 5. 1866. Nahm teil an den Feldzügen 1866 und 1870/71. Er war bei der K. W.-A. tätig vom 1. 10. 1870 bis 18. 3. 1872. Er verheiratete sich am 26. 5. 1872. Gest. am 10. Oktober 1883 als Oberstabsarzt, war zuletzt Regimentsarzt des Inf.-Regts. Nr. 112 in Mühlhausen.

Conrad Beier, 57

geb. am 5. August 1840 in Domanze als Sohn des Kantors Julius Beier, gehörte der K. W.-A. an vom 24. 4. 1860 bis 8. 2. 1864, wurde promoviert am 15. 4. 1864, zum Ass.-Arzt befördert am 1. 8. 1865, verheiratete sich am 10. 10. 1871. Er nahm teil an den Feldzügen 1866 beim leichten Feldlazarett IV. A. K. und 1870/71. Ausgeschieden aus dem aktiven Dienst am 24. 11. 1869 als Ass.-Arzt 1. Kl., war zuletzt beim Drag.-Regt. Nr. 14 in Kozmin, ist jetzt prakt. Arzt und Sanitätsrat in Neumarkt i. Schl.

Gustav Buße, 58

geb. am 10. April 1842 in Zahna als Sohn des Apothekers Carl Buße, gehörte der K.W.-A. an vom 24. 4. 1860 bis 8. 2. 1864, wurde promoviert am 15. 4. 1864, zum Ass.-Arzt befördert am 1. 8. 1865. Er nahm teil am Feldzug gegen Oesterreich 1866. Ausgeschieden aus dem aktiven Dienst am 4. September 1870 durch Tod, war zuletzt Ass.-Arzt im Bureau des G.-A. X. Armeekorps in Hannover.

59   **Theodor Caspari,**

geb. am 18. August 1841 in Samoczin, Prov. Posen, als Sohn des Apothekers Caspari, gehörte der K. W.-A. an vom 24. 4. 1860 bis 9. 2. 1864, wurde promoviert am 4. 6. 1864, zum Ass.-Arzt befördert am 1. 8. 1865. Ausgeschieden aus dem aktiven Dienst am 15. Oktober 1868 durch Tod als Ass.-Arzt, war zuletzt beim Inf.-Regt. Nr. 64 in Angermünde.

60   **Friedrich David,**

geb. am 8. April 1839 in Baldowitz als Sohn des Rentmeisters David, gehörte der K. W.-A. an vom 24. 4. 1860 bis 7. 8. 1860; er wurde auf Ansuchen seines Vaters entlassen. Wanderte nach Ablegung seiner Militär-Dienstpflicht nach Amerika aus, nahm dort als Offizier der nordamerikanischen Armee an den Feldzügen gegen den Süden teil, ging nach Auflösung der Landarmee zur Marine der Vereinigten Staaten über. Kam um 1875 nach Deutschland zurück, studierte kurze Zeit in Breslau, ging aber bald wieder nach Nordamerika zurück, wo er 1879 als Marine-Zahlmeister in New York gestorben ist.

61   **Otto Gnadendorf,**

geb. am 18. Juni 1840 in Landsberg a. W. als Sohn des Kantors und Lehrers Gnadendorf, gehörte der K. W.-A. an vom 24. 4. 1860 bis 2. 5. 1863; er wurde aus der Akademie entlassen und gab das Studium der Medizin auf. Nachfragen in seiner Heimat ergaben keinen Aufschluß über sein weiteres Schicksal. Das Schülerverzeichnis des Gymnasiums in Züllichau besagt, daß er nach Amerika ausgewandert sei.

62   **Hubert Goder,**

geb. am 21. Januar 1837 in Jackerath (Rheinpr.) als Sohn des Kaufmanns Joseph Goder, gehörte der K. W.-A. an vom 24. 4. 1860 bis 2. 5. 1863, wurde promoviert am 11. 8. 1863, zum Ass.-Arzt befördert am 1. 11. 1864, verheiratete sich am 14. 10. 1867. Er nahm teil an den Feldzügen 1864, 1866 und 1870/71. Ausgeschieden aus dem aktiven Dienst am 25. 5. 1882 als Oberstabsarzt, war zuletzt Garnisonarzt in Rastatt. Gest. am 31. Dezember 1904 als Geheimer Sanitätsrat in Berlin.

63   **Paul Gründler,**

geb. am 23. Dezember 1840 in Berlin als Sohn des Kaufmanns Ernst Gründler, gehörte der K. W.-A. an vom 24. 4. 1860 bis 15. 2. 1864, wurde promoviert am 16. 4. 1864, zum Ass.-Arzt befördert am 1. 8. 1865, verheiratete sich am 9. 10. 1871. Er war bei der K. W.-A. tätig vom 21. 11. 1868 bis 19. 9. 1871. Er nahm teil am Feldzug 1866 als Ass.-Arzt bei der Krankenträger-Abteilung der 3. Division und am Feldzug 1870/71 als Stabsarzt beim Oberkommando der I., später bei dem der Süd-Armee. Ausgeschieden aus dem aktiven Dienst am 23. 3. 1901 als Generalarzt, war zuletzt Korpsarzt II. A.-K. in Stettin, ist jetzt Generalarzt a. D. in Berlin-Charlottenburg.

Maximilian Guttmann,   64

geb. am 12. November 1841 in Schweidnitz als Sohn des Gymnasial-
oberlehrers Julius Guttmann, gehörte der K. W.-A. an vom 24. 4. 1860
bis 9. 2. 1864, wurde promoviert am 4. 6. 1864, zum Ass.-Arzt befördert am 17. 6. 1866. Er nahm teil an den Feldzügen 1866 und
1870/71. Ausgeschieden aus dem aktiven Dienst am 1. 5. 1901 als
Generaloberarzt, war zuletzt Oberstabsarzt I. Kl. und Garnisonarzt in
Breslau. Gest. am 20. September 1904 in Brieg.

Otto Hibsch,   65

geb. am 5. April 1841 in Rothenburg als Sohn des Rechtsanwalts
Hermann Hibsch, gehörte der K. W.-A. an vom 24. 4. 1860 bis
8. 2. 1864, wurde promoviert am 22. 12. 1864, zum Ass.-Arzt befördert am 30. 9. 1865. Er nahm teil an den Feldzügen 1866 und
1870/71. Ausgeschieden aus dem aktiven Dienst am 14. Dezember 1885
durch Tod als Oberstabsarzt, war zuletzt Regimentsarzt des Kür.-Regts.
Nr. 2 in Pasewalk.

Theodor Hoffmann,   66

geb. am 17. Oktober 1837 in Friedeberg N.M. als Sohn des Gutsbesitzers Carl Hoffmann, gehörte der K. W.-A. an vom 24. 4. 1860
bis 31. 7. 1862, wurde promoviert am 1. 6. 1862, zum Ass.-Arzt befördert am 17. 6. 1866, trat am 15. 11. 1866 in die Marine ein, verheiratete sich am 15. 11. 1870. War bei der K. W.-A. tätig vom
5. 7. 1869 bis 6. 6. 1871. Er nahm an den Feldzügen 1866 und
1870/71 teil. Er unternahm eine Reise um die Erde mit Aufenthalt
vom 7. 7. 1871 bis 23. 8. 1876 in Japan als Direktor und Professor
der med.-chirurgischen Akademie zu Yedo und als Leibarzt des
Kaisers von Japan, trat am 27. 4. 1876 zu den Sanitätsoffizieren der
Armee zurück. Ausgeschieden aus dem aktiven Dienst am 17. 12. 1885
als Oberstabsarzt, war zuletzt Garnisonarzt der Festung Rastatt. Ließ
sich als prakt. Arzt in Rastatt nieder und ist jetzt prakt. Arzt in
Davos-Platz (Schweiz).

Ferdinand Jung,   67

geb. am 21. November 1841 in Greiffenstein b. Wetzlar als Sohn des
Katasterkontrolleurs Jung, gehörte der K. W.-A. an vom 24. 4. 1860
bis 6. 8. 1860 und wurde auf Ansuchen seines Vaters entlassen, um
Theologie zu studieren. Er starb im Mai 1867 am Blutsturz als
Pfarrer in Oberquembach.

Ernst Klewitz,   68

geb. am 27. Januar 1841 in Kolberg als Sohn des Regts.-Arztes
Dr. Klewitz, gehörte der K. W.-A. an vom 24. 4. 1860 bis 8. 2.
1864, zum Ass.-Arzt befördert am 5. 4. 1865, verheiratete sich am
21. 4. 1872. Er war bei der K. W.-A. tätig vom 18. 9. 1868 bis
1. 8. 1870 und vom 1. 4. 1871 bis 20. 2. 1872. Er nahm teil am
Krieg 1866 beim Oberkommando der I. Armee und am Krieg

1870/71 beim Lazarett-Reservepersonal V. A.-K. und beim Oberkommando der II. Armee. Ausgeschieden aus dem aktiven Dienst
am 20. 8. 1874 als Stabsarzt, war zuletzt Bataillonsarzt beim Inf.-
Regt. Nr. 116 und Mitglied der Prüfungskommission für Aerzte in
Gießen. Gest. am 1. März 1898 als prakt. Arzt.

69   **Gustav Koch,**

geb. am 13. Dezember 1841 in Belzig als Sohn des Kaufmanns
Friedrich Koch, gehörte der K. W.-A. an vom 24. 4. 1860 bis
2. 5. 1863, wurde promoviert am 16. 3. 1864, zum Ass.-Arzt befördert am 10. 10. 1866. Er nahm teil an den Feldzügen 1866 und
1870/71. Ausgeschieden aus dem aktiven Dienst am 26. 8. 1882 als
Stabsarzt, war zuletzt Bataillonsarzt beim Inf.-Regt. Nr. 43 in Loetzen.
Gest. am 16. September 1884 in Loetzen.

70   **Rudolf Kotze,**

geb. am 21. Juli 1840 in Hoyerswerda als Sohn des Bürgermeisters
Kotze, gehörte der K. W.-A. an vom 24. 4. 1860 bis 8. 2. 1864, wurde
promoviert am 15. 2. 1864. Ausgeschieden aus dem aktiven Dienst
am 2. 10. 1867 als Unterarzt, war zuletzt beim Inf.-Regt. Nr. 45 in
Graudenz. War 1872 Schiffsarzt, ist seitdem verschollen.

71   **Reinhold Marquardt,**

geb. am 22. Februar 1840 in Woldenberg (Neumark) als Sohn des
Apothekers Eduard Marquardt, gehörte der K.W.-A. an vom 24. 4. 1860
bis 8. 2. 1864, wurde promoviert am 25. 3. 1864, zum Ass.-Arzt be-
fördert am 6. 6. 1865, verheiratete sich am 25. 3. 1867. Er nahm teil
an den Feldzügen 1866 und 1870/71. Ausgeschieden aus dem aktiven
Dienst am 1. 1. 1885 als Oberstabsarzt, war zuletzt Regimentsarzt des
Hus.-Regts. Nr. 16 in Schleswig, ist jetzt Geheimer Sanitätsrat in
Berlin.

72   **August Nachtweyh,**

geb. am 28. November 1840 in Jodjeres bei Kowno (Russ. Polen) als
Sohn des Zuckerfabrikdirektors Nachtweyh, gehörte der K. W.-A. an
vom 24. 4. 1860 bis 8. 2. 1864, wurde zum Ass.-Arzt befördert am
24. 11. 65. Er nahm teil an den Feldzügen 1866 und 1870/71. Ausgeschieden aus dem aktiven Dienst am 14. 1. 1873 als Stabsarzt, war
zuletzt Bataillonsarzt beim Inf.-Regt. Nr. 113 in Freiburg i. Baden.
Gest. am 22. Februar 1876 in Eberswalde.

73   **Gustav Neumann,**

geb. am 15. Dezember 1838 in Gleiwitz als Sohn des Buchdruckereibesitzers Neumann, gehörte der K. W.-A. an vom 24. 4. 1860 bis
2. 5. 1863, studierte weiter Medizin, ohne jedoch das Staatsexamen
zu machen. Nahm als Feldunterarzt am Kriege 1866 teil. Er wurde
später Redakteur der „Schachzeitung", starb bald darauf an einem
Gehirnleiden.

Oskar Ockel, 74

geb. am 25. April 1839 in Prillwitz bei Pyritz als Sohn des Oekonomierats und Administrators Ockel, gehörte der K. W.-A. an vom 24. 4.
1860 bis 8. 4. 1863, studierte weiter Medizin, nahm als Feld-Ass.-Arzt
am Kriege 1866 teil, erkrankte während des Feldzuges an Cholera,
der er erlag. Gest. 1866 in Walterskirchen bei Wien.

Max Peltzer, 75

geb. am 16. Dezember 1840 in Berlin als Sohn des Kgl. Obergärtners
des Berliner Tiergartens Theodor Peltzer, gehörte der K. W.-A. an
vom 24. 4. 1860 bis 1. 1. 1864, wurde promoviert am 23. 4. 1864,
zum Ass.-Arzt befördert am 1. 8. 1865, verheiratete sich am 24. 9.
1900. Er war bei der K. W.-A. tätig vom 10. 3. 1869 bis 4. 3. 1873
und bei der M.-A. vom 25. 3. 1873 bis 29. 11. 1880. Er nahm teil am
Feldzuge gegen Oesterreich 1866 beim 1. schweren Feldlazarett
III. A.-K. und am Feldzug gegen Frankreich 1870/71 als Etappenarzt.
1876 wurde er als Kommissar für die internationale Ausstellung für
Hygiene und Rettungswesen und für den Kongreß in Brüssel entsandt
(6 Monate). Ausgeschieden aus dem aktiven Dienst am 1. 1. 1905
als Generaloberarzt, war zuletzt 2. Garnisonarzt in Berlin, ist jetzt
Generaloberarzt a. D. in Steglitz bei Berlin.

Er betätigte sich literarisch auf dem Gebiete der Ophthalmologie
und des Krankentransportes und schrieb folgende Arbeiten:

Ophthalmia militaris sive granulosa. Berlin 1870. Hirschwald.
Die deutschen Sanitätszüge und der Dienst als Etappenarzt im Kriege gegen
   Frankreich. Berlin 1872. Hirschwald.
Das Militärsanitätswesen auf der Brüsseler internationalen Ausstellung.
   Berlin 1873. Hirschwald.

Ernst Pflugmacher, 76

geb. am 13. Februar 1841 in Marienburg i. Westpr. als Sohn des
Kreiswundarztes Gottlieb Pflugmacher, gehörte der K. W.-A. an vom
24. 4. 1860 bis 1. 1. 1864, wurde promoviert am 6. 6. 1864, zum
Ass.-Arzt befördert am 17. 5. 1866, verheiratete sich am 19. 10. 1877.
Er war bei der K. W.-A. tätig vom 30. 6. 1870 bis 18. 7. 1873. Er
nahm teil am Feldzug gegen Oesterreich 1866. Er war vom 8. 10.
1871 bis 18. 7. 1872 nach Japan beurlaubt, um in Kischu das Militär-
Medizinalwesen zu organisieren. Ausgeschieden aus dem aktiven
Dienst am 16. 11. 1896 als Oberstabsarzt I. Kl., war zuletzt Regimentsarzt des Kür.-Regts. Nr. 6 in Brandenburg a. H., beauftragt mit
der Wahrnehmung der divisionsärztlichen Geschäfte bei der 6. Division,
ist jetzt Generalarzt a. D. in Potsdam.

Er betätigte sich literarisch auf dem Gebiete der Chirurgie und
inneren Medizin, Anthropologie, und als Mitarbeiter an Villarets: Handwörterbuch der gesamten Medizin.

Anton Rasim, 77

geb. am 16. Februar 1839 in Ellguth bei Friedland als Sohn des
Oberförsters Rasim, gehörte der K. W.-A. an vom 24. 4. 1860 bis

1. 4. 1864, wurde promoviert am 17. 8. 1863, zum Ass.-Arzt befördert am 27. 9. 1864. Er nahm an den Feldzügen 1866 und 1870/71 teil. Ausgeschieden aus dem aktiven Dienst am 3. 10. 1871 als Ass.-Arzt I. Kl., war zuletzt beim Feldart.-Regt. Nr. 8 in Cöln, ist bald darauf verstorben (im Jahre 1872).

78   Rudolf Reger,

geb. am 19. August 1841 in Löben (Prov. Sachsen) als Sohn des Pfarrers Reger, gehörte der K. W.-A. an vom 24. 4. 1860 bis 8. 2. 1864, wurde promoviert am 13. 10. 1864, zum Marine-Ass.-Arzt befördert am 1. 8. 1865. Er nahm am Feldzug 1870/71 als Schiffsarzt auf S. M. S. „Kronprinz" teil, trat später zur Armee über. Er war bei der K. W.-A. tätig von 1871 bis 1873. Ausgeschieden aus dem aktiven Dienst am 8. 3. 1896 als Oberstabsarzt I. Kl., war zuletzt Regimentsarzt des Füs.-Regts. Nr. 36 in Halle a. S., lebte als General-oberarzt in Halle. Gest. am 5. Mai 1900 in Halle a. S.

79   Emil Richter,

geb. am 11. Februar 1837 in Lindow (Grafschaft Ruppin) als Sohn des Superintendenten Wilhelm Richter, gehörte, nachdem er 4 Semester Theologie studiert hatte, der K. W.-A. an vom 24. 4. 1860 bis 1. 10. 1863, wurde promoviert am 21. 8. 1863, zum Ass.-Arzt befördert am 27. 9. 1864. Er nahm an den Feldzügen 1866 und 1870/71 teil. Ausgeschieden aus dem aktiven Dienst am 29. 5. 1890 als Oberstabsarzt I. Kl., war zuletzt Regimentsarzt des Füs.-Regts. Nr. 35 in Brandenburg, lebte darauf als prakt. Arzt in Brandenburg. Gest. am 11. Juni 1899 in Brandenburg.

80   Hermann Schmidt,

geb. am 12. Juni 1838 in Gr.-Strehlitz (Prov. Schlesien) als Sohn des Baudirektors Schmidt, gehörte der K. W.-A. an vom 24. 4. 1860 bis 1. 9. 1863, wurde promoviert am 17. 8. 1863, zum Ass.-Arzt befördert am 27. 9. 1864. Ausgeschieden aus dem aktiven Dienst am 23. 2. 1895 als Oberstabsarzt I. Kl., war zuletzt Regimentsarzt des Inf.-Regts. Nr. 112 in Mühlhausen i. E., wohnt jetzt als Oberstabsarzt a. D. in Nordhausen.

81   Paul Schmidt,

geb. am 6. Mai 1840 in Wohlau als Sohn des Kreissekretärs Schmidt, gehörte der K. W.-A. an vom 24. 4. 1860 bis 8. 2. 1864, wurde promoviert am 23. 12. 1865, zum Ass.-Arzt befördert am 17. 6. 1866. Hat am Feldzug 1866 beim 1. leichten Feldlazarett teilgenommen. Ausgeschieden aus dem aktiven Dienst am 28. 10. 1884 als Stabsarzt, war zuletzt Bataillonsarzt im Inf.-Regt. Nr. 61 in Thorn, lebt als Oberstabsarzt a. D. und als Spezialarzt für Haut- und Geschlechts-krankheiten in Berlin.

Otto Schneider, 82

geb. am 4. April 1838 in Potsdam als Sohn des Geh. Rechnungs-
revisors und Rechnungsrats Schneider, gehörte der K. W.-A. an vom
24. 4. 1860 bis 1. 4. 1864, wurde promoviert am 15. 3. 1864, zum Ass.-
Arzt befördert am 1. 8. 1865. Ausgeschieden aus dem aktiven Dienst
am 25. 7. 1876 als Stabsarzt, war zuletzt Bataillonsarzt im Inf.-Regt.
Nr. 24 in Neu-Ruppin, ließ sich als prakt. Arzt in Potsdam nieder.
Gest. am 6. Dezember 1884 in Potsdam.

Paul Weisbach, 83

geb. am 8. September 1839 in Zarkow b. Gr.-Glogau als Sohn des
Freigutsbesitzers Weisbach, gehörte der K. W.-A. an vom 24. 4. 1860
bis 1. 2. 1864, wurde promoviert am 19. 4. 1864, zum Ass.-Arzt befördert am 6. 6. 1865. Er war bei der K. W.-A. tätig vom 4. 2. 1871
bis 9. 12. 1871. Ausgeschieden aus dem aktiven Dienst am 20. 12.
1879 als Stabsarzt, war zuletzt Bataillonsarzt beim 3. Garde-Gren.-
Regt. Königin Elisabeth in Spandau. Gest. am 7. Oktober 1881 in
Ratibor.

Richard Winchenbach, 84

geb. am 7. Oktober 1840 in Friedeberg (N.-M.) als Sohn des Bürgermeisters a. D. Hermann Winchenbach, gehörte der K. W.-A. an vom
24. 4. 1860 bis 31. 10. 1862, wurde promoviert am 28. 2. 1866, zum
Ass.-Arzt befördert am 22. 5. 1869, verheiratete sich am 12. 10. 1871.
Er nahm teil an den Feldzügen 1866 und 1870/71. Ausgeschieden
aus dem aktiven Dienst am 30. 4. 1885 als Stabsarzt, war zuletzt
Bataillonsarzt beim Inf.-Regt. Nr. 14 in Stralsund, wurde als Oberstabsarzt a. D. Besitzer einer Heilanstalt für innerlich Kranke in
Schloß Marbach (Baden), später ordinierender Arzt an der Kuranstalt
in Königsbrunn (Königr. Sachsen). Ist jetzt prakt. Arzt in Donndorf
(Königr. Bayern).

Michaelis 1860.

Friedrich von der Ahe, 85

geb. am 30. September 1842 in Cöln als Sohn des Oberlehrers Friedrich Wilhelm von der Ahe, gehörte der K. W.-A. an vom 1. 9. 1860
bis 1. 10. 1864, wurde promoviert am 14. 1. 1868, zum Ass.-Arzt
befördert am 31. 3. 1871. Er nahm teil am Feldzug gegen Oesterreich 1866 und gegen Frankreich 1870/71. Ausgeschieden aus dem
aktiven Dienst am 20. 2. 1875 als Ass.-Arzt, war zuletzt im Inf.-
Regt. Nr. 27 in Halberstadt, ließ sich als prakt. Arzt in Orsoy (Rheinpr.)
nieder. Gest. am 8. Oktober 1881 in der Prov.-Heil- und Pflegeanstalt in Andernach.

86   **Ernst Birch,**

geb. am 7. Januar 1840 in Rügenwalde als Sohn des Kaufmanns
Birch, gehörte der K. W.-A. an vom 20. 10. 1860 bis 9. 12. 1863.
Gest. am 9. Dezember 1863 im Garnisonlazarett Berlin.

87   **Hermann Bruchmann,**

geb. am 2. Juli 1838 in Sprottau als Sohn des Kellerpächters August
Bruchmann, gehörte der K. W.-A. an, nachdem er 5 Semester Medizin
in Breslau und Berlin studiert hatte, vom 22. 10. 1860 bis 1. 10. 1862.
Er wurde am 1. 10. 1862 zum Unterarzt im Garde-Schützen-Bataillon
ernannt. Endete im November 1869 durch Selbstmord (in Berlin).

88   **Joseph Gottwald,**

geb. am 3. Juli 1840 in Klodebach als Sohn des Bauerngutsbesitzers Gottwald, gehörte der K. W.-A. an vom 22. 10. 1860 bis 1. 10. 1864, wurde
zum Ass.-Arzt befördert am 1. 8. 1865. Er nahm teil am Feldzug
1866 und 1870/71. Er war bei der K. W.-A. tätig vom 24. 7. 1869
bis 30. 11. 1872. Ausgeschieden aus dem aktiven Dienst am
10. Dezember 1875 durch Tod als Stabsarzt, war zuletzt Bataillonsarzt beim Inf.-Regt. Nr. 79 in Hildesheim.

89   **Heinrich Hopff,**

geb. am 14. März 1840 in Lenhausen, Kr. Meschede, als Sohn des
Rentmeisters Hopff, gehörte der K. W.-A. an vom 22. 10. 1860 bis
7. 10. 1861, wurde zum Ass.-Arzt befördert am 16. 8. 1866, verheiratete sich. Er nahm teil am Feldzug 1866 gegen Oesterreich als
Einjährig-Freiwilliger Arzt und am Feldzug 1870/71 gegen Frankreich.
Ausgeschieden aus dem aktiven Dienst am 20. 4. 1869 als Ass.-Arzt,
war zuletzt beim Inf.-Regt. Nr. 85 in Eckernförde, wurde prakt. Arzt
und Sanitätsrat in Attendorn. Gest. am 28. März 1907.

90   **Emil Jahn,**

geb. am 28. März 1839 in Eutam, Kr. Landsberg a. Warthe, als Sohn
des Gutsbesitzers Ferdinand Jahn, gehörte der K. W.-A. an vom
20. 10. 1860 bis 30. 9. 1864, wurde promoviert am 6. 8. 1864, zum
Ass.-Arzt befördert am 18. 6. 1866, verheiratete sich am 6. 7. 1869.
Er nahm teil am Feldzug gegen Oesterreich 1866 und am Feldzug
gegen Frankreich 1870/71. Ausgeschieden aus dem aktiven Dienst
am 17. 2. 1903 als Generaloberarzt, war zuletzt Chefarzt des Garnisonlazaretts Nr. I Berlin, ist jetzt Generaloberarzt a. D. in Charlottenburg.

91   **Albert Just,**

geb. am 13. Juli 1838 in Rügenwalde als Sohn des Justizrats Just,
gehörte der K. W.-A. an vom 22. 10. 1860 bis 19. 4. 1861, wurde
auf Ansuchen seines Vaters aus der Akademie entlassen, studierte
weiter Medizin, wurde 1866 approbiert, am 8. 1. 1866 promoviert
und ließ sich als prakt. Arzt in Tempelburg (Bez. Köslin) nieder.
Gest. am 5. Februar 1869 in Tempelburg.

Martin Kayßler, 92

geb. am 3. Dezember 1839 in Gr.-Glogau als Sohn des Oberlehrers Adalbert Kayßler, gehörte der K. W.-A. an vom 22. 10. 1860 bis 8. 8. 1861; er wurde auf Ansuchen seines Vaters entlassen, wurde promoviert im März 1863, zum Ass.-Arzt befördert am 1. 8. 1865, verheiratete sich im Mai 1870. Er nahm teil an den Feldzügen 1866, 1870/71. Ausgeschieden aus dem aktiven Dienst am 31. 10. 1866 als Ass.-Arzt, war zuletzt beim Brandenb. Feldart.-Regt. Nr. 3 in Wittenberg, war dann prakt. Arzt in Seidenberg (Schlesien), später in Breslau. Gest. am 30. August 1887 in Warmbrunn.

Hugo Koch, 93

geb. am 17. Dezember 1840 in Jena als Sohn des Prof. Dr. Koch, gehörte der K. W.-A. an vom 22. 10. 1860 bis 10. 6. 1863, wurde auf Wunsch seines Vaters entlassen. Die angestellten Ermittelungen über sein weiteres Schicksal waren ergebnislos.

Emil Liebert, 94

geb. am 26. April 1839 in Lissa als Sohn des Bäckermeisters Liebert, gehörte der K. W.-A. an vom 1. 9. 1860 bis 15. 2. 1862, wurde promoviert am 8. 10. 1862, zum Ass.-Arzt befördert am 13. 6. 1863, verheiratete sich am 20. 9. 1873. Er nahm an den Feldzügen 1864, 1866 und 1870/71 teil. Ausgeschieden aus dem aktiven Dienst am 30. 8. 1879 als Oberstabsarzt, war zuletzt Regimentsarzt des Inf.-Regts. Nr. 24 in Neu-Ruppin, lebte dann als prakt. Arzt in Sagan. Gest. am 11. Juni 1900 als Kreisphysikus in Sagan.

Adolf Liers, 95

geb. am 4. September 1840 in Königsberg N.-M. als Sohn des Predigers Liers, gehörte der K. W.-A. an vom 22. 10. 1860 bis 1. 10. 1864, wurde promoviert 1864, zum Ass.-Arzt befördert am 26. 10. 1865. Ausgeschieden aus dem aktiven Dienst am 22. 5. 1869 als Ass.-Arzt I. Kl., war zuletzt beim Hus.-Regt. Nr. 5 in Cöslin, wurde prakt. Arzt in Neu-Ruppin. Gest. am 11. April 1876 als Arzt am Johanniter-Krankenhaus in Neu-Ruppin.

Alexander Moeser, 96

geb. am 8. Februar 1839 zu Lauban als Sohn des Kreisrichters Theodor Moeser, gehörte der K. W.-A. an vom 22. 10. 1860 bis 1. 10. 1862, wurde promoviert am 5. 8. 1862, zum Ass.-Arzt befördert am 14. 6. 1864, verheiratete sich am 24. 9. 1877. Er nahm teil an den Feldzügen 1866 und 1870/71. Ausgeschieden aus dem aktiven Dienst am 9. Juni 1889 durch Tod als Oberstabsarzt, war zuletzt Regimentsarzt des Inf.-Regts. Nr. 50 in Rawitsch.

Christian Preuße, 97

geb. am 23. Oktober 1840 in Hohen-Dodeleben (Kr. Wanzleben) als Sohn des Sattlermeisters Carl Preuße, gehörte der K. W.-A. an vom

4*

20. 10. 1860 bis 1. 10. 1864, wurde promoviert am 10. 8. 1864, zum Ass.-Arzt befördert am 17. 5. 1866, verheiratete sich am 17. 7. 1881, war bei der K. W.-A. tätig vom 16. 9. 1870 bis 30. 6. 1874, erhielt Kommando an die Königl. Charité in Berlin in der Zeit vom Anfang 1871 bis Dezember 1873. Er nahm teil am Feldzug 1866 und 1870/71, war ärztlicher Begleiter des Generalfeldmarschalls Grafen v. Roon nach Italien im Winter 1873/74. Ausgeschieden aus dem aktiven Dienst am 2. 11. 1895 als Oberstabsarzt I. Kl., war zuletzt Regimentsarzt beim Gren.-Regt. Nr. 7 in Liegnitz, ist jetzt prakt. Arzt in Liegnitz.

Er betätigte sich literarisch auf dem Gebiete der physiologischen Chemie.

98 Karl Rohnstock,

geb. am 21. Mai 1841 in Strehlen als Sohn des Kreisphysikus Rohnstock, gehörte der K. W.-A. an vom 22. 10. 1860 bis 1. 10. 1864, wurde promoviert am 17. 8. 1864, zum Ass.-Arzt befördert am 17. 6. 1866. Ausgeschieden aus dem aktiven Dienst am 6. 1. 1872 als Ass.-Arzt, war zuletzt beim Leib-Kür.-Regt. Nr. 1 in Breslau, er blieb zunächst als prakt. Arzt in Breslau, siedelte dann nach Zawadzki (Schlesien) über. Gest. am 26. April 1875 in Zawadzki.

99 Prof. Hermann Schaper,

geb. am 10. September 1840 in Elbing als Sohn des Regierungs- und Medizinalrats Schaper, gehörte der K. W.-A. an vom 22. 10. 1860 bis 1. 10. 1864, wurde promoviert am 6. 8. 1864, zum Ass.-Arzt befördert am 17. 5. 1866. Er nahm teil am Feldzug 1866 und am Krieg 1870/71, war bei der K. W.-A. tätig vom 16. 1. 1871 bis 15. 11. 1873. Am 1. 5. 1873 wurde er zum Leibarzt Sr. Königl. Hoheit des Prinzen Albrecht von Preußen, Regenten von Braunschweig ernannt und blieb in dieser Stellung bis zu seinem Ausscheiden. Er verheiratete sich am 2. 5. 1885. Am 8. 10. 1892 wurde er — bisher Oberstabsarzt I. Kl. und Regimentsarzt des Hus.-Regts. Nr. 17 in Braunschweig — unter Beförderung zum Generalarzt II. Kl. sowie unter Stellung à la suite des Sanitätskorps ärztlicher Direktor der Königl. Charité in Berlin. Am 1. 4. 1895 wurde er zum Geheimen Ober-Medizinalrat ernannt, am 3. 12. 1895 wurde ihm der Charakter als Generalarzt I. Kl., am 18. 10. 1901 der Rang als General-Major verliehen. Seit dem Jahre 1901 war er ordentliches Mitglied des Wissenschaftlichen Senats bei der K. W.-A. Am 30. 9. 1904 schied er aus seiner Stellung als ärztlicher Direktor der Charité, nachdem unter seiner Leitung ein großer Teil des Umbaus der Krankenanstalten der Charité durchgeführt worden war. Er lebte darauf in Charlottenburg und starb hier am 26. September 1905.

Literarisch betätigte er sich auf dem Gebiet der Inneren Medizin und schrieb u. a.:

Ueber Kinderpflege und
Vorträge über Gesundheitspflege (zwei selbständige Schriften).
Die Krankenpflege im Kriege in „Aerztliche Kriegswissenschaft".

Ernst v. Scheven, 100

geb. am 20. Januar 1839 in Boblin (b. Stettin) als Sohn des Gutsbesitzers Friedrich v. Scheven, gehörte der K.W.-A. an vom 20.10.1860
bis 1.10.1864, wurde promoviert am 1.10.1864, zum Ass.-Arzt befördert am 17.5.1866, verheiratete sich am 16.6.1874. Er war bei
der K.W.-A. tätig vom 19.9.1871 bis 19.3.1874 und bei der Medizinal-Abteilung vom 19.3.1874 bis 22.3.1881. Er nahm teil an
den Feldzügen 1866, 1870/71. Er erhielt 1877 bis 1878 ein Kommando nach Bukarest. Ausgeschieden aus dem aktiven Dienst am
20.1.1889 durch Tod als Oberstabsarzt II. Kl., war zuletzt Regimentsarzt im Hus.-Regt. Nr. 15 in Wandsbeck.

Wilhelm Schulz, 101

geb. am 20. Februar 1840 in Senftenberg als Sohn des Oekon.-Kom-
missarius Schulz, gehörte der K.W.-A. an vom 22.10.1860 bis 29.4.1862,
studierte weiter Medizin, wurde approbiert im Dezember 1865, zum
Ass.-Arzt befördert am 26.2.1867. Ausgeschieden aus dem aktiven
Dienst am 7. Juli 1883 durch Tod als Stabsarzt, war zuletzt Abteilungsarzt im Feldartl.-Regt. Nr. 1 in Königsberg i. Pr.

Heinrich Schwartz, 102

geb. am 4. September 1839 in Hilchenbach (Kreis Siegen) als Sohn
des Rechtsanwalts und Notars, Justizrats Heinr. Emil Schwartz, gehörte der K.W.-A. an vom 22.10.1860 bis 15.3.1863, wurde promoviert am 6.8.1864, zum Ass.-Arzt befördert am 27.2.1867, verheiratete sich am 4.6.1874. Er nahm teil an den Feldzügen 1866
und 1870/71. Ausgeschieden aus dem aktiven Dienst am 18.4.1895
als Oberstabsarzt, war zuletzt Regimentsarzt des Drag.-Regts. Nr. 4
in Lüben (Schles.), lebte als Oberstabsarzt I. Kl. a. D. und prakt. Arzt
in Schöneberg. Gest. am 27. November 1909.

August Trepper, 103

geb. am 30. Oktober 1838 in Rheine als Sohn des Rendanten Friedrich
Trepper, gehörte der K.W.-A. an vom 22.10.1860 bis 1.10.1864,
wurde promoviert am 13.10.1864, zum Ass.-Arzt befördert am
18.6.1866, verheiratete sich am 25.5.1875. Er nahm teil am Feldzug 1866 und 1870/71. Ausgeschieden aus dem aktiven Dienst am
2.8.1899 als Generaloberarzt, war zuletzt Oberstabsarzt und Regimentsarzt im Fußart.-Regt. Nr. 9 in Coblenz. Gest. am 28. Dezember
1899 als Generaloberarzt a. D. in Coblenz.

Hermann Weisbach, 104

geb. am 14. Januar 1839 in Nieder-Lichtenau als Sohn des Mühlenbesitzers Weisbach, gehörte der K.W.-A. an vom 22.10.1860 bis
27.3.1862, wurde auf seinen Antrag aus der Akademie entlassen,
wurde 1865 promoviert, beendete im gleichen Jahr sein Staatsexamen,
trat ins Heer ein, wurde zum Ass.-Arzt befördert am 2.12.1866.

Ausgeschieden aus dem aktiven Dienst am 18. 3. 1876 als Stabsarzt, war zuletzt Bataillonsarzt beim Inf.-Regt. Nr. 62 in Cosel, ließ sich als prakt. Arzt in Obernigk (Schlesien) nieder, ist jetzt Sanitätsrat in Dassel (Prov. Hannover).

Ostern 1861.

105   **Karl Bassin,**

geb. am 7. August 1841 in Jagsal bei Herzberg als Sohn des Erb- und Lehnrichters Erdmann Bassin, gehörte der K. W.-A. an vom 20. 4. 1861 bis 15. 2. 1865, wurde promoviert am 11. 8. 1865, zum Ass.-Arzt befördert am 23. 5. 1867, verheiratete sich am 11. 7. 1876. Ausgeschieden aus dem aktiven Dienst am 24. 1. 1899 als Oberstabsarzt, war zuletzt Regimentsarzt des Füs.-Regts. Nr. 34 in Bromberg, ließ sich als prakt. Arzt in Ottloschin (Kreis Thorn) nieder. Gest. am 24. Mai 1903 in Thorn als leitender Arzt der Kontrollstation Ottloschin.

106   **Julius Boehr,**

geb. am 7. August 1839 in Zehdenick als Sohn des prakt. Arztes Sanitätsrats Dr. Julius Boehr, gehörte der K. W.-A. an vom 20. 4. 1861 bis 15. 2. 1865, wurde promoviert am 14. 3. 1865, zum Ass.-Arzt befördert am 17. 5. 1866, verheiratete sich am 28. 10. 1872, ist zurzeit dirigierender Arzt des Städtischen Hebeammen-Instituts in Lübben. War bei der K. W.-A. tätig vom 5. 5. 1871 bis 3. 9. 1872. Er nahm teil am Feldzug gegen Oesterreich 1866 als Ass.-Arzt in Brandenburg. Jäger-Bataillon Nr. 3 und am Feldzug gegen Frankreich 1870/71 als Feldstabsarzt beim 9. Feldlazarett III. A.-K. Ausgeschieden aus dem aktiven Dienst am 12. 10. 1884 als Oberstabsarzt, war zuletzt Regimentsarzt des Drag.-Regts. Nr. 6 in Stendal, ist jetzt Geh. Sanitätsrat in Lübben i. L.

107   **Paul Burow,**

geb. am 15. Februar 1843 in Bunzlau als Sohn des Steuerinspektors Burow, gehörte der K. W.-A. an vom 20. 4. 1861 bis 14. 10. 1864, wurde entlassen, studierte Medizin weiter und starb am 1. Oktober 1865 in Bunzlau an Lungentuberkulose.

108   **Friedrich Dominik,**

geb. am 5. April 1842 in Wahlstatt (Kreis Liegnitz) als Sohn des Lehrers am dortigen Kadettenhause Dominik, gehörte der K. W.-A. an vom 20. 4. 1861 bis 15. 2. 1865, wurde promoviert am 17. 3. 1865, zum Ass.-Arzt befördert am 17. 6. 1866, verheiratete sich am 3. 7. 1869. Er war bei der K. W.-A. tätig in der Zeit vom 5. 1. 1871 bis 1. 4. 1874. Er nahm teil am Krieg 1866 als Ass.-Arzt bei der Krankenträger-Kompagnie des Gardekorps und 1870/71 als Stabsarzt beim 5. Feldlazarett des I. A.-K. 1877 war er kommandiert als Gesandtschaftsarzt zur außerordentlichen Gesandtschaft in Marokko. Ausgeschieden aus dem aktiven Dienst am 31. 8. 1884 als Oberstabsarzt II. Kl., war zuletzt Regimentsarzt des Drag.-Regts. Nr. 2 in Schwedt a. O. Gest. am 21. Januar 1886.

Hugo Düsterhoff, 109

geb. am 20. November 1839 in Polzen (Uckermark) als Sohn des Pastors Düsterhoff, gehörte der K. W.-A. an vom 20. 4. 1861 bis 15. 2. 1865, wurde promoviert am 23. 3. 1865, zum Ass.-Arzt befördert am 17. 5. 1866, verheiratete sich am 28. 3. 1867. Ausgeschieden aus dem aktiven Dienst am 1. 4. 1888 als Oberstabsarzt, war zuletzt Regimentsarzt des Inf.-Regts. Nr. 49 in Gnesen. Gest. am 13. Januar 1889 als Kreisphysikus in Lissa.

Franz Feuerstack, 110

geb. am 19. Mai 1842 in Wernigerode als Sohn des Gerichtssekretärs Ludwig Feuerstack, gehörte der K. W.-A. an vom 20. 4. 1861 bis 15. 2. 1865, wurde promoviert am 20. 3. 1865, zum Ass.-Arzt befördert am 17. 6. 1866, verheiratete sich am 21. 1. 1872. Er nahm teil an den Feldzügen 1866 und 1870/71. Ausgeschieden aus dem aktiven Dienst am 16. 4. 1881 als Stabsarzt, war zuletzt Bataillonsarzt beim Inf.-Regt. Nr. 50 in Ostrowo, war dann als Oberstabsarzt a. D. prakt. Arzt in Ostrowo. Gest. am 29. Oktober 1890 als prakt. Arzt in Ostrowo.

Wilhelm Goering, 111

geb. am 25. November 1839 in Iden bei Osterburg i. d. Altmark als Sohn des Kgl. Amtsmanns und Gutspächters Wilhelm Goering, gehörte der K. W.-A. an vom 20. 4. 1861 bis 15. 2. 1865, wurde promoviert am 20. 3. 1865, zum Ass.-Arzt befördert am 18. 6. 1866, verheiratete sich am 1. 3. 1881. Er nahm teil am Feldzug 1866 beim 2. schweren Feldlazarett des Gardekorps und am Krieg 1870/71 beim 1. Hanseat. Inf.-Regt. Nr. 75. Ausgeschieden aus dem aktiven Dienst infolge einer Kriegsverletzung am 19. 3. 1872 als Stabsarzt, war zuletzt Bataillonsarzt beim III. Bat. des Inf.-Regts. Nr. 80 und ließ sich in Bremen als prakt. Arzt nieder. Gest. am 26. September 1905 in Borkum.

Er betätigte sich literarisch auf dem Gebiete der Krankenpflege und schrieb

ein Lehrbuch „Krankenpflege".

Adolph Jacobi, 112

geb. am 24. September 1840 in Eckartsberga als Sohn des Superintendenten Friedrich Jacobi, gehörte der K. W.-A. an vom 20. 4. 1861 bis 11. 4. 1864, wurde promoviert am 8. 8. 1865, zum Ass.-Arzt befördert am 22. 5. 1869. Er nahm teil am Feldzug 1870/71. Ausgeschieden aus dem aktiven Dienst am 28. 12. 1889 als Oberstabsarzt, war zuletzt Regimentsarzt des Inf.-Regts. Nr. 137 in Hagenau i. E. Gest. am 18. Juni 1894 in Halle a. S.

113
Heinrich v. Köhring,

geb. am 25. November 1839 in Wernigerode als Sohn des Medizinalrats v. Köhring, gehörte der K. W.-A. an vom 20. 4. 1861 bis 15. 2. 1865, wurde promoviert am 11. 3. 1865, zum Ass.-Arzt befördert am 17. 6. 1866. Er nahm am Feldzug gegen Oesterreich 1866 teil. Gest. am 28. Juli 1867 als Ass.-Arzt beim Feldart.-Regt. Nr. 11 in Cassel.

114
Ludwig Lentz,

geb. am 29. August 1842 in Thorn als Sohn des Rittergutsbesitzers Reinhold Lentz, gehörte der K. W.-A. an vom 20.4.1861 bis 15.2.1865, wurde promoviert am 14.3.1865, zum Ass.-Arzt befördert am 17.6.1866, verheiratete sich am 12. 2. 1872. Er nahm teil an den Feldzügen 1866 und 1870/71. Ausgeschieden aus dem aktiven Dienst am 5.7.1892 als Oberstabsarzt, war zuletzt Regimentsarzt des Drag.-Regts. Nr. 2 in Schwedt a. O., ließ sich als prakt. Arzt in Schwedt a. O. nieder und starb dort am 19. Juni 1904 als Sanitätsrat.

115
Hugo Meisner,

geb. am 8. Oktober 1840 in Jauer als Sohn des Landschaftsgeometers Meisner, gehörte der K. W.-A. an vom 20. 4. 1861 bis 15. 2. 1865, wurde promoviert am 15.3.1865, zum Ass.-Arzt befördert am 16.5.1866, verheiratete sich am 19. 1. 1872, ist zurzeit Generalarzt a. D. mit dem Range als Generalmajor in Berlin. Er war bei der K. W.-A. tätig vom 29. 12. 1890 bis 29. 4. 1893. Er nahm teil am Feldzug gegen Oesterreich 1866 und am Feldzug gegen Frankreich 1870/71. Ausgeschieden aus dem aktiven Dienst am 19. 5. 1903 als Generalarzt, war zuletzt Korpsarzt des IX. A.-K. in Altona. Lebt als Generalarzt a. D. in Berlin.

116
Franz Müller,

geb. am 26. Januar 1842 in Berlin als Sohn des Geschäftsführers der Expedition der Vossischen Zeitung Müller, gehörte der K. W.-A. an vom 20. 4. 1861 bis 20. 3. 1863, auf Antrag seines Vormundes entlassen, studierte weiter Medizin, wurde promoviert 1865, approbiert 1866, erkrankte an schwerer Pleuritis, praktizierte ein halbes Jahr in Bad Reinerz, ging dann wegen fortschreitender Lungentuberkulose nach Meran und ist dort 1868 verstorben.

117
Alfred Neumann,

geb. am 3. April 1841 in Gr. Glogau als Sohn des Justizrats Neumann, gehörte der K. W.-A. an vom 20. 4. 1861 bis 15. 2. 1865, wurde promoviert am 25. 3. 1865, zum Ass.-Arzt befördert am 17. 6. 1866. Er war bei der K. W.-A. tätig vom 19. 9. 1871 bis 24. 10. 1872. Ausgeschieden aus dem aktiven Dienst am 10. 12. 1873 als Stabsarzt, war zuletzt Bataillonsarzt beim Inf.-Regt. Nr. 53 in Paderborn. Gest. am 10. Dezember 1873 in Paderborn (an Lungenschwindsucht).

Joseph Pauly, 118

geb. am 10. August 1843 in Tost (Oberschlesien) als Sohn des Sanitätsrats Dr. Z. Pauly, gehörte der K. W.-A. an vom 20. 4. 1861 bis
15. 2. 1865, wurde promoviert am 13. 3. 1865, zum Ass.-Arzt befördert
am 18. 6. 1866, verheiratete sich am 8. 6. 1869. Er nahm teil am
Krieg 1866 beim 3. leichten Feldlazarett VI. A.-K. und am Feldzug
1870/71 beim Inf.-Regt. Nr. 46. Ausgeschieden aus dem aktiven
Dienst am 19. 3. 1872 als Stabsarzt, war zuletzt Bataillonsarzt beim
Inf.-Regt. Nr. 53 in Münster i. W., ist jetzt Geh. Sanitätsrat in Posen.
Er betätigte sich literarisch auf dem Gebiete der Chirurgie und
sozial. Medizin,

war Mitarbeiter der 1. Auflage von Eulenburgs Real-Enzyklopädie (Retro-
pharyngealabzeß, Pharyngotomia, Tracheotomie) und schrieb zahlreiche Arbeiten
in den mediz. Fachzeitschriften.

Wilhelm Remy, 119

geb. am 24. Mai 1841 in Ogrosen bei Kalau (Brandenburg) als Sohn
des Pfarrers Jakob Franz Remy, gehörte der K. W.-A. an vom 20.4.1861
bis 15. 2. 1865, wurde promoviert am 8. 4. 1865. Ausgeschieden aus
dem aktiven Dienst im Jahre 1873 als Unterarzt, war zuletzt beim
Inf.-Regt. Nr. 61 in Thorn, lebt zurzeit in Stettin als prakt. Arzt.

Richard Schmidt, 120

geb. am 10. August 1840 in Alt-Landsberg (Brandenburg) als Sohn
des Rektors Dr. Schmidt, gehörte der K. W.-A. an vom 20. 4. 1861
bis 15. 2. 1865, wurde promoviert am 17. 3. 1865, zum Ass.-Arzt befördert am 2. 12. 1866. Ausgeschieden aus dem aktiven Dienst am
5. 1. 1877 als Stabsarzt, war zuletzt Bataillonsarzt des Garde-Jäger-
Bats. in Potsdam. Gest. am 5. Januar 1877 in Potsdam.

Theodor Schondorff, 121

geb. am 27. Juli 1840 in Oliva bei Danzig als Sohn des Kgl. Garten-
Inspektors Schondorff, gehörte der K. W.-A. an vom 20. 4. 1861 bis
16. 10. 1861, wurde auf Antrag seines Vaters entlassen, um in Leipzig
und Halle seine Studien zu beenden. Nach dem Kriege 1866 trat er
in die Armee ein, wurde am 23. 5. 1867 zum Assistenzarzt befördert,
verheiratete sich. Ausgeschieden aus dem aktiven Dienst am 26. 1. 1895
als Oberstabsarzt, war zuletzt stellvertretender Garnisonarzt und Divisionsarzt der 35. Div. in Graudenz, lebte als prakt. Arzt in Graudenz
und zuletzt in Oliva. Gest. im Frühjahr 1909 in Oliva.

Paul Schröder, 122

geb. am 4. Oktober 1841 in Trebbin als Sohn des Pfarrers Julius
Schröder, gehörte der K. W.-A. an vom 20. 4. 1861 bis 15. 2. 1865,
wurde promoviert am 28. 3. 1865, zum Ass.-Arzt befördert am 18. 6. 1866,
verheiratete sich am 7. 11. 1867. Er nahm teil am Feldzug 1866 als
Assistenzarzt im Bureau des Generalarztes des 1. Reserve-Armeekorps
und am Feldzug 1870/71 als Feldstabsarzt (Assistenzarzt I. Kl.) beim

2. und 3. Sanitätsdetachement II. Armeekorps. Ausgeschieden aus dem aktiven Dienst am 31. 3. 1893 als Oberstabsarzt I. Kl., war zuletzt Regimentsarzt des Inf.-Regts. Nr. 85 in Rendsburg, ist jetzt Sanitätsrat und Oberstabsarzt a. D. in Rendsburg.

123 **Franz Stahr,**

geb. am 9. Juli 1842 in Zielonka (Prov. Posen) als Sohn des Königlichen Oberförsters Karl Stahr, gehörte der K. W.-A. an vom 20. 4. 1861 bis 15. 2. 1865, wurde promoviert am 21. 3. 1865, zum Ass.-Arzt befördert am 17. 5. 1866, verheiratete sich am 26. 9. 1879. Er war bei der K. W.-A. tätig vom 1. 7. 1871 bis 23. 11. 1875. Ausgeschieden aus dem aktiven Dienst am 11. 9. 1903 als Generalarzt mit dem Range als Generalmajor, war zuletzt Subdirektor der K. W.-A. in Berlin. Gest. am 11. April 1904 in Berlin.

Vergl. Subdirektoren der K. W.-A. Nr. 20.

124 **Otto Vahl,**

geb. am 20. November 1841 in Demmin (Prov. Pommern) als Sohn des Zimmermeisters Ludwig Vahl, gehörte der K. W.-A. an vom 20. 4. 1861 bis 15. 2. 1865, wurde promoviert am 15. 3. 1865, zum Ass.-Arzt befördert am 18. 6. 1866. Er war bei der K. W.-A. tätig vom 19. 9. 1871 bis 21. 10. 1874 und bei der M.-A. vom 7. 3. 1889 bis 31. 5. 1889, erhielt Kommando an die Augen-Klinik der Charité in der Zeit von 1872 bis 1874. Er nahm teil an dem Feldzuge 1870/71. Während des Russisch-Türkischen Krieges erhielt er ein Kommando nach Rumänien (Oktober 1877 bis Februar 1878). Ausgeschieden aus dem aktiven Dienst am 25. 5. 1895 als Oberstabsarzt I. Kl., war zuletzt Regimentsarzt des 1. Garde-Feldart.-Regts. Lebt jetzt als Generalarzt a. D. in Grunewald b. Berlin.

Michaelis 1861.

125 **Vincenz Aschenborn,**

geb. am 6. August 1842 in Stolpmünde als Sohn des Kreisgerichtsrats a. D. Hermann Aschenborn, gehörte der K. W.-A. an vom 20. 10. 1861 bis 1. 10. 1865, wurde promoviert am 27. 7. 1865, zum Ass.-Arzt befördert am 16. 8. 1866. Er nahm teil am Feldzug 1866 als freiwilliger Unterarzt und am Krieg 1870/71 als Ass.-Arzt im Kür.-Regt. Nr. 4. Fiel am 2. Dezember 1870 im Gefecht bei La Maladrerie.

126 **Adolf Beinlich,**

geb. am 14. Oktober 1842 in Arys als Sohn des Vermessungs-Revisors Moritz Beinlich, gehörte der K. W.-A. an vom 20. 10. 1861 bis 1. 10. 1865, wurde promoviert am 9. 8. 1865, zum Ass.-Arzt befördert am 19. 3. 1867. Er war bei der K. W.-A. tätig vom 21. 10. 1871 bis 15. 4. 1875. Er

nahm teil am Feldzug 1866 als freiwilliger Unterarzt beim 1. leichten
Feldlazarett IV. A.-K. und am Krieg 1870/71. Ausgeschieden aus dem
aktiven Dienst am 30. 11. 1880 als Stabsarzt, war zuletzt Bataillonsarzt
beim Inf.-Regt. Nr. 59 in Glogau. Gest. am 25. Januar 1882 in Kreuzburg (O.-S.).

Friedrich Brümmer, 127

geb. am 31. März 1842 in Stadtlohn (Kreis Ahaus i. Westf.) als Sohn
des Geheimen Sanitätsrats und Kreisphysikus Dr. Friedrich Brümmer,
gehörte der K. W.-A. an vom 20. 10. 1861 bis 1. 10. 1865, wurde
promoviert am 27. 7. 1865, zum Ass.-Arzt befördert am 16. 3. 1867,
verheiratete sich am 19. 10. 1875. Er war bei der K. W.-A. tätig vom
5. 2. 1872 bis 28. 10. 1875. Er nahm teil am Krieg 1866 als freiwilliger Unterarzt beim 2. schweren Feldlazarett des Gardekorps und
am Krieg 1870/71. Ausgeschieden aus dem aktiven Dienst am 2. 11. 1895
als Generalarzt, war zuletzt Korpsarzt des XI. A.-K. in Cassel, lebt
jetzt als Generalarzt a. D. in Hildesheim.

Richard Bruno, 128

geb. am 10. Juli 1842 in Buylien (Kr. Gumbinnen) als Sohn des Domänenpächters Oberamtmanns Bruno, gehörte der K. W.-A. an vom
20. 10. 1861 bis 1. 10. 1865, wurde promoviert am 27. 7. 1865, zum
Ass.-Arzt befördert am 23. 5. 1867, verheiratete sich am 22. 9. 1868.
Er nahm teil am Feldzug 1866 als Feldassistenzarzt beim 3. schweren
Feldlazarett des Gardekorps und am Krieg 1870/71 als Ass.-Arzt
I. Kl. beim 3. Sanitäts-Detachement I. A.-K. bis 1. 5. 1871, darauf
als stellvertretender Regimentsarzt des Ulan.-Regts. Nr. 12. Ausgeschieden aus dem aktiven Dienst am 20. 11. 1903 als Generaloberarzt,
war zuletzt Oberstabsarzt und Regimentsarzt des Feldart.-Regts. Nr. 25
in Darmstadt, lebt jetzt als Generaloberarzt a. D. in Charlottenburg.

Hermann Claußen, 129

geb. am 24. August 1843 in Brühl als Sohn des Königlichen Hofgärtners a. D. Herrmann Claußen, gehörte der K. W.-A. an vom
20. 10. 1861 bis 1. 10. 1865, wurde promoviert am 9. 8. 1865, zum
Ass.-Arzt befördert am 21. 6. 1867, verheiratete sich am 9. 5. 1879.
Er nahm teil am Feldzug 1866 als Unterarzt beim 2. leichten Feldlazarett III. A.-K. und am Krieg 1870/71. Ausgeschieden aus dem
aktiven Dienst am 23. 5. 1894 als Oberstabsarzt, war zuletzt Garnisonarzt
in Rastatt, ließ sich als prakt. Arzt in Schleusingen (Bez. Erfurt)
nieder, verzog 1903 nach Wiesbaden, lebt jetzt in Eisenach.

Hugo Dense, 130

geb. am 3. November 1842 in Neudorf (bei Zielenzig) als Sohn des
Stiftsförsters Dense, gehörte der K. W.-A. an vom 20. 10. 1861 bis
21. 3. 1862. Er wurde auf Antrag seines Vaters entlassen, nahm am
Feldzug 1866 teil, erkrankte am Typhus und starb 1866. (Beerdigt
in Pyrawor.)

131   Ernst Goering,

geb. am 11. August 1840 in Nebra als Sohn des prakt. Arztes
Dr. Alfred Goering, gehörte der K. W.-A. an vom 20. 10. 1861 bis
1. 10. 1865, wurde promoviert am 4. 8. 1865, zum Ass.-Arzt befördert
am 21. 6. 1867, verheiratete sich 1873. Er nahm teil an den Feldzügen 1866 und 1870/71. Ausgeschieden aus dem aktiven Dienst
am 13. 10. 1876 als Stabsarzt, war zuletzt Bataillonsarzt beim Inf.-
Regt. Nr. 27 in Magdeburg, zog am 2. 11. 1876 aus Magdeburg fort.
Weiterer Verbleib unbekannt.

132   Paul Grabow,

geb. am 19. Februar 1843 in Königsmark (Kreis Osterburg) als Sohn
des Pastors Johann Grabow, gehörte der K. W.-A. an vom 20. 10. 1861
bis 7. 8. 1862, wurde auf Antrag seines Vaters aus der Akademie entlassen. Er wurde promoviert am 11. 8. 1865, zum Ass.-Arzt befördert
am 22. 9. 1869, nahm teil am Feldzug 1866 beim stehenden Kriegslazarett in Reichenberg (Böhmen) und am Feldzug 1870/71 bei
mehreren Truppenteilen des VI. A.-K. Ausgeschieden aus dem aktiven
Dienst am 27. 9. 1896 als Oberstabsarzt, war zuletzt Regimentsarzt
des Inf.-Regts. Nr. 84 in Schleswig, lebt jetzt als Pensionär in
Wittenberge.

133   Hugo Haertel,

geb. am 31. März 1841 in Nicolai (O.-Schles.) als Sohn des Sanitätsrats
und Kreisphysikus Dr. Joseph Haertel, gehörte der K. W.-A. an vom
20. 10. 1861 bis 30. 9. 1863, nachdem er 4 Semester in Breslau
Medizin studiert hatte, wurde promoviert am 21. 8. 1863, zum Ass.-Arzt
befördert am 27. 9. 1864, verheiratete sich am 9. 1. 1872. Er nahm
teil an den Feldzügen 1864, 1866 und 1870/71. Ausgeschieden aus
dem aktiven Dienst am 14. 6. 1904 als Generaloberarzt, war zuletzt
Oberstabsarzt und Regimentsarzt des Füs.-Regts. Nr. 37 in Krotoschin,
ist jetzt Generaloberarzt a. D. und prakt. Arzt in Krotoschin.

134   Friedrich Heberling,

geb. am 4. März 1842 in Wittenberg als Sohn des Polizeibeamten
Friedrich Heberling, gehörte der K. W.-A. an vom 20. 10. 1861 bis
1. 10. 1865, wurde promoviert am 21. 12. 1865, zum Ass.-Arzt befördert am 23. 5. 1867. Er nahm teil am Krieg 1870/71. Ausgeschieden aus dem aktiven Dienst am 20. Dezember 1898 durch
Tod als Oberstabsarzt, war zuletzt Regimentsarzt des Hus.-Regts.
Nr. 16 in Schleswig.

135   Karl Jarosch,

geb. am 16. Dezember 1842 in Ujest (Prov. Schlesien) als Sohn des
Gräfl. von Oppersdorfschen Bevollmächtigten Jarosch, gehörte der
K. W.-A. an vom 20. 10. 1861 bis 1. 10. 1865, wurde promoviert am
26. 7. 1865, zum Ass.-Arzt befördert am 19. 3. 1867, verheiratete sich
am 16. 3. 1873. Er war bei der K. W.-A. tätig vom 23. 4. 1872 bis
19. 7. 1873. Er nahm teil am Feldzuge 1866 als freiwilliger Unter-

arzt beim 2. leichten Feldlazarett des Gardekorps und am Krieg 1870/71.
Ausgeschieden aus dem aktiven Dienst am 10. 3. 1904 als General-
arzt mit dem Range als Generalmajor, war zuletzt Korpsarzt des
XI. A.-K. in Cassel, lebt jetzt als Generalarzt a. D. in Wiesbaden.

Viktor Kahl,   136

geb. am 30. März 1841 in Marxdorf (Schlesien) als Sohn des Oberamtmanns Adolf Kahl, gehörte der K. W.-A. an vom 20. 10. 1861 bis
17. 4. 1862, wurde auf Antrag seines Vaters entlassen und gab das
medizinische Studium auf. Weiteres Schicksal unbekannt.

Gustav Maaß,   137

geb. am 4. August 1842 in Landsberg a. W. als Sohn des Oekon.-
Kommissarius Adolf Maaß, gehörte der K. W.-A. an vom 20. 10. 1861
bis 21. 3. 1862, wurde auf Antrag seines Vaters entlassen, gab das
Studium der Medizin auf, um zum Bankfach überzugehen. Lebt jetzt
als Geheimer Rechnungsrat in Berlin.

Otto Menz,   138

geb. am 27. März 1842 in Nauen als Sohn des Bäckermeisters Ludwig
Menz, gehörte der K. W.-A. an vom 20. 10. 1861 bis 1. 10. 1865,
wurde promoviert am 5. 8. 1865, er litt bereits am Schluß seiner
Studienzeit an Lungenkatarrh und starb als Unterarzt am Kadettenhaus in Berlin am 20. Februar 1867.

Gustav Müller,   139

geb. am 13. September 1840 in Croppenstedt b. Halberstadt als Sohn
des Kantors und Lehrers Karl Müller, gehörte der K. W.-A. an vom
20. 10. 1861 bis 1. 10. 1865, wurde promoviert am 3. 5. 1865, zum
Ass.-Arzt befördert am 17. 6. 1866, verheiratete sich am 14. 10. 1873.
Er nahm teil am Feldzug 1866 und am Krieg 1870/71. Ausgeschieden am 21. 12. 1875 als Stabsarzt, war zuletzt Bataillonsarzt
beim Inf.-Regt. Nr. 66 in Magdeburg, blieb als prakt. Arzt in
Magdeburg. Gest. 1882.

Eduard Rintelen,   140

geb. am 13. Oktober 1843 in Brilon (Westfalen) als Sohn des Justizrats August Rintelen, gehörte der K. W.-A. an vom 20. 10. 1861 bis
21. 4. 1863; er wurde auf Antrag seines Vormundes entlassen, beendete
seine Studien, wurde 1866 promoviert und approbiert, trat ins Heer
ein und wurde am 12. 9. 1867 zum Ass.-Arzt befördert. Ausgeschieden
aus dem aktiven Dienst am 10. 3. 1869, war zuletzt Ass.-Arzt im
Füs.-Regt. Nr. 73 in Osnabrück. Er ließ sich als prakt. Arzt in Hagen
(Westfalen) nieder und nahm am Krieg 1870/71 teil. Er wurde später
zum Sanitätsrat ernannt und Mitglied der Aerztekammer. Gest. am
28. Juli 1894 in Hagen.

141 <center>**Friedrich Rohde,**</center>

geb. am 4. April 1843 in Siegen als Sohn des Oberpostsekretärs Julius Rohde, gehörte der K.W.-A. an vom 20. 10. 1861 bis 1. 10. 1865, wurde promoviert am 22. 7. 1865, zum Ass.-Arzt befördert am 19.3.1867. Ausgeschieden aus dem aktiven Dienst am 26.4.1883 als Stabsarzt, war zuletzt Bataillonsarzt beim Inf.-Regt. Nr. 54 in Colberg, wurde Arzt des christl. Kurhospitals Siloah, der Kinderheilstätte und des Brandenburgischen Seehospizes in Colberg. Gest. am 30. Juli 1895 in Colberg.

142 <center>**Eduard Rupp,**</center>

geb. am 5. Dezember 1840 in Eilenburg als Sohn des Tierarztes Eduard Rupp, gehörte der K.W.-A. an vom 20. 10. 1861 bis 20. 3. 1862. Er wurde auf Antrag seines Vaters entlassen, setzte sein Studium fort und wurde 1866 promoviert und approbiert. Er ließ sich als prakt. Arzt in Zoerbig (Prov. Sachsen) nieder. Nahm am Krieg 1870/71 teil. Gest. am 21. April 1899 als Sanitätsrat in Zoerbig.

143 <center>**Emil Schatz,**</center>

geb. am 24. Januar 1842 in Münster als Sohn des Post-Büreaudieners Emanuel Schatz, gehörte der K.W.-A. an vom 20. 10. 1861 bis 12. 8. 1864, er scheint nach seinem Ausscheiden das medizinische Studium aufgegeben zu haben. Die angestellten Ermittelungen blieben ergebnislos.

144 <center>**Friedrich Schultz,**</center>

geb. am 5. März 1844 in Arnsberg als Sohn des Gymnasialdirektors Schultz, gehörte der K.W.-A. an vom 20. 10. 1861 bis 1. 10. 1865, wurde promoviert am 22. 7. 1865, zum Marine-Ass.-Arzt befördert am 23. 5. 1867. Er nahm teil am Feldzug 1866 als freiw. Unterarzt beim 1. schweren Feldlazarett III. A.-K.. Er war bei der K.W.-A. tätig vom 25. 1. 1872 bis 27. 9. 1874. Starb am 16. Februar 1878 als Marine-Stabsarzt an Tetanus.

145 <center>**Otto Sichting,**</center>

geb. am 4. Februar 1841 in Bomst (Posen) als Sohn des Kreiswundarztes Dr. med. Gottfried Sichting, gehörte der K.W.-A. an vom 20. 10. 1861 bis 1. 10. 1865, wurde promoviert am 24. 7. 1865, zum Ass.-Arzt befördert am 23. 5. 1867, verheiratete sich am 27. 1. 1872. Er nahm teil am Feldzug 1866 gegen Oesterreich als freiw. Unterarzt beim schweren Feldlazarett des Gardekorps und am Feldzug 1870/71 gegen Frankreich. Ausgeschieden aus dem aktiven Dienst am 18. 10. 1901 als Generaloberarzt, war zuletzt Oberstabsarzt und Regimentsarzt des Füs.-Regts. Nr. 36 in Halle a. S., lebte als Generaloberarzt a D. in Breslau. Gest. am 19. Oktober 1909.

146 <center>**Max Weber,**</center>

geb. am 12. November 1841 in Arneburg (Altmark) als Sohn des Kreischirurgen Karl Weber, gehörte der K.W.-A. an vom 20. 10. 1861 bis

14. 4. 1862; er wurde auf Ansuchen seines Vaters entlassen, beendete 1866 seine Studien, wurde promoviert am 11. 8. 1865, trat ins Heer ein und wurde am 12. 9. 1867 zum Ass.-Arzt befördert. Er nahm am Krieg 1866 und 1870/71 teil. Verheiratete sich am 17. 1. 1876. Ausgeschieden aus dem aktiven Dienst am 24. 4. 1904 als General-oberarzt, war zuletzt Oberstabsarzt und Regimentsarzt des Inf.-Regts. Nr. 32 in Meiningen, ließ sich darauf in Arneburg (Prov. Sachsen) nieder und lebt dort zurzeit.

Ostern 1862.

Emil Bahr,   147

geb. am 11. August 1843 in Berlin als Sohn des Rechnungsrats Bahr, gehörte der K. W.-A. an vom 30. 4. 1862 bis 15. 3. 1863. Er wurde auf Antrag seines Vaters entlassen. Die angestellten Ermittelungen über sein weiteres Schicksal blieben ergebnislos.

Hermann Berends,   148

geb. am 15. April 1841 in Neumarkt (Schlesien) als Sohn des Ober-postsekretärs Hermann Berends, gehörte der K. W.-A. an vom 30. 4. 1862 bis 8. 9. 1862. Er wurde auf Antrag seines Vaters aus der Akademie entlassen. Weiteres Schicksal unbekannt.

Albert Berke,   149

geb. am 16. Februar 1841 in Ruptau, Kreis Rybnik (O.-Schl.), als Sohn des Grenzkontrolleurs Carl Berke, gehörte der K. W.-A. an vom 30. 4. 1862 bis 15. 2. 1866, wurde promoviert am 26. 6. 1866, zum Ass.-Arzt befördert am 12. 9. 1867, verheiratete sich am 7. 11. 1879. Er nahm teil am Feldzug gegen Frankreich 1870/71 beim 4. Feld-lazarett III. A.-K. Ausgeschieden aus dem aktiven Dienst am 24. 5. 1877 als Stabsarzt, war zuletzt Bataillonsarzt beim Füs.-Regt. Nr. 86 in Flensburg, lebt jetzt als Sanitätsrat und prakt. Arzt in Augustenburg.

Emanuel Cohn,   150

geb. am 13. Januar 1843 in Stietzkow bei Angermünde als Sohn des Kaufmanns Cohn, gehörte der K. W.-A. an vom 30. 4. 1862 bis 15. 2. 1866, wurde promoviert am 24. 3. 1866, zum Ass.-Arzt be-fördert am 23. 5. 1867, verheiratete sich am 18. 5. 1872. Er be-teiligte sich am Feldzuge 1866 beim II. leichten Feldlazarett der II. Gardedivision und am Feldzuge 1870/71 als Ass.-Arzt im Pommer-schen Füs.-Regt. Nr. 34. Ausgeschieden aus dem aktiven Dienst am 12. 5. 1873 als Stabsarzt, war zuletzt Bataillonsarzt beim Inf.-Regt. Nr. 81 in Frankfurt a. M., ist jetzt Sanitätsrat in Frankfurt a. M.

Er betätigte sich literarisch auf dem Gebiete der Krankenpflege und schrieb u. a.:

1. Die technische Ausbildung der Schwestern vom Roten Kreuz. 1892.
2. Ueber die Stellung der Schwestern vom Roten Kreuz zu den anderen Krankenpflege-Genossenschaften. 1902.
3. Tropenhygiene. 1901.

151   Andreas Dettmer,

geb. am 8. März 1841 in Wulferstedt (Prov. Sachsen) als Sohn des Oekonoms Andreas Dettmer, gehörte der K. W.-A. an vom 30. 4. 1862 bis 15. 2. 1866, wurde promoviert am 27. 7. 1866, zum Ass.-Arzt befördert am 31. 10. 1868, verheiratete sich am 10. 3. 1870. Er nahm teil am Krieg 1870/71. Ausgeschieden aus dem aktiven Dienst am 29. 10. 1896 als Oberstabsarzt, war zuletzt Regimentsarzt des Inf.-Regts. Nr. 129 in Bromberg, ließ sich dann als prakt. Arzt in Oeynhausen nieder. Gest. am 25. Dezember 1896 in Oeynhausen.

152   Carl Großheim,

geb. am 11. August 1843 in Schönlanke (Posen) als Sohn des Rechtsanwalts Eduard Großheim, gehörte der K.W.-A. an vom 30. 4. 1862 bis 15. 2. 1866, wurde promoviert am 19. 4. 1866, zum Ass.-Arzt befördert am 21. 6. 1867, verheiratete sich am 29. 3. 1878. Er nahm teil am Feldzug 1870/71. Er war bei der K. W.-A. tätig vom 30. 11. 1872 bis 19. 3. 1874 und bei der M.-A. vom 29. 3. 1874 bis 3. 4. 1897. Er war kommandiert 1868 bis 1870 als Ass.-Arzt zum Krankenhaus der Barmherzigkeit in Königsberg i. Pr., 1870 bis 30. 11. 1872 als Ass.-Arzt I. Kl. nach Württemberg zum Korpsarzt XIII. (K. W.) A.-K. aus Anlaß der Einführung der preußischen Bestimmungen für den Militärsanitätsdienst bei diesem A.-K. Bei der M.-A. des Kriegsministeriums war er zunächst Hilfsreferent, dann Referent und schließlich Abteilungschef. 1876 ging er als Kommissar des Kriegsministeriums zur Besichtigung des sanitären Teiles der Weltausstellung in Philadelphia und zur Information über das dortige Sanitätswesen nach Amerika, 1891 als Delegierter des Kriegsministeriums zum Internationalen Kongreß für Hygiene und Demographie in Baden und 1894 in Budapest. 1893 Delegierter des Kriegsministeriums zur Besichtigung der Weltausstellung in Chicago. Wissenschaftliche Reisen: 1887 Teilnahme an dem internationalen Kongreß für Hygiene in Wien und Reise nach Budapest. 1901 Besichtigung von Sanitätsanstalten in Dänemark, Schweden und Norwegen. In den Jahren 1899/1909 mehrfache Reisen nach Italien. Ausgeschieden aus dem aktiven Dienst am 15. 11. 1904 als Generalarzt mit dem Range als Generalmajor, war zuletzt Korpsarzt XVIII. A.-K. in Frankfurt a. M., ist jetzt Generalarzt z. D. in Berlin.

Er betätigte sich literarisch auf dem Gebiete des Militärsanitätswesens und schrieb unter anderen Arbeiten:

Neue Organisation des Militärsanitätswesens in Württemberg. 1872.
Schußverletzungen des Fußgelenks im Kriege 1870/71 und die Resultate ihrer Behandlung. 1876.
Militärärztliche Bildungsanstalten. 1878.
Unser Militärlazarett. 1893.
Das Sanitätswesen auf der Weltausstellung zu Chicago nebst Schilderung amerikanischer Krankenhäuser. 1893.

Hermann Gutschow, 153

geb. am 20. August 1843 in Brandenburg a. H. als Sohn des Kaufmanns Emil Gutschow, gehörte der K. W.-A. an vom 30. 4. 1862 bis 15. 2. 1866, wurde promoviert im März 1866, zum Ass.-Arzt befördert am 23. 5. 1867, trat am 1. 4. 1868 zur Marine über, zu deren erstem Generalstabsarzt er am 1. 4. 1899 ernannt wurde. Er war der erste Chefarzt des Marine-Lazaretts in Yokohama, war bei der K. W.-A. tätig vom 12. 9. 1873 bis 4. 8. 1875. Er nahm teil am Kriege 1866 beim Heere und 1870/71 bei der Marine. Ausgeschieden aus dem aktiven Dienst am 23. April 1903 durch Tod als Generalstabsarzt der Marine, Chef des Sanitätskorps und der Medizinalabteilung des Reichsmarineamts.

Ernst Haesecke, 154

geb. am 5. Januar 1842 in Wittstock als Sohn des Oekonomie-Kommissarius Haesecke, gehörte der K. W.-A. an vom 30. 4. 1862 bis 27. 9. 1862. Er wurde auf Antrag seines Vaters entlassen, um Theologie zu studieren. Er wurde am 7. 3. 1869 zum Pfarrer ordiniert und ist jetzt Diakonus in Baruth (Mark).

Georg Herter, 155

geb. am 30. März 1843 in Potsdam als Sohn des Landrentmeisters August Herter, gehörte der K. W.-A. an vom 30. 4. 1862 bis 15. 2. 1866, wurde promoviert am 12. 3. 1866, zum Ass.-Arzt befördert am 21. 6. 1867, verheiratete sich am 7. 6. 1878. Er nahm als Charité-Unterarzt am Krieg 1866 teil und am Krieg 1870/71 als Ass.-Arzt des Feld-Korpsarztes IV. A.-K. Er war bei der K. W.-A. tätig vom 15. 10. 1872 bis 23. 5. 1876, erhielt Kommando an die Augenklinik der Charité in Berlin in der Zeit vom 15. 10. 1874 bis 1. 4. 1876. Am 17. 5. 1901 wurde er zum etatsmäßigen Mitglied des Wissenschaftlichen Senats der K. W.-A. ernannt. Ausgeschieden aus dem aktiven Dienst am 15. 9. 1904 als Generalarzt, war zuletzt Divisionsarzt der 1. Garde-Div. in Berlin. Lebte als Generalarzt a. D. in Potsdam. Gest. am 17. Juli 1906 in Potsdam.

Er betätigte sich literarisch namentlich auf dem Gebiete der Augenheilkunde und schrieb u. a. über:

Entlarvung der Simulation von Sehstörungen.
Ueber das Erfurthsche Bein.

Ernst Herzer, 156

geb. am 5. Mai 1843 in Gransee als Sohn des Königlichen Kreisbauinspektors Ernst Herzer, gehörte der K. W.-A. an vom 30. 4. 1862 bis 15. 2. 1866, wurde promoviert am 13. 3. 1866, verheiratete sich am 19. 4. 1875. Er nahm teil am Krieg 1870/71. Ausgeschieden aus dem aktiven Dienst am 15. 9. 1905 als Generalarzt mit dem Range als Generalmajor, war zuletzt Korpsarzt des XVI. A.-K. in Metz. Gest. am 10. Dezember 1906 in Friedenau b. Berlin.

157   **Friedrich Huld,**

geb. am 26. Mai 1842 in Sagan als Sohn des Rentmeisters Karl Huld, gehörte der K.W.-A. an vom 30. 4. 1862 bis 15. 2. 1866, wurde promoviert am 5. 2. 1867, zum Ass.-Arzt befördert am 19. 5. 1870. Er nahm am Krieg 1870/71 teil. Wegen Krankheit ausgeschieden aus dem aktiven Dienst am 28. 9. 1886 als Stabsarzt, war zuletzt Bataillonsarzt beim Inf.-Regt. Nr. 49 in Gnesen. Weiter angestellte Ermittelungen blieben ohne Erfolg. In den Medizinalkalendern ist er nach 1887 nicht mehr genannt.

158   **Heinrich John,**

geb. am 12. Dezember 1843 in Ruhland (Kreis Hoyerswerda) als Sohn des Kreiswundarztes August John, gehörte der K.W.-A. an vom 30. 4. 1862 bis 15. 2. 1866, wurde promoviert am 19. 3. 1866, zum Ass.-Arzt befördert am 31. 6. 1867. Er nahm teil am Feldzug 1870/71. Er verheiratete sich am 10. 5. 1873. Ausgeschieden aus dem aktiven Dienst am 15. 9. 1904 als Generalarzt, war zuletzt Divisionsarzt der 9. Div. in Glogau, lebt jetzt als Generalarzt a. D. in Charlottenburg.

159   **Hugo Koenig,**

geb. am 24. Oktober 1843 in Canig (bei Guben) als Sohn des Predigers Carl Koenig, gehörte der K.W.-A. an vom 30. 4. 1862 bis 15. 2. 1866, wurde promoviert am 1. 5. 1868, zum Ass.-Arzt befördert am 22. 9. 1869. Er nahm teil am Feldzug 1870/71 beim 1. Feldlazarett I. A.-K. Ausgeschieden aus dem aktiven Dienst am 7. 4. 1876 durch Tod als Ass.-Arzt, war zuletzt beim Ulan.-Regt. Nr. 8 in Deutsch-Eylau.

160   **Prof. Rudolph Köhler,**

geb. am 22. Dezember 1841 in Groß-Salze (Kreis Calbe a. S.) als Sohn des prakt. Arztes Andreas Köhler, gehörte der K.W.-A. an vom 30. 4. 1862 bis 15. 2. 1866, wurde promoviert am 30. 6. 1866, zum Ass.-Arzt befördert am 21. 6. 1867, verheiratete sich am 10. 2. 1880. Er nahm am Krieg 1870/71 teil. Er war bei der K.W.-A. tätig vom 15. 10. 1872 bis 22. 6. 1876. Von 1883 bis 1895 war er dirigierender Arzt der Nebenabteilung für äußerlich Kranke in der Charité. Von 1892 bis 1904 ordentlicher Professor der Kriegsheilkunde an der K.W.-A. und Prüfungskommissar für das obermilitärärztliche Examen und für die chirurgische Abteilung des Staatsexamens. Ausgeschieden aus dem aktiven Dienst am 27. 8. 1895 als Oberstabsarzt, war zuletzt Regimentsarzt des Garde-Kür.-Regts. in Berlin, ist jetzt Generalarzt à la suite in Charlottenburg.

Er betätigte sich literarisch auf dem Gebiete der Chirurgie und schrieb u. a.:

Lehrbuch der Kriegschirurgie. 2 Bände.

161   **Boleslaus Kosack,**

geb. am 16. Oktober 1843 in Striegau (Schlesien) als Sohn des prakt. Arztes Dr. Ernst Kosack, gehörte der K.W.-A. an vom 30. 4. 1862

bis 15. 2. 1866, wurde promoviert am 7. 4. 1866, zum Ass.-Arzt befördert am 23. 5. 1867, verheiratete sich am 10. 7. 1870. Er nahm
teil am Feldzug 1866 als Feldassistenzarzt beim 3. leichten Feldlazarett und am Feldzug 1870/71 als Ass.-Arzt beim 3. Sanitäts-
Detachement VI. A.-K. Ausgeschieden aus dem aktiven Dienst am
2. 9. 1885 durch Tod als Oberstabsarzt, war zuletzt Regimentsarzt
des Inf.-Regts. Nr. 16 in Cöln a. Rh.

Gustav Mendheim, 162

geb. am 8. Juli 1842 in Berlin als Sohn des Kaufmanns Albert Mend-
heim, gehörte der K. W.-A. an vom 30. 4. 1862 bis 15. 2. 1866, wurde
promoviert am 10. 3. 1866, zum Ass.-Arzt befördert am 21. 6. 1867,
verheiratete sich am 21. 9. 1874. Er nahm am Krieg 1870/71 teil.
Ausgeschieden aus dem aktiven Dienst am 1. 9. 1880 durch Tod als
Stabsarzt, war zuletzt Abteilungsarzt der Reit.-Abt. 1. Garde-Feldart.-
Regts. in Berlin.

Heinrich Rabetge, 163

geb. am 4. September 1841 in Hagenau als Sohn des Stabs- und
Bataillonsarztes Heinrich Rabetge, gehörte der K. W.-A. an vom
30. 4. 1862 bis 15. 2. 1866, wurde promoviert am 27. 3. 1866, zum
Ass.-Arzt befördert am 23. 5. 1867, verheiratete sich am 17. 10. 1867.
Ausgeschieden aus dem aktiven Dienst am 15. 11. 1867 durch Tod
als Ass.-Arzt, war zuletzt beim Inf.-Regt. Nr. 26 in Magdeburg.

Richard Rhein, 164

geb. am 28. August 1842 in Gollmitz (U.-M., bei Prenzlau) als Sohn des
Pastors Theodor Rhein, gehörte der K. W.-A. an vom 30. 4. 1862 bis
15. 2. 1866, wurde promoviert am 24. 3. 1866, zum Ass.-Arzt befördert
am 21. 6. 1867, verheiratete sich am 30. 11. 1874. Nahm am Feldzug 1870/71 als Ass.-Arzt beim Generalkommando VI. A.-K. teil.
Er war bei der K. W.-A. tätig vom 1. 10. 1872 bis 1. 10. 1874. Ausgeschieden aus dem aktiven Dienst am 15. 11. 1877 als Stabsarzt,
war zuletzt Bataillonsarzt im Hanseat. Inf.-Regt. Nr. 75 in Harburg a. E.,
ließ sich als prakt. Arzt in Freienwalde nieder. Gest. am 21. Oktober
1904 in Potsdam.

Robert Schaeffer, 165

geb. am 16. Mai 1840 in Berlin als Sohn des Schuldirektors Gottfried
Schaeffer, gehörte der K. W.-A. an vom 30. 4. 1862 bis 15. 2. 1866,
wurde promoviert am 12. 3. 1866, zum Ass.-Arzt befördert am 23. 5. 1867,
verheiratete sich am 8. 5. 1872. Er nahm teil am Feldzug 1866 beim
leichten Feldlazarett der 1. Garde-Inf.-Div. und am Krieg 1870/71
beim 7. Feldlazarett des III. A.-K. Ausgeschieden aus dem aktiven
Dienst am 27. 4. 1899 als Generaloberarzt, war zuletzt Oberstabsarzt
und Regimentsarzt des Inf.-Regts. Nr. 78 in Osnabrück, lebt jetzt als
Generaloberarzt a. D. in Osnabrück.

Er betätigte sich literarisch auf dem Gebiete des Heereswesens und schrieb:

Der einjährig-freiwillige Arzt und der Unterarzt in der Königl. Preuß. Armee.

166   **Franz Stricker,**

geb. am 4. Februar 1842 in Allendorf (Kreis Arnsberg) als Sohn des Kreis-Wundarztes Dr. Gustav Stricker, gehörte der K. W.-A. an vom 30. 4. 1862 bis 15. 2. 1866, wurde promoviert am 14. 4. 1866, zum Ass.-Arzt befördert am 23. 5. 1867, verheiratete sich am 21. 6. 1879. Er nahm am Krieg 1870/71 teil. Er war bei der K. W.-A. tätig vom 20. 4. 1872 bis 22. 9. 1876, erhielt Kommando an die Kriegslazarette in Rumänien im Russisch-Türkischen Feldzug 1877/78. Er war 1901 bis 1907 Mitglied und zuletzt stellvertretender Vorsitzender des Wissenschaftlichen Senats bei der K. W.-A. Ausgeschieden aus dem aktiven Dienst am 11. 9. 1907 als Generalarzt im Range eines Generalmajors, war zuletzt Sanitäts-Inspekteur in Cassel, lebt jetzt als Generalarzt z. D. in Berlin.

Er betätigte sich literarisch auf dem Gebiete der Inneren Medizin und schrieb u. a.:

Bd. 7 des Kriegs-Sanitätsberichts. 1895.
Die Blinddarmentzündung in der Armee. 1906. Bibliothek v. Coler. Bd. 23.

167   **Emil Wilke,**

geb. am 15. November 1839 in Frankfurt a. O. als Sohn des Kreissekretärs Wilke, gehörte der K. W.-A. an vom 30. 4. 1862 bis 15. 2. 1866, wurde promoviert am 20. 3. 1866. Er nahm am Feldzug gegen Oesterreich 1866 teil und am Krieg 1870/71. Er wurde 1868 approbiert, schied am 2. 8. 1871 als Unterarzt aus. Verheiratete sich am 13. 3. 1879 in Neu-Trebbin. Ist jetzt prakt. Arzt in Neu-Trebbin.

168   **Otto Zedelt,**

geb. am 22. Oktober 1841 in Neu-Ruppin als Sohn des Kreisgerichtsrats Otto Zedelt, gehörte der K. W.-A. an vom 30. 4. 1862 bis 15. 2. 1866, wurde promoviert am 3. 3. 1866, zum Ass.-Arzt befördert am 16. 4. 1870, verheiratete sich am 26. 1. 1874. Er nahm teil am Feldzug gegen Frankreich 1870/71. Ausgeschieden aus dem aktiven Dienst am 18. 5. 1905 als Generaloberarzt, war zuletzt Oberstabsarzt und Regimentsarzt des Inf.-Regts. Nr. 22 in Gleiwitz, lebte als Generaloberarzt a. D. in Frankfurt a. O. Gest. am 26. Oktober 1907 in Frankfurt a. O.

Michaelis 1862.

169   **Wilhelm Baehren,**

geb. am 29. November 1842 in Neuß als Sohn des Konditoreibesitzers Baehren, gehörte der K. W.-A. an vom 20. 10. 1862 bis 29. 6. 1866, wurde promoviert am 26. 6. 1866, zum Ass.-Arzt befördert am 11. 6. 1868, verheiratete sich am 15. 8. 1874. Er nahm teil am Feldzug 1870/71. Ausgeschieden aus dem aktiven Dienst am 18. 8. 1903 als General-oberarzt, war zuletzt Garnisonarzt in Wiesbaden (Chefarzt der Wilhelms-Heilanstalt), lebt jetzt als Generaloberarzt a. D. in Wiesbaden.

Otto Beesel,   170

geb. am 4. Dezember 1842 in Schoeneck b. Danzig als Sohn des Oberlehrers Beesel, gehörte der K. W.-A. an vom 20. 10. 1862 bis 30. 6. 1866, wurde promoviert 1866, zum Ass.-Arzt befördert am 12. 9. 1867. Er nahm teil am Krieg 1870/71. Ausgeschieden aus dem aktiven Dienst am 24. 9. 1895 als Oberstabsarzt I. Kl., war zuletzt Regimentsarzt des Hus.-Regts. Nr. 10 in Stendal, blieb als prakt. Arzt in Stendal. Gest. am 13. Januar 1906.

Viktor Dammann,   171

geb. am 13. Januar 1844 in Warburg als Sohn des Kreisphysikus Dr. Dammann, gehörte der K. W.-A. an vom 20.10.1862, schied wenige Wochen nach seiner Aufnahme wieder aus, um Jurisprudenz zu studieren. Er wurde später Kreisrichter in Wiedenbrück, verheiratete sich, erkrankte an Tuberkulose, der er erlag. Gest. am 25. Juni 1876 in Wiedenbrück.

Gustav Goedicke,   172

geb. am 27. Januar 1844 in Posen als Sohn des Steuerbeamten Friedrich Goedicke, gehörte der K. W.-A. an vom 20. 10. 1862 bis 29. 6. 1866, wurde promoviert am 9.7.1866, zum Ass.-Arzt befördert am 11.6.1868, verheiratete sich am 21. 10. 1871. Er nahm teil am Feldzug 1870/71. Gest. am 13. Mai 1901 als Generalarzt und Korpsarzt des XVII. A.-K.

Paul Gutjahr,   173

geb. am 25. Februar 1843 in Meseritz (Posen) als Sohn des prakt. Arztes Gutjahr, gehörte der K. W.-A. an vom 20.10.1862 bis 7.8.1865. Er wurde auf Antrag seines Vormundes aus der Akademie aus Gesundheitsrücksichten entlassen und wurde Beamter im Unterrichts-ministerium, wohnte später in Hannover. Lebt jetzt als Pensionär in Hannover.

Carl Harte,   174

geb. am 13. März 1842 in Nauen als Sohn des Bürgermeisters Karl Harte, gehörte der K. W.-A. an vom 20. 10. 1862 bis 29. 6. 1866, wurde promoviert am 2.7.1866, zum Ass.-Arzt befördert am 31.10.1868, verheiratete sich am 18. 12. 1871. Er nahm teil am Krieg 1870/71. Ausgeschieden aus dem aktiven Dienst am 28. 11. 1882 als Stabsarzt, war zuletzt Bataillonsarzt beim Füs.-Regt Nr. 38 in Reichenbach i. Schl., ließ sich als prakt. Arzt in Gardelegen nieder. Gest. am 8. Februar 1899 in Gardelegen.

175   **Anton Hegert,**

geb. am 22. Oktober 1842 in Saarlouis als Sohn des Proviantamts-
beamten Hegert, gehörte der K. W.-A. an vom 20.10.1862 bis 1.4.1863.
Er studierte darauf Geschichte. Gest. im Jahre 1908 als Archivrat
am Staatsarchiv in Berlin.

176   **Rudolf Hollefreund,**

geb. am 28. Februar 1842 in Havelberg als Sohn des Maurermeisters
Hollefreund, gehörte der K. W.-A. an vom 20. 10. 1862 bis 21. 4. 1863.
Er wurde auf Ansuchen seines Vaters aus der Akademie entlassen,
studierte weiter Medizin, wurde approbiert 1874, promoviert am 18.7.1874
und ließ sich als prakt. Arzt in Kyritz nieder. Gest. am 13. Dezember 1901
als Sanitätsrat in Kyritz.

177   **Ernst Horn,**

geb. am 6. April 1845 in Berlin als Sohn des Beamten im Finanz-
ministerium Horn, gehörte der K. W.-A. an vom 20. 10. 1862 bis
6. 2. 1867, wurde promoviert am 25. 6. 1866.   Wurde am 6. 2. 1867
wegen Lungentuberkulose entlassen und starb am 13. Februar 1867.

178   **Hugo Koenig,**

geb. am 19. Januar 1841 in Berlin als Sohn des Geh. exp. Sekretärs im
Königl. Kriegsministerium Adolf Koenig, gehörte der K. W.-A. an vom
20. 10. 1862 bis 29. 6. 1866, wurde promoviert am 13. 6. 1867, zum
Ass.-Arzt befördert am 12. 9. 1867, verheiratete sich am 28. 6. 1879.
Nahm teil am Krieg 1866 als Einj.-Freiw. Unterarzt und am Feldzug
1870/71 als Ass.-Arzt.   Ausgeschieden aus dem aktiven Dienst am
26. 8. 1899 als Generaloberarzt, war zuletzt Oberstabsarzt I. Kl.
und Regimentsarzt des 1. Garde-Ul.-Regts. in Potsdam. Gest. am
24. Oktober 1905 als Generaloberarzt a. D. in Potsdam.

179   **Paul Krüger,**

geb. am 17. April 1843 in Droßen, als Sohn des Kaufmanns Julius
Krüger, gehörte der K. W.-A. an vom 20. 10. 1862 bis 15. 6. 1866,
wurde promoviert am 4.7.1868, zum Ass.-Arzt befördert am 22.9.1869.
Er nahm teil am Krieg 1870/71. Ausgeschieden aus dem aktiven
Dienst am 16. 9. 1875 als Ass.-Arzt I. Kl., war zuletzt beim Inf.-Regt.
Nr. 52 in Frankfurt a. O., ließ sich als prakt. Arzt in Kriescht (Bran-
denburg) nieder. Gest. am 24. November 1869 als prakt. Arzt in
Waldheim (Königr. Sachsen).

180   **Aloys Matthiesen,**

geb. am 25. Februar 1844 in Münster als Sohn des Bergbeamten
Matthiesen, gehörte der K. W.-A. an vom 20. 10. 1862 bis 15. 1. 1866.
Er wurde wegen Lungentuberkulose entlassen und starb am 24. Fe-
bruar 1866.

Alfred Müller, 181

geb. am 17. Oktober 1842 in Posen als Sohn des Geheimen Justizrats
Bernhard Müller, gehörte der K.W.-A. an vom 20.10.1862 bis 5.7.1866,
wurde promoviert am 29.6.1866, zum Ass.-Arzt befördert am 12.9.1867.
Er war bei der K.W.-A. tätig vom 18.9.1873 bis 24.5.1877, erhielt
Kommando an die Charité in Berlin in der Zeit vom 1.1.1875 bis
24.5.1877. Er nahm teil am Feldzug 1870/71. Gestorben am
10. März 1866 als Stabsarzt im 2. Garde-Feldart.-Regt. in Berlin.

Hugo Pulzner, 182

geb. am 21. Juni 1842 in Wirsekkowitz (Kreis Militsch) als Sohn des
prakt. Artes Dr. Julius Pulzner, gehörte der K.W.-A. an vom 20.10.1862
bis 1.4.1866, wurde promoviert am 14.3.1866, zum Ass.-Arzt
befördert am 12.9.1867, verheiratete sich am 30.6.1873. Er nahm
teil am Feldzug 1866 und am Krieg 1870/71. Ausgeschieden aus
dem aktiven Dienst am 17.3.1881 als Stabsarzt, war zuletzt Bataillonsarzt beim Inf.-Regt. Nr. 51 in Brieg, ließ sich als prakt. Arzt in Stolpmünde nieder. Gest. am 26. März 1900 als prakt. Arzt in Stendal.

Karl Riebau, 183

geb. am 29. Juni 1843 in Minden als Sohn des Eisenbahnbeamten
Riebau, gehörte der K.W.-A. an vom 20.10.1862 bis 29.6.1866,
wurde promoviert am 4.8.1866, zum Ass.-Arzt befördert am 11.6.1868.
Er war bei der K.W.-A. tätig vom 19.3.1874 bis 25.1.1876. Ausgeschieden aus dem aktiven Dienst am 27.4.1888 als Oberstabsarzt,
war zuletzt Regimentsarzt des Inf.-Regts. Nr. 29 in Trier, blieb wohnen
in Trier. Gest. am 10. Februar 1889.

Victor Rinke, 184

geb. am 25. Februar 1842 in Ober-Glogau als Sohn des Kreisgerichtsrats
Karl Rinke, gehörte der K.W.-A. an vom 20.10.1862 bis 29.6.1866,
wurde promoviert am 15.6.1866, zum Ass.-Arzt befördert am 12.9.1867.
Ausgeschieden aus dem aktiven Dienst am 16.9.1875 als Stabsarzt,
war zuletzt Bataillonsarzt beim Inf.-Regt. Nr. 62 in Cosel, wurde
Kreisphysikus, später dirigierender Arzt des Kreiskrankenhauses und
Sanitätsrat in Tarnowitz. Gest. am 31. August 1906 in Tarnowitz als
Geh. Medizinalrat.

Paul Schlott, 185

geb. am 17. August 1843 in Rotta bei Kemberg als Sohn des Pfarrers
Schlott, gehörte der K.W.-A. an vom 20.10.1862 bis 29.6.1866,
wurde promoviert am 15.6.1866, zum Ass.-Arzt befördert am 12.9.1867.
Ausgeschieden aus dem aktiven Dienst am 9.1.1902 als Oberstabsarzt,
war zuletzt Regimentsarzt des Hus.-Regts. Nr. 4 in Ohlau. Gest. am
9. Januar 1902.

Heinrich Schulze, 186

(nannte sich später Schulze-Verden), geb. am 2. Oktober 1844 in
Züllichau als Sohn des Oberlehrers Schulze, gehörte der K.W.-A. an

vom 20. 10. 1862 bis 29. 6. 1866, wurde promoviert 1868, zum Ass.-
Arzt befördert am 28. 8. 1869. Ausgeschieden aus dem aktiven Dienst
am 16. 3. 1878 als Stabsarzt, war zuletzt Abteilungsarzt beim Feldart.-Regt. Nr. 10 in Hannover, blieb zunächst als prakt. Arzt in
Hannover, siedelte später nach Berlin über und wurde hier Inhaber
des Sanatoriums „Burgfried" (für Zuckerkranke). Gest. 1907.

187   **Emil Süßmann,**

geb. am 21. September 1842 in Raudten (Schlesien) als Sohn des
Eigentümers Carl Süßmann, gehörte der K. W.-A. an vom 20.10.1862
bis 1. 7. 1866, wurde promoviert am 23. 6. 1866, zum Ass.-Arzt befördert am 12. 9. 1867. Er nahm teil am Feldzug 1870/71. Er war
bei der K. W.-A. tätig vom 18. 2. 1873 bis 2. 12. 1875. Gest. am
2. Dezember 1875 in Rom als Stabsarzt an der K. W.-A.

188   **Maximilian Wallmüller,**

geb. am 10. November 1842 in Berlin als Sohn des Restaurateurs
Wallmüller, gehörte der K. W.-A. an vom 20. 10. 1862 bis 4. 7. 1866,
wurde promoviert am 22.12.1866, zum Ass.-Arzt befördert am 12.9.1867.
Er nahm teil am Feldzug 1866 und 1870/71. Ausgeschieden aus dem
aktiven Dienst am 3.8.1896 als Oberstabsarzt, war zuletzt Regimentsarzt des Inf.-Regts. Nr. 98 in Metz. Lebt jetzt als Oberstabsarzt a. D.
in Charlottenburg.

189   **Hermann Wegener,**

geb. am 28. Dezember 1841 in Flederborn (Pommern) als Sohn des
Gutsbesitzers Hermann Wegener, gehörte der K. W.-A. an vom 20.10.1862
bis 15. 3. 1863. Er wurde auf Antrag seines Vaters entlassen, setzte
seine Studien fort, wurde am 7. 8. 1868 promoviert, am 24. 6. 1869
approbiert, am 22. 8. 1870 zum Ass.-Arzt befördert. Er trat am
15. 6. 1871 in die Marine ein, der er bis zum 12. 11. 1883 angehörte,
trat zur Armee zurück. Ausgeschieden aus dem aktiven Dienst am
18. 4. 1895 als Oberstabsarzt, war zuletzt Bataillonsarzt des Pion.-
Batls. Nr. 9 in Harburg, lebte dann in Wiesbaden. Gest. am 17. Juni 1908
als Oberstabsarzt a. D. in Wiesbaden.

190   **Albert Woelfer,**

geb. am 14. August 1843 in Zahna (bei Wittenberg) als Sohn des Bürger-
meister Woelfer, gehörte der K. W.-A. an vom 20. 10. 1862 bis 1. 7. 1866,
wurde promoviert am 25. 7. 1867. Ausgeschieden aus dem aktiven
Dienst am 11. Januar 1868 durch Tod, war zuletzt Unterarzt im
2. Garde-Regt. z. F. in Berlin.

191   **Ernst Zunker,**

geb. am 4. Oktober 1843 in Schievelbein als Sohn des Bürgermeisters
Zunker, gehörte der K. W.-A. an vom 1. 10. 1862 bis 29. 6. 1866,
wurde promoviert am 25.6.1866, zum Ass.-Arzt befördert am 11.6.1868.
Er nahm teil am Feldzug 1870/71 als Ass.-Arzt im Bureau des

Generalarztes II. A.-K. Er war bei der K. W.-A. tätig vom 5. 11. 1873 bis 21. 5. 1878, erhielt Kommando als wissenschaftlicher Assistent an die 2. medizinische Klinik in Berlin in der Zeit vom 1. 4. 1878 bis 1. 10. 1880. Ausgeschieden aus dem aktiven Dienst am 30. 5. 1887 als Oberstabsarzt, war zuletzt Regimentsarzt des Inf.-Regts. Nr. 136 in Dieuze, ist jetzt Generalarzt à. l. s. des Sanitätskorps, Geheimer Medizinalrat und Leibarzt Ihrer Majestät der Deutschen Kaiserin und Königin v. Preußen. Am 27.1.1909 erhielt er das Prädikat „Exzellenz". Er lebt in Charlottenburg.

Ostern 1863.

Ludwig Becker,   192

geb. am 27. Juli 1844 in Memel (Ostpreußen) als Sohn des Kaufmanns H. Becker, gehörte der K. W.-A. an vom 20. 4. 1863 bis 15. 2. 1867, wurde promoviert am 4. 5. 1868, zum Ass.-Arzt befördert am 3. 1. 1868. Er nahm am Krieg 1866 und 1870/71 teil. Er war bei der K. W.-A. tätig vom 15. 4. 1875 bis 22. 6. 1876. Ausgeschieden aus dem aktiven Dienst am 1. 4. 1884 als Stabsarzt, war zuletzt Bataillonsarzt im Füs.-Regt. Nr. 80 in Homburg v. d. H., lebt jetzt als Geh. Medizinalrat und Kreisarzt a. D. in Berlin W.

Er betätigte sich literarisch auf dem Gebiete der Unfallheilkunde, ist der Begründer der Aerztl. Sachverständigen-Zeitung und schrieb ein

Lehrbuch der Aerztl. Sachverständigen-Tätigkeit für die Unfall- und Invaliden-Versicherung.

Karl Berckhan,   193

geb. am 13. Februar 1844 in Treptow a. R. als Sohn des Lederfabrikanten Heinrich Berckhan, gehörte der K. W.-A. an vom 20. 4. 1863 bis 15. 2. 1867, wurde promoviert am 25. 6. 1867, zum Ass.-Arzt befördert am 31. 10. 1868. Er nahm am Krieg 1870/71 teil. Ausgeschieden aus dem aktiven Dienst am 28. 3. 1891 als Oberstabsarzt, war zuletzt Regimentsarzt des Inf.-Regts. Nr. 63 in Neiße. Gest. am 10. Mai 1896 in Treptow a. R.

Julius Falkenstein,   194

geb. am 1. Juli 1842 in Berlin als Sohn des Arztes Julius Falkenstein, gehörte der K. W.-A. an vom 20. 4. 1863 bis 15. 2. 1867, wurde promoviert am 10. 8. 1867, zum Ass.-Arzt befördert am 31. 10. 1868, verheiratete sich am 31. 5. 1880. Er war bei der K. W.-A. tätig vom 29. 9. 1876 bis 20. 11. 1879, erhielt Kommando vom 25. 3. 1873 bis 26. 10. 1873 beim Generalarzt des Garde-Korps, ging nach Westafrika (Loango-Expedition) mit Dr. Güßfeldt in der Zeit vom Jahre 1873 bis 1876. Er nahm teil 1866 am Feldzuge gegen Oesterreich und 1870/71 am Feldzug gegen Frankreich. Ausgeschieden aus dem

aktiven Dienst am 28. 10. 1890 als Oberstabsarzt I. Kl., war zuletzt
an der Hauptkadettenanstalt in Gr.-Lichterfelde, ist jetzt Sanitätsrat
in Gr.-Lichterfelde.

Er betätigte sich literarisch auf dem Gebiete der Völkerkunde
und Medizin und schrieb u. a.:

II. Abteilung des Werkes der Loango-Expedition von Dr. Güßfeldt, Dr. Falkenstein, Dr. Pechuel, Loesche.
Die Zukunft der Kongo- und Guineagebiete. 1885.
Die Gicht. Verlag E. Ebering. 2. Aufl. 1905.

195 Hermann Gindler,

geb. am 18. September 1842 in Züllichau als Sohn des ev. Geistlichen
Gindler, gehörte der K. W.-A. an vom 20. 4. 1863 bis 21. 3. 1866.
Er wurde entlassen, studierte weiter in Marburg Medizin, wurde promoviert am 23. 12. 1868, nahm noch vor Beendigung seines Staatsexamens am Krieg 1870/71 teil und starb am 4. April 1871 an
Apoplexie als Unterarzt der Res. im Hus.-Regt. Nr. 6.

196 Prof. Gustav Glogau,

geb. am 6. Juni 1844 in Laukischken bei Labiau (Ostpreußen) als
Sohn des Superintendenten Glogau, gehörte der K. W.-A. an vom
20. 4. 1863 bis 18. 3. 1864. Er wurde auf Antrag seines Vaters entlassen, um Philologie zu studieren. Er nahm am Kriege 1870/71 teil,
wurde dann Lehrer an den Frankeschen Stiftungen in Halle, später
Professor der Philosophie am Polytechnikum in Zürich, an den Universitäten in Halle und Kiel; verunglückte auf einer Reise in Griechenland und starb im März 1895.

197 Armin Hahn,

geb. am 29. April 1842 in Dobrilugk (Bez. Frankfurt a. O.) als Sohn
des Kreiswundarztes Friedrich Hahn, gehörte der K. W.-A. an vom
20. 4. 1863 bis 6. 11. 1866. Er wurde auf Antrag seines Vaters entlassen. War bereits während seiner beiden letzten Studiensemester
auf der K. W.-A. „brustleidend", ging zur Stärkung seiner Gesundheit
nach Greifswald, wurde dort am 10. 1. 1871 exmatrikuliert. Weiteres
Schicksal unbekannt.

198 Georg Körting,

geb. am 13. Mai 1844 in Berlin als Sohn des Rendanten Gottlieb
Körting, gehörte der K. W.-A. an vom 20. 4. 1863 bis 15. 2. 1867,
wurde promoviert am 6. 7. 1867, zum Ass.-Arzt befördert am 31. 10.
1868, verheiratete sich am 26. 10. 1871. Er nahm als Feldunterarzt
am Krieg 1866 und als Ass.-Arzt am Krieg 1870/71 teil. Er war
bei der M.-A. tätig vom 30. 11. 1880 bis 25. 11. 1886. Ausgeschieden
aus dem aktiven Dienst am 15. 11. 1904 als Generalarzt, war zuletzt
Korpsarzt I. A.-K. in Königsberg i. Pr., ist jetzt Generalarzt a. D.
mit dem Range als Generalmajor in Charlottenburg.

Er betätigte sich literarisch auf dem Gebiete des Militär-Sanitätswesens und schrieb u. a.:

Ein Unterrichtsbuch für die weibliche freiwillige Krankenpflege. E. S. Mittler und Sohn. Berlin 1906.

Das Sanitätswesen im russisch-japanischen Kriege 1904—1905. Aus v. Loebells Jahresbericht für 1906.

Das Sanitätswesen in Süd-West-Afrika 1904—1906. Beiheft z. Med. Klinik. 1907.

Friedrich Krause, 199

geb. am 23. Juli 1843 in Beichlingen bei Coelleda als Sohn des Kreisgerichtsaktuars Krause, gehörte der K. W.-A. an vom 20. 4. 1863 bis 15. 2. 1867, wurde promoviert am 5. 7. 1867, gleich darauf erkrankte er an Rippenfellentzündung und starb in seiner Heimat am 1. Januar 1869.

Rudolf Lehmann, 200

geb. am 23. Februar 1845 in Guben als Sohn des Kupferschmiede-meisters Carl Lehmann, gehörte der K. W.-A. an vom 20. 4. 1863 bis 15. 2. 1867. Er starb als Unterarzt am 3. Juni 1867 am Typhus im Garnisonlazarett Berlin.

Eduard Ley, 201

geb. am 3. Februar 1842 in Schleusingen (Oberfranken) als Sohn des prakt. Arztes Dr. Johannes Ley, gehörte der K. W.-A. an vom 20. 4. 1863 bis 15. 2. 1867, wurde promoviert am 14. 10. 1867, zum Ass.-Arzt befördert am 21. 9. 1872. Er nahm am Krieg 1870/71 teil. Gest. am 21. Juni 1881 als Stabs- und Bataillonsarzt im Inf.-Regt. Nr. 48 in Cüstrin.

Adolph Liscovius, 202

geb. am 5. April 1841 in Guben als Sohn des Regierungssekretärs Ferdinand Liscovius, gehörte der K. W.-A. an vom 20. 4. 1863 bis 15. 2. 1867, wurde promoviert am 10. 10. 1867, erkrankte noch vor Ablegung des Staatsexamens an Lungentuberkulose. Ausgeschieden aus dem aktiven Dienst am 12. 1. 1872 als Ganzinvalide, war zuletzt Unterarzt im Garde-Pionier-Bataillon in Berlin und ist bald darauf gestorben.

Otto Meilly, 203

geb. am 28. Oktober 1844 in Görlitz als Sohn des Konditors Reget Meilly, gehörte der K. W.-A. an vom 20. 4. 1863 bis 15. 2. 1867, wurde promoviert am 10. 4. 1867, zum Ass.-Arzt befördert am 11. 6. 1868, verheiratete sich am 27. 6. 1881. Er nahm teil am Feldzug 1866 im Kriegslazarett zu Dermbach, am Krieg 1870/71 als Ass.-Arzt beim Sanitätsdetachement Nr. 1 VI. A.-K. Vom 15. 4. bis 15. 7. 1878 unternahm er eine wissenschaftliche Reise nach Wien und Paris. Er war bei der K.W.-A. tätig vom 19. 3. 1874 bis 24. 7. 1878, erhielt Kommando an die Charité in Berlin in der Zeit vom 1. 4. 1876 bis 24. 7. 1878. Ausgeschieden aus dem aktiven Dienst am 19. 5. 1903 als Generaloberarzt, war zuletzt Divisionsarzt

der 11. Division in Breslau. Gest. am 13. Januar 1908 als Generalarzt a. D. in Rostock i. M.

Er betätigte sich literarisch auf dem Gebiete der Chirurgie.

204   **Ferdinand Naumann,**

geb. am 6. Februar 1841 in Ehrenbreitstein als Sohn des Ingenieur-
majors Gottfried Naumann, gehörte der K. W.-A. an vom 20. 4. 1863
bis 15. 2. 1865, wurde promoviert am 21. 3. 1865, zum Ass.-Arzt
befördert am 17. 5. 1866, trat am 11. 8. 1867 zur Marine über. Er
nahm teil am Krieg 1866 und 1870/71. Er war bei der K. W.-A.
tätig vom 7. 10. 1871 bis 12. 9. 1873. Ausgeschieden aus dem aktiven
Dienst am 28. 8. 1877 als Marine-Stabsarzt, war zuletzt Oberarzt der
I. Matrosendivision in Kiel, starb als prakt. Arzt in Klosterlausnitz
(Sachsen-Altenburg) am 26. Juli 1902.

205   **Bruno v. Naurath,**

geb. am 14. Mai 1845 in Hoyerswerda als Sohn des Kreisphysikus
v. Naurath, gehörte der K. W.-A. an vom 20. 4. 1863 bis 29. 1. 1866,
wurde wegen Lungentuberkulose entlassen und starb am 24. Juni 1866.

206   **Wilhelm Noeldechen,**

geb. am 21. Dezember 1842 in Pillau (Kreis Fischhausen) als Sohn
des Rendanten am Hauptzollamt Eduard Noeldechen, gehörte der
K. W.-A. an, nachdem er bereits 5 Semester Medizin studiert hatte,
vom 20. 4. 1863 bis 1. 10. 1864, wurde promoviert am 13. 12. 1864,
zum Ass.-Arzt befördert am 16. 8. 1866. Er nahm teil am Feldzug
1866 als Ass.-Arzt beim 2. schweren Feldlazarett des Gardekorps
und am Krieg 1870/71 als Ass.-Arzt beim Brandenb. Kür.-Regt. Nr. 6.
Ausgeschieden aus dem aktiven Dienst am 1. 12. 1892 als Oberstabsarzt I. Kl., war zuletzt Regimentsarzt beim Inf.-Regt. Nr. 17 in Saargemünd, ist jetzt prakt. Arzt in Berlin.

207   **Adolf Pfuhl,**

geb. am 31. Dezember 1842 in Löwenberg (Schlesien) als Sohn des
Rektors Adolf Pfuhl, gehörte der K. W.-A. an vom 20. 4. 1863 bis
15. 2. 1867, wurde promoviert am 1. 6. 1867, zum Ass.-Arzt befördert am 31. 10. 1868. Er nahm teil am Krieg 1870/71. Er war
bei der K. W.-A. tätig vom 1. 2. 1875 bis 15. 11. 1877, erhielt
Kommando an die Charité in Berlin in der Zeit vom 1. 10. 1876 bis
15. 11. 1877. Ausgeschieden aus dem aktiven Dienst am 20. 7. 1904
als Oberstabsarzt, war zuletzt Regimentsarzt des Ulanen-Regts. Nr. 13
in Hannover, lebte als Generaloberarzt a. D. in Hannover. Gest. am
14. Februar 1905.

208   **Ernst Puppe,**

geb. am 15. Juli 1844 in Cüstrin als Sohn des Brauereibesitzers
Puppe, gehörte der K. W.-A. an vom 20. 4. 1863 bis 15. 10. 1863;
er wurde auf Antrag seines Vaters entlassen. Er studierte weiter

Medizin, wurde 1868 approbiert und ließ sich als prakt. Arzt in Neusalz a. O. (Schlesien) nieder. Gest. am 9. Januar 1901 in Neusalz.

August Rachel, 209

geb. am 4. Februar 1842 in Wettringen (Westfalen) als Sohn des Knappschaftsarztes Wilhelm Rachel, gehörte der K. W.-A. an vom 20. 4. 1863 bis 15. 2. 1867, wurde promoviert am 14. 5. 1867, wurde nach beendigtem Staatsexamen entlassen als Unterarzt im Füs.-Regt. Nr. 73 und ließ sich als prakt. Arzt in Königswinter nieder, wo er am 4. September 1877 gestorben ist.

Gustav Ramberg, 210

geb. am 29. Mai 1844 in Halberstadt als Sohn des Kaufmanns Wilhelm Ramberg, gehörte der K. W.-A. an vom 20. 4. 1863 bis 15. 2. 1867. Er nahm am Feldzug 1866 teil. Gest. am 14. August 1868 als Unterarzt im Inf.-Regt. Nr. 83 in Coblenz.

Friedrich Riehl, 211

geb. am 12. August 1842 in Minden als Sohn des Hauptzollamtsdieners Riehl, gehörte der K. W.-A. an vom 20. 4. 1863 bis 15. 2. 1867, wurde promoviert am 25. 6. 1867, wurde am 14. 8. 1868 als Unterarzt im Feldart.-Regt. Nr. 9 mit der Wahrnehmung einer offenen Assistenzarztstelle betraut, nahm bald seinen Abschied, blieb zunächst als prakt. Arzt in Rendsburg, siedelte dann nach Mölln (Lauenburg) über und soll dort 1873 verstorben sein.

Carl Rother, 212

geb. am 26. Februar 1845 in Pempelfort als Sohn des Kammerdieners Ernst Rother, gehörte der K. W.-A. an vom 20. 4. 1863 bis 15. 2. 1867, wurde promoviert am 30. 3. 1867, zum Ass.-Arzt befördert am 31. 10. 1868. Er nahm an den Feldzügen 1866 und 1870/71 teil. Ausgeschieden aus dem aktiven Dienst am 30. 6. 1889 als Stabsarzt, war zuletzt Abteilungsarzt beim Feldart.-Regt. Nr. 19 in Torgau, war dann Kreisphysikus in Putzig (Westpr.). Gest. am 5. Januar 1894 in Putzig.

Richard Salzmann, 213

geb. am 4. März 1844 in Quedlinburg als Sohn des Amtsgerichts-Assessors Carl Salzmann, gehörte der K. W.-A. an vom 20. 4. 1863 bis 15. 2. 1867, wurde promoviert am 22. 6. 1867, zum Ass.-Arzt befördert am 31. 10. 1868, verheiratete sich am 19. 4. 1881. Er war bei der K. W.-A. tätig vom 1. 4. 1874 bis 25. 10. 1877. Er nahm teil am Feldzug gegen Oesterreich 1866 und am Krieg gegen Frankreich 1870/71. Ausgeschieden aus dem aktiven Dienst am 10. 10. 1906 als Generaloberarzt, war zuletzt Oberstabsarzt und Regimentsarzt beim Regiment der Gardes du Corps in Potsdam. Ist jetzt Generaloberarzt a. D. in Potsdam.

Er betätigte sich literarisch auf dem Gebiete der Chirurgie und schrieb u. a.:

Die Grittische Operationsmethode und ihre Verwertung in der Kriegschirurgie. Langenbecks Archiv, Bd. XXV, Heft 3.

214 Emil Ulrich,

geb. am 20. April 1844 in Guttentag (Oberschl.) als Sohn des Stadtrichters Ulrich, gehörte der K. W.-A. an vom 20. 4. 1863 bis 15. 2. 1867, wurde promoviert am 13. 8. 1867, zum Ass.-Arzt befördert am 30. 10. 1868. Nahm am Krieg 1870/71 teil und trat am 8. 3. 1874 zur Marine über, um am 18. 10. 1879 zu den Sanitätsoffizieren der Armee zurückzutreten. Gest. am 30. März 1884 als Stabsarzt im Inf.-Regt. Nr. 22 in Rastatt.

215 Karl Vormeng,

geb. am 16. September 1843 in Bütow (Pommern) als Sohn des Schlossermeisters Vormeng, gehörte der K. W.-A. an vom 20. 4. 1863 bis 15. 2. 1867, wurde promoviert am 15. 8. 1867, zum Ass.-Arzt befördert am 31. 10. 1868. Er war bei der K. W.-A. tätig vom 30. 9. 1874 bis 29. 9. 1877. Er nahm teil am Krieg 1870/71. Ausgeschieden aus dem aktiven Dienst am 22. 10. 1878 als Stabsarzt, war zuletzt Bataillonsarzt beim Inf.-Regt. Nr. 54 in Colberg, lebte dann als prakt. Arzt in Berlin. Gest. am 7. Juni 1909 als Geh. Sanitätsrat.

Er betätigte sich literarisch auf dem Gebiete der Novellistik und schrieb:

Lehr- und Wanderjahre eines jungen Arztes.
Wie Fritz Mediziner ward. Leben am Friedrich Wilhelms-Institut in den Jahren 1863—67.

216 Carl Wichmann,

geb. am 2. Dezember 1842 in Branitz, Kreis Cottbus, als Sohn des Domänenpächters Hans Wichmann, gehörte der K. W.-A. an vom 20. 4. 1863 bis 15. 2. 1867, wurde promoviert am 22. 6. 1868, zum Ass.-Arzt befördert am 31. 10. 1868. Er nahm teil am Feldzug 1866 bei der mobilen Armee als Unterarzt und 1870/71 als Ass.-Arzt des Feldgeneralarztes des III. A.-K., war 1873/74 sechs Monate auf Reisen (Aegypten, Palästina, Konstantinopel), war bei der K. W.-A. tätig vom 16. 1. 1875 bis 20. 3. 1877, erhielt Kommando an die Charité in Berlin in der Zeit vom 1. 4. 1876 bis 20. 3. 1877. Ausgeschieden aus dem aktiven Dienst am 18. 4. 1900 als Generaloberarzt, war zuletzt Garnisonarzt in Köln (charakteris. Generaloberarzt), lebt jetzt als Pensionär in Dresden.

Michaelis 1863.

Karl Appenroth, 217

geb. am 26. Juni 1842 in Friedrichsgraetz (Schlesien) als Sohn des Pastors Appenroth, gehörte der K. W.-A. an vom 21. 10. 1863 bis 14. 12. 1863, er wurde auf Antrag seines Vaters entlassen, um sich einem anderen Studium zuzuwenden. Er besuchte zunächst die Forstakademie in Neustadt-Eberswalde, nahm am Krieg 1870/71 teil, wurde zum Offizier befördert während des Feldzuges. Wurde 1877 Kgl. Oberförster, 1891 Forstmeister und war zuletzt in Alt-Ruppin tätig. Am 1. 7. 1905 trat er in den Ruhestand und lebt seitdem als Forstmeister a. D. in Liegnitz.

Max Bruberger, 218

geb. am 15. April 1844 in Neiße als Sohn des Oberstabsarztes Dr. Joseph Bruberger, gehörte der K. W.-A. an vom 21. 10. 1863 bis 1. 10. 1867, wurde promoviert am 26. 7. 1867, zum Ass.-Arzt befördert am 22. 5. 1869, verheiratete sich am 20. 3. 1879. Er nahm teil am Krieg 1870/71 und 1877/78 am russisch-türkischen Krieg. Er war bei der K. W.-A. tätig vom 24. 2. 1876 bis 26. 11. 1879. Gest. am 28. Juni 1886 als Stabs- und Bataillonsarzt im Kaiser Franz Garde-Gren.-Regt. in Berlin.

Er betätigte sich literarisch auf dem Gebiete des Militärsanitätswesens und war von 1877 bis 1885 Redakteur der Militärärztlichen Zeitschrift.

Coelestin Buchs, 219

geb. am 24. September 1843 in Kosten als Sohn des Kreisgerichts-Kanzleidirektors Gottlieb Buchs, gehörte der K. W.-A. an vom 1. 10. 1863 bis 30. 9. 1867, wurde promoviert am 2. 8. 1867, zum Ass.-Arzt befördert am 20. 4. 1869, verheiratete sich am 10. 12. 1877. Er nahm am Krieg 1870/71 teil. Ausgeschieden aus dem aktiven Dienst am 25. 5. 1895 als Oberstabsarzt, war zuletzt Regimentsarzt des Inf.-Regts. Nr. 49 in Gnesen, lebt jetzt als Oberstabsarzt a. D. in Eberswalde.

Adolf Dunckel, 220

geb. am 26. September 1844 in Grabow (Posen) als Sohn des Hauptmanns a. D. Adolf Dunckel, gehörte der K. W.-A. an vom 21. 10. 1863 bis 1. 10. 1867, wurde promoviert am 9. 11. 1867, zum Ass.-Arzt befördert am 20. 7. 1870. Ausgeschieden aus dem aktiven Dienst am 31. 5. 1875 als Ass.-Arzt, stand zuletzt beim Inf.-Regt. Nr. 20 in Wittenberg. Gest. am 3. September 1876.

Bernhard Frese, 221

geb. am 12. Februar 1844 in Münster als Sohn des Rentiers Bernhard Frese, gehörte der K. W.-A. an vom 20. 10. 1863 bis 1. 10. 1867, wurde promoviert am 2. 8. 1867, zum Ass.-Arzt befördert am 22. 5. 1869. Er nahm am Krieg 1870/71 teil. Ausgeschieden aus dem aktiven Dienst am 24. 3. 1875 als Ass.-Arzt, war zuletzt beim Inf.-Regt. Nr. 57 in Wesel. Er ließ sich in Wesel als prakt. Arzt nieder, und ist dort am 2. Juni 1897 gest.

222   Adolf Froelich,

geb. am 16. Oktober 1845 in Erfurt als Sohn des Obersten a. D. Froelich, gehörte der K. W.-A. an vom 21.10.1863 bis 7.12.1863, er wurde auf Antrag seiner Mutter entlassen, um Philologie zu studieren, war 1867 Schulamtskandidat. Wurde 1869 Probekandidat am Gymnasium in Bromberg, nahm am Krieg 1870/71 teil und wurde zum Leutnant der Reserve befördert. Er wurde 1878 am Kadettenhaus in Oranienstein als Oberlehrer angestellt und ist als Professor und Studiendirektor am Kadettenhaus in Potsdam gest. am 28. März 1897.

223   Rudolf Grabow,

geb. am 27. Juni 1845 in Königsmark (Altmark) als Sohn des Predigers Grabow, gehörte der K. W.-A. an vom 21. 10. 1863 bis 19. 6. 1866, wurde promoviert 1869, zum Ass.-Arzt befördert am 22. 9. 1869. Ausgeschieden aus dem aktiven Dienst am 27. 9. 1896 als Oberstabsarzt, war zuletzt Regimentsarzt des Inf.-Regts. Nr. 84 in Schleswig, lebt jetzt als Oberstabsarzt a. D. in Wittenberg a. Elbe.

224   Robert Hedler,

geb. am 5. Oktober 1842 in Berlin als Sohn des Rechnungsrates Adolf Hedler, gehörte der K. W.-A. an vom 21. 10. 1863 bis 1. 10. 1867, wurde promoviert am 20. 3. 1868, zum Ass.-Arzt befördert am 16. 4. 1870. Er verheiratete sich am 24. 5. 1870. Ausgeschieden aus dem aktiven Dienst am 24. 12. 1872 als Ass.-Arzt im Gren.-Regt. Nr. 5 in Danzig. Er ließ sich als prakt. Arzt in Aschersleben (Prov. Sachsen) nieder und siedelte 1877 nach Hamburg über. Er lebt z. Zt. in Hamburg.

225   Franz Hirschfelder,

geb. am 23. August 1845 in Gr.-Glogau als Sohn des prakt. Arztes Dr. Anton Hirschfelder, gehörte der K. W.-A. an vom 20. 10. 1863 bis 1. 10. 1867, wurde promoviert am 31. 7. 1867. Gest. am 2. November 1869 als Unterarzt im 2. Garde-Regt. z. F. in Berlin.

226   Hugo Hoffmann,

geb. am 13. Februar 1845 in Ostrowo als Sohn des Lehrers Hoffmann, gehörte der K. W.-A. an vom 21. 10. 1863 bis 28. 8. 1865. Er ging ab, um Mathematik und Naturwissenschaften zu studieren. War zunächst mehrere Jahre im Westen Deutschlands als Oberlehrer tätig, wurde 1893 pensioniert und war darauf in Frankfurt a. M. schriftstellerisch tätig. Gest. am 2. Mai 1908 in Frankfurt a. M.

Paul Jaenichen, 227

geb. am 23. August 1843 in Düben (Kr. Bitterfeld) als Sohn des Kaufmanns Ernst Jaenichen, gehörte der K. W.-A. an vom 21. 10. 1863 bis 30. 9. 1867, wurde promoviert am 31. 7. 1867, verheiratete sich am 22. 4. 1881. Erkrankte als Unterarzt an periartikulärer Kniegelenksentzündung und wurde nach 5 monatiger Behandlung mit rechtwinkliger Ankylose des Kniegelenks als Invalide entlassen. Ausgeschieden aus dem aktiven Dienst am 1. 10. 1868 als Unterarzt, war zuletzt kommandiert zur Charité. Lebt jetzt als prakt. Arzt und Sanitätsrat in Mühlberg a. E.

Oskar Lubarsch, 228

geb. am 17. März 1845 in Sonnenburg als Sohn des prakt. Arztes Lubarsch, gehörte der K. W.-A. an vom 21. 10. 1863 bis 18. 3. 1864. Er wurde auf Antrag seines Vaters entlassen, um sich dem Studium der Philologie zuzuwenden. Er starb am 5. März 1887 als Gymnasial-Oberlehrer in Königshütte O.-S.

Ludwig Mahrholz, 229

geb. am 12. August 1841 in Wernigerode als Sohn des Forstbeamten Ludwig Mahrholz, gehörte der K. W.-A. an vom 21. 10. 1863 bis 1. 10. 1867, wurde promoviert am 16. 3. 1867, zum Ass.-Arzt befördert am 31. 10. 1868, verheiratete sich am 21. 4. 1874. Er nahm am Krieg 1870/71 teil. Ausgeschieden aus dem aktiven Dienst am 3. 11. 1885 als Stabsarzt, war zuletzt Bataillonsarzt beim Inf.-Regt. Nr. 66 in Magdeburg, ließ sich als prakt. Arzt in Berlin nieder. Gest. am 30. September 1891.

Paul Merres, 230

geb. am 19. August 1843 in Sagan als Sohn der Kanzleirates Wilhelm Merres, gehörte der K. W.-A. an vom 21. 10. 1863 bis 1. 10. 1867, wurde promoviert am 17. 8. 1867 und im gleichen Jahre approbiert. Er nahm am Krieg 1870/71 teil. Ausgeschieden aus dem aktiven Dienst am 14. 2. 1874 als Unterarzt, war zuletzt beim Jäger-Bataillon Nr. 2, er ließ sich als prakt. Arzt in Stargard (Pommern) nieder. Gest. 1876.

Friedrich Peipers, 231

geb. am 15. April 1844 in Mettmann (Rheinprov.) als Sohn des Kreisphysikus Dr. Peipers, gehörte der K. W.-A. an vom 21. 10. 1863 bis 1. 10. 1867, wurde promoviert am 6. 8. 1867, trat am 1. 6. 1869 zur Marine über, wurde zum Marine-Ass.-Arzt befördert am 22. 9. 1869. Er war bei der K. W.-A. tätig vom 26. 10. 1873 bis 1. 10. 1876. Ausgeschieden aus dem aktiven Dienst am 22. 6. 1878 als Marine-Stabsarzt, war zuletzt in Kiel, lebt jetzt als prakt. Arzt in Melbourne (Australien).

232   **Emil Pieper,**

geb. am 12. April 1843 in Köslin als Sohn des Kgl. Seminarlehrers
Friedrich Pieper, gehörte der K. W.-A. an vom 21. 10. 1863 bis 1. 10.
1867, wurde promoviert am 4. 5. 1868, zum Ass.-Arzt befördert am
31. 10. 1868, verheiratete sich am 20. 9. 1877. Er nahm am Feldzug 1870/71 teil als Ass.-Arzt beim II. San.-Detach. VIII. A.-K.
Ausgeschieden aus dem aktiven Dienst am 18. 4. 1903 als Generaloberarzt, war zuletzt Oberstabsarzt und Regimentsarzt des Inf.-Regts.
Nr. 128 in Danzig. Gest. am 15. Dezember 1905 als Generaloberarzt a. D. in Danzig.

233   **Peter Prahl,**

geb. am 24. März 1843 in Osterlygum (Schleswig) als Sohn des
Pfarrers Prahl, gehörte der K. W.-A. an vom 21. 10. 1863 bis 1. 10.
1867, wurde promoviert am 6. 8. 1867, zum Ass.-Arzt befördert am
22. 5. 1869. Ausgeschieden aus dem aktiven Dienst am 16. 1. 1900
als Oberstabsarzt, war zuletzt Regimentsarzt des Füs.-Regts. Nr. 90
in Rostock, ist jetzt prakt. Arzt in Lübeck.

234   **Karl Richter,**

geb. am 3. Juli 1842 in Woldeck (Mecklenburg-Strelitz) als Sohn des
Medizinalrats Richter, gehörte der K. W.-A. an vom 21. 10. 1863 bis
1. 10. 1867, wurde promoviert am 9. 10. 1867, zum Ass.-Arzt befördert am 31. 10. 1868. Er war bei der K. W.-A. tätig vom 18. 9.
1874 bis 16. 3. 1878, erhielt Kommando an die Charité in Berlin in
der Zeit vom 1. 10. 1876 bis 16. 3. 1878. Ausgeschieden aus dem
aktiven Dienst am 24. 1. 1888 als Stabsarzt, war zuletzt Abteilungsarzt beim Feldart.-Regt. Nr. 10 in Hannover, ließ sich als Oberstabsarzt a. D. und prakt. Arzt in Boppard (Bez. Koblenz) nieder. Gest.
am 18. August 1893 in Boppard.

235   **Stanislaus Rother,**

geb. am 18. März 1845 in Pleschen (Prov. Posen) als Sohn des
Rektors August Rother, gehörte der K. W.-A. an vom 21. 10. 1863
bis 1. 10. 1867, wurde promoviert am 30. 7. 1867, zum Ass.-Arzt befördert am 20. 4. 1869, verheiratete sich am 24. 1. 1885. Er nahm
teil am Feldzug 1870/71 als Ass.-Arzt beim 3. Sanitätsdetachement
V. A.-K. Er war bei der K. W.-A. tätig vom 24. 2. 1876 bis 21. 11.
1878. Ausgeschieden aus dem aktiven Dienst am 1. 8. 1884 als
Stabsarzt, war zuletzt Abteilungsarzt beim Feldart.-Regt. Nr. 18 in
Landsberg a. W., ist jetzt prakt. Arzt in Landsberg a. W.
     Er betätigte sich literarisch auf dem Gebiete der inneren Medizin.

236   **Paul Sachse,**

geb. am 1. Mai 1844 in Woldenberg als Sohn des Sanitätsrats Sachse,
gehörte der K. W.-A. an vom 21. 10. 1863 bis 1. 10. 1867, wurde
promoviert am 7. 8. 1867, zum Ass.-Arzt befördert am 6. 2. 1869.
Er nahm teil am Krieg 1870/71. Er war bei der K. W.-A. tätig vom

11. 5. 1875 bis 27. 4. 1880, erhielt Kommando an die Charité in
Berlin in der Zeit vom 1. 4. 1878 bis 20. 4. 1880. Ausgeschieden
aus dem aktiven Dienst am 23. 9. 1882 als Stabsarzt, war zuletzt
Bataillonsarzt beim Kaiser Alexander-Garde-Gren.-Regt. Nr. 1 in Berlin.

Max Schultze,   237

geb. am 18. Dezember 1842 in Konitz als Sohn des Apothekers Ernst
Schultze, gehörte der K. W.-A. an vom 21. 10. 1863 bis 18. 3. 1864,
wurde promoviert am 8. 8. 1867, zum Ass.-Arzt befördert am 22. 5.
1869, verheiratete sich am 31. 5. 1880. Er war bei der K. W.-A.
tätig vom 24. 2. 1876 bis 23. 4. 1880. Er nahm als Ass.-Arzt beim
1. Hann. Drag.-Regt. am Kriege 1870/71 teil. Ausgeschieden aus dem
aktiven Dienst am 18. 7. 1902 als Generaloberarzt, war zuletzt Oberstabsarzt und Regimentsarzt beim 1. Leibhus.-Regt. Nr. 1 in Danzig-
Langfuhr. Gest. am 16. September 1902 als Generaloberarzt a. D.

Gustav Schweder,   238

geb. am 26. Februar 1844 in Berlin als Sohn des Predigers Schweder,
gehörte der K. W.-A. an vom 21. 10. 1863 bis 1. 10. 1867, wurde
promoviert am 2. 7. 1867, zum Ass.-Arzt befördert am 21. 11. 1868.
Er nahm am Krieg 1870/71 teil, war bei der K. W.-A. tätig vom
6. 4. 1875 bis 11. 9. 1875. Er starb als Stabsarzt an der K. W.-A.
am 11. September 1875 an Typhus.

Ostern 1864.

Wilhelm Ahlers,   239

geb. am 9. Januar 1845 in Cremmen als Sohn des Bürgermeisters
Ahlers, gehörte der K. W.-A. an vom 20. 4. 1864 bis 15. 3. 1865, er
wurde auf Antrag seines Vaters entlassen, um sich einem anderen
Berufe zuzuwenden. Er wurde Offizier und stand zuletzt beim Feldart.-
Regt. Nr. 10 in Hannover, nahm an den Feldzügen 1866 und 1870/71
teil. Schied 1877 als Hauptmann aus dem aktiven Dienst und lebt
jetzt als Hauptmann a. D. in Berlin.

Gustav Bertling,   240

geb. am 11. August 1843 in Magdeburg als Sohn des Bahnhofs-
Inspektors Carl Bertling, gehörte der K. W.-A. an vom 20. 4. 1864
bis 15. 2. 1868, wurde promoviert am 2. 4. 1868, zum Ass.-Arzt befördert am 28. 8. 1869. Er nahm teil am Krieg 1870/71. Ausgeschieden aus dem aktiven Dienst am 22. 6. 1876 als Stabsarzt, war
zuletzt Ass.-Arzt I. Kl. beim Kaiser Alexander-Garde-Gren.-Regt.
Nr. 1 in Berlin, ließ sich als prakt. Arzt in Groß-Zünder bei Danzig
nieder. Gest. am 19. Oktober 1904 in Werdau i. S.

241   **Friedrich Chlumsky,**

geb. am 18. September 1845 in Czernilow (Böhmen) als Sohn des
Pastors Joseph Chlumsky, gehörte der K. W.-A. an vom 20. 4. 1864
bis 15. 2. 1868, wurde promoviert am 14. 3. 1868, zum Ass.-Arzt befördert am 19. 5. 1870, verheiratete sich am 16. 11. 1876. Ausgeschieden
aus dem aktiven Dienst am 21. 9. 1879 als Stabsarzt, war zuletzt
Bataillonsarzt beim Inf.-Regt. Nr. 24 in Neu-Ruppin, lebte dann als
Kreisphysikus in Wohlau und starb als Medizinalrat am 13. August 1901
in Leobschütz.

242   **Karl Dannenberg,**

geb. am 30. Januar 1843 in Treuenbrietzen als Sohn des Drechsler-
meisters Karl Dannenberg, gehörte der K. W.-A. an vom 20. 4. 1864
bis 15. 2. 1868, wurde promoviert am 18. 3. 1868, zum Ass.-Arzt befördert am 24. 7. 1869. Er starb am 21. August 1869 als Ass.-Arzt
beim Inf.-Regt. Nr. 14 in Stettin.

243   **Georg Fritz,**

Haus- geb. am 6. Juni 1846 in Prenzlau als Sohn des Geh. Rechnungs-Rates
stabsarzt. Fritz, gehörte der K. W.-A. an vom 20. 4. 1864 bis 15. 2. 1868,
wurde promoviert am 20. 3. 1868, zum Ass.-Arzt befördert am 24. 7. 1869.
Er nahm teil am Krieg 1870/71 und stand bei der Okkupationsarmee
bis 1873. Er war bei der K. W.-A. tätig vom 22. 6. 1876 bis 15. 9.
1880, Hausstabsarzt vom 15. 11. 1877 bis 30. 9. 1878 und erhielt
Kommando an die Charité in Berlin in der Zeit vom August 1878
bis 15. 9. 1880. Ausgeschieden aus dem aktiven Dienst am 27. 9.
1898 als Generaloberarzt, war zuletzt Divisionsarzt der 1. Garde-
Inf.-Div. in Berlin, lebt jetzt als Generaloberarzt a. D. in Berlin.

244   **Gustav Hartmann,**

geb. am 19. August 1845 in Naumburg a. S. als Sohn des Kreisphysikus und Geh. Sanitätsrates Dr. Gustav Hartmann, gehörte der
K. W.-A. an vom 20. 4. 1864 bis 15. 2. 1868, wurde promoviert am
2. 4. 1868, zum Ass.-Arzt befördert am 28. 8. 1869, verheiratete sich
am 30. 9. 1880. Nahm am Kriege 1870/71 teil. Ausgeschieden aus
dem aktiven Dienst am 25. 3. 1900 durch Tod, war zuletzt Oberstabsarzt und Regimentsarzt des Inf.-Regts. Nr. 156 in Brieg.

245   **Friedrich Haselhorst,**

geb. am 14. Oktober 1843 in Derenburg als Sohn des Oekonomen
August Haselhorst, gehörte der K. W.-A. an vom 20. 4. 1864 bis
15. 2. 1868, wurde promoviert am 26. 2. 1868, zum Ass.-Arzt befördert am 22. 6. 1869. Er nahm am Kriege 1870/71 teil und starb
am 8. November 1871 als Ass.-Arzt im Füs.-Regt. Nr. 39 in Düsseldorf
an Schwindsucht.

246   **Rudolf Heck,**

geb. am 7. Juli 1841 in Treuenbrietzen als Sohn des prakt. Arztes
Dr. Johannes Heck, gehörte der K. W.-A. an vom 20. 4. 1864 bis

1. 10. 1867, wurde promoviert am 1. 5. 1867, zum Ass.-Arzt befördert am 11. 6. 1868, verheiratete sich am 4. 7. 1868. Nahm am Krieg 1870/71 teil. Ausgeschieden aus dem aktiven Dienst am 10. 7. 1888 als Oberstabsarzt, war zuletzt Regimentsarzt des Drag.-Regts. Nr. 3 in Treptow a. Rega, ließ sich als prakt. Arzt in Liegnitz nieder. Gest. am 31. Dezember 1902 in Liegnitz.

Fritz Kloepfel, 247

geb. am 15. Februar 1843 in Elberfeld als Sohn des Waisenhaus-Inspektors Georg Kloepfel, gehörte der K. W.-A. an vom 20. 4. 1864 bis 15. 3. 1865, wurde auf seinen Antrag entlassen. Er wurde promoviert am 14. 2. 1869, war dann als Assistent und auf Reisen tätig; am 5. 8. 1870 zum Unterarzt ernannt, nahm er am Kriege 1870/71 teil. Er wurde später nach Rußland beurlaubt, von wo er nicht zurückkehrte.

Ferdinand Mathieu, 248

geb. am 25. Oktober 1846 in Castellaun (Rheinprov.) als Sohn des Friedensrichters Mathieu, gehörte der K. W.-A. an vom 20. 4. 1864 bis 17. 10. 1864, schied auf Antrag seines Vaters aus der Akademie aus, studierte weiter Medizin, ging dann nach Amerika und lebte als amerikanischer Bürger und prakt. Arzt in Baltimore. Gest. am 7. Januar 1891 in Baltimore.

Julius Meinhold, 249

geb. am 16. November 1844 in Kolzow als Sohn des Superintendenten D. theol. Carl Meinhold, gehörte der K. W.-A. an vom 20. 4. 1864 bis 15. 2. 1868, wurde promoviert am 30. 5. 1868, zum Ass.-Arzt befördert am 28. 8. 1869, verheiratete sich am 18. 1. 1883. Nahm am Krieg 1870/71 teil. Ausgeschieden aus dem aktiven Dienst am 15.5.1904 als Oberstabsarzt, war zuletzt Regimentsarzt des Gren.-Regts. Nr. 7 in Liegnitz. Er blieb in Liegnitz und starb hier am 19. März 1906.

Friedrich Nürnberger, 250

geb. am 24. Januar 1842 in Quedlinburg als Sohn des Schneider-meisters Nürnberger, gehörte der K. W.-A. an vom 20. 4. 1864 bis 15. 2. 1868, wurde promoviert am 12. 2. 1868, zum Ass.-Arzt befördert am 22. 5. 1869. Er nahm teil am Krieg 1870/71. Ausgeschieden aus dem aktiven Dienst am 6. 11. 1887 durch Tod als Stabsarzt, war zuletzt Bataillonsarzt beim Inf.-Regt. Nr. 73 in Hannover.

Heinrich O'Flaherty, 251

geb. am 1. Februar 1847 in Beaumarais (bei Saarlouis) als Sohn des Steuereinnehmers O'Flaherty, gehörte der K. W.-A. an vom 20. 4. 1864 bis 15. 2. 1868, wurde promoviert am 2. 4. 1868, zum Ass.-Arzt befördert am 24. 7. 1869. Ausgeschieden aus dem aktiven Dienst am 28. 1. 1875 als Ass.-Arzt im Rhein. Ulan.-Regt. Nr. 7 in Saarbrücken. Weiteres Schicksal unbekannt.

252   **Theodor Petsch,**

geb. am 14. Februar 1844 in Loeschen (Nieder-Lausitz) als Sohn des
Rittergutsbesitzers F. Petsch, gehörte der K. W.-A. an vom 20. 4. 1864
bis 1. 4. 1865, wurde promoviert am 18. 3. 1868, zum Ass.-Arzt befördert am 20. 2. 1872. Nahm am Krieg 1870/71 teil. Ausgeschieden
aus dem aktiven Dienst am 18. 10. 1903 als Oberstabsarzt, war zuletzt
Regimentsarzt des Gren.-Regts. Nr. 110 in Mannheim, lebt jetzt als
Pensionär in Pohsen (Kreis Guben).

253   **Wilhelm Reger,**

geb. am 21. November 1843 in Löben (Prov. Sachsen) als Sohn des
Pfarrers Reger, gehörte der K. W.-A. an vom 20.4.1864 bis 15.2.1868,
wurde promoviert am 10. 10. 1868, zum Ass.-Arzt befördert am
28. 8. 1869. Nahm am Feldzug 1870/71 teil. Gest. am 5. April
1874 an den Folgen von Gelenkrheumatismus als Ass.-Arzt I. Kl. im
Ulan.-Regt. Nr. 12 in Insterburg.

254   **Otto Riebe,**

geb. am 29. Oktober 1844 als Sohn des Kammerdieners Riebe, gehörte der K. W.-A. an vom 20. 4. 1864 bis 15. 2. 1868, wurde promoviert am 12. 2. 1868, zum Ass.-Arzt befördert am 22. 6. 1869.
Ausgeschieden aus dem aktiven Dienst am 19. 12. 1903 als Generaloberarzt, war zuletzt Garnisonarzt in Thorn, blieb zunächst als
Generaloberarzt a. D. in Thorn, verzog dann nach Blankenburg und
ist dort verstorben am 27. August 1906.

255   **Friedrich Schuster,**

Haus- geb. am 9. Juli 1845 in Berlin als Sohn des Fabrikbesitzers Friedrich
stabsarzt. Schuster, gehörte der K. W.-A. an vom 20. 4. 1864 bis 15. 2. 1868,
wurde promoviert am 9.3.1868, zum Ass.-Arzt befördert am 22.6.1869,
verheiratete sich am 11. 6. 1881. Er war bei der K.W.-A. tätig vom
23. 5. 1876 bis 22. 3. 1881, war Hausstabsarzt vom 1. 10. 1878 bis
12. 4. 1880, beteiligte sich am Feldzug gegen Frankreich 1870/71 als
Ass.-Arzt beim 1. Feldlazarett des Gardekorps und Feldstabsarzt beim
II. Bataillon 4. Garde-Regts. z. F. Ausgeschieden aus dem aktiven
Dienst am 31. 7. 1899 als Generalarzt, war zuletzt Divisionsarzt der
8. Div. in Erfurt, lebt jetzt als Generalarzt a. D. in Charlottenburg.
Er betätigte sich literarisch auf dem Gebiete der gerichtlichen
Medizin und schrieb eine Arbeit:

> Ueber Brustverletzungen vom gerichtsärztlichen Standpunkt beurteilt. (Zeit-
> schrift für Heilkunde. Bd. I. Prag 1881.)

256   **Eduard Senftleben,**

geb. am 16. März 1845 in Schrimm (Posen) als Sohn des Posthalters
und Gutsbesitzers Wilhelm Senftleben, gehörte der K. W.-A. an vom
20. 4. 1864 bis 15. 2. 1868, wurde promoviert am 4. 8. 1868, zum
Ass.-Arzt befördert am 22. 6. 1869, verheiratete sich am 18. 9. 1872.

Er nahm am Feldzug 1870/71 als Ass.-Arzt bei dem 2. Sanitäts-Detachement VI. A.-K. teil. Ausgeschieden aus dem aktiven Dienst am 28. 11. 1891 als Oberstabsarzt, war zuletzt Regimentsarzt des Gren.-Regts. Nr. 11 in Breslau, lebt jetzt als Geh. Sanitätsrat in Breslau.

Er betätigte sich literarisch auf dem Gebiete der Pathologie und schrieb u. a.:

> Beiträge zur Lehre von der Entzündung und den dabei auftretenden korpuskulären Elementen.
>
> Ueber die Entstehung des Hitzschlages,

Friedrich Settekorn, 257

geb. am 9. Januar 1844 in Quedlinburg als Sohn des Kanzleiinspektors Friedrich Settekorn, gehörte der K. W.-A. an vom 20. 4. 1864 bis 15. 2. 1868, wurde promoviert am 8. 2. 1868, zum Ass.-Arzt befördert am 22. 6. 1869, verheiratete sich am 27. 10. 1874. Er nahm am Krieg 1870/71 teil. Ausgeschieden aus dem aktiven Dienst am 25. 3. 1882 als Stabsarzt, war zuletzt Bataillonsarzt beim Gren.-Regt. Nr. 2 in Stettin, ist jetzt Sanitätsrat in Bernburg (Anhalt).

Er betätigte sich literarisch auf dem Gebiete der inneren Medizin.

Cäsar Siemon, 258

geb. am 31. Oktober 1843 in Lissa (Posen) als Sohn des Steuerrats Siemon, gehörte der K. W.-A. an vom 20. 4. 1864 bis 15. 2. 1868, wurde promoviert am 13. 8. 1868, zum Ass.-Arzt befördert am 22. 6. 1869. Er nahm teil an dem Feldzug gegen Frankreich 1870/71. Ausgeschieden aus dem aktiven Dienst am 22. 3. 1900 als Generalarzt, war zuletzt Generaloberarzt und Divisionsarzt der 14. Division in Düsseldorf, lebt jetzt als Generalarzt a. D. in Berlin.

Carl Stahl, 259

geb. am 2. Februar 1845 in Rüdersdorf (Kreis Nieder-Barnim) als Sohn des Oberförsters Stahl, gehörte der K. W.-A. an vom 20. 4. 1864 bis 15. 2. 1868, wurde promoviert am 28. 3. 1868, zum Ass.-Arzt befördert am 22. 6. 1869, verheiratete sich am 11. 4. 1875. Er nahm am Feldzug 1870/71 teil. Ausgeschieden aus dem aktiven Dienst am 18. 3. 1907 als Generalarzt, war zuletzt charakt. Generalarzt und Divisionsarzt der 4. Division in Bromberg, lebt jetzt als Generalarzt a. D. in Potsdam.

Oskar Steiner, 260

geb. am 3. November 1844 in Koschentin als Sohn des Gastwirts Franz Steiner, gehörte der K. W.-A. an vom 20. 4. 1864 bis 15. 2. 1868, wurde promoviert am 14. 3. 1868, zum Ass.-Arzt befördert am 22. 5. 1869. Er nahm am Feldzug 1870/71 teil. Er war bei der K. W.-A. tätig vom 24. 2. 1876 bis 15. 7. 1879, erhielt Kommando an die Charité in Berlin in der Zeit vom 1. 4. 1878 bis 12. 9. 1878. Erkrankte an Phthisis pulmonum. Gest. am 15. Juli 1879 als Stabsarzt an der K. W.-A. in Berlin.

261 **Heinrich Striper,**

geb. am 16. Mai 1844 in Liegnitz als Sohn des Tischlermeisters Striper, gehörte der K. W.-A. an vom 20. 4. 1864 bis 15. 2. 1868, wurde promoviert am 11. 3. 1868, zum Ass.-Arzt befördert am 24. 7. 1869, verheiratete sich 1877. Er nahm am Krieg 1870/71 teil. Ausgeschieden aus dem aktiven Dienst am 18. 3. 1876 als Ass.-Arzt I. Kl., war zuletzt beim Feldart.-Regt. Nr. 6 in Breslau, lebte darauf als prakt. Arzt in Liegnitz. Gest. am 10. Mai 1909 als Sanitätsrat.

262 **Max Wenzel,**

geb. am 26. Juni 1845 in Mittelwalde (Schlesien) als Sohn des Kreisrichters Oswald Wenzel, gehörte der K. W.-A. an vom 20. 4. 1864 bis 15. 2. 1868, wurde promoviert am 28. 3. 1868, zum Ass.-Arzt befördert am 24. 7. 1869. Er war bei der K. W.-A. tätig vom 20. 3. 1877 bis 27. 6. 1880. Nahm am Krieg 1870/71 teil. Ausgeschieden aus dem aktiven Dienst am 13. 9. 1906 als Generalarzt, war zuletzt Divisionsarzt der 6. Division in Brandenburg a. H., lebt jetzt als Generalarzt a. D. in Brandenburg a. H.

Michaelis 1864.

263 **Ernst Boehr,**

geb. am 4. November 1844 in Berlin als Sohn des Sanitätsrats Eduard Boehr, gehörte der K. W.-A. an vom 20. 10. 1864 bis 1. 10. 1868, wurde promoviert am 3. 7. 1868, zum Ass.-Arzt befördert am 16. 4. 1870, verheiratete sich am 29. 5. 1884. Er war bei der K. W.-A. tätig vom 1. 10. 1876 bis 1. 10. 1878. Er nahm teil am Feldzug gegen Frankreich 1870/71 und unternahm eine Reise nach Westindien und Südamerika an Bord S.M.S. Hansa 1878/1881. Ausgeschieden aus dem aktiven Dienst am 18. 4. 1901 als Oberstabsarzt, war zuletzt Garnisonarzt in Königsberg i. Pr., war dann diensttuender Sanitätsoffizier beim Bez.-Kommando Kreuznach und ist jetzt Generaloberarzt z. D. und Spezialarzt in Halle a. S.

Er betätigte sich literarisch auf dem Gebiete der internen Medizin und schrieb u. a.:

> Ueber Schiffsluft, ihre Verunreinigung und die Mittel, sie zu verbessern. Monographie. Berlin 1882.
> Beobacht. über den Einfluß Kreuznacher Bäder bei Herzkrankheiten. 1904.

264 **Gustav Bückling,**

geb. am 26. Februar 1844 in Zehdenick als Sohn des Apothekers Albert Bückling, gehörte der K. W.-A. an vom 20. 10. 1864 bis 15. 7. 1868, wurde promoviert am 24. 12. 1868, zum Ass.-Arzt befördert am 24. 7. 1869. Er nahm teil am Krieg 1870/71, traf am 23. 11. 1875 als Ass.-Arzt in württembergische Dienste. Ausgeschieden aus dem aktiven Dienst am 20. 8. 1899 als Oberstabsarzt, war Regimentsarzt des Dragoner-

Regts. Nr. 26 in Stuttgart. Gest. am 20. August 1899 in Großkreuz bei Brandenburg.

Otto Dassow,   265

geb. am 23. Oktober 1843 in Ziezeneff (Pommern) als Sohn des Försters August Dassow, gehörte der K. W.-A. an vom 20. 10. 1864 bis 1. 10. 1868, wurde promoviert am 21. 8. 1869, zum Ass.-Arzt befördert am 16. 4. 1870, verheiratete sich am 22. 5. 1874. Er nahm am Krieg 1870/71 teil. Gest. am 11. November 1898 als Oberstabsarzt und Garnisonarzt in Mainz.

Friedrich Diehl,   266

geb. am 8. Juni 1845 in Münster als Sohn des Leutenants Diehl, gehörte der K. W.-A. an vom 20. 10. 1864 bis 1. 10. 1868, wurde promoviert am 1. 8. 1868, zum Ass.-Arzt befördert am 17. 6. 1870, verheiratete sich am 9. 3. 1882. Nahm am Krieg 1870/71 beim 10. Hannov. Feldlazarett teil. 1875 trat er zur Marine über und nahm am russisch-türkischen Krieg 1876/78 als Geschwaderarzt teil. Ausgeschieden aus dem aktiven Dienst am 29. 5. 1890 als Marine-Oberstabsarzt, stand zuletzt in Kiel bei der I. Matrosen-Division, ist jetzt prakt. Arzt in Mölln in Lauenburg.

Kurt Gutjahr,   267

geb. am 12. Juli 1845 in Meseritz als Sohn des prakt. Arztes Dr. Gutjahr, gehörte der K. W.-A. an vom 20. 10. 1864 bis 8. 4. 1868, wurde promoviert am 24. 12. 1868, zum Ass.-Arzt befördert am 24. 7. 1869, verheiratete sich am 14. 4. 1879. Er nahm als Ass.-Arzt am Krieg 1870/71 teil und hat im „Sanitätsbericht über die Deutschen Heere 1870/71" für die preußische Armee die Abschnitte „Sanitäts-Detachements und Feldlazarette" bearbeitet. Er war bei der M.-A. tätig vom 15. 7. 1876 bis 1. 9. 1876 und vom 17. 9. 1877 bis 8. 2. 1878; bei der K. W.-A. vom 22. 6. 1876 bis 15. 9. 1880. Ausgeschieden aus dem aktiven Dienst am 29. 9. 1899 als Generalarzt, war zuletzt Generaloberarzt und Divisionsarzt der 4. Div. in Bromberg, ist jetzt Generalarzt a. D. und Amtsvorsteher in Herzogwaldau, Kr. Freystadt, Schlesien.

Albert Hacker,   268

geb. am 13. August 1844 in Meuro (Schlesien) als Sohn des Pastors Franz Hacker, gehörte der K. W.-A. an vom 20. 10. 1864 bis 18. 4. 1865, Er nahm am Krieg 1870/71 teil, wurde approbiert 1873, promoviert im Mai 1874. Er ließ sich in Teuchern (Reg.-Bez. Merseburg) als prakt. Arzt nieder und lebt dort als Sanitätsrat.

Karl Hammerdörfer,   269

geb. am 11. März 1846 in Berlin als Sohn des Buchhalters der Kontrolle der Staatspapiere Karl Hammerdörfer, gehörte der K. W.-A. an vom 20. 10. 1864 bis 18. 4. 1865; er wurde auf Antrag seines Vaters wegen Krankheit entlassen, um sich einem anderen Studium zuzuwenden. Er studierte zunächst mehrere Jahre Philologie, trat dann als Beamter ins Auswärtige Amt ein, war 30 Jahre bei der Kaiserl. Botschaft in

Paris tätig. Lebt jetzt als Geheimer Hofrat im Auswärtigen Amt in Berlin.

270 **Oskar Henschke,**

geb. am 19. Oktober 1844 in Heilsberg als Sohn des Gendarmen Gottlieb Henschke, gehörte der K. W.-A. an vom 20.10.1864 bis 26.10.1866, er wurde wegen Phthisis pulm. entlassen. Sein weiteres Schicksal ist unbekannt.

271 **Otto Knebel,**

geb. am 2. Januar 1844 in Schroda als Sohn des Kreis-Gerichtsdirektors Gustav Knebel, gehörte der K. W.-A. an vom 20.10.1864 bis 1.10.1868, nahm am Krieg 1870/71 teil, schied am 26.8.1872 als Unterarzt im Gren.-Regt. Nr. 1 aus dem aktiven Dienst. Er wurde 1877 approbiert und ließ sich als Arzt in Lutzerath (Kr. Cochem) nieder. Lebt jetzt als Distriktsarzt in Dresden.

272 **Asmus Kreis,**

geb. am 19. Dezember 1843 in Sorau als Sohn des Appellations-Gerichtsrates Friedrich Kreis, gehörte der K. W.-A. an vom 20.10.1864 bis 1.10.1868, wurde promoviert am 27.3.1869. Als dienstuntauglich ausgeschieden aus dem aktiven Dienst am 20.5.1869 als Unterarzt, war zuletzt kommandiert zur Charité. Wurde 1871 approbiert, ließ sich als prakt. Arzt in Schmiedeberg nieder und starb am 10. November 1888 in Dahme, Prov. Brandenburg.

273 **Prof. Arthur Krocker,**

geb. am 25. August 1846 in Czernitz als Sohn des Oekonomiekommissarius Anton Krocker, gehörte der K. W.-A. an vom 20.10.1864 bis 1.10.1868, wurde promoviert am 24.10.1868, zum Ass.-Arzt befördert am 22.8.1870, verheiratete sich am 15.10.1885. Er nahm teil am Krieg 1870/71. Er war bei der K. W.-A. vom 20.5.1878 bis 24.5.1881 tätig und bei der M.-A. vom 13.12.1882 bis 26.1.1889. Erhielt 1897 den Titel „Professor". Ausgeschieden aus dem aktiven Dienst am 28. September 1906 durch Tod als char. Generaloberarzt, war zuletzt 1. Garnisonarzt in Berlin.

Er betätigte sich literarisch auf dem Gebiete des Militärsanitätswesens, bearbeitete einen großen Teil des San.-Berichts über die deutschen Heere im Krieg 1870/71 und war Redakteur der militärärztlichen Zeitschrift seit 1898 bis zu seinem Tode.

274 **Robert Philipp,**

geb. am 13. Januar 1844 in Berlin als Sohn des Kaufmanns Moritz Philipp, gehörte der K. W.-A. an vom 20.10.1864 bis 1.10.1868, wurde promoviert am 16.7.1870, zum Ass.-Arzt befördert am 11.4.1871, verheiratete sich am 20.9.1877. Er erhielt Kommando zur Kaiserl. Marine März 1873 bis März 1874. Ausgeschieden aus dem aktiven Dienst am 22.6.1876 als Ass.-Arzt I. Kl., war zuletzt beim Feldart. Regt. Nr. 11 in Fritzlar, wurde dann·prakt. Arzt in Berlin. Gest. am 2. Februar 1892 als prakt. Arzt in Terittet.

August Richter, 275

geb. am 23. Mai 1842 in Nakel (Posen) als Sohn des Rektors und Hilfs-
predigers Gustav Richter, gehörte der K.W.-A. an vom 20. 10. 1864
bis 1. 10. 1867, wurde promoviert im August 1867, zum Ass.-Arzt
befördert am 30. 11. 1872. Er nahm am Krieg 1870/71 teil. Ausgeschieden aus dem aktiven Dienst am 16. 10. 1886 als Stabsarzt, war
zuletzt Bataillonsarzt beim Gren.-Regt. Nr. 9 in Stargard i. P., wurde
Kreisphysikus in Peine (Bez. Hildesheim). Gest. am 15. Juli 1907 als
Medizinalrat in Peine.

Robert Salbey, 276

geb. am 22. Juni 1844 in Lübben als Sohn des Zahlmeisters Salbey,
gehörte der K.W.-A. an vom 20. 10. 1864 bis 1. 10. 1868, wurde
promoviert am 5. 8. 1868, zum Ass.-Arzt befördert am 17. 6. 1870.
Er nahm am Krieg 1870/71 teil, zog sich in ihm ein Lungenleiden
zu, dem er wenige Jahre später erlag. Gest. am 31. Mai 1874 in
Eisenach an Lungentuberkulose als Ass.-Arzt II. Kl., war zuletzt beim
Inf.-Regt. Nr. 94 in Eisenach.

Arthur Schmiedel, 277

geb. am 28. Januar 1845 in Ratibor als Sohn des Justizrats, Rechtsanwalts und Notars Schmiedel, gehörte der K.W.-A. an vom 20. 10. 1864
bis 15. 3. 1866, er wurde wegen zeitiger Unbrauchbarkeit zum militärärztlichen Dienst (Hernie) entlassen, studierte weiter Medizin, wurde
am 4. 8. 1868 promoviert und im Jahre 1869 approbiert. Er war
Kreisphysikus in Militsch, und starb am 21. Mai 1901 als Medizinalrat
in Breslau.

Otto Sichting, 278

geb. am 2. August 1842 in Borken b. Münster als Sohn des Stabsarztes a. D.
Sichting, gehörte der K.W.-A. an vom 20. 10. 1864 bis 15. 3. 1866,
er wurde wegen fehlerhafter Muskulatur der linken Hand als zeitig un-
brauchbar zum militärärzlichen Dienst entlassen, wurde am 15. 5. 1869
promoviert, 1870 approbiert, wurde zunächst Ass.-Arzt am städt.
Krankenhaus in Krefeld, dann dort prakt. Arzt, starb am 15. Juni 1883
in Cassel.

Karl Siveke, 279

geb. am 28. Mai 1841 in Herford als Sohn des Gerichtsrats Siveke,
gehörte der K.W.-A. an vom 20. 10. 1864 bis 15. 3. 1865. Er wurde
auf seinen Antrag aus der Akademie entlassen, wurde am 7. 8. 1868
promoviert, 1869 approbiert und ließ sich als prakt. Arzt in Minden
nieder. Gest. am 11. Dezember 1897 in Minden.

Paul Vennemann, 280

geb. am 6. Februar 1846 in Münster als Sohn des Wagenbauers Venne-
mann, gehörte der K.W.-A. an vom 20. 10. 1864 bis 1. 10. 1868. Er
wurde am 1. 4. 1869 wegen temporärer Dienstunbrauchbarkeit als

Charité-Unterarzt entlassen, trat später wieder in Dienst, nachdem er am 29. 5. 1869 promoviert worden war und starb am 9. April 1870 als Unterarzt im Garde-Feldart.-Regt.

281   **Albert Waga,**

geb. am 21. März 1846 in Ziesar (Prov. Sachsen) als Sohn des Apothekers Waga, gehörte der K. W.-A. an vom 20. 10. 1864 bis 13. 5. 1868; er erkrankte an Lungenschwindsucht und starb am 13. Mai 1868 im elterlichen Hause.

282   **Bernhard Wende,**

geb. am 26. November 1845 in Klein-Althammer (Kr. Kosel) als Sohn des Forstrendanten Karl Wende, gehörte der K. W.-A. an vom 20. 10. 1864 bis 30. 9. 1868, wurde promoviert am 26. 1. 1869, zum Ass.-Arzt befördert am 15. 3. 1870, verheiratete sich am 11. 10. 1875. Er nahm teil am Feldzug gegen Frankreich als Ass.-Arzt beim Feld-Lazarett 9 des VIII. A.-K. Ausgeschieden aus dem aktiven Dienst am 18. 10. 1907 als Generaloberarzt, war zuletzt Oberstabsarzt und Regimentsarzt des Inf.-Regts. Nr. 116 in Gießen, lebt jetzt als Generaloberarzt a. D. in Charlottenburg.

283   **Johannes Williger,**

geb. am 3. September 1844 in Hohenfinow bei Neustadt i. M. als Sohn des Predigers H. G. Karl Williger, gehörte der K. W.-A. an vom 20. 10. 1864 bis 20. 3. 1865; er wurde auf seinen Antrag wegen unüberwindlicher Abneigung gegen das medizinische Studium entlassen und hatte die Absicht sich dem höheren Postfach zuzuwenden. Er ging jedoch schließlich wegen seiner Neigung zur Mathematik und zu den Naturwissenschaften zur Elektrotechnik über und ist jetzt Prokurist des Elektrizitätswerks von Lohmeyer & Co. in Frankfurt a. M.

Ostern 1865.

284   **Hugo Bleich,**

geb. am 14. März 1845 in Krotoschin als Sohn des Gymnasiallehrers Wilhelm Bleich, gehörte der K. W.-A. an vom 21. 4. 1865 bis 15. 2. 1869. Er nahm am Krieg 1870/71 teil. Gest. am 7. Juli 1871 als Unterarzt im 2. Garde-Regt. z. F. in Berlin.

285   **Heinrich Dechant,**

geb. am 23. Juni 1844 in Bunzlau als Sohn des Oberlehrers Dechant, gehörte der K. W.-A. an vom 21. 4. 1865 bis 1. 7. 1868. Gest. am 1. Juli 1868 an Diphtherie.

286   **Ernst Ewe,**

geb. am 6. August 1843 in Pr.-Stargardt als Sohn des Majors a. D. und Bürgermeisters Wilhelm Ewe, gehörte der K. W.-A. an vom

21. 4. 1865 bis 15. 2 1869, wurde promoviert am 31. 7. 1869, zum Ass.-Arzt befördert am 21. 9. 1872, verheiratete sich am 22. 10. 1872. Er nahm am Krieg 1870/71 teil. Ausgeschieden aus dem aktiven Dienst am 24. 5. 1877 mit dem Charakter als Stabsarzt, war zuletzt Ass.-Arzt I. Kl. im Drag.-Regt. Nr. 19 in Cloppenburg, lebte dann als Badearzt in Neundorf. Gest. am 27. November 1907 als Geh. Sanitätsrat in Detmold.

Carl Flashar,   287

geb. am 14. Oktober 1845 in Nicolai (Schlesien) als Sohn des Gerichtsrates Carl Flashar, gehörte der K. W.-A. an vom 21. 4. 1865 bis 15. 2. 1869, wurde promoviert am 20. 4. 1869, zum Ass.-Arzt befördert am 20. 7. 1870, verheiratete sich am 16. 3. 1873. Er nahm teil am Krieg 1870/71. Ausgeschieden aus dem aktiven Dienst am 9. August 1889 durch Tod als Stabsarzt, war zuletzt Bataillonsarzt beim Gren.-Regt. Nr. 10 in Freiburg i. Schlesien.

Andreas Gutzki,   288

geb. am 5. Januar 1844 in Berlin als Sohn des Oberfeuerwerkers Gutzki, gehörte der K. W.-A. an vom 21. 4. 1865 bis 15. 2. 1869, wurde promoviert am 20. 4. 1869, zum Ass.-Arzt befördert am 19. 5. 1870. Er nahm am Feldzug 1870/71 teil und ist während desselben an Schwindsucht gestorben am 6. März 1871.

Friedrich Haberkorn,   289

geb. am 30. Januar 1845 in Gr.-Salze als Sohn des Kaufmanns Garl Haberkorn, gehörte der K. W.-A. an vom 21. 4. 1865 bis 15. 2. 1869, wurde promoviert am 10. 7. 1869, zum Ass.-Arzt befördert am 22. 8. 1870, verheiratete sich am 12. 11. 1878. Ausgeschieden aus dem aktiven Dienst am 5. 7. 1892 als Oberstabsarzt, war zuletzt Regimentsarzt des Inf.-Regts. Nr. 129 in Bromberg. Gest. im Jahre 1902 als Oberstabsarzt a. D in Hannover.

Rudolf Henckel,   290

geb. am 5. Februar 1847 in Greiffenberg als Sohn des Superintendenten Christian Henckel, gehörte der K. W.-A. an vom 21. 4. 1865 bis 15. 2. 1869, wurde promoviert am 9. 8. 1869, zum Ass.-Arzt befördert am 24. 3. 1875. Er nahm am Krieg 1870/71 teil. Ausgeschieden aus dem aktiven Dienst am 15. 11. 1877 als Ass.-Arzt, war zuletzt beim Inf.-Regt. Nr. 84 in Schleswig, ließ sich dann als prakt. Arzt in Warin nieder. Gest. am 11. April 1904 als Sanitätsrat in Warin (Mecklenburg-Schwerin).

Oskar Junker,   291

geb. am 12. Januar 1845 in Schweinitz (Prov. Sachsen) als Sohn des Seifensiedermeisters Junker, gehörte der K. W.-A. an vom 21. 4. 1865 bis 27. 10. 1867. Er wurde aus der Akademie entlassen und wandte sich dem Postfach zu. Er lebte zuletzt in Berlin und starb hier 1905 als Telegraphen-Sekretär.

292   **Ernst Macke,**

geb. am 2. Juni 1847 in Sorau als Sohn des prakt. Arztes Dr. Hermann Macke, gehörte der K. W.-A. an vom 21. 4. 1865 bis 15. 2. 1869, wurde promoviert am 17. 4. 1869, zum Ass.-Arzt befördert am 10. 5. 1870, verheiratete sich am 19. 5. 1874. Er nahm am Krieg 1870/71 teil. Ausgeschieden aus dem aktiven Dienst am 19. 3. 1874 als Ass.-Arzt, war zuletzt beim Inf.-Regt. Nr. 69 in Trier; er ließ sich als prakt. Arzt in Brodenbach (Rheinprovinz) nieder. Verstorben am 15. Juli 1900 als Sanitätsrat in Neuwied.

293   **Hermann Mitschke,**

geb. am 20. März 1847 in Lauban (Schlesien) als Sohn des Rechnungsrates Mitschke, gehörte der K. W.-A. an vom 21. 4. 1865 bis 15. 2. 1869, wurde promoviert am 18. 2. 1869. Erkrankte als Unterarzt im 2. Garde-Regt. z. F. an einem Lungenleiden und starb am 5. November 1869 im elterlichen Hause in Lauban.

294   **Otto Müller,**

geb. am 31. Juli 1845 in Berlin als Sohn des Oberstleutnants Hermann Müller, gehörte der K. W.-A. an vom 20. 4. 1865 bis 15. 2. 1869, wurde promoviert am 4. 3. 1869, zum Ass.-Arzt befördert am 20. 7. 1870, verheiratete sich am 13. 4. 1875. Er nahm am Krieg 1870/71 teil. Ausgeschieden aus dem aktiven Dienst am 1. 11. 1881 als Stabsarzt, war zuletzt Bataillonsarzt im Inf.-Regt. Nr. 13 in Münster, ein Nervenleiden machte seine Unterbringung in einer Klinik notwendig. Gest. am 11. März 1892 in Anstaltsbehandlung.

295   **Ernst Reibig,**

geb. am 9. November 1844 in Naumburg a. S. als Sohn des Kaufmanns Reibig, gehörte der K. W.-A. an vom 21. 4. 1865 bis 16. 3. 1868, wurde promoviert und approbiert 1876, zum Ass.-Arzt befördert am 24. 7. 1877. Ausgeschieden aus dem aktiven Dienst am 22. 7. 1882 als Ass.-Arzt I. Kl., war zuletzt beim 1. Bad. Drag.-Regt. Nr. 20 in Mannheim, ließ sich dann als prakt. Arzt in Naumburg a. S. nieder. Gest. am 19. März 1905 in Naumburg a. S.

296   **Emil Riedel,**

geb. am 11. September 1846 in Kolberg als Sohn des Postsekretärs Riedel, gehörte der K. W.-A. an vom 20. 4. 1865 bis 15. 2. 1869, wurde promoviert am 27. 2. 1869, zum Ass.-Arzt befördert am 20. 7. 1870, verheiratete sich am 7. 10. 1876. Er nahm am Krieg 1870/71 teil. Ausgeschieden aus dem aktiven Dienst am 17. 5. 1902 als Generaloberarzt, war zuletzt Oberstabsarzt und Regimentsarzt des 3. Garde-Ulan.-Regts. in Potsdam, lebt jetzt als Generaloberarzt a. D. in Potsdam.

Er betätigte sich literarisch auf dem Gebiete des Milit.-Sanitäts-wesens und schrieb über:

Die Dienstverhältnisse der Königlich Preußischen Militärärzte im Frieden. 3. Auflage. Berlin 1891 bei E. S. Mittler u. Sohn.

Ernst Schoeffler, 297

geb. am 7. Dezember 1843 in Freienwalde a. O. als Sohn des Kauf-manns Schoeffler, gehörte der K. W.-A. an vom 21. 4. 1865 bis 15. 2. 1869, wurde promoviert am 12. 3. 1869, nahm am Krieg 1870/71 teil, war 1873 noch Unterarzt im 3. Garde-Gren.-Regt. Königin Elisabeth. Er wanderte dann nach Amerika aus.

Paul Schotte, 298

geb. am 4. Juni 1846 in Gr.-Glogau als Sohn des Generalarztes Arnim Schotte, gehörte der K. W.-A. an vom 21. 4. 1865 bis 15. 2. 1869, wurde promoviert am 10. 6. 1869, trat am 8. 6. 1870 in die Marine ein, wurde zum Marine-Ass.-Arzt befördert am 12. 7. 1870, ver-heiratete sich. Er nahm am Krieg 1870/71 teil. Ausgeschieden aus dem aktiven Dienst am 21. 6. 1887 als Marine-Oberstabsarzt, war zuletzt Oberarzt im Marinelazarett Kiel. Gest. am 20. Dezember 1894 als leitender Arzt des Werftkrankenhauses in Wilhelmshaven.

Reinhard Schultze, 299

geb. am 3. Juli 1846 in Berlin als Sohn des Apothekers August Schultze, gehörte der K. W.-A. an vom 1. 4. 1865 bis 15. 2. 1869, wurde promoviert am 17. 4. 1869, zum Ass.-Arzt befördert am 19. 5. 1870, verheiratete sich am 11. 2. 1878. Er nahm am Feldzug 1870/71 teil. Ausgeschieden aus dem aktiven Dienst am 2. 7. 1898 als Ober-stabsarzt, war zuletzt Regimentsarzt des Inf.-Regts. Nr. 41 in Tilsit, ist jetzt Arzt an der Auswanderer-Kontroll-Station in Tilsit.

Max Sommerbrodt, 300

geb. am 15. April 1847 in Liegnitz als Sohn des Professors an der Ritterakademie Dr. Julius Sommerbrodt, gehörte der K. W.-A. an vom 21. 4. 1865 bis 15. 2. 1869, wurde promoviert am 1. 5. 1869, zum Ass.-Arzt befördert am 20. 7. 1870. Er nahm am Feldzug 1870/71 teil als Ass.-Arzt beim Generalarzt des IX. A.-K. 1879 war er nach Astrachan kommandiert zur Erforschung der Pest. Er war bei der K. W.-A. tätig vom 1. 12. 1877 bis 24. 12. 1881. Ausgeschieden aus dem aktiven Dienst am 26. 11. 1896 als Oberstabsarzt, war zuletzt Regimentsarzt des Eisenb.-Regts. Nr. 2. Gest. am 12. November 1897.

Er betätigte sich literarisch auf dem Gebiete der Kriegs-Medizin und schrieb:

Vom Kriegs-Sanitätsbericht den Abschnitt „Typhus". — Ferner: Mitteilungen über die Pest-Epidemie im Winter 1878/79 im russischen Gou-vernement Astrachan. Zusammen mit Dr. August Hirsch. Berlin 1880. Carl Heymann's Verlag.

301 **Otto Wolf,**

geb. am 13. Juni 1844 in Schafstädt als Sohn des Oberpredigers August Wolf, gehörte der K. W.-A. an vom 21.4.1865 bis 31.3.1869, wurde promoviert am 6.3.1869, zum Ass.-Arzt befördert am 22.8. 1870, verheiratete sich am 5.6.1876. Er nahm am Feldzug 1870/71 teil. Ausgeschieden aus dem aktiven Dienst am 28.10.1884 als Stabsarzt, war zuletzt Bataillonsarzt beim Füs.-Regt. Nr. 36 in Erfurt. Gest. am 28. Oktober 1885.

Er betätigte sich literarisch auf dem Gebiete der inneren Medizin.

302 **Johannes Ziegel,**

geb. am 24. Juni 1847 in Treptow a. R. (Pommern) als Sohn des Gymnasialoberlehrers Ziegel, gehörte der K. W.-A. an vom 20.4.1865, bis 15.2.1869, wurde promoviert am 22.5.1869, zum Ass.-Arzt befördert am 22.8.1870, verheiratete sich am 1.3.1893. Er nahm am Krieg 1870/71 teil. Ausgeschieden aus dem aktiven Dienst am 23.3.1901 als Generaloberarzt, war zuletzt Divisionsarzt der 5. Div. in Frankfurt a. O., lebt jetzt als Generaloberarzt a. D. in Stettin.

Er betätigte sich literarisch auf dem Gebiete des Milit.-Medizinalwesens und schrieb einen

Entwurf zu einer Friedens-Sanitätsordnung für das preußische Heer. Stettin 1881. Fr. Nagel.

Michaelis 1865.

303 **Wilhelm Duddenhausen,**

geb. am 7. Juni 1846 in Recklinghausen als Sohn des Königl. Steuerempfängers Wilhelm Duddenhausen, gehörte der K. W.-A. an vom 20.10.1865 bis 1.10.1869, wurde promoviert am 11.8.1869, zum Ass.-Arzt befördert am 14.1.1873, verheiratete sich am 24.7.1877. Nahm am Krieg 1870/71 teil. Ausgeschieden aus dem aktiven Dienst am 30.11.1897 als Oberstabsarzt I. Kl., war zuletzt Regimentsarzt des Feldart.-Regts. Nr. 9 in Itzehoe, lebte als prakt. Arzt in Flensburg. Gest. am 4. Februar 1900 in Flensburg.

304 **Levi Falk,**

geb. am 7. Juli 1844 in Beckrem als Sohn des Kaufmanns Abraham Falk, gehörte der K. W.-A. an vom 15.10.1865 bis 1.4.1866, wurde promoviert 1871, approbiert 1872, ließ sich als prakt. Arzt in Hamm nieder. Er nahm am Krieg 1870/71 teil. Ist jetzt prakt. Arzt, Bahnarzt und Sanitätsrat in Hamm.

305 **Julius Fornet,**

geb. am 22. Januar 1847 in Berlin als Sohn des Literaten Wilhelm Fornet, gehörte der K. W.-A. an vom 20.10.1865 bis 1.10.1869, wurde promoviert am 12.8.1869, zum Ass.-Arzt befördert am 19.3.

1872. Nahm am Krieg 1870/71 teil. Ausgeschieden aus dem aktiven Dienst am 30. 9. 1874 als Ass.-Arzt, war zuletzt beim Kaiser Alexander-Garde-Gren.-Regt. Nr. 1 in Berlin, ließ sich als prakt. Arzt in Berlin nieder, wo er als Geh. Sanitätsrat am 20. November 1907 gestorben ist.

Karl Graber,   306

geb. am 23. Mai 1844 in Steinau (Oberschlesien) als Sohn des Mühlenbesitzers Graber, gehörte der K. W.-A. an vom 20. 10. 1865 bis 13. 1. 1866. Er wurde auf seinen Antrag entlassen, studierte weiter, wurde am 12. 8. 1869 promoviert. 1870 approbiert ließ er sich als prakt. Arzt in Carlsruhe (Schlesien) nieder, wo er am 21. Oktober 1899 verstorben ist.

Adolf Groos,   307

geb. am 8. Juli 1841 in Freudenberg als Sohn des Pfarrers Christian Groos, gehörte der K. W.-A. an vom 20. 10. 1865 bis 10. 10. 1867, wurde promoviert am 15. 8. 1867, zum Ass.-Arzt befördert am 22. 5. 1869. Nahm teil am Krieg 1870/71. Ausgeschieden aus dem aktiven Dienst am 2. 11. 1871 als Ass.-Arzt, war zuletzt beim Inf.-Regt. Nr. 70 in Saarlouis, ließ sich als prakt. Arzt in Letmathe (Kreis Iserlohn) nieder. Gest. am 6. Juni 1885.

Camillo Hahn,   308

geb. am 11. Juni 1845 in Dobrilugk als Sohn des prakt. Arztes Joh. Friedrich Hahn, gehörte der K. W.-A. an vom 20. 10. 1865 bis 1. 10. 1869, wurde promoviert am 11. 8. 1869, zum Ass.-Arzt befördert am 30. 7. 1872, verheiratete sich am 21. 11. 1876. Er nahm am Krieg 1870/71 teil. Ausgeschieden aus dem aktiven Dienst am 6. 10. 1881 als Stabsarzt, war zuletzt Bataillonsarzt beim Inf.-Regt. Nr. 18 in Gleiwitz, wurde Kreisphysikus und war schließlich in Spandau als Kreisphysikus a. D. noch praktisch tätig. Gest. am 8. Februar 1901 in Berlin.

Max Horter,   309

geb. am 29. November 1840 in See (Reg.-Bez. Liegnitz) als Sohn des Pastors Johannes Horter, gehörte der K. W.-A. an vom 20. 10. 1865 bis 1. 10. 1869, wurde promoviert am 23. 3. 1870, nahm am Krieg 1870/71 teil. Ausgeschieden aus dem aktiven Dienst am 29. 2. 1872 als Unterarzt, war zuletzt beim 1. Garde-Drag.-Regt. in Berlin. Er war darauf an verschiedenen Orten des Rheinlandes als prakt. Arzt tätig, später als Schiffsarzt, und ging schließlich nach Amerika, wo er 1905 verstorben ist.

Kunibert Jacoby,   310

geb. am 30. September 1845 in Hammerstein (Westpreußen) als Sohn des Kreisgerichtsrats Theodor Jacoby, gehörte der K. W.-A. an vom 20. 10. 1865 bis 19. 6. 1866. Entfernte sich heimlich von der K. W.-A. Weiteres Schicksal unbekannt.

311   **Wilhelm Kalau v. Hofe,**

geb. am 8. Oktober 1845 in Kraupischken (Ostpreußen) als Sohn des
Pfarrers Ludwig Kalau v. Hofe, gehörte der K. W.-A. an vom 20. 10.
1865 bis 1. 10. 1869, wurde promoviert am 31. 7. 1869, zum Ass.-
Arzt befördert am 18. 6. 1872, verheiratete sich am 6. 6. 1874. Nahm
am Krieg 1870/71 teil. Ausgeschieden aus dem aktiven Dienst am
22. 10. 1878 als Ass.-Arzt I. Kl., war zuletzt bei der Unteroffizier-Vorschule
in Weilburg, lebte dann als prakt. Arzt in Insterburg, wurde 1882
Gestütsarzt in Trakehnen, wo er am 17. Dezember 1891 starb.

312   **Edwin Kittmann,**

geb. am 18. Mai 1843 in Allenstein als Sohn des Hauptmanns Adolf
Kittmann, gehörte der K. W.-A. an vom 20. 10. 1865 bis 17. 9. 1866,
er wurde auf Antrag seines Vaters entlassen, wurde 1872 approbiert,
trat darauf ins Heer ein und wurde zum Ass.-Arzt befördert am
25. 3. 1873. Er verheiratete sich. Ausgeschieden aus dem aktiven
Dienst am 15. 1. 1874 als Ass.-Arzt II. Kl., war zuletzt beim Füs.-Regt.
Nr. 34 in Stettin, ließ sich als prakt. Arzt in Hohenstein nieder.
Gest. am 25. Februar 1890.

313   **Heinrich Kolbe,**

geb. am 18. Mai 1845 in Frankfurt a. O. als Sohn des Geheimen
Regierungsrates bei der Königl. Porzellan-Manufaktur Gustav Kolbe, gehörte der K. W.-A. an vom 20. 10. 1865 bis 1. 10. 1869, wurde promoviert am 23. 7. 1869, zum Ass.-Arzt befördert am 22. 8. 1870,
verheiratete sich am 22. 9. 1874. Er nahm als Ass.-Arzt am Krieg
1870/71 teil. Gest. am 31. März 1896 als Oberstabsarzt, war zuletzt
Regimentsarzt des 2. Garde-Drag.-Regts. in Berlin.

314   **Eduard Loos,**

geb. am 5. März 1845 in Ober-Glogau als Sohn des Kreisgerichtsrats
Eduard Loos, gehörte der K. W.-A. an vom 20. 10. 1865 bis 1. 10. 1869,
wurde promoviert am 14. 8. 1869, zum Ass.-Arzt befördert am 22. 8. 1870.
Er nahm am Krieg 1870/71 teil. Ausgeschieden aus dem aktiven
Dienst am 22. Januar 1890 durch Tod als Stabsarzt, war zuletzt
Bataillonsarzt beim Inf.-Regt. Nr. 11 in Breslau.

315   **Maximilian Lehmann,**

geb. am 4. April 1845 in Beeskow als Sohn des Kreischirurgen
Lehmann, gehörte der K. W.-A. an vom 20. 10. 1865 bis 26. 3. 1866,
er wurde auf Antrag seiner Mutter entlassen. Er wanderte später nach
Amerika aus und ist dort verstorben. Weitere Ermittelungen blieben
ergebnislos.

316   **Ferdinand Martini,**

geb. am 20. März 1846 in Fraustadt als Sohn des Brauereibesitzers
Hermann Martini, gehörte der K. W.-A. an vom 20. 10. 1865 bis
1. 10. 1869, wurde promoviert am 9. 3. 1870, trat mit seiner Beförde-

rung zum Ass.-Arzt am 16. 4. 1870 zur Marine über. Nahm am Krieg
1870/71 teil. Er war bei der K. W.-A. tätig vom 1. 10. 1873 bis
1. 10. 1877. Ausgeschieden aus dem aktiven Dienst am 24. 12. 1881
als Marine-Stabsarzt, war zuletzt Oberarzt der I. Matrosendivision in
Kiel. Er war dann prakt. Arzt in Berlin. Gest. am 4. April 1904.

Richard Mulnier,   317

geb. am 25. August 1844 in Klein-Mutz bei Zehdenik als Sohn des
Predigers Wilhelm Mulnier, gehörte der K.W.-A. an vom 20. 10. 1865
bis 1. 10. 1869, wurde promoviert am 13. 10. 1869, zum Ass.-Arzt
befördert am 3. 9. 1872, verheiratete sich am 28. 9. 1880. Er nahm
am Krieg 1870/71 teil. Ausgeschieden aus dem aktiven Dienst am
20. 11. 1900 als Oberstabsarzt I. Kl., war zuletzt Garnisonarzt in Posen,
lebte zunächst in Posen und wohnt seit 1905 in Berlin-Schöneberg.

Mathias Ossowidzki,   318

geb. am 26. September 1844 in Komorowo (Kr. Bomst) als Sohn des
Pächters Ossowidzki, gehörte der K. W.-A. an vom 20. 10. 1865 bis
1. 10. 1869, wurde promoviert am 31. 7. 1869, zum Ass.-Arzt befördert
am 22. 8. 1870. Ausgeschieden aus dem aktiven Dienst am 15. 6.
1877 als Ass.-Arzt I. Kl., war zuletzt beim 1. Garde-Feldart.-Regt. in
Berlin, lebte als prakt. Arzt und Sanitätsrat in Oranienburg. Gest. am
25. November 1908.

Heinrich Paetsch,   319

geboren am 13. Mai 1845 in Rudow (Kr. Teltow) als Sohn des Predigers
Lic. theol. Dr. Paetsch, gehörte der K.W.-A. an vom 20. 10. 1865 bis
1. 10. 1869, wurde promoviert am 13. 10. 1869, zum Ass.-Arzt befördert
am 30. 7. 1872, verheiratete sich am 30.5.1882. Er nahm am Feldzug
1870/71 teil. Er war bei der K. W.-A. tätig vom 1. 10. 1878 bis
5. 10. 1881, erhielt Kommando an die Kgl. Charité in Berlin in der
Zeit vom 1. 10. 1879 bis 1. 10. 1881. Ausgeschieden aus dem aktiven
Dienst am 16. 10. 1906 als Generaloberarzt, war zuletzt Oberstabsarzt
und Regimentsarzt des Drag.-Regts. Nr. 8 in Oels, lebt jetzt als
Generaloberarzt a. D. in Oels (Schlesien).

Karl Rittershausen,   320

geb. am 22. Dezember 1846 in Beuel bei Bonn als Sohn des prakt.
Arztes Dr. Alfred Rittershausen, gehörte der K.W.-A. an vom 20.10.1865
bis 1. 10. 1869, wurde promoviert am 20. 8. 1869, zum Ass.-Arzt
befördert am 18. 6. 1872. Er nahm am Krieg 1870/71 teil. Ausgeschieden aus dem aktiven Dienst am 30. 10. 1897 als Oberstabsarzt
I. Kl., war zuletzt Regimentsarzt des Inf.-Regts. Nr. 97 in Saarburg,
lebt jetzt als Oberstabsarzt a. D. in München.

Er betätigte sich literarisch auf dem Gebiete der Chirurgie.

Hugo Schirach,   321

geb. am 15. Mai 1846 in Birnbaum (Posen) als Sohn des Kreisgerichtsdirektors Schirach, gehörte der K. W.-A. an vom 20. 10. 1865 bis

1. 10. 1869, wurde promoviert am 6. 8. 1869, zum Ass.-Arzt befördert am 3. 10. 1871, verheiratete sich am 12. 4. 1873. Er nahm am Krieg 1870/71 teil beim Sanitäts-Detachement Nr. 1 des Garde-Korps. Ausgeschieden aus dem aktiven Dienst am 24. 10. 1891 als Oberstabsarzt, war zuletzt Regimentsarzt des Füs.-Regts. Nr. 34 in Bromberg, lebte als Oberstabsarzt a. D. zunächst in Hamburg, unternahm von 1891 bis Ende 1909 Reisen nach Nord- und Süd-Amerika, Norwegen, Schweden, England, Frankreich, Italien, Nord-, Süd-, Ost- und West-Afrika, Japan, China, Vorder- und Hinterindien, und lebt jetzt in Niendorf (Kr. Pinneberg).

322   **Franz Siebert,**

geb. am 2. Dezember 1846 in Neuhaldensleben als Sohn des Rektors Friedrich Wilhelm Siebert, gehörte der K. W.-A. an vom 20. 10. 1865 bis 8. 8. 1868. Sein weiteres Schicksal ist unbekannt.

323   **Moritz Weber,**

geb. am 28. Februar 1846 in Frankenstein als Sohn des Stabsarztes Weber, gehörte der K. W.-A. an vom 20. 10. 1865 bis 18. 10. 1867, wurde wegen Kränklichkeit (beginnende Lungenschwindsucht) entlassen. Er studierte weiter Medizin. Sein erneutes Aufnahmegesuch wurde 1869 mit Rücksicht auf den Lungenbefund abgewiesen. Gestorben 1872.

324   **Hermann Weber,**

geb. am 17. Mai 1848 in Berlin als Sohn des Kanzleirats im Königl. Finanz-Ministerium Wilhelm Weber, gehörte der K.W.-A. an vom 20. 10. 1865 bis 1. 10. 1869, wurde promoviert am 12. 8. 1869, zum Ass.-Arzt befördert am 1. 7. 1871, verheiratete sich am 25. 5. 1881. Er nahm am Kriege 1870/71 teil, war bei der K. W.-A. tätig vom 15. 11. 1878 bis 31. 3. 1881. Ausgeschieden aus dem aktiven Dienst am 10. 4. 1906 als Generalarzt, war zuletzt Generaloberarzt und Divisionsarzt der 34. Division in Metz, lebt jetzt als Generalarzt a. D. in Wiesbaden.

325   **Ferdinand Wischer,**

geb. am 16. Februar 1844 in Rochau als Sohn des Gutsbesitzers Joachim Wischer, gehörte der K.W.-A. an 20. 10. 1865 bis 1. 10. 1869, wurde promoviert am 16. 3. 1869, zum Ass.-Arzt befördert am 19. 9. 1871, verheiratete sich am 1. 10. 1873. Nahm teil am Feldzug 1870/71. Ausgeschieden aus dem aktiven Dienst am 18. 10. 1902 als General-arzt, war zuletzt Generaloberarzt und Divisionsarzt der 31. Division in Straßburg i. E., lebt jetzt als Generalarzt a. D. in Charlottenburg.

326   **Adolf Zwicke,**

geb. am 6. Februar 1846 in Saarbrücken als Sohn des prakt. Arztes Dr. Gottlieb Zwicke, gehörte der K. W.-A. an vom 20. 10. 1865 bis 1. 4. 1866, wurde promoviert am 21. 7. 1868, zum Ass.-Arzt befördert am 19. 2. 1870, verheiratete sich am 29. 3. 1879. Er nahm am Feldzug 1870/71 teil. Er war bei der K. W.-A. tätig vom 26. 10. 1877 bis

1. 3. 1885, erhielt Kommando an die chirurgische Klinik der Charité in Berlin in der Zeit vom 1. 5. 1880 bis 1. 4. 1885. Ausgeschieden aus dem aktiven Dienst am 18. 10. 1907 als Generalarzt, war zuletzt charakt. Generalarzt und Divisionsarzt der 29. Div. in Freiburg in Baden, lebt jetzt als Generalarzt a. D. in Saarbrücken.

Er betätigte sich literarisch auf dem Gebiete des Kriegssanitätswesens,

war Mitarbeiter an der Deutschen militärärztl. Zeitschrift, den Charité-Annalen und dem Kriegssanitätsbericht 1870/71.

Ostern 1866.

Arnold Anschütz,   327

geb. am 28. Januar 1848 in Lissa (Posen) als Sohn des Photographen Christoph Anschütz, gehörte der K. W.-K. an vom 22. 4. 1866 bis 15. 2. 1869, wurde promoviert am 18. 7. 1870, zum Marine-Ass.-Arzt befördert am 30. 7. 1872. Trat am 26. 10. 1873 zur Armee über. Ausgeschieden aus dem aktiven Dienst am 25. März 1881 durch Tod als Stabsarzt, war zuletzt Bataillonsarzt beim Inf.-Regt. Nr. 41 in Pillau.

Adolf Brodführer,   328

geb. am 14. April 1845 in Heldburg als Sohn des Superintendenten und Oberpfarrers Brodführer, gehörte der K. W.-A. an vom 22. 4. 1866 bis 15. 2. 1870, wurde promoviert am 30. 7. 1870, zum Ass.-Arzt befördert am 3. 10. 1871, verheiratete sich am 24. 11. 1884. Er war bei der K. W.-A. tätig vom 1. 3. 1879 bis 6. 10. 1881. Vom 1. 10. 1880 bis 1. 4. 1881 unternahm er eine wissenschaftliche Reise nach Frankreich, der Schweiz, Italien und Oesterreich. Ausgeschieden aus dem aktiven Dienst am 22. 3. 1907 als Generalarzt, war zuletzt Inspekteur der 1. Sanitäts-Inspektion in Posen. Gest. am 22. Juni 1907 in Meiningen.

Otto Burmeister,   329

geb. am 30. Oktober 1847 in Spandau als Sohn des Schneidermeisters Burmeister, gehörte der K. W.-A. an vom 22. 4. 1866 bis 1. 5. 1869. Er wurde wegen körperlicher Unbrauchbarkeit nach Amputation des rechten Beines (infolge Verletzung bei einem Pistolenduell) entlassen und starb am 6 Dezember 1873 in Spandau.

Woldemar Claes,   330

geb. am 20. März 1845 in Mühlhausen i. Th. als Sohn des Polizeikommissars Karl Claes, gehörte der K. W.-A. an vom 22. 4. 1866 bis 15. 12. 1870, wurde promoviert am 2. 5. 1870, zum Ass.-Arzt befördert am 19. 10. 1870, verheiratete sich am 29. 11. 1877. Ausgeschieden aus dem aktiven Dienst am 1. 11. 1881 als Stabsarzt, war zuletzt Bataillonsarzt beim Inf.-Regt. Nr. 41 in Memel, lebt jetzt als Sanitätsrat und prakt. Arzt in Mühlhausen i. Thür.

331   **Ernst Flach,**

geb. am 8. Mai 1846 in Pillau als Sohn des Geh. Justizrates, Ober-
und Korps-Auditeurs des X. A.-K. Moritz Flach, gehörte der K.W.-A.
an vom 22. 4. 1866 bis 15. 2. 1870, wurde promoviert am 25. 7. 1870,
zum Ass.-Arzt befördert am 3. 10. 1871, verheiratete sich am 1. 3. 1876.
Ausgeschieden aus dem aktiven Dienst am 27. 12. 1888 als Stabsarzt,
war zuletzt Bataillonsarzt beim Füs.-Regt. Nr. 35 in Brandenburg a. H.,
wo er sich als prakt. Arzt niederließ. Gest. am 13. April 1899 als
Sanitätsrat in Berlin.

332   **Friedrich Fritzschen,**

geb. am 3. Dezember 1846 in Glien (Kr. Greifenhagen) als Sohn des
Rittergutsbesitzers Karl Fritzschen, gehörte der K.W.-A. an vom
22. 4. 1866 bis 15. 2. 1870, wurde promoviert am 16. 5. 1870, zum
Ass.-Arzt befördert am 30. 7. 1872, verheiratete sich am 16. 6. 1877.
Er nahm am Krieg 1870/71 teil. Ausgeschieden aus dem aktiven Dienst
am 19. 12. 1905 als Generaloberarzt, war zuletzt Oberstabsarzt an der
Militärturnanstalt in Berlin, lebt jetzt als Generaloberarzt a. D. in Berlin.

333   **Philipp Graff,**

geb. am 26. November 1846 in Müncheberg (Mark Brandenburg) als
Sohn des Rechtsanwalts Wilhelm Graff, gehörte der K.W.-A. an vom
22. 4. 1866 bis 15. 2. 1870, wurde promoviert am 15. 7. 1870, zum Ass.-
Arzt befördert am 14. 1. 1873, verheiratete sich am 18. 5. 1878. Er
nahm als Feld-Ass.-Arzt im Feldart.-Regt. Nr. 7 am Krieg 1870/71
teil. Ausgeschieden aus dem aktiven Dienst am 20. 3. 1883 als Stabsarzt, war zuletzt Bataillonsarzt beim Königin Elisabeth-Garde-Gren.-
Regt. Nr. 3 in Spandau. Er lebt jetzt als Sanitätsrat in Berlin.

334   **Otto Hausmann,**

geb. am 26. Januar 1846 in Niesky als Sohn des prakt. Arztes
Dr. Christian Hausmann, gehörte der K.W.-A. an vom 22. 4. 1866 bis
15. 2. 1870, wurde promoviert am 6. 5. 1870, zum Ass.-Arzt befördert
am 3. 10. 1871. Er nahm am Krieg 1870/71 teil. Ausgeschieden
aus dem aktiven Dienst am 22. Mai 1877 durch Tod als Ass.-Arzt I. Kl.,
stand zuletzt beim Inf.-Regt. Nr. 19 in Görlitz.

335   **Max Kellner,**

geb. am 29. November 1848 in Berlin als Sohn des Prinzl. Hof-
staatssekretärs Louis Kellner, gehörte der K.W.-A. an vom 22. 4.
1866 bis 15. 2. 1870, wurde promoviert am 23. 7. 1870, zum Ass.-
Arzt befördert am 3. 10. 1871. Ausgeschieden aus dem aktiven Dienst
am 23. 5. 1876 als Ass.-Arzt, er war zuletzt beim Inf.-Regt. Nr. 94
in Weimar. Gest. am 22. Dezember 1877.

336   **Ferdinand Koehn,**

geb. am 25. Juli 1843 in Crettmin (bei Coeslin) als Sohn des Bauerngutsbesitzers Koehn, gehörte der K.W.-A. an vom 22. 4. 1866 bis

5. 4. 1870, wurde wegen Kränklichkeit entlassen und starb am 29. November 1872 in Crettmin.

Ludwig Leistikow, 337

geb. am 24. Januar 1847 in Darsow (Kreis Stolp) als Sohn des Gutsinspektors Leistikow, gehörte der K. W.-A. an vom 22. 4. 1866 bis 15. 2. 1870, wurde promoviert am 24. 3. 1870, zum Ass.-Arzt befördert am 19. 9. 1871, verheiratete sich am 20. 7. 1882. Er war bei der K. W.-A. tätig vom 8. 2. 1879 bis 24. 3. 1882, erhielt Kommando an die Königl. Charité in Berlin in der Zeit vom 1. 10. 1880 bis 23. 3. 1882. Ausgeschieden aus dem aktiven Dienst am 19. 5. 1903 als Oberstabsarzt z. D., war zuletzt Oberstabsarzt und Garnisonarzt in Metz, wurde dann diensttuender Sanitäts-Offizier beim Bezirks-Kommando in Frankfurt a. M. Er erhielt am 16. 2. 1907 den Abschied und lebt jetzt als Generaloberarzt a. D. in Frankfurt a. M.

Prof. Felix Marchand, 338

geb. am 22. Oktober 1846 in Halle a. S. als Sohn des Professors der Chemie Marchand, gehörte der K. W.-A. an vom 22. 4. 1866 bis 15. 2. 1870, wurde promoviert am 11. 7. 1870, zum Ass.-Arzt befördert am 3. 10. 1871. Er nahm am Krieg 1870/71 teil. Ausgeschieden aus dem aktiven Dienst am 29. 9. 1876 als Ass.-Arzt I. Kl., war zuletzt am Kadettenhaus in Berlin. Er wurde darauf Assistent am pathologischen Institut in Halle, habilitierte sich dort, ging dann nach Breslau, von wo er als Ordinarius 1881 nach Gießen und 1883 nach Marburg berufen wurde. 1896 zum Geh. Medizinalrat ernannt lebt er seit 1900 als Professor der Pathologie und pathologischen Anatomie in Leipzig. Er lehnte s. Zt. den an ihn ergangenen Ruf als Nachfolger R. Virchows ab.

Er betätigte sich literarisch auf dem Gebiete der pathologischen Anatomie

> und veröffentlichte zahlreiche Arbeiten über Mikrozephalie, Mißbildungen, Geschwülste und besonders aus dem Gebiete der Gynäkologie in Virchows Archiv und Zieglers Beiträgen, deren Herausgeber er zusammen mit L. A s c h o f f nach E. Z i e g l e r s Tode (1906) wurde.

Georg Mayer, 339

geb. am 18. Februar 1848 in Czarnikau als Sohn des Sanitätsrates Dr. Julius Mayer, gehörte der K. W.-A. an vom 22. 4. 1866 bis 15. 2. 1870, wurde promoviert am 23. 3. 1870, zum Ass.-Arzt befördert am 3. 10. 1871. Er nahm am Krieg 1870/71 teil. Er war bei der K. W.-A tätig vom 16. 2. 1879 bis 14. 10. 1882. Ausgeschieden aus dem aktiven Dienst durch Tod am 7. Dezember 1887 als Stabsarzt, war zuletzt Bataillonsarzt beim Königin Augusta Garde-Gren.-Regt. Nr. 4 in Coblenz. Er starb in Wiesbaden.

Emil Mensch, 340

geb. am 23. Dezember 1846 in Angerburg als Sohn des Rektors Gottlieb Mensch, gehörte der K. W.-A. an vom 22. 4. 1866 bis 15. 2. 1870, wurde promoviert am 28. 10. 1870, zum Ass.-Arzt befördert am

3. 10. 1871. Verheiratete sich am 27. 12. 1875. Er nahm am Krieg 1870/71 teil. Ausgeschieden aus dem aktiven Dienst am 16. 2. 1878 als Ass.-Arzt I. Kl., stand zuletzt beim Inf.-Regt. Nr. 67 in Braunschweig, lebte dann als prakt. Arzt in Braunschweig, wo er am 27. August 1890 gestorben ist.

341 **Paul Philipp,**

geb. am 16. Mai 1846 in Berlin als Sohn des Kaufmanns M. Philipp, gehörte der K.W.-A. an vom 22. 4. 1866 bis 15. 2. 1870, wurde promoviert am 16. 12. 1870, zum Ass.-Arzt befördert am 23. 4. 1872, verheiratete sich am 8. 2. 1877. Ausgeschieden aus dem aktiven Dienst am 14. 10. 1882 als Stabsarzt, war zuletzt Bataillonsarzt beim Fußart.-Regt. Nr. 5 in Posen, lebt jetzt als Geh. Regierungs- und Ober-Medizinalrat, Vortragender Rat im Staatsministerium und Mitglied des Reichs-Gesundheitsamtes in Gotha.

Er betätigte sich literarisch auf dem Gebiete der Staatsarzneikunde.

342 **Heinrich Prümers,**

geb. am 20. April 1847 in Burg Steinfurt (Westf.) als Sohn des Gastwirts Prümers, gehörte der K. W.-A. an vom 22. 4. 1866 bis 15. 2. 1870, wurde promoviert am 14. 10. 1870, zum Ass.-Arzt befördert am 3. 10. 1871. Ausgeschieden aus dem aktiven Dienst am 22. 6. 1876 als Ass.-Arzt I. Kl., war zuletzt beim Fußart.-Regt. Nr. 7 in Cöln, ließ sich als prakt. Arzt in Burg Steinfurt nieder, wo er am 20. April 1884 gestorben ist.

343 **Ernst Reger,**

geb. am 12. Dezember 1845 in Löben (Prov. Sachsen) als Sohn des Pfarrers Reger, gehörte der K.W.-A. an vom 22. 4. 1866 bis 15. 2. 1870, wurde promoviert am 24. 3. 1870, zum Ass.-Arzt befördert am 3. 10. 1871, verheiratete sich am 3. 10. 1878. Ausgeschieden aus dem aktiven Dienst am 21. 7. 1906 als Generalarzt, war zuletzt Generaloberarzt und Divisionsarzt der 19. Div. in Hannover, lebt jetzt als General-arzt a. D. in Potsdam.

Er betätigte sich literarisch auf dem Gebiet der Kriegsheilkunde und Epidemiologie.

Neben seinem Buche „Die Gewehrschußwunden der Neuzeit" Straßburg i. E. 1884, schrieb er noch 4 Abhandlungen aus dem Gebiet der Kriegschirurgie, sowie 8 Broschüren und Arbeiten aus dem Gebiet der Epidemiologie, Biologie und klinischen Beobachtungen. Einen besonderen Namen hat er sich gemacht durch seine Schießversuche bei der Gewehrprüfungskommission in Spandau. Eingehendes Studium widmete er den Infektionskrankheiten und den pathogenen Mikroorganismen, das zu wertvollen Ergebnissen führte.

344 **Arthur Ruprecht,**

geb. am 16. August 1846 in Wolfsberg (Krain) als Sohn des Gräfl. Oberförsters Ruprecht, gehörte der K. W.-A. an vom 22. 4. 1866 bis 15. 2. 1870, wurde promoviert am 25. 3. 1870, zum Ass.-Arzt befördert am 18. 6. 1872. Er nahm am Krieg 1870/71 teil. Ausgeschieden aus dem aktiven Dienst am 24. 7. 1875 als Ass.-Arzt I. Kl., war zuletzt beim Drag.-Regt. Nr. 15 in Hagenau, ließ sich als prakt.

Arzt in Burbach (Malstatt, Rheinprov.) nieder, wo er als Sanitätsrat am 22. September 1900 verstorben ist.

Hermann Schmidtborn,   345

geb. am 3. Oktober 1845 in Wetzlar als Sohn des Generalsuperintendenten Georg Ludwig Schmidtborn, gehörte der K. W.-A. an vom 22. 4. 1866 bis 15. 2. 1870, wurde promoviert am 15. 3. 1870, zum Ass.-Arzt befördert am 19. 3. 1872. Ausgeschieden aus dem aktiven Dienst am 26. 11. 1896 als Oberstabsarzt I. Kl., war zuletzt Regimentsarzt des Inf.-Regts. Nr. 132 in Straßburg i. E., lebte dann als prakt. Arzt in Honnef a. Rh. Gest. am 26. Juli 1899 in Godesberg.

Louis Sugg,   346

geb. am 24. Mai 1846 in Bandten (bei Ratibor) als Sohn des Herzogl. Hüttenarztes Sugg, gehörte der K. W.-A. an vom 22. 4. 1866 bis 16. 3. 1868, er wurde wegen Abneigung gegen das medizinische Studium entlassen und wandte sich der Malerei zu. Weiteres Schicksal unbekannt.

Oscar Weitling,   347

geb. am 20. März 1845 in Berlin als Sohn des Predigers an der Petri-Kirche C. Weitling, gehörte der K. W.-A. an vom 22. 4. 1866 bis 15. 2. 1870, wurde promoviert am 3. 3. 1870, zum Ass.-Arzt befördert am 21. 4. 1873, verheiratete sich am 21. 12. 1881. Er nahm am Feldzug 1870/71 als Feld-Assistenzarzt beim 7. Feldlazarett des Garde-Korps und beim Garde-Hus.-Regt. teil. Ausgeschieden aus dem aktiven Dienst am 31. 3. 1875 als Ass.-Arzt, war zuletzt beim Kaiser Franz Garde-Gren.-Regt. Nr. 2, lebt jetzt als Geh. Sanitätsrat in Berlin.

Michaelis 1866.

Julius Blume,   348

geb. am 18. Mai 1846 in Berlin als Sohn des Hauptmanns und Direktors der Artillerie-Werkstätte Blume, gehörte der K. W.-A. an vom 20. 10. 1866 bis 16. 3. 1868, wurde promoviert am 6. 4. 1872, zum Ass.-Arzt befördert am 15. 4. 1875, verheiratete sich am 10. 5. 1877. Er nahm am Krieg 1870/71 teil. Ausgeschieden aus dem aktiven Dienst am 18. 8. 1876 als Ass.-Arzt II. Kl., war zuletzt beim 2. Bad. Drag.-Regt. Nr. 21 in Bruchsal, lebt jezt als Medizinalrat, Großh. Bezirksarzt und Bahnarzt in Philippsburg (Baden).

Er betätigte sich literarisch auf dem Gebiete der Eisenbahnhygiene und schrieb zahlreiche kleinere Arbeiten über Erholungs- und Genesungsheime.

Wilhelm de Bra,   349

geb. am 25. Dezember 1847 in Longerich bei Cöln als Sohn des Zivil-Ingenieurs de Bra, gehörte der K. W.-A. an vom 20. 10. 1866

bis 1. 8. 1870, wurde promoviert 1871, zum Marine-Ass.-Arzt befördert am 3. 9. 1872. Ausgeschieden aus dem aktiven Dienst am
16. 9. 1875 als Marine-Oberassistenzarzt, trat zu den Sanitätsoffizieren
der Res. über und ließ sich als prakt. Arzt in Gandersheim nieder,
wo er am 23. März 1901 gestorben ist.

350   **Stephan Bugge,**

geb. am 13. August 1848 in Angermünde als Sohn des Kreisphysikus
Dr. Bugge, gehörte der K. W.-A. an vom 20. 10. 1866 bis 1. 8. 1870,
wurde promoviert 1870, zum Ass.-Arzt befördert am 3. 9. 1872, trat
am 1. 5. 1873 zur Marine über, um am 24. 11. 1885 als Stabsarzt
zur Armee zurückzutreten. Er nahm am Kriege 1870/71 teil als
Feldassistenzarzt. Ausgeschieden aus dem aktiven Dienst am 25. 4.
1892 als Oberstabsarzt II. Kl., war zuletzt Regimentsarzt des Inf.-
Regts. Nr. 92 in Braunschweig. Gest. am 25. April 1892 in Wilhelmshaven.

351   **Max Degner,**

geb. am 13. April 1847 in Ratzebuhr als Sohn des prakt. Arztes und
Militärarztes a. D. Dr. Ernst Degner, gehörte der K. W.-A. an vom
20. 10. 1866 bis 1. 8. 1870. Er nahm als Feldassistenzarzt am Krieg
1870/71 teil. Als zeitig dienstunbrauchbar ausgeschieden aus dem
aktiven Dienst am 30. 9. 1871 als Unterarzt, war zuletzt beim 2. Garde-
Regt. z. F. in Berlin, wurde 1877 approbiert und ließ sich als prakt. Arzt
in Lippehne nieder, war später Kreiswundarzt in Schöneck (Bez.
Danzig), wo er 1895 gestorben ist.

352   **Alexander Fischer,**

geb. am 14. Februar 1845 in Lippspringe als Sohn des prakt. Arztes
Dr. Wilhelm Fischer, gehörte der K. W.-A. an vom 21. 10. 1866 bis
1. 8. 1870, wurde promoviert am 2. 8. 1870. Er nahm am Krieg
1870/71 teil. Ausgeschieden aus dem aktiven Dienst im August
1872 als Unterarzt, war zuletzt beim Eisenb.-Bataillon in Berlin, ließ
sich nach seiner 1873 erfolgten Approbation als prakt. Arzt in Braun-
fels (Kr. Wetzlar) nieder. Gest. am 5. Januar 1906 in Hamburg.

353   **Hans Groschke,**

geb. am 2. März 1848 in Berlin als Sohn des Leutnants im Garde-
Art.-Regt. Groschke, gehörte der K. W.-A. an vom 20. 10. 1866 bis
1. 8. 1870, wurde promoviert am 23. 7. 1870, zum Ass.-Arzt befördert
am 3. 9. 1872, verheiratete sich am 10. 10. 1883, war bei der K. W.-A.
tätig vom 31. 11. 1880 bis 21. 6. 1883. Er nahm am Feldzug 1870/71
teil, unternahm 1882 eine 5 monatige wissenschaftliche Reise nach
Frankreich. Ausgeschieden aus dem aktiven Dienst am 18. 8. 1902
als Generaloberarzt, war zuletzt Garnisonarzt in Coblenz und Ehrenbreitstein, lebt jetzt als Generaloberarzt a. D., Direktor und Chefarzt
des Wohlfahrtshauses des Vaterländischen Frauenvereins vom Roten
Kreuz in Charlottenburg.

Karl Gruhn, 354

geb. am 7. August 1846 in Sternberg (Reg.-Bez. Frankfurt a. O.) als Sohn des prakt. Arztes Dr. Leopold Gruhn, gehörte der K. W.-A. an vom 20. 10. 1866 bis 1. 8. 1870, wurde promoviert am 19. 7. 1870, zum Ass.-Arzt befördert am 3. 9. 1872, verheiratete sich am 9.10.1876. Er nahm am Feldzug 1870/71 teil. Ausgeschieden aus dem aktiven Dienst am 24. 4. 1904 als Generaloberarzt, war zuletzt Oberstabsarzt und Regimentsarzt des Inf.-Regts. Nr. 155 in Ostrowo (Posen), ist jetzt prakt. Arzt in Ostrowo (Posen).

Eugen Haynemann, 355

geb. am 26. Mai 1845 in Cottbus als Sohn des Kaufmanns Haynemann, gehörte der K. W.-A. an vom 20. 10. 1866 bis 6. 12. 1866, wurde wegen beginnender Geisteskrankheit entlassen. Sein weiteres Schicksal ist unbekannt.

Bernhard Huesker, 356

geb. am 22. März 1847 in Gescher als Sohn des prakt. Arztes Dr. Werner Huesker, gehörte der K. W.-A. an vom 20. 10. 1866 bis 1. 8. 1870, wurde promoviert am 17. 7. 1870, zum Ass.-Arzt befördert am 3. 9. 1872, verheiratete sich am 22. 6. 1876. Er nahm am Krieg 1870/71 teil. Ausgeschieden aus dem aktiven Dienst am 20. 7. 1875 als Ass.-Arzt, war zuletzt beim Inf.-Regt. Nr. 53 in Paderborn, ließ sich als prakt. Arzt in Recklinghausen (Westf.) nieder. Gest. am 13. Januar 1890.

Karl Huth, 357

geb. am 9. Mai 1846 in Raebel bei Werben als Sohn des Gutsbesitzers Fr. Huth, gehörte der K. W.-A. an vom 20. 10. 1866 bis 1. 8. 1870, wurde promoviert am 21. 7. 1870, zum Ass.-Arzt befördert am 18. 6. 1872, verheiratete sich am 21. 7. 1904. Er nahm am Krieg 1870/71 teil. Ausgeschieden aus dem aktiven Dienst am 27. 5. 1873 als Ass.-Arzt, war zuletzt beim Füs.-Regt. Nr. 39 in Düsseldorf, ließ sich dann als prakt. Arzt in Stendal nieder, wo er als Sanitätsrat lebt.

Karl Jacobi, 358

geb. am 19. Dezember 1846 in Münster (Westfalen) als Sohn des Geh. Regierungsrates Jacobi, gehörte der K. W.-A. an vom 20. 10. 1866 bis 16. 11. 1869. Er wurde aus der Akademie entlassen, 1871 approbiert und ließ sich als prakt. Arzt in Grünberg i. Schles. nieder. Gest. am 7. April 1881 in Grünberg.

Gustav Klein, 359

geb. am 18. Januar 1847 in Deutsch-Neukirch als Sohn des Grundbesitzers Franz Klein, gehörte der K. W.-A. an vom 20. 10. 1866 bis 1. 8. 1870, wurde promoviert am 26. 7. 1870, zum Ass.-Arzt befördert am 30. 7. 1872, verheiratete sich am 13. 9. 1880. Er nahm am Krieg 1870/71 teil. Ausgeschieden aus dem aktiven Dienst am 24. 3. 1885 als Stabsarzt, war zuletzt Bataillonsarzt beim Füs.-Regt. Nr. 38 in Reichenbach, ließ sich als prakt. Arzt in Liebenthal, Kreis Löwenberg (Schlesien) nieder, wo er als Sanitätsrat am 16. Oktober 1905 verstorben ist.

360 Wilhelm von der Marck,

geb. am 5. Januar 1847 in Coblenz als Sohn des Premierleatnants Gustav von der Marck, gehörte der K. W.-A. an vom 20. 10. 1866 bis 1. 8. 1870, wurde promoviert am 20. 7. 1870, zum Ass.-Arzt befördert am 21. 8. 1873. Er nahm am Feldzug 1870/71 teil. Ausgeschieden aus dem aktiven Dienst wegen Krankheit am 29. 9. 1876 als Ass.-Arzt I. Kl., war zuletzt beim Inf.-Regt. Nr. 112 in Mühlhausen i. E., war bis 1878 Ass.-Arzt an der Erlenmeyerschen Heil- und Pflegeanstalt in Bendorf (Rheinprov.) und siedelte dann nach Berlin über. Weitere Nachforschungen blieben ergebnislos.

361 Karl Pedell,

Haus-stabsarzt. geb. am 15. Januar 1848 in Lobsens als Sohn des Land- und Stadtgerichtsdirektors Pedell, gehörte der K.W.-A. an vom 20. 10. 1866 bis 1. 8. 1870, wurde promoviert 1870, zum Ass.-Arzt befördert am 30. 7. 1872. Er war bei der K. W.-A. tätig vom 1. 10. 1880 bis 26. 2. 1884, erhielt Kommando an die Königl. Charité in Berlin in der Zeit vom 1. 5. 1883 bis 23. 2. 1884. Ausgeschieden aus dem aktiven Dienst am 31. 12. 1892 durch Tod als Oberstabsarzt II. Kl., war zuletzt Garnisonarzt in Hannover.

362 August Peipers,

geb. am 1. April 1846 in Mettmann (Rheinprovinz) als Sohn des Kreisphysikus Dr. Peipers, gehörte der K. W.-A. an vom 20. 10. 1866 bis 1. 8. 1870. Er nahm als Feld-Ass.-Arzt am Feldzug 1870/71 beim Drag.-Regt. Nr. 6 teil. Gest. am 10. August 1872 an Lungenschwindsucht..

363 Prof. Max Peschel,

geb. am 19. Juni 1848 in Glogau (Schlesien) als Sohn des Kreisgerichtsrates C. Peschel, gehörte der K. W.-A. an vom 20. 10. 1866 bis 28. 4. 1870, wurde promoviert am 12. 3. 1873, zum Ass.-Arzt befördert am 19. 2. 1874, verheiratete sich am 5. 5. 1874. Er nahm am Feldzug 1870/71 teil. Ausgeschieden aus dem aktiven Dienst am 3. 8. 1875 als Ass.-Arzt II. Kl., war zuletzt beim Gren.-Regt. Nr. 2 in Stettin. Wurde später Professor der Augenheilkunde in Turin (Italien) und lebt jetzt als Augenarzt und Leiter einer Augenheilanstalt in Frankfurt a. M.

Er betätigte sich literarisch auf dem Gebiete der Augenheilkunde. Verfaßte eine Reihe ophthalmologischer Arbeiten, welche sämtlich im „Centralblatt für Augenheilkunde" und in den „Jahresberichten über Ophthalmologie von Nagel-Michel" registriert sind.

Anton Schmitz,   364

geb. am 18. Oktober 1846 in Berncastel als Sohn des Arztes Dr. Ph.
Schmitz, gehörte der K. W.-K. an vom 20. 10. 1866 bis 1. 8. 1870,
wurde promoviert am 23. 7. 1870, zum Ass.-Arzt befördert am 30. 7. 1872,
verheiratete sich am 15. 6. 1878. Er nahm als Feld-Ass.-Arzt am
Krieg 1870/71 teil. Ausgeschieden aus dem aktiven Dienst am 25. 2.
1876 als Ass.-Arzt 1. Kl., war zuletzt beim Inf.-Regt. Nr. 88 in Mainz,
ist jetzt prakt. Arzt und Sanitätsarzt in Berncastel.

Eduard Storch,   365

geb. am 4. Mai 1846 in Tecklenburg als Sohn des Majors a. D. und
Bürgermeisters Friedrich Storch, gehörte der K. W.-A. an vom 20. 10.
1866 bis 1. 8. 1870, wurde promoviert am 21. 7. 1870, zum Ass.-Arzt
befördert am 21. 9. 1872, verheiratete sich am 20. 2. 1880. Ausgeschieden aus dem aktiven Dienst am 9. August 1888 durch Tod als Stabsarzt, war zuletzt Bataillonsarzt beim 1. Bat. Füs.-Regts. Nr. 40 in Cöln.

Wilhelm Thilo,   366

geb. am 18. März 1847 in Erfurt als Sohn des Seminar-Direktors
Wilhelm Thilo, gehörte der K. W.-A. an vom 20. 10. 1866 bis 1. 8.
1870, wurde promoviert am 9. 7. 1870, zum Ass.-Arzt befördert am
23. 4. 1872. Er nahm am Feldzug 1870/71 teil. Er war bei der
K. W.-A. tätig vom 1. 1. 1880 bis 14. 10. 1882. Ausgeschieden aus
dem aktiven Dienst am 17. 4. 1883 als Stabsarzt, war zuletzt Bataillonsarzt beim Inf.-Regt. Nr. 26 in Magdeburg. Gest. am 17. April 1883
an den Folgen einer Blutvergiftung in Wiesbaden.

Wilhelm Westphal,   367

geb. am 12. Januar 1845 in Zwinge (Kreis Worbis) als Sohn des
Oekonomen Friedrich Westphal, gehörte der K. W.-A. an vom 20. 10.
1866 bis 1. 8. 1870, wurde promoviert am 18. 7. 1870, zum Ass.-Arzt
befördert am 30. 7. 1872, verheiratete sich am 1. 4. 1876. Er nahm
am Feldzug 1870/71 teil. Ausgeschieden aus dem aktiven Dienst am
13. April 1887 durch Tod als Stabsarzt, war zuletzt Bataillonsarzt beim
Fußart.-Batl. Nr. 9 in Lehe.

Hugo Zahn,   368

geb. am 13. April 1846 in Posen als Sohn des Leutnants a. D. Friedrich Zahn, gehörte der K. W.-A. an vom 20. 10. 1866 bis 1. 8. 1870,
wurde promoviert am 18. 7. 1870, zum Ass.-Arzt befördert am 3. 9.
1872, verheiratete sich am 1. 2. 1883. Nahm am Krieg 1870/71 teil.
Ausgeschieden aus dem aktiven Dienst am 27. 9. 1891 als Oberstabsarzt, war zuletzt Stabsarzt und Bataillonsarzt beim Inf.-Regt. Nr. 21
in Thorn, lebte als Oberstabsarzt a. D. zunächst in Thorn.

Ostern 1867.

369
Prof. Gustav Alberti,

geb. am 30. Juli 1848 in Jauer (Schlesien) als Sohn des Kreisphysikus Dr. Gustav Alberti, gehörte der K. W.-A. an vom 25. 4. 1867 bis 1. 8. 1870, wurde promoviert am 1.8.1870, zum Ass.-Arzt befördert am 3. 9. 1872, verheiratete sich am 17. 9. 1883. Er war bei der K. W.-A. tätig vom 15. 9. 1880 bis 21. 6. 1883, erhielt Kommando an die Chirurgische Klinik der Charité in Berlin in der Zeit vom 1.4.1881 bis 17. 6. 1883. Ausgeschieden aus dem aktiven Dienst am 26. 1. 1895 als Oberstabsarzt war zuletzt Regimentsarzt des Gren.-Regts. Nr. 12 in Frankfurt a. O., wurde dann Direktor des St. Josephs-Hospitals in Potsdam und erhielt 1898 den Professortitel. Gest. am 23. Februar 1905.

Er betätigte sich literarisch auf dem Gebiete der Chirurgie und schrieb u. a. über:

1. Die Resektionen in der Kontinuität der Knochen. Sanitätsbericht 1870/71.
2. Mitteilungen über allgemeine Wundbehandlung. Charité-Annalen. IX. Jahrgang 1884.

370
Joseph Beck,

geb. am 7. März 1848 in Putlitz (Westpriegnitz) als Sohn des Steueraufsehers Beck, gehörte der K. W.-A. an vom 25. 4. 1867 bis 23. 3. 1868; er wurde „wegen mangelhafter körperlicher Qualifikation zum militärärztlichen Dienst" aus der Akademie entlassen, studierte darauf Geschichte und Erdkunde, bestand am 10. 12. 1872 die Lehramtsprüfung, war später Oberlehrer und Professor am Realgymnasium, dann am Auguste Viktoria-Gymnasium in Posen. Gest. am 20. September 1904 in Posen.

371
Max Benzler,

geb. am 21. Juli 1846 in Ilsenburg (Kreis Wernigerode) als Sohn des Arztes Dr. Emil Benzler, gehörte der K. W.-A. an vom 25. 4. 1867 bis 2. 8. 1870, wurde promoviert am 1. 8. 1870, zum Ass.-Arzt befördert am 3. 9. 1872, war bei der K. W.-A. tätig vom 22. 3. 1881 bis 25. 2. 1884. Ausgeschieden aus dem aktiven Dienst am 27. 8. 1895 als Oberstabsarzt, war zuletzt Regimentsarzt des Gren.-Regts. Nr. 12 in Frankfurt a. O., lebt jetzt als Oberstabsarzt a. D. in Berlin.

372
Wilhelm Engel,

geb. am 29. Mai 1849 in Berlin als Sohn des Sekondeleutnants der Militär-Roßarztschule Engel, gehörte der K. W.-A. an vom 25. 4. 1867 bis 1. 8. 1870, starb am 19. Mai 1871 als Unterarzt in der Kgl. Charité in Berlin an akutem Lungenödem (nach Gelenkrheumatismus).

373
Eduard Greve,

geb. am 15. Februar 1846 in Ornshagen als Sohn des Hüttenwerkmeisters Erdmann Greve, gehörte der K. W.-A. an vom 25. 4. 1867 bis 2. 8. 1870, wurde promoviert am 19. 12. 1871, zum Ass.-Arzt befördert am 24. 10. 1872. War während des Krieges 1870/71 in der Charité tätig. Ausgeschieden aus dem aktiven Dienst am 19. 6. 1873 als Ass.-Arzt, war zuletzt beim II. Bataillon des 1. Garde-Regts. z. F. in Potsdam, ließ sich als prakt. Arzt in Tempelhof-Berlin nieder, wo er am 9. Januar 1892 gestorben ist.

Ludwig Heinrich,   374

geb. am 30. Mai 1846 in Hohndorf bei Prettin als Sohn des Gutsbesitzers Heinrich, gehörte der K. W.-A. an vom 25. 4. 1867 bis 1. 8. 1870, wurde promoviert am 3. 1. 1872, zum Ass.-Arzt befördert am 30. 7. 1872, wurde am 26. 6. 1876 zur Marine versetzt. Er nahm als Feld-Ass.-Arzt am Krieg 1870/71 teil. Ausgeschieden aus dem aktiven Dienst am 30. 8. 1883 als Stabsarzt, war zuletzt Marine-Stabsarzt in Kiel, lebt jetzt als prakt. Arzt und Sanitätsrat in Tegel bei Berlin.

Max Horn,   375

geb. am 24. Januar 1845 in Ottenhausen (Prov. Sachsen) als Sohn des Gutsbesitzers Franz Horn, gehörte der K. W.-A. an vom 25. 4. 1867 bis 1. 8. 1870. Er nahm an den Feldzügen 1866 und 1870/71 teil. Ausgeschieden aus dem aktiven Dienst am 1. 3. 1876 als Unterarzt, war zuletzt beim Inf.-Regt. Nr. 63 in Neisse, wurde noch in demselben Jahre approbiert und ließ sich als prakt. Arzt in Gräfentonna (Sachsen-Koburg-Gotha) nieder, wo er am 12. September 1891 gestorben ist.

Otto Koch,   376

geb. am 2. Januar 1849 in Landsberg a. W. als Sohn des Kanzleidirektors und Premierleutnants a. D. Julius Koch, gehörte der K. W.-A. an vom 25. 4. 1867 bis 1. 8. 1870, wurde promoviert am 1. 8. 1870, zum Ass.-Arzt befördert am 3. 9. 1872, verheiratete sich am 15. 7. 1876. Ausgeschieden aus dem aktiven Dienst am 18. 10. 1902 als Generaloberarzt, war zuletzt Oberstabsarzt und Regimentsarzt des Garde-Gren.-Regts. Nr. 5 und Chefarzt in Spandau, lebt jetzt als Generaloberarzt a. D. in Wilmersdorf bei Berlin.

Robert Kurz,   377

geb. am 28. Februar 1847 in Stottoff bei Lübbenau als Sohn des Lehrers Carl Kurz, gehörte der K. W.-A. an vom 25. 4. 1867 bis 1. 8. 1870, wurde zum Ass.-Arzt befördert am 20. 8. 1874, verheiratete sich am 4. 4. 1876. Er nahm am Krieg 1870/71 teil. Ausgeschieden aus dem aktiven Dienst am 18. 3. 1876 als Ass.-Arzt, war zuletzt beim Feldart.-Regt. Nr. 6 in Breslau, ließ sich dann als prakt. Arzt in Singhofen (Unterlahnkreis) nieder. Gest. am 13. Oktober 1895.

Eduard Meinecke,   378

geb. am 10. Juli 1846 in Harsleben (Prov. Sachsen) als Sohn des Superintendenten Eduard Meinecke, gehörte der K. W.-A. an vom

25. 4. 1867 bis 1. 8. 1870, wurde promoviert am 26. 4. 1884, zum Ass.-Arzt befördert am 18. 9. 1873, verheiratete sich am 17. 6. 1878. Er nahm am Krieg 1870/71 teil. Ausgeschieden aus dem aktiven Dienst am 27. Juli 1894 durch Tod als Oberstabsarzt, war zuletzt Regimentsarzt des Inf.-Regts. Nr. 27 in Halberstadt.

379   **Rudolf Möhring,**

geb. am 22. August 1845 in Waltersdorf (Prov. Brandenburg) als Sohn des Oberamtmanns Ferdinand Möhring, gehörte der K.W.-A. an vom 25. 4. 1867 bis 1. 8. 1870, wurde promoviert am 3. 1. 1872, zum Marine-Ass.-Arzt befördert am 3. 9. 1872. Er nahm am Krieg 1870/71 teil. Er war bei der K.W.-A. tätig vom 1. 10. 1880 bis 30. 9. 1882. Ausgeschieden aus dem aktiven Dienst am 1. 3. 1887 als Marine-Stabsarzt, war zuletzt ordinierender Arzt im Mar.-Lazarett Wilhelmshaven, ließ sich dann als prakt. Arzt in Pankow nieder, wo er dirigierender Arzt eines Kurhauses für Nervenkranke war. Lebt jetzt in Groß-Köris (Kr. Teltow).

380   **Reinhold Müller,**

geb. am 17. September 1846 in Neu-Lobitz (Kr. Dramburg) als Sohn des Lehrers K. Müller, gehörte der K.W.-A. an vom 25. 4. 1867 bis 1. 8. 1870, wurde promoviert am 21. 12. 1871, zum Ass.-Arzt befördert am 3. 9. 1872, verheiratete sich am 13. 7. 1876. Er nahm als Feld-Ass.-Arzt am Krieg 1870/71 teil beim Inf.-Regt. Nr. 54 und blieb später als Ass.-Arzt beim Gren.-Regt. Nr. 9 bei der Okkupationsarmee. Ausgeschieden aus dem aktiven Dienst am 7. 9. 1875 als Ass.-Arzt I. Kl., war zuletzt beim Gren.-Regt. Nr. 9 in Stargard i. Pom., lebt jetzt als prakt. Arzt und Sanitätsrat in Reetz (Kreis Arnswalde).

381   **Theodor Muthreich,**

geb. am 30. Juni 1847 in Nordhausen als Sohn des Fabrikanten Ernst Muthreich, gehörte der K.W.-A. an vom 25. 4. 1867 bis 1. 8. 1870, wurde promoviert am 18. 6. 1870, zum Ass.-Arzt befördert am 18. 9. 1873, verheiratete sich am 9. 3. 1880. Er nahm am Krieg 1870/71 teil. Ausgeschieden aus dem aktiven Dienst am 7. 3. 1889 als Stabsarzt, war zuletzt Bataillonsarzt beim Inf.-Regt. Nr. 57 in Wesel. Gest. am 29. Mai 1889 in Marienbad b. Goslar.

382   **Adolf Odening,**

geb. am 9. Juli 1847 in Halberstadt als Sohn des Lehrers Odening, gehörte der K.W.-A. an vom 25. 4. 1867 bis 1. 8. 1870, wurde zum Ass.-Arzt befördert am 20. 2. 1875. Ausgeschieden aus dem aktiven Dienst am 22. 12. 1883 als Stabsarzt, war zuletzt Bataillonsarzt beim Inf.-Regt. Nr. 93 in Zerbst, lebte darauf als prakt. Arzt in Zerbst, wo er am 21. November 1886 gestorben ist.

383   **Gottfried Pfahl,**

geb. am 3. März 1845 in Ratibor als Sohn des Hausbesitzers Franz Pfahl, gehörte der K.W.-A. an vom 25. 4. 1867 bis 1. 8. 1870, wurde promoviert am 19. 2. 1868, zum Ass.-Arzt befördert am 16. 5. 1872, verheiratete sich am 6. 5. 1873. Er nahm an den Feldzügen 1866 und 1870/71 teil. Ausgeschieden aus dem aktiven Dienst am 10. April 1903 durch Tod als Oberstabsarzt, war zuletzt Regimentsarzt des Inf.-Regts. Nr. 50 in Rawitsch.

Karl Priever, 384

geb. am 3. Mai 1848 in Beeskow als Sohn des Kreisgerichtsdirektors Priever, gehörte der K.W.-A. an vom 25. 4. 1867 bis 16. 3. 1868. Er schied aus der K.W.-A. aus, um einen andern Beruf zu ergreifen. Nahm als Avantageur am Krieg 1870/71 teil. Er wanderte später nach Amerika aus. Gest. im Oktober 1882 in New-York.

Carl Rahts, 385

geb. am 9. Mai 1851 in Königsberg i. Pr. als Sohn des Oberstabsarztes Rahts, gehörte der K. W.-A. an vom 25. 4. 1867 bis 1. 8. 1870, wurde promoviert am 1. 8. 1870, zum Ass.-Arzt befördert am 3. 9. 1872, verheiratete sich am 9. 10. 1878. Während des Feldzuges 1870/71 war er als Unterarzt in der Charité tätig. Erhielt Kommando an das Krankenhaus der Barmherzigkeit zu Königsberg i. Pr. und an das Kaiserliche Gesundheitsamt zu Berlin vom 1. 2. 1886 bis 1. 5. 1888. Ausgeschieden aus dem aktiven Dienst am 1. 5. 1888 als Stabsarzt, war zuletzt Bataillonsarzt beim 2. Bat. des Gren.-Regts. Nr. 1 in Königsberg i. Pr., lebt jetzt als Generalarzt a. D. und Geh. Regierungsrat beim Kaiserl. Gesundheitsamt in Berlin. Er ist Mitbegründer und war lange Jahre Vorsitzender des Kameradschaftlichen Vereins der Sanitäts-Offiziere der Landwehr-Inspektion Berlin.

Er betätigte sich literarisch hauptsächlich auf dem Gebiete der Medizinalstatistik und schrieb u. a.:

Beiträge zur internationalen Statistik der Todesursachen. Arb. aus d. Kais. Gesundheitsamt, Bd. VI.

Max Reinhold, 386

geb. am 1. April 1847 in Berlin als Sohn des Gendarmen Reinhold, gehörte der K. W.-A. an vom 25. 4. 1867 bis 1. 8. 1870 wurde zum Ass.-Arzt befördert am 14. 1. 1873. Ausgeschieden aus dem aktiven Dienst am 17. Juli 1889 durch Tod als Stabsarzt, war zuletzt Bataillonsarzt des II. Bataillons Inf.-Regts. Nr. 99 in Straßburg i. E.

Paul Riechert, 387

geb. am 8. Mai 1846 in Grabow (Prov. Sachsen) als Sohn des Rentiers Riechert, gehörte der K. W.-A. an vom 25. 4. 1867 bis 1. 8. 1870, wurde promoviert am 2. 3. 1872, zum Ass.-Arzt befördert am 18. 9. 1873. Ausgeschieden aus dem aktiven Dienst am 5. Februar 1874 durch Tod als Ass.-Arzt II. Kl., war zuletzt beim Inf.-Regt. Nr. 41 in Königsberg i. Pr.

388   **Hugo Schulz,**

geb. am 6. November 1895 in Herwigsdorf (Schlesien) als Sohn des
Lehrers Adolf Schulz, gehörte der K. W.-A. an vom 25. 4. 1867 bis
1. 8. 1870, wurde promoviert am 20. 8. 1870, zum Ass.-Arzt befördert
am 30. 9. 1872. Gest. am 1. September 1897 als charakt. Oberstabsarzt
und Abteilungsarzt bei der II. Abteilung des Feldart.-Regts. Nr. 33
in St. Avold.

389   **Wilhelm Steinrück,**

geb. am 27. August 1848 in Neu-Wedell als Sohn des Stabsarztes
Dr. Wilhelm Steinrück, gehörte der K. W.-A. an vom 25. 4. 1867 bis
1. 8. 1870, wurde promoviert am 1. 8. 1870, zum Ass.-Arzt befördert
am 24. 7. 1872, verheiratete sich am 18. 12. 1891. Er war bei der
K. W.-A. tätig vom 12. 6. 1880 bis 13. 10. 1882. Ausgeschieden aus
dem aktiven Dienst am 27. 12. 1890 als Oberstabsarzt, war zuletzt
Stabsarzt und Bataillonsarzt des Garde-Pion.-Bats. in Berlin, lebte dann
als Oberstabsarzt a. D. und prakt. Arzt in Berlin. Gest. am 27. Mai
1899 in Berlin.

390   **Ludwig Struwe,**

geb. am 16. August 1846 in Minden als Sohn des Zahlmeisters
Herrmann Struwe, gehörte der K. W.-A. an vom 25. 4. 1867 bis
1. 8. 1870, wurde promoviert am 22. 12. 1874, zum Ass.-Arzt befördert
am 20. 2. 1875, verheiratete sich am 20. 6. 1891. Er nahm als Feldassistenzarzt am Krieg 1870/71 teil. Ausgeschieden aus dem aktiven
Dienst am 5. 1. 1885 als Stabsarzt, war zuletzt Bataillonsarzt beim
Inf.-Regt. Nr. 18 in Gleiwitz, blieb darauf als Chefarzt der Augen-
und Ohrenheilanstalt für Oberschlesien in Gleiwitz und ist dort gest.
am 25. Februar 1906.

391   **Friedrich Trute,**

geb. am 30. September 1846 in Meitzendorf (Prov. Sachsen) als Sohn
des Lehrers Friedrich Trute, gehörte der K. W.-A. an vom 25. 4. 1867
bis 3. 8. 1870, wurde promoviert am 16. 2. 1872. Gest. am 2. 3. 1873
als Unterarzt beim Inf.-Regt. Nr. 43 in Königsberg i. Pr.

392   **Albert Villaret,**

geb. am 28. Februar 1847 in Emmerich (Reg. Bez. Düsseldorf) als
Sohn des Königlichen Steuerrats Alexander Villaret, gehörte der
K. W.-A. an vom 25. 4. 1867 bis 16. 3. 1870, wurde promoviert am
2. 8. 1870, zum Ass.-Arzt befördert am 3. 9. 1872, verheiratete sich
am 9. 12. 1872. Er nahm als Feld-Assistenzarzt am Krieg 1870/71
teil. Er war vom 11. 6. 1906 bis 6. 7. 1906 Bevollmächtigter des
Deutschen Reichs bei der internationalen Konferenz zur Revision
der Genfer Konvention vom 22. 8. 1864 in Genf. Seit 28. 12. 1905
ist er etatsmäßiges Mitglied des Wissenschaftlichen Senats bei der
K. W.-A. Ausgeschieden aus dem aktiven Dienst am 19. 11. 1909 als
Generalarzt mit dem Range als Generalmajor, war zuletzt Inspekteur
der 2. Sanitäts-Inspektion in Berlin und lebt jetzt in Berlin.

Er betätigte sich literarisch besonders auf dem Gebiete des Militärsanitätswesens und schrieb neben mehreren z. T. großen wissenschaftlichen Arbeiten:

1. Handwörterbuch der gesamten Medizin. 2 Bände. Enke, Stuttgart. 1899/1900.
2. Friedensbewegung, Haager Konferenz, Abrüstungsfrage. Enke, Stuttgart. 1907.
3. Die Handgranate. Enke, Stuttgart. 1908.
4. Die wichtigen deutschen, österreich-ungarischen und schweizerischen Brunnen- und Badeorte, nach ihren Heilanzeigen alphabetisch zusammengestellt. Enke, Stuttgart. 1907.
5. Villaret-Paalzow, Sanitätsdienst und Gesundheitspflege im Deutschen Heere. Enke, Stuttgart. 1909.

Karl Ziegler, 393

geb. am 18. November 1848 in Peitz (Kreis Kottbus) als Sohn des prakt. Arztes Dr. Julius Ziegler, gehörte der K. W.-A. an vom 25. 4. 1867 bis 1. 8. 1870, wurde promoviert am 2. 6. 1881, zum Ass.-Arzt befördert am 30. 11. 1872, trat 1875 zur Marine über, verheiratete sich am 7. 9. 1878. Ausgeschieden aus dem aktiven Dienst am 15. 11. 1877 als Marineassistenzarzt I. Kl., war zuletzt stationiert in Wilhelmshaven, lebt jetzt als Oberarzt des Militär-Waisenhauses, Königlicher Hofarzt und Geh. Sanitätsrat in Potsdam.

Er betätigte sich literarisch auf dem Gebiete der Kinderheilkunde.

Michaelis 1867.

Hermann Barnick, 394

geb. am 10. Januar 1849 in Posen als Sohn des Kanzleirats Barnick, gehörte der K. W.-A. an vom 20. 10. 1867 bis 15. 2. 1872, wurde promoviert am 21. 12. 1871, zum Ass.-Arzt befördert am 21. 4. 1873, verheiratete sich am 21. 5. 1880. Er nahm als Feldassistenzarzt beim Inf.-Regt. Nr. 45 am Krieg 1870/71 teil. Ausgeschieden aus dem aktiven Dienst am 24. 7. 1879 als Ass.-Arzt I. Kl., war zuletzt beim Garde-Füs.-Regt. in Berlin. Lebt jetzt als Regierungs- und Geh. Medizinalrat in Frankfurt a. O.

Emil Dittmar, 395

geb. am 14. Dezember 1847 in Kl. Sierakowitz bei Gleiwitz als Sohn des Försters Wilhelm Dittmar, gehörte der K. W.-A. an vom 20. 10. 1867 bis 15. 2. 1872, wurde promoviert am 17. 4. 1872, zum Ass.-Arzt befördert am 15. 5. 1873. Er nahm am Krieg 1870/71 teil. Ausgeschieden aus dem aktiven Dienst am 24. 7. 1877 als Ass.-Arzt, war zuletzt beim Inf.-Regt. Nr. 85 in Neumünster, ließ sich als prakt. Arzt in Rybnik (Schlesien) nieder, wo er am 11. Dezember 1891 verstorben ist.

Franz Engler, 396

geb. am 25. Juli 1848 in Stettin als Sohn des Ass.-Arztes Dr. Engler, gehörte der K. W.-A. an vom 20. 10. 1867 bis 15. 2. 1872, wurde promoviert am 14. 10. 1872, zum Ass.-Arzt befördert am 19. 7. 1873, verheiratete sich am 29. 1. 1878. Er nahm als Feldassistenzarzt im Füs.-Regt. Nr. 33 am Krieg 1870/71 teil. Ausgeschieden aus dem aktiven Dienst am 14. 3. 1884 als Stabsarzt, war zuletzt Bataillonsarzt beim Inf.-Regt. Nr. 129 in Bromberg, lebt jetzt als Pensionär in Landsberg a. W.

397   **Prof. August Gärtner,**

geb. am 18. April 1848 in Ochtrup (Westfalen) als Sohn des Kreis-wundarztes Joh. Gärtner, gehörte der K. W.-A. an vom 20. 10. 1867 bis 15. 2. 1872, wurde promoviert am 27. 1. 1872, zum Ass.-Arzt befördert am 21. 4. 1873, wurde am 24. 7. 1877 zur Marine versetzt, verheiratete sich am 23. 10. 1878. Er nahm als Feldassistenzarzt beim 3. Garde-Regt. z. F. am Kriege 1870/71 teil. Er erhielt Kommando an das Kaiserliche Gesundheitsamt in Berlin in der Zeit vom 1. 1. 1884 bis 1. 4. 1886. Ausgeschieden aus dem aktiven Dienst am 22. 6. 1886 als Marinestabsarzt, nachdem er am 10. 5. 1886 als außerordentlicher Professor nach Jena berufen worden war. Am 27. 6. 1887 wurde er dort Ordinarius für Hygiene, am 1. 1. 1901 Mitglied des Reichsgesundheitsrats. Er lebt jetzt als o. ö. Professor der Hygiene, Geh. Hofrat und Direktor des Hygienischen Instituts in Jena.

Er betätigte sich literarisch auf dem Gebiete der Hygiene und schrieb außer vielen Arbeiten aus den verschiedensten Gebieten der Hygiene folgende Bücher:

1. Tiemann u. Gärtner, spätere Auflage Walter u. Gärtner, Handbuch der Untersuchung und Beurteilung des Wassers. Braunschweig, F. Vieweg & Sohn.
2. Leitfaden der Hygiene. Berlin.
3. Die Quellen in ihren Beziehungen zum Grundwasser und zum Typhus. Jena, G. Fischer, 1902.

398   **Karl Hemprich,**

geb. am 1. November 1849 in Essen a. Ruhr als Sohn des Oberpostdirektors Ludwig Karl Waldeyer, gehörte der K. W.-A. an vom 20. 10. 1867 bis 15. 2. 1872, wurde promoviert am 22. 12. 1871, verheiratete sich am 1. 2. 1901. Er nahm als Feldassistenzarzt am Krieg 1870/71 teil beim Gren.-Regt. Nr. 12, später bei der Garde-Landw.-Div. Ausgeschieden aus dem aktiven Dienst am 31. 5. 1874 als Unterarzt beim Garde-Füs.-Regt., war zuletzt stellv. Ass.-Arzt in Spandau, lebt jetzt als Spezialarzt für Hautleiden in Bonn a. Rh.

399   **Gustav Hennig,**

geb. am 20. Januar 1847 in Schmellwitz (Schlesien) als Sohn des Rentmeisters G. Hennig, gehörte der K. W.-A an vom 20. 10. 1867 bis 1. 8. 1870. Er nahm am Feldzug 1870 teil, erkrankte aber bald an Typhus, dem er am 18. September 1870 erlag.

400   **Julius Hermann,**

geb. am 3. Mai 1847 in Zell a. Mosel als Sohn des Kanzleirats Hermann, gehörte der K. W.-A. an vom 20. 10. 1867 bis 15. 2. 1872, wurde promoviert am 24. 8. 1872, zum Ass.-Arzt befördert am 21. 4. 1873, verheiratete sich am 6. 8. 1881. Er nahm als Feldassistenz-arzt beim Gren.-Regt. Nr. 6 am Krieg 1870/71 teil. Ausgeschieden aus dem aktiven Dienst am 31. 5. 1899 als Oberstabsarzt, war zuletzt Regimentsarzt des Feldart.-Regts. Nr. 23 in Coblenz, lebt jetzt als Augenarzt in Coblenz.

Wilhelm Heymann,   401

geb. am 6. März 1849 in Königsberg i. Pr. als Sohn des Kaufmanns Friedrich Heymann, gehörte der K. W.-A. an vom 20. 10. 1867 bis 18. 3. 1868, wurde auf Antrag seines Vaters entlassen, nahm am Krieg 1870/71 teil, beendete sein Studium, wurde promoviert 1878, im gleichen Jahre approbiert und ließ sich als prakt. Arzt in Alt-Landsberg nieder, siedelte von dort nach Berlin über und lebt hier zurzeit.

Prof. Arnold Hiller,   402

geb. am 22. Dezember 1847 in Seehausen i. d. Altmark als Sohn des Kreisphysikus und Sanitätsrats Dr. Jul. Hiller, gehörte der K. W.-A. an vom 20. 10. 1867 bis 15. 2. 1872, wurde promoviert am 22. 12. 1873, zum Ass.-Arzt befördert am 21. 4. 1873, verheiratete sich am 27. 3. 1906. Er war bei der K. W.-A. tätig vom 1. 1. 1877 bis 26. 4. 1883, erhielt Kommando an die II. medizinische Klinik der Charité in Berlin in der Zeit vom 1. 10. 1880 bis 1. 4. 1883. Er nahm teil am Krieg 1870/71, unternahm eine wissenschaftliche Reise im Sommer 1879 nach München und England. Am 30. 5. 1883 habilitierte er sich als Privatdozent für innere Medizin, später für Militärhygiene in Berlin. Am 21. 1. 1908 erhielt er das Prädikat „Professor". Ausgeschieden aus dem aktiven Dienst am 28. 9. 1890 als Stabsarzt, war zuletzt Bataillonsarzt im Gren.-Regt. Nr. 11 in Breslau, ist jetzt Oberstabs-arzt z. D. und Vorstand der Büchersammlung der K. W.-A. in Berlin.

Er betätigte sich literarisch auf dem Gebiete der inneren Medizin und Gesundheitspflege und schrieb u. a. folgende Bücher:

1. Die Lehre von der Fäulnis. Berlin. 1879.
2. Die Wirkungsweise der Seebäder. 2. Aufl. Berlin. 1890.
3. Der Hitzschlag auf Märschen. Bibl. v. Coler. Bd. 14. 1902.
4. Die Gesundheitspflege des Heeres. Berlin. 1905.

Georg Hoppe,   403

geb. am 10. April 1848 in Klein-Althammer, Kr. Cosel, als Sohn des Forstsekretärs August Hoppe, gehörte der K. W.-A. an vom 20. 10. 1867 bis 15. 2. 1872, wurde promoviert am 17. 4. 1872, zum Ass.-Arzt befördert am 15. 5. 1873, verheiratete sich am 26. 6. 1876. Er nahm am Feldzug 1870/71 bei der Korpsartillerie IX. A.-K. teil. Aus-geschieden aus dem aktiven Dienst am 20. 2. 1876 als Ass.-Arzt I. Kl., war zuletzt beim Hus.-Regt. Nr. 4 in Strehlen, ist jetzt Kreisarzt und Medizinalrat in Gleiwitz.

404   Carl Huesker,

geb. am 30. Januar 1849 in Gescher b. Coesfeld als Sohn des prakt.
Arztes Huesker, gehörte der K. W.-A. an vom 20. 10. 1867 bis
15. 2. 1872, wurde promoviert am 19. 1. 1872, zum Marine-Ass.-Arzt
befördert am 19. 7. 1873, verheiratete sich am 5. 6. 1882. Er nahm
am Feldzug 1870/71 teil auf S. M. S. „Camäleon", unternahm 1874
bis 1876 eine Forschungsreise auf S. M. S. „Gazelle", beteiligte sich
am 8. 3. 1881 an der Landung und am Gefecht im Dorfe Nana Kroo.
Er trat am 27. 11. 1884 zu den Sanitätsoffizieren der Armee über.
Ausgeschieden aus dem aktiven Dienst am 16. 11. 1899 als Oberstabsarzt, war zuletzt Regimentsarzt des Drag.-Regts. Nr. 16 in Lüneburg, lebt jetzt als Oberstabsarzt a. D. in Wiesbaden.

405   Gustav Kaatz,

geb. am 15. November 1844 in Hochzeit als Sohn des Holzhändlers
Gottlieb Kaatz, gehörte der K. W.-A. an vom 20. 10. 1867 bis 1. 8. 1870,
wurde promoviert am 22. 7. 1870, zum Ass.-Arzt befördert am 24. 3. 1875.
Er nahm am Krieg 1870/71 teil. Ausgeschieden aus dem aktiven
Dienst durch Tod am 9. Juli 1890 als Stabsarzt, war zuletzt Bataillons-
arzt beim Inf.-Regt. Nr. 20 in Wittenberg.

406   Theodor Kloz,

geb. am 1. Juli 1848 in Lübben als Sohn des Oberstabsarztes
Dr. Kloz, gehörte der K. W.-A. an vom 20. 10. 1867 bis 7. 8. 1869,
wurde promoviert am 28. 3. 1874, zum Ass.-Arzt befördert am 31. 5.
1875, verheiratete sich am 19. 5. 1880. Ausgeschieden aus dem
aktiven Dienst am 1. 4. 1878 als Ass.-Arzt, war zuletzt beim Inf.-Regt.
Nr. 68 in Koblenz, ließ sich dann als prakt. Arzt in Greiffenberg
(Schlesien) nieder und lebt jetzt als nicht praktizierender Sanitätsrat
in Charlottenburg.

407   Bernhard Kiesewalter,

geb. am 22. März 1849 in Parchwitz als Sohn des Kreisgerichtsrates
Eduard Kiesewalter, gehörte der K. W.-A. an vom 20. 10. 1867 bis
14. 11. 1871, wurde promoviert am 14. 10. 1872, zum Ass.-Arzt befördert am 19. 7. 1873, verheiratete sich am 9. 10. 1879. Er nahm
am Krieg 1870/71 teil. Ausgeschieden aus dem aktiven Dienst durch
Tod am 2. Juni 1903 als Oberstabsarzt, war zuletzt Garnisonarzt in
Breslau.

408   August Mayer,

geb. am 11. März 1850 in Bobbin auf Rügen als Sohn des Hotelbesitzers Carl Mayer, gehörte der K. W.-A. an vom 20. 10. 1867 bis
15. 2. 1872, wurde promoviert am 10. 2. 1872, zum Ass.-Arzt befördert am 21. 8. 1873, verheiratete sich am 1. 2. 1876. Er nahm
am Krieg 1870/71 teil. Ausgeschieden aus dem aktiven Dienst am
20. 12. 1879 als Ass.-Arzt I. Kl., war zuletzt beim Hus.-Regt. Nr. 1
in Pr.-Stargard, ließ sich als prakt. Arzt in Gingst a. Rügen nieder,
siedelte dann nach Geestemünde über, wo er als Sanitätsrat lebt.

Hermann Nicolai,   409

geb. am 7. September 1847 in Blankenburg (Braunschweig) als Sohn des Oekonomen Ferdinand Nicolai, gehörte der K. W.-A. an vom 20. 10. 1867 bis 15. 2. 1872, wurde promoviert am 7. 2. 1872, zum Ass.-Arzt befördert am 21. 4. 1873. Ausgeschieden aus dem aktiven Dienst am 18. 5. 1901 als Generaloberarzt, war zuletzt Divisionsarzt der 12. Division in Neisse. Gest. am 19. April 1902 in Neisse.

Otto Roedelius,   410

geb. am 25. Januar 1848 in Müncheberg, Kr. Lebus, als Sohn des Bürgermeisters Roedelius, gehörte der K. W.-A. an vom 20. 10. 1867 bis 1. 8. 1870, wurde zum Ass.-Arzt befördert am 11. 11. 1874. Er nahm am Feldzug 1870/71 teil. Ausgeschieden aus dem aktiven Dienst am 18. 8. 1903 als Oberstabsarzt, war zuletzt Regimentsarzt des Inf.-Regts. Nr. 60 in Weißenburg i. Els., lebt jetzt als Pensionär in Weißenburg.

Richard Rohde,   411

geb. am 29. Juli 1845 in Neuhaldensleben als Sohn des prakt. Arztes J. A. Ferdinand Rohde, gehörte der K. W.-A. an vom 20. 10. 1867 bis 11. 4. 1868, wurde auf Antrag seines Vaters entlassen, studierte weiter Medizin, wurde 1871 approbiert, ließ sich als prakt. Arzt in Lieberwolkwitz nieder und ist dort am 13. Mai 1898 gestorben.

Paul Ruprecht,   412

geb. am 10. April 1847 in Müncheberg als Sohn des Predigers Ruprecht, gehörte der K. W.-A. an vom 20. 10. 1867 bis 7. 8. 1869, studierte nach seinem Ausscheiden weiter Medizin, wurde promoviert am 10. 7. 1872, zum Ass.-Arzt befördert am 19. 2. 1874. Ausgeschieden aus dem aktiven Dienst am 19. 1. 1893 als Oberstabsarzt II. Kl., war zuletzt Regimentsarzt des Gren.-Regts. Nr. 6 in Posen, ließ sich dann als prakt. Arzt in Spandau nieder. Er starb am 5. Oktober 1900 in Wiesbaden.

Paul Sperling,   413

geb. am 12. Februar 1849 in Sampohl als Sohn des Predigers Karl Sperling, gehörte der K. W.-A. an vom 20. 10. 1867 bis 1. 8. 1870, wurde promoviert am 10. 2. 1872, zum Ass.-Arzt befördert am 14. 1. 1873, verheiratete sich am 2. 11. 1874. Ausgeschieden aus dem aktiven Dienst am 26. 10. 1890 als Oberstabsarzt, war zuletzt Stabsarzt und Bataillonsarzt beim Inf.-Regt. Nr. 129 in Bromberg, wurde am 30. 7. 1892 unter Stellung zur Disposition zum Vorstand der Sammlungen der K. W.-A. ernannt und am 27. 7. 1898 von dieser Stellung enthoben und in die Kategorie der mit Pension verabschiedeten Sanitätsoffiziere zurückversetzt. Gestorben am 5. Januar 1903 in Berlin.

Fritz Timann,   414

geb. am 23. Januar 1848 in Neustadt a. D. als Sohn des Kaufmanns E. Friedrich Timann, gehörte der K. W.-A. an vom 20. 10. 1867 bis 15. 2. 1872, wurde promoviert am 24. 8. 1872, zum Ass.-Arzt befördert am 21. 4. 1873, verheiratete sich. Er war bei der K.W.-A. tätig vom 1. 11. 1879 bis 29. 11. 1883. Ferner war er vom 3. 6. 1878 bis 9. 3.1888 zur persönlichen Dienstleistung bei S. M. dem hochseligen Kaiser und König Wilhelm I. kommandiert. Ausgeschieden aus dem aktiven Dienst am 18. 10. 1908 als Generalarzt im Range eines Generalmajors und als Sanitäts-Inspekteur, war zuletzt Inspekteur der 4. San.-Insp. in Straßburg i. E., lebt jetzt als Sanitäts-Inspekteur z. D. in Berlin.

Er betätigte sich literarisch auf dem Gebiete des Militärsanitäts-wesens und schrieb u. a.:

> Der Sanitätsdienst auf dem Schlachtfelde, mit einer historischen Darstellung des Sanitätsdienstes beim Gardekorps in der Schlacht bei St. Privat. Berlin 1901.

415   **Paul Wald,**

geb. am 17. März 1850 in Berlin als Sohn des Regierungs- und Medi-zinalrats Dr. Hermann Wald, gehörte der K. W.-A. an vom 20. 10. 1867 bis 15. 2. 1872, wurde promoviert am 27. 1. 1872, zum Ass.-Arzt befördert am 21. 4. 1873, verheiratete sich am 7. 6. 1881. Ausge-schieden aus dem aktiven Dienst am 13. 9. 1906 als Generaloberarzt, war zuletzt Oberstabsarzt und Regimentsarzt des Hus.-Regts. Nr. 13 in Diedenhofen, lebt jetzt als Generaloberarzt a. D. in Frankfurt a. M.

416   **Peter Weis,**

geb. am 17. Februar 1848 in Trier als Sohn des Gemeinde-Empfängers Johann Gabriel Weis, gehörte der K.W.-A. an vom 20. 10. 1867 bis 1. 10. 1871. Er wurde auf Antrag seines Vaters entlassen und setzte seine Studien fort, wurde promoviert am 2. 3. 1872, 1874 approbiert, ließ sich als prakt. Arzt in Trier nieder und wurde dort später Arzt am Krankenhaus. Er nahm am Krieg 1870/71 teil. Lebt jetzt als prakt. Arzt in Trier.

417   **Prof. Boleslaus Wicherkiewicz,**

geb. am 7. Juli 1847 in Exin (Posen) als Sohn des Sanitätsrats A. Wicher-kiewicz, gehörte der K.W.-A. an vom 20. 10. 1867 bis 14. 10. 1869; er wurde auf Antrag seines Vaters entlassen, nahm am Feldzug 1870/71 teil, wurde am 6. 7. 1872 promoviert und ging nach beendetem Staats-examen nach Breslau, wo er sich der Augenheilkunde zuwandte. 1889 wurde er zum Sanitätsrat ernannt, 1894 erhielt er den Titel Professor. 1895 wurde er als ordentlicher Professor für Augenheilkunde an die Universität Krakau berufen, wo er zurzeit noch lebt.

Er betätigte sich literarisch auf dem Gebiete der Augenheilkunde

> und veröffentlichte zahlreiche Arbeiten in deutschen und polnischen Fach-zeitschriften.

418   **Johannes Wimmer,**

geb. am 2. Juni 1849 in Breslau als Sohn des Stadt-Schulrats Friedrich Wimmer, gehörte der K.W.-A. an vom 20. 10. 1867 bis 16. 3. 1868, er wurde entlassen, um sich einem anderen Beruf zuzuwenden. Er studierte in Breslau Naturwissenschaften und Chemie, legte die Prüfung pro facultate docendi ab und wurde Lehrer an der landwirtschaftlichen Schule in Marienburg. Gest. am 27. Februar 1892 in Marienburg.

Leo Woerdehoff, 419

geb. am 4. Februar 1848 in Paderborn als Sohn des Bürgermeisters Franz Joseph Woerdehoff, gehörte der K.W.-A. an vom 20. 10. 1867 bis 1. 8. 1870, er nahm als Unterarzt am Feldzug 1870 teil, erkrankte an Typhus und starb am 7. November 1870 im Lazarett zu Forbach.

Otto Zedelt, 420

geb. am 10. August 1846 in Adamsdorf bei Soldin als Sohn des Predigers F.K. Ferdinand Zedelt, gehörte der K.W.-A. an vom 20.10.1867 bis 16. 3. 1868, er wurde entlassen, um sich einem andern Beruf zuzuwenden. Er wurde Landwirt und lebt jetzt in Bärwalde (Neumark).

Ostern 1868.

Hans Baerensprung, 421

geb. am 24. Juni 1850 als Sohn des prakt. Arztes Dr. Baerensprung, gehörte der K. W.-A. an vom 22. 4. 1868 bis 15. 2. 1872, wurde promoviert am 3. 2. 1873, zum Ass.-Arzt befördert am 18. 9. 1873. Er nahm am Krieg 1870/71 teil. Ausgeschieden aus dem aktiven Dienst am 24. Juli 1879 durch Tod als Ass.-Arzt I. Kl., war zuletzt beim Inf.-Regt. Nr. 72 in Torgau.

Conrad Benda, 422

geb. am 26. Dezember 1846 in Paprotzau (Ob. Schles.) als Sohn des Hüttendirektors Benda, gehörte der K.W.-A. an vom 22. 4. 1868 bis 1. 10. 1872, wurde promoviert am 3. 8. 1872, zum Ass.-Arzt befördert am 18. 9. 1893, verheiratete sich am 14. 11. 1888. Er nahm am Feldzug 1866 und 1870/71 teil. Er trat am 24. 3. 1885 zu den Sanitätsoffizieren der Armee über. Vom 20. 11. 1883 bis 18. 12. 1883 war er als Schiffsarzt auf der Reise Kaiser Friedrichs III. nach Spanien kommandiert. Ausgeschieden aus dem aktiven Dienst am 30. 4. 1894 als Oberstabsarzt II. Kl., war zuletzt Regimentsarzt des Gren.-Regts. Nr. 5 in Danzig. Gest. am 27. Januar 1908 in Angermünde als Kreisarzt und Medizinalrat.

Ludwig Edler, 423

geb. am 22. Oktober 1849 in Minden (i. W.) als Sohn des Predigers M. Edler, gehörte der K.W.-A. an vom 22. 4. 1868 bis 15. 2. 1872, wurde promoviert am 24.8.1872, zum Ass.-Arzt befördert am 18.9.1873. Er nahm am Feldzug 1870/71 teil. Ausgeschieden aus dem aktiven Dienst am 18. 8. 1906 als Generalarzt, war zuletzt Generaloberarzt und Divisionsarzt der 33. Div. in Metz, lebt jetzt als Generalarzt a. D. in Wiesbaden.

Er betätigte sich literarisch auf dem Gebiete der Chirurgie und schrieb über:

Traumatische Verletzungen von Leber, Milz, Pankreas und Nieren. Arch. für klin. Chir. von v. Langenbeck. Band 34.

424

Emil Funcke,

geb. am 8. Februar 1847 in Berlin als Sohn des Hausbesitzers Wilhelm
Funcke, gehörte der K. W.-A. an vom 22. 4. 1868 bis 30. 9. 1872,
wurde promoviert am 24. 8. 1872, zum Ass.-Arzt befördert am 21. 4. 1874,
verheiratete sich am 5. 4. 1886. Er nahm am Feldzuge 1870/71 teil.
Ausgeschieden aus dem aktiven Dienst am 28. 5. 1906 als Oberstabsarzt, war zuletzt Regimentsarzt des Inf.-Regts. Nr. 81 in Frankfurt a. M.,
lebt jetzt als Oberstabsarzt z. D. und diensttuender Sanitätsoffizier
beim Bezirkskommando in Elberfeld.

Er betätigte sich literarisch auf dem Gebiete des Militärsanitätswesens.

425

Guido Geest,

geb. am 12. Februar 1848 in Berlin als Sohn des Kreisgerichtsrats
Geest, gehörte der K. W.-A. an vom 22. 4. 1868 bis 15. 4. 1871; er
wurde auf Antrag seines Vaters entlassen. Er nahm am Krieg 1870/71
teil und wurde Offizier im Inf.-Regt. Nr. 54 in Colberg, nahm als Sekonde-
leutnant am 13. 6. 1876 seinen Abschied. Lebt als Leutnant a. D.
und Pfleglingsoffizier im Invalidenhaus in Berlin.

426

Paul Gielen,

geb. am 12. Dezember 1848 in Halberstadt als Sohn des Oberstabsarztes Dr. Theobald Gielen, gehörte der K. W.-A. an vom 22. 4. 1868
bis 1. 4. 1872, wurde promoviert am 12. 2. 1873, zum Ass.-Arzt befördert am 18. 9. 1873, verheiratete sich am 4. 10. 1883. Er nahm
am Krieg 1870/71 teil. Er war bei der K. W.-A. tätig vom 1. 4. 1881
bis 30. 8. 1883. Ausgeschieden aus dem aktiven Dienst am 18. 4. 1903
als Oberstabsarzt, war zuletzt beim Lehrregiment der Feldart.-Schieß-
schule in Jüterbog. Gest. am 6. April 1908 als Oberstabsarzt a. D.
in Halensee.

427

Edmund Gottschau,

geb. am 27. Februar 1847 in Ottensen (bei Altona) als Sohn des
Billeteurs der Altona-Kieler Eisenbahn Gottschau, gehörte der K. W.-A.
an vom 22. 4. 1868 bis 16. 3. 1870, er wurde entlassen und meldete
sich als Freiwilliger zur Teilnahme am Kriege gegen Frankreich,
wurde aber eines Lungenleidens wegen zurückgewiesen. Er ging
darauf auf Anraten seines Arztes nach Buenos Ayres, wo er im
Frühjahr 1872 gestorben ist.

428

Heinrich Heineken,

geb. am 3. September 1847 in Delitzsch als Sohn des Oberpfarrers
Hermann Heineken, gehörte der K. W.-A. an vom 22. 4. 1868 bis
1. 10. 1872, wurde promoviert am 3. 8. 1872, zum Ass.-Arzt befördert
am 18. 10. 1873, verheiratete sich am 24. 10. 1881. Er nahm am
Krieg 1870/71 teil. Ausgeschieden aus dem aktiven Dienst am
10. 4. 1906 als Generaloberarzt, war zuletzt Oberstabsarzt und Regimentsarzt des Feldart.-Regts. Nr. 11 in Cassel. Gest. am 21. November 1908
als Generaloberarzt a. D.

Edmund Hintzpeter, 429

geb. am 16. März 1847 in Altona als Sohn des Buchhalters Hintz-
peter, gehörte der K. W.-A. an vom 22. 4. 1868 bis 9. 5. 1871, wurde
wegen Feldienstunfähigkeit entlassen, studierte weiter, wurde am
20. 8. 1872 promoviert, 1874 approbiert und ließ sich als prakt. Arzt
in Altona nieder. Er nahm am Krieg 1870/71 teil. Gest. am
5. Juni 1903 als Sanitätsrat in Altona.

August Hoffmann, 430

geb. am 7. Oktober 1847 in Berlin als Sohn des Fabrikanten Wilhelm
Hoffmann, gehörte der K. W.-A. an vom 22. 4. 1868 bis 1. 10. 1872,
wurde promoviert am 31. 7. 1872, zum Ass.-Arzt befördert am 19. 7. 1873,
verheiratete sich am 11. 9. 1882. Er nahm am Feldzug 1870/71 teil.
Ausgeschieden aus dem aktiven Dienst am 23. 1. 1879 als Ass.-Arzt
I. Kl., war zuletzt beim Garde-Schützen-Bataillon in Berlin, lebt jetzt
als Spezialarzt für Ohren-, Hals- und Nasenkrankheiten in Berlin.

Philipp Hümmerich, 431

geb. am 26. Juni 1850 in Münster (Oberlahnkreis) als Sohn des
Lehrers Hümmerich, gehörte der K. W.-A. an vom 22. 4. 1868 bis
15. 2. 1872, wurde promoviert am 12. 2. 1873, zum Ass.-Arzt befördert am 18. 9. 1873, war bei der K. W.-A. tätig vom 1. 4. 1881
bis 24. 5. 1885. Ausgeschieden aus dem aktiven Dienst am 19. 6. 1902
als Generaloberarzt, war zuletzt Divisionsarzt der 22. Div. in Cassel,
lebt jetzt als Generaloberarzt a. D. in Steglitz.

Anton Johannesson, 432

geb. am 15. Februar 1850 in Stallupönen als Sohn des Superintendenten Johannesson, gehörte der K. W.-A. an vom 22. 4. 1868 bis
5. 6. 1868, wurde auf Antrag seines Vaters entlassen und studierte
Jura. Er wurde Regierungsrat in Schleswig und Aurich, ließ sich
später als Rechtsanwalt in Skaisgirren (Ostpreußen) nieder und ist
dort verstorben als Regierungsrat a. D. am 11. Januar 1893.

Theodor Koehler, 433

geb. am 26. Juni 1848 in Diez (a. d. Lahn) als Sohn des Rezeptur-
beamten Koehler, gehörte der K. W.-A. an vom 22. 4. 1868 bis
19. 10. 1868, wurde auf Antrag seines Vaters entlassen, studierte
weiter Medizin, wurde 1874 approbiert und ließ sich als prakt. Arzt
in Weilmünster (Oberlahnkreis) nieder, siedelte später nach Weilburg
über und lebt jetzt dort als Sanitätsrat.

Otto Kögel, 434

geb. am 22. November 1845 in Berlinchen als Sohn des Predigers
Friedrich Kögel, gehörte der K. W.-A. an vom 22. 4. 1868 bis 1. 10. 1872,
wurde promoviert am 31. 7. 1872, zum Ass.-Arzt befördert am 18. 9. 1873.
Er nahm am Krieg 1870/71 teil. Ausgeschieden aus dem aktiven
Dienst am 21. 5. 1878 als Ass.-Arzt I. Kl., war zuletzt beim

Inf.-Regt. Nr. 77 in Celle, lebt jetzt als Stabsarzt a. D. und Sanitätsrat in Magdeburg.

435   **Max Kröcher,**

geb. am 5. September 1848 in Wusterhausen a. d. Dosse als Sohn des Arztes Dr. Kröcher, gehörte der K. W.-A. an vom 22. 4. 1868 bis 1. 10. 1872, wurde promoviert am 18. 2. 1873, zum Ass.-Arzt befördert am 21. 5. 1874, verheiratete sich am 18. 12. 1878. War während des Feldzuges 1870/71 als Assistent im Barackenlazarett Berlin tätig. Ausgeschieden aus dem aktiven Dienst am 15. 5. 1886 als Stabsarzt, war zuletzt Bataillonsarzt beim Inf.-Regt Nr. 88 in Mainz, lebt jetzt als prakt. Arzt und Sanitätsrat in Gr.-Lichterfelde.

436   **Leopold v. Kühlewein,**

geb. am 11. Juni 1849 in Pieskow bei Fürstenwalde als Sohn des Rittergutsbesitzers v. Kühlewein, gehörte der K. W.-A. an vom 22. 4. 1868 bis 1. 10. 1872, wurde promoviert am 24. 8. 1872, zum Ass.-Arzt befördert am 21. 5. 1874, verheiratete sich am 25. 6. 1887. Er nahm am Krieg 1870/71 teil. Ausgeschieden aus dem aktiven Dienst am 19. 9. 1907 als Generalarzt, war zuletzt Generaloberarzt und Divisionsarzt der 25. Div. in Darmstadt und lebt jetzt dort als Generalarzt a. D.

437   **Paul Küntzel,**

geb. am 30. September 1848 in Meseritz als Sohn des Kreisgerichtsrates a. D. Gustav Küntzel, gehörte der K. W.-A. an vom 22. 4. 1868 bis 1. 10. 1872, wurde promoviert am 7. 8. 1872, zum Ass.-Arzt befördert am 18. 9. 1873, verheiratete sich am 11. 2. 1878. Er nahm am Feldzug 1870/71 teil. Ausgeschieden aus dem aktiven Dienst am 31. Oktober 1896 durch Tod als Oberstabsarzt, war zuletzt Regimentsarzt des Feldart.-Regts. Nr. 6 in Breslau.

438   **Konrad Langenmayr,**

geb. am 10. Mai 1849 in Korschlitz als Sohn des Pastors Hermann Langenmayr, gehörte der K. W.-A. an vom 22. 4. 1868 bis 1. 10. 1872, wurde promoviert am 2. 8. 1872, zum Marine-Ass.-Arzt befördert am 18. 9. 1873, trat am 27. 4. 1876 zu den San.-Offizieren der Armee über, verheiratete sich am 24. 3. 1883. Er nahm am Krieg 1870/71 teil. Ausgeschieden aus dem aktiven Dienst am 30. 5. 1888 als Stabsarzt, war zuletzt Bataillonsarzt beim Inf.-Regt. Nr. 131 in Metz. Er ließ sich darauf als prakt. Arzt in Lengerich in W. nieder und ist dort am 29. September 1892 verstorben.

439   **Hermann Leonhardt,**

geb. am 14. November 1849 in Wittenberg a. E. als Sohn des Bäckereibesitzers Gottlieb Leonhardt, gehörte der K. W.-A. an vom 22. 4. 1868 bis 1. 10. 1872, wurde promoviert am 11. 7. 1873, zum Ass.-Arzt befördert am 18. 9. 1873. Er nahm am Feldzug 1870/71 teil. Er war bei der K. W.-A. tätig vom 22. 10. 1881 bis 1. 10. 1883. Ausgeschieden aus dem aktiven Dienst am 24. 3. 1885 als Marine-Stabsarzt, war zuletzt Oberarzt des I. Seebataillons in Kiel, ließ sich dann als prakt. Arzt in Swinemünde nieder. Gest. am 14. Juli 1898.

August Mau, 440

geb. am 25. Mai 1849 in Callies als Sohn des Rentiers August Mau, gehörte der K. W.-A. an vom 22. 4. 1868 bis 1. 10. 1872, wurde promoviert am 25. 7. 1872, zum Ass.-Arzt befördert am 18. 9. 1873. Er nahm am Krieg 1870/71 teil. Ausgeschieden aus dem aktiven Dienst am 18. 3. 1876 als Ass.-Arzt, war zuletzt beim Fußart.-Regt. Nr. 2 in Swinemünde, ließ sich dann als prakt. Arzt in Callies, später als Kreisphysikus in Schievelbein nieder. Lebt als Sanitätsrat und dirig. Arzt des Kreiskrankenhauses in Schievelbein.

Konrad Meyer, 441

geb. am 27. Juni 1849 in Potsdam als Sohn des Professors und Prorektors Meyer, gehörte der K. W.-A. an vom 22. 4. 1868 bis 7. 8. 1869, diente zunächst als Einjährig-Freiwilliger, nahm am Krieg 1870/71 teil und wurde Offizier im 3. hessischen Inf.-Regt. Nr. 83 in Kassel. Wegen Krankheit mußte er seinen Abschied nehmen und lebte seit 1886 in Berlin. Gest. am 1. August 1890.

Karl Muecke, 442

geb. am 16. Oktober 1845 in Strehlitz (Kreis Namslau) als Sohn des Landwirtes Christian Muecke, gehörte der K. W.-A. an vom 22. 4. 1868 bis 14. 2. 1872, wurde promoviert am 17. 1. 1872, zum Ass.-Arzt befördert am 15. 5. 1873, verheiratete sich am 18. 5. 1877. Er nahm am Feldzug 1870/71 teil. Ausgeschieden aus dem aktiven Dienst am 18. 7. 1903 als Oberstabsarzt, war zuletzt Regimentsarzt des Füs.-Regts. Nr. 36 in Halle a. S., lebt jetzt als Oberstabsarzt a. D. in Charlottenburg.

Georg Müller, 443

geb. am 5. Januar 1850 in Hainau als Sohn des prakt. Arztes Müller, gehörte der K. W.-A. an vom 22. 4. 1868 bis 27. 10. 1869, er wurde auf Antrag seines Vormundes krankheitshalber entlassen; scheint einem schweren Lungenleiden erlegen zu sein. Angestellte Ermittelungen blieben ergebnislos.

Max Paterna, 444

geb. am 12. Mai 1848 in Berlin als Sohn des Polizeisekretärs Franz Paterna, gehörte der K. W.-A. an vom 22. 4. 1868 bis 1. 10. 1872, wurde promoviert am 3. 7. 1872, zum Ass.-Arzt befördert am 19. 3. 1874. Ausgeschieden aus dem aktiven Dienst am 1. 1. 1877 als Ass.-Arzt I. Kl., war zuletzt beim Feldart.-Regt. Nr. 20 in Glogau, lebt jetzt als Geheimer Sanitätsrat in Berlin.

445   **Hermann Paul,**

geb. am 29. Dezember 1847 in Havelberg als Sohn des Kaufmanns
Paul, gehörte der K. W.-A. an vom 22. 4. 1868 bis 1. 10. 1872, wurde
promoviert am 6. 8. 1872, zum Unterarzt ernannt am 15. 2. 1873.
Er nahm am Krieg 1870/71 teil. Gest. am 31. August 1874 in Havelberg als Unterarzt.

446   **Oskar Riebel,**

geb. am 26. November 1847 in Droschkau, Kr. Namslau, als Sohn des
Pastors Anton Riebel, gehörte der K. W.-A. an vom 22. 4. 1868 bis
1. 10. 1872, wurde promoviert am 20. 7. 1872, zum Ass.-Arzt befördert am 18. 9. 1873, verheiratete sich am 13. 11. 1884, ist zurzeit charakt. Generaloberarzt beim Invalidenhaus in Berlin. Er nahm
am Feldzug 1870/71 teil. Er war bei der K. W.-A. tätig vom
16. 6. 1881 bis 26. 2. 1884.

Er betätigte sich literarisch auf dem Gebiete der Krankenpflege
und schrieb einen:

Leitfaden der Krankenwartung für die Krankenwartschule der Charité. 1898.
Berlin. Hirschwald.

447   **Wilhelm Roehle,**

geb. am 2. April 1848 in Seehausen als Sohn des Auktions-Kom-
missarius Roehle, gehörte der K. W.-A. an vom 22. 4. 1868 bis
3. 8. 1871, wurde 1880 approbiert und ließ sich als prakt. Arzt in
Berlin nieder, wo er 1883 verstorben ist.

448   **Richard Rosenthal,**

geb. am 6. Dezember 1847 in Benneckenstein a. Harz als Sohn des
Arztes Dr. Ferdinand Rosenthal, gehörte der K. W.-A. an vom 22. 4.
1868 bis 1. 10. 1872, wurde promoviert am 6. 8. 1872, zum Ass.-Arzt
befördert am 18. 9. 1873, verheiratete sich am 29. 9. 1887. Er nahm
am Feldzug 1870/71 teil. Er war bei der K. W.-A. tätig vom 31. 10.
1881 bis 31. 8. 1884, erhielt Kommando an die Königliche Charité
in Berlin in der Zeit vom 10. 10. 1882 bis 29. 8. 1884. Ausgeschieden
aus dem aktiven Dienst am 21. 6. 1887 als Stabsarzt, war zuletzt
Stabsarzt am Kadettenhaus in Oranienstein, lebt jetzt als Sanitätsrat
in Berlin.

Er betätigte sich literarisch auf dem Gebiete der Gynäkologie
und Pädiatrie

und lieferte Beiträge zu den Charité-Annalen.

449   **August Schiele,**

geb. am 10. August 1849 in Drossen als Sohn des Schmiedemeisters
Schiele, gehörte der K. W.-A. an vom 22. 4. 1868 bis 1. 10. 1872,
wurde promoviert am 20. 8. 1872. Ausgeschieden aus dem aktiven
Dienst am 13. 2. 1873 als Unterarzt, war zuletzt kommandiert zur Charité
in Berlin. Er wurde 1879 approbiert und ließ sich als prakt. Arzt in
Lassan (Pommern) nieder. Gest. am 3. Dezember 1892 zu Sonnenburg.

Richard Schuchardt, 450

geb. am 15. Februar 1848 in Kunzendorf, Kr. Marienburg, als Sohn des Predigers Schuchardt, gehörte der K. W.-A. an vom 22. 4. 1868 bis 1. 10. 1872, wurde promoviert am 1. 8. 1872, zum Ass.-Arzt befördert am 18. 9. 1873. Ausgeschieden aus dem aktiven Dienst am 18. 3. 1890 als Stabsarzt, war zuletzt Bataillonsarzt beim Inf.-Regt. Nr. 98 in Metz. Ein Nervenleiden machte seine Unterbringung in der Prov.-Irrenanstalt Marienthal notwendig.

Friedrich Schulz, 451

geb. am 22. Oktober 1848 in Arnsberg als Sohn des Appellations-gerichtsrats Schulz, gehörte der K. W.-A. an vom 22. 4. 1868 bis 7. 8. 1869. Er studierte nach seinem Ausscheiden weiter Medizin, wurde approbiert 1876, trat ins Heer ein und wurde zum Ass.-Arzt befördert am 28. 8. 1877. Er starb als Ass.-Arzt beim Kür.-Regt. Nr. 4 in Münster am 6. Juli 1878.

Oskar Siedamgrotzky, 452

geb. am 24. April 1848 in Düben als Sohn des Tierarztes August Siedamgrotzky, gehörte der K. W.-A. an vom 22. 4. 1868 bis 15. 2. 1872, wurde promoviert am 3. 8. 1872, zum Ass.-Arzt befördert am 18. 9. 1873, verheiratete sich am 16. 10. 1880. Er nahm am Feldzug 1870/71 teil. Ausgeschieden aus dem aktiven Dienst am 17. 12. 1885 als Stabsarzt, war zuletzt Bataillonsarzt beim Fußart.-Regt. Nr. 11 in Thorn, ließ sich als prakt. Arzt in Bromberg nieder. Gest. am 16. Juli 1907 als Medizinalrat in Dresden.

Otto Werner, 453

geb. am 14. November 1847 in Bunzlau (Schlesien) als Sohn des Schuhmachermeisters Friedrich Werner, gehörte der K. W.-A. an vom 22. 4. 1868 bis 1. 10. 1872, wurde promoviert am 13. 2. 1872, zum Ass.-Arzt befördert am 21. 4. 1873, verheiratete sich am 28. 5. 1874. Er nahm teil am Feldzug 1870/71, war mehrere Jahre als Ass.-Arzt zum Krankenhaus der Barmherzigkeit in Königsberg kommandiert, weiter war er als Hifsreferent und Referent bei der M.-A. tätig von 1882 bis 1898, wurde dann Korpsarzt beim III. A.-K. und schied aus dem aktiven Dienst aus am 2. 11. 1905 als Generalarzt und Korpsarzt des XVI. A.-K. in Metz, lebt jetzt als Generalarzt z. D. mit dem Range eines Generalmajors in Berlin. Er war 1894 als Delegierter des Kriegsministeriums zum XI. Internationalen medizinischen Kongreß nach Rom kommandiert. Seit seinem Ausscheiden betätigt er sich in ausgedehntester Weise ehrenamtlich in Wohlfahrtsangelegenheiten des Roten Kreuzes und Vaterländischen Frauenvereins. Er ist im Volks-heilstättenverein vom Roten Kreuz seit dessen Gründung (1895) 1. stellvertretender Vorsitzender und zugleich Vorsitzender der Ab-teilung I des Vereins: Lungenheilstätte für tuberkulöse Männer in Grabowsee sowie Vorsitzender der Abteilung VII: Kinderheilstätte für Knochen- und Gelenktuberkulose in Hohen-Lychen. Er ist ferner

Mitglied des Zentral-Komitees der Deutschen Vereine vom Roten Kreuz und Mitglied des Hauptvorstands des Vaterländischen Frauenvereins und bearbeitet hier vorwiegend Schwesternangelegenheiten. Endlich ist er Vorsitzender des Kuratoriums des Gräfin Rittberg-Schwesternvereins vom Roten Kreuz zu Berlin, Vorstandsmitglied des Vaterländischen Frauenzweigvereins Charlottenburg und Mitherausgeber der offiziellen Zeitschrift „Das Rote Kreuz".

Er betätigte sich literarisch auf dem Gebiete des Militär-Sanitätswesens und schrieb unter anderen Arbeiten:

1. Die transportable Lazarett-Baracke. Zusammen mit v. Langenbeck, v. Coler. 2. Aufl. Berlin. 1890.
2. Die innere Einrichtung eines transportablen Lazaretts. Zusammen mit Dr. Schütte. Berlin. 1890.

454 **Hans Wolff,**
geb. am 2. Juli 1847 in Berlin als Sohn des Professors am Kadettenhaus Dr. Wolff, gehörte der K. W.-A. an vom 22. 4. 1868 bis 16. 8. 1871, wurde promoviert am 10. 7. 1872, zum Ass.-Arzt befördert am 29. 12. 1874, verheiratete sich am 24. 11. 1876. Ausgeschieden aus dem aktiven Dienst am 18. 9. 1891 als Stabsarzt, war zuletzt Bataillonsarzt beim Füs.-Regt. Nr. 33 in Gumbinnen, ließ sich dann als prakt. Arzt in Blankenburg a. H. nieder. Lebt jetzt in Glatz (Schlesien).

Michaelis 1868.

455 **Richard Arnoldi,**
geb. am 17. Februar 1849 in Winningen (bei Koblenz) als Sohn des prakt. Arzt Dr. Karl Arnoldi, gehörte der K. W.-A. an vom 20. 10. 1868 bis 15. 2. 1873, wurde promoviert am 22. 2. 1873, zum Ass.-Arzt befördert am 23. 8. 1875. Ausgeschieden aus dem aktiven Dienst am 4. 5. 1877 als Ass.-Arzt II. Kl., war zuletzt beim Train-Bat. Nr. 8 in Koblenz, lebt jetzt als prakt. Arzt in Winningen.

Er betätigte sich literarisch auf dem Gebiete der Gynäkologie und Archäologie.

456 **Wilhelm Bengert,**
geb. am 25. April 1845 in Gröbnig (Kreis Leobschütz) als Sohn des Müllermeisters August Bengert, gehörte der K.W.-A. an vom 20. 10. 1868 bis 1. 8. 1870, wurde promoviert am 18. 7. 1870, zum Ass.-Arzt befördert am 3. 9. 1872. Er nahm am Krieg 1870/71 teil. Ausgeschieden aus dem aktiven Dienst durch Tod am 9. Mai 1873 als Ass.-Arzt II. Kl., war zuletzt beim Inf.-Regt. Nr. 18 in Glatz.

457 **Paul Berner,**
geb. am 30. Dezember 1848 in Berlin als Sohn des Faktors der Kgl. Geh. Ober-Hofbuchdruckerei Berner, gehörte der K.W.-A. an vom

22.10.1868 bis 15.2.1873, wurde promoviert am 25.8.1873, zum Ass.-Arzt befördert am 26. 6. 1875, verheiratete sich am 27. 10. 1877. Ausgeschieden aus dem aktiven Dienst am 24. 2. 1877 als Ass.-Arzt, war zuletzt beim Kaiser Franz-Garde-Gren.-Regt. Nr. 2 in Berlin, ist jetzt Amtsarzt und Großherzoglicher Rat in Fürstenberg (Mecklenburg).

Er betätigte sich literarisch auf dem Gebiete der Chirurgie und schrieb verschiedene Arbeiten für Zeitschriften der Chirurgie.

Karl Bliesener, 458

geb. am 26. Januar 1847 in Rügenwalde (Kr. Schlawe) als Sohn des Rechnungsrats Karl Bliesener, gehörte der K. W.-A. an vom 20. 10. 1868 bis 14. 2. 1873, wurde promoviert am 9. 7. 1873, zum Ass.-Arzt befördert am 21. 5. 1874, verheiratete sich am 15. 6. 1881. Er nahm am Feldzug 1870/71 teil. Ausgeschieden aus dem aktiven Dienst am 19. 12. 1905 als Oberstabsarzt, war zuletzt Regimentsarzt des Feldart.-Regts. Nr. 42 in Schweidnitz, lebt jetzt als Oberstabsarzt a. D. in Berlin.

Er betätigte sich literarisch auf dem Gebiete der Bakteriologie.

Otto Bungeroth, 459

geb. am 31. März 1849 in Altenkirchen als Sohn des Pfarrers Karl Bungeroth, gehörte der K. W.-K. an vom 20. 10. 1866 bis 15. 2. 1873, wurde promoviert am 25. 8. 1873, zum Ass.-Arzt befördert am 20. 8. 1874, verheiratete sich am 18. 12. 1888. Er nahm am Feldzug 1870/71 teil. War bei der K. W.-A. tätig vom 14. 10. 1882 bis 20. 4. 1886, erhielt Kommando an die Gynäkologische- und Kinderklinik der Charité in Berlin in der Zeit vom 1. 9. 1884 bis 20. 4. 1886. Ausgeschieden aus dem aktiven Dienst am 18. 10. 1909 als Generaloberarzt, war zuletzt Oberstabsarzt und Regimentsarzt des Ulan.-Regts. Nr. 5 in Düsseldorf, lebt jetzt als Generaloberarzt a. D. in Düsseldorf.

Theobald Gerônne, 460

geb. am 13. April 1847 in Andernach als Sohn des Gerbereibesitzers und Lederhändlers Gerônne, gehörte der K.W.-A. an vom 20. 10. 1868 bis 7. 8. 1869, nachdem er bereits 4 Semester Medizin in Bonn und Marburg studiert hatte. Er beendete nach seinem Ausscheiden seine Studien, wurde 1871 promoviert, 1872 approbiert und ließ sich als prakt. Arzt in Hillesheim (Bez. Trier) nieder, wurde dort Kreisphysikus, siedelte dann in gleicher Eigenschaft nach Kleve über, wurde Regierungs- und Medizinalrat in Posen und lebt jetzt in Niedermendig (Rheinprovinz).

Maximilian Globig, 461

geb. am 19. Mai 1850 in Spandau als Sohn des Lehrers Karl Globig, gehörte der K. W.-A. an vom 20. 10. 1868 bis 15. 2. 1873, wurde promoviert am 25. 1. 1873, zum Marine-Ass.-Arzt befördert am 30. 9. 1874, verheiratete sich am 8. 2. 1879. Erhielt Kommando an das Hygienische Institut der Universität Berlin in der Zeit vom 14. 4.

1886 bis 30. 9. 1887. Ausgeschieden aus dem aktiven Dienst am 27. 9. 1903 als Generalarzt, war zuletzt Marine-Generalarzt und Stationsarzt der Ostseestation in Kiel, ist jetzt Mitglied der Königl. Preuß. Versuchs- und Prüfungsanstalt für Wasserversorgung und Abwässerbeseitigung in Berlin.

Er betätigte sich literarisch auf dem Gebiete der Hygiene.

462   **Paul Goerlitz,**

geb. am 22. Juli 1850 in Groß-Strehlitz als Sohn des Polizeiinspektors Rudolf Goerlitz, gehörte der K. W.-A. an vom 20. 10. 1868 bis 15. 2. 1873, wurde promoviert am 24. 5. 1873, zum Ass.-Arzt befördert am 30. 9. 1874. Er nahm am Krieg 1870/71 teil. War bei der K. W.-A. tätig vom 26. 4. 1883 bis 27. 1. 1885. Ausgeschieden aus dem aktiven Dienst durch Tod am 30. Januar 1892 als Stabsarzt, war zuletzt beim Kadettenhaus in Wahlstatt.

463   **Theodor Grunwald,**

geb. am 4. August 1847 in Pr.-Holland als Sohn des Zimmermeisters Grunwald, gehörte der K. W.-A. an vom 20. 10. 1868 bis 15. 3. 1869, er wurde mit Zustimmung seines Vaters entlassen, um sich einem anderen Beruf zuzuwenden. Er nahm am Krieg 1870/71 teil und starb am 2. November 1871 in Königsberg i. Pr.

464   **Hermann Haehner,**

geb. am 30. November 1851 in Lohe (Kr. Siegen) als Sohn des Hüttenbeamten Heinrich Haehner, gehörte der K. W.-A. an vom 20. 10. 1868 bis 15. 2. 1873, wurde promoviert am 23. 1. 1873, zum Ass.-Arzt befördert am 21. 5. 1874, verheiratete sich am 28. 10. 1876. Ausgeschieden aus dem aktiven Dienst am 21. 7. 1906 als Generaloberarzt, war zuletzt Oberstabsarzt und Regimentsarzt des Fußart.-Regts. Nr. 7 in Cöln, lebt jetzt als Generaloberarzt a. D. in Cöln.

Er betätigte sich literarisch auf dem Gebiete der Kinderheilkunde und schrieb Arbeiten:

> Ueber die Nahrungsaufnahme des Kindes an der Mutterbrust. Jahrbuch für Kinderheilkunde, 1880 u. 1884 und in der Festschrift zu Henochs 70. Geburtstag. Berlin 1890.

465   **Julius Herz,**

geb. am 9. Juli 1847 in Ziltendorf als Sohn des Gastwirts Johann Herz, gehörte der K. W.-A. an vom 20. 10. 1868 bis 1. 2. 1873, wurde promoviert am 23. 8. 1873, zum Ass.-Arzt befördert am 20. 2. 1875. Ausgeschieden aus dem aktiven Dienst am 27. 9. 1878 als Ass.-Arzt, war zuletzt beim Inf.-Regt. Nr. 24 in Neu-Ruppin, ließ sich als prakt. Arzt in Berlin nieder, siedelte nach Rheinsberg über. Gestorben am 3. 7. 1904 in Zibbingen.

466   **Otto Jessen,**

geb. am 8. April 1849 in Kiel als Sohn des Gymnasial-Direktors Prof. Dr. Peter Heinrich Jessen, gehörte der K. W.-A. an vom 20. 10. 1868

bis 1. 10. 1870, wurde promoviert am 19. 7. 1870, zum Ass.-Arzt
befördert am 19. 3. 1872, verheiratete sich am 20. 11. 1874. Er nahm
teil am Feldzug 1870/71. Ausgeschieden aus dem aktiven Dienst
am 21. 11. 1878 als Stabsarzt, war zuletzt Ass.-Arzt I. Kl. beim Feldart.-Regiment Nr. 9 in Rendsburg. Gest. am 30. Mai 1882 zu Mentone.

Prof. Berthold Kern, 467

Haus-stabsarzt.

geb. am 5. Dezember 1848 in Münsterberg als Sohn des Regierungs-
sekretärs Gustav Kern, gehörte der K. W.-A. an vom 22. 10. 1868 bis
15. 2. 1873, wurde promoviert am 23. 12. 1872, zum Ass.-Arzt befördert
am 21. 4. 1874, verheiratete sich am 17. 6. 1886. Er nahm teil am
Feldzug 1870/71. War bei der K. W.-A. tätig vom 26. 1. 1882 bis
23. 3. 1885, Hausstabsarzt vom 12. 2. 1882 bis 1. 10. 1883(?), unternahm
vom 1. 4. bis 30. 9. 1884 eine wissenschaftliche Reise nach Italien. Er ist
zurzeit Generalarzt mit dem Range eines Generalmajors und Sanitäts-
inspekteur der 2. Sanitätsinspektion in Berlin, sowie stellvertretender
Vorsitzender des Wissenschaftlichen Senats bei der K. W.-A. Vgl. Subdirektoren der K. W.-A. Teil II. Nr. 21.

Er betätigte sich literarisch auf dem Gebiete der Augenheilkunde
und schrieb neben anderen Arbeiten:

1. Kriegschirurgie des Sehorgans. Eine Monographie. Berlin 1890.
2. Das Wesen des menschlichen Seelen- und Geisteslebens. Berlin 1905. 2. Aufl. 1907.
3. Das Problem des Lebens in kritischer Bearbeitung. Berlin 1909.

Carl Koeniger, 468

geb. am 14. August 1850 in Darmstadt als Sohn des Hauptmanns
Julius Koeniger, gehörte der K. W.-A. an vom 20. 10. 1868 bis 1. 10. 1872,
wurde promoviert am 31. 12. 1872, zum Marine-Ass.-Arzt befördert
am 21. 5. 1874. Nahm teil am Krieg 1870/71. Ausgeschieden aus
dem aktiven Dienst am 24. 1. 1881 als Marine-Stabsarzt, war zuletzt
Marine-Oberass.-Arzt in Berlin. Lebte in München und Gardone. Gest.
1905 als Sanitätsrat in München.

Emil Kossatz, 469

geb. am 27. Januar 1848 in Lieberose (Niederlausitz) als Sohn des
Schneidermeisters Gottfried Kossatz, gehörte der K. W.-A. an vom
20. 10. 1868 bis 15. 2. 1873, wurde promoviert am 24. 7. 1872, zum
Ass.-Arzt befördert am 24. 3. 1875, verheiratete sich am 7. 10. 1890.
Er nahm teil am Feldzug 1870/71. Ausgeschieden aus dem aktiven
Dienst am 28. 8. 1877 als Ass.-Arzt II. Kl., war zuletzt beim Füs.-
Regt. Nr. 37 in Posen, lebt jetzt als Sanitätsrat in Friedenau.

August Kunau, 470

geb. am 18. April 1848 in Obersitzko (Posen) als Sohn des Postinspektors Sebald Kunau, gehörte der K. W.-A. an vom 20. 10. 1868
bis 15. 2. 1873, wurde promoviert am 14. 2. 1873, zum Ass.-Arzt
befördert am 21. 5. 1874, verheiratete sich am 28. 9. 1878. Er nahm
teil am Feldzug 1870/71. Ausgeschieden aus dem aktiven Dienst am
24. 8. 1886 als Stabsarzt, war zuletzt Abteilungsarzt beim Feldart.-

Regt. Nr. 5 in Posen, lebt jetzt als Geh. Medizinalrat und Mitglied des Königl. Mediz.-Kollegiums der Provinz Posen und Oberarzt am Diakonissen-Krankenhaus in Posen.

471   Rudolf Kuntzen,

geb. am 22. Februar 1850 in Berlin als Sohn des Polizei-Hauptmanns Adolf Kuntzen, gehörte der K.W.-A. an vom 20.10.1868 bis 15.2.1873, wurde promoviert am 31.1.1873, zum Ass.-Arzt befördert am 20.8.1874, trat am 24.2.1877 zur Marine über, verheiratete sich am 19.6.1888. Er nahm teil am Krieg 1870/71. Er war bei der K.W.-A. tätig vom 11.10.1883 bis 2.11.1885. Ausgeschieden aus dem aktiven Dienst am 21.11.1892 als Marine-Oberstabsarzt, war zuletzt Divisionsarzt der 1. Werftdivision in Kiel. Gest. 1903 als Kreisarzt in Oschersleben.

472   Cletus Kuschel,

geb. am 27. Oktober 1848 in Mittelwalde (Schlesien) als Sohn des prakt. Arztes Kuschel, gehörte der K.W.-A. an vom 20.10.1868 bis 15.2.1873, wurde promoviert am 20.2.1873, zum Ass.-Arzt befördert am 30.6.1874. Nahm am Krieg 1870/71 teil. Ausgeschieden aus dem aktiven Dienst am 24.7.1883 als Stabsarzt, war zuletzt Bataillonsarzt im Inf.-Regt. Nr. 45 in Metz, ließ sich als prakt. Arzt in Habelschwerdt (Schl.) nieder, wo er am 11. März 1885 verstorben ist.

473   Gottfried Lenhartz,

geb. am 6. Juli 1848 in Ladbergen (Kr. Tecklenburg, Bez. Münster) als Sohn des Regierungs- und Konsistorialrats Gustav Lenhartz, gehörte der K.W.-A. an vom 20.10.1868 bis 14.2.1873, wurde promoviert am 15.2.1873, zum Ass.-Arzt befördert am 30.6.1874, verheiratete sich am 22.7.1893. Er nahm am Feldzug 1870/71 teil. Er war bei der K.W.-A. vom 14.12.1882 bis 24.11.1885. Gest. am 22. Februar 1898 als Oberstabsarzt I. Kl. an der Militär-Turnanstalt in Berlin.

Er betätigte sich literarisch auf dem Gebiete des Militär-Sanitäts-wesens,

war Mitarbeiter am Sanitätsbericht über die deutschen Heere im Krieg 1870/71 und Redakteur der militärärztlichen Zeitschrift seit 1886.

474   Louis v. Marski,

geb. am 23. Januar 1849 in Strzalkowo bei Wreschen als Sohn des Postdirektors v. Marski, gehörte der K.W.-A. an vom 20.10.1868 bis 3.8.1871, er wurde nach seiner Entlassung Landmesser; hielt sich bis 1877 als Feldmesser in Lüneburg auf, von dort verzog er nach einem von ihm nicht angegebenen Orte. Weiteres Schicksal ließ sich nicht ermitteln.

475   Ludwig v. Meurers,

geb. am 21. Juni 1849 in Cöln als Sohn des Eisenbahnbeamten Bernhard v. Meurers, gehörte der K.W.-A. an vom 20.10.1868 bis 15.2. 1873, wurde promoviert am 23.1.1873, zum Ass.-Arzt befördert am

20. 8. 1874, verheiratete sich am 24. 8. 1875. Er nahm teil am Feldzug
1870/71. Ausgeschieden aus dem aktiven Dienst am 30. 7. 1885 als
Stabsarzt, war zuletzt Bataillonsarzt im Inf.-Regt. Nr. 69 in Trier, lebt
jetzt als Kreisarzt und Medizinalrat in Rendsburg.

Ernst Peikert,   476

geb. am 25. Oktober 1848 in Leobschütz als Sohn des Schmiedemeisters Ed. Peikert, gehörte der K. W.-A. an vom 20. 10. 1868 bis
15. 2. 1873, wurde promoviert am 26. 2. 1873, zum Ass.-Arzt befördert
am 11. 8. 1874. Er nahm am Feldzug 1870/71 teil. Ausgeschieden
aus dem aktiven Dienst am 23. 1. 1879 als Ass.-Arzt I. Kl., war zuletzt beim Inf.-Regt. Nr. 63 in Neiße, lebt jetzt als prakt. Arzt und
Geh. Sanitätsrat in Berlin.

Karl Peipers,   477

geb. am 12. März 1849 in Aachen als Sohn des Hypotheken-Bewahrers
Peipers, gehörte der K. W.-A. an vom 20. 10. 1868 bis 15. 2. 1873,
wurde promoviert am 24. 2. 1873, zum Ass.-Arzt befördert am 30. 9.
1874. Er nahm am Feldzug 1870/71 teil. War bei der K. W.-A.
tätig vom 14. 10. 1882 bis 17. 12. 1885 und zur Charité kommandiert
vom 8. 3. 1884 bis 21. 6. 1885. Ausgeschieden aus dem aktiven Dienst
am 20. 7. 1907 als Generaloberarzt, war zuletzt Oberstabsarzt und
Regimentsarzt des Inf.-Regts. Nr. 69 in Trier, lebt jetzt als Generaloberarzt a. D. in Wiesbaden.

Rudolf Rath,   478

geb. am 27. Februar 1847 in Berlin als Sohn des Hof-Staatssekretärs
und Staatsrats Rath, gehörte der K. W.-A. an vom 20. 10. 1868 bis
zum 15. 2. 1873, wurde promoviert am 29. 3. 1873, zum Ass.-Arzt
befördert am 20. 8. 1874. Nahm am Krieg 1870/71 teil. War bei
der K. W.-A. tätig vom 14. 10. 1882 bis 31. 8. 1884, war zur Charité
kommandiert vom 12. 1. 1884 bis 29. 8. 1884. Ausgeschieden aus dem
aktiven Dienst am 14. 4. 1907 als Generaloberarzt, war zuletzt Oberstabsarzt und Regimentsarzt des Eisenb.-Regts. Nr. 1 in Berlin, lebt
jetzt als Generaloberarzt a. D. in Wilmersdorf-Berlin.

Paul Rost,   479

geb. am 28. Juli 1849 in Lissa, Posen, als Sohn des Stabsarztes Wilhelm Rost, gehörte der K. W.-A. an vom 20. 10. 1868 bis 15. 2. 1873,
wurde promoviert am 7. 2. 1873, zum Ass.-Arzt befördert am 11. 8.
1874, verheiratete sich am 19. 10. 1880. Er nahm am Feldzug 1870/71
teil. Ausgeschieden aus dem aktiven Dienst am 26. 7. 1887 als Stabsarzt, wurde zuletzt à la suite des Sanitätskorps geführt, lebt jetzt als
Geh. Medizinalrat, Medizinal-Referent und vortragender Rat in Rudolstadt.

Hans Rothe,   480

geb. am 29. Juni 1849 in Neudamm i. d. Neumark als Sohn des prakt.
Arztes Carl Rothe, gehörte der K. W.-A. an vom 20. 10. 1868 bis

15. 2. 1873, wurde promoviert am 31. 12. 1872, zum Ass.-Arzt befördert am 11. 8. 1874, verheiratete sich am 18. 11. 1880. Er nahm am Feldzug 1870/71 teil. Ausgeschieden aus dem aktiven Dienst am 19. 6. 1902 als Generaloberarzt, war zuletzt Divisionsarzt der 35. Division in Graudenz, lebt jetzt als Generaloberarzt a. D. und Gesellschaftsarzt der Berliner Lebensversicherung in Friedenau.

481 **Clemens Schimmel,**

geb. am 2. Mai 1850 in Nottuln, Kr. Münster, als Sohn des Lehrers F. Schimmel, gehörte der K. W.-A. an vom 20. 10. 1868 bis 15. 2. 1873, wurde promoviert am 1. 4. 1874, zum Ass.-Arzt befördert am 30. 6. 1874, verheiratete sich am 9. 10. 1883. Er nahm teil am Feldzug 1870/71. Ausgeschieden aus dem aktiven Dienst am 17. 2. 1903 als Oberstabsarzt, war zuletzt Regimentsarzt des Hus.-Regts. Nr. 11 in Düsseldorf, lebt jetzt als Oberstabsarzt a. D. in Köln-Lindenthal.

482 **Edgar Schmidt,**

geb. am 24. April 1848 in Kupp (Kr. Oppeln) als Sohn des Kreiswundarztes Schmidt, gehörte der K. W.-A. an vom 20. 10. 1868 bis 15. 2. 1873, wurde promoviert am 14. 8. 1873, zum Ass.-Arzt befördert am 20. 8. 1874. Ausgeschieden aus dem aktiven Dienst am 20. 4. 1878 als Assistenzarzt I. Kl., war zuletzt beim Feldart.-Regt. Nr. 16 in Danzig, ließ sich dann als prakt. Arzt in Osterode nieder, wo er 1897 verstorben ist.

483 **Gustav Schoetensack,**

geb. am 11. Oktober 1848 in Stendal als Sohn des Oberlehrers Schoetensack, gehörte der K. W.-A. an vom 20. 10. 1868 bis 7. 10. 1870, er nahm am Krieg 1870/71 teil, erkrankte aber bald nach Beginn des Krieges an Typhus, dem er am 7. Oktober 1870 im Kriegslazarett Mars-la-Tour erlag.

484 **Otto Schulze,**

geb. am 5. Mai 1848 in Quedlinburg als Sohn des Kreisgerichtsrats Schulze, gehörte der K. W.-A. an vom 20. 10. 1868 bis 30. 9. 1873, wurde promoviert am 3. 10. 1873, zum Ass.-Arzt befördert am 11. 8. 1874, verheiratete sich am 28. 5. 1880. Er nahm teil am Krieg 1870/71. Ausgeschieden aus dem aktiven Dienst am 1. 11. 1885 als Stabsarzt, war zuletzt Bataillonsarzt im Inf.-Regt. Nr. 77 in Celle, ließ sich als prakt. Arzt in Schönebeck a. E. nieder, wo er als Sanitätsrat und dirigierender Arzt des Krankenhauses lebt.

485 **Franz Wandel,**

geb. am 2. Mai 1848 in Goldberg (Schlesien) als Sohn des Justizrats Wandel, gehörte der K. W.-A. an vom 20. 10. 1868 bis 30. 9. 1873, wurde promoviert am 14. 10. 1873, erkrankte während des Staatsexamens an Kopferysipel und fand seinen Tod durch Sturz aus dem Fenster am 24. März 1874.

Emil Wollermann, 486

geb. am 15. April 1849 in Flatow als Sohn des Rentamts-Kassen-rendanten Wollermann, gehörte der K. W.-A. an vom 20. 10. 1868 bis 15. 2. 1871. Er wurde wegen eines Lungenleidens entlassen, am 16. 5. 1872 promoviert, 1873 approbiert, ließ sich als prakt. Arzt in Baldenburg (Westpr.) nieder und wurde dort Kreiswundarzt. Lebt als Sanitätsrat in Baldenburg.

Rudolf Zimmermann, 487

geb. am 23. Juli 1848 in Weeg bei Solingen als Sohn des Bäcker-meisters Zimmermann, gehörte der K. W.-A. an vom 20. 10. 1868 bis 31. 3. 1873; er wurde wegen zeitiger Dienstuntauglichkeit entlassen, wurde 1874 approbiert und ließ sich als prakt. Arzt in Krefeld nieder, wo er am 23. Februar 1890 verstorben ist.

Ostern 1869.

Wilhelm Bachler, 488

geb. am 9. Oktober 1848 in Enzuhnen (Ostpreußen) als Sohn des Guts-besitzers Johann Bachler, gehörte der K. W.-A. an vom 25. 4. 1869 bis 1. 10. 1873, wurde zum Ass.-Arzt befördert am 25. 7. 1875. Er nahm am Krieg 1870/71 teil. Ausgeschieden aus dem aktiven Dienst am 30. 8. 1879 als Ass.-Arzt I. Kl., war zuletzt beim Feldart.-Regt. Nr. 1 in Königsberg i. Pr., ließ sich als prakt. Arzt in Stallupönen nieder. Gest. am 1. 5. 1881 in Stallupönen.

Friedrich Bischoff, 489

geb. am 27. Februar 1849 in Walbeck (Kr. Gardelegen) als Sohn des Pastors Friedrich Bischoff, gehörte der K. W.-A. an vom 25. 4. 1869 bis 30. 9. 1873, wurde promoviert am 2. 8. 1873, zum Ass.-Arzt be-fördert am 20. 8. 1874. Ausgeschieden aus dem aktiven Dienst am 22. 3. 1900 als Oberstabsarzt I. Kl., war zuletzt Regimentsarzt des Inf.-Regts. Nr. 141 in Graudenz, lebt jetzt als Oberstabsarzt a. D. in Halle a. S.

Ferdinand Boehm, 490

geb. am 20. Juni 1851 in Berlin als Sohn des Gymnasial-Professors Boehm, gehörte der K. W.-A. an vom 25. 4. 1869 bis 18. 6. 1873. Er wurde wegen Krankheit entlassen. Er nahm am Krieg 1870/71 teil, wurde 1874 promoviert. Stellte Oktober 1874 den Antrag auf An-stellung als Unterarzt, scheint aber wegen Felddienstunfähigkeit ab-schlägig beschieden worden zu sein. Er starb vor beendetem Staats-examen am 2. September 1876.

491   **Maximilian Centner,**

geb. am 23. Juli 1851 in Liegnitz als Sohn des Kreisgerichts-Kanzleidirektors Centner, gehörte der K.W.-A. an vom 25.4.1869 bis 11.1.1873.
Gest. am 11. Januar 1873 in Liegnitz.

492   **Theodor Eckstein,**

geb. am 17. Juni 1850 in Neustettin als Sohn des Buchhänders Anton
Eckstein, gehörte der K. W.-A. an vom 25. 4. 1869 bis 1. 10. 1873,
wurde promoviert am 2.8.1873, zum Ass.-Arzt befördert am 23.8.1875.
Er nahm am Krieg 1870/71 teil. Er war bei der K. W.-A. tätig vom
26. 2. 1884 bis 22. 7. 1884. Ausgeschieden aus dem aktiven Dienst am
22. 7. 1884 als Stabsarzt, war zuletzt bei der K. W.-A. in Berlin, ließ
sich als prakt. Arzt in Berlin nieder.

493   **Oskar Freund,**

geb. am 25. April 1849 in Bernstadt (Kr. Oels) als Sohn des Kämmerers
Gottlieb Freund, gehörte der K.W.-A. an vom 25.4.1869 bis 1.10.1873,
wurde promoviert am 5.7.1873, zum Ass.-Arzt befördert am 30.9.1874,
verheiratete sich am 23. 10. 1882. Er nahm teil am Feldzug 1870/71.
Ausgeschieden aus dem aktiven Dienst am 2. 8. 1897 als Oberstabsarzt
I. Kl., war zuletzt Regimentsarzt des Drag.-Regts. Nr. 13 in Metz,
lebt jetzt als Sanitätsrat in Pankow.

494   **Prof. Georg Gaffky,**

geb. am 17. Februar 1850 in Hannover als Sohn des Kaufmanns
Friedrich Gaffky, gehörte der K. W.-A. an vom 25. 4. 1869 bis
1. 10. 1873, wurde promoviert am 30. 7. 1873, zum Ass.-Arzt befördert
am 26. 6. 1875. Er nahm am Feldzug 1870/71 teil. Er war bei der
K. W.-A. tätig vom 26. 4. 1883 bis 30. 7. 1885, erhielt Kommando an
das Kaiserl. Gesundheitsamt in Berlin vom 4. 9. 1880 bis 30. 7. 1885,
zur Dienstleistung bei der Marine vom Mai 1877 bis September 1878.
Er war Mitglied der zur Erforschung der Cholera nach Egypten und
Indien entsandten Reichskommission (August 1883 bis 1884), ferner
Führer bzw. Mitglied der zur Erforschung der Pest nach Indien entsandten Reichskommission (Februar bis Juli 1897) und Delegierter des
Deutschen Reichs bei der Internationalen Sanitätskonferenz in Paris
1903. Ausgeschieden aus dem aktiven Dienst am 30. 7. 1885 als
Stabsarzt, war zuletzt bei der K. W.-A. in Berlin. Lebt jetzt als Generalarzt z. D., Geh. Obermedizinalrat, Mitglied des Reichsgesundheitsrates, außeretatsmäßiges Mitglied des Wissenschaftlichen Senats bei
der K. W.-A., Mitglied der Königl. Wissenschaftlichen Deputation für
das Medizinalwesen und Direktor des Königlichen Instituts für Infektionskrankheiten in Berlin.
Er betätigte sich literarisch auf dem Gebiete der Hygiene, Bakteriologie und Infektionskrankheiten und schrieb u. A.:

1. Zur Aetiologie des Abdominaltyphus. Mitteilungen aus dem Kaiserl. Gesundheitsamt. Bd. II. 1884.

2. Bericht über die Tätigkeit der zur Erforschung der Cholera im Jahre 1883 nach Egypten und Indien entsandten Kommission (unter Mitwirkung von Robert Koch). Arbeiten aus dem Kaiserl. Gesundheitsamt. Bd. III. 1887.
3. Die Cholera in Hamburg im Herbst 1892 und Winter 1892/93. Arbeiten aus dem Kaiserl. Gesundheitsamt (in Gemeinschaft mit G. Koch, Schmalfuß usw.). Bd. X. 1896.
4. Bericht über die Tätigkeit der zur Erforschung der Pest im Jahre 1897 nach Indien entsandten Kommission. Arbeiten aus dem Kaiserl. Gesundheitsamt (in Gemeinschaft mit Pfeiffer, Sticker und Dieudonné). Bd. XVI. 1908.

Ludwig Gelau, 495

geb. am 16. Februar 1849 in Pritzwalk als Sohn des Spinnereibesitzers Karl Gelau, gehörte der K. W.-A. an vom 25. 4. 1869 bis 1. 10. 1873, wurde promoviert am 29. 7. 1873, zum Ass.-Arzt befördert am 11. 8. 1874, verheiratete sich am 28. 1. 1881. Er nahm teil am Feldzug 1870/71. Ausgeschieden aus dem aktiven Dienst am 18. 11. 1907 als Generaloberarzt, war zuletzt Oberstabsarzt und Regimentsarzt des Inf.-Regts. Nr. 26 in Magdeburg, lebt jetzt als Generaloberarzt a. D. in Charlottenburg.

Er betätigte sich literarisch auf dem Gebiete der Infektionskrankheiten und schrieb einen

Beitrag zur Aetiologie des Abdominaltyphus. Deutsche militärärztl. Zeitschrift. 1887.

Carl Habrecht, 496

geb. am 22. August 1850 in Wilz (Großh. Luxemburg) als Sohn des Hauptmanns a. D. und Steuerinspektors Moritz Habrecht, gehörte der K. W.-A. an vom 25. 4. 1869 bis 20. 8. 1873, wurde zum Ass.-Arzt befördert am 25. 1. 1876. Er nahm am Krieg 1870/71 teil. Ausgeschieden aus dem aktiven Dienst am 23. September 1877 durch Tod als Ass.-Arzt, war zuletzt beim Inf.-Regt. Nr. 114 auf Burg Hohenzollern.

Albert Heiligtag, 497

geb. am 30. September 1848 in Pasewalk als Sohn des Lehrers Chr. Heiligtag, gehörte der K. W.-A. an vom 25. 4. 1869 bis 18. 7. 1870, wurde promoviert am 16. 8. 1873, zum Ass.-Arzt befördert am 11. 8. 1874, verheiratete sich am 2. 5. 1876. Er nahm am Krieg 1870/71 teil. Ausgeschieden aus dem aktiven Dienst am 2. 8. 1876 als Ass.-Arzt, war zuletzt beim Kür.-Regt. Nr. 2 in Pasewalk und lebt jetzt dort als Sanitätsrat.

Paul Hildebrandt, 498

geb. am 12. Juni 1850 in Speck (Bez. Stettin) als Sohn des Predigers Hermann Hildebrandt, gehörte der K. W.-A. an vom 25. 4. 1869 bis 1. 10. 1873, wurde promoviert am 25. 7. 1873, zum Ass.-Arzt befördert am 26. 6. 1875, verheiratete sich am 2. 10. 1879. Er nahm teil am Feldzug 1870/71. Ausgeschieden aus dem aktiven Dienst am 24. 4. 1882 als Ass.-Arzt I. Kl., war zuletzt beim Train-Bat. Nr. 4 in Neustadt-Magdeburg, ließ sich dann als prakt. Arzt in Hettstädt (Prov. Sachsen) nieder. Wohnt jetzt als prakt. Arzt in Lüneburg.

499   **Otto Horn,**

geb. am 20. Dezember 1848 in Badresch (Meckl.-Strelitz) als Sohn des Pastors Karl Horn, gehörte der K. W.-A. an vom 25. 4. 1869 bis 9. 3. 1872, wurde promoviert am 10. 11. 1874, zum Ass.-Arzt befördert am 12. 11. 1874, verheiratete sich am 16. 5. 1878. Er nahm am Feldzug 1870/71 teil. Ausgeschieden aus dem aktiven Dienst am 10. 6. 1877 als Ass.-Arzt II. Kl., war zuletzt beim Drag.-Regt. Nr. 13 in Hadersleben, lebt jetzt als Oberstabsarzt d. L. I. A., Kreisarzt und Medizinalrat in Tondern.

500   **Friedrich Jaehner,**

geb. am 29. August 1851 in Breslau als Sohn des Königl. Kreis-Steuereinnehmers Karl Jaehner, gehörte der K. W.-A. an vom 25. 4. 1869 bis 1. 10. 1873, wurde promoviert am 26. 7. 1873, zum Ass.-Arzt befördert am 24. 7. 1875. Er nahm teil am Krieg 1870/71. Ausgeschieden aus dem aktiven Dienst am 12. März 1880 durch Tod als Ass.-Arzt I. Kl., war zuletzt beim Drag.-Regt. Nr. 8 in Oels.

501   **Johannes Kaegler,**

geb. am 11. März 1848 in Ahrensdorf als Sohn des Predigers Theodor Kaegler, gehörte der K. W.-A. an vom 25. 4. 1869 bis 1. 10. 1873, wurde promoviert am 31. 7. 1873, zum Ass.-Arzt befördert am 23. 8. 1875. Er nahm am Krieg 1870/71 teil. Ausgeschieden aus dem aktiven Dienst am 22. Dezember 1895 durch Tod als Oberstabsarzt, war zuletzt Regimentsarzt des Ulan.-Regts. Nr. 2 in Ratibor.

502   **Prof. Albert Köhler,**

geb. am 29. Oktober 1850 in Zellerfeld (Hannover) als Sohn des Bergfaktors Wilhelm Köhler, gehörte der K. W.-A. an vom 25. 4. 1869 bis 30. 9. 1873, wurde promoviert am 2. 8. 1873, zum Ass.-Arzt befördert am 23. 8. 1875. Er nahm am Feldzug 1870/71 teil. Er war bei der K. W.-A. tätig vom 4. 5. 1884 bis 20. 9. 1893. Er ist zurzeit Generaloberarzt und 1. Garnisonarzt bei der Kommandantur Berlin und seit 1. 12. 1895 dirigierender Arzt der chirurgischen Abteilung der Charité. 1892 wurde er Professor und am 25. 10. 1904 ordentlicher Professor der Kriegschirurgie.

Er betätigte sich literarisch auf dem Gebiete der Kriegschirurgie, Chirurgie und Unfallheilkunde. Von seinen zahlreichen Arbeiten seien nur folgende hervorgehoben:

1. Historische Untersuchungen über das Einheilen und Wandern von Gewehrkugeln. Veröffentl. a. d. Geb. d. Mil.-Sanitätsw. H. 1.
2. Geschichte des Militär-Medizinalwesens und der Kriegschirurgie. Handbuch der Medizin.
3. Ueber Hieb- und Stichwunden im Kriege. Klin. Jahrb. Bd. 9. Jena 1902.
4. Preußische und deutsche Kriegschirurgen und Feldärzte des 17. und 18. Jahrhunderts usw. Veröffentl. a. d. Geb. d. Mil.-Sanitätsw. H. 13.
5. Kriegschirurgen und Feldärzte der Neuzeit. Veröffentl. a. d. Geb. d. Mil.-Sanitätsw. H. 27.
6. Grundriß einer Geschichte der Kriegschirurgie. Bibliothek von Coler-Schjerning. Bd. 7.

Martin Krebs, 503

geb. am 9. Januar 1849 in Jüterbog als Sohn des Kreisphysikus Hermann Krebs, gehörte der K. W.-A. an vom 25. 4. 1869 bis 1. 10. 1873, wurde promoviert am 17. 8. 1873, zum Marine-Ass.-Arzt befördert am 30. 9. 1874. Er nahm am Feldzug 1870/71 teil. Ausgeschieden aus dem aktiven Dienst am 29. 6. 1880 als Marine-Ober-Ass.-Arzt, ließ sich darauf als prakt. Arzt in Sternberg nieder, wo er am 7. Oktober 1881 verstorben ist.

Robert Kuhnt, 504

geb. am 19. April 1850 in Lüben als Sohn des Kreissekretärs Kuhnt, gehörte der K. W.-A. an vom 25. 4. 1869 bis 1. 10. 1873, wurde promoviert am 29. 7. 1873, zum Ass.-Arzt befördert am 19. 1. 1875, verheiratete sich am 2. 5. 1878. Ausgeschieden aus dem aktiven Dienst am 21. 11. 1878 als Ass.-Arzt I. Kl., war zuletzt beim Füs.-Regt. Nr. 34 in Stettin, lebt jetzt als Kreisarzt und Medizinalrat in Neu-Ruppin.

Er betätigte sich literarisch auf dem Gebiete der Sanitätspolizei.

Georg Lange, 505

geb. am 8. Mai 1850 in Gr.-Glogau als Sohn des Garnison-Verwaltungs-Oberinspektors Ernst Lange, gehörte der K. W.-A. an vom 25. 4. 1869 bis 1. 10. 1873, wurde promoviert am 1. 8. 1873, zum Ass.-Arzt befördert am 22. 6. 1876, verheiratete sich am 27. 12. 1880. Er nahm am Feldzug gegen Frankreich 1870/71 teil. Ausgeschieden aus dem aktiven Dienst am 28. 10. 1893 als Oberstabsarzt, war zuletzt Stabsarzt und Abteilungsarzt beim Feldart.-Regt. Nr. 36 in Pr. Stargard, ist jetzt Oberstabsarzt a. D., prakt. Arzt und Sanitätsrat in Pr. Stargard (Westpreußen).

Ludwig Maerkel, 506

geb. am 12. Mai 1849 in Culm als Sohn des Oberlehrers Julius Maerkel, gehörte der K. W.-A. an vom 25. 4. 1869 bis 1. 10. 1873. Er nahm am Krieg 1870/71 teil. Er wurde als Unterarzt im Ulan.-Regt. Nr. 8 entlassen, 1875 approbiert und ließ sich als prakt. Arzt in Berlin nieder. Gest. im Jahre 1899.

Wilhelm Michaëlis, 507

geb. am 13. März 1849 in Altenbeichlingen (Prov. Sachsen) als Sohn des Pastors W. Michaëlis, gehörte der K. W.-A. an vom 25. 4. 1869 bis 3. 8. 1871. Er nahm am Krieg 1870/71 als Lazarettgehilfe teil, verheiratete sich am 23. 11. 1873, ist zurzeit Generalagent der Feuerversicherungsgesellschaft North British and Mercantile in Köln.

Karl Nemitz. 508

geb. am 6. März 1850 in Greifenberg i. Pommern als Sohn des Kreisgerichtsdirektors Nemitz, gehörte der K. W.-A. an vom 25. 4. 1869 bis 27. 1. 1870. Er setzte nach seiner Entlassung sein Studium fort, wurde 1887 promoviert und approbiert und ließ sich als prakt. Arzt in Berlin nieder. Ist hier 1896 verstorben.

509   **Max Rudeloff,**

geb. am 14. März 1848 in Neuhaldensleben als Sohn des Ratmannes Rudeloff, gehörte der K. W.-A. vom 25. 4. 1869 bis 30. 9. 1873, wurde promoviert am 2. 8. 1873, zum Ass.-Arzt befördert am 31. 5. 1875, verheiratete sich am 19. 3. 1884. Er nahm am Feldzug gegen Frankreich 1870/71 teil. Er ist zurzeit Generalarzt und Inspekteur der 3. Sanitäts-Inspektion in Kassel. Er war bei der K. W.-A. tätig vom 30. 8. 1883 bis 26. 7. 1886.

510   **Rudolf Schilling,**

geb. am 22. November 1850 in Aschersleben als Sohn des Bataillonsarztes im 27. Landwehr-Inf.-Regt. Schilling, gehörte der K. W.-A. an vom 25. 4. 1869 bis 1. 10. 1873, wurde promoviert am 24. 7. 1873, zum Ass.-Arzt befördert am 26. 6. 1875, verheiratete sich am 19. 5. 1881. Er nahm am Feldzug 1870/71 teil. Ausgeschieden aus dem aktiven Dienst am 29. 5. 1906 als Generaloberarzt, war zuletzt Divisionsarzt der 5. Division in Frankfurt a. O. und lebt jetzt als Generaloberarzt a. D. in Hannover.

511   **Karl Schmelzkopf,**

geb. am 25. Mai 1848 in Osterburg (Prov. Sachsen) als Sohn des Eisenbahnbeamten Karl Gustav Schmelzkopf, gehörte der K. W.-A. an vom 25. 4. 1869 bis 3. 8. 1871. Er wurde auf Antrag seines Vaters entlassen, wurde promoviert am 12. 7. 1873, approbiert 1874, zum Ass.-Arzt befördert am 29. 12. 1874. Er nahm am Krieg 1870/71 teil. Ausgeschieden aus dem aktiven Dienst am 28. 2. 1889 als Stabsarzt, war zuletzt Bataillonsarzt beim Inf.-Regt. Nr. 65 in Köln. Gest. am 20. Juli 1889 in Deutsch-Ostafrika.

512   **Max Schmolling,**

geb. am 16. Juli 1849 in Sonnenburg als Sohn des Deichhauptmanns Emanuel Schmolling, gehörte der K. W.-A. an vom 25. 4. 1869 bis 1. 10. 1873, wurde promoviert am 6. 3. 1875, zum Ass.-Arzt befördert am 20. 2. 1875, verheiratete sich am 23. 9. 1882. Ausgeschieden aus dem aktiven Dienst am 18. 5. 1907 als Generaloberarzt, war zuletzt Oberstabsarzt und Regimentsarzt des Fußart.-Regts. Nr. 5 in Posen, lebt jetzt als Generaloberarzt a. D. in Steglitz.

513   **Julius Schwieger,**

geb. am 17. September 1849 in Berlin als Sohn des Geh. Rechnungsrats Wilhelm Schwieger, gehörte der K. W.-A. an vom 25. 4. 1869 bis 1. 10. 1873, wurde promoviert am 10. 3. 1874, zum Ass.-Arzt befördert am 30. 6. 1874, verheiratete sich am 18. 10. 1887. Er nahm am Feldzuge 1870/71 teil, war bei der K. W.-A. tätig vom 14. 10. 1882 bis 20. 4. 1886, erhielt Kommando an die Charité

(Klinik für Gynäkologie und Geburtshilfe) in Berlin in der Zeit vom 8. 3. 1884 bis 1. 5. 1885. Ausgeschieden aus dem aktiven Dienst am 17. 11. 1906 als Generaloberarzt, war zuletzt Oberstabsarzt und Regimentsarzt des Feldart.-Regts. Nr. 60 in Schwerin i. M., lebt jetzt als Generaloberarzt a. D. und prakt. Arzt in Schwerin i. M.

Er betätigte sich literarisch auf dem Gebiete der Geburtshilfe.

Ernst Strauß,   514

geb. am 4. November 1849 in Rogasen, Prov. Posen, als Sohn des Kantors und ersten Lehrers Strauß, gehörte der K.W.-A. an vom 25. 4. 1869 bis 30. 9. 1873, wurde promoviert am 24. 7. 1873, zum Ass.-Arzt befördert am 11. 8. 1874, verheiratete sich am 10. 2. 1880. Er nahm am Feldzuge gegen Frankreich 1870/71 teil. Ausgeschieden aus dem aktiven Dienst am 11. 9. 1903 als Oberstabsarzt, war zuletzt Regimentsarzt des Feldart.-Regts. Nr. 35 in Dt.-Eylau, lebt jetzt als Oberstabsarzt a. D. in Hirschberg i. Schl.

Carl Struntz,   515

geb. am 28. November 1847 in Düben, Prov. Sachsen, als Sohn des Oberstabsarztes Dr. Struntz, gehörte der K.W.-A. an vom 25. 4. 1869 bis 1. 10. 1873, wurde promoviert am 16. 7. 1873, zum Ass.-Arzt befördert am 21. 5. 1874, verheiratete sich am 1. 4. 1882. Ausgeschieden aus dem aktiven Dienst am 30. 4. 1885 als Stabsarzt, war zuletzt Abteilungsarzt im 3. Feldart.-Regt. Nr. 3 in Jüterbog, lebt jetzt als Kreisarzt und Geh. Medizinalrat in Jüterbog.

Michaelis 1869.

Georg Bauer,   516

geb. am 18. August 1851 in Konradswaldau (Schlesien) als Sohn des Wundarztes Heinrich Bauer, gehörte der K.W.-A. an vom 20.10.1869 bis 14. 8. 1870, wurde entlassen, weil er beim Ausbruch des Krieges selbständig als Freiwilliger eintrat. Er nahm am Feldzug 1870/71 teil. Ohne daß er später zu einem Beruf gekommen wäre, starb er ungefähr 1890.

Ferdinand Dahmann,   517

geb. am 6. September 1849 in Melle (Hannover) als Sohn des Küsters und Organisten Carl Dahmann, gehörte der K.W.-A. an vom 20.10.1869 bis 15. 3. 1874, wurde promoviert am 13. 1. 1873, zum Ass.-Arzt befördert am 24. 3. 1875, verheiratete sich 1881. Er nahm am Krieg 1870/71 teil. Ausgeschieden aus dem aktiven Dienst am 21. 5. 1878 als Ass.-Arzt I. Kl., war zuletzt beim Ulan.-Regt. Nr. 7 in Saarbrücken, ließ sich als prakt. Arzt in Hamburg nieder. Gest. 1904 als Sanitätsrat in Hamburg.

518   **Hermann Demuth,**

geb. am 30. März 1849 in Frankfurt a. O. als Sohn des Predigers Carl
Demuth, gehörte der K. W.-A. an vom 20. 10. 1869 bis 15. 2. 1874,
wurde promoviert am 20. 2. 1874, zum Ass.-Arzt befördert am 26. 6. 1875,
verheiratete sich am 5. 7. 1887, ist zurzeit Generalarzt und Inspekteur
der 1. Sanitäts-Inspektion in Posen. Er nahm am Feldzug 1870/71
teil, war bei der K. W.-A. tätig vom 26. 2. 1884 bis 31. 3. 1887, erhielt
Kommando an die Charité vom 1. 10. 1884 bis 31. 3. 1887.

519   **Emil Dickschen,**

geb. am 10. Dezember 1850 in Geldern a. Niederrhein als Sohn des
Bürgermeisters Hermann Dickschen, gehörte der K. W.-A. an vom
20. 10. 1869 bis 15. 2. 1874, wurde promoviert am 9. 6. 1875, zum
Ass.-Arzt befördert am 23. 8. 1875, verheiratete sich am 20. 5. 1881.
Er nahm am Feldzug 1870/71 teil. Ausgeschieden aus dem aktiven
Dienst am 16. 11. 1899 als Oberstabsarzt I. Kl., war zuletzt Regiments-
arzt des Inf.-Regts. Nr. 57 und Chefarzt des Garnisonlazaretts in Wesel,
lebte als Oberstabsarzt a. D. in Geldern. Gest. am 7. Februar 1909.

    Er war Mitarbeiter beim Sanitätsbericht über die deutschen Heere im
Kriege 1870/71.

520   **Adolf v. Dirke,**

geb. am 19. Februar 1851 in Saarlouis (Reg.-Bez. Trier) als Sohn des
Besitzers einer lithographischen Anstalt v. Dirke, gehörte der K. W.-A.
an vom 20. 10. 1869 bis 15. 2. 1874, wurde promoviert am 18. 3. 1874,
zum Ass.-Arzt befördert am 16. 9. 1875, verheiratete sich am 1. 3. 1880,
ist zurzeit Oberstabsarzt und Regimentsarzt beim 4. Oberschles. Inf.-
Regt. Nr. 63 in Oppeln. Er nahm am Feldzug gegen Frankreich 1870/71 teil.

521   **Paul Espeut,**

geb. am 9. November 1849 in Spandau als Sohn des Kreisphysikus
Sanitätsrat Dr. Wilhelm Espeut, gehörte der K. W.-A. an vom 20. 10. 1869
bis 15. 2. 1874, wurde promoviert am 20. 2. 1874, zum Ass.-Arzt
befördert am 23. 8. 1875, verheiratete sich am 5. 11. 1878. Ausgeschieden aus dem aktiven Dienst am 17. 5. 1902 als Oberstabsarzt I. Kl.,
war zuletzt Regimentsarzt des 5. Garde-Regts. z. F. in Spandau. Gest.
am 23. März 1907 als Sanitätsrat in Spandau.

522   **Julius Froehlich,**

geb. am 5. Juni 1848 in Schönau (Kr. Oppeln) als Sohn des Gutsbesitzers Isidor Froehlich, gehörte der K. W.-A. an vom 20. 10. 1869
bis 14. 2. 1874, wurde promoviert am 27. 12. 1880, zum Ass.-Arzt
befördert am 18. 3. 1876, verheiratete sich am 27. 12. 1879. Er nahm
am Krieg 1870/71 teil. Ausgeschieden aus dem aktiven Dienst am
20. 11. 1879 als Ass.-Arzt I. Kl., war zuletzt beim Feldart.-Regt. Nr. 20
in Glogau, ließ sich als prakt. Arzt in Schmiedeberg nieder. Lebt jetzt
als Hüttenarzt und Sanitätsrat in Bismarckhütte (Reg.-Bez. Oppeln).

Hermann Gosebruch, 523

geb. am 10. Juli 1848 in Hamm (Westfalen) als Sohn des Pastors
Heinrich Gosebruch, gehörte der K. W.-A. an vom 20. 10. 1869 bis
15. 3. 1874, wurde promoviert am 18. 3. 1874, zum Ass.-Arzt befördert
am 24. 2. 1876, verheiratete sich am 29. 5. 1884. Er nahm am Feldzug
gegen Frankreich 1870/71 teil. Ausgeschieden aus dem aktiven Dienst
am 18. 10. 1903 als Oberstabsarzt, war zuletzt Regimentsarzt des Inf.-
Regts. Nr. 70 in Saarbrücken, lebt jetzt als Oberstabsarzt a. D. in
Godesberg.

Max Gröbenschütz, 524

geb. am 26. Juni 1850 in Stettin als Sohn des Reg.- und Medizinalrats
Dr. Felix Gröbenschütz, gehörte der K. W.-A. an vom 20. 10. 1869 bis
15. 2. 1874, wurde promoviert am 2. 6. 1874, zum Ass.-Arzt befördert
am 23. 8. 1875, verheiratete sich am 30. 9. 1877, ist zurzeit Oberstabsarzt z. D. und diensttuender Sanitätsoffizier beim Bezirkskommando
in Kreuznach. Er nahm am Feldzug 1870/71 teil. Ausgeschieden
aus dem aktiven Dienst am 20. 7. 1907 als Oberstabsarzt des Inf.-
Leib-Regts. Nr. 117 in Mainz.

Max Hertzberg, 525

geb. am 23. März 1853 in Minden als Sohn des Ober-Postkommissarius
Hertzberg, gehörte der K. W.-A. an vom 20. 10. 1869 bis 6. 6. 1873.
Er wurde wegen eines Brustleidens entlassen, studierte in Freiburg i. B.
weiter. Er nahm am Krieg 1870/71 teil, erkrankte an Typhus und
blieb seitdem leidend. 1875 wurde er nach erfolgter Promotion und
Approbation Assistent an der medizinischen Klinik in Jena. Er starb
am 17. August 1876 in Badenweiler.

Lothar Jasper, 526

geb. am 2. April 1850 in Wormsdorf (Kr. Neuhaldensleben) als Sohn des
Pastors Gustav Jasper, gehörte der K. W.-A. an vom 20. 10. 1869 bis
15. 2. 1874, wurde promoviert am 20. 12. 1873, zum Ass.-Arzt befördert
am 16. 9. 1875. Er nahm am Krieg 1870/71 teil. Ausgeschieden
aus dem aktiven Dienst am 30. 8. 1879 als Ass.-Arzt I. Kl., war
zuletzt beim Inf.-Regt. Nr. 88 in Mainz, erlag bald darauf einem
Lungenleiden. Gest. am 28. Februar 1880.

Hugo v. Kobyletzki, 527

geb. am 17. September 1849 in Wohlau, Schlesien, als Sohn des Kaufmanns
Ludwig v. Kobylecki, gehörte der K. W.-A. an vom 20. 10. 1869 bis
15. 2. 1874, wurde promoviert am 20. 12. 1873, zum Ass.-Arzt befördert
am 24. 7. 1875, verheiratete sich am 25. 9. 1884. Er nahm am Feldzug 1870/71 teil. Ausgeschieden aus dem aktiven Dienst am 27. 8.
1895 als Oberstabsarzt, war zuletzt Regimentsarzt des Inf.-Regts. Nr. 14
in Graudenz, lebt jetzt als Kgl. Kreisarzt von Schöneberg-Wilmersdorf
und Medizinalrat in Schöneberg.

Er betätigte sich literarisch auf verschiedenen Gebieten und schrieb ein

Gerichtsärztliches Vademecum zum praktischen Gebrauch bei Obduktionen.

528   **Karl Koehler,**

geb. am 31. Juli 1849 in Sprendlingen (Hessen) als Sohn des prakt. Arztes Anton Koehler, gehörte der K. W.-A. an vom 20. 10. 1869 bis 15. 2. 1874, wurde zum Ass.-Arzt befördert am 16. 9. 1875. Er nahm am Feldzug 1870/71 teil. Ausgeschieden aus dem aktiven Dienst am 25. 3. 1882 als Assistenzarzt I. Kl., war zuletzt beim Inf.-Regt. Nr. 113 in Freiburg i. Baden, ließ sich in Weilmünster als prakt. Arzt nieder und siedelte dann nach Weilburg über und lebt dort als Sanitätsrat.

529   **Otto Lindenau,**

geb. am 15. Dezember 1851 in Berlin als Sohn des Eisenbahn-Sekretärs Lindenau, gehörte der K. W.-A. an vom 20. 10. 1869 bis 28. 9. 1872. Er gab eines Lungenleidens wegen das Studium auf und soll später an Schwindsucht gestorben sein. Er nahm am Krieg 1870/71 teil.

530   **Friedrich Mansfeld,**

geb. am 24. März 1850 in Potsdam als Sohn des Fleischermeisters Mansfeld, gehörte der K. W.-A. an vom 20. 10. 1869 bis 16. 3. 1870, studierte nach seinem Ausscheiden weiter Medizin, wurde 1878 approbiert und ließ sich als prakt. Arzt in Brotterode (Hessen-Nassau) nieder, wo er zurzeit als Sanitätsrat lebt.

531   **Carl Michalik,**

geb. am 13. August 1850 in Bachmann, Kr. Memel, als Sohn des Generalpächters der von Goese-Bachmannschen Stiftsgüter, gehörte der K. W.-A. an vom 20. 10. 1869 bis 29. 7. 1870. Er nahm am Feldzug 1870/71 teil, wurde promoviert am 19. 12. 1882, im gleichen Jahre approbiert. Er ließ sich als prakt. Arzt in Marggrabowa (Ostpreußen) nieder und lebt dort zurzeit als Sanitätsrat.

532   **Hermann Obermüller,**

geb. am 8. August 1851 in Schwelm, Reg.-Bez. Arnsberg, als Sohn des Hauptlehrers Obermüller, gehörte der K. W.-A. an vom 20. 10. 1869 bis 30. 8. 1870. Er wurde auf Antrag seines Vaters entlassen, studierte weiter Medizin, wurde 1874 approbiert und ließ sich als prakt. Arzt in Barmen nieder, wo er am 1. Januar 1881 verstorben ist.

533   **Julius Philippi,**

geb. am 23. März 1849 in Ottweiler, Reg.-Bez. Trier, als Sohn des Landwirts Friedrich Philippi, gehörte der K. W.-A. an vom 20. 10. 1869 bis 15. 2. 1874, wurde promoviert am 20. 2. 1874, zum Ass.-Arzt befördert am 24. 7. 1875, verheiratete sich am 6. 11. 1877. Er nahm am Feldzug 1870/71 beim 8. Feldlazarett XI. Armeekorps teil. Ausgeschieden aus dem aktiven Dienst am 4. 1. 1877 als Assistenz-Arzt, war zuletzt beim Inf.-Regt. Nr. 17 in Mühlhausen i. E. Er lebt als prakt. Arzt in Ottweiler.

Konrad Saarbourg, 534

geb. am 19. Dezember 1851 in Zell an der Mosel als Sohn des Kataster-Kontrolleurs Augustinus Saarbourg, gehörte der K. W.-A. an vom 20. 10. 1869 bis 15. 2. 1874, wurde promoviert am 20. 2. 1874, zum Ass.-Arzt befördert am 16. 9. 1875, verheiratete sich am 16. 4. 1879. Er nahm am Feldzug 1870/71 als Sanitätsgefreiter beim 10. Feldlazarett I. Armeekorps teil. Ausgeschieden aus dem aktiven Dienst am 19. 11. 1908 als Generaloberarzt, war zuletzt Oberstabsarzt und Regimentsarzt des Inf.-Regts. Nr. 66 in Magdeburg, lebt jetzt als Generaloberarzt a. D. in Cöln.

Oskar Scheibe, 535

geb. am 12. Mai 1848 in Kemberg als Sohn des Rektors Traugott Scheibe, gehörte der K. W.-A. an vom 20. 10. 1869 bis 15. 2. 1874, wurde promoviert am 23. 12. 1873, zum Ass.-Arzt befördert am 23. 8. 1875, verheiratete sich am 21. 11. 1882, ist zurzeit Generalarzt à la suite des Sanitäts-Korps, überzähliger Sanitäts-Inspekteur und ärztlicher Direktor des Charité-Krankenhauses in Berlin, etatsmäßiges Mitglied des Wissenschaftlichen Senats der Kaiser Wilhelms-Akademie für das militärärztliche Bildungswesen, Mitglied des Reichs-Gesundheitsamts. Er nahm am Feldzug 1870/71 teil, war bei der M.-A. tätig vom 25. 11. 1886 bis 4. 7. 1892. Vom 1. 1. 1893 bis 13. 9. 1906 war er Leibarzt Seiner Kgl. Hoheit des Prinzen Albrecht von Preußen, Regenten des Herzogtums Braunschweig.

Er betätigte sich literarisch und ist zurzeit Herausgeber der Charité-Annalen.

Otto Schönlein, 536

geb. am 6. März 1850 in Rekau, Kr. Neustadt Westpr., als Sohn des Regierungs-Feldmessers Friedrich Schönlein, gehörte der K. W.-A. an vom 20. 10. 1869 bis 15. 2. 1874, wurde promoviert am 7. 5. 1879, zum Ass.-Arzt befördert am 16. 9. 1875. Er nahm am Feldzug gegen Frankreich 1870/71 teil. Ausgeschieden aus dem aktiven Dienst am 27. 9. 1899 als Generaloberarzt, war zuletzt Divisionsarzt der 1. Division in Insterburg, lebt jetzt als Generaloberarzt a. D. in Steglitz.

Anton Sterz, 537

geb. am 20. September 1850 in Leobschütz als Sohn des Kaufmanns Eduard Sterz, gehörte der K. W.-A. an vom 20. 10. 1869 bis 15. 2. 1874, wurde promoviert am 20. 2. 1874, zum Ass.-Arzt befördert am 16. 9. 1875. Er nahm am Krieg 1870/71 teil. Ausgeschieden aus dem aktiven Dienst am 26. 2. 1884 als Stabsarzt, war zuletzt Bataillonsarzt im Inf.-Regt. Nr. 30 in Saarlouis, ließ sich als prakt. Arzt in Moschin (Posen) nieder, wo er zurzeit noch lebt.

538
Paul Tacke,

geb. am 22. Juli 1853 in Wesel als Sohn des Kreiswundarztes Tacke, gehörte der K. W.-A. an vom 20. 10. 1869 bis 19. 5. 1873, er wurde „wegen zeitiger Dienstuntauglichkeit" entlassen und starb bald darauf an Schwindsucht, am 7. März 1874 in Wesel.

539
Heinrich Vogel,

geb. am 22. Juli 1851 in Cleve als Sohn des Restaurateurs Vogel, gehörte der K.W.-A. an vom 20. 10. 1869 bis 6. 8. 1871. Er wurde auf Antrag seines Vaters entlassen, studierte weiter, wurde 1875 approbiert und ließ sich als prakt. Arzt in Cöln nieder und lebt jetzt dort als Sanitätsrat. Er nahm am Krieg 1870/71 teil.

540
Hans v. Voß,

geb. am 20. April 1850 in Prenzlau als Sohn des Kreisgerichtsdirektors v. Voß, gehörte der K. W.-A. an vom 20. 10. 1869 bis 22. 7. 1870. Er trat beim Beginn des Krieges 1870/71 als Junker bei einem Inf.-Regt. ein, ging später in eine holländische Kolonie und starb am 26. Januar 1881 als Sergeant-Major in Campernay auf Sumatra.

541
Georg Wendt,

geb. am 2. Dezember 1849 in Berlin als Sohn des Geh. Kanzleirats Wendt, gehörte der K. W.-A. an vom 20. 10. 1869 bis 15. 2. 1874, wurde promoviert am 1. 4. 1874, zum Marine-Ass.-Arzt befördert am 24. 7. 1875. Ausgeschieden aus dem aktiven Dienst am 11. 8. 1903 als Generalarzt, war zuletzt Generalarzt der Inspektion des Bildungswesens in Kiel und lebt jetzt dort als Marine-Generalarzt a. D.

542
Adolf Zahn,

geb. am 24. Juli 1850 in Berlin als Sohn des Apothekers Ernst Gottlieb Zahn, gehörte der K. W.-A. an vom 20. 10. 1869 bis 14. 2. 1872. Er wurde auf seinen Antrag entlassen; scheint nicht Mediziner geblieben zu sein. Weiteres Schicksal unbekannt.

543
Paul Zschiesche,

geb. am 19. September 1849 in Halberstadt als Sohn des Oberpredigers Zschiesche, gehörte der K. W.-A. an vom 20. 10. 1869 bis 23. 3. 1871. Er wurde auf seinen Antrag entlassen, wurde 1874 approbiert, ließ sich als prakt. Arzt in Erfurt nieder, wo er 2. Lehrer an dem Provinzial-Hebammen-Institut wurde. Er nahm am Krieg 1870/71 teil. Lebt jetzt als Sanitätsrat und Direktor der Hebammen-Lehranstalt in Erfurt.

Ostern 1870.

Karl Allerdt,   544

geb. am 19. Juli 1851 in Graetz (Posen) als Sohn des Kreisgerichts-direktors Allerdt, gehörte der K. W.-A. an vom 27. 4. 1870 bis 21. 7. 1870. Er wurde auf Wunsch seines Vaters entlassen, nahm am Krieg 1870/71 teil, wurde zunächst Offizier, schied 1875 aus dem aktiven Dienst aus als Leutnant im 1. Niederschles. Inf.-Regt. Nr. 46 und wurde Jurist. Starb als Landgerichtsrat.

Curt Bech,   545

geb. am 4. Februar 1848 in Pirna (Königr. Sachsen) als Sohn des prakt. Arztes Hofrat Dr. Emil Bech, gehörte der K. W.-A. an vom 27. 4. 1870 bis 15. 2. 1875, wurde promoviert am 24. 1. 1880, zum Ass.-Arzt befördert am 29. 9. 1876, verheiratete sich am 31. 1. 1880. Er nahm am Krieg 1870/71 teil, erhielt am 21. 7. 1881 als Ass.-Arzt im Inf.-Regt. Nr. 71 in Erfurt den Abschied und trat in Kgl. sächsische Dienste über. Ausgeschieden aus dem aktiven Dienst am 23. 4. 1904 als Oberstabsarzt, war zuletzt Regimentsarzt des Feldart.-Regts. Nr. 28 in Pirna, war dann als Generaloberarzt z. D. diensttuender San.-Offizier beim Bez.-Kommando in Chemnitz, wurde am 21. 9. 1909 verabschiedet und lebt zurzeit in Dresden.

Ernst Boegehold,   546

geb. am 30. September 1851 in Pempelfort als Sohn des Predigers Wilhelm Boegehold, gehörte der K. W.-A. an vom 27. 4. 1870 bis 30. 9. 1874, wurde promoviert am 2. 8. 1874, zum Ass.-Arzt befördert am 27. 5. 1876, verheiratete sich am 11. 9. 1886. Er nahm am Feld-zug 1870/71 teil. Ausgeschieden aus dem aktiven Dienst am 1. 4. 1878 als Ass.-Arzt II. Kl., war zuletzt beim Feldart.-Regt. Nr. 15 in Straßburg i. E., lebt jetzt als Stabsarzt d. L. I. und Sanitätsrat in Berlin.

Er betätigte sich literarisch auf dem Gebiete der Chirurgie.

Oskar Bruns,   547

geb. am 4. April 1852 in Eilsen als Sohn des Hotelbesitzers Ferdinand Bruns, gehörte der K. W.-A. an vom 27. 4. 1870 bis 1. 10. 1874, wurde promoviert am 11. 8. 1874, zum Ass.-Arzt befördert am 16. 9. 1875. Er nahm am Feldzug 1870/71 teil. Ausgeschieden aus dem aktiven Dienst am 1. Februar 1881 durch Tod als Ass.-Arzt I. Kl., war zuletzt beim Kadettenhaus in Oranienstein.

Hugo Fraenkel,   548

geb. am 27. März 1853 in Breslau als Sohn des Justizrats Moritz Fraenkel, gehörte der K. W.-A. an vom 27. 4. 1870 bis 3. 5. 1873,

wurde promoviert am 24. 11. 1886, zum Ass.-Arzt befördert am 28. 8.
1877, verheiratete sich am 25. 5. 1881. Er nahm am Feldzug 1870/71
teil. Ausgeschieden aus dem aktiven Dienst am 4. 9. 1908 als Generaloberarzt, war zuletzt Divisionsarzt der 1. Division in Königsberg i. Pr.
Gest. am 4. September 1908 (verunglückte tödlich beim Reiten).

549   **Karl Haushalter,**
geb. am 7. Oktober 1849 in Wernigerode als Sohn des Rechtsanwalts
Haushalter, gehörte der K. W.-A. an vom 27. 4. 1870 bis 8. 8. 1870.
Er wurde entlassen, weil er eigenmächtig am 1. 8. 1870 beim Ers.-Bat.
des 7. Pomm. Inf.-Regts. Nr. 54 als Freiwilliger eintrat, um am Krieg
1870/71 teilzunehmen. Am 6. 5. 1871 zum Leutnant befördert blieb er
aktiv, wurde März 1898 als Major und Bataillons-Kommandeur im
Inf.-Regt. Nr. 59 wegen Krankheit verabschiedet und lebt jetzt als
Major a. D. in Wiesbaden.

550   **Wilhelm Kaiser,**
geb. am 7. April 1849 in Hadamar (Reg.-Bez. Wiesbaden) als Sohn des
Kaufmanns Kaiser, gehörte der K. W.-A. an vom 27. 4. 1870 bis 24. 1.
1873. Er wurde auf Antrag seines Vaters wegen Krankheit entlassen.
Der chronische und schwere Charakter seines Leidens — Lungentuberkulose — machte ein weiteres Studium unmöglich. Er lebte in
den letzten Lebensjahren ausschließlich bei seinen Eltern und starb
nach langem Siechtum am 10. Mai 1898 in Hadamar.

551   **Richard Kleffel,**
geb. am 25. September 1850 in Ragnit (Prov. Ostpreußen) als Sohn des
Oberlandesgerichtsrates Gustav Kleffel, gehörte der K. W.-A. an vom
27. 4. 1870 bis 1. 10. 1874, wurde promoviert am 8. 8. 1874, zum
Ass.-Arzt befördert am 27. 4. 1876, trat am 7. 5. 1878 zur Marine
über und verheiratete sich am 9. 6. 1893. Er nahm teil am Feldzug 1870/71.
Er war bei der K. W.-A. tätig vom 1. 10. 1884 bis 30. 9. 1886, erhielt
Kommando an die Königl. Charité, war 1887 bis 1892 als Chefarzt
des Kaiserl. Marine-Lazaretts in Yokohama (Japan) kommandiert,
1884/85 Arzt Sr. Kgl. Hoheit des Prinzen Friedrich Karl v. Preußen und
1885 ärztl. Reisebegleiter Sr. Kgl. Hoheit des Prinzen Leopold v. Preußen.
Ausgeschieden aus dem aktiven Dienst am 11. 8. 1903 als Marine-
Generalarzt, war zuletzt Garnisonarzt in Wilhelmshaven, lebt jetzt als
Marine-Generalarzt a. D. in Schöneberg.

552   **Emil Kirschbaum,**
geb. am 16. Februar 1851 in Wiesbaden als Sohn des Gymnasial-
Professors Kirschbaum, gehörte der K. W.-A. an vom 27. 4. 1870 bis
15. 4. 1873. Gestorben am 15. April 1873 in Wiesbaden.

553   **Julius Kraner,**
geb. am 10. Juni 1851 in Brieg als Sohn des Mühlenverwalters Gustav
Kraner, gehörte der K. W.-A. an vom 27. 4. 1870 bis 8. 4. 1873, wurde

promoviert am 9. 5. 1877, zum Ass.-Arzt befördert am 25. 10. 1877, verheiratete sich am 27. 9. 1879. Nahm am Feldzug 1870/71. teil. Ausgeschieden aus dem aktiven Dienst am 29. 4. 1879 als Ass.-Arzt II. Kl., war zuletzt beim Fußart.-Regt. Nr. 2 in Swinemünde, ist jetzt nicht praktizierender Arzt in Schöneberg-Berlin.

Otto Kunow,   554

geb. am 8. Februar 1852 in Grabow (Stettin) als Sohn des Schiffskapitäns Karl Kunow, gehörte der K.W.-A. an vom 27. 4. 1870 bis 1. 10. 1874, wurde promoviert am 13. 10. 1874, zum Ass.-Arzt befördert am 16. 9. 1875, verheiratete sich am 28. 10. 1886. Er nahm am Feldzug 1870/71 teil. Er ist zurzeit Generaloberarzt und Garnisonarzt beim Gouvernement in Mainz.

Er betätigte sich literarisch auf dem Gebiete des Militärsanitätswesens und schrieb:

1. Musterung, Aushebung und Invalidenprüfung bzw. Prüfungsgeschäft. Berlin 1900 u. 1907. E. S. Mittler u. Sohn.
2. Musterung und Aushebung in „Sanitätsdienst und Gesundheitspflege im deutschen Heere" von Villaret und Paalzow. Stuttgart 1909. Enke.
3. Die Heilkunde, Verdeutschungsbuch der entbehrlichen Fremdwörter. Berlin. F. Berggold. 1.—5. Auflage. 1896—1907.

Prof. Friedrich Loeffler,   555

geb. am 24. Juni 1852 in Frankfurt a. O. als Sohn des Oberstabs- und Regimentsarztes Dr. Friedrich Loeffler, gehörte der K. W.-A. an vom 27. 7. 1870 bis 1. 10. 1874, wurde promoviert am 1. 8. 1874, zum Ass.-Arzt befördert am 27. 4. 1876, verheiratete sich am 2. 12. 1880. Er war bei der K. W.-A. tätig vom 1. 10. 1884 bis 29. 6. 1888, erhielt Kommando an das Kaiserl. Gesundheitsamt in Berlin in der Zeit vom 1. 10. 1879 bis 1. 10. 1884, außerdem war er mehrfach als Referent und Delegierter des Kultusministeriums tätig. Ausgeschieden aus dem aktiven Dienst am 29. 6. 1888 als Stabsarzt, war zuletzt Stabsarzt an der K.W.-A. in Berlin. Nachdem er sich bereits am 11. 5. 1886 als Privatdozent für Hygiene an der Universität Berlin habilitiert hatte, erhielt er 1888 zu gleicher Zeit einen Ruf nach Gießen und Greifswald, er folgte dem letzteren und wurde am 29. 6. 1888 zum ordentlichen Professor der Hygiene an der Universität Greifswald ernannt. 1895 erhielt er den Charakter als Geh. Medizinalrat, 1899 wurde er zum a. o. Mitglied des Kaiserlichen Gesundheitsamts, 1901 zum Mitglied des Reichsgesundheitsrats und zum außeretatsmäßigen Mitglied des Wissenschaftlichen Senats bei der K.W.-A. ernannt. Am 27. Januar 1905 wurde er zum Generalarzt d. Res. befördert.

Von seinen außerordentlich zahlreichen Arbeiten auf dem Gebiet der Hygiene und Bakteriologie seien nur einige der bedeutendsten hier aufgezählt:

1. Zur Immunitätsfrage. Mitteil. a. d. Kaiserl. Gesundheitsamt. I. 1881.
2. Untersuchungen über die Bedeutung der Mikroorganismen für die Entstehung die Diphtherie usw. Mitteil. a. d. Kaiserl. Gesundheitsamt. II. 1884.
3. Die Aetiologie der Rotzkrankheit. Arb. a. d. Kaiserl. Gesundheitsamt. I. 1886.
4. Experimentelle Untersuchungen über Schweine-Rotlauf. Arb. a. d. Kaiserl. Gesundheitsamt. I. 1886.

5. Das Wasser und die Mikroorganismen und die Beurteilung des Wassers usw. Handbuch d. Hyg. v. Weyl. 1896.
6. Die Schutzimpfung gegen die Maul- und Klauenseuche. Festschrift zum 60. Geburtstag v. R. Koch. 1903.

    Außerdem ist er Mitbegründer des „Zentralblattes für Bakteriologie und Parasitenkunde". 1887.

556   **Prof. Friedrich Martius,**

geb. am 7. September 1850 in Erxleben (Prov. Sachsen) als Sohn des Pastors und Superintendenten Fedor Martius, gehörte der K. W.-A. an vom 27. 4. 1870 bis 1. 10. 1874, wurde promoviert am 4. 8. 1874, zum Ass.-Arzt befördert am 27.4.1876, verheiratete sich am 31.10.1882. Er nahm teil am Feldzug 1870/71. Er war bei der K. W.-A. tätig vom 29. 11. 1883 bis 7. 3. 1889. Außerdem war er kommandiert als behandelnder Arzt Sr. Königl. Hoheit des Großherzogs Friedrich Franz III. von Mecklenburg-Schwerin nach Cannes während des Winters 1889/90. Ausgeschieden aus dem aktiven Dienst am 23. 3. 1891 als Stabsarzt, war zuletzt Bataillonsarzt beim Eisenbahn-Regt. Nr. 1 in Berlin. Nachdem er sich bereits 1887 in Berlin habilitiert hatte, wurde er 1891 als a. o. Professor und Direktor der medizinischen Poliklinik nach Rostock berufen, 1899 daselbst zum ord. Professor ernannt. Am 27.1.1905 wurde er zum Generalarzt d. Res. befördert. Er ist zurzeit ord. Professor und Direktor der medizinischen Klinik der Universität Rostock.

    Literarisch betätigte er sich auf dem Gebiete der Physiologie und inneren Medizin und schrieb neben zahlreichen (zirka 50) anderen Arbeiten:

1. Graphische Untersuchung über die Herzbewegung. Zeitschr. f. klin. Med. Bd. 13 und Bd. 15.
2. Die Magensäure des Menschen (mit J. Lüttke). Stuttgart. F. Enke. 1892.
3. Tachykardie. Stuttgart. F. Enke. 1894.
4. Achylia gastrica (mit O. Lubarsch). Wien. Deuticke. 1897.
5. Pathogenese innerer Krankheiten. Wien. Deuticke. Heft 1, 1899. Heft 2, 1900. Heft 3, 1903. Heft 4, 1908.

557   **Hugo Niebergall,**

geb. am 23. Dezember 1849 in Arnstadt (Fürstent. Schwarzb.-Sondersh.) als Sohn des Sanitätsrats Dr. Carl Niebergall, gehörte der K. W.-A. an vom 27. 7. 1870 bis 31. 10. 1874, wurde promoviert am 5. 8. 1874, zum Ass.-Arzt befördert am 22.6.1876, verheiratete sich am 6.7.1886. Er nahm am Feldzug 1870/71 teil, ist zurzeit char. Generalarzt und Divisionsarzt der 38. Div. in Erfurt. Er war bei der K. W.-A. tätig vom 1. 9. 1884 bis 21. 6. 1886.

    Er betätigte sich literarisch hauptsächlich auf dem Gebiete der Chirurgie und des Mil.-Sanitätswesens und schrieb

neben zahlreichen, meist in der Deutschen militärärztl. Zeitschrift veröffentlichten Arbeiten:
1. Ueber Verletzungen großer Venenstämme usw. Deutsche Zeitschr. f. Chir. 1892.
2. Organisation des Sanitätskorps. Heer und Flotten der Gegenwart. Berlin 1903.

558   **Konrad Rabitz,**

geb. am 15. November 1851 als Sohn des Stabs- und Bataillonsarztes Dr. Wilhelm Rabitz, gehörte der K. W.-A. an vom 27. 4. 1870 bis

3. 8. 1871, wurde promoviert am 4. 8. 1874, zum Ass.-Arzt befördert am 21. 12. 1875, verheiratete sich am 4. 6. 1904. Er nahm am Krieg 1870/71 teil. Ausgeschieden aus dem aktiven Dienst am 16. 6. 1901 als Oberstabsarzt, war zuletzt Regimentsarzt des Garde-Fußart.-Regts. in Spandau. Er war bereits während seiner aktiven Dienstzeit chirurgisch tätig und Chefarzt am städt. Krankenhause in Spandau und wirkt noch jetzt als solcher.

Bruno Roedelius,   559

geb. am 26. Februar 1850 in Müncheberg (bei Frankfurt a. O.) als Sohn des Bürgermeisters Roedelius, gehörte der K.W.-A. an vom 27. 4. 1870 bis 11. 3. 1873. Er nahm am Feldzug 1870/71 teil, wurde 1886 approbiert und ließ sich als prakt. Arzt in Dresden nieder. Lebt als Sanitätsrat und Spezialarzt für Nasen- und Ohrenkrankheiten in Dresden.

Paul Roedenbeck,   560

geb. am 23. September 1849 in Grünberg als Sohn des Justizrats und und Rechtsanwalts Roedenbeck, gehörte der K.W.-A. an vom 27.4.1870 bis 6. 11. 1872. Er wurde auf seinen Antrag entlassen, um Mathematik zu studieren, wurde Hauslehrer in Berlin, mußte aber wegen Krankheit den Beruf aufgeben. 1886 wurde er Korrektor beim Berliner Lokalanzeiger und starb 1891 in Berlin. Er nahm am Krieg 1870/71 teil.

Karl Röse,   561

geb. am 5. Oktober 1850 als Sohn des Lehrers Röse, gehörte der K.W.-A. an vom 27. 4. 1870 bis 8. 6. 1872. Er setzte seine Studien in Leipzig fort, wurde 1877 approbiert, leistete den Rest seiner Pflichtzeit ab und wurde zum Ass.-Arzt befördert am 16.2.1878. Ausgeschieden aus dem aktiven Dienst am 23. 3. 1880 als Ass.-Arzt II. Kl., war zuletzt beim Inf.-Regt. Nr. 75 in Harburg, ließ sich als prakt. Arzt in Berlin nieder und lebt hier als Sanitätsrat.

Otto v. Saßen,   562

geb. am 3. Mai 1850 in Genthin als Sohn des Regierungsrats v. Saßen, gehörte der K.W.-A. an vom 27. 4. 1870 bis 28. 11. 1870. Er wurde „wegen mangelhafter Körperqualifikation entlassen", wurde am 20.5.1874 promoviert, 1875 approbiert und ließ sich als prakt. Arzt in Wieck auf Rügen nieder, siedelte dann nach Remscheid über, wo er zurzeit als Sanitätsrat lebt. Ist seit 21. 9. 1875 bzw. 7. 12. 1891 verheiratet.

Gustav Senstius,   563

geb. am 16. Dezember 1849 in Kemnath (b. Sternberg) als Sohn des Rittergutsbesitzers Johann Senstius, gehörte der K.W.-A. an vom 27. 4. 1870 bis 1. 10. 1874, wurde promoviert am 4. 8. 1874, zum Ass.-Arzt befördert am 23. 11. 1875, verheiratete sich am 17. 11. 1876. Ausgeschieden aus dem aktiven Dienst am 14. September 1882 durch Tod als Ass.-Arzt I. Kl., war zuletzt beim Ulan.-Regt. Nr. 2 in Sorau.

564   **Hugo Speier,**

geb. am 29. Dezember 1850 in Jauer (Schlesien) als Sohn des prakt.
Arztes Dr. Speier, gehörte der K. W.-A. an vom 27. 4. 1870 bis
20. 3. 1871. Er wandte sich zunächst verschiedenen Studienfächern
zu, ohne bei einem fest zu bleiben, ging dann nach Amerika und
kehrte dort schließlich zum medizinischen Studium wieder zurück. Er
wurde in Boston approbiert und praktizierte in verschiedenen Städten
Amerikas, bis ihn ein Ohrenleiden zwang, sich fachwissenschaftlich
literarisch zu betätigen. Lebt jetzt in Minneapolis (Minnesota).

565   **Walther Stechow,**

geb. am 25. Januar 1852 in Jarchelin, Kr. Naugard (Pommern), als
Sohn des Predigers Reinhard Stechow, gehörte der K. W.-A. an vom
27. 4. 1870 bis 30. 9. 1874, wurde promoviert am 8. 8. 1874, zum
Ass.-Arzt befördert am 23. 5. 1876, verheiratete sich am 4. 5. 1881.
Er nahm am Feldzug 1870/71 teil, war bei der K. W.-A. tätig vom
18. 3. 1890 bis 20. 9. 1893, erhielt Kommando zur Gesandtschaft an
den Sultan von Marokko vom April bis Juni 1890. Er ist zurzeit
Generalarzt und Inspekteur der 4. Sanitäts-Inspektion in Straßburg i. E.
und seit 18. 4. 1903 etatsmäßiges Mitglied des Wissenschaftlichen Senats
bei der K. W.-A.

Er betätigte sich literarisch auf dem Gebiete des Röntgenverfahrens und schrieb:

1. Das Röntgenverfahren mit besonderer Berücksichtigung der militärischen Verhältnisse. Bibliothek von Coler. Bd. 18.
2. Ueber Röntgenaufnahmen der Brustorgane besonders des Herzens. Gedenkschrift für v. Leuthold. Bd. 1. 1906.

566   **Rudolph Strube,**

geb. am 20. Juni 1850 in Sargstedt (Prov. Sachsen) als Sohn des
Kantors Heinrich Strube, gehörte der K. W.-A. an vom 27. 4. 1870
bis 1. 10. 1874, wurde promoviert am 1. 4. 1879, verheiratete sich
am 24. 7. 1879. Er nahm am Feldzug 1870/71 teil. Ausgeschieden
aus dem aktiven Dienst am 30. 11. 1877 als Unterarzt, war zuletzt
beim Gren.-Regt. Nr. 11 in Breslau, wurde 1878 approbiert, ließ sich
als prakt. Arzt in Hötensleben (Prov. Sachsen) nieder und lebt dort
als Sanitätsrat.

567   **Karl Themel,**

geb. am 15. Februar 1850 in Jüterbog als Sohn des Rentners Karl
Themel, gehörte der K. W.-A. an vom 27. 4. 1870 bis 30. 9. 1874,
wurde promoviert am 10. 8. 1874, zum Ass.-Arzt befördert am
23. 8. 1875. Er nahm am Feldzug 1870/71 teil. Ausgeschieden aus
dem aktiven Dienst am 21. September 1892 durch Tod als Stabsarzt,
war zuletzt Bataillonsarzt beim Inf.-Regt. Nr. 17 in Mülhausen i. E.

568   **Paul Waschke,**

geb. am 28. Februar 1851 in Oels als Sohn des Bäckermeisters Karl
Waschke, gehörte der K. W.-A. an vom 27. 4. 1870 bis 28. 3. 1871.

Er wurde auf Antrag seines Vaters entlassen, nahm am Krieg 1870/71
teil, trat nach beendetem Studium 1876 als Arzt in die niederländisch-
indische Armee ein, war auf Java, Celebes und Sumatra in verschiedenen Garnisonen tätig, wurde 1896 Major beim Sanitätskorps der
indischen Armee, nahm September 1898 seinen Abschied. Verheiratete
sich am 27. 11. 1901 und lebt jetzt als Pensionär in Nieder-Lößnitz
bei Dresden.

Alexander Wichmann, 569

geb. am 27. Juni 1851 in Münster (Westfalen) als Sohn des Kreis-
gerichts-Sekretärs Wichmann, gehörte der K. W.-A. an vom 27. 4. 1870
bis 3. 5. 1873. Er beendete sein medizinisches Studium, ging später
nach Amerika und war dort als prakt. Arzt tätig. Gest. am 20. Juni 1883
in Waterloo (Nordamerika).

Otto Züchner, 570

geb. am 15. Februar 1850 in Rheinsberg bei Neu-Ruppin als Sohn
des Steueraufsehers Friedrich Züchner, gehörte der K. W.-A. an vom
27. 4. 1870 bis 1. 10. 1874, wurde promoviert am 10. 8. 1874, zum
Ass.-Arzt befördert am 18. 3. 1876, verheiratete sich am 26. 9. 1889.
Er nahm am Feldzug 1870/71 teil. Ausgeschieden aus dem aktiven
Dienst am 18. 6. 1903 als Oberstabsarzt, war zuletzt Regimentsarzt
des Ulan.-Regts. Nr. 6 in Hanau, lebt jetzt als Pensionär in Wiesbaden.

Michaelis 1870.

Ludwig Alff, 571

geb. am 2. Dezember 1851 in Trier als Sohn des Steuereinnehmers
Heinrich Alff, gehörte der K.W.-A. an vom 10. 11. 1870 bis 1. 10. 1874,
wurde promoviert am 20. 5. 1876. Vor Beendigung des Staatsexamens
ausgeschieden aus dem aktiven Dienst am 1. 5. 1877 als Unterarzt,
war zuletzt beim Inf.-Regt. Nr. 77 in Celle, wanderte am 1. 11. 1877
(mit Konsens) nach der Schweiz aus, bestand in Zürich sein Staatsexamen und erhielt am 29. 7. 1878 die Approbation als Arzt für alle
Kantone der Schweiz. Hatte dann die Absicht, in holländische oder
englische Dienste zu treten, um in den Kolonien verwendet zu werden.
Soll später einem Mönchsorden beigetreten sein.

Benno Amende, 572

Haus-
stabsarzt.

geb. am 14. November 1851 in Myslowitz (Oberschlesien) als Sohn
des Knappschaftsarztes Dr. Amende, gehörte der K.W.-A. an vom
10. 11. 1870 bis 30. 9. 1874, wurde promoviert am 18. 5. 1876, zum
Ass.-Arzt befördert am 22. 11. 1875. Er war bei der K.W.-A. tätig
vom 26. 6. 1884 bis 23. 1. 1888, Hausstabsarzt vom 26. 6. 1884 bis
15. 1. 1886, unternahm vom 15. 11. 1887 bis 15. 5. 1888 eine wissenschaftliche Reise nach der Balkanhalbinsel, Italien und Aegypten.

Ausgeschieden aus dem aktiven Dienst am 21.4.1908 als Generalarzt, war zuletzt charakt. Generalarzt und Divisionsarzt der II. Garde-Div., lebt jetzt als Generalarzt a. D. in Berlin.

573   **Otto Bluhme,**

geb. am 31. März 1852 in Halberstadt als Sohn des Kaufmanns Bluhme, gehörte der K. W.-A. an vom 10. 11. 1870 bis 3. 5. 1873. Er wurde „wegen zeitiger Militärdienstunfähigkeit" entlassen, studierte weiter Medizin, wurde am 1. 8. 1874 promoviert, 1875 approbiert und ließ sich als prakt. Arzt in Helbra (Prov. Sachsen) nieder. Lebt als Sanitätsrat in Nordhausen.

574   **Julius Freytag,**

geb. am 24. Oktober 1851 in New York als Sohn des Kaufmanns Julius Freytag, gehörte der K. W.-A. an vom 10. 11. 1870 bis 1. 10. 1874, wurde promoviert am 11. 8. 1874. Ausgeschieden aus dem aktiven Dienst am 3. Juni 1875 durch Tod in Berlin, war zuletzt Unterarzt im Hus.-Regt. Nr. 13.

575   **Gustav Groeningen,**

geb. am 26. Januar 1851 in Bürwenich (Rheinprov.) als Sohn des prakt. Arztes Hubert Groeningen, gehörte der K. W.-A. an vom 10. 11. 1870 bis 1. 10. 1874, wurde promoviert am 7. 8. 1874, zum Ass.-Arzt befördert am 23. 8. 1875. Er war bei der K. W.-A. tätig vom 26. 2. 1884 bis 22. 2. 1887. Ausgeschieden aus dem aktiven Dienst am 23. März 1899 durch Tod als Oberstabsarzt in Konstantinopel, war zuletzt Regimentsarzt des Fußart.-Regts. Nr. 10 in Straßburg i. E.

576   **Franz Hoffmann,**

geb. am 29. März 1850 in Hohensalza als Sohn des Arztes Dr. Hoffmann, gehörte der K. W.-A. an vom 10. 11. 1870 bis 30. 9. 1874, wurde promoviert am 14. 3. 1882, zum Ass.-Arzt befördert am 22. 6. 1876, verheiratete sich am 14. 4. 1883. Ausgeschieden aus dem aktiven Dienst am 16. 7. 1909 als Generaloberarzt, war zuletzt Oberstabsarzt und Regimentsarzt des 2. Garde-Ulan.-Regts. in Berlin, lebt jetzt als Generaloberarzt a. D. in Berlin.

577   **Ernst Jaeckel,**

geb. am 14. Juni 1851 in Gleiwitz als Sohn des Kassenrendanten Jaeckel, gehörte der K. W.-A. an vom 10. 11. 1870 bis 1. 10. 1874, wurde promoviert am 13. 10. 1874, zum Ass.-Arzt befördert am 22. 6. 1876, war bei der K. W.-A. tätig vom 31. 8. 1884 bis 24. 9. 1887. Ausgeschieden aus dem aktiven Dienst am 18. 4. 1901 als Oberstabsarzt, war zuletzt Regimentsarzt des Inf.-Regts. Nr. 14 in Graudenz, lebt jetzt als Pensionär in Halensee.

Maximilian Kanzow, 578

geb. am 13. November 1850 in Schivelbein als Sohn des prakt. Arztes Dr. Carl Kanzow, gehörte der K. W.-A. an vom 10. 11. 1870 bis 1. 10. 1874, wurde promoviert am 13. 10. 1874, zum Ass.-Arzt befördert am 25. 1. 1876. Er war bei der K. W.-A. tätig vom 27. 1. 1885 bis 24. 6. 1885. Ausgeschieden aus dem aktiven Dienst am 22. 3. 1907 als Generalarzt, war zuletzt Generaloberarzt und Divisionsarzt der 22. Div. in Cassel, ist jetzt als Generalarzt a. D. bei der Dienststelle des Kaiserl. Kom. und Militär-Inspekteurs der freiwilligen Krankenpflege in Berlin tätig.

Heinrich Kleine, 579

geb. am 14. Oktober 1852 in Paderborn als Sohn des Postbeamten Anton Kleine, gehörte der K. W.-A. an vom 10. 11. 1870 bis 1. 10. 1874, wurde promoviert am 11. 8. 1874, zum Ass.-Arzt befördert am 25. 7. 1876. Ausgeschieden aus dem aktiven Dienst am 18. Juni 1882 durch Tod als Ass.-Arzt I. Kl., war zuletzt beim Inf.-Regt. Nr. 26 in Magdeburg.

Paul Matthaei, 580

geb. am 5. Juni 1851 in Hecklingen (Anhalt-Dessau) als Sohn des Arztes Dr. Eduard Matthaei, gehörte der K. W.-A. an vom 10. 11. 1870 bis 16. 10. 1872, wurde promoviert am 19. 12. 1874, zum Ass.-Arzt befördert am 27. 4. 1876. Ausgeschieden aus dem aktiven Dienst am 19. 6. 1902 als Oberstabsarzt I. Kl., war zuletzt Regimentsarzt des Gren.-Regts. Nr. 5 in Danzig, lebt jetzt als Oberstabsarzt a. D. in Roda (Sachsen-Altenburg).

Er betätigte sich literarisch auf dem Gebiete der Alkoholbekämpfung und schrieb u. a. Arbeiten über:

1. Die Erhöhung der Kriegstüchtigkeit eines Heeres durch Enthaltung vom Alkohol.
2. Die Schädlichkeit mäßigen Alkoholgenusses.

Karl Raetzell, 581

geb. am 11. September 1852 in Tilsit als Sohn des Justizrats Raetzell, gehörte der K. W.-A. an vom 10. 11. 1870 bis 1. 10. 1874, wurde promoviert am 23. 12. 1874, zum Ass.-Arzt befördert am 24. 2. 1876. Ausgeschieden aus dem aktiven Dienst am 30. 8. 1887 als Stabsarzt, war zuletzt Bataillonsarzt im Inf.-Regt. Nr. 47 in Pfalzburg, lebte als Stabsarzt a. D. und Kreisphysikus in Arnswalde Gest. am 29. Mai 1903 in Gumbinnen.

Georg Robitzsch, 582

geb. am 15. Oktober 1851 in Dessau als Sohn des Kreisphysikus Dr. Robitzsch, gehörte der K. W.-A. an vom 10. 11. 1870 bis 1. 10. 1874, wurde zum Marine-Ass.-Arzt befördert am 16. 9. 1875, kam von einer 3jährigen Reise (1879—1882) nach der Ostküste von Nord- und Südamerika krank zurück. Ausgeschieden aus dem aktiven Dienst am 25. Juni 1883 durch Tod als Marinestabsarzt. Er starb in Dessau an Lungentuberkulose.

583   **Karl Schloemer,**

geb. am 2. März 1851 in Cöln als Sohn des Kaserneninspektors Schloemer, gehörte der K. W.-A. an vom 10. 11. 1870 bis 1. 10. 1874, wurde wegen beginnender Lungenschwindsucht als Unterarzt im Füs.-Regt. Nr. 39 nach Lippspringe beurlaubt. Gest. vor Ablegung der Staatsprüfung am 12. Januar 1876 in Bergheim.

584   **Ernst Sommer,**

geb. am 25. September 1851 in Bartenstein, Ostpreußen, als Sohn des Pfarrers Wilhelm Sommer, gehörte der K. W.-A. an vom 10. 11. 1870 bis 28. 7. 1874, wurde promoviert am 11. 8. 1874, zum Ass.-Arzt befördert am 22. 6. 1876, verheiratete sich am 2. 6. 1890. Er war bei der K. W.-A. tätig vom 28. 2. 1885 bis 24. 2. 1888, erhielt Kommando an die geburtshülfliche Klinik der Kgl. Charité vom 8. 8. 1886 bis 9. 3. 1888. Gest. am 16. Dezember 1902 als Oberstabsarzt, war zuletzt Regimentsarzt des 2. Garde-Feldart.-Regts. in Potsdam.

Ostern 1871.

585   **Moritz Abramowski,**

geb. am 10. Mai 1852 in Osterode als Sohn des Lehrers Otto Abramowski, gehörte der K. W.-A. an vom 24. 4. 1871 bis 15. 2. 1875, wurde promoviert am 15. 1. 1876, zum Ass.-Arzt befördert am 24. 8. 1876, verheiratete sich. Ausgeschieden aus dem aktiven Dienst am 25. 5. 1882 als Ass.-Arzt I. Kl., war zuletzt beim Inf.-Regt. Nr. 21 in Bromberg. Er blieb dort als prakt. Arzt. Seit 1884 ist er verschollen und sein Schicksal völlig unbekannt.

586   **Kurt Baerensprung,**

geb. am 24. Dezember 1851 in Belgern (Sachsen) als Sohn des prakt. Arztes Baerensprung, gehörte der K. W.-A. an vom 24. 4. 1871 bis 15. 2. 1875, wurde promoviert am 3. 5. 1875, zum Ass.-Arzt befördert am 25. 7. 1876. Er war bei der K. W.-A. tätig vom 10. 5. 1886 bis 10. 3. 1889. Ausgeschieden aus dem aktiven Dienst am 1. 7. 1896 als Oberstabsarzt II. Kl., war zuletzt Regimentsarzt des Inf.-Regts. Nr. 23 in Neisse. Gestorben am 6. Oktober 1896 in Neisse.

587   **Richard Bartold,**

Haus-
stabsarzt. geb. am 15. Oktober 1851 in Mirow (Meckl.-Strelitz) als Sohn des Rentners Adolf Bartold, gehörte der K. W.-A. an vom 24. 4. 1871 bis 15. 2. 1875, wurde promoviert am 30. 1. 1875, zum Ass.-Arzt befördert am 25. 7. 1876. Er war bei der K.W.-A. tätig vom 2. 1. 1886

bis 7. 2. 1890, Hausstabsarzt vom 15. 1. 1886 bis 14. 12. 1889. Er erkrankte gelegentlich einer Influenza-Epidemie und zog sich eine Phthisis pulmonum zu, der er erlag. Gest. am 7. 2. 1890 als Stabsarzt an der K. W.-A. in Berlin.

Max Braune, 588

geb. am 26. März 1853 in Frankfurt a. O. als Sohn des Oberpostsekretärs Otto Braune, gehörte der K. W.-A. an vom 24. 4. 1871 bis 14. 2. 1875, wurde promoviert am 13. 2. 1875, zum Ass.-Arzt befördert am 25. 7. 1876, verheiratete sich am 16. 5. 1885, ist zurzeit char. Generaloberarzt und Garnisonarzt in Breslau.

Hugo Buller, 589

geb. am 18. Februar 1850 in Oschersleben (Sachsen) als Sohn des Eisenbahn-Kontrolleurs Buller, gehörte der K. W.-A. an vom 24. 4. 1871 bis 14. 3. 1872. Er wurde auf Antrag seines Vaters entlassen und gab das medizinische Studium auf. Er lebt jetzt als Obersekretär bei der Güterexpedition der Lehrter Bahn in Berlin.

August Bungeroth, 590

geb. am 21. Oktober 1852 in Boppard (Rheinprovinz) als Sohn des Pfarrers Bungeroth, gehörte der K. W.-A. an vom 24. 4. 1871 bis 5. 10. 1871. Er wurde auf Antrag seines Vaters entlassen, um sich einem anderen Beruf zuzuwenden. Er wurde Landwirt und lebt jetzt als Gutsbesitzer in Groß-Bartelsee bei Bromberg.

Otto Diekmann, 591

geb. am 21. 10. 1852 in Steyerberg (Hannover) als Sohn des Lehrers Diekmann, gehörte der K. W.-A. an vom 24. 4. 1871 bis 15. 3. 1872. Er wanderte später nach Amerika aus und ließ sich als prakt. Arzt in New-York nieder. Ob er dort noch lebt, ließ sich nicht ermitteln.

Friedrich Eichenberg, 592

geb. am 19. September 1851 in Erkrath bei Düsseldorf als Sohn des Kaufmanns August Eichenberg, gehörte der K. W.-A. an vom 24. 4. 1871 bis 15. 2. 1875, wurde promoviert am 20. 8. 1880, zum Ass.-Arzt befördert am 22. 6. 1876, verheiratete sich 25. 11. 1884. Stand während des Krieges 1870/71 im Dienst der freiwilligen Krankenpflege. Ausgeschieden aus dem aktiven Dienst am 3. 11. 1885 als Stabsarzt, war zuletzt Bataillonsarzt im Inf.-Regt. Nr. 70 in Diedenhofen, lebt als Kreisarzt in Hanau a. M.

Prof. Bernhard Fischer, 593

geb. am 19. Februar 1852 in Coburg (Herzogt. Coburg-Gotha) als Sohn des Bäckermeisters Gottfried Fischer, gehörte der K. W.-A. an vom 24. 4. 1871 bis 15. 2. 1875, wurde promoviert am 19. 6. 1875, zum Marine-Ass.-Arzt befördert am 25. 7. 1876, verheiratete sich am 18. 9. 1890. Er erhielt Kommando zum Reichsgesundheitsamt vom 1. 3. 1882 bis 6. 5. 1884. Nahm in dieser Zeit an der Expedition des deutschen Reiches zur Erforschung der Cholera nach Aegypten und Indien unter R. Koch als Mitglied der Cholerakommission teil: August 1880 bis Mai 1884. Beteiligte sich an der Planktonexpedition unter Prof. Hensen im Sommer 1889. Nahm teil am Landungsgefecht bei Kamerun am 20.—22. 12. 1884. Trat am 10. 7. 1888 zu den Sanitätsoffizieren der Armee über. Ausgeschieden aus dem aktiven Dienst am 30. 6. 1889 als Stabsarzt, war zuletzt Bataillonsarzt im Inf.-Regt. Nr. 85 in Kiel. Nachdem er sich bereits 1887 als Privatdozent habilitiert hatte, wurde er 1889 Extraordinarius und noch im selben Jahre ordentlicher Professor der Hygiene in Kiel. Lebt zurzeit als Oberstabsarzt a. D., Geheimer Medizinalrat und Direktor des Hygienischen Instituts in Kiel.

Er betätigte sich literarisch auf dem Gebiete der Hygiene und Bakteriologie

und schrieb zahlreiche, meist in der Zeitschrift für Hygiene veröffentlichte Arbeiten, z. B. Desinfektion mit Chlor und Brom, Ueber Rachenpilze, Soor usw., Verunreinigung von Seehäfen.

594   **Oscar Gallenkamp,**

geb. am 30. September 1851 in Wesel als Sohn des Oberlehrers Wilhelm Gallenkamp, gehörte der K. W.-A. an vom 24. 4. 1871 bis 15. 2. 1875, wurde promoviert am 13. 2. 1875, zum Ass.-Arzt befördert am 25. 7. 1876, verheiratete sich am 21. 4. 1877. Er nahm als Einj.-Freiw. am Feldzug 1870/71 teil. Ausgeschieden aus dem aktiven Dienst am 25. 2. 1888 als Stabsarzt, war zuletzt bei der Unteroffizierschule in Potsdam. Gest. am 6. Mai 1888.

595   **Arthur Goebel,**

geb. am 13. Oktober 1853 in Liegnitz als Sohn des Gymnasiallehrers Goebel, gehörte der K. W.-A. an vom 24. 4. 1871 bis 15. 2. 1875, wurde promoviert am 19. 3. 1875, zum Ass.-Arzt befördert am 22. 6. 1876, verheiratete sich am 14. 1. 1889. Er war bei der K. W.-A. tätig vom 16. 4. 1885 bis 25. 2. 1888, erhielt Kommando an die Chirurgische Klinik der Charité in Berlin in der Zeit vom 8. 8. 1886 bis 25. 2. 1888. Von 1896 bis 1897 war er Leibarzt Ihrer Hoheit der Herzogin Johann Albrecht von Mecklenburg und 1897 bis 1900 Leibarzt Ihrer Kgl. Hoheit der Fürstin Maria Theresia von Hohenzollern-Sigmaringen. Er ist zurzeit Generalarzt und Korpsarzt des IX. Armeekorps in Altona.

Er betätigte sich literarisch auf dem Gebiete der Kriegschirurgie

und war Mitarbeiter am Sanitäts-Bericht über die Deutschen Heere im Kriege gegen Frankreich 1870/71.

596   **Eugen Groetschel,**

geb. am 18. November 1851 in Katscher (Schlesien) als Sohn des prakt. Arztes Franz Groetschel, gehörte der K. W.-A. an vom 24. 4. 1871 bis 15. 2. 1875, wurde promoviert am 19. 3. 1875, zum Ass.-Arzt befördert am 24. 8. 1876. Er nahm am Krieg 1870/71 als Freiwilliger teil. Ausgeschieden aus dem aktiven Dienst am 12. 6. 1880 als Assistenzarzt I. Kl., war zuletzt beim Pion.-Btl. Nr. 15 in Metz, ließ sich als prakt. Arzt zunächst in Breslau, dann in Kunzendorf, Kreis Habelschwerdt (Schlesien) nieder. Trat später dem Trappistenorden bei (1885). Weitere Angaben über sein Schicksal sind nicht zu erhalten.

Paul Haenisch, 597

geb. am 2. Oktober 1852 in Kolberg (Pommern) als Sohn des Justizrats Haenisch, gehörte der K. W.-A. an vom 24. 4. 1871 bis 29. 8. 1871. Er wurde auf seinen Antrag entlassen, studierte weiter Medizin, wurde promoviert am 20. 3. 1875, 1876 approbiert und ließ sich als prakt. Arzt in Kolberg nieder. Gest. am 25. 4. 1895 in Kolberg.

Hermann Hecker, 598

geb. am 2. Juni 1851 in Königsmühl (Pommern) als Sohn des Pastors Hermann Hecker, gehörte der K.W.-A. an vom 24.4.1871 bis 15.2.1875, wurde promoviert am 20.2.1875, zum Ass.-Arzt befördert am 27.8.1876, verheiratete sich am 22. 5. 1880. Er nahm als Freiwilliger am Krieg 1870/71 teil. Ausgeschieden aus dem aktiven Dienst am 16. 4. 1889 als Stabsarzt, war zuletzt Bataillonsarzt beim Inf.-Regt. Nr. 60 in Weißenburg i. Elsaß, lebt jetzt als Regierungs- und Medizinalrat in Straßburg i. Elsaß.

Alexander Heinrici, 599

geb. am 21. November 1850 in Memel als Sohn des Direktors Dr. Julius Heinrici, gehörte der K.W.-A. an vom 24. 4. 1871 bis 15. 2. 1875, wurde promoviert am 19.3.1875, zum Ass.-Arzt befördert am 15.8.1878, verheiratete sich am 14. 5. 1881. Er nahm am Krieg 1870/71 als Freiwilliger teil. Gest. am 10. Juni 1898 als Oberstabsarzt, war zuletzt Regimentsarzt des Inf.-Regts. Nr. 62 in Cosel.

Johannes Kretzschmar, 600

geb. am 2. März 1851 in Belzig als Sohn des Sanitätsrats und Kreisphysikus Dr. Kretzschmar, gehörte der K. W.-A. an vom 24. 4. 1871 bis 14. 2. 1875, wurde promoviert am 5. 6. 1875, zum Ass.-Arzt befördert am 25. 7. 1876, verheiratete sich am 4. 4. 1881. Er nahm als Einj.-Freiw. Jäger am Feldzug 1870/71 teil und erhielt als solcher das Eiserne Kreuz am schwarzen Bande. Ausgeschieden aus dem aktiven Dienst am 19. 1. 1909 als Oberstabsarzt, war zuletzt Regimentsarzt des Füs.-Regts. Nr. 39 in Düsseldorf, ist jetzt Oberstabsarzt z. D. und diensttuender Sanitätsoffizier beim Bezirkskommando in Hagen i. W.

Waldemar Kühne, 601

geb. am 27. Dezember 1849 in Ziesar (Kr. Jerichow I) als Sohn des Kaufmanns C. W. Kühne, gehörte der K. W.-A. an vom 24. 4. 1871 bis 15. 2. 1875, wurde promoviert am 26. 5. 1875, zum Ass.-Arzt befördert am 24. 8. 1876, verheiratete sich am 15. 11. 1879. Ausgeschieden aus dem aktiven Dienst am 17. 9. 1882 als Ass.-Arzt I. Kl., war zuletzt beim 2. Hans. Inf.-Regt. Nr. 76 in Hamburg, lebt jetzt als prakt. Arzt in Braunschweig.

Er betätigte sich literarisch auf dem Gebiete der Hygiene, Geschichte der Medizin und Shakespeare-Forschung und schrieb folgende Arbeiten:

1. Der Harz vom hygienisch-klimatischen Standpunkt. Braunschweig 1890.
2. Die natürlichen Lebensbedingungen u. das menschliche Leben. Braunschweig 1897.
3. Ueber Ethik und Naturwissenschaft in der Medizin. Braunschweig 1899.
4. Die deutsche Medizin in Theorie und Praxis. Braunschweig 1900.
5. Venus, Amor und Bacchus in Shakespeares Dramen. Braunschweig 1902.

602   **Wilhelm Lodderstaedt,**

geb. am 6. Juli 1851 in Cöthen (Anhalt) als Sohn des Sanitätsrats Dr. Wilhelm Lodderstaedt, gehörte der K. W.-A. an vom 24. 4. 1871 bis 15. 2. 1875, wurde promoviert am 26. 2. 1876, zum Ass.-Arzt befördert am 29. 9. 1876 und verheiratete sich. Er war bei der K. W.-A. tätig vom 30. 7. 1885 bis 23. 9. 1888. Gest. am 7. Dezember 1907 als Generaloberarzt und Divisionsarzt der 39. Division in Colmar.

603   **Robert Lohrisch,**

geb. am 16. Januar 1852 in Lübben (Lausitz) als Sohn des Privatsekretärs Robert Lohrisch, gehörte der K. W.-A. am 24. 4. 1871 bis 15. 2. 1875, wurde promoviert am 26. 5. 1875, zum Ass.-Arzt befördert am 25. 7. 1876, verheiratete sich am 30. 9. 1878. Er nahm als Einjährig-Freiwilliger am Krieg 1870/71 teil. Ausgeschieden aus dem aktiven Dienst am 19. 9. 1901 als Oberstabsarzt, war zuletzt Regimentsarzt des Drag.-Regts. Nr. 4 in Lüben (Schlesien), lebt jetzt als Oberstabsarzt a. D. in Charlottenburg.

604   **Stanislaus v. Mielecki,**

geb. am 22. März 1851 in Rüdersdorf, Kreis Niederbarnim, als Sohn des Kgl. Bergmeisters Stanislaus v. Mielecki, gehörte der K. W.-A. an vom 24. 4. 1871 bis 15. 2. 1875, wurde promoviert am 9. 11. 1875, zum Ass.-Arzt befördert am 29. 9. 1876, verheiratete sich am 21. 12. 1878. Ausgeschieden aus dem aktiven Dienst am 17. 9. 1909 als Generalarzt, war zuletzt Generaloberarzt und Divisionsarzt der 17. Div. in Schwerin (i. M.), lebt jetzt als Generalarzt a. D. in Goslar (Harz).

605   **Wilhelm Paeßler,**

geb. am 12. Mai 1851 in Roßlau (Anhalt) als Sohn des Pastors Paeßler, gehörte der K. W.-A. an vom 24. 4. 1871 bis 15. 2. 1875, wurde promoviert am 10. 8. 1876, zum Ass.-Arzt befördert am 20. 3. 1877. Ausgeschieden aus dem aktiven Dienst am 6. 10. 1881 als Ass.-Arzt I. Kl. bei seiner Versetzung zum Fußart.-Bat. Nr. 14, war zuletzt beim Inf.-Regt. Nr. 76 in Hamburg, blieb als prakt. Arzt in Hamburg, wo er zur Zeit noch lebt.

606   **Julius Petri,**

geb. am 31. Mai 1852 in Barmen als Sohn des Prof. am Realgymnasium Dr. Ulrich Petri, gehörte der K. W.-A. an vom 24. 4. 1871 bis 2. 12. 1874, wurde promoviert am 19. 2. 1876, zum Ass.-Arzt befördert am 29. 9. 1876, verheiratete sich am 8. 12. 1886. Er erhielt Kommando an das Kaiserl. Gesundheitsamt vom 15. Juli 1877 bis 16. September 1879. Ausgeschieden aus dem aktiven Dienst am 14. 10. 1882 als Ass.-Arzt I. Kl., war zuletzt beim Inf.-Regt. Nr. 70 in Diedenhofen. Seit 1. 10. 1888 wurde er kommissarisch beschäftigt im Kaiserl. Gesundheitsamt, am 21. 3. 1889 wurde er Kaiserl. Regierungsrat und Mitglied des Gesundheitsamts, am 18. 12. 1899 schied er als Geheimer Regierungsrat aus dem Reichsdienst. Er lebt jetzt als Oberstabsarzt der Reserve und Pensionär in Berlin.

Er betätigte sich literarisch hauptsächlich auf dem Gebiete der Chemie und Bakteriologie.

Neben zahlreichen Arbeiten aus diesen Gebieten schrieb er folgende Bücher: „Der Cholerakurs im Kaiserl. Gesundheitsamt". Berlin 1893. — „Das Mikroskop". Berlin 1896.

Hermann Reinsdorf, 607

geb. am 18. Mai 1849 in Halberstadt als Sohn des Pastors Reinsdorf, gehörte der K. W.-A. an vom 24. 4. 1871 bis 15. 2. 1875, nahm am Feldzug 1870/71 als Freiwilliger teil, wurde promoviert am 6. 3. 1875, zum Ass.-Arzt befördert am 22. 6. 1876, verheiratete sich 1880. Ausgeschieden aus dem aktiven Dienst am 21. 5. 1878 als Ass.-Arzt II. Kl., war zuletzt beim Feldart.-Regt. Nr. 18 in Landsberg a. W., ließ sich als prakt. Arzt in Berlin nieder. Gest. 1907 als Sanitätsrat in Berlin.

Paul Reymann, 608

geb. am 17. November 1851 in Merseburg als Sohn des Regierungsrats Reymann, gehörte der K. W.-A. an vom 24. 4. 1871 bis 15. 2. 1875, wurde promoviert am 19. 3. 1875, zum Ass.-Arzt befördert am 25. 7. 1876, verheiratete sich am 25. 10. 1879. Er nahm als Einj.-Freiw. am Krieg 1870/71 teil. Ausgeschieden aus dem aktiven Dienst am 18. 10. 1901 als Oberstabsarzt, war zuletzt Regimentsarzt des Feldart.-Regts. Nr. 15 in Saarburg i. L., lebt jetzt als Oberstabsarzt a. D. in Cassel.

Otto Rohlfing, 609

geb. am 17. August 1851 in Paderborn als Sohn des Steuerempfängers Christian Rohlfing, gehörte der K. W.-A. an vom 24. 4. 1871 bis 15. 2. 1875, wurde promoviert am 13. 7. 1886, zum Ass.-Arzt befördert am 22. 6. 1876. Ausgeschieden aus dem aktiven Dienst am 20. 2. 1909 als Generaloberarzt, war zuletzt Oberstabsarzt I. Kl. und Regimentsarzt des Inf.-Regts. Nr. 142 in Mühlhausen i. E. und lebt jetzt dort als Generaloberarzt a. D.

Wilhelm Schröder, 610

geb. am 25. Dezember 1851 in Mirow (Mecklenburg-Strelitz) als Sohn des Großh. Drosten Schröder, gehörte der K. W.-A. an vom 24. 4. 1871 bis 6. 10. 1871. Er wurde auf Antrag seines Vaters entlassen, um das

Studium der Medizin an einer anderen Universität fortzusetzen. Weiteres Schicksal unbekannt. (In den Medizinalkalendern ist er nie genannt.)

611 **Oskar Stoll,**

geb. am 8. März 1852 in Proskau (Schlesien) als Sohn des Direktors des pomologischen Instituts Gustav Stoll, gehörte der K. W.-A. an vom 24. 4. 1871 bis 15. 3. 1872. Beendete nach seinem Ausscheiden seine Studien, wurde 1876 promoviert und approbiert, ließ sich als prakt. Arzt in Guttentag (Schlesien) nieder. Gest. am 8. Juni 1888 in Guttentag.

612 **Albert Weyl,**

geb. am 8. Mai 1852 in Königsberg (Preußen) als Sohn des Ober-lehrers Weyl, gehörte der K. W.-A. an vom 24. 4. 1871 bis 24. 11. 1873. Er wurde „wegen Unbrauchbarkeit zum Militärdienst" entlassen, studierte weiter Medizin, wurde 1877 approbiert und ließ sich als prakt. Arzt in Römhild (Sachsen-Meiningen) nieder. Ende der 80er Jahre ging er nach der Schweiz und soll dort verstorben sein.

613 **Fritz Wolff,**

geb. am 3. Februar 1853 in Berlin als Sohn des Direktors der Bureaus des Berliner Magistrats Wolff, gehörte der K. W.-A. an vom 24. 4. 1871 bis 15. 2. 1875, wurde promoviert am 31. 5. 1876, zum Ass.-Arzt befördert am 29. 9. 1876, verheiratete sich am 31. 12. 1891. Er nahm als Einj.-Freiw. am Krieg gegen Frankreich teil. Ausgeschieden aus dem aktiven Dienst am 4. 4. 1882 als Ass.-Arzt I. Kl., war zuletzt beim Garde-Füs.-Regt. in Berlin, lebt jetzt als prakt. Arzt in Worcester (Kapkolonie).

Michaelis 1871.

614 **Otto Apstein,**

geb. am 19. Juli 1851 in Breslau als Sohn des Magazin-Rendanten Apstein, gehörte der K. W.-A. an vom 20. 10. 1871 bis 15. 12. 1873, er beendete seine Studien, wurde 1884 approbiert, trat ins Heer ein, wurde zum Ass.-Arzt befördert am 21. 9. 1884. Ausgeschieden aus dem aktiven Dienst am 20. 4. 1886, war zuletzt Ass.-Arzt beim Feldart.-Regt. Nr. 16 in Danzig. Ließ sich als prakt. Arzt in Berlin nieder, wo er 1900 verstorben ist.

615 **Rudolf Baeseler,**

geb. am 13. Mai 1851 in Aachen als Sohn des Bauinspektors Baeseler, gehörte der K. W.-A. an vom 20. 10. 1871 bis 1. 10. 1875, wurde promoviert am 7. 8. 1875, zum Ass.-Arzt befördert am 17. 4. 1877. Gest. am 7. Juli 1877 als Ass.-Arzt II. Kl., war zuletzt beim Inf.-Regt. Nr. 20 in Wittenberg.

Emil Barth, 616

geb. am 7. Dezember 1853 in Meschede (Westfalen) als Sohn des Oberstabs- und Regimentsarztes Barth, gehörte der K. W.-A. an vom 20. 10. 1871 bis 26. 4. 1872, er wurde auf Antrag seines Vormundes entlassen, studierte weiter Medizin, wurde am 11. 8. 1875 promoviert, 1876 approbiert und ließ sich als prakt. Arzt in Ruppichteroth nieder, wanderte später nach Amerika aus, ohne daß sein Aufenthaltsort dort bekannt geworden ist.

Wilhelm Buhrow, 617

geb. am 4. Februar 1851 in Cammin (Pommern) als Sohn des Bäckermeisters Buhrow, gehörte der K. W.-A. an vom 20. 10. 1871 bis 29. 10. 1873. Er studierte nach seinem Ausscheiden weiter Medizin, wurde 1887 approbiert und ließ sich als prakt. Arzt in Boxberg (Baden) nieder. Er nahm als Freiwilliger am Krieg 1870/71 teil. Gest. am 7. Dezember 1906 in Boxberg (Baden).

Hermann Dannhoff, 618

geb. am 2. April 1853 in Potsdam als Sohn des Regierungssekretärs Wilhelm Dannhoff, gehörte der K. W.-A. an vom 20. 10. 1871 bis 12. 3. 1874, er wurde auf seinen Antrag entlassen, um weiter Medizin zu studieren. Sein weiteres Schicksal ist unbekannt.

Franz Faulhaber, 619

geb. am 27. November 1851 in Krappitz (Schlesien) als Sohn des Königl. Strommeisters Peter Faulhaber, gehörte der K. W.-A. an vom 20. 10. 1871 bis 1. 10. 1875, wurde promoviert am 14. 8. 1875, zum Ass.-Arzt befördert am 24. 5. 1877, verheiratete sich am 12. 10. 1880. Ausgeschieden aus dem aktiven Dienst am 20. 7. 1904 als Oberstabsarzt, war zuletzt Regimentsarzt des Ulan.-Regts. Nr. 9 in Demmin. Gest. am 6. April 1908 als Oberstabsarzt a. D. in Charlottenburg-Westend.

Hermann Fritze, 620

geb. am 6. Februar 1852 in Zerbst als Sohn des Lehrers Gottfried Fritze, gehörte der K. W.-A. an vom 20. 10. 1871 bis 15. 2. 1875, wurde promoviert am 27. 5. 1876, zum Ass.-Arzt befördert am 24. 8. 1876, verheiratete sich am 10. 4. 1890. Ausgeschieden aus dem aktiven Dienst am 17. 6. 1879 als Ass.-Arzt, war zuletzt beim Feldart.-Regt. Nr. 3 in Jüterbog. Er ließ sich als prakt. Arzt in Plathe nieder und lebt jetzt als prakt. Arzt in Hamburg.

Hans Frommhagen, 621

geb. am 17. August 1848 in Stendal als Sohn des Bürgermeisters Wilhelm Frommhagen, gehörte der K. W.-A. an vom 20. 10. 1871 bis 2. 3. 1872. Er wurde auf seinen Antrag entlassen, um Mathematik zu studieren, doch gelang es ihm nicht, ein bestimmtes Ziel zu erreichen. 1877 wanderte er nach Südamerika aus, lebte längere Zeit in Montevideo, wurde dann Geschäftsführer einer Expedition nach der Pata-

gonischen Küste. Bis 1881 war er Lehrer in Brasilien und war
schließlich als Buchhalter in Buenos Ayres und New York tätig;
in letzterer Stadt erlag er offenbar einem Lungenleiden ungefähr im
Jahre 1890.

622   **Bruno Gervais,**

geb. am 31. August 1854 in Borken (Ostpreußen) als Sohn des Rittergutsbesitzers Gervais, gehörte der K. W.-A. an vom 20. 10. 1871 bis
1. 10. 1875, wurde promoviert am 16. 8. 1875. Gest. am 1. Mai 1876
auf seinem väterlichen Gut Borken als Unterarzt im Inf.-Regt. Nr. 88.

623   **Wilhelm Hartog,**

geb. am 30. Juli 1851 in Hamm (Westfalen) als Sohn des Appellations-
gerichtsrates Hartog, gehörte der K. W.-A. an vom 20. 10. 1871 bis
1. 10. 1875, wurde promoviert am 14. 8. 1875, zum Ass.-Arzt befördert am 24. 5. 1877, verheiratete sich am 17. 3. 1883. Ausgeschieden
aus dem aktiven Dienst am 19. 1. 1909 als Generaloberarzt, war zuletzt
Oberstabsarzt und Regimentsarzt des Feldart.-Regts. Nr. 55 in Naumburg a. S., lebt jetzt als Generaloberarzt a. D. in Naumburg a. S.

624   **Felix Labes,**

geb. am 25. Juni 1854 in Memel als Sohn des prakt. Arztes Dr. Adolf
Labes, gehörte der K. W.-A. an vom 20. 10. 1871 bis 1. 10. 1875,
wurde promoviert am 6. 8. 1875, zum Ass.-Arzt befördert am 24. 7. 1877.
Gest. am 11. Dezember 1885 als Stabsarzt, war zuletzt Bataillonsarzt
im Inf.-Regt. Nr. 41 in Memel.

625   **Gustav Lagus,**

geb. am 3. August 1853 in Ratibor als Sohn des Oberstabsarztes
Dr. Carl Lagus, gehörte der K. W.-A. an vom 1. 10. 1871 bis
30. 9. 1875, wurde promoviert am 5. 1. 1876, zum Ass.-Arzt befördert
am 17. 4. 1877, verheiratete sich am 19. 6. 1882. Gest. am 20. Mai 1895
als Stabsarzt, war zuletzt Bataillonsarzt im Inf.-Regt. Nr. 19 in Jauer.

626   **Wilhelm Landgraf,**

geb. am 3. Juli 1850 in Genthin (Prov. Sachsen) als Sohn des Kaufmanns Friedrich Landgraf, gehörte der K. W.-A. an vom 20. 10. 1871
bis 15. 2. 1875, wurde promoviert am 29. 5. 1875, zum Ass.-Arzt befördert am 24. 8. 1876, verheiratete sich am 13. 5. 1887. Er nahm teil
am Feldzug 1870/71 als Einjährig-Freiwilliger. Vom Juni bis September 1887 war er zur Begleitung Sr. Kaiserlichen Hoheit des damaligen Kronprinzen des Deutschen Reiches und von Preußen nach
England kommandiert. Er war bei der K. W.-A. tätig vom 13. 6. 1885
bis 26. 1. 1889. Ist zurzeit Generalarzt und Korpsarzt des III. A.-K.
in Berlin und seit 11. 6. 1903 etatsmäßiges Mitglied des Wissenschaftlichen Senats bei der K. W.-A.

Er betätigte sich literarisch auf dem Gebiete der Laryngologie und der inneren Medizin. Er schrieb u. a. über:

1. Nasen-, Rachen- und Kehlkopferkrankungen bei akuten Infektionskrankheiten im Handbuch für Laryngologie und Rhinologie von P. Heymann.
2. Ueber Kehlkopferkrankungen in der Armee. v. Leuthold-Gedenkschrift. Berlin. Hirschwald.
3. Herzkrankheiten in Villaret-Paalzow. Stuttgart. Enke.

Gustav Lange, 627

geb. am 14. Januar 1852 in Nordhausen als Sohn des Pastors Franz Lange, gehörte der K. W.-A. an vom 20. 11. 1871 bis 30. 9. 1875, wurde promoviert am 6. 8. 1875, zum Ass.-Arzt befördert am 17. 4. 1877, verheiratete sich am 16. 5. 1888. Ausgeschieden aus dem aktiven Dienst am 18. 5. 1907 als Oberstabsarzt, war zuletzt Regimentsarzt des Gren.-Regts. Nr. 7 in Liegnitz, ist zurzeit diensttuender Sanitätsoffizier und Oberstabsarzt z. D. beim Landwehrbezirk Stettin.

Albert Lenné, 628

geb. am 16. September 1851 in Luxemburg als Sohn des Hauptmanns August Lenné, gehörte der K. W.-A. an vom 20. 10. 1871 bis 1. 10. 1875, wurde promoviert am 15. 7. 1875, zum Ass.-Arzt befördert am 29. 9. 1876, verheiratete sich am 15. 8. 1878. Ausgeschieden aus dem aktiven Dienst am 15. 6. 1877 als Ass.-Arzt II. Kl., war zuletzt beim Inf.-Regt. Nr. 86 in Flensburg, lebt jetzt als Badearzt und Sanitätsrat in Neuenahr.

Er betätigte sich literarisch auf dem Gebiete der inneren Medizin und Balneologie und schrieb über:

1. Wesen, Ursache und Behandlung des Diabetes mellitus. Berlin. Karger.
2. Einen Führer für die Besucher von Bad Neuenahr. Neuenahr. Aktien-Badegesellschaft.

Otto Mente, 629

geb. am 24. August 1851 in Brandenburg a. H. als Sohn des Tapezierers Otto Mente, gehörte der K. W.-A. an vom 20. 10. 1871 bis 22. 2. 1873. Er wurde wegen Krankheit entlassen, studierte weiter Medizin und versuchte Oktober 1874 nochmals in die Akademie aufgenommen zu werden. Alle weiteren Nachforschungen waren resultatlos.

Eduard Müller, 630

geb. am 23. Februar 1852 in Großenhain (Königr. Sachsen) als Sohn des Kaufmanns Müller, gehörte der K. W.-A. an vom 20. 10. 1871 bis 15. 3. 1872; er wurde entlassen, um sich einem anderen Beruf zuzuwenden. Ohne zu einer festen Stellung zu gelangen, wanderte er schließlich nach Nordamerika aus. Gest. am 24. Januar 1895 in St. Louis.

Wenzeslaus Plagge, 631

geb. am 18. Juni 1854 in Ibbenbüren (Westfalen) als Sohn des prakt. Arztes Dr. Plagge, gehörte der K. W.-A. an vom 20. 10. 1871 bis

1. 10. 1875, wurde promoviert am 11. 8. 1875, zum Ass.-Arzt befördert am 17. 4. 1877. Er war bei der K. W.-A. tätig vom 28. 2. 1891
bis 28. 3. 1895, erhielt während dieser Zeit Kommando als Vorstand
an das Hygienische Laboratorium der K. W.-A. Ausgeschieden aus
dem aktiven Dienst am 14. 11. 1903 als Generaloberarzt, war zuletzt
Divisionsarzt der 16. Div. in Trier, lebt jetzt als Generaloberarzt a. D.
in Münster.

Er betätigte sich literarisch auf dem Gebiete der Bakteriologie
und war Mitbearbeiter von Heft 3, 5, 12 und 15 der Veröffentl. aus dem
Gebiet des Mil.-Sanitätswesens.

632 ### Prof. Rudolph v. Renvers,

geb. am 18. Februar 1854 in Aachen als Sohn des Gymnasial-Oberlehrers Renvers, gehörte der K. W.-A. an vom 20. 10. 1871 bis
1. 10. 1875, wurde promoviert am 31. 7. 1875, zum Ass.-Arzt befördert am 17. 4. 1877, verheiratete sich am 16. 10. 1881. Er war
bei der K. W.-A. tätig vom 21. 8. 1885 bis 1. 6. 1892, erhielt Kommando an die I. medizinische Klinik der Charité in Berlin in der Zeit
vom 1. 10. 1887 bis 1. 6. 1892, erhielt am 16. 1. 1892 den Titel
Professor. Er war behandelnder Arzt I. M. der Kaiserin Friedrich. Ausgeschieden aus dem aktiven Dienst am 25. 7. 1893 als Stabsarzt, war
zuletzt Bataillonsarzt im Garde-Füs.-Regt. in Berlin, wurde darauf
ärztlicher Direktor der Inneren Abteilung des Krankenhauses Moabit-
Berlin und Leiter der Krankenanstalt Gütergotz. 1901 wurde er zum
Geheimen Medizinalrat ernannt, 1905 in den Adelsstand erhoben. Gest.
am 22. März 1909 als Generalarzt à la suite des Sanitätskorps
in Berlin.

Er betätigte sich literarisch auf dem Gebiet der inneren Medizin
und schrieb u. a:

1. Zur Therapie der Gallensteinkrankheit. Therapie der Gegenwart. 1908. Heft 3.
2. Ueber Blinddarmentzündung und ihre Behandlung. Festschrift K. W.-A. 1895.

633 ### Bernhard Rückmann,

geb. am 5. August 1852 in Osterburg (Sachsen) als Sohn des Bürgermeisters Rückmann, gehörte der K. W.-A. an vom 20. 10. 1871 bis
7. 8. 1873. Er wurde auf Antrag seines Vaters entlassen, doch hinderte
ihn ein Lungenleiden an der Beendigung seines Studiums; er beschäftigte
sich in der Weberschen Klinik in Halle und starb am 3. Juni 1882
in Osterburg im Hause seiner Eltern.

634 ### Alexius Soltsien,

geb. am 2. September 1850 in Caterbow, Kr. Ruppin, als Sohn des
Privatmannes Wilhelm Soltsien, gehörte der K. W.-A. an vom 20. 10.
1871 bis 1. 10. 1875, wurde promoviert am 14. 8. 1875, zum Ass.-
Arzt befördert am 17. 4. 1877, verheiratete sich am 26. 2. 1880.
Er nahm als Einj.-Freiw. am Krieg 1870/71 teil. Ausgeschieden aus
dem aktiven Dienst am 25. 3. 1882 als Ass.-Arzt, war zuletzt beim
Inf.-Regt. Nr. 83 in Cassel. Er ließ sich als prakt. Arzt in Altona
nieder und lebt dort zurzeit.

Max Stadthagen, 635

geb. am 1. Februar 1854 in Berlin als Sohn des Dr. phil. Stadthagen, gehörte der K. W.-A. an vom 20. 10. 1871 bis 1. 10. 1875, wurde promoviert am 11. 8. 1875, zum Ass.-Arzt befördert am 15. 6. 1877, verheiratete sich am 6. 10. 1887. Ausgeschieden aus dem aktiven Dienst am 16. 6. 1900 als Oberstabsarzt I. Kl., war zuletzt Regimentsarzt des Inf.-Regts. Nr. 157 in Brieg, lebt jetzt als Arzt in Rudolstadt.

Friedrich Waegelein, 636

geb. am 10. Juni 1851 in Kreuznach (Rheinpr.) als Sohn des Kaufmanns Philipp Waegelein, gehörte der K. W.-A. an vom 20. 10. 1871 bis 1. 10. 1875, wurde promoviert am 26. 2. 1877, zum Ass.-Arzt befördert am 24. 5. 1877, verheiratete sich am 15. 12. 1886. Er nahm am Krieg 1870/71 als Einj.-Freiw. beim Feldart.-Regt. Nr. 8 teil. Ausgeschieden aus dem aktiven Dienst am 20. 4. 1909 als Oberstabsarzt, war zuletzt Regimentsarzt des Inf.-Regts. Nr. 20 in Wittenberg, ist zurzeit Oberstabsarzt z. D. beim Bezirkskommando I in Mülhausen i. E.

Ostern 1872.

Otto Alisch, 637

geb. am 21. November 1851 in Züllichau als Sohn des Kanzleirats Alisch, gehörte der K. W.-A. an vom 25. 4. 1872 bis 15. 2. 1876, wurde promoviert am 8. 3. 1876, zum Ass.-Arzt befördert am 31. 7. 1877, verheiratete sich am 17. 5. 1878. Ausgeschieden aus dem aktiven Dienst am 28. 11. 1891 als Stabsarzt, war zuletzt Abteilungsarzt im Feldart.-Regt. Nr. 26 in Oldenburg, lebt jetzt als Sanitätsrat in Hameln.

Paul Beihl, 638

geb. am 18. April 1850 in Greifenberg als Sohn des Kaufmanns Albert Beihl, gehörte der K. W.-A. an vom 25. 4. 1872 bis 15. 2. 1875, wurde promoviert am 19. 4. 1875. Er nahm am Krieg 1870/71 teil. Gest. am 15. November 1877 als Unterarzt im Inf.-Regt. Nr. 70 in Diedenhofen.

Otto Born, 639

geb. am 31. Juli 1853 in Burg bei Magdeburg als Sohn des Kaufmanns Born, gehörte der K. W.-A. an vom 25. 4. 1872 bis 1. 4. 1873; er studierte weiter Medizin und wanderte später nach Amerika aus. Er lebt jetzt als prakt. Arzt in New-York.

Konrad Bossart, 640

geb. am 23. September 1854 in Luckenwalde als Sohn des Tuchfabrikanten Heinrich Bossart, gehörte der K. W.-A. an vom 25. 4.

1872 bis 11. 3. 1874. Er wurde auf Antrag seines Vaters entlassen, um sein medizinisches Studium an anderen Universitäten fortzusetzen. War von 1879 bis 1887 in verschiedenen Heilanstalten als Assistent tätig. Seit 1888 ist er Korrektor bei der Verlagsbuchhandlung O. Perriehl in Hamburg. Verheiratete sich am 18. 10. 1900.

641 **Albert Böttcher,**

geb. am 2. Mai 1851 in Usedom (Pommern) als Sohn des Kreiswundarztes Andreas Böttcher, gehörte der K.W.-A. an vom 25. 4. 1872 bis 15. 2. 1876, wurde promoviert am 11.3.1876, zum Ass.-Arzt befördert am 17. 4. 1877, verheiratete sich am 31. 5. 1881. Er hat an der Ostasiatischen Expedition vom Juli 1900 bis August 1901 als rangältester Sanitätsoffizier des Ostasiatischen Kriegslazarettpersonals und vom April 1901 ab als stellvertretender Korpsarzt des Ostasiatischen Expeditionskorps teilgenommen. Ausgeschieden aus dem aktiven Dienst am 18. 2. 1908 als Generalarzt, war zuletzt Korpsarzt des XVII. A.-K. in Danzig, lebt jetzt als Generalarzt z. D. in Zoppot (Westpr.).

642 **Edwin Dippe,**

geb. am 19. September 1851 in Bitterfeld als Sohn des Kreisphysikus und Sanitätsrats Hermann Dippe, gehörte der K.W.-A. an vom 25.4.1872 bis 15. 2. 1876, wurde promoviert am 7. 2. 1876, zum Ass.-Arzt befördert am 24. 2. 1877, verheiratete sich am 24. 9. 1890. Er war bei der K.W.-A. tätig vom 1. 10. 1886 bis 24. 9. 1888, erhielt Kommando an die Kgl. Charité in Berlin in der Zeit vom 11. 3. 1887 bis 14. 9. 1888. Ausgeschieden aus dem aktiven Dienst am 9. 10. 1899 als Marine-Oberstabsarzt, war zuletzt Chefarzt des Marinelazaretts in Friedrichsort. Er wurde Kreisarzt in Genthin und starb im März 1905 nach einer Operation im Krankenhaus zu Magdeburg.

643 **Otto Ferntheil,**

geb. am 28. September 1851 in Spandau als Sohn des Fischerei-Gutsbesitzers Ferntheil, gehörte der K.W.-A. an vom 25.4.1872 bis 19.4.1875. Er wurde auf seinen Antrag entlassen und studierte weiter Medizin. Am 23. 3. 1880 wurde er promoviert, 1881 approbiert und ließ sich als prakt. Arzt in Velten (Osthavelland) nieder. Wegen eines Nervenleidens wurde er später in die Edel'sche Heilanstalt in Charlottenburg aufgenommen und starb hier am 3. Februar 1888.

644 **Wilhelm Globig,**

geb. am 24. September 1852 in Stettin als Sohn des Lokomotivführers Globig, gehörte der K. W.-A. an vom 25. 4. 1872 bis 17. 2. 1873. Er gab nach seinem Ausscheiden aus der Akademie das Studium auf und schlug die Beamtenlaufbahn ein. Gest. am 15. Mai 1892 als Betriebssekretär in Cöln a. Rh.

645 **Adalbert Haenel,**

geb. am 16. April 1850 in Berlin als Sohn des Hüttendirektors Gustav Haenel, gehörte der K.W.-A. an vom 25. 4. 1872 bis 1. 4. 1874. Er studierte weiter Medizin, trat nach beendetem Staatsexamen ins Heer ein, wurde zum Ass.-Arzt befördert am 20. 12. 1879. Er nahm als Freiwilliger am Krieg 1870/71 teil. Ausgeschieden aus dem aktiven Dienst am 12. 3. 1880 als Ass.-Arzt II. Kl., war zuletzt beim Füs.-Regt. Nr. 34 in Stettin, wurde dann Schiffsarzt beim Norddeutschen Lloyd, dem er bis Ende 1899 angehörte. Gest. am 21. April 1900.

Adolph Hecker, 646

geb. am 2. November 1852 in Haiger (Regbz. Wiesbaden) als Sohn des Kaufmanns J. H. Hecker, gehörte der K.W.-A. an vom 25. 4. 1872 bis 15. 2. 1876, wurde promoviert am 5. 2. 1876, zum Ass.-Arzt befördert am 17. 4. 1877, verheiratete sich am 19. 6. 1879, ist zurzeit General-arzt und Korpsarzt des X. A.-K. in Hannover. Während des Krieges 1870/71 war er beim Res.-Laz. in Weilburg tätig.

Er betätigte sich literarisch hauptsächlich auf dem Gebiete der Infektionskrankheiten

und schrieb neben zahlreichen Arbeiten aus dem Gesamtgebiet der Medizin in der Deutschen militärärztlichen Zeitschrift eine Abhandlung:

1. In der Festschrift des Naturhistor. Vereins für Rheinland und Westfalen, Osnabrück 1885 J. G. Kißling: Ueber die Entwässerung der Stadt Osna-brück vom sanitätspolizeil. Standpunkt.
2. Aus dem Leben und Treiben der Studierenden des Fr. Wilh.-Instituts in den 70er Jahren (Erinnerungsblätter zur 100jähr. Stiftungsfeier der militärärztl. Bildungsanstalten). Berlin 1895 E. S. Mittler & Sohn.
3. Altes und Neues über die Infektionsquellen und Uebertragungswege des Tetanus unter besonderer Berücksichtigung militär. Verhältnisse. Gedenkschrift für Rud. v. Leuthold. Berlin 1906 Hirschwald.

Max Hensoldt, 647

geb. am 27. Oktober 1852 in Weimar als Sohn des Großh. Sächs. Ober-geometers Oscar Hensoldt, gehörte der K. W.-A. an vom 25. 4. 1872 bis 15. 2. 1876, wurde promoviert am 5. 2. 1876, zum Ass.-Arzt befördert am 24. 7. 1877, verheiratete sich am 28. 9. 1891. Er war bei der K.W.-A. tätig vom 27. 7. 1886 bis 27. 9. 1890 und war zugleich kommandiert zur geburtshilflichen Klinik der Charité. Ausgeschieden aus dem aktiven Dienst am 12. 9. 1902 als Generaloberarzt, war zuletzt Divisionsarzt der 28. Div. in Karlsruhe i. B., lebt jetzt als General-oberarzt a. D. in Weimar.

Ehrhardt Hohnbaum-Hornschuch, 648

geb. am 29. März 1852 in Putbus (Insel Rügen) als Sohn des Sanitäts-rats Dr. Hohnbaum-Hornschuch, gehörte der K.W.-A. an vom 25. 4. 1872 bis 15. 2. 1876, wurde promoviert am 8. 3. 1876, zum Ass.-Arzt befördert am 28. 8. 1877, verheiratete sich am 26. 4. 1886, ist zurzeit Ober-stabs- und Regimentsarzt beim Ulan.-Regt. Nr. 2 in Gleiwitz.

Prof. Ferdinand Hueppe, 649

geb. am 24. August 1852 in Heddesdorf (Rheinprovinz) als Sohn des Steuerempfängers a. D. und Rechnungsrates Ferdinand Hueppe, gehörte der K. W.-A. an vom 25. 4. 1872 bis 15. 2. 1876, wurde promoviert am 11. 2. 1876, zum Ass.-Arzt befördert am 28. 8. 1877. Er erhielt Kommando an das Kaiserliche Gesundheitsamt in Berlin in der Zeit von 1879 bis 1884. Ausgeschieden aus dem aktiven Dienst am 28. 2. 1885 als Ass.-Arzt I. Kl., war zuletzt beim Inf.-Regt. Nr. 61 in Thorn. Er wurde 1889 als Professor der Hygiene nach Prag berufen, wo er zurzeit noch lebt.

Er betätigte sich literarisch auf dem Gebiete der Infektionskrankheiten und Bakteriologie

und schrieb zahlreiche Arbeiten. Von seinen Schriften seien nur genannt:
1. Die Methoden der Bakterienforschung.
2. Ueber den Kampf gegen die Infektionskrankheiten.
3. Handbuch der Hygiene.

650   **Ernst Kaehler,**

geb. am 12. März 1854 in Lieberose N.-L. als Sohn des Kreisrichters Maximilian Kaehler, gehörte der K. W.-A. an vom 25. 4. 1872 bis 15. 2. 1876, wurde promoviert am 7. 3. 1876, zum Ass.-Arzt befördert am 17. 4. 1877, verheiratete sich am 7. 1. 1883. Ausgeschieden aus dem aktiven Dienst am 14. 2. 1885 als Ass.-Arzt I. Kl., war zuletzt im Regt. der Gardes du Corps in Charlottenburg, lebt jetzt als Stabsarzt a. D., Sanitätsrat und prakt. Arzt in Charlottenburg.

651   **Karl Knorr,**

geb. am 22. September 1852 in Sommerfeld (Prov. Brandenburg) als Sohn des Apothekers Knorr, gehörte der K.W.-A. an vom 25. 4. 1872 bis 11. 4. 1875, wurde promoviert am 28. 4. 1877, zum Ass.-Arzt befördert am 22. 12. 1877, verheiratete sich am 28. 8. 1887, ist zurzeit Oberstabsarzt und Regimentsarzt des Inf.-Regts. Nr. 42 in Stralsund.

652   **Moritz Kosswig,**

geb. am 28. April 1854 in Finsterwalde N.-L. als Sohn des Tuchfabrikanten Karl Moritz Kosswig, gehörte der K. W.-A. an vom 25. 4. 1872 bis 15. 2. 1876, wurde promoviert am 16. 3. 1876, zum Ass.-Arzt befördert am 24. 5. 1877, verheiratete sich am 20. 3. 1881. Ausgeschieden aus dem aktiven Dienst am 19. 1. 1904 als Oberstabsarzt, war zuletzt Regimentsarzt des Feldart.-Regts. Nr. 35 in Dt.-Eylau, lebt jetzt als Oberstabsarzt a. D. und prakt. Arzt in Köpenick.

653   **Paul Lindenau,**

geb. am 9. Mai 1851 in Berlinchen als Sohn des Konrektors Carl Lindenau, gehörte der K. W.-A. an vom 25. 4. 1872 bis 15. 2. 1876, wurde promoviert am 9. 2. 1876, zum Ass.-Arzt befördert am 24. 7. 1877, verheiratete sich am 7. 5. 1880. Er nahm als Freiwilliger am Krieg 1870/71 teil. Ausgeschieden aus dem aktiven Dienst am 30. 8. 1883 als Ass.-Arzt I. Kl., war zuletzt beim Ulan.-Regt. Nr. 16 in Gardelegen, blieb dort als prakt. Arzt und starb am 2. August 1904.

Friedrich Meyer, 654

geb. am 21. Dezember 1852 in Treptow a. Toll. als Sohn des Kaufmanns C. Meyer, gehörte der K. W.-A. an vom 25. 4. 1872 bis 15. 2.
1876, wurde promoviert am 15. 3. 1876, zum Ass.-Arzt befördert am
15. 6. 1877. Er war bei der K. W.-A. tätig vom 24. 11. 1885 bis
21. 3. 1889, erhielt Kommando an die gynäkologische und geburtshilfliche Abteilung der Charité in der Zeit vom 1. 4. 1887 bis 21. 3.
1889. Ausgeschieden aus dem aktiven Dienst am 13. 9. 1906 als
Oberstabsarzt, war zuletzt Regimentsarzt des Gren.-Regts. Nr. 12 in
Frankfurt a. O. und lebt jetzt dort als Oberstabsarzt a. D.

Ludwig Müller, 655

geb. am 8. Mai 1852 in Schleweke (Braunschweig) als Sohn des
Kaufmanns Hermann Müller, gehörte der K.W.-A. an vom 25. 4. 1872
bis 15. 2. 1876, wurde promoviert am 20. 3. 1876, zum Ass.-Arzt
befördert am 15. 9. 1877, verheiratete sich am 28. 11. 1880. Ausgeschieden aus dem aktiven Dienst am 15. 7. 1906 als Oberstabsarzt,
war zuletzt Regimentsarzt des Inf.-Regts. Nr. 47 in Posen und lebt
jetzt dort als Oberstabsarzt a. D.

Hugo Rochs, 656

geb. am 17. Juli 1849 in Spremberg als Sohn des Ober-Postsekretärs Rochs, gehörte der K. W.-A. an vom 25. 4. 1872 bis 1. 4. 1873,
wurde promoviert am 15. 3. 1873, zum Ass.-Arzt befördert am 21. 5.
1874, verheiratete sich am 26. 6. 1864. Er war bei der K. W.-A.
tätig vom 14. 10. 1882 bis 20. 4. 1886. Ausgeschieden aus dem
aktiven Dienst am 10. 9. 1908 als Generalarzt, war zuletzt Inspekteur
der 1. Sanitäts-Inspektion in Posen, lebt jetzt als Generalarzt z. D.
mit dem Range eines Generalmajors in Berlin.
Er betätigte sich literarisch auf dem Gebiete der Chirurgie
und schrieb außer verschiedenen Arbeiten in Fachzeitschriften bzw. Fest-
schriften zusammen mit Exzellenz v. Bergmann, später mit Prof. Bier die
„Anleitenden Vorlesungen für den Operationskursus an der Leiche". Hirschwald. 1908. 5. Auflage.

Otto Rothe, 657

geb. am 18. August 1851 in Neudamm, Bez. Frankfurt a. O., als Sohn
des prakt. Arztes Dr. Karl Rothe, gehörte der K. W.-A. an vom
25. 4. 1872 bis 15. 2. 1876, wurde promoviert am 18. 3. 1876, zum
Ass.-Arzt befördert am 24. 7. 1877, verheiratete sich am 29. 7. 1898.
Er nahm am Feldzug gegen Frankreich 1870/71 teil. Ausgeschieden
aus dem aktiven Dienst am 2. 7. 1898 als Oberstabsarzt, war zuletzt
Regimentsarzt des Gren.-Regts. Nr. 9 in Stargard i. P., lebt jetzt als
Vertrauensarzt der Berufsgenossenschaft für Molkerei-, Brennerei- und
Stärke-Industrie in Groß-Lichterfelde.

Georg Rust, 658

geb. am 27. Januar 1852 in Kleutsch (Schlesien) als Sohn des Rittergutsbesitzers Dr. Rust, gehörte der K. W.-A. an vom 25. 4. 1872 bis

31. 10. 1873, wurde promoviert am 15. 11. 1879, zum Ass.-Arzt befördert am 15. 6. 1877. Ausgeschieden aus dem aktiven Dienst am 25. 7. 1893 als Stabsarzt, war zuletzt Bataillonsarzt beim Gren.-Regt. Nr. 8 in Frankfurt a. O., ist bald danach verstorben am 21. Dezember 1893.

659   **Richard Sauter,**

geb. am 2. Februar 1851 in Konstanz als Sohn des Hofgerichtssekretärs Sauter, gehörte der K. W.-A. an vom 25. 4. 1872 bis 1. 10. 1874, wurde promoviert am 4. 8. 1874, zum Ass.-Arzt befördert am 27. 4. 1876. Gest. am 16. Mai 1892 als Stabsarzt, war zuletzt Bataillonsarzt im Inf.-Regt. Nr. 114 in Konstanz.

660   **Otto Schubert,**

geb. am 1. November 1853 in Essen (Ruhr) als Sohn des Kreisgerichtsrats Schubert, gehörte der K. W.-A. an vom 25. 4. 1872 bis 15. 2. 1876, wurde promoviert am 30. 5. 1877, zum Ass.-Arzt befördert am 28. 8. 1877, verheiratete sich am 16. 3. 1894. Ausgeschieden aus dem aktiven Dienst am 26. 11. 1889 als Stabsarzt, war zuletzt Bataillonsarzt im Inf.-Regt. Nr. 70 in Saarbrücken, ist jetzt Med.-Rat und Kreisarzt in Cöln,

661   **Franz Simon,**

geb. am 9. Oktober 1851 in Suhl (Reg.-Bez. Erfurt) als Sohn des Rechtsanwalts und Notars Friedrich August Simon, gehörte der K. W.-A. an vom 25. 4. 1872 bis 15. 2. 1876, wurde promoviert am 12. 2. 1876, zum Ass.-Arzt befördert am 28. 8. 1877, verheiratete sich am 16. 12. 1885. Ausgeschieden aus dem aktiven Dienst am 27. 11. 1884 als Ass.-Arzt I. Kl., war zuletzt in der etatsmäßigen Stelle beim General- und Korpsarzt V. A.-K. in Posen, lebt jetzt als Stabsarzt a. D. und Direktor der Provinzial-Heil- und Pflegeanstalt in Lüben i. Schl.

662   **Gustav Spieker,**

geb. am 7. Dezember 1851 in Boyadel bei Grünberg (Schles.) als Sohn des Geh. Regierungs- und Provinzial-Schulrates Gustav Spieker, gehörte der K. W.-A. an vom 25. 4. 1872 bis 15. 2. 1876, wurde promoviert am 11. 3. 1876, zum Ass.-Arzt befördert am 25. 10. 1877. Gest. am 5. Januar 1902 als Oberstabsarzt, war zuletzt Regimentsarzt des Inf.-Regts. Nr. 116 in Gießen.

663   **Paul Staege,**

geb. am 29. April 1853 in Potsdam als Sohn des Kgl. Försters Karl Staege, gehörte der K. W.-A. an vom 25. 4. 1872 bis 15. 2. 1876, wurde promoviert am 3. 3. 1876, zum Ass.-Arzt befördert am 24. 7. 1877. Gest. am 16. Mai 1879 als Ass.-Arzt im Inf.-Regt. Nr. 59 in Glogau.

664   **Albert Statz,**

geb. am 31. Januar 1852 in Kerpen (Rheinprovinz) als Sohn des Hauptlehrers an der Elementarschule Statz, gehörte der K. W.-A. an vom 25. 4. 1872 bis 30. 9. 1875, wurde promoviert am 17. 8. 1875, zum

Ass.-Arzt befördert am 17. 4. 1877, verheiratete sich am 18. 10. 1890. Er war bei der K. W.-A. tätig vom 25. 7. 1885 bis 30. 10. 1888, ist zurzeit Generaloberarzt und 1. Garnisonarzt beim Gouvernement der Festung Metz.

Hermann Stenzel,   665

geb. am 22. Mai 1850 in Sossnow (Kr. Flatow) als Sohn des Gutsverwalters Adolf Stenzel, gehörte der K. W.-A. an vom 25. 4. 1872 bis 30. 9. 1875, wurde promoviert am 11. 8. 1875, zum Ass.-Arzt befördert am 24. 5. 1877. Er war bei der K. W.-A. tätig vom 24. 11. 1885 bis 7. 3. 1889, erhielt Kommando an die Kgl. Charité in Berlin in der Zeit vom 1. 10. 1886 bis 7. 3. 1889. Ausgeschieden aus dem aktiven Dienst am 14. 11. 1901 als Oberstabsarzt, war zuletzt Regimentsarzt des Fußart.-Regts. Nr. 15 in Thorn, ist jetzt Sanitätsrat und Bahnarzt in Wittenberge (Bez. Potsdam).

Er betätigte sich literarisch auf dem Gebiete der Chirurgie.

Paul Styx,   666

geb. am 6. Juni 1850 in Berlin als Sohn des Bildhauers Gottlieb Styx, gehörte der K. W.-A. an vom 25. 4. 1872 bis 15. 2. 1876, wurde promoviert am 9. 2. 1876, zum Ass.-Arzt befördert am 28. 8. 1877, verheiratete sich am 4. 2. 1878. Ausgeschieden aus dem aktiven Dienst am 25. 6. 1895 als Oberstabsarzt, war zuletzt Bataillonsarzt beim Inf.-Regt. Nr. 55 in Höxter, lebt jetzt dort als Oberstabsarzt a. D. und Sanitätsrat.

Hermann Taubner,   667

geb. am 23. November 1853 in Luckau, als Sohn des Regierungs-Assessors Rudolf Taubner, gehörte der K. W.-A. an vom 25. 4. 1872 bis 15. 2. 1876, wurde promoviert am 6. 3. 1876, zum Ass.-Arzt befördert am 24. 7. 1877. Ausgeschieden aus dem aktiven Dienst am 16. 6. 1907 unter Stellung zur Disposition als Oberstabsarzt, war zuletzt Regimentsarzt des Inf.-Regts. Nr. 88 in Mainz, ist zurzeit Oberstabsarzt z. D. und diensttuender Sanitätsoffizier beim Bezirkskommando in Frankfurt a. M.

Rudolf Thomas,   668

geb. am 3. September 1853 in Berlin als Sohn des Rentiers Carl Wilhelm Thomas, gehörte der K. W.-A. an vom 25. 4. 1872 bis 15. 2. 1876, wurde promoviert am 24. 2. 1875, zum Ass.-Arzt befördert am 20. 12. 1879, verheiratete sich am 12. 10. 1881. Gest. am 24. März 1899 als Oberstabsarzt und Regimentsarzt des Inf.-Regts. Nr. 137 in Hagenau.

Friedrich Velten,   669

geb. am 2. Mai 1853 in Kirchenbollenbach (Reg.-Bez. Trier) als Sohn des Pastors G. Velten, gehörte der K. W.-A. an vom 25. 4. 1872 bis 15. 2. 1876, wurde promoviert am 6. 12. 1876, zum Ass.-Arzt befördert am 16. 7. 1878, verheiratete sich am 10. 4. 1888. Ausgeschieden aus dem aktiven Dienst am 23. 3. 1880 als Ass.-Arzt II. Kl., war zuletzt beim Inf.-Regt. Nr. 44 in Graudenz, ist jetzt prakt. Arzt und Sanitätsrat in Sandau (Elbe).

670   **Robert Wernicke,**

geb. am 18. Januar 1851 in Buckow (Kr. Lebus) als Sohn des Bürgermeisters Karl Wernicke, gehörte der K. W.-A. an vom 25. 4. 1872 bis 15. 2. 1875, wurde promoviert am 13. 7. 1875, zum Ass.-Arzt befördert am 22. 6. 1876. Ausgeschieden aus dem aktiven Dienst am 21. 5. 1906 als Generaloberarzt, war zuletzt Oberstabsarzt und Regimentsarzt des Gren.-Regts. Nr. 110 in Mannheim, lebt jetzt als Generaloberarzt a. D. in Buckow (Kr. Lebus).

671   **Friedrich Wolf,**

geb. am 25. März 1853 in Lechgestern (Kr. Gießen) als Sohn des Dekans und Pfarrers Wolf, gehörte der K. W.-A. an vom 25. 4. 1872 bis 15. 2. 1876, wurde promoviert am 15. 1. 1878, zum Ass.-Arzt befördert am 15. 6. 1877, verheiratete sich am 2. 10. 1880. Ausgeschieden aus dem aktiven Dienst am 19. 9. 1883 als Ass.-Arzt I. Kl., war zuletzt beim Inf.-Regt. Nr. 117 in Mainz, lebt seitdem als prakt. Arzt in Gonsenheim.

Michaelis 1872.

672   **Alfred Dengel,**

geb. am 8. Januar 1852 in Potsdam als Sohn des Gymnasialdirektors Dengel, gehörte der K. W.-A. an vom 22. 10. 1872 bis 1. 10. 1876, wurde promoviert am 13. 10. 1876, zum Ass.-Arzt befördert am 25. 9. 1878, verheiratete sich am 3. 12. 1885. Ausgeschieden aus dem aktiven Dienst am 26. 8. 1886 als Stabsarzt, war zuletzt Bataillonsarzt im Inf.-Regt. Nr. 20 in Wittenberg, lebt jetzt als prakt. Arzt in Berlin.

673   **Franz Gaehde,**

geb. am 9. Juli 1852 in Alt-Landsberg als Sohn des Predigers Gaehde, gehörte der K. W.-A. an vom 22. 10. 1872 bis 1. 10. 1876, wurde promoviert am 21. 7. 1876, zum Ass.-Arzt befördert am 20. 4. 1878, verheiratete sich am 24. 5. 1887. Er trat am 28. 12. 1880 zur Marine über und am 30. 12. 1886 zu den San.-Offizieren der Armee zurück. Ausgeschieden aus dem aktiven Dienst am 21. 4. 1887 als Stabsarzt, war zuletzt Bataillonsarzt im Inf.-Regt. Nr. 55 in Höxter, lebt jetzt als Oberstabsarzt a. D., Medizinalrat und Kreisarzt in Blumenthal (Bez. Stade).

674   **Paul Gebhardt,**

geb. am 11. Oktober 1853 in Neu-Trebbin, Prov. Brandenburg, als Sohn des Pastors Heinrich Gebhardt, gehörte der K. W.-A. an vom 22. 10. 1872 bis 1. 4. 1874, wurde promoviert am 11. 11. 1876, zum

Ass.-Arzt befördert am 20. 4. 1878, verheiratete sich am 27. 5. 1884.
Ausgeschieden aus dem aktiven Dienst am 20. 12. 1879 als Ass.-Arzt
I. Kl., war zuletzt beim Inf.-Regt. Nr. 69 in Trier, lebt jetzt als Kreis-
arzt und Medizinalrat in Fraustadt.

Justus Heinß,   675

geb. am 2. November 1852 in Aken a. Elbe als Sohn des prakt. Arztes
Albert Heinß, gehörte der K. W.-A. an vom 22.10.1872 bis 4.4.1873.
Er wurde auf Antrag seines Vaters entlassen, setzte das Studium der
Medizin fort, wurde 1890 approbiert und lebt zurzeit als Leiter und
Besitzer einer Frauenheilanstalt in Weimar.

Paul Hunger,   676

geb. am 31. Mai 1853 in Cöln als Sohn des Divisionspfarrers Carl
Hunger, gehörte der K. W.-A. an vom 22. 10. 1872 bis 1. 10. 1876,
wurde promoviert am 2. 3. 1878, zum Ass.-Arzt befördert am 20. 4.
1878. Gest. am 11. November 1885 als Ass.-Arzt im Inf.-Regt. Nr. 65
in Cöln.

Felix Klingner,   677

geb. am 5. März 1853 in Bernburg als Sohn des Postdirektors
Theodor Klingner, gehörte der K. W.-A. an vom 22. 10. 1872 bis
1. 10. 1876, wurde promoviert am 5. 8. 1876, zum Ass.-Arzt befördert
am 20. 4. 1878. Ausgeschieden aus dem aktiven Dienst am 26. 6. 1884
als Ass.-Arzt I. Kl., war zuletzt beim Gren.-Regt. Nr. 10 in Breslau.
Gest. am 26. Juni 1885 als Stabsarzt a. D.

Emil Litty,   678

geb. am 20. März 1852 in Danzig als Sohn des Rechnungsführers
beim Landwehr-Stammbataillon Nr. 5 Litty, gehörte der K.W.-A. an vom
22. 10. 1872 bis 23. 4. 1876, studierte dann in Würzburg und Freiburg i. B. weiter Medizin. In letzterer Stadt erkrankte er an Lungenschwindsucht, der er am 16. Dezember 1878 erlag.

Karl Musehold,   679

geb. am 30. Mai 1853 in Warmuntowitz, Kr. Gr.-Strehlitz, als Sohn
des Landwirtschafts-Inspektors Musehold, gehörte der K. W.-A. an
vom 22. 10. 1872 bis 30. 9. 1876, wurde promoviert am 4. 8. 1876,
zum Ass.-Arzt befördert am 16. 3. 1878, verheiratete sich am 12. 2.
1883. Ausgeschieden aus dem aktiven Dienst am 21. 7. 1908 als
Generaloberarzt, war zuletzt Garnisonarzt in Thorn; er lebt jetzt dort
als Spezialarzt für Hals-, Nasen- und Ohrenkrankheiten.

Hugo Racine,   680

geb. am 22. Mai 1855 in Paderborn als Sohn des Rentners A. Racine,
gehörte der K. W.-A. an vom 22. 10. 1872 bis 1. 4. 1874, wurde
promoviert am 3. 8. 1876, zum Ass.-Arzt befördert am 22. 6. 1878,
verheiratete sich am 19. 8. 1880. Ausgeschieden aus dem aktiven

Dienst am 31. 3. 1880 als Ass.-Arzt II. Kl., war zuletzt beim Füs.-Regt. Nr. 35 in Brandenburg a. H., lebt jetzt als Stabsarzt a. D. und Kreisarzt in Essen.

Er betätigte sich literarisch auf dem Gebiete der inneren und gerichtlichen Medizin.

681   **Joseph Schissel,**

geb. am 29. Oktober 1850 in Ahrweiler (Reg.-Bez. Koblenz) als Sohn des Bürgermeisters Peter Schissel, gehörte der K. W.-A. an vom 22. 10. 1872 bis 1. 10. 1874, wurde promoviert am 1. 8. 1874, zum Ass.-Arzt befördert am 24. 8. 1875, verheiratete sich am 9. 5. 1882. Er nahm als Einj.-Freiw. am Krieg 1870/71 teil. Ausgeschieden aus dem aktiven Dienst am 1. 4. 1878 als Ass.-Arzt II. Kl., war zuletzt beim Feldart.-Reg. Nr. 30 in Rastatt, ließ sich als prakt. Arzt in Luisenthal (Reg.-Bez. Trier) nieder und lebt jetzt als prakt. Arzt in Offenburg (Baden).

682   **Konrad Schneider,**

geb. am 19. Juli 1853 in Luckenwalde als Sohn des Oberbürgermeisters Schneider, gehörte der K. W.-A. an vom 22. 10. 1872 bis 1. 10. 1876, wurde promoviert am 5. 8. 1876, zum Marine-Ass.-Arzt befördert am 16. 3. 1878, wurde am 26. 3. 1889 zu den Sanitätsoffizieren der Armee versetzt. Gest. am 16. Februar 1904 als Oberstabsarzt und Regimentsarzt des Inf.-Regts. Nr. 83 in Cassel.

683   **Oskar Schneider,**

geb. am 23. März 1885 in Werden a. d. Ruhr als Sohn des Amtsgerichtssekretärs Emil Schneider, gehörte der K. W.-A. vom 22. 10. 1872 bis 1. 10. 1876, wurde promoviert am 5. 3. 1878, zum Ass.-Arzt befördert am 20. 4. 1878, verheiratete sich am 5. 4. 1884. Ausgeschieden aus dem aktiven Dienst am 18. 5. 1905 als Generaloberarzt, war zuletzt Divisionsarzt der 12. Div. in Neiße O.-S., lebt jetzt als Generaloberarzt a. D. in Wiesbaden.

684   **Albert Schröder,**

geb. am 5. Oktober 1854 in Berlin als Sohn des Dieners am Königl. Herbarium Schröder, gehörte der K. W.-A. an vom 22. 10. 1872 bis 1. 10. 1876, wurde promoviert am 31. 7. 1883, zum Ass.-Arzt befördert am 15. 6. 1877. Ausgeschieden aus dem aktiven Dienst am 18. 10. 1903 als Oberstabsarzt, war zuletzt Regimentsarzt des Fußart.-Regts. Nr. 10 in Straßburg i. E., siedelte nach Berlin über. Weitere Nachrichten waren nicht zu ermitteln.

685   **Paul Schröter,**

geb. am 2. Oktober 1853 in Schönlacke (Prov. Posen) als Sohn des Beamten Josef Schröter, gehörte der K. W.-A. an vom 22. 10. 1872 bis 1. 10. 1876, wurde promoviert am 27. 7. 1876, zum Ass.-Arzt befördert am 20. 4. 1878, verheiratete sich am 28. 12. 1882. Ausge-

schieden aus dem aktiven Dienst am 14. 3. 1884 als Ass.-Arzt I. Kl.,
war zuletzt beim Feld-Art.-Regt. Nr. 16 in Danzig, lebt jetzt als
Stabsarzt a. D. und Oberarzt der chirurgisch-gynäkologischen Abteilung
des St. Marien-Krankenhauses in Danzig.

Christian Schwanneke, 686

geb. am 25. April 1853 in Dahlenwarsleben b. Magdeburg als Sohn des
Schmiedemeisters Christian Schwanneke, gehörte der K. W.-A. an vom
22. 10. 1872 bis 1. 10. 1876, wurde zum Ass.-Arzt befördert am 20. 4.
1878, verheiratete sich am 18. 10. 1888. Ausgeschieden aus dem aktiven
Dienst am 22. 6. 1886 als Ass.-Arzt I. Kl., war zuletzt beim Train-
Bat. Nr. 4 in Magdeburg, lebt jetzt als Sanitätsrat in Markt-Alvens-
leben (Bez. Magdeburg).

Prof. Paul Strübing, 687

geb. am 2. November 1852 in Pyritz (Reg.-Bez. Stettin) als Sohn des
Sanitätsrats Strübing, gehörte der K. W.-A. an vom 22. 10. 1872 bis
16. 3. 1873. Er wurde auf Antrag seines Vaters entlassen und setzte seine
Studien in Greifswald fort, wurde am 11. 8. 1876 promoviert, 1877
approbiert, danach Assistent an der Augen- und später an der medizinischen Klinik in Greifswald, habilitierte sich dort 1882, wurde 1889
außerordentlicher Professor und 1900 zum ordentlichen Professor und
Direktor der medizinischen Poliklinik in Greifswald ernannt. Er lebt
jetzt dort in gleicher Eigenschaft als Geh. Medizinalrat.

Er betätigte sich literarisch auf dem Gebiete der inneren Medizin
und schrieb neben vielen anderen Arbeiten:
1. Die Laryngitis haemorrhagica. Wiesbaden 1886.
2. Der Laryngospasmus. Halle 1897.

Max Tacke, 688

geb. am 7. Juni 1855 in Wesel als Sohn des Kreiswundarztes J. H.
Tacke, gehörte der K. W.-A. an vom 22. 10. 1872 bis 25. 8. 1873. Er
wurde wegen Kränklichkeit entlassen, setzte seine medizinischen Studien
fort und wurde 1878 approbiert. Er ließ sich als prakt. Arzt in Kelberg
(Reg.-Bez. Koblenz, Rheinprov.) nieder, siedelte dann nach Kronberg
über; ging ungefähr im Jahre 1894 nach der Schweiz und wohnte
in Genf.

Johannes Thel, 689

geb. am 12. Dezember 1852 in Wulkow (Kreis Ruppin) als Sohn des
Gutsverwalters Johann Thel, gehörte der K. W.-A. an vom 22. 10.
1872 bis 1. 10. 1876, wurde promoviert am 17. 11. 1877, zum Ass.-
Arzt befördert am 20. 4. 1878, verheiratete sich am 23. 5. 1882. Er
war bei der M.-A. tätig vom 27. 7. 1898 bis 10. 3. 1904, ist zurzeit
Generalarzt und Korpsarzt des XI. Armeekorps in Cassel und etatsmäßiges Mitglied des Wissenschaftlichen Senats bei der K. W.-A.

Er betätigte sich literarisch auf dem Gebiete der Hygiene und
schrieb:
Grundsätze für den Bau von Krankenhäusern. Bibliothek v. Coler. Bd. XX.

690   **Gustav Waetzoldt,**

geb. am 24. Juli 1854 in Hennersdorf (Kr. Reichenbach) als Sohn des
Pastors Waetzoldt, gehörte der K. W.-A. an vom 22. 10. 1872 bis
1. 10. 1876, wurde promoviert am 27. 10. 1876, zum Ass.-Arzt befördert am 24. 5. 1877, verheiratete sich am 10. 10. 1889. Er war
bei der K. W.-A. tätig vom 30. 7. 1885 bis 24. 9. 1888, erhielt Kommando an die Königl. Charité in Berlin in der Zeit vom 28. 3. 1887 bis
24. 9. 1888. Er wurde am 16. 4. 1889 krankheitshalber à la suite
des San.-Korps gestellt. Ausgeschieden aus dem aktiven Dienst am
30. 10. 1890 als Stabsarzt, war zuletzt à la suite des San.-Korps, ist
jetzt Sanitätsrat und leitender Arzt der Kuranstalt Dietenmühle in
Wiesbaden.
Er war literarisch tätig auf dem Gebiet der inneren Medizin.

691   **Paul Weißer,**

geb. am 31. Oktober 1852 in Poln. Przylubie (Reg.-Bez. Bromberg) als
Sohn des Rittergutsbesitzers Weißer, gehörte der K. W.-A. an vom
22. 10. 1872 bis 1. 10. 1876, wurde promoviert am 4. 8. 1876, zum
Ass.-Arzt befördert am 20. 4. 1878. Ausgeschieden aus dem aktiven
Dienst am 18. 5. 1908 als Generaloberarzt, war zuletzt Garnisonarzt
in Altona, lebt jetzt als Generaloberarzt a. D. in Steglitz.

692   **Edgar Wutzdorff,**

geb. am 18. März 1855 in Darkehmen als Sohn des Kreisgerichtsrats
Wutzdorff, gehörte der K. W.-A. an vom 22. 10. 1872 bis 1. 10. 1876.
wurde promoviert am 30. 7. 1876, zum Ass.-Arzt befördert am 20. 4.
1878, verheiratete sich am 11. 10. 1881. Er erhielt Kommando an
das Kaiserliche Gesundheitsamt in Berlin vom 1. 8. 1892 bis 23. 5.
1894. Ausgeschieden aus dem aktiven Dienst am 23. 5. 1894 als
Stabsarzt, war zuletzt Bataillonsarzt im Inf.-Regt. Nr. 61 in Thorn,
ist jetzt Geheimer Regierungsrat und Direktor im Kaiserl. Gesundheitsamt in Berlin. Er ist Mitglied des Reichs-Gesundheitsrats.
Er betätigte sich literarisch auf dem Gebiete der Seuchenbe-
bekämpfung und Gewerbehygiene

und schrieb außer einigen Arbeiten über die Verbreitung der Cholera in
den Jahren 1892 und 1893 und über Gesundheitsschädigungen in verschiedenen
Gewerben, über „Die Influenza-Epidemie 1891/92 im Deutschen Reiche".
Arbeiten aus dem Kaiserl. Gesundheitsamt. Bd. 9. S. 414.

693   **Clemens Zuchholdt,**

geb. am 28. Juli 1854 in Lennep (Bez. Düsseldorf) als Sohn des Kreisphysikus Zuchholdt, gehörte der K. W.-A. an vom 22. 10. 1872 bis
1. 10. 1876, wurde promoviert am 7. 8. 1876. Er wurde als Unterarzt
von einem chronischen Lungenleiden befallen, dem er in seiner Heimat
am 2. November 1877 erlag.

Ostern 1873.

Karl Augstein,   694

geb. am 1. April 1852 in Gr. Reikeningken (Bez. Königsberg i. Pr.) als
Sohn des Gutsbesitzers Carl Augstein, gehörte der K. W.-A. an vom
25. 4. 1873 bis 15. 2. 1877, wurde promoviert 1877, zum Ass.-Arzt
befördert am 15. 8. 1878. Er ist verheiratet. Ausgeschieden aus dem
aktiven Dienst am 30. 8. 1883 als Ass.-Arzt I. Kl., war zuletzt beim
1. Leib-Hus.-Regt. Nr. 1 in Danzig, ließ sich als Augenarzt in Bromberg nieder und lebt dort als Sanitätsrat.
    Er betätigte sich literarisch auf dem Gebiete der Augenheilkunde.

Ernst Backhaus,   695

geb. am 16. April 1853 in Neuhof (Bez. Minden) als Sohn des Rittergutspächters Adolf Backhaus, gehörte der K.W.-A. an vom 25.4.1873
bis 15. 2. 1877, wurde promoviert am 15. 10. 1877, zum Ass.-Arzt
befördert am 20. 12. 1879. Ausgeschieden aus dem aktiven Dienst
am 21. 7. 1881 als Ass.-Arzt II. Kl., war zuletzt an der Unteroffizierschule in Marienwerder, ließ sich als prakt. Arzt in Leese (Hannover)
nieder. Gest. am 15. Februar 1884.

Prof. Max Breitung,   696

geb. am 11. April 1852 in Langensalza als Sohn des Lehrers Karl
Breitung, gehörte der K. W.-A. an vom 25. 4. 1873 bis 15. 2. 1877,
wurde promoviert am 22.2.1877, zum Ass.-Arzt befördert am 15.8.1878,
verheiratete sich am 31. 5. 1881. Ausgeschieden aus dem aktiven
Dienst am 29. 3. 1893 als Stabsarzt, war zuletzt Bataillonsarzt beim
Füs.-Regt. Nr. 40 in Cöln, lebt jetzt als Oberstabsarzt a. D., Geheimer
Medizinalrat und Professor in Coburg.

Felix Campe,   697

geb. am 23. Juli 1855 in Greifenberg (Pommern) als Sohn des Gymnasialdirektors Dr. Friedrich Campe, gehörte der K.W.-A. an vom
1. 5. 1873 bis 1. 10. 1873 und vom 1. 4. 1874 bis 1. 10. 1877, wurde
promoviert am 4. 2. 1878, zum Ass.-Arzt befördert am 12. 6. 1880.
Ausgeschieden aus dem aktiven Dienst am 27. 4. 1888 als Stabsarzt,
war zuletzt Bataillonsarzt im Inf.-Regt. Nr. 45 in Lyck, lebte dann in
Brandenburg a. H. Gest. am 22. November 1892.

Reinhard Caspar,   698

geb. am 5. März 1854 in Zielenzig als Sohn des Justizrats Wilhelm
Caspar, gehörte der K. W.-A. an vom 25. 4. 1873 bis 15. 2. 1877,
wurde promoviert am 14.10.1878, zum Ass.-Arzt befördert am 27. 9. 1878.
Ausgeschieden aus dem aktiven Dienst am 28. 10. 1884 als Ass.-Arzt,
war zuletzt beim Drag.-Regt. Nr. 3 in Greifenberg (Pommern), blieb
dort als prakt. Arzt und starb am 19. Mai 1897 als Kreisphysikus.

699   **Oskar Doepner,**

geb. am 1. September 1853 in Gumbinnen (Ostpreußen) als Sohn des
Zahlmeisters Leopold Doepner, gehörte der K.W.-A. an vom 25.4.1873
bis 15. 2. 1877, wurde promoviert am 3. 2. 1877, zum Ass.-Arzt
befördert am 16. 7. 1878, verheiratete sich am 30. 9. 1879. Er erhielt
Kommando an das Diakonissenhaus in Danzig in der Zeit vom 15. 10. 1879
bis 1. 1. 1881. Ausgeschieden aus dem aktiven Dienst am 24. 9. 1888
als Stabsarzt, war zuletzt Bataillonsarzt beim Füs.-Regt. Nr. 38 in
Schweidnitz. Gest. am 2. November 1908 zu Königsberg i. Pr. als
Oberstabsarzt d. L. II. A., Regierungs- und Medizinalrat.

700   **Oskar Dürr,**

geb. am 12. November 1854 in Stuttgart als Sohn des Oberstabsarztes
v. Dürr, gehörte der K.W.-A. an vom 25. 4. 1873 bis 15. 2. 1877, wurde
promoviert am 16. 4. 1877, zum Ass.-Arzt befördert am 4. 11. 1878.
Gest. am 16. Oktober 1902 als Oberstabsarzt und Regimentsarzt des
Fußart.-Regts. Nr. 14 in Straßburg i. E.

701   **Paul Gehrich,**

geb. am 6. Februar 1853 in Northeim (Kr. Einbeck) als Sohn des Oberpredigers Gustav Gehrich, gehörte der K. W.-A. an vom 25. 4. 1873
bis 27. 3. 1876, wurde promoviert am 17. 5. 1878, zum Ass.-Arzt
befördert am 22. 10. 1878, verheiratete sich am 12. 10. 1880, ist zurzeit Oberstabsarzt und Regimentsarzt des Inf.-Regts. Nr. 78 in
Osnabrück.

702   **Rudolph Goernandt,**

geb. am 5. Dezember 1853 in Alterstedt (Bez. Erfurt) als Sohn des
Pastors Goernandt, gehörte der K.W.-A. an vom 25. 4. 1873 bis 4. 3. 1876.
Er studierte nach seinem Ausscheiden weiter Medizin, wurde 1880
nach erfolgter Approbation Schiffsarzt beim Norddeutschen Lloyd in
Bremen und war in dessen Diensten bis zu seinem Ende tätig. Gest.
am 7. März 1887 in Plaue a. H.

703   **Adolf Hawerkamp,**

geb. am 26. Dezember 1853 in Soest als Sohn des Lehrers Hawerkamp,
gehörte der K. W.-A. an vom 25. 4. 1873 bis 15. 2. 1877, wurde promoviert am 25. 5. 1878, zum Ass.-Arzt befördert am 15. 8. 1878, verheiratete sich am 23. 10. 1883. Ausgeschieden aus dem aktiven Dienst
am 31. 8. 1884 als Ass.-Arzt I. Kl., war zuletzt beim Drag.-Regt. Nr. 4
in Haynau (Schles.), ließ sich darauf als prakt. Arzt in Dinker (Kr. Soest)
nieder. Lebt dort als Sanitätsrat.

704   **Otto Hertel,**

geb. am 17. Mai 1855 in Torgau als Sohn des Oberlehrers Theodor
Hertel, gehörte der K. W.-A. an vom 25. 4. 1873 bis 15. 2. 1877,
wurde promoviert am 7. 8. 1877, zum Ass.-Arzt befördert am 21. 9.
1879, verheiratete sich am 24. 4. 1891. Er war bei der K. W.-A. tätig

vom 25.2.1888 bis 27.3.1891, erhielt Kommando an die II. medizinische Klinik der Charité in Berlin in der Zeit vom 24. 9. 1888 bis 27. 3. 1891. Ausgeschieden aus dem aktiven Dienst am 15. 12. 1906 als General-oberarzt, war zuletzt Garnisonarzt in Spandau und lebt jetzt dort als Generaloberarzt a. D.

Er betätigte sich literarisch auf dem Gebiete der inneren Medizin.

Ludwig Klipphahn,   705

geb. am 25. April 1854 in Schwerin als Sohn des Telegraphen-inspektors Klipphahn, gehörte der K. W.-A. an vom 25. 4. 1873 bis 31. 10. 1873. Er wandte sich nach beendeter einjähriger Dienstzeit einem anderen Beruf zu und schlug die höhere Postlaufbahn ein, er-krankte später und befindet sich zurzeit in der Irrenanstalt Sachsen-berg bei Schwerin.

Otto Langerfeldt,   706

geb. am 4. Oktober 1852 in Bückeburg als Sohn des Justizrats Otto Langerfeldt, gehörte der K. W.-A. an vom 25. 4. 1873 bis 15. 2. 1877, wurde promoviert am 14. 2. 1877, zum Ass.-Arzt befördert am 22. 2. 1879, verheiratete sich am 27. 9. 1882. Ausgeschieden aus dem aktiven Dienst am 18. 10. 1902 als Oberstabsarzt, war zuletzt Re-gimentsarzt des Inf.-Regts. Nr. 91 in Oldenburg. Gest. am 8. 7. 1904 in Bückeburg.

Ernst Liedtke,   707

geb. am 14. Juni 1854 in Berlin als Sohn des Geheimen Registrators Ernst Liedtke, gehörte der K. W.-A. an vom 25. 4. 1873 bis 31.10.1873. Er schied nach beendeter Dienstzeit aus und wandte sich einem anderen Berufe zu. Sein weiteres Schicksal ist unbekannt.

Eugen Maréchaux,   708

geb. am 21. Juli 1853 in Erfurt als Sohn des Ass.-Arzt I. Kl. Dr. Friedrich Maréchaux, gehörte der K. W.-A. an vom 25. 4. 1873 bis 15. 2. 1877, wurde promoviert am 22. 5. 1878, zum Ass.-Arzt be-fördert am 15. 8. 1878, verheiratete sich am 17. 5. 1887. Ausge-schieden aus dem aktiven Dienst am 28. 10. 1884 als Ass.-Arzt I. Kl., war zuletzt beim Sanitätsamt des 4. A.-K. in Magdeburg. Er lebt jetzt als Stabsarzt a. D. und Sanitätsrat in Magdeburg.

Er betätigte sich literarisch auf dem Gebiete der Unfallheilkunde und schrieb über den

Einfluß des Traumas auf Ausbruch der Syphilis. Aerztl. Sachverständigen-Zeitung. 1896. Nr. 2.

Max Michaelis,   709

geb. am 26. Juni 1854 in Herzberg, Reg.-Bez. Merseburg, als Sohn des Maurermeisters Michaelis, gehörte der K. W.-A. an vom 25. 4. 1873 bis 15. 2. 1877, wurde promoviert am 31. 7. 1877, zum Marine-Ass.-Arzt befördert am 16. 7. 1878. Er ist 1885 mit S.M.S. „Augusta" im Indischen Ozean verschollen.

710 <center>**Hugo Moller,**</center>

geb. am 12. August 1852 in Berlin als Sohn des Kaufmanns Louis Moller, gehörte der K. W.-A. an vom 25. 4. 1873 bis 31. 10. 1873. Er schied nach halbjähriger Militärdienstzeit aus und setzte das Studium der Medizin fort. Sein weiteres Schicksal ist unbekannt.

711 <center>**Richard Motzkus,**</center>

geb. am 10. Januar 1874 in Potsdam als Sohn des Geh. Rechnungs-Revisors Motzkus, gehörte der K. W.-A. an vom 25. 4. 1873 bis 1. 6. 1877. Er erkrankte an Lungentuberkulose, der er am 1. 6. 1877 im Hause der Mutter erlag.

712 <center>**Curt Neumann,**</center>

geb. am 11. Dezember 1853 in Wilsnack (Reg.-Bez. Potsdam) als Sohn des Stadtgerichtsdirektors Ludwig Neumann, gehörte der K. W.-A. an vom 25. 4. 1873 bis 15. 2. 1877, wurde promoviert am 21. 5. 1878, zum Ass.-Arzt befördert am 15. 8. 1878, verheiratete sich am 2. 5. 1882, ist zurzeit Generalarzt und Korpsarzt des VII. A.-K. in Münster i. W.

713 <center>**Prof. Eduard Pfuhl,**</center>

geb. am 28. Juni 1852 in Berzienen (Kreis Insterburg) als Sohn des Gutsbesitzers Eduard Pfuhl, gehörte der K. W.-A. an vom 25. 4. 1873 bis 1. 10. 1876, wurde promoviert am 21. 7. 1876, zum Ass.-Arzt befördert am 20. 4. 1878, verheiratete sich am 7. 3. 1888. Er war bei der K. W.-A. tätig vom 28. 9. 1886 bis 28. 2. 1891 und vom 28. 5. 1898 bis 18. 10. 1908, erhielt Kommando an das Krankenhaus zur Barmherzigkeit in Königsberg i. Pr. vom 1. 5. 1878 bis 16. 4. 1881 und zum Institut für Infektionskrankheiten in Berlin in der Zeit vom 1. 8. 1891 bis 31. 7. 1894. Am 25. 11. 1890 erhielt er das Prädikat Professor. Ausgeschieden aus dem aktiven Dienst am 18. 10. 1908 als Generaloberarzt, war zuletzt Vorstand des hygien.-chemisch. Laboratoriums der K. W.-A. in Berlin, ist jetzt Mitarbeiter am Institut für Infektionskrankheiten in Berlin.

Er betätigte sich literarisch auf dem Gebiete der Hygiene und schrieb außer vielen kleineren wissenschaftlichen Arbeiten u. a. folgende größere:

1. Desinfektionsanstalten und Desinfektionsapparate. Dritter Abschnitt des v. Behring'schen Buches: Die Infektionskrankheiten.
2. Ueber Infektion der Schußwunden durch mitgerissene Kleiderfetzen.
3. Ueber die Verschleppung der Bakterien durch das Grundwasser.
4. Beiträge zur Kenntnis der Uebertragung des Typhus durch Nahrungsmittel.

714 <center>**Eugen Reichenbach,**</center>

geb. am 21. Februar 1853 in Wandlitz (Bez. Potsdam) als Sohn des Pastors Robert Reichenbach, gehörte der K.W.-A. an vom 25. 4. 1873 bis 26. 1. 1874. Er wandte sich nach seinem Ausscheiden dem philologischen Studium zu. Weiteres Schicksal unbekannt.

Prof. Otto v. Schjerning, 715

geb. am 4. Oktober 1853 in Eberswalde als Sohn des Oekonomicrats Peter Schjerning, gehörte der K. W.-A. an vom 25.4.1873 bis 15.2.1877, wurde promoviert am 9.2.1877, zum Ass.-Arzt befördert am 16.7.1878, verheiratete sich am 21.4.1879. Er wurde am 26.1.1889 zur Medizinal-Abteilung des Kriegsministeriums kommandiert, durchlief hier alle Rangstufen und ist seit dem 7.12.1905 Generalstabsarzt der Armee, Chef des Sanitätskorps und der Medizinal-Abteilung des Kriegsministeriums, Direktor der K. W.-A., Vorsitzender des Wissenschaftlichen Senats bei der K. W.-A., ordentliches Mitglied der Wissenschaftlichen Deputation für das Medizinalwesen, ordentlicher Honorarprofessor an der Friedrich Wilhelms-Universität. Er war Delegierter des Deutschen Reiches bei den Internationalen medizinischen Kongressen in Rom 1893, Moskau 1897, Paris 1900 und in Brüssel 1903, ferner Vertreter Preußens bei dem Internationalen Kongreß des Roten Kreuzes in St. Petersburg 1902; Vorsitzender der Jury der Ausstellung für Krankenpflege, Berlin 1893, Vorsitzender der III. Abteilung des Tuberkulose-Kongresses, Berlin 1899. Er ist korrespondierendes Mitglied der Moskauer militärärztlichen Gesellschaft sowie der Schwedischen ärztlichen Gesellschaft, Ehrenmitglied der Société royale de médecine etc. de Belgique, Ehrenmitglied des Vereins für innere Medizin in Berlin, Ehrenmitglied der Gesellschaft Budapester Aerzte, Mitglied des Ehrenvorstandes des Reichsausschusses für das ärztliche Fortbildungswesen, Mitglied des Zentralvorstandes der Deutschen Vereine für Volkshygiene, Mitglied des Vorstandes des Deutschen Zentralkomitees zur Bekämpfung der Tuberkulose, Ehrenmitglied der Internationalen Vereinigung gegen die Tuberkulose und Ehrenmitglied der Internationalen Vereinigung für Krebsforschung. (Vgl. „Direktoren der K. W.-A." Teil I. Nr. 8.)

Er betätigte sich literarisch auf dem Gebiete der Chirurgie, Kriegschirurgie, Epidemiologie und des Militär-Sanitätswesens. Seine größeren Werke sind:

1. Ueber den Tod infolge von Verbrennung und Verbrühung vom gerichtsärztlichen Standpunkt. Vierteljahrschrift f. gerichtl. Med. u. öff. San.-Wesen. N. F. Bd. 41. Berlin 1884.
2. Die Lehre von den Mikroorganismen in ihrem Einfluß auf die Gesundheitspflege. Ibid. Bd. 51. 1889.
3. Die Grippe-Epidemie im Deutschen Heere 1889/90. Berlin 1890.
4. Ueber die Wirkung und die kriegschirurgische Bedeutung der neuen Handfeuerwaffen (zusammen mit Tilmann, Kranzfelder etc.). Berlin 1894.
5. Versuche zur Feststellung der Verwertbarkeit von Röntgenstrahlen für medizinisch-chirurgische Zwecke (zusammen mit Kranzfelder). Heft X der Veröffentlichungen aus dem Gebiete des Militär-Sanitätswesens.
6. Gedenktage aus der Geschichte des Königl. Preußischen Sanitätskorps. Berlin 1895.
7. Die Tuberkulose in der Armee. Berlin 1899.
8. Er ist Herausgeber der v. Coler-Bibliothek (bisher 28 Bände). Erster Band 1901.
9. Die Schußverletzungen der modernen Feuerwaffen (v. Langenbecks Archiv 1901).
10. Die Organisation des Sanitätsdienstes im Kriege. Klinisches Jahrbuch. Berlin 1901.
11. Mitteilungen über Schußverletzungen. Veröffentl. a. d. Geb. d. Mil.-Sanitätswes. Heft 23.

12. Die Schußverletzungen (zusammen mit Thöle und Voß). Hamburg 1902.
13. War Herausgeber der v. Leuthold-Gedenkschrift. Berlin 1906.
14. Sanitätsstatistische Betrachtungen über Volk und Heer. Bibliothek v. Coler-Schjerning. Band 28. Berlin 1910.

716   **Max Thiele,**

geb. am 5. August 1853 in Berlin als Sohn des Königl. Kammer-musikus Carl Thiele, gehörte der K. W.-A. an vom 25. 4. 1873 bis 15. 2. 1877, wurde promoviert am 20. 12. 1877. Wegen Krankheit aus-geschieden aus dem aktiven Dienst am 28. 11. 1891 als Stabsarzt, war zuletzt Abteilungsarzt beim Feldart.-Regt. Nr. 5 in Sprottau. Gest. am 22. 10. 1892.

717   **Paul Wilde,**

geb. am 24. Mai 1854 in Namslau (Bez. Breslau) als Sohn des Apo-thekers Wilhelm Wilde, gehörte der K.W.-A. an vom 25. 4. 1873 bis 1. 4. 1876. Er wurde auf Antrag seines Vaters entlassen, studierte weiter Medizin ohne jedoch als Arzt approbiert zu werden. 1880 nahm er von der Beendigung des Staatsexamens Abstand und leistete den Rest seiner Dienstzeit ab. Er wandte sich dem Forstfach zu und wurde später Oberförster in Carlsruhe i. Schles. Lebt dort als Forst-meister.

Michaelis 1873.

718   **Heinrich Brunhoff,**

geb. am 7. April 1855 in Münster als Sohn des prakt. Arztes Friedrich Brunhoff, gehörte der K. W.-A. an vom 20. 10. 1873 bis 1. 10. 1877, wurde promoviert am 15. 8. 1877, zum Marine-Ass.-Arzt befördert am 29. 4. 1879, verheiratete sich. Er war zum Bureau des Generalarztes der Marine in Berlin kommandiert vom 1. 9. 1882 bis 31. 1. 1885. Ausgeschieden aus dem aktiven Dienst am 15. 7. 1900 als Marine-Generaloberarzt, war zuletzt Inspektionsarzt der Inspektion des Bildungswesens der Marine in Kiel. Gest. am 20. November 1902.

719   **Friedrich Cyrus,**

geb. am 22. Juni 1854 in Putbus (Pommern) als Sohn des Pastors Cyrus, gehörte der K. W.-A. an vom 20. 10. 1873 bis 12. 3. 1874. Er wurde auf Antrag seiner Mutter entlassen, um Theologie zu studieren; er wurde am 17. 1. 1883 zum Pfarrer ordiniert und ist jetzt Pastor in Leba (Pommern).

720   **Oskar Egger,**

geb. am 25. August 1853 in Frankenberg als Sohn des Rechtsanwalts Ernst Egger, gehörte der K. W.-A. an vom 20. 10. 1873 bis 13. 11. 1876, wurde promoviert am 29. 6. 1882, zum Ass.-Arzt befördert am 23. 8. 1881, verheiratete sich am 31. 10. 1883. Er starb am 2. März 1892 als Stabs- und Bataillonsarzt im Inf.-Regt. Nr. 56 in Cleve.

Carl Frentrop,   721

geb. am 18. Oktober 1854 in Bocholt (Westfalen) als Sohn des San.-Rats Dr. Frentrop, gehörte der K. W.-A. an vom 20. 10. 1873 bis 1. 10. 1877, wurde promoviert am 11. 8. 1877, zum Ass.-Arzt befördert am 30. 8. 1879, verheiratete sich am 23. 6. 1888. Ausgeschieden aus dem aktiven Dienst am 24. 3. 1885 als Ass.-Arzt I. Kl., war zuletzt beim Inf.-Regt. Nr. 56 in Wesel, lebt jetzt als Stabsarzt a. D., Sanitätsrat, Knappschafts- und Bahnarzt in Recklinghausen (Thüringen).

Robert Gollmer,   722

geb. am 16. April 1853 in Quedlinburg als Sohn des Tierarztes Albert Gollmer, gehörte der K. W.-A. an vom 20. 10. 1873 bis 30. 9. 1877, wurde promoviert am 24. 12. 1877, zum Ass.-Arzt befördert am 29. 4. 1879, verheiratete sich am 14. 6. 1887. Ausgeschieden aus dem aktiven Dienst am 24. 1. 1885 als Stabsarzt, war zuletzt Ass.-Arzt I. Kl. beim Inf.-Reg. Nr. 66 in Magdeburg, ist jetzt Direktionsarzt der Lebensversicherungsbank in Gotha.

Er betätigte sich literarisch auf dem Gebiete der Versicherungs-Medizin

> und ist seit 1886 Redakteur der „Monatsblätter für Vertrauensärzte" und Mitverfasser einer Reihe größerer Sterblichkeitsuntersuchungen, von denen ein Teil in dem 1902 erschienenen Sammelwerke „Aus der Praxis der Gothaer Lebensversicherungsbank" veröffentlicht ist.

Wilhelm Hammel,   723

geb. am 8. April 1852 in Lippehne (Kreis Soldin) als Sohn des Landwirtes Carl Hammel, gehörte der K. W.-A. an vom 20. 10. 1873 bis 26. 3. 1876. Er wurde auf Antrag seines Vaters entlassen, studierte weiter Medizin und wurde 1878 approbiert, trat als Unterarzt in die Armee ein und wurde promoviert am 26. 11. 1881, zum Ass.-Arzt befördert am 21. 11. 1878. Er nahm am Krieg 1870/71 als Freiwilliger teil. Ausgeschieden aus dem aktiven Dienst am 21. 9. 1879 als Ass.-Arzt, war zuletzt beim Feldart.-Regt. Nr. 18 in Landsberg a. W., ließ sich als prakt. Arzt in Alt-Döbern nieder und lebt als prakt. Arzt in Trebitsch (Bez. Frankfurt a. O.).

Kurt Klopsch,   724

geb. am 22. November 1855 in Greifenberg (Pommern) als Sohn des Sanitätsrats Dr. Reinhard Klopsch, gehörte der K. W.-A. an vom 20. 10. 1873 bis 1. 10. 1877, wurde zum Ass.-Arzt befördert am 30. 8. 1879. Ausgeschieden aus dem aktiven Dienst am 25. 5. 1889 als Stabsarzt, war zuletzt Bataillonsarzt im Inf.-Regt. Nr. 69 in Trier. Er starb am 24. Oktober 1889 in Breslau.

Moritz Lenzner,   725

geb. am 19. März 1852 in Lauchstädt (Bez. Merseburg) als Sohn des Gutsbesitzers Lenzner, gehörte der K. W.-A. an vom 20. 10. 1873 bis 1. 10. 1877, wurde promoviert am 11. 8. 1877, zum Marine-Ass.-Arzt befördert am 29. 4. 1879, verheiratete sich am 4. 11. 1880. Er nahm am Krieg 1870/71 teil. Am 27. 4. 1880 trat er zu den Sanitäts-offizieren der Armee über. Gestorben am 11. August 1884 als Ass.-Arzt I. Kl., war zuletzt beim Gren.-Regt. Nr. 4 in Danzig.

726   **Albert Musehold,**

geb. am 10. Juli 1854 in Warmuntowitz (Ober-Schlesien) als Sohn des Rittergutsbesitzers Karl Musehold, gehörte der K. W.-A. an vom 20. 10. 1873 bis 1. 10. 1877, wurde promoviert am 12. 10. 1878, zum Ass.-Arzt befördert am 24. 5. 1879, verheiratete sich am 11. 5. 1884. Ausgeschieden aus dem aktiven Dienst am 28. 12. 1887 als Stabsarzt, war zuletzt Abteilungsarzt im Feldart.-Regt. Nr. 4 in Naumburg a. S., ist jetzt Sanitätsarzt und Arzt für Hals-, Nasen- und Ohrenleiden in Berlin.

Er betätigte sich literarisch auf dem Gebiete der Laryngologie und Otologie und schrieb u. a.:

„Stereoskopische und photographische Studien über die Stellung der Stimm-lippen im Brust- und Falsett-Register."

727   **Johannes Querner,**

geb. am 3. Mai 1853 in Saalsdorf (Braunschweig) als Sohn des Pastors August Querner, gehörte der K. W.-A. an vom 20. 10. 1873 bis 1. 10 1877, wurde promoviert am 31. 7. 1877, zum Ass.-Arzt befördert am 24. 5. 1879, verheiratete sich am 21. 2. 1884. Ausgeschieden aus dem aktiven Dienst am 25. 6. 1885 als Ass.-Arzt I. Kl., war zuletzt beim Inf.-Regt. Nr. 67 in Braunschweig, ließ sich als prakt. Arzt in Abben-rode (Bez. Magdeburg) nieder, lebt jetzt als Stabsarzt a. D. und Sanitätsrat in Nöschenrode-Wernigerode (Bez. Magdeburg).

728   **Heinrich Scheider,**

geb. am 4. Juni 1855 in Schleswig als Sohn des Bildhauers Friedrich Scheider, gehörte der K. W.-A. an vom 20. 10. 1873 bis 1. 10. 1877, wurde promoviert am 18. 3. 1878, zum Ass.-Arzt befördert am 19. 1. 1879. Ausgeschieden aus dem aktiven Dienst am 22. 4. 1905 als Oberstabsarzt, war zuletzt Regimentsarzt des Hus.-Regts. Nr. 5 in Stolp i. Pom., lebt jetzt als Oberstabsarzt a. D. in Schleswig.

729   **Max Schöner,**

geb. am 5. Juli 1855 in Kirchhausen (Württemberg) als Sohn des Oberstabsarztes August Schöner, gehörte der K. W.-A. an vom 20. 10. 1873 bis 30. 9. 1877. Erkrankte als Unterarzt in der Charité an Typhus, dem er erlag. Gest. am 28. April 1878 als Unterarzt im Inf.-Regt. Nr. 124.

730   **Friedrich Terstesse,**

geb. am 21. November 1852 in Büren als Sohn des Kreisphysikus Dr. Hermann Terstesse, gehörte der K. W.-A. an vom 20. 10. 1873 bis 1. 10. 1877, wurde promoviert am 10. 8. 1877, zum Ass.-Arzt befördert am 19. 6. 1879. Gest. am 7. März 1887 als Stabs- und Bataillonsarzt im Inf.-Regt. Nr. 99 in Pfalzburg.

Eduard Wagner, 731

geb. am 21. November 1855 in Krotoschin (Posen) als Sohn des Thurn und Taxis'schen Rentbeamten Wagner, gehörte der K. W.-A. an vom 20. 10. 1873 bis 1. 10. 1877, wurde promoviert am 20. 7. 1877, zum Ass.-Arzt befördert am 30. 8. 1879, trat am 26. 4. 1880 zur Marine über. Ausgeschieden aus dem aktiven Dienst am 29. 11. 1883 als Marine-Oberassistenzarzt, lebt jetzt als prakt. Arzt und Direktor am Krankenhause zu Valparaiso (Chile).

Arnold Walz, 732

geb. am 10. April 1855 in Speier als Sohn des Professors der Chemie Walz, gehörte der K. W.-A. an vom 20. 10. 1873 bis 31. 3. 1875. Er wurde am Ende seiner Militärdienstzeit entlassen, studierte weiter Medizin, wurde nach seiner Approbation 1879 zunächst Unterarzt im Inf.-Regt. Nr. 13 in Münster, schied aus und wurde 1883 Schiffsarzt beim Norddeutschen Lloyd in Bremen. Er verheiratete sich am 10. 12. 1883, wanderte nach Amerika aus, lebte dort als prakt. Arzt in Börna (Texas) und starb dort am 3. Dezember 1885.

Ostern 1874.

Otto Alberts, 733

geb. am 18. November 1851 in Stargard (Pommern) als Sohn des Eisenbahnbeamten Alberts, gehörte der K. W.-A. an vom 25. 4. 1874 bis 4. 8. 1874. Er studierte weiter Medizin, wurde 1876 approbiert und ließ sich als prakt. Arzt in Berlin nieder, lebt jetzt als prakt. Arzt in Gr.-Lichterfelde.

Kurt Brassert, 734

geb. am 4. Januar 1854 in Waldenburg als Sohn des Bergrats Wilhelm Brassert, gehörte der K. W.-A. an vom 28. 3. 1874 bis 15. 2. 1878, wurde zum Marine-Ass.-Arzt befördert am 24. 1. 1880. Ertrank am 7. Mai 1882 als Ass.-Arzt auf S.M.S. „Hyäne" auf der Fahrt im Atlantischen Ozean.

Richard v. Hake, 735

geb. am 13. Januar 1850 in Berlin als Sohn des Kaufmanns Georg Wilhelm v. Hake, gehörte der K. W.-A. an vom 25. 4. 1874 bis 15. 2. 1876, wurde promoviert am 20. 5. 1876, zum Ass.-Arzt befördert am 28. 8. 1877, verheiratete sich am 17. 6. 1880. Er nahm als Freiwilliger (Gymnasiast) am Krieg 1870/71 teil. Ausgeschieden aus dem aktiven Dienst am 30. 11. 1880 als Ass.-Arzt I. Kl., war zuletzt beim Inf.-

Regt. Nr. 20 in Wittenberg, ließ sich dort als prakt. Arzt nieder, lebt jetzt als Regierungs- und Medizinalrat in Marienwerder (Westpreußen).

736   **Alfred Jungnickel,**

geb. am 11. März 1856 in Lenzen (Westpriegnitz) als Sohn des prakt. Arztes Dr. Feodor Jungnickel, gehörte der K. W.-A. an vom 28. 3. 1874 bis 15. 2. 1878, wurde promoviert am 24. 12. 1878, zum Ass.-Arzt befördert am 21. 9. 1879. Gest. am 8. Februar 1889 als Stabs- und Bataillonsarzt im Inf.-Regt. Nr. 26 in Magdeburg.

737   **Hugo Krüger,**

geb. am 2. Oktober 1854 in Schwerin als Sohn des Großherzogl. Mecklenburg. Postsekretärs Max Krüger, gehörte der K. W.-A. an vom 28. 3. 1874, erkrankte am Ende seines 8. Semesters an Pyämie, der er erlag. Gest. am 15. Oktober 1877.

738   **Reinhold Leu,**

geb. am 3. Juli 1853 in Spandau als Sohn des Zeughauptmanns Karl Leu, gehörte der K. W.-A. an vom 28. 3. 1874 bis 15. 2. 1878, wurde promoviert am 24. 12. 1878, zum Ass.-Arzt befördert am 30. 8. 1879, verheiratete sich am 30. 5. 1881. Er war bei der K.W.-A. bzw. Charité tätig vom 24. 1. 1888 bis 29. 12. 1890 und ist zurzeit Oberstabsarzt bei der Militärturnanstalt in Berlin, seit 1902 Hofarzt Sr. Königl. Hoheit des Prinzen Friedrich Leopold von Preußen (von 1881 bis 1886 und von 1888 bis 1896 in Stellvertretung) und Chefarzt der Königl. Feuerwehr Berlin (seit 1892).

Er betätigte sich literarisch hauptsächlich auf dem Gebiete des Kriegssanitätswesens und schrieb neben anderen Arbeiten:

1. Anleitung zur Herrichtung von Eisenbahngüterwagen zum Krankentransport, besonders auch unter Benutzung von Behelfsmaterial. Feldmäßige Wageneinrichtung. Berlin 1888.
2. Die freiwillige Krankenpflege im Kriege, besonders in Bezug auf die freiwilligen Sanitätskolonnen. Mil.-Wochenbl. 1889. Beiheft VII.

739   **Paul Quittel,**

geb. am 25. Juni 1855 in Dessau als Sohn des Nadlermeisters Quittel, gehörte der K. W.-A. an vom 28. 3. 1874 bis 27. 7. 1874. Er wurde wegen hochgradiger Kurzsichtigkeit als „temporär dienstuntauglich" entlassen, studierte weiter Medizin, wurde 1878 approbiert, ließ sich zunächst als prakt. Arzt in Königsberg (Herzogtum Coburg) nieder, später als Kreiswundarzt in Stettin und lebt jetzt als Regierungs- und Geheimer Medizinalrat in Aurich.

740   **Karl Riege,**

geb. am 22. April 1853 in Hamburg als Sohn des zweiten Direktivbeamten des Weck- und Armenhauses Carl Riege, gehörte der K. W.-A. an vom 28. 3. 1874 bis 15. 2. 1878, wurde promoviert am 10. 8. 1878, zum Ass.-Arzt befördert am 30. 8. 1879. Ausgeschieden aus dem aktiven Dienst am 21. 6. 1883 als Ass.-Arzt I. Kl., war zuletzt beim Feldart.-Regt. Nr. 4 in Burg. Er ließ sich als prakt. Arzt in Hamburg nieder, später in Altenbruch (Reg.-Bez. Stade) und starb im Jahre 1895.

Maximilian Rother, 741

geb. am 24. Oktober 1853 in Posen als Sohn des Geheimen Kanzleidirektors im Finanzministerium Gustav Rother, gehörte der K. W.-A. an vom 28. 3. 1874 bis 15. 2. 1878, wurde promoviert am 22. 12. 1879, zum Ass.-Arzt befördert am 23. 3. 1880. Ausgeschieden aus dem aktiven Dienst am 22. 3. 1887 als Ass.-Arzt I. Kl., war zuletzt beim Garde-Gren.-Regt. Nr. 1 in Berlin, blieb als prakt. Arzt in Berlin. Gest. im August 1889.

Prof. Rudolf Salzwedel, 742

geb. am 4. März 1854 in Colberg als Sohn des Postsekretärs Julius Salzwedel, gehörte der K. W.-A. an vom 28. 3. 1874 bis 15. 2. 1878, wurde promoviert am 3. 5. 1886, zum Ass.-Arzt befördert am 30. 8. 1879, verheiratete sich am 17. 11. 1891. Er war bei der K. W.-A. tätig vom 3. 4. 1888 bis 28. 2. 1891, erhielt Kommando an die chirurgische Klinik der Charité in Berlin vom 24. 9. 1888 bis 28. 2. 1891. Ausgeschieden aus dem aktiven Dienst am 25. 2. 1897 als Oberstabsarzt, war zuletzt Regimentsarzt des Inf.-Regts. Nr. 65 in Cöln. Er wurde am 1. 4. 1900 zur Disposition gestellt, erhielt am 6. 8. 1904 das Prädikat „Professor" und ist zurzeit Oberstabsarzt z. D. und Vorstand der sanitätsstatistischen Abteilung bei der K. W.-A. in Berlin und seit Ostern 1892 Lehrer an der Krankenpflegeschule der Charité.

Er betätigte sich literarisch auf dem Gebiete der Chirurgie und Krankenpflege

und schrieb neben verschiedenen Arbeiten über die von ihm angegebene Behandlung von Phlegmonen usw. mit Spiritusverbänden 1. einen Leitfaden der Krankenwartung. Berlin 1896. 2. ein Handbuch der Krankenpflege. Berlin 1904 und 1909 und ist außerdem Mitarbeiter für das amtliche preußische „Krankenpflege-Lehrbuch". Berlin 1909.

Paul Schmidt, 743

geb. am 29. April 1856 in Merseburg als Sohn des Kgl. Kreiskassenrendanten Karl Schmidt, gehörte der K. W.-A. an vom 28. 3. 1874 bis 15. 2. 1878, wurde promoviert am 19. 12. 1879, zum Marine-Ass.-Arzt befördert am 24. 1. 1880. Er erhielt Kommando an die Medizinalabteilung des Reichsmarineamts in Berlin in der Zeit vom 1. 10. 1889 bis 30. 9. 1895. Er ist seit 5. 4. 1905 Generalstabsarzt der Marine, Chef des Sanitätskorps der Marine und der Medizinalabteilung des Reichsmarineamts in Berlin. Erhielt am 21. 6. 1907 den Rang als Vizeadmiral.

Gustav Schoenhals, 744

geb. am 9. Sepember 1855 in Hoerde (Westfalen) als Sohn des Rektors der Rektoratschule Heinrich Schoenhals, gehörte der K. W.-A. an vom 28. 3. 1874 bis 30. 9. 1874 und vom 30. 3. 1875 bis 15. 2. 1879, wurde promoviert am 9. 6. 1880, zum Ass.-Arzt befördert am 26. 8. 1880, verheiratete sich am 4. 6. 1887, ist zurzeit char. Generaloberarzt und Garnisonarzt in Spandau.

745   **Hans Wossidlo,**

geb. am 3. Juli 1854 in Gardelegen als Sohn des Kreisphysikus Dr. Wossidlo, gehörte der K. W.-A. vom 28. 3. 1874 bis 1. 10. 1877, wurde promoviert am 24. 12. 1877, zum Ass.-Arzt befördert am 19. 6. 1879, verheiratete sich am 19. 1. 1882. Ausgeschieden aus dem aktiven Dienst am 18. 3. 1885 als Ass.-Arzt I. Kl., war zuletzt beim Garde-Gren.-Regt. Nr. 1 in Berlin, lebt jetzt dort als Spezialarzt für Harnkrankheiten.

Er betätigte sich literarisch auf dem Gebiete der Harnkrankheiten und schrieb über:

1. Die Strikturen der Harnröhre und ihre Behandlung. Mediz. Bibliothek. Leipzig.
2. Die Gonorrhoe des Mannes und ihre Komplikationen. Berlin 1903. Otto Enslin.

746   **Oskar Zimmermann,**

geb. am 25. Oktober 1854 in Chursangwitz (Kr. Ohlau) als Sohn des Rittergutsbesitzers und Premier-Leutnants d. L. Karl Zimmermann, gehörte der K. W.-A. an vom 28. 3. 1874 bis 15. 3. 1878, wurde promoviert am 27. 3. 1882, zum Ass.-Arzt befördert am 19. 6. 1879, verheiratete sich am 5. 12. 1889. Er war bei der K. W.-A. bzw. Charité tätig vom 24. 9. 1887 bis 25. 10. 1890. Ausgeschieden aus dem aktiven Dienst am 15. 12. 1904 als Oberstabsarzt, war zuletzt Regimentsarzt des 1. Garde-Drag.-Regts. in Berlin, lebt jetzt dort als Oberstabsarzt a. D.

Michaelis 1874.

747   **Prof. Emil v. Behring,**

geb. am 15. März 1854 in Hansdorf (Westpreußen) als Sohn des Lehrers August Behring, gehörte der K. W.-A. an vom 22. 10. 1874 bis 1. 10. 1878, wurde promoviert am 15. 8. 1878, zum Ass.-Arzt befördert am 15. 9. 1880, verheiratete sich am 29. 12. 1896. Er war bei der K. W.-A. tätig vom 15. 11. 1888 bis 28. 7. 1889, erhielt Kommando an das Institut für Infektionskrankheiten (R. Koch) in Berlin in der Zeit vom 28. 7. 1889 bis 1. 10. 1894. Ausgeschieden aus dem aktiven Dienst unter Stellung à la suite des Sanitätskorps am 23. 10. 1894 als Stabsarzt, war zuletzt Bataillonsarzt im Inf.-Regt. Nr. 30 in Saarlouis. 1893 erhielt er den Titel Professor, wurde 1894 Professor der Hygiene in Halle und von dort im nächsten Jahre in gleicher Eigenschaft nach Marburg berufen, wo er zurzeit als ordentlicher Professor und Direktor des Instituts für Hygiene und experimentelle Therapie lebt. Am 18. 1. 1901 wurde er in den erblichen Adelsstand erhoben, erhielt am 11. 12. 1901 den „Nobelpreis" der Universität Stockholm und wurde 1903 zum Wirklichen Geheimen Rat mit dem Titel „Exzellenz" ernannt. Er ist Ehrenmitglied vieler medizinischer Gesellschaften. Seine Hauptverdienste liegen auf dem Gebiet der „experimentellen Therapie", seine Entdeckung des Diphtherieantitoxins (1890) hat seinen Namen in aller Welt bekannt gemacht. Zusammen mit Kitasato entdeckte er das Tetanus-Antitoxin. 1901—1904 galt seine Arbeit der immunisatorischen Rindertuberkulosebekämpfung, seit 1905 den Studien der aseptischen Milchgewinnung und der Milchkonservierung.

Zahlreich sind seine Arbeiten auf diesem Gebiet wie auf dem der Bakteriologie und Infektionskrankheiten. Von seinen größeren Schriften seien nur genannt:

1. Die Blutserum-Therapie. Leipzig. 1892. Thieme.
2. Gesammelte Abhandlungen zur ätiologischen Therapie der ansteckenden Krankheiten. Ibidem 1893.
3. Die Geschichte der Diphtherie. Ibidem 1893.
4. Allgemeine Therapie der Infektionskrankheiten. Wien. 1898. Urban & Schwarzenberg.
5. Beiträge zur experimentellen Therapie. Marburg. Elwert.

Oskar Borchert,   748

geb. am 2. November 1853 in Königsberg i. Pr. als Sohn des Ober-Lazarettinspektors Friedrich Borchert, gehörte der K. W.-A. an vom 22. 10. 1874 bis 11. 4. 1877, wurde zum Ass.-Arzt befördert am 24. 1. 1880. Ausgeschieden aus dem aktiven Dienst am 3. 5. 1884 als Ass.-Arzt I. Kl., war zuletzt beim Inf.-Regt. Nr. 68 in Koblenz, ging darauf ins Ausland, praktizierte nach seiner Rückkehr in verschiedenen Städten Süddeutschlands, zuletzt in Frankfurt a. M. und starb dort am 11. Mai 1906.

Heinrich Brauneck,   749

geb. am 12. November 1854 in Daaden (Rheinprovinz) als Sohn des Superintendenten Johannes Brauneck, gehörte der K. W.-A. an vom 22. 10. 1874 bis 30. 9. 1878, wurde promoviert am 30. 7. 1878. Erkrankte als Unterarzt im Inf.-Regt. Nr. 28 während seines Kommandos zur Charité an Phthisis florida, der er erlag. Gest. am 21. Januar 1879.

Joseph Crux,   750

geb. am 7. Mai 1854 in Beverungen (Westfalen) als Sohn des Domänenpächters Gustav Adolf Crux, gehörte der K. W.-A. an vom 22. 10. 1874 bis 30. 9. 1878, wurde promoviert am 23. 3. 1880, zum Ass.-Arzt befördert am 12. 6. 1880, verheiratete sich am 9. 8. 1884. Ausgeschieden aus dem aktiven Dienst am 18. 10. 1904 als Oberstabsarzt, war zuletzt Regimentsarzt des Inf.-Regts. Nr. 56 in Wesel und lebt jetzt dort als Oberstabsarzt a. D. und prakt. Arzt.

Er betätigte sich literarisch auf dem Gebiete der inneren Medizin.

Paul Dabbert,   751

geb. am 31. Oktober 1853 in Altenrode (Sachsen) als Sohn des Pastors Gottlieb Dabbert, gehörte der K. W.-A. an vom 22. 10. 1874 bis 1. 10. 1878, wurde promoviert am 10. 12. 1879, zum Ass.-Arzt befördert am 27. 7. 1880, verheiratete sich am 25. 2. 1885. Ausgeschieden aus dem aktiven Dienst am 18. 4. 1903 als Oberstabsarzt, war zuletzt Regimentsarzt des Feldart.-Regts. Nr. 40 in Burg, blieb zunächst dort und lebt jetzt als prakt. Arzt in Wernigerode.

752   **Ulrich Dreising,**

geb. am 30. März 1854 in Cüstrin als Sohn des Divisionspfarrers Dreising, gehörte der K. W.-A. an vom 22. 10. 1874 bis 1. 10. 1878, wurde promoviert am 23. 8. 1879, zum Marine-Ass.-Arzt befördert am 27. 4. 1880, verheiratete sich am 7. 3. 1891. Er beteiligte sich im Winter 1883/84 an der wissenschaftlichen Erforschung von Nebenarmen der Magelhaen-Strasse (Dreising-Bai) und trat am 27. 11. 1890 zu den Sanitätsoffizieren der Armee über. Ausgeschieden aus dem aktiven Dienst am 2. 3. 1892 als Stabsarzt, war zuletzt Bataillonsarzt beim Inf.-Regt. Nr. 26 in Magdeburg, lebt jetzt als Oberstabsarzt a. D., Medizinalrat und Kreisarzt in Cassel.

753   **Albert Fricke,**

geb. am 21. Januar 1855 in Braunschweig als Sohn des Herzoglich-Braunschweigischen Obersteuerkontrolleurs August Fricke, gehörte der K. W.-A. an vom 22. 10. 1874 bis 15. 2. 1878, wurde promoviert am 23. 12. 1880, zum Ass.-Arzt befördert am 30. 8. 1879, verheiratete sich am 12. 4. 1883. Er ist zur Zeit Divisionsarzt der 4. Division in Bromberg, erhielt am 27. 1. 1910 den Charakter als Generalarzt.

754   **Gustav Geschwandtner,**

geb. am 20. April 1855 in Heidekrug als Sohn des Regierungs-Sekretärs Johann Geschwandtner, gehörte der K. W.-A. an vom 22. 10. 1874 bis 8. 5. 1877. Er schied aus, um sich einem anderen Berufe zuzuwenden. Alle angestellten Ermittelungen über sein weiteres Schicksal verliefen ergebnislos.

755   **Karl Kleim,**

geb. am 20. Januar 1854 in Cassel als Sohn des Oberstabsarztes a. D. Dr. August Kleim, gehörte der K. W.-A. an vom 22. 10. 1874 bis 1. 10. 1878, wurde promoviert am 6. 3. 1880, zum Ass.-Arzt befördert am 22. 5. 1880, verheiratete sich am 9. 6. 1886. Ausgeschieden aus dem aktiven Dienst am 30. 6. 1899 als Oberstabsarzt, war zuletzt Regimentsarzt des Drag.-Regts. Nr. 21 in Bruchsal. Gestorben am 1. Juni 1900 in Cassel.

756   **Franz Kraschutzki,**

geb. am 20. März 1856 in Pr. Stargard (Westpreussen) als Sohn des Kanzleirats Otto Kraschutzki, gehörte der K. W.-A. an vom 22. 10. 1874 bis 30. 9. 1878, wurde promoviert am 28. 4. 1880, zum Ass.-Arzt befördert am 26. 8. 1880, verheiratete sich am 12. 10. 1883. Er ist zurzeit Generalarzt und Korpsarzt des IV. Armeekorps in Magdeburg. Er betätigte sich literarisch auf dem Gebiete der Hygiene.

Hugo Krause, 757

geb. am 4. März 1855 in Berlin als Sohn des Postbeamten Krause, gehörte der K. W.-A. an vom 22. 10. 1874 bis 1. 10. 1878, wurde promoviert am 6. 8. 1878, zum Ass.-Arzt befördert am 25. 5. 1880, verheiratete sich am 27. 12. 1883. Er ist zurzeit Oberstabsarzt und Regimentsarzt des Kür.-Regts. Nr. 6 in Brandenburg a. H.

Hans Krienes, 758

geb. am 20. Dezember 1853 in Berlin als Sohn des Geheimen Kriegs-rates im Kriegsministerium Eduard Krienes, gehörte der K. W.-A. an vom 22. 10. 1874 bis 30. 9. 1878, wurde promoviert am 26. 6. 1880, zum Ass.-Arzt befördert am 26. 8. 1880, verheiratete sich am 26. 4. 1881. Erhielt Kommando an die Universitätsaugenklinik in Breslau in der Zeit vom 1. 5. 1894 bis 31. 11. 1896 und habilitierte sich am ·22. 7. 1896 als Privatdozent für Augenheilkunde. Ausgeschieden aus dem aktiven Dienst unter Stellung zur Disposition am 29. 5. 1906 als Oberstabsarzt, war zuletzt Regimentsarzt des Inf.-Regts. Nr. 51, wurde als Oberstabsarzt z. D. diensttuender Sanitätsoffizier beim Bezirks-kommando in Barmen. Gestorben am 2. September 1909 in dieser Stellung in Barmen.

Er betätigte sich literarisch auf dem Gebiete der Augenheilkunde und schrieb neben einer Reihe von Arbeiten aus diesem Gebiet:

1. Ueber Hemeralopie, insbesondere idiopathische Hemeralopie. 1896. Mono-graphie. Bergmann. Wiesbaden.
2. Der Lichtsinn und Farbensinn bei Erkrankung der Netzhaut, Aderhaut und der Sehnerven. Habilitat.-Schrift 1897.
3. Einfluß des Lichtes auf das Auge. 1898. Monographie.

Oskar Loehr, 759

geb. am 13. April 1854 in Ehringshausen als Sohn des prakt. Arztes Dr. August Loehr, gehörte der K. W.-A. an vom 22. 10. 1874 bis 1. 10. 1878, wurde promoviert am 28. 11. 1880, zum Ass.-Arzt be-fördert am 15. 9. 1880. Ausgeschieden aus dem aktiven Dienst am 29. 1. 1887 als Ass.-Arzt I. Kl., war zuletzt beim Festungsgefängnis in Cöln, ließ sich als prakt. Arzt. in Müngersdorf (Reg.-Bez. Cöln) nieder. Er ging 1890 nach Amerika und lebt jetzt als prakt. Arzt in Milwaukee Wis (Nordamerika).

Gustav Muhlack, 760

geb. am 2. November 1855 in Königsberg i. Pr. als Sohn des Haupt-steueramts-Kontrollers Julius Muhlack, gehörte der K. W.-A. an vom 22. 10. 1874 bis 1. 10. 1878, wurde promoviert am 5. 8. 1878, zum Ass.-Arzt befördert am 12. 6. 1880. Er war bei der K. W.-A. tätig vom 1. 5. 1889 bis 24. 10. 1891. Ausgeschieden aus dem aktiven Dienst am 25. 7. 1893 als Stabsarzt, war zuletzt Bataillonsarzt im Fußart.-Regt. Nr. 2 in Swinemünde. Er lebt seitdem dort als prakt. Arzt und Sanitätsrat.

761   **Richard Muttray,**

geb. am 2. April 1856 in Marggrobowa (Ostpreußen) als Sohn des Kreis-richters Friedrich Muttray, gehörte der K. W.-A. an vom 22. 10. 1874 bis 1. 10. 1878, wurde promoviert am 16. 7. 1879, zum Ass.-Arzt befördert am 21. 9. 1879, verheiratete sich am 14. 5. 1887. Ausge-schieden aus dem aktiven Dienst am 24. 4. 1904 als Oberstabsarzt, war zuletzt Regimentsarzt des Hus.-Regts. Nr. 3 in Rathenow, ist jetzt Chefarzt der Heilstätte Moltkefels in Nieder-Schreiberhau.

762   **Richard Paasch,**

geb. am 29. September 1854 in Berlin als Sohn des Arztes Alexander Paasch, gehörte der K. W.-A. an vom 22. 10. 1874 bis 1. 10. 1877, wurde promoviert am 7. 8. 1877, zum Ass.-Arzt befördert am 29. 4. 1879, verheiratete sich am 10. 10. 1885. Ausgeschieden aus dem aktiven Dienst am 16. 4. 1881 als Ass.-Arzt II. Kl., war zuletzt beim Inf.-Regt. Nr. 114 in Konstanz, lebt als Sanitätsrat in Berlin.

Er betätigte sich schriftstellerisch und schrieb:

1. Michael Servetus. Berlin 1902. L. Oehmike (R. Appelius).
2. Sabina von Steinbach. Straßburg 1908. J. H. Ed. Heitz (Heitz & Mündel).

763   **Max Pannwitz,**

geb. am 8. November 1854 in Vetschau (Brandenburg) als Sohn des Oberpfarrers Pannwitz, gehörte der K W.-A. an vom 22. 10. 1874 bis 7. 1. 1875. Er wurde wegen Abneigung gegen das medizinische Studium entlassen und studierte darauf Philologie. Er wurde später Journalist und lebt jetzt als Schriftsteller und Redakteur in Stuttgart.

764   **Otto Riedel,**

geb. am 18. Mai 1856 in Berlin als Sohn des Geh. Sanitätsrats und Bezirksphysikus Dr. Theodor Riedel, gehörte der K. W.-A. an vom 22. 10. 1874 bis 30. 9. 1878, wurde promoviert am 17. 8. 1878, zum Ass.-Arzt befördert am 27. 4. 1880, verheiratete sich am 20. 6. 1892. Er war bei der K. W.-A. tätig vom 23. 3. 1887 bis 30. 9. 1889, er-hielt Kommando an das Kaiserl. Gesundheitsamt in Berlin in der Zeit vom 15. 9. 1884 bis 22. 3. 1887. Ausgeschieden aus dem aktiven Dienst am 23. 2. 1893 als Stabsarzt, war zuletzt Bataillonsarzt beim Inf.-Regt. Nr. 76 in Lübeck, ist jetzt Medizinalrat und Physikus in Lübeck.

Er betätigte sich literarisch auf dem Gebiete der Hygiene und gerichtlichen Medizin und schrieb über:

1. Die Cholera. Entstehung, Wesen und Verhütung derselben. Berlin 1887.
2. Lübecks Gesundheitswesen. Lübeck 1895.

765   **Max Salenz,**

geb. am 26. Juli 1856 in Berlin als Sohn des Postexpedienten Salenz, gehörte der K. W.-A. an vom 22. 10. 1874 bis 9. 5. 1877, wurde promoviert am 10. 4. 1879, zum Ass.-Arzt befördert am 22. 6. 1882, verheiratete sich am 23. 2. 1884. Ausgeschieden aus dem aktiven

Dienst am 27. 7. 1886 als Ass.-Arzt I. Kl., war zuletzt beim Inf.-
Regt. Nr. 20 in Wittenberg, ist jetzt Sanitätsrat in Brandenburg a. H.

Paul Schedler, 766

geb. am 10. November 1853 in Breslau als Sohn des Gymnasial-Oberlehrers Hermann Schedler, gehörte der K. W.-A. an vom 22. 10. 1874
bis 1. 10. 1878, wurde promoviert am 30. 7. 1878, zum Ass.-Arzt befördert am 21. 9. 1879. Gest. am 7. Juli 1901 in Metz als Oberstabsarzt, war zuletzt Regimentsarzt des Inf.-Regts. Nr. 131 in
Mörchingen.

Oskar Tubenthal, 767

geb. am 26. September 1856 in Potsdam als Sohn des Silberverwalters
Sr. Kgl. H. des Prinzen Friedrich Karl, August Tubenthal, gehörte der
K. W.-A. an vom 22. 10. 1874 bis 1. 10. 1878, wurde promoviert am
10. 8. 1878, zum Ass.-Arzt befördert am 22. 5. 1880. Ausgeschieden
aus dem aktiven Dienst am 22. 11. 1902 als Oberstabsarzt, war zuletzt
Regimentsarzt des Feldart.-Regts. Nr. 70 in Metz, lebt jetzt als Oberstabsarzt a. D. und prakt. Arzt in Wilmersdorf-Berlin.

Maximilian Weber, 768

geb. am 1. Oktober 1855 in Merseburg als Sohn des Regierungs-Haupt-
kassenoberbuchhalters Karl Weber, gehörte der K. W.-A. an vom
22. 10. 1874 bis 15. 2. 1878, wurde promoviert am 9. 3. 1881, zum
Ass.-Arzt befördert am 21. 9. 1879, verheiratete sich am 17. 4. 1899,
ist zurzeit Oberstabsarzt und Regimentsarzt des 8. Westpr. Inf.-Regts.
Nr. 175 in Graudenz.

Eugen Welz, 769

geb. am 11. Juli 1854 in Breslau als Sohn des Zahlmeisters Wenzel
Welz, gehörte der K. W.-A. an vom 22. 10. 1874 bis 11. 4. 1877. Er
wurde auf Antrag seines Vaters entlassen, um sich einem anderen
Beruf zuzuwenden. Nachforschungen nach seinem weiteren Schicksal
blieben ergebnislos.

Ostern 1875.

Hans Brettner, 770

geb. am 25. Oktober 1855 in Merseburg als Sohn des prakt. Arztes
Dr. Paul Brettner, gehörte der K. W.-A. an vom 30. 3. 1875 bis
14. 2. 1879, wurde promoviert am 28. 6. 1880, zum Ass.-Arzt befördert am 15. 9. 1880, verheiratete sich am 10. 1. 1894. Er war bei
der K. W.-A. tätig vom 1. 4. 1887 bis 18. 3. 1890, erhielt Kommando
an die I. med. Klinik der Königl Charité in Berlin in der Zeit vom
1. 4. 1888 bis 18. 3. 1890, ist zurzeit Oberstabsarzt und Regimentsarzt
des Garde-Gren.-Regts. Nr. 5 in Spandau.

771   **Johannes Dreßel,**

geb. am 9. Februar 1854 in Saarmund als Sohn des Predigers
Gustav Dreßel, gehörte der K. W.-A. an vom 30. 3. 1875 bis 15. 2.
1877, wurde promoviert am 20. 2. 1879, zum Ass.-Arzt befördert am
22. 6. 1878, verheiratete sich am 31. 7. 1888. Ausgeschieden aus dem
aktiven Dienst am 21. 8. 1889 als Stabsarzt, war zuletzt Bataillonsarzt des Pion.-Bats. Nr. 3 in Torgau, wurde in die Landesheil- und
Pflegeanstalt in Altscherbitz aufgenommen und starb dort am
1. März 1890.

772   **Otto Elste,**

geb. am 2. November 1854 in Naumburg a. S. als Sohn des Möbelfabrikanten August Elste, gehörte der K. W.-A. an vom 30. 3. 1875
bis 15. 2. 1879, wurde zum Marine-Ass.-Arzt befördert am 26. 8. 1880.
Er erhielt Kommando in das Bureau des Generalstabsarztes der
Marine vom 1. 10. 1884 bis 31. 10. 1886 und an die Medizinalabteilung
des Reichsmarineamts in Berlin in der Zeit vom 1. 11. 1897 bis 5. 10.
1903 und vom 1. 1. 1908 ab. Er nahm teil an der Militärischen
Unternehmung auf den Samoa-Inseln 1888, ist zurzeit Marine-Generalarzt mit dem Range eines Kontreadmirals. Er wurde am 11. 3. 1910
zur Verfügung des Generalstabsarztes der Marine gestellt, war zuletzt
Dezernent in der Medizinalabteilung des Reichsmarineamts in Berlin.

773   **Paul Fick,**

geb. am 18. August 1855 in Walsleben (Pommern) als Sohn des
Postagenten Hermann Fick, gehörte der K. W.-A. an vom 30. 3. 1875
bis 15. 3. 1879, wurde zum Ass.-Arzt befördert am 16. 6. 1881. Ausgeschieden aus dem aktiven Dienst am 28. 9. 1886 als Ass.-Arzt I. Kl.,
war zuletzt beim Ulan.-Regt. Nr. 12 in Insterburg, ließ sich als prakt.
Arzt in Berlin nieder. Gestorben im Jahre 1904 als Sanitätsrat in
Berlin.

774   **Johannes Gading,**

geb. am 30. August 1855 in Trebbin als Sohn des Apothekers
Friedrich Gading, gehörte der K. W.-A. an vom 30. 3. 1875 bis 15. 2.
1879, wurde promoviert am 29. 11. 1879, zum Ass.-Arzt befördert am
15. 9. 1880, verheiratete sich am 2. 3. 1887. Gestorben am 29. Juni
1897 als Oberstabsarzt, war zuletzt Regimentsarzt des Inf.-Regts.
Nr. 154 in Jauer.

775   **Philipp Goerne,**

geb. am 17. Dezember 1856 in Sommersdorf (Prov. Sachsen) als
Sohn des Pastors Bernhard Goerne, gehörte der K. W.-A. an vom
30. 3. 1875 bis 15. 2. 1879, wurde promoviert am 26. 6. 1880, zum
Ass.-Arzt befördert am 26. 8. 1880, verheiratete sich am 27. 4. 1891.
Er war bei der K. W.-A. tätig vom 24. 9. 1888 bis 27. 3. 1891.
Ausgeschieden aus dem aktiven Dienst am 18. 10. 1909 als General-
oberarzt, war zuletzt Oberstabsarzt und Regimentsarzt des Inf.-Regts.
Nr. 165 in Goslar. Er lebt dort zurzeit als Generaloberarzt a. D.

Albert Janssen, 776

geb. am 2. März 1857 in Berlin als Sohn des Kaufmanns A. Janssen, gehörte der K. W.-A. an vom 30. 3. 1875 bis 15. 2. 1879, wurde promoviert am 5. 11. 1879, zum Ass.-Arzt befördert am 26. 8. 1880, verheiratete sich am 25. 10. 1884. Ausgeschieden aus dem aktiven Dienst am 1. 4. 1893 als Stabsarzt, war zuletzt Bataillonsarzt beim Inf.-Regt. Nr. 141 in Graudenz, ist jetzt Oberstabsarzt d. L. I., Regierungs- und Medizinalrat in Gumbinnen.

Wilhelm Kellner, 777

geb. am 1. Januar 1855 in Berlin als Sohn des Apothekenbesitzers Emil Kellner, gehörte der K. W.-A. an vom 30. 3. 1875 bis 14. 2. 1879, wurde promoviert am 19. 12. 1879, zum Ass.-Arzt befördert am 30. 11. 1880, verheiratete sich am 28. 9. 1883. Er ist zurzeit Oberstabsarzt und Regimentsarzt des Feldart.-Regts. Nr. 4 in Magdeburg.

Otto Kempt, 778

geb. am 27. Oktober 1854 in Schievelbein (Pommern) als Sohn des Schornsteinfegermeisters August Kempt, gehörte der K. W.-A. an vom 30. 3. 1875 bis 23. 4. 1877. Er studierte nach seinem Ausscheiden weiter Medizin und wurde 1886 approbiert. Er ließ sich darauf als prakt. Arzt in Massow (Pommern, Kreis Naugard) nieder und lebt dort als prakt. Arzt.

Alfred Kirchner, 779

geb. am 23. Juni 1858 in Nordhausen als Sohn des Postsekretärs Adolf Kirchner, gehörte der K. W.-A. an vom 30. 3. 1875 bis 15. 2. 1879, wurde promoviert am 4. 8. 1879, zum Ass.-Arzt befördert am 27. 7. 1880, verheiratete sich am 10. 6. 1891. Ausgeschieden aus dem aktiven Dienst am 18. 8. 1904 als Generaloberarzt, war zuletzt Divisionsarzt der 13. Division in Münster i. W. Gest. am 2. Mai 1909.
Er betätigte sich literarisch auf dem Gebiete der inneren Medizin.

Prof. Martin Kirchner, 780

geb. am 15. Juli 1854 in Spandau als Sohn des Garnisonpredigers Friedrich Kirchner, gehörte der K. W.-A. an vom 30. 3. 1875 bis 30. 9. 1878, wurde promoviert am 1. 8. 1878, zum Ass.-Arzt befördert am 24. 4. 1880, verheiratete sich am 27. 3. 1887. Er erhielt Kommando an das hygienische Institut der Universität Berlin in der Zeit vom 15. 10. 1887 bis 31. 7. 1889. Im Frühjahr 1897 unternahm er eine Reise nach St. Petersburg und den russischen Ostseeprovinzen zur Erforschung der Lepra; im Frühjahr 1905 nach Aegypten zum Studium der Quarantäne-Einrichtungen am Roten Meer und im Herbst 1908 nach St. Petersburg zum Studium der Cholera. Von 1893—1896 war er Kgl. Hofarzt in Hannover. Ausgeschieden aus dem aktiven Dienst am 30. 3. 1898 als Oberstabsarzt II. Kl., ist jetzt Generalarzt der Reserve, Geh. Obermedizinalrat und vortragender Rat im Ministerium der geistlichen, Unterrichts- und Medizinalangelegenheiten, Mitglied der

wissenschaftlichen Deputation für das Medizinalwesen, des Apotheker-
rats, des Reichs-Gesundheitsrats, des Wissenschaftlichen Senats bei der
K. W.-A., und a. o. Professor an der Universität Berlin.

Er betätigte sich literarisch auf dem Gebiete der Hygiene und
schrieb ausser zahlreichen anderen Arbeiten:

1. Grundriß der Militärgesundheitspflege. Braunschweig. 1896.
2. Hygiene und Seuchenbekämpfung. Berlin. 1904. Schoetz.

781   **David Klee,**

geb. am 1. Dezember 1856 in Horburg (Sachsen) als Sohn des
Missionspredigers Hermann Klee, gehörte der K. W.-A. an vom 30. 3.
1875 bis 15. 8. 1877. Er setzte nach seinem Ausscheiden das Studium
fort, trat nach seiner 1883 erfolgten Approbation in die Armee
als Unterarzt ein, wurde zum Ass.-Arzt befördert am 3. 5. 1884.
Ausgeschieden aus dem aktiven Dienst am 28. 2. 1885 als Ass.-Arzt
II. Kl., war zuletzt beim Inf.-Regt. Nr. 66 in Magdeburg, liess sich
als prakt. Arzt in Kemberg (Bez. Merseburg) nieder, lebt jetzt als
prakt. Arzt in Roßleben.

782   **Albin Kretzschmar,**

geb. am 20. Dezember 1853 in Löbichau (Sachs.-Altenburg) als Sohn
des prakt. Arztes, Chirurgen I. Kl. Heinrich Kretzschmar, gehörte der
K. W.-A. an vom 30. 3. 1875 bis 15. 2. 1879, wurde promoviert am
3. 7. 1880, zum Ass.-Arzt befördert am 15. 9. 1880. Ausgeschieden
aus dem aktiven Dienst am 30. 8. 1887 als Ass.-Arzt I. Kl., war zuletzt
beim Ul.-Regt. Nr. 16 in Gardelegen; er ließ sich darauf als prakt.
Arzt in Ratzebuhr nieder. Gest. am 4. August 1895 als prakt. Arzt
in Wechselburg (bei Leipzig).

783   **Martin Lorenz,**

geb. am 10. November 1855 in Pontwitz bei Oels (i. Schl.) als Sohn
des Pastors Otto Lorenz, gehörte der K. W.-A. an vom 30. 3. 1875
bis 15. 8. 1877, wurde 1882 approbiert, zum Ass.-Arzt befördert am
24. 2. 1883, verheiratete sich am 4. 6. 1884. Ausgeschieden aus dem
aktiven Dienst am 25. 2. 1892 als Stabsarzt, war zuletzt Bataillonsarzt
im Inf.-Regt. Nr. 22 in Beuthen o. Schl., lebt jetzt als Stabsarzt a. D.,
Sanitätsrat und Knappschaftsarzt in Scharley o. Schl.

Er betätigte sich literarisch besonders auf dem Gebiete der inneren
Medizin und schrieb u. A.:

1. Pflege des Kindes. 1884.
2. Gesundheitspflege des Soldaten. 1891.
3. Leitfaden für freiwillige Sanitätskolonnen. 1901.
4. Prakt. Führer durch die gesamte Medizin mit besonderer Berücksichtigung
   der Diagnose und Therapie. 2 Bände. II. Aufl. 1906.
   Von 1888—1902 gab er einen Taschenkalender für Aerzte heraus.

784   **Ludwig Mueller,**

geb. am 20. März 1857 in Gospeuroda (Großh. Sachsen) als Sohn des
Lehrers August Mueller, gehörte der K. W.-A. an vom 30. 3. 1875

bis 15. 3. 1879, wurde promoviert am 29. 11. 1879, zum Ass.-Arzt befördert am 24. 5. 1881, verheiratete sich am 21. 5. 1895. Ausgeschieden aus dem aktiven Dienst am 28. 9. 1890 als Stabsarzt, war zuletzt Bataillonsarzt beim Inf.-Regt. Nr. 135 in Diedenhofen, lebt jetzt als prakt. Arzt und Sanitätsrat in Immigrath (Kreis Solingen).

Max Overweg, 785

geb. am 8. Juni 1851 in Kamburg (Saale) als Sohn des Fabrikbesitzers Aug. Overweg, gehörte der K. W.-A. an vom 30. 3. 1875 bis 1. 10. 1876, wurde promoviert am 20. 12. 1877, zum Ass.-Arzt befördert am 20. 4. 1878, verheiratete sich am 9. 7. 1891. Er war bei der K. W.-A. tätig vom 1. 4. 1887 bis 23. 8. 1890, erhielt Kommando an die Universitäts-Augenklinik in Berlin in der Zeit vom 1. 10. 1887 bis 23. 8. 1890. Er ist zurzeit Generalarzt und Korpsarzt des I. A.-K. in Königsberg i. Pr.

Er betätigte sich literarisch auf dem Gebiete der Augenheilkunde und schrieb u. a.:

> Beitrag zum Vorkommen von Kurzsichtigkeit in der Armee und Einfluß derselben auf den militärischen Dienst, insbesondere auf das Schießen. Festschrift K. W.-A. Berlin 1895. Hirschwald.

Prof. Richard Pfeiffer, 786

geb. am 27. März 1858 in Zduny (Kr. Krotoschin) als Sohn des Pastors Otto Pfeiffer, gehörte der K. W.-A. an vom 30. 3. 1875 bis 15. 2. 1879, wurde promoviert am 12. 6. 1880, zum Ass.-Arzt befördert am 15. 9. 1880, verheiratete sich am 2. 4. 1891. Er erhielt Kommando an das Hygienische Institut der Universität Berlin in der Zeit vom 1. 12. 1887 bis 1. 3. 1890. Ausgeschieden aus dem aktiven Dienst am 18. 2. 1890 als Stabsarzt, war zuletzt Bataillonsarzt im Inf.-Regt. Nr. 67 in Metz. Er habilitierte sich 1891 als Privatdozent für Hygiene in Berlin, wurde 1894 Professsor und folgte 1899 einem Ruf als ord. Professor und Direktor des Hygienischen Instituts nach Königsberg i. Pr. und lebt jetzt als Oberstabsarzt a. D., Professor der Hygiene und Geh. Medizinalrat in Königsberg i. Pr. Er war Mitglied der Deutschen Kommission zur Erforschung der Pest in Indien vom 15. 2. 1897 bis 10. 7. 1897 und der Expedition zur Erforschung der Malaria in Italien vom 13. 8. 1898 bis 1. 10. 1898. Pfeiffer ist als Entdecker des Influenza-Bazillus, der spezifischen Bakteriolysine und der darauf sich gründenden Serodiagnostik bekannt. Er nahm als Erster Schutzimpfungen des Menschen gegen Typhus, Cholera und Pest vor.

Er betätigte sich literarisch auf dem Gebiete der Hygiene

> und schrieb außer zahlreichen Arbeiten über Immunität: 1. eine Enzyklopädie der Hygiene zus. mit Proskauer. 2. eine Monographie über den doppelten Entwicklungszyklus bei Coccid. ovlforme. 3. gab er einen Mikrophotographischen Atlas der Bakterienkunde heraus, zusammen mit C. Fränkel.

Karl Prast, 787

geb. am 14. Februar 1855 in Mühlberg (Sachsen) als Sohn des Ass.-Arztes a. D. Wilhelm Prast, gehörte der K. W.-A. an vom 30. 3. 1875 bis

15. 2. 1879, wurde promoviert am 11. 2. 1879, zum Ass.-Arzt befördert am 30. 11. 1880. Ausgeschieden aus dem aktiven Dienst am 7. 3. 1889 als Stabsarzt, war zuletzt Garnisonarzt in Torgau, wurde zunächst in die Landesheil- und Pflegeanstalt Nietleben aufgenommen und befindet sich seit 19. 4. 1905 in der Privatanstalt Asyl Carlsfeld bei Brehna (Kreis Bitterfeld).

788   **Prof. Bernhard Rawitz,**

geb. am 23. August 1857 in Ostrowo (Posen) als Sohn des Oberstabsarztes Joseph Rawitz, gehörte der K. W.-A. an vom 30. 3. 1875 bis 15. 2. 1879, wurde promoviert am 8. 3. 1879, zum Ass.-Arzt befördert am 26. 8. 1880. Ausgeschieden aus dem aktiven Dienst am 24. 7. 1883 als Ass.-Arzt I. Kl., war zuletzt beim Inf.-Regt. Nr. 45 in Metz, widmete sich darauf zoologischen und vergleichend anatomischen Studien in Berlin, arbeitete 1887/88 und 1890 auf der zoolog. Station in Neapel, habilitierte sich 1889 in Berlin, unternahm 1897 und 1898 wissenschaftliche Reisen zum Studium der Cetazeen. Lebt jetzt als Professor der Anatomie in Berlin.

Er betätigte sich literarisch auf dem Gebiete der Anatomie und Zoologie

und verfaßte neben zahlreichen Arbeiten aus diesen Gebieten u. a. folgende größere Schriften:
1. Leitfaden für histologische Untersuchungen. Jena 1895. 2. Aufl.
2. Das Zentralnervensystem der Acephalen. Jena 1887.

789   **Carl Rhein,**

geb. am 14. Mai 1856 in Moers (Rheinprovinz) als Sohn des Oberlehrers Ludwig Rhein, gehörte der K. W.-A. an vom 30. 3. 1875 bis 4. 7. 1876. Er wurde auf Antrag seines Vaters entlassen, studierte weiter Medizin, wurde 1880 approbiert und trat in die Armee als Unterarzt ein, wurde am 26. 8. 1880 zum Ass.-Arzt befördert. Ausgeschieden aus dem aktiven Dienst am 14. 10. 1882 als Ass.-Arzt II. Kl., war zuletzt beim Hus.-Regt. Nr. 9 in Trier, ließ sich darauf als prakt. Arzt und Zahnarzt in Bonn nieder und lebt zurzeit als Sanitätsrat in Godesberg.

790   **Hermann Scriba,**

geb. am 9. August 1855 in Seligenstadt (Grhzt. Hessen) als Sohn des Pfarrers Wilhelm Scriba, gehörte der K. W.-A. an vom 30. 3. 1875 bis 15. 3. 1879, wurde approbiert am 30. 6. 1880, zum Ass.-Arzt befördert am 16. 6. 1881, verheiratete sich am 6. 7. 1888. Ausgeschieden aus dem aktiven Dienst am 13. 1. 1887 als Ass.-Arzt I. Kl., war zuletzt beim Feldart.-Regt. Nr. 11 in Fritzlar, lebt jetzt als Stabsarzt d. L. II und prakt. Arzt in Pfungstadt.

791   **Martin Siegfried,**

geb. am 28. September 1855 in Berlin als Sohn des Realgymnasiallehrers C. Siegfried, gehörte der K. W.-A. an vom 30. 3. 1875 bis 15. 2. 1879, wurde promoviert am 11. 7. 1881, zum Ass.-Arzt befördert am 26. 8. 1880, verheiratete sich am 19. 1. 1908. Ausgeschieden aus

dem aktiven Dienst am 24. 11. 1890 als Stabsarzt, war zuletzt
Bataillonsarzt beim Inf.-Regt. Nr. 27 in Magdeburg, lebt jetzt als Kurarzt in Bad Nauheim.

Er betätigte sich literarisch auf dem Gebiete der physikal. Heilmethoden.

Felix Spieß,   792

geb. am 12. März 1854 in Berlin als Sohn des Kaufmanns Adolph
Spieß, gehörte der K. W.-A. an vom 30. 3. 1875 bis 30. 9. 1877,
wurde promoviert am 10. 8. 1877, zum Ass.-Arzt befördert am
29. 4. 1879, verheiratete sich am 29. 3. 1898. Er war bei der K.W.-A.
tätig vom 30. 4. 1887 bis 18. 3. 1890. Ausgeschieden aus dem aktiven
Dienst am 18. 5. 1907 als Generalarzt, war zuletzt Generaloberarzt
und Divisionsarzt der 35. Div. in Graudenz, lebt jetzt als Generalarzt
a. D. in Berlin.

Eugen Westphal,   793

geb. am 10. März 1856 in Breslau als Sohn des Regimentsarztes
11. Inf.-Regts. Wilhelm Westphal, gehörte der K.W.-A. an vom 30.3.1875
bis 15. 2. 1879, wurde promoviert am 31. 3. 1880, zum Ass.-Arzt
befördert am 26. 8. 1880. Er war bei der K.W.-A. tätig vom 25. 9.
1888 bis 28. 3. 1892 und ist zurzeit Oberstabsarzt und Regimentsarzt
des Inf.-Regts. Nr. 143 in Straßburg i. E.

Michaelis 1875.

August Backhaus,   794

geb. am 4. Januar 1856 in Harmsdorf (Pommern) als Sohn des
Lehrers Karl Backhaus, gehörte der K. W.-A. an vom 19. 10. 1875
bis 9. 3. 1876. Er wurde auf Antrag seines Vaters entlassen, um
Philologie zu studieren. Er brachte auch dies Studium nicht zum
Abschluß, sondern ging nach Amerika. Jetziger Aufenthaltsort und
Beruf ist nicht zu ermitteln.

Karl Bähnisch,   795

geb. am 18. Juli 1856 in Poln. Lissa als Sohn des Buchhalters Ernst
Bähnisch, gehörte der K. W.-A. an vom 19. 10. 1875 bis 30. 9. 1879,
wurde promoviert am 29. 11. 1879, zum Ass.-Arzt befördert am
28. 10. 1880. Gest. am 4. März 1881 als Ass.-Arzt II. Kl., war zuletzt beim Gren.-Regt. Nr. 9 in Stargard.

Eduard Berninghaus,   796

geb. am 6. Oktober 1855 in Cöln als Sohn des Fortifikations-Sekretärs
und Rendanten Eduard Berninghaus, gehörte der K.W.-A. an vom
19. 10. 1875 bis 18. 12. 1878. Gest. am 18. Dezember 1878 an den
Folgen eines tragischen Unglücksfalles (unbeabsichtigten Messerstichs
in die Brust).

797   **Theodor Boeckler,**

geb. am 11. August 1855 in Dransee (Ost-Priegnitz) als Sohn des Predigers Theodor Boeckler, gehörte der K.W.-A. an vom 22.10.1875 bis 30.9.1879, wurde promoviert am 11.10.1879, zum Ass.-Arzt befördert am 24.5.1881, verheiratete sich am 9.4.1891. Er ist zurzeit Oberstabsarzt und Regimentsarzt des Inf.-Regts. Nr. 170 in Offenburg.

798   **Paul Carl,**

geb. am 8. April 1854 in Tarmen (Pommern) als Sohn des Rittergutsbesitzers Friedrich Carl, gehörte der K.W.-A. an vom 19.10.1875 bis 6.4.1876. Er studierte weiter Medizin, wurde promoviert am 25.2.1880, im gleichen Jahre approbiert, ließ sich als prakt. Arzt in Landeck (Reg.-Bez. Marienwerder) nieder, verheiratete sich am 7.5.1881. Gest. am 7. April 1896 als Kreisphysikus in Kulm (Westpr.).

799   **Friedrich Deisting,**

geb. am 7. Dezember 1855 in Mölln (Lauenburg) als Sohn des Lehrers August Deisting, gehörte der K.W.-A. an vom 19.10.1875 bis 3.10.1876. Er wurde nach beendeter Militärdienstzeit entlassen, studierte dann weiter Medizin, wurde promoviert am 8.8.1881. Nach seiner 1882 erfolgten Approbation ließ er sich als prakt. Arzt in Kierspe (Reg.-Bez. Arnsberg) nieder und lebt seitdem dort.

800   **Albert Deutsch,**

geb. am 29. Februar 1856 in Berlin als Sohn des Postdirektors Albert Deutsch, gehörte der K.W.-A. an vom 19.10.1875 bis 1.10.1879, wurde promoviert am 11.10.1879, zum Ass.-Arzt befördert am 16.6.1881, verheiratete sich am 6.10.1881. Er war bei der M.-A. tätig vom 5.7.1892 bis 23.4.1896. Ausgeschieden aus dem aktiven Dienst am 22.5.1900 als Oberstabsarzt, war zuletzt Regimentsarzt des Inf.-Regts. Nr. 153 in Altenburg (S.-A.), lebt jetzt als Oberstabsarzt a. D. in Halle a. S.

801   **Rudolf Dietlen,**

geb. am 31. August 1857 in Plattenhardt (Oberamt Stuttgart) als Sohn des Revierförsters Karl Dietlen, gehörte der K.W.-A. an vom 19.10.1875 bis 1.10.1879, wurde promoviert am 19.6.1880, zum Ass.-Arzt befördert am 14.8.1881, verheiratete sich am 4.1.1908. Er war bei der K.W.-A. tätig vom 5.5.1887 bis 11.5.1891, erhielt Kommando an die Klinik für Geschlechtskranke der Charité in Berlin in der Zeit vom 1.10.1888 bis 11.5.1891. Ausgeschieden aus dem aktiven Dienst am 8.2.1906 als Oberstabsarzt z. D., war zuletzt Regimentsarzt des Feldart.-Regts. Nr. 49 in Ulm, war bis zum 5.7.1907 diensttuender Sanitätsoffizier beim Bezirkskommando Stuttgart, lebt jetzt als Oberstabsarzt z. D. in Urach (Württemberg).

802   **Leo Grochowski,**

geb. am 10. März 1857 in Lopienno (Posen) als Sohn des Apothekers Adam Grochowski, gehörte der K.W.-A. an vom 19.10.1875 bis

30. 10. 1879, wurde promoviert am 16. 8. 1879, zum Ass.-Arzt befördert am 16. 6. 1881. Gest. am 3. April 1887 als Ass.-Arzt I. Kl. beim Kadettenhaus in Bensberg.

Paul Grünbaum, 803

geb. am 12. September 1854 in Bernstein (Neumark) als Sohn des prakt. Arztes Dr. Eduard Grünbaum, gehörte der K. W.-A. an vom 19. 10. 1875 bis 1. 10. 1879, wurde promoviert am 11. 10. 1879, zum Ass.-Arzt befördert am 16. 6. 1881, ist zurzeit Oberstabsarzt und Regimentsarzt des Ulan.-Regts. Kaiser Alexander II. von Rußland (1. Brandenburgisches) Nr. 3 in Fürstenwalde.

Hippolyt Guillery, 804

geb. am 4. November 1857 in Cöln als Sohn des Bergwerksdirektors Theodor Guillery, gehörte der K. W.-A. an vom 19. 10. 1875 bis 1. 10. 1879, wurde promoviert am 9. 8. 1879, zum Ass.-Arzt befördert am 16. 4. 1881, verheiratete sich am 22. 10. 1895. Er widmete sich vornehmlich der Augenheilkunde und ist zurzeit Oberstabsarzt und Regimentsarzt des Inf.-Regts. Nr. 65 in Cöln.

Er betätigte sich literarisch auf dem Gebiete der Ophthalmologie und schrieb u. a. zusammen mit Lewin das Werk: Die Wirkungen von Arzneimitteln und Giften auf das Auge. 2 Bde. Berlin. 1905.

Hugo Hahn, 805

geb. am 20. Februar 1854 in Valparaiso (Chile) als Sohn des Privatiers Nikolaus Hahn, gehörte der K. W.-A. an vom 19. 10. 1875 bis 1. 10. 1879, wurde promoviert am 9. 8. 1879, zum Marine-Ass.-Arzt befördert am 16. 4. 1881. Ausgeschieden aus dem aktiven Dienst am 3. 5. 1884 als Marine-Oberassistenzart, wurde zunächst Schiffsarzt bei der Hamburg-Amerikanischen Paketfahrt-Aktien-Gesellschaft und ließ sich später als Frauenarzt in Valparaiso nieder, wo er noch leben soll.

Maximilian Hildebrand, 806

geb. am 30. April 1850 in Drossen (Reg.-Bez. Frankfurt a. O.) als Sohn des Pastors August Hildebrand, gehörte der K. W.-A. an vom 19. 10. 1875 bis 15. 3. 1877, wurde promoviert am 20. 3. 1878, zum Ass.-Arzt befördert am 21. 5. 1878, verheiratete sich am 30. 7. 1880. Er nahm als Gymnasiast am Krieg 1870/71 als Freiwilliger beim Inf.-Regt. Nr. 52 teil. Ausgeschieden aus dem aktiven Dienst am 23. 3. 1880 als Ass.-Arzt, war zuletzt beim 3. Pomm. Inf.-Regt. Nr. 14 in Stralsund. Er lebt jetzt als Stabsarzt a. D. und Sanitätsrat in Berlin.

Arnold Krieger, 807

geb. am 6. Februar 1856 in Potsdam als Sohn des Regierungsrates Richard Krieger, gehörte der K. W.-A. an vom 19. 10. 1875 bis 30. 9. 1879, wurde promoviert am 12. 8. 1880, zum Ass.-Arzt befördert am 16. 6. 1881, verheiratete sich am 20. 5. 1888. Er ist zurzeit char. Generaloberarzt und Garnisonarzt bei der Kommandantur Altona.

808　　　　　　**Friedrich Langenfeld,**

geb. am 6. November 1855 in Wertherbruch (Rheinprov.) als Sohn des Lehrers Johann Langenfeld, gehörte der K. W.-A. an vom 19. 10. 1875 bis 1. 4. 1876. Er wurde auf Antrag seines Vaters entlassen, studierte weiter Medizin und wurde 1885 approbiert. Er ließ sich zunächst als prakt. Arzt in Amöneburg (Bez. Kassel) nieder, dann in Wertherbruch (Reg.-Bez. Düsseldorf). Gest. am 27. Oktober 1888 in Hülsenbusch (Kr. Gummersbach).

809　　　　　　**Otto Lütkemüller,**

geb. am 3. April 1858 in Senftenberg als Sohn des prakt. Arztes Dr. Albert Lütkemüller, gehörte der K. W.-A. an vom 19. 10. 1875 bis 1. 10. 1879, wurde promoviert am 19. 6. 1880, zum Ass.-Arzt befördert am 16. 6. 1881. Ausgeschieden aus dem aktiven Dienst am 25. 5. 1889 als Stabsarzt, war zuletzt Bataillonsarzt im Inf.-Regt. Nr. 99 in Pfalzburg. Er ließ sich als prakt. Arzt in Schwetzingen (Baden) nieder und starb dort am 2. April 1903.

810　　　　　　**Traugott Pauli,**

geb. am 2. Oktober 1856 in Wolfenbüttel als Sohn des Pastors Hermann Pauli, gehörte der K. W.-A. an vom 19. 10. 1875 bis 1. 10. 1879, wurde promoviert am 9. 8. 1879, zum Ass.-Arzt befördert am 24. 4. 1882, verheiratete sich am 25. 5. 1895. Er erhielt einen dreijährigen Urlaub in der Zeit vom 27. 11. 1883. bis 1. 4. 1886 behufs Teilnahme an einer wissenschaftlichen Expedition nach Afrika und nahm im Dezember 1884 an der militärischen Aktion in und bei Kamerun teil. Er ist zurzeit Oberstabsarzt und Regimentsarzt des Inf.-Regts. Nr. 164 in Hameln.

Er betätigte sich literarisch auf dem Gebiete der Ethnographie und Anthropologie und schrieb u. a. über:

1. Kamerun. Petermanns Mitteilungen. 1885. Heft 1.
2. Bimbia und Victoria. Globus 1887. Bd. 51. Nr. 22.
3. Dr. Karl Passavant. Zeitschrift d. Gesellsch. f. Erdkunde. 1887. 5.
4. Anthropologisches und Ethnographisches aus Kamerun. Korrespondenzblatt d. deutschen anthropolog. Gesellschaft. 1901. Nr. 10.

811　　　　　　**Richard Poelchen,**

geb. am 18. August 1885 in Kolberg als Sohn des Volksschullehrers Ernst Poelchen, gehörte der K. W.-A. an vom 19. 10. 1875 bis 30. 9. 1879, wurde promoviert am 9. 10. 1879, zum Ass.-Arzt befördert am 16. 6. 1881, verheiratete sich am 9. 10. 1894. Ausgeschieden aus dem aktiven Dienst am 22. 3. 1887 als Ass.-Arzt I. Kl., war zuletzt beim Inf.-Regt. Nr. 128 in Danzig, ist jetzt leitender Arzt des städtischen Krankenhauses in Zeitz.

Er betätigte sich literarisch auf dem Gebiete der Gesamtmedizin.

812　　　　　　**Johannes Pohle,**

geb. am 17. August 1853 in Berlin als Sohn des Stadtrats Rudolph Pohle, gehörte der K. W.-A. an vom 19. 10. 1875 bis 1. 10. 1879,

wurde promoviert am 22. 11. 1879 zum Ass.-Arzt befördert am
26. 8. 1880. Gest. am 8. April 1881 als Ass.-Arzt II. Kl., war zuletzt
beim Inf.-Regt. Nr. 52 in Kottbus.

Albrecht Scholze, 813

geb. am 8. November 1855 in Znin (Reg.-Bez. Bromberg) als Sohn
des evang. Pfarrers Karl Scholze, gehörte der K. W.-A. an vom
19. 10. 1875 bis 1. 10. 1879, wurde promoviert am 11. 10. 1879, zum
Ass.-Arzt befördert am 24. 5. 1881, verheiratete sich am 16. 2. 1898.
Er ist zurzeit Generalarzt und Korpsarzt des II. A.-K. in Stettin.

Wilhelm Stock, 814

geb. am 27. Januar 1855 in Wesel als Sohn des Oberlazarettinspektors
Philipp Stock, gehörte der K.W.-A. an vom 19.10.1875 bis 30.9.1879,
wurde promoviert am 22. 11. 1879, zum Ass.-Arzt befördert am
26. 8. 1880, verheiratete sich am 30. 11. 1881, ist zurzeit Generaloberarzt und Garnisonarzt beim Gouvernement Cöln.

Walter Stubenrauch, 815

geb. am 29. April 1857 in Berlin als Sohn des prakt. Arztes Dr. Hermann
Stubenrauch, gehörte der K.W.-A. an vom 19. 10. 1875 bis 30. 9. 1879,
wurde promoviert am 9.8.1879, zum Ass.-Arzt befördert am 24.5.1881.
Er starb am 2. November 1883 als Ass.-Arzt II. Kl., war zuletzt an
der Hauptkadettenanstalt in Gr. Lichterfelde.

Albert Volbeding, 816

geb. am 10. Mai 1856 in Schwerin a. W. (Posen) als Sohn des Kreisgerichtsrats Karl Volbeding, gehörte der K. W.-A. an vom 19. 10. 1875
bis 9. 3. 1876. Er wurde auf Antrag seines Vaters entlassen, studierte
weiter Medizin, wurde 1883 approbiert und ließ sich als prakt. Arzt
in Düsseldorf nieder. Gest. am 5. Dezember 1909 in Chemnitz.

Hans Weinheimer, 817

geb. am 12. September 1857 in Ellwangen (Württemberg) als Sohn des
Regierungsrats Karl Weinheimer, gehörte der K. W.-A. an vom
19. 10. 1875 bis 30. 9. 1879, wurde promoviert am 22. 7. 1879, zum
Marine-Ass.-Arzt befördert am 15. 9. 1880. Er war bei der K. W.-A.
tätig vom 17.10.1889 bis 30.9.1890. Ausgeschieden aus dem aktiven
Dienst am 17. 7. 1895 als Marine-Oberstabsarzt, war zuletzt Leitender
Arzt des Werftkrankenhauses in Wilhelmshaven. Gest. am 19. August 1899
in letzterer Stellung.

Eugen Weise, 818

geb. am 4. August 1855 in Hoffstädt (Westpr.) als Sohn des Lehrers
Karl Weise, gehörte der K. W.-A. an vom 19. 10. 1875 bis 30. 9. 1879,
wurde promoviert am 14. 8. 1880, zum Ass.-Arzt befördert am
16. 6. 1881, verheiratete sich am 25. 7. 1891. Ausgeschieden aus dem

aktiven Dienst am 28. 7. 1889 als Stabsarzt, war zuletzt Bataillonsarzt im Inf.-Regt. Nr. 75 in Stade. Er lebt jetzt als prakt. Arzt und Sanitätsrat in Stade.

Ostern 1876.

819   **Hermann Benzler,**

geb. am 13. Mai 1857 in Zoppot als Sohn des prakt. Arztes Dr. Hermann Benzler, gehörte der K. W.-A. an vom 1.4.1876 bis 15.2.1880, wurde promoviert am 13. 2. 1880, zum Ass.-Arzt befördert am 21. 7. 1881, verheiratete sich am 2.10.1884. Ausgeschieden aus dem aktiven Dienst am 18. 5. 1907 als Generalarzt, war zuletzt Generaloberarzt und Divisionsarzt der 18. Div. in Flensburg. Er lebt jetzt als Generalarzt a. D. und Provinzial-Inspekteur vom Roten Kreuz für die Provinz Hannover in Hannover.

820   **Hermann Bogge,**

geb. am 25. Juni 1855 in Spandau als Sohn des Rechnungsrates Julius Bogge, gehörte der K. W.-A. an vom 1.4.1876 bis 30.9.1880, wurde promoviert am 31. 7. 1880, zum Ass.-Arzt befördert am 24. 4. 1882. Ausgeschieden aus dem aktiven Dienst am 27. 12. 1890 als Stabsarzt, war zuletzt Bataillonsarzt beim Inf.-Regt. Nr. 50 in Lissa i. P., ließ sich als prakt. Arzt in Teuplitz (Bez. Frankfurt a. O.) nieder. Gest. am 24. Februar 1896 daselbst.

821   **Walter Brandstaeter,**

geb. am 6. März 1858 in Danzig als Sohn des Oberlehrers Prof. Dr. Franz Brandstaeter, gehörte der K. W.-A. an vom 1. 4. 1876 bis 15. 2. 1880, wurde promoviert am 16. 8. 1880, zum Marine-Ass.-Arzt befördert am 21. 7. 1881. Er erhielt Kommando an die K. W.-A. in Berlin in der Zeit vom 1. 10. 1888 bis 16. 2. 1889. Gest. am 20. Mai 1889 in Prag als Marine-Stabsarzt, war zuletzt Stabsarzt an der K. W.-A.

822   **Curt Duvinage,**

geb. am 8. Juni 1856 in Pasewalk als Sohn des Kaufmanns Gustav Duvinage, gehörte der K. W.-A. an vom 1. 4. 1876 bis 7. 2. 1880, wurde promoviert am 14. 2. 1882, zum Ass.-Arzt befördert am 6. 10. 1881. Gest. am 21. Februar 1902 als Oberstabsarzt, war zuletzt Regimentsarzt des Inf.-Regts. Nr. 176 in Thorn.

823   **Bernhard Gaedkens,**

geb. am 22. August 1856 in Zarrentin (Mecklenburg-Schwerin) als Sohn des prakt. Arztes Dr. Theodor Gaedkens, gehörte der K. W.-A.

an vom 1. 4. 1876 bis 15. 3. 1880, wurde promoviert am 25. 3. 1880, zum Ass.-Arzt befördert am 24. 5. 1881, verheiratete sich am 22. 9. 1885. Ausgeschieden aus dem aktiven Dienst am 21. 5. 1906 als Oberstabs-arzt, war zuletzt Regimentsarzt des Feldart.-Regts. Nr. 30 in Rastatt. Gest. am 22. Juni 1906 in Hannover.

Rudolf Gerstacker, 824

geb. am 26. Juni 1855 in Klausthal (Hannover) als Sohn des Königl. Hüttenfaktors Hermann Gerstacker, gehörte der K. W.-A. an vom 1. 4. 1876 bis 15. 2. 1880, wurde promoviert am 12. 8. 1880, zum Ass.-Arzt befördert am 21. 7. 1881, verheiratete sich am 12. 2. 1897. Er war bei der K. W.-A. tätig vom 26. 1. 1889 bis 28. 9. 1892, ist zurzeit Generalarzt und Korpsarzt des XIV. Armeekorps in Karlsruhe.

Otto v. Giźycki, 825

geb. am 28. April 1858 in Gozdawa (Posen) als Sohn des Guts-besitzers Gustav v. Giźycki, gehörte der K. W.-A. an vom 1. 4. 1876 bis 15. 2. 1880, wurde promoviert am 18. 3. 1880, zum Ass.-Arzt befördert am 16. 6. 1881. Ausgeschieden aus dem aktiven Dienst am 24. 11. 1885 als Ass.-Arzt, war zuletzt beim Gren.-Regt. Nr. 12 in Frankfurt a. O. Er schied wegen Krankheit aus. Weiteres Schicksal unbekannt.

Prof. Alfred Goldscheider, 826

geb. am 4. August 1858 in Sommerfeld (Kr. Crossen) als Sohn des prakt. Arztes Dr. Goldscheider, gehörte der K. W.-A. an vom 1. 4. 1876 bis 15. 2. 1880, wurde promoviert am 28. 5. 1881, zum Ass.-Arzt befördert am 23. 8. 1881, verheiratete sich am 1. 9. 1902. Er war bei der K. W.-A. tätig vom 7. 3. 1889 bis 28. 12. 1894, erhielt Kommando an die Kgl. Charité (I. med. Klinik) in Berlin in der Zeit vom 18. 3. 1890 bis 22. 12. 1894, habilitierte sich 1891 als Privatdozent für innere Medizin an der Universität Berlin. Ausgeschieden aus dem aktiven Dienst am 28. 12. 1894 als Stabsarzt, war zuletzt Stabsarzt an der K. W.-A. in Berlin, wurde dirigierender Arzt am Krankenhaus Moabit, erhielt 1895 den Titel „Professor", wurde 1898 zum Extraordinarius, später zum ordentlichen Honorarprofessor ernannt und lebt jetzt als Generalober-arzt d. L. II und ärztl. Direktor des Rudolf Virchow-Krankenhauses, Geheimer Medizinalrat, o. Hon.-Professor an der Universität Berlin.

Er betätigte sich literarisch auf dem Gebiete der inneren Medizin und schrieb außer zahlreichen Arbeiten aus dem Gebiete der Nerven-, Herz- und Lungenpathologie verschiedene Monographien, von denen hier nur ge-nannt seien:
1. Diagnostik der Krankheiten des Nervensystems.
2. Die Erkrankungen des Rückenmarks und der Med. oblong. (Zus. mit v. Leyden.)
3. Ueber den Schmerz.
4. Gesammelte Abhandlungen. I. Bd.: Physiologie der Hautsinnesnerven. II. Bd.: Physiologie des Muskelsinns.
5. Normale und pathol. Anatomie der Nervenzellen. (Zus. mit E. Flatau.)
6. Handbuch der physikal. Therapie. (Zus. mit Jacob.)

827   **Karl Grethe,**

geb. am 2. März 1858 in Linden (Hannover) als Sohn des Steuer-Inspektors Friedrich Grethe, gehörte der K.W.-A. an vom 1. 4. 1876 bis 1. 10. 1876 und vom 1. 4. 1877 bis 15. 2. 1881, wurde promoviert am 17. 5. 1881, zum Ass.-Arzt befördert am 22. 7. 1882, verheiratete sich am 25. 1. 1898. Ausgeschieden aus dem aktiven Dienst am 28. 12. 1897 als Oberstabsarzt, war zuletzt Regimentsarzt des Inf.-Regts. Nr. 131 in Metz, lebt jetzt als Sanitätsrat in Linden.

828   **Franz Helmbold,**

geb. am 30. November 1857 in Mühlhausen i. Thüringen als Sohn des Kaufmanns Karl Helmbold, gehörte der K.W.-A. an vom 1. 4. 1876 bis 15. 3. 1880, wurde promoviert am 7. 8. 1880, zum Ass.-Arzt befördert am 24. 5. 1881. Ausgeschieden aus dem aktiven Dienst am 1. 6. 1892 als Stabsarzt, war zuletzt Bataillonsarzt des Jäg.-Bat. Nr. 3 in Lübben, lebte als Sanitätsrat und leitender Arzt des Kreiskrankenhauses in in Lübben. Er starb am 7. Dezember 1909.

829   **Hans Klotz,**

geb. am 2. März 1853 in Potsdam als Sohn des prakt. Arztes Klotz, gehörte der K.W.-A. an vom 6. 5. 1876 bis 10. 7. 1876. Er ging zum Postfach über, lebte schließlich als Post-Sekretär in Potsdam und starb dort am 2. Januar 1892.

830   **Ludwig Kobelius,**

geb. am 8. Dezember 1856 in Liebenwerda (Sachsen) als Sohn des Postsekretärs Ludwig Kobelius, gehörte der K.W.-A. an vom 1. 4. 1876 bis 15. 2. 1880, wurde promoviert am 25. 3. 1880, zum Ass.-Arzt befördert am 21. 7. 1881, verheiratete sich am 5. 6. 1884. Er ist zurzeit Oberstabsarzt und Regimentsarzt des Inf.-Regts. Nr. 84 in Schleswig.

831   **Gotthold Langhoff,**

geb. am 7. Dezember 1857 in Potsdam als Sohn des Ober-Realschuldirektors Friedrich Langhoff, gehörte der K.W.-A. an vom 1. 4. 1876 bis 15. 2. 1880, wurde promoviert am 19. 6. 1880, zum Ass.-Arzt befördert am 6. 10. 1881, verheiratete sich am 4. 4. 1888. Er ist zurzeit Generaloberarzt, Garnisonarzt bei der Kommandantur und Chefarzt in Potsdam.

832   **Otto Marsch,**

geb. am 29. Januar 1856 in Potsdam als Sohn des Rektors Hermann Marsch, gehörte der K.W.-A. an vom 1. 4. 1876 bis 15. 2. 1880, wurde promoviert am 23. 12. 1880, zum Ass.-Arzt befördert am 23. 8. 1881, verheiratete sich am 25. 3. 1886. Er ist zurzeit char. Generaloberarzt und Garnisonarzt in Jüterbog.

Georg Nauck, 833

geb. am 9. März 1857 in Lanke (Nieder-Barnim) als Sohn des Amtmanns Karl Nauck, gehörte der K. W.-A. an vom 1. 4. 1876 bis 15. 2. 1881, wurde promoviert am 17. 4. 1880, zum Ass.-Arzt befördert am 21. 7. 1881, verheiratete sich am 14. 6. 1891. Ausgeschieden aus dem aktiven Dienst am 30. 8. 1883 als Ass.-Arzt II. Kl., war zuletzt beim Inf.-Regt. Nr. 86 in Flensburg, lebt jetzt als Stabsarzt a. D., Kreisarzt und Medizinalrat in Hattingen (Reg.-Bez. Arnsberg).

Prof. Johannes Nietner, 834

geb. am 2. August 1855 in Potsdam als Sohn des Königl. Oberhofgärtners Theodor Nietner, gehörte der K. W.-A. an vom 1. 4. 1876 bis 15. 2. 1880, wurde promoviert am 8. 8. 1883, zum Ass.-Arzt befördert am 23. 8. 1881. Er war bei der K. W.-A. tätig vom 1. 5. 1894 bis 24. 4. 1896, erhielt Kommando an die Charité (Institut für Infektionskrankheiten) in Berlin in der Zeit vom 1. 5. 1894 bis 24. 4. 1896. Ausgeschieden aus dem aktiven Dienst am 2. 7. 1898 als Oberstabsarzt, war zuletzt Regimentsarzt des Fußart.-Regts. Nr. 4 in Magdeburg. Erhielt am 21. 9. 1907 das Prädikat „Professor". Er lebt jetzt als Generalsekretär des Deutschen Zentralkomitees zur Bekämpfung der Tuberkulose in Berlin-Groß-Lichterfelde.

Karl Peltzer, 835

geb. am 21. August 1856 in Charlottenburg als Sohn des Obergärtners Theodor Peltzer, gehörte der K. W.-A. an vom 1. 4. 1876 bis 15. 2. 1880, wurde promoviert am 10. 8. 1880, zum Ass.-Arzt befördert am 23. 8. 1881. Ausgeschieden aus dem aktiven Dienst am 30. 9. 1889 als Stabsarzt, war zuletzt Abteilungsarzt im Feldart.-Regt. Nr. 17 in Graudenz, lebte darauf in Berlin. Gest. am 20. November 1889.

Erich Prölß, 836

geb. am 4. Januar 1858 in Stettin als Sohn des Majors z. D. Adolf Prölß, gehörte der K. W.-A. an vom 1. 4. 1876 bis 15. 2. 1880, wurde promoviert am 2. 6. 1881, zum Ass.-Arzt befördert am 23. 8. 1881. Gest. am 8. Juni 1894 als Stabsarzt, war zuletzt Bataillonsarzt beim Inf.-Regt. Nr. 116 in Gießen.

Maximilian Richter, 837

geb. am 3. September 1855 in Barth (Pommern) als Sohn des Pastors Gottlieb Richter, gehörte der K. W.-A. an vom 1. 4. 1876 bis 15. 3. 1880, wurde promoviert am 18. 3. 1880, zum Marine-Ass.-Arzt befördert am 16. 4. 1881, verheiratete sich am 1. 10. 1890. Er trat am 26. 7. 1892 zu den Sanitätsoffizieren der Armee über und ist zurzeit Oberstabsarzt und Regimentsarzt des Hus.-Regts. Nr. 16 in Schleswig. Er betätigte sich literarisch auf dem Gebiete der Hygiene und schrieb:

Ueber den Dauerproviant und die Präserven in der Schiffsverpflegung, deren Bedeutung für die Schiffahrt und die Hygiene. Marine-Rundschau. 3. Heft. 1892.

838   **Paul Schaefer,**

geb. am 30. August 1857 in Sagan (Schlesien) als Sohn des prakt.
Arztes Fritz Schaefer, gehörte der K. W.-A. an vom 30. 3. 1876 bis
15. 3. 1880, wurde promoviert am 22. 6. 1880, zum Marine-Ass.-Arzt
befördert am 21. 7. 1881. Gest. am 11. März 1887 in Sagan als Marine-
stabsarzt, war zuletzt ordinierender Arzt im Marinelazarett Wilhelmshaven.

839   **Robert Schian,**

geb. 15. November 1857 in Breslau als Sohn des Diakonus Dr. Robert
Schian, gehörte der K. W.-A. an vom 30. 3. 1876 bis 19. 5. 1879, wurde
promoviert am 16. 7. 1880, zum Ass.-Arzt befördert am 23. 9. 1882,
verheiratete sich am 24. 9. 1885. Er war Korpsarzt der Schutztruppe
in Südwestafrika vom 28. 4. 1904 bis 30. 4. 1906 und nahm am Herero-
Feldzug 1904/05 teil. Ausgeschieden aus dem aktiven Dienst am
19. 12. 1907 als Generalarzt, war zuletzt Generaloberarzt und Divisionsarzt der 34. Div. in Metz, lebt jetzt als Generalarzt a. D. in Olbersdorf
(Sachsen).

840   **Richard Schlacke,**

geb. am 1. Februar 1857 in Schwedt a. O. als Sohn des Schloß-
predigers August Schlacke, gehörte der K. W.-A. an vom 30. 3. 1876
bis 15. 3. 1880, wurde promoviert am 5. 6. 1880, zum Ass.-Arzt befördert am 21. 7. 1881, verheiratete sich am 24. 6. 1884. Er ist zurzeit
Generaloberarzt und Divisionsarzt der 1. Div. in Königsberg (Preußen).

841   **Martin Schmidt,**

geb. am 17. Juli 1858 in Liegnitz als Sohn des Stadtrats Ernst
Schmidt, gehörte der K. W.-A. an vom 30. 3. 1876 bis 15. 2. 1880,
wurde promoviert 1880, zum Ass.-Arzt befördert am 23. 8. 1881.
Gest. am 4. Mai 1890 als Stabsarzt, war zuletzt Bataillonsarzt beim
Inf.-Regt. Nr. 44 in Soldau.

842   **Otto Schmiedicke,**

geb. am 28. März 1858 in Ratibor (Reg.-Bez. Oppeln) als Sohn des
Appellationsgerichtsrats Julius Schmiedicke, gehörte der K. W.-A. an vom
30. 3. 1876 bis 15. 3. 1880, wurde promoviert am 16. 3. 1880, zum Ass.-
Arzt befördert am 16. 6. 1881, verheiratete sich am 9. 7. 1885. Er ist
zurzeit Generalarzt und Korpsarzt des XVIII. A.-K. in Frankfurt a. M.
Er betätigte sich literarisch auf dem Gebiete der Bakteriologie.

843   **Robert Schnee,**

geb. am 31. Oktober 1856 in Wittenberge (Brandenburg) als Sohn des
Hauptsteueramtsrendanten Rudolf Schnee, gehörte der K. W.-A. an
vom 30. 4. 1876 bis 15. 3. 1880, wurde promoviert am 15. 5. 1880, zum
Ass.-Arzt befördert am 6.!10. 1881, verheiratete sich am 22. 5. 1894.
Er ist zurzeit Oberstabsarzt und Regimentsarzt des Inf.-Regts. Nr. 29
in Trier.

Karl Schwieger, 844

geb. am 21. Juni 1856 in Potsdam als Sohn des prakt. Arztes
Dr. Karl Schwieger, gehörte der K.W.-A. an vom 30. 3. 1876 bis 15. 10.
1878. Er wurde auf Antrag seines Vaters entlassen und studierte bis
1881 weiter Medizin, wandte sich dann aber einem anderen Beruf zu.
Weiteres Schicksal unbekannt.

Emil Spilling, 845

geb. am 16. März 1857 in Frankfurt a. O. als Sohn des Sanitätsrats
Julius Spilling, gehörte der K. W.-A. an vom 1. 4. 1876 bis 15. 3. 1880,
wurde promoviert am 4. 8. 1880, zum Ass.-Arzt befördert am 23. 8.
1881, verheiratete sich am 26. 9. 1886. Ausgeschieden aus dem
aktiven Dienst am 18. 10. 1908 als Generaloberarzt, war zuletzt Oberstabsarzt und Regimentsarzt des Eisenbahn-Regts. Nr. 2 in Berlin, lebt
jetzt als Generaloberarzt a. D. und prakt. Arzt in Schöneberg bei Berlin.

Emil Ströhmer, 846

geb. am 31. Januar 1858 in Danzig als Sohn des Zahlmeisters
Alexander Ströhmer, gehörte der K. W.-A. an vom 30. 3. 1876 bis
1. 10. 1880. Er erkrankte während seiner Studienzeit an Lungenschwindsucht, der er erlag. Gest. am 1. Oktober 1880 in Görbersdorf (Schlesien).

Max Taubner, 847

geb. am 12. September 1856 in Luckau (Brandenburg) als Sohn des
Regierungsassessors Rudolf Taubner, gehörte der K. W.-A. an vom
1. 4. 1876 bis 2. 8. 1877. Er wurde entlassen, um Tierarzneikunde zu
studieren. Gest. am 2. Januar 1880 zu Berlin als Stud. med. veter.

August Wicke, 848

geb. am 4. Mai 1856 in Giflitz (Waldeck) als Sohn des Fabrikanten
Friedrich Wicke, gehörte der K. W.-A. an vom 30. 3. 1876 bis 15. 3.
1880, wurde zum Ass.-Arzt befördert am 6. 10. 1881. Am 8. 12. 1887
wurde er als Ass.-Arzt I. Kl. in der etatsmäßigen Stelle beim Generalkommando des XIV. A.-K. unter Verleihung des Charakters als Stabsarzt
und Stellung à la suite des Sanitätskorps zur Dienstleistung beim
Auswärtigen Amt kommandiert. Gest. am 26. Februar 1899 als Oberstabsarzt, war zuletzt à la suite des Sanitätskorps beim Auswärtigen
Amt in Berlin.

Hermann Wirtz, 849

geb. am 27. Februar 1856 in Trier als Sohn des Polizeiinspektors
Hermann Wirtz, gehörte der K. W.-A. an vom 30. 3. 1876 bis 15. 3. 1880,
wurde zum Ass.-Arzt befördert am 16. 6. 1881, verheiratete sich am
20. 10. 1899, ist zurzeit Oberstabsarzt und Regimentsarzt des Feldart.-
Regts. Nr. 44 in Trier.

Heinrich Wirsch, 850

geb. am 5. Februar 1855 in Paris als Sohn des Gesandtschafts-
Kanzleidirektors Wirsch, gehörte der K. W.-A. an vom 30. 3. 1876 bis

13. 2. 1880. Er wurde als dienstunbrauchbar entlassen, beendete sein
Studium und wurde 1882 approbiert. Er ließ sich als prakt. Arzt in
Berlin nieder, lebt jetzt als Kreisarzt und Medizinalrat in Bonn.

851   **Karl Zimmermann,**

geb. am 16. November 1856 in Gießen als Sohn des Hofgerichts-
direktors Dr. Friedrich Zimmermann, gehörte der K. W.-A. an vom
20. 4. 1876 bis 15. 2. 1880, wurde promoviert am 20. 3. 1880, zum
Ass.-Arzt befördert am 21. 7. 1881. Ausgeschieden aus dem aktiven
Dienst im November 1882 als Ass.-Arzt, war zuletzt beim Ulanen-
Regt. Nr. 7 in Saarburg i. L. und ist verschollen.

Michaelis 1876.

852   **Johannes Anton,**

geb. am 31. Juli 1857 in Berlin als Sohn des Polizei-Inspektors
Christian Anton, gehörte der K. W.-A. an vom 21. 10. 1876 bis
17. 10. 1878. Er wurde auf Antrag seines Vaters entlassen, studierte
weiter Medizin, wurde am 6. 11. 1880 promoviert, 1881 approbiert
und ließ sich als prakt. Arzt in Bendorf (Reg.-Bez. Koblenz) nieder,
siedelte 1889 nach Schreiberhau über und starb dort am 1. März 1893.

853   **Alexander Becker,**

geb. am 13. Januar 1857 in Veert (Kreis Geldern) als Sohn des Gutsbesitzers Ernst Becker, gehörte der K. W.-A. an vom 21. 10. 1876
bis 30. 9. 1880, wurde promoviert am 14. 12. 1880, zum Ass.-Arzt
befördert am 23. 8. 1881. Er schied am 8. 10. 1889 aus der
preußischen Armee aus, mit Aussicht auf spätere Wiedereinstellung,
behufs Eintritts in die Schutztruppe des damaligen Kaiserl. Reichskommissars Wißmann für Deutsch-Ostafrika. Am 1. 4. 1891 trat er
bei Uebernahme der Wißmannschen Schutztruppe durch das Reich in
die Kaiserl. Schutztruppe über. Er nahm an der Niederwerfung des
Araberaufstandes 1889 bis 1891 und an der Expedition gegen den
Sultan Meli von Moschi im Jahre 1893 teil. Ausgeschieden aus dem
aktiven Dienst am 22. 7. 1900 als Oberstabsarzt I. Kl., war zuletzt
Chefarzt und Referent beim Kaiserl. Gouvernement in Daressalam, lebt
jetzt als Oberstabsarzt a. D. in Friedenau.

Er ist Mitverfasser der Biographie: „Hermann von Wißmann, Deutschlands
größter Afrikaner".

854   **Hermann Borndrück,**

geb. am 15. August 1856 in Ferndorf (Bez. Arnsberg) als Sohn des
Kreiswundarztes Hermann Borndrück, gehörte der K. W.-A. an vom
21. 10. 1876 bis 8. 3. 1879. Er wurde vor Beendigung des Tentam.
physic. entlassen, studierte weiter Medizin, zuletzt in München und
starb dort am 28. Februar 1885.

Georg Bücker, 855

geb. am 8. September 1856 in Melle (Hannover) als Sohn des Amts-
sekretärs Ernst Bücker, gehörte der K. W.-A. an vom 21. 10. 1876
bis 30. 9. 1880, wurde promoviert am 4. 8. 1880, zum Ass.-Arzt befördert am 25. 5. 1882, verheiratete sich am 15. 2. 1887. Er ist zurzeit char. Generaloberarzt und Garnisonarzt von Coblenz-Ehrenbreitstein.

Lambert Clemens, 856

geb. am 21. August 1857 in Cöln als Sohn des prakt. Arztes
Dr. Heinrich Clemens, gehörte der K. W.-A. an vom 21. 10. 1876 bis
30. 9. 1880, wurde promoviert am 16. 2. 1882, zum Ass.-Arzt befördert
am 24. 4. 1882. Er erhielt Kommando an das Reichsgesundheitsamt
in Berlin in der Zeit vom Mai 1878 bis August 1878. Ausgeschieden
aus dem aktiven Dienst am 3. 11. 1885 als Ass.-Arzt I. Kl., war zuletzt
beim Füs.-Regt. Nr. 39 in Düsseldorf. Er lebt jetzt als Bahnarzt und
prakt. Arzt in Düsseldorf.

Emmo Eberhard, 857

geb. am 21. November 1857 in Pleß O. S. als Sohn des Kreisgerichtsdirektors Richard Eberhard, gehörte der K. W.-A. an vom 21. 10. 1876
bis 8. 3. 1879. Er trat nach seiner Approbation als Arzt 1882 als
Unterarzt in das Heer ein, wurde zum Ass.-Arzt befördert am 3. 4. 1883
und ist zurzeit Oberstabsarzt und Regimentsarzt des Feldart.-Regts.
Nr. 6 in Breslau.

Wilhelm Fiege, 858

geb. am 25. Dezember 1857 in Berlin als Sohn des Realschullehrers
Rudolf Fiege, gehörte der K. W.-A. an vom 21. 10. 1876 bis 17. 3. 1878.
Er wurde auf Antrag seines Vaters entlassen, studierte weiter Medizin,
wurde am 31. 7. 1890 promoviert, im gleichen Jahr approbiert und
ließ sich als prakt. Arzt in Berlin nieder. Er lebt jetzt als prakt.
Arzt in Gr. Lichterfelde.

Paul Gescke, 859

geb. am 20. September 1856 in Kolberg als Sohn des Kaufmanns Fritz
Gescke, gehörte der K. W.-A. an vom 21. 10. 1876 bis 1. 10. 1880,
wurde zum Ass.-Arzt befördert am 24. 4. 1882. Ausgeschieden aus dem
aktiven Dienst am 27. 12. 1884 als Ass.-Arzt, war zuletzt beim
Feldart.-Regt. Nr. 9 in Rendsburg. Er ließ sich darauf als prakt.
Arzt in Köslin (Reg.-Bez. Köslin) nieder. Gest. am 26. Juni 1891.

Ernst Hampe, 860

geb. am 19. Dezember 1856 in Blankenburg a. Harz als Sohn des
Apothekers Georg Hampe, gehörte der K. W.-A. an vom 21. 10. 1876
bis 30. 9. 1880, wurde promoviert am 4. 8. 1880, zum Ass.-Arzt befördert am 24. 4. 1882, verheiratete sich am 15. 10. 1885. Er ist zurzeit Oberstabsarzt und Regimentsarzt des Feldart.-Regts. Nr. 7 in
Wesel.

861   **Kurt Heinicke,**

geb. am 18. Februar 1855 in Küstrin als Sohn des Kreisgerichtsrates Karl Heinicke, gehörte der K.W.-A. an vom 21.10.1876 bis 30.9.1880, wurde promoviert am 8.11.1882, zum Ass.-Arzt befördert am 24.5.1881, verheiratete sich am 24.5.1888. Gest. am 28. August 1904 als Oberstabsarzt, war zuletzt Regimentsarzt des Inf.-Regts. Nr. 95 in Gotha.

862   **Max Hochstetter,**

geb. am 18. April 1858 in Stuttgart als Sohn des Königl. Direktors der Katasterkommission Wilhelm Hochstetter, gehörte der K.W.-A. an vom 21.10.1876 bis 30.9.1880, wurde promoviert am 21.7.1881, zum Ass.-Arzt befördert am 6.9.1882, verheiratete sich am 4.9.1894. Er war bei der K.W.-A. tätig vom 11.5.1891 bis 30.9.1894, erhielt Kommando an das Kaiserl. Gesundheitsamt in Berlin in der Zeit vom 25.11.1884 bis 31.3.1887. Er ist zurzeit Oberstabsarzt und Regimentsarzt des Gren.-Regts.Nr. 119 in Stuttgart.

Er betätigte sich literarisch auf dem Gebiete der Bakteriologie und Gynäkologie und schrieb u. A.:

Ueber Mikroorganismen im künstlichen Selterwasser. Arbeiten aus dem Kaiserl. Gesundheitsamt.) 1887.

863   **Carl Hoepfner,**

geb. am 8. Februar 1857 in Friedrichslohra (Kreis Nordhausen) als Sohn des Waisenvaters Friedrich Hoepfner, gehörte der K.W.-A. an vom 21.10.1876 bis 19.10.1877. Er wurde auf Antrag seines Vaters entlassen, um Philosophie und Naturwissenschaften zu studieren, promovierte in Halle, ging 1882 im Auftrag der Deutschen Regierung nach Südwestafrika, das er geologisch untersuchte. 1884 begann er die Erwerbung des heutigen Deutsch-Südwestafrika durch Verträge mit den Häuptlingen. Er widmete sich dann in Deutschland der Elektrochemie, ging nach Amerika und starb dort am 14. Dezember 1900 in Denver (Colorado) am Typhus.

864   **Rudolf Kowalk,**

Hausstabsarzt. geb. am 20. November 1856 in Hammerstein (Westpreußen) als Sohn des Superintendenten Julius Kowalk, gehörte der K.W.-A. an vom 21.10.1876 bis 30.9.1880, wurde promoviert am 30.7.1880, zum Ass.-Arzt befördert am 25.5.1882, verheiratete sich am 23.1.1894. Er war bei der K.W.-A. tätig vom 7.3.1889 bis 4.7.1892, Hausstabsarzt der K.W.-A. vom 15.12.1889 bis 5.7.1892. Unternahm vom 1.12.1892 bis 1.6.1893 eine wissenschaftliche Reise nach Aegypten, Griechenland und der Türkei. Ausgeschieden aus dem aktiven Dienst am 18.11.1907 als Generaloberarzt, war zuletzt Garnisonarzt in Spandau, lebt jetzt als Generaloberarzt a. D. in Berlin.

Er betätigte sich literarisch auf dem Gebiete des Militärsanitätswesens und schrieb:

1. Militärärztlicher Dienstunterricht. Berlin. 7. Aufl. 1904.
2. Sanitätswesen der Türkischen Armee. Berlin 1893.
3. Sanitätswesen der Griechischen Armee. Berlin 1894.

Emil Lindemann, 865

geb. am 18. März 1858 in Pyritz (i. Pommern) als Sohn des Bürgermeisters Ferdinand Lindemann, gehörte der K. W.-A. an vom 21.10.1876, bis 30.9.1880, wurde promoviert am 31.7.1880, zum Ass.-Arzt befördert am 16.6.1881, verheiratete sich am 26.9.1885. Er war bei der M.-A. tätig vom 21.9.1893 bis 30.6.1896. War vom 9.10.1892 bis 12.12.1892 und vom 15.3.1893 bis 30.9.1893 zur Verfügung des Staatskommissars für das Weichselgebiet zur Abwehr der Choleragefahr als medizinisch-wissenschaftlicher Berater kommandiert. Ausgeschieden aus dem aktiven Dienst am 18.8.1908 als Generalarzt, war zuletzt Korpsarzt des XVI. A.-K. in Metz, lebt jetzt als Generalarzt a. D. in Darmstadt.

Johannes Müller, 866

geb. am 17. April 1855 in Spandau als Sohn des Oberstleutnants Hermann Müller, gehörte der K. W.-A. an vom 21.10.1876 bis 30.9. 1880, wurde promoviert am 28.7.1880, zum Marine-Ass.-Arzt befördert am 16.4.1881, verheiratete sich am 26.10.1886. Er trat am 28.9.1886 zu den Sanitätsoffizieren der Armee über. Ausgeschieden aus dem aktiven Dienst am 27.3.1894 als Stabsarzt, war zuletzt Bataillonsarzt im Inf.-Regt. No. 85 in Neumünster, blieb als prakt. Arzt dort und starb am 2. März 1903 in Neumünster.

Prof. Bernhard Nocht, 867

geb. am 4. November 1857 in Landeshut (Schlesien) als Sohn des Realgymnasiallehrers Eduard Nocht, gehörte der K.W.-A. an vom 21.10. 1876 bis 30.9.1880, wurde promoviert am 16.11.1881, zum Marine-Ass.-Arzt befördert am 25.5.1882, verheiratete sich am 1.8.1897. Er erhielt Kommando an das hygienische Institut der Universität in Berlin in der Zeit von 1887 bis 1890. Ausgeschieden aus dem aktiven Dienst am 28.4.1893 als Marine-Stabsarzt, war zuletzt in Wilhelmshaven. Er unternahm viele überseeische Reisen zum Studium der Tropenkrankheiten und hat sich als Autorität auf diesem Gebiet Weltruf erworben. Er ist jetzt Marine-Generaloberarzt der Seewehr II., Kaiserl. u. Hamburgischer Professor, Medizinalrat der Freien u. Hansastadt Hamburg, Leiter des Hamburgischen Medizinalrats, Mitglied des Reichsgesundheitsrates und des Auswandererbeirates, Direktor des Institutes für Schiffs- und Tropenkrankheiten in Hamburg.

Er betätigte sich literarisch auf dem Gebiete der Seuchen-, Schiffs- und Tropenhygiene

und schrieb eine große Reihe von Abhandlungen; ganz besonders hervorzuheben sind seine „Vorlesungen für Schiffsärzte". Leipzig 1906. Georg Thieme.

Otto Pusch, 868

geb. am 9. September 1855 in Matschdorf (West-Sternberg) als Sohn des Predigers Karl Pusch, gehörte der K. W.-A. an vom 21.10.1876 bis 30.9.1880, wurde promoviert am 9.10.1880, zum Ass.-Arzt befördert am 24.4.1882. Er war bei der K. W.-A. tätig vom 7.3.1889 bis 28. 3. 1891, erhielt Kommando an die Kgl. Charité in Berlin in der Zeit vom 16. 11. 1889 bis 16. 5. 1891. Gest. am 17. Januar 1893 als Stabsarzt, war zuletzt Bataillonsarzt beim Inf.-Regt. Nr. 98 in Metz.

869   **Otto Rothe,**

geb. am 24. November 1856 in Neuhaldensleben als Sohn des Zimmermeisters Alb. Rothe, gehörte der K. W.-A. an vom 21. 10. 1876 bis 15. 2. 1880, wurde promoviert am 8. 5. 1881, zum Ass.-Arzt befördert am 23. 8. 1881, verheiratete sich am 18. 9. 1885. Ausgeschieden aus dem aktiven Dienst am 1. 9. 1885 als Ass.-Arzt I. Kl., war zuletzt beim Kadettenhaus in Culm a. W., ist jetzt Rittergutsbesitzer in Tollmingkehmen (Ostpreußen).

870   **Max Schneider,**

geb. am 12. Dezember 1858 in Seeburg (Ostpreußen) als Sohn des prakt. Arztes Dr. Johann Schneider, gehörte der K. W.-A. an vom 21. 10. 1876 bis 1. 10. 1880, wurde promoviert am 30. 7. 1880, zum Ass.-Arzt befördert am 25. 5. 1882. Ausgeschieden aus dem aktiven Dienst am 18. 4. 1903 als Oberstabsarzt, war zuletzt Regimentsarzt des Inf.-Regts. Nr. 41 in Tilsit. Gest. am 26. Januar 1910 als Oberstabsarzt a. D. und wissensch. Hilfsarbeiter in der Kgl. Universitäts-Bibliothek in Königsberg i. Pr.

871   **Johannes Schrader,**

geb. am 21. Juni 1857 in Fredenwalde bei Templin als Sohn des Rentiers Albert Schrader, gehörte der K. W.-A. an vom 21. 10. 1876 bis 30. 9. 1880, wurde promoviert am 9. 7. 1880, zum Ass.-Arzt befördert am 6. 10. 1881. Gest. am 29. September 1883 als Ass.-Arzt, war zuletzt beim Feldart.-Regt. Nr. 1 in Königsberg i. Pr.

872   **Gustav Schwarze,**

geb. am 12. Oktober 1857 in Frankfurt a. O. als Sohn des Gymnasialprofessors Rudolf Schwarze, gehörte der K. W.-A. an vom 21. 10. 1876 bis 30. 9. 1880, wurde promoviert am 2. 8. 1880, zum Ass.-Arzt befördert am 25. 5. 1882, verheiratete sich am 2. 4. 1892. Er war bei der K. W.-A. tätig als Stabsarzt vom 22. 3. 1889 bis 28. 11. 1891, erhielt Kommando an die Charité in Berlin in der Zeit vom 1. 8. 1889 bis 28. 11. 1891. Ausgeschieden aus dem aktiven Dienst am 30. 1. 1892 als Stabsarzt, war zuletzt Bataillonsarzt beim Inf.-Regt. Nr. 64 in Prenzlau. Er ist jetzt Frauenarzt und Sanitätsrat in Berlin.

Er betätigte sich literarisch auf dem Gebiete der Frauenheilkunde, Ohrenheilkunde und des Militärsanitätswesens.

873   **Paul Seifriz,**

geb. am 29. Juni 1858 in Löwenberg (Schlesien) als Sohn des Hofmusikus Emil Seifriz, gehörte der K. W.-A. an vom 21. 10. 1876 bis 30. 9. 1880, wurde promoviert am 4. 8. 1880, zum Ass.-Arzt befördert am 3. 4. 1882. Ausgeschieden aus dem aktiven Dienst am 9. 4. 1887 als Ass.-Arzt I. Kl., war zuletzt beim Train-Bat. Nr. 13 in Ludwigsburg, blieb als prakt. Arzt dort und ging 1887 nach Amerika. Weiteres Schicksal unbekannt.

Hermann Strauch, 874

geb. am 26. Januar 1856 in Striegau (Reg.-Bez. Breslau) als Sohn des prakt. Arztes Dr. August Strauch, gehörte der K.W.-A. an vom 21. 10. 1876 bis 30. 9. 1880, wurde promoviert am 28.7.1880, zum Ass.-Arzt befördert am 24. 4. 1882, verheiratete sich am 6. 10. 1886. Er ist zurzeit Oberstabsarzt und Regimentsarzt des Inf.-Regts. Nr. 149 in Schneidemühl.

Paul Tietz, 875

geb. am 31. März 1857 in Schildberg (Posen) als Sohn des Kreiswundarztes Dr. Tietz, gehörte der K. W.-A. an vom 21. 10. 1876 bis 7. 3. 1877. Er wurde auf Antrag seiner Mutter entlassen, um Philologie zu studieren. Er wurde zunächst Gymnasialoberlehrer, später Kreisschulinspektor und ist seit 1902 Direktor des Kgl. Seminars in Ratibor.

Oskar Wefers, 876

geb. am 25. August 1856 in Schmiedeberg (Schlesien) als Sohn des Kaufmanns Peter Wefers, gehörte der K. W.-A. an vom 21. 10. 1876 bis 7. 8. 1878. Er wurde auf Antrag seines Vaters entlassen, studierte weiter Medizin, wurde 1884 approbiert, trat in die Marine ein und wurde zum Marine-Ass.-Arzt befördert am 30. 7. 1885. Ausgeschieden aus dem aktiven Dienst am 4. 8. 1888 als Marine-Oberass.-Arzt, war zuletzt in Friedrichsort. Er wurde zunächst 2. Arzt an der Provinzial-Irrenanstalt in Plagwitz. Gest. am 13. Juli 1898 als prakt. Arzt in Berlin.

Richard Weiß, 877

geb. am 22. März 1857 in Strasburg U.-M. (Kreis Prenzlau) als Sohn des Apothekers Carl Albert Weiß, gehörte der K.W.-A. an vom 21. 10. 1876 bis 1. 10. 1880, wurde promoviert am 31. 7. 1880, zum Marine-Ass.-Arzt befördert am 24. 4. 1882, verheiratete sich am 17. 2. 1898. Er erhielt Kommando zum Büro des Generalarztes der Marine in der Zeit vom 15.10.1886 bis 31.10.1887 und zum Institut für Infektionskrankheiten der Charité in Berlin vom 1. 10. 1893 bis 1. 10. 1894. Er nahm 1888/1890 an der militärischen Aktion an der Ostküste Afrikas teil. Ausgeschieden aus dem aktiven Dienst am 10. 6. 1902 als Marine-Generaloberarzt, war zuletzt Geschwaderarzt des Kreuzer-Geschwaders in Ostasien, an Bord S. M. S. „Fürst Bismarck" 1900 bis 1902. Lebt jetzt als Marine-Generaloberarzt a. D. in Dessau.

Er betätigte sich literarisch auf dem Gebiete der Hygiene und schrieb:

1. Die Wasserversorgung von Helgoland im Herbst 1895. Berlin 1896.
2. Ueber die Anlage von Cysternen vom Standpunkt der Gesundheitspflege aus. Lehe 1897.

878   **Franz Wynen,**

geb. am 9. Juni 1859 in Ascheberg (Westfalen) als Sohn des prakt.
Arztes Joseph Wynen, gehörte der K.W.-A. an vom 21. 10. 1876 bis
14. 3. 1877. Er wurde entlassen, studierte darauf Philologie, wandte
sich aber später dem Kaufmannsfache zu. Lebt jetzt als Rentner in
Brüssel.

Ostern 1877.

879   **Hermann Adrian,**

geb. am 5. August 1858 in Berlin als Sohn des Oberpostsekretärs
Benno Adrian, gehörte der K.W.-A. an vom 29. 3. 1877 bis 14. 2.
1881, wurde promoviert am 21. 6. 1882, zum Ass.-Arzt befördert am
26. 8. 1882, verheiratete sich am 23. 2. 1886. Er ist zurzeit char. Generaloberarzt und 2. Garnisonarzt in Berlin.

880   **August Bliedung,**

geb. am 23. Oktober 1857 in Lingen (Hannover) als Sohn des Straf-
anstalts-Inspektors Ferdinand Bliedung, gehörte der K.W.-A. an vom
29. 3. 1877 bis 15. 2. 1881, wurde promoviert am 26. 1. 1882, zum
Marine-Ass.-Arzt befördert am 22. 7. 1882. Er erhielt Kommando an
die K.W.-A. in Berlin in der Zeit vom 18. 2. 1889 bis 11. 10. 1889.
Gest. am 11. 10. 1889 als Stabsarzt während seines Kommandos zur
K.W.-A.

881   **Emil Eckstein,**

geb. am 21. Februar 1859 in Brandenburg als Sohn des Kaufmanns
Emil Eckstein, gehörte der K. W.-A. an vom 29. 3. 1877 bis 15. 2.
1881, wurde promoviert am 18. 11. 1881, zum Ass.-Arzt befördert am
26. 8. 1882, trat am 1. 4. 1885 zur Marine über. Gest. (an der Ruhr) am
2. 8. 1887 auf Fidji als Marine-Oberassistenzarzt auf S. M. S. „Adler“.

882   **Gerhard Frerichs,**

geb. am 17. April 1858 in Hooksiel (Oldenburg) als Sohn des Amts-
einnehmers Heinrich Frerichs, gehörte . der K.W.-A. an vom 29. 3.
1877 bis 15. 2. 1881, wurde promoviert am 8. 8. 1881, zum Marine-
Ass.-Arzt befördert am 22. 7. 1882. Er starb am 12. Mai 1886 in
Zanzibar als Marine-Oberassistenzarzt, war zuletzt Schiffsarzt S. M. S.
„Hyäne“ in Ostafrika.

883   **Bernhard Hahn von Dorsche,**

geb. am 14. August 1857 in Bartenstein (Ostpreußen) als Sohn des
Hauptmanns und Kompagniechefs Friedrich Hahn von Dorsche, gehörte der K.W.-A. an vom 29. 3. 1877 bis 15. 2. 1881, wurde
promoviert am 10. 3. 1881, zum Ass.-Arzt befördert am 22. 7. 1882.
Ausgeschieden aus dem aktiven Dienst am 27. 9. 1899 als Oberstabs-

arzt, war zuletzt Regimentsarzt des Inf.-Regts. Nr. 45 in Lyck, ist
jetzt prakt. Arzt in Blasewitz b. Dresden.

Gustav Heineken, 884

geb. am 12. August 1855 in Löbnitz (Kreis Delitzsch) als Sohn des
Pfarrers Hermann Heineken, gehörte der K. W.-A. an vom 29. 3. 1877
bis 18. 3. 1879, wurde promoviert am 23. 12. 1881, zum Ass.-Arzt befördert am 16. 2. 1882, verheiratete sich am 2. 11. 1883. Ausgeschieden aus dem aktiven Dienst am 24. 2. 1883 als Ass.-Arzt II. Kl.,
war zuletzt beim Drag.-Regt. Nr. 6 in Stendal. Er lebt jetzt als
Sanitätsrat in Gommern (Bez. Magdeburg).

Heinrich Herrmann, 885

geb. am 1. März 1855 in Greifenhagen (Pommern) als Sohn des
Königl. Bau-Inspektors Heinrich Herrmann, gehörte der K. W.-A. an
vom 29. 3. 1877 bis 15. 2. 1881, wurde promoviert am 3. 12. 1881,
zum Ass.-Arzt befördert am 22. 7. 1882, verheiratete sich am 9. 8.
1887. Er ist zurzeit Oberstabsarzt und Regimentsarzt des 3. Garde-
Ulan.-Regts. in Potsdam.

Friedrich Herrmann, 886

geb. am 14. September 1859 in Stettin als Sohn des Kaufmanns
Heinrich Herrmann, gehörte der K. W.-A. an vom 29. 3. 1877 bis
15. 3. 1881, wurde promoviert am 11. 3. 1881, zum Ass.-Arzt befördert
am 22. 6. 1882. Er ist zurzeit Oberstabsarzt und Regimentsarzt des
Gren.-Regt. Nr. 10 in Schweidnitz.

Felix Jacoby, 887

geb. am 29. März 1857 in Wittstock (Ost-Priegnitz) als Sohn des
prakt. Arztes Dr. Heinrich Jacoby, gehörte der K. W.-A. an vom
29. 3. 1877 bis. 25. 1. 1881, wurde promoviert am 19. 2. 1883, zum
Ass.-Arzt befördert am 23. 9. 1882, verheiratete sich am 2. 6. 1887.
Ausgeschieden aus dem aktiven Dienst am 20. 2. 1886 als Ass.-Arzt
I. Kl., war zuletzt beim Inf.-Regt. Nr. 26 in Magdeburg. Er ist jetzt
Oberarzt a. D. und prakt. Arzt in Barleben (Kr. Wolmirstedt).

Franz Klamroth, 888

geb. am 10. Februar 1857 in Guben als Sohn des Kreisphysikus
Geh. San.-Rat Dr. Klamroth, gehörte der K. W.-A. an vom 29. 3.
1877 bis 15. 2. 1881, wurde promoviert am 5. 3. 1881, zum Ass.-Arzt
befördert am 22. 7. 1882, verheiratete sich am 3. 12. 1889. Er war
bei der K. W.-A. tätig vom 22. 3. 1889 bis 25. 2. 1892, erhielt Kommando
an die Charité (Kinder- und Augenklinik und Klinik für Haut- und
Geschlechtskrankheiten) in Berlin in der Zeit vom 18. 3. 1890 bis
25. 2. 1892. Er ist zurzeit Generaloberarzt und Divisionsarzt der
14. Div. in Düsseldorf.

889 **Paul Kluge,**

geb. am 4. Juni 1857 in Alsleben a. S. (Pr. Sachsen als Sohn des Pastors Christoph Kluge, gehörte der K. W.-A. an vom 29. 3. 1877 bis 15. 2. 1881, wurde promoviert am 14. 2. 1881, zum Ass.-Arzt befördert am 22. 7. 1882, verheiratete sich am 30. 4. 1886. Ausgeschieden aus dem aktiven Dienst am 21. 1. 1896 als Stabsarzt, war zuletzt Bataillonsarzt im Füs.-Regt. Nr. 36 in Halle a. S. Er lebt jetzt als Oberstabsarzt a. D., Kreisarzt und Medizinalrat in Wolmirstedt (Bez. Magdeburg).

890 **Alfred Körbitz,**

geb. am 24. Dezember 1858 in Berlin als Sohn des Apothekers Wilhelm Körbitz, gehörte der K. W.-A. an vom 29. 3. 1877 bis 22. 1. 1881, wurde promoviert am 4. 2. 1882, zum Ass.-Arzt befördert am 23..9. 1882, verheiratete sich. Gest. am 9. Dezember 1892 als Stabsarzt, war zuletzt Bataillonsarzt im Inf.-Regt. Nr. 42 in Stralsund.

891 **Feodor Korsch,**

geb. am 28. September 1856 in Mohrungen (Ostpreußen) als Sohn des Pfarrers Gustav Adolf Korsch, gehörte der K. W.-A. an vom 29. 3. 1877 bis 15. 3. 1881, wurde promoviert am 19. 2. 1881, zum Ass.-Arzt befördert am 26. 8. 1882, verheiratete sich am 11. 4. 1893. Er war bei der K. W.-A. tätig vom 22. 7. 1889 bis 27. 10. 1892, erhielt Kommando an die Kgl. Charité in Berlin in der Zeit vom 13. 3. 1891 bis 25. 11. 1892. War im griechisch-türkischen Feldzuge im Frühling 1897 (2 Monate) dem Roten Kreuz als beurlaubt zur Verfügung gestellt als Chefarzt des Lazaretts des Zentralkomitees der deutschen Vereine vom Roten Kreuz zur Unterstützung des griechischen Sanitätsdienstes. Er ist zurzeit Generalarzt und Korpsarzt des V. A.-K. in Posen.

Er betätigte sich literarisch auf dem Gebiete der Chirurgie.

892 **Ernst Krause,**

geb. am 27. Juli 1859 in Stade (Hannover) als Sohn des Gymnasialdirektors Hermann Krause, gehörte der K. W.-A. an vom 29. 3. 1877 bis 14. 2. 1881, wurde promoviert am 5. 3. 1881, zum Marine-Ass.-Arzt befördert am 22. 7. 1882, verheiratete sich am 13. 2. 1891. Er nahm teil an Reisen nach Ostafrika vom 15. 10. 1884 bis 17. 12. 1885 und nach Westindien vom 16. 4. 1889 bis 30. 9. 1890, trat am 28. 10. 1893 zu den Sanitätsoffizieren der Armee über. Ausgeschieden aus dem aktiven Dienst am 18. 8. 1904 als Oberstabsarzt, war zuletzt Regimentsarzt des Inf.-Regts. Nr. 30 in Saarlouis, lebt jetzt als Privatdozent für Botanik an der Universität Straßburg i. E.

893 **Otto Krumbholz,**

geb. am 11. Mai 1858 in Weimar als Sohn des Finanzrats Ferdinand Krumbholz, gehörte der K. W.-A. an vom 29. 3. 1877 bis 15. 3. 1881, wurde promoviert am 11. 3. 1881, zum Ass.-Arzt befördert am 26. 4.

1883. Ausgeschieden aus dem aktiven Dienst am 15. 2. 1904 als Oberstabsarzt, war zuletzt Regimentsarzt des Inf.-Regts. Nr. 112 in Mülhausen i. E., lebt jetzt als Nervenarzt in Osnabrück.

Ferdinand Lauff,   894

geb. am 5. Juli 1858 in Münster (Westfalen) als Sohn des Professors am Gymnasium Anton Lauff, gehörte der K. W.-A. an vom 29. 3. 1877 bis 15. 3. 1881, wurde promoviert am 14. 2. 1881, zum Ass.-Arzt befördert am 26. 8. 1882, verheiratete sich am 29. 7. 1889. Er ist zurzeit char. Generaloberarzt und Garnisonarzt beim Gouvernement in Thorn.

Martin Marseille,   895

geb. am 17. Januar 1857 in Rottnow (Pommern) als Sohn des Pastors Marseille, gehörte der K. W.-A. an vom 29. 3. 1877 bis 15. 3. 1881, wurde promoviert am 15. 5. 1882, zum Ass.-Arzt befördert am 23. 9. 1882, verheiratete sich am 12. 1. 1901. Er ist zurzeit Oberstabsarzt und Regimentsarzt des Füs.-Regts. Nr. 86 in Flensburg.

Richard Neumann,   896

geb. am 11. Juli 1856 in Königsberg (Preußen) als Sohn des Kaufmanns Wilhelm Neumann, gehörte der K. W.-A. an vom 29. 3. 1877 bis 18. 7. 1878. Er wurde auf Antrag seiner Mutter entlassen, um Kaufmann zu werden, nahm aber sein altes Studium wieder auf, wurde prakt. Arzt in Berlin und lebt jetzt dort.

Paul Pfeffer,   897

geb. am 29. März 1858 in Alt-Landsberg als Sohn des prakt. Arztes Karl Pfeffer, gehörte der K. W.-A. an vom 29. 3. 1877 bis 15. 3. 1881, wurde promoviert am 23. 12. 1881, zum Ass.-Arzt befördert am 24. 2. 1883. Ausgeschieden aus dem aktiven Dienst am 22. 11. 1887 als Ass.-Arzt I. Kl., war zuletzt beim Inf.-Regt. Nr. 21 in Thorn, ließ sich als prakt. Arzt in Rüdersdorf (Bez. Potsdam) nieder und lebt jetzt als Badearzt in Oeynhausen (Kr. Minden).

Albert Renvers,   898

geb. am 27. Dezember 1857 in Aachen als Sohn des Professors und Gymnasialdirektors Ignaz Renvers, gehörte der K. W.-A. an vom 29. 3. 1877 bis 15. 3. 1881, wurde promoviert am 10. 3. 1881, zum Marine-Ass.-Arzt befördert am 22. 6. 1882. Er nahm teil an der griechischen Blockade 1886 und an der Blockade an der ostafrikanischen Küste 1888/89. Gest. am 11. April 1896 als Marineoberstabsarzt und Divisionsarzt der Kreuzerdivision in Ostasien auf S.M.S. „Kaiser".

Otto Schiller,   899

geb. am 7. November 1858 in Berlin als Sohn des Versicherungsinspektors und Premierleutnants a. D. Otto Schiller, gehörte der K.W.-A. an vom 29. 3. 1877 bis 15. 3. 1881, wurde promoviert am 8. 5. 1882, zum Ass.-Arzt befördert am 22. 7. 1882, verheiratete sich im Juni

1886. Er erhielt Kommando an das Kaiserliche Gesundheitsamt in Berlin in der Zeit vom 18. 8. 1888 bis 13. 2. 1890. Gest. am 23. April 1898 als Oberstabsarzt, war zuletzt Regimentsarzt des Inf.-Regts. Nr. 64 in Prenzlau.

900   **Richard Schönfeld,**

geb. am 30. Januar 1859 in Tentschel (Kreis Liegnitz) als Sohn des Pastors Schönfeld, gehörte der K. W.-A. an vom 29. 3. 1877 bis 15. 2. 1881, wurde promoviert am 14. 5. 1881, zum Ass.-Arzt befördert am 22. 6. 1882, verheiratete sich am 12. 5. 1890. Ausgeschieden aus dem aktiven Dienst am 18. 2. 1908 als Oberstabsarzt, war zuletzt Regimentsarzt des Drag.-Regts. Nr. 18 in Parchim, lebt jetzt als prakt. Arzt in Insterburg.

901   **Erich Schwandt,**

geb. am 21. Dezember 1856 in Freienwalde als Sohn des Kreisgerichtssekretärs Julius Schwandt, gehörte der K. W.-A. an vom 29. 3. 1877 bis 8. 12. 1877. Er wurde wegen Epilepsie als dienstunbrauchbar entlassen, studierte weiter Medizin, erlag aber noch vor Beendigung des Studiums einem Lungenleiden. Gest. am 21. Januar 1879 im St. Hedwigskrankenhause in Berlin.

902   **Julius Voiss,**

geb. am 13. Juli 1859 in Kerpen (Rheinprovinz) als Sohn des Postverwalters Reiner Voiss, gehörte der K. W.-A. an vom 29. 3. 1877 bis 15. 3. 1881, wurde promoviert am 12. 2. 1881, zum Ass.-Arzt befördert am 25. 3. 1882. Wegen eines Lungenleidens war V. bereits zur Ablegung der Staatsprüfung zum Inf.-Regt. Nr. 113 in Freiburg i. B. kommandiert worden; dies Leiden zwang ihn, bald nach seiner Beförderung seinen Abschied zu nehmen. Ausgeschieden aus dem aktiven Dienst am 25. 5. 1882 als Ass.-Arzt II. Kl., war zuletzt beim Inf.-Regt. Nr. 113 in Freiburg i. B. Gest. am 28. Juni 1884 in Kerpen.

903   **Karl Wichura,**

geb. am 13. März 1858 in Münsterberg (Schlesien) als Sohn des Kreisgerichtsrats Wilhelm Wichura, gehörte der K. W.-A. an vom 29. 3. 1877 bis 15. 3. 1881, wurde promoviert am 12. 11. 1881, zum Ass.-Arzt befördert am 26. 8. 1882. Ausgeschieden aus dem aktiven Dienst am 18. 4. 1903 als Oberstabsarzt, war zuletzt Regimentsarzt des Feldart.-Regts. Nr. 7 in Wesel. Gest. am 13. Juni 1904 in Oels.

904   **Camill Wolff,**

geb. am 18. November 1856 in Halberstadt als Sohn des Zahlmeisters Andreas Wolff, gehörte der K. W.-A. an vom 29. 3. 1877 bis 15. 3. 1881, wurde promoviert am 13. 5. 1882, zum Marine-Ass.-Arzt befördert am 26. 8. 1882. Ausgeschieden aus dem aktiven Dienst am 25. 5. 1886 als Marineoberassistenzarzt, war zuletzt stationiert in Kiel, ließ sich als prakt. Arzt in Labes (Pommern) nieder, lebt jetzt als Sanitätsrat in Finsterwalde.

Michaelis 1877.

Franz Bertrand,   905

geb. am 31. Dezember 1856 in Dörnitz (Sachsen) als Sohn des Fabrik-besitzers Louis Bertrand, gehörte der K. W.-A. an vom 23. 10. 1877 bis 15. 3. 1881, wurde promoviert am 11. 2. 1881, zum Ass.-Arzt be-fördert am 22. 6. 1882. Ausgeschieden aus dem aktiven Dienst am 3. 5. 1884 als Ass.-Arzt II. Kl., war zuletzt beim Gren.-Regt. Nr. 3 in Gumbinnen, ließ sich später als prakt. Arzt in Leipzig nieder. Er ist jetzt leitender Arzt am Sanatorium „Ernseer Berg" bei Gera.

Karl Böhm,   906

geb. am 24. Oktober 1859 in Berlin als Sohn des Kreisphysikus Lud-wig Böhm, gehörte der K. W.-A. an vom 23. 10. 1877 bis 1. 4. 1880. Er wurde wegen Krankheit entlassen, studierte weiter Medizin, wurde promoviert am 30. 6. 1883 und ließ sich nach seiner Approbation 1884 als prakt. Arzt in Atzendorf (Reg.-Bez. Magdeburg) nieder. Er ist verheiratet seit 27. 9. 1885 und jetzt prakt. Arzt in Barmen.

Ewald Brandt,   907

geb. am 10. November 1856 in Grünberg i. Schl. als Sohn des Real-schuldirektors Ernst Brandt, gehörte der K. W.-A. an vom 23. 10. 1877 bis 1. 10. 1881, wurde promoviert am 28. 7. 1881, zum Ass.-Arzt be-fördert am 14. 3. 1884, verheiratete sich am 30. 4. 1887. Ausgeschie-den aus dem aktiven Dienst am 27. 10. 1892 als Stabsarzt, war zuletzt Bataillonsarzt beim Inf.-Regt. Nr. 45 in Lyck, ließ sich als prakt. Arzt in Breslau nieder. Gest. am 5. März 1895 in Breslau.

Martin Bürger,   908

geb. am 22. Oktober 1858 in Neukirchen i. Pomm. als Sohn des Pastors Eduard Bürger, gehörte der K.W.-A. an vom 23. 10. 1877 bis 1. 10. 1881, wurde promoviert am 19. 7. 1881, zum Ass.-Arzt befördert am 24. 5. 1883, verheiratete sich am 12. 12. 1891, trat am 1. 4. 1885 zur Marine über. Ausgeschieden aus dem aktiven Dienst am 18. 2. 1890 als Marine-Stabsarzt. Er lebt seitdem als Marine-Stabsarzt a. D. und prakt. Arzt in Lauenburg (Elbe).

Kurt Dütschke,   909

geb. am 2. September 1858 in Halle a. S., als Sohn des Staatsanwalts Hermann Dütschke, gehörte der K. W. A. an vom 23. 10. 1877 bis 1. 10. 1881, wurde promoviert am 25. 7. 1881, zum Ass.-Arzt befördert am 30. 8. 1883, verheiratete sich am 14. 10. 1886. Ausgeschieden aus dem aktiven Dienst am 25. 5. 1889 als Ass.-Arzt I. Kl., war zuletzt beim Ulan.-Regt. Nr. 14 in Falkenberg. Er lebt jetzt als Stabsarzt der Reserve, Regierungs- und Medizinalrat in Erfurt.

Er betätigte sich literarisch auf dem Gebiete der Sanitätspolizei und gerichtlichen Medizin

und schrieb neben kleineren Abhandlungen aus diesen Gebieten in der Zeitschrift für Medizinalbeamte:

1. Reinhaltung der Wasserläufe vom sanitätspolizeilichen und verwaltungsrechtlichen Standpunkt. Jahrg. 1905.
2. Vorläufiger Entwurf des Reichsgesetzes betr. Ausübung der Heilkunde durch nicht approbierte Personen und den Geheimmittelverkehr. Jahrg. 1908.

910   **Walter Eichbaum,**

geb. am 6. April 1857 in Schwetz (Westpreußen) als Sohn des Kreistierarztes Friedrich Eichbaum, gehörte der K.W.-A. an vom 23. 10. 1877 bis 1. 10. 1881, wurde promoviert am 14. 7. 1881, zum Ass.-Arzt befördert am 24. 5. 1883, verheiratete sich am 11. 4. 1885. Ausgeschieden aus dem aktiven Dienst am 20. 4. 1909 als Oberstabsarzt, war zuletzt Regimentsarzt des Bad. Leib-Drag.-Regts. Nr. 20 in Karlsruhe. Er lebt jetzt als Generaloberarzt a. D. in Wiesbaden.

911   **Alfred Ewermann,**

geb. am 19. September 1858 in Osterode (Ostpreußen) als Sohn des Stabsarztes Dr. Ewermann, gehörte der K.W.-A. an vom 23. 10. 1877 bis 1. 10. 1881, wurde promoviert am 4. 8. 1881, zum Ass.-Arzt befördert am 22. 6. 1882. Ausgeschieden aus dem aktiven Dienst am 15. 6. 1907 als Oberstabsarzt, war zuletzt Regimentsarzt des Inf.-Regts. Nr. 129 in Graudenz. Er lebt jetzt als Oberstabsarzt a. D. in Berlin.

912   **Theodor Föhlisch,**

geb. am 26. April 1858 in Bronnbach a. Tauber als Sohn des fürstlich Löwensteinschen Domänenrates Alfred Föhlisch, gehörte der K.W.-A an vom 23. Oktober 1877 bis 1. 10. 1881, wurde promoviert am 17. 7. 1886, zum Ass.-Arzt befördert am 22. 6. 1882, verheiratete sich am 28. 10. 1886. Er ist zurzeit char. Generaloberarzt und Garnisonarzt in Mainz.

913   **Paul Galle,**

geb. am 8. Dezember 1858 in Zwethau (Prov. Sachsen) als Sohn des Pastors August Galle, gehörte der K.W.-A. an vom 23. 10. 1877 bis 1. 10. 1881, wurde promoviert am 20. 8. 1881, zum Ass.-Arzt befördert am 24. 5. 1883. Er ist zurzeit Oberstabsarzt und Regimentsarzt des Inf.-Regts. Nr. 132 in Straßburg i. E.

914   **Prof. Paul Geißler,**

geb. am 23. August 1858 in Guben als Sohn des Stadtrats Wilhelm Geißler, gehörte der K.W.-A. an vom 23. 10. 1877 bis 1. 10. 1881, wurde promoviert am 4. 8. 1881, zum Ass.-Arzt befördert am 26. 4. 1883, verheiratete sich am 28. 5. 1899. Er war bei der K.W.-A. tätig vom 18. 3. 1890 bis 29. 11. 1897, erhielt Kommando an die Medizinal-Abteilung des Kriegsministeriums in der Zeit vom 14. 4. 1890 bis 21. 9. 1890 und zur chirurgischen Universitätsklinik in Berlin vom

17. 8. 1891 bis 25. 11. 1897. Am 21. 12. 1904 erhielt er den Titel Professor. Ausgeschieden aus dem aktiven Dienst am 21. 4. 1908 bei seiner Beförderung zum Generalarzt, war zuletzt Korpsarzt des XVII. A.-K. in Danzig. Er ist — wie schon während seiner aktiven Dienstzeit — dirigierender Arzt des Clementinenhauses in Hannover. Er betätigte sich literarisch auf dem Gebiet der Chirurgie.

Johannes Görlitz, 915

geb. am 20. Mai 1859 in Breslau als Sohn des Gymnasialdirektors Anton Görlitz, gehörte der K. W.-A. an vom 23. 10. 1877 bis 1. 10. 1881, wurde promoviert am 2. 8. 1881, zum Ass.-Arzt befördert am 26. 8. 1882. Ausgeschieden aus dem aktiven Dienst am 28. 9. 1892 als Stabsarzt, war zuletzt beim Inf.-Regt. Nr. 137 in Straßburg i. E., ließ sich als prakt. Arzt in Krossen (Bez. Frankfurt a. O.) nieder. Gest. am 29. Januar 1906.

Otto Heyse, 916

geb. am 22. April 1859 in Colberg (Pommern) als Sohn des Predigers Heinrich Heyse, gehörte der K.W.-A. an vom 23. 10. 1877 bis 30. 9. 1881, wurde promoviert am 31. 10. 1882, zum Ass.-Arzt befördert am 24. 5. 1883. Er war bei der K.W.-A. tätig vom 18.3.1890 bis 23.2.1893, erhielt Kommando an die Königl. Charité in Berlin in der Zeit vom 9. 1. 1891 bis 15. 12. 1892. Er ist zurzeit Generaloberarzt und Chefarzt bei dem Hauptsanitätsdepot in Berlin.

Kurt Hoepner, 917

geb. am 6. August 1858 in Blumenberger Mühle (Kr. Angermünde) als Sohn das Mühlenbesitzers Karl Hoepner, gehörte der K.W.-A. an vom 23. 10. 1877 bis 1. 10. 1881, wurde promoviert am 22. 7. 1881, zum Ass.-Arzt befördert am 3. 4. 1883, verheiratete sich am 21. 11. 1885. Ausgeschieden aus dem aktiven Dienst am 31. 3. 1891 als Stabsarzt, war zuletzt Bataillonsarzt beim Inf.-Regt. Nr. 72 in Torgau. Er lebt jetzt als Sanitätsrat und prakt. Arzt in Charlottenburg.

Martin Hoffmann, 918

geb. am 4. Oktober 1857 in Alt-Oels (Kr. Bunzlau) als Sohn des Superintendenten Georg Hoffmann, gehörte der K.W.-A. an vom 23. 10. 1877 bis 1. 10. 1881, wurde promoviert am 5. 7. 1882, zum Ass.-Arzt befördert am 23.9.1882, verheiratete sich am 6.4.1893. Ausgeschieden aus dem aktiven Dienst unter Stellung zur Disposition am 28. 5. 1906 als Oberstabsarzt, war zuletzt Regimentsarzt des Inf.-Regts. Nr. 151 in Allenstein. Er ist zurzeit dienstt. Sanitätsoffizier beim Bezirkskommando Bremerhaven.

Richard Hoffmann, 919

geb. am 17. Oktober 1860 in Gadebusch (Mecklenburg) als Sohn des prakt. Arztes Dr. Julius Hoffmann, gehörte der K.W.-A. an vom 23. 10. 1877 bis 28. 7. 1881, wurde promoviert am 14. 5. 1889, zum Ass.-

Arzt befördert am 25. 11. 1886, verheiratete sich am 26. 6. 1896. Er ist zurzeit Generaloberarzt und Divisionsarzt der 20. Div. in Hannover.

Er betätigte sich literarisch auf dem Gebiete der Chirurgie und inneren Medizin.

920   **Rudolf Hünermann,**

geb. am 20. Mai 1860 in Sayn bei Coblenz a. Rh. als Sohn des Brauereibesitzers Joseph Hünermann, gehörte der K. W.-A. an vom 23. 10. 1877 bis 1. 10. 1881, wurde promoviert am 12. 8. 1881, zum Ass.-Arzt befördert am 24. 5. 1883, verheiratete sich am 27. 9. 1892. Er war bei der K. W.-A. tätig vom 19. 3. 1890 bis 5. 7. 1892, ist zurzeit Generalarzt und Korpsarzt des VIII. A.-K. in Coblenz.

Er betätigte sich literarisch auf dem Gebiete der Geburtshilfe, Gynäkologie und Hygiene.

921   **Ernst Kleinmann,**

geb. am 22. April 1859 in Oehringen (Württemberg) als Sohn des Oberjustiz-Assessors Ernst Kleinmann, gehörte der K. W.-A. an vom 23. 10. 1877 bis 1. 10. 1881, wurde promoviert am 4. 8. 1881, zum Ass.-Arzt befördert am 5. 7. 1883, verheiratete sich am 23. 6. 1888. Er erhielt Kommando an die chirurgische Klinik der Universität Tübingen in der Zeit von Herbst 1883 bis Frühjahr 1885. Ausgeschieden aus dem aktiven Dienst am 2. 11. 1894 als Stabsarzt, war zuletzt Bataillonsarzt beim Gren.-Regt. Nr. 123 in Ulm a D., wurde dann leitender Arzt des Sanatoriums Schloß Horwegg in Gundelsheim a. N. (Württemberg) und lebt jetzt dort als prakt. Arzt.

922   **Fritz Kranzfelder,**

geb. am 4. Februar 1858 in Bunzlau als Sohn des prakt. Arztes Oskar Kranzfelder, gehörte der K. W.-A. an vom 23. 10. 1877 bis 1. 10. 1881, wurde promoviert am 10. 11. 1882, zum Ass.-Arzt befördert am 21. 6. 1883. Er war bei der K. W.-A. tätig vom 28. 9. 1890 bis 27. 9. 1896. Gest. in der Nacht vom 4. zum 5. Februar 1907 in Arco als Generaloberarzt, war zuletzt 2. Garnisonarzt in Berlin.

Er betätigte sich literarisch auf dem Gebiete der Kriegschirurgie und schrieb u. A.:

1. Ueber die Wirkung und die kriegschirurgische Bedeutung der neuen Handfeuerwaffen (zusammen mit v. Schjerning, Tillmann usw.). Berlin 1894.
2. Die Funkenphotographie, insbesondere die Mehrfach-Funkenphotographie in ihrer Verwendbarkeit zur Darstellung der Geschoßwirkung im menschlichen Körper (zusammen mit Schwinning). Berlin 1903.

923   **Gotthard Krause,**

geb. am 8. November 1858 in Colberg als Sohn des Postmeisters Robert Krause, gehörte der K. W.-A. an vom 23. 10. 1877 bis 1. 10. 1881, wurde promoviert am 2. 8. 1881, zum Ass.-Arzt befördert am 22. 6. 1882, verheiratete sich am 8. 11. 1888. Er ist zurzeit Oberstabsarzt und Regimentsarzt des Gren.-Regts. Nr. 3 in Königsberg i. Pr. und seit 6. 8. 1904 als ordinierender Arzt der Augenstation am Krankenhause der Barmherzigkeit daselbst kommandiert.

Georg Kreysern, 924

geb. am 24. August 1858 in Gumbinnen als Sohn des Forstmeisters Franz Kreysern, gehörte der K. W.-A. an vom 23. 10. 1877 bis 1. 10. 1881, wurde promoviert am 26. 3. 1885, zum Ass.-Arzt befördert am 24. 7. 1883, verheiratete sich am 10. 4. 1885. Ausgeschieden aus dem aktiven Dienst am 30. 4. 1894 als Stabsarzt, war zuletzt Abteilungsarzt im Feldart.-Regt. Nr. 34 in Metz, ließ sich als prakt. Arzt in Weimar nieder. War zuletzt prakt. Arzt in Berlin. Gest. am 13. 9. 1898.

Prof. Edmund Lasser, 925

geb. am 4. Juni 1858 in Sigmaringen als Sohn des Geh. Hofkammerrats Heinrich Lasser, gehörte der K. W.-A. an vom 23. 10. 1877 bis 1. 10. 1881, wurde promoviert am 27. 11. 1882, zum Ass.-Arzt befördert am 22. 6. 1882, verheiratete sich am 3. 10. 1888. Er unternahm wissenschaftliche Reisen nach Frankreich, England und Nordamerika. Er ist zurzeit Generalarzt und Korpsarzt des XV. A.-K. in Straßburg i. E.

Karl Menzel, 926

geb. am 19. Juli 1857 in Charlottenburg als Sohn des Wachtmeisters Gottlieb Menzel, gehörte der K. W.-A. an vom 23. 10. 1877 bis 1. 10. 1881, wurde promoviert am 31. 8. 1881, zum Ass.-Arzt befördert am 22. 7. 1882, verheiratete sich am 26. 5. 1885. Ausgeschieden aus dem aktiven Dienst am 31. 3. 1889 als Stabsarzt, war zuletzt Bataillonsarzt beim Füs.-Regt. Nr. 35 in Brandenburg a. H. Er lebt jetzt als Stabsarzt d. L. und Sanitätsrat in Charlottenburg.

Oskar Meyer, 927

geb. am 14. September 1856 in Berlin als Sohn des Hotelbesitzers Georg Meyer, gehörte der K. W.-A. an vom 23. 10. 1877 bis 1. 10. 1881, wurde promoviert am 15. 8. 1881, zum Ass.-Arzt befördert am 26. 8. 1882. Ausgeschieden aus dem aktiven Dienst am 30. 7. 1885 als Ass.-Arzt, war zuletzt beim Ulan.-Regt. Nr. 13 in Hannover. Er ließ sich als prakt. Arzt in Berlin nieder, ging später nach Amerika; über seinen Verbleib dort ließ sich nichts ermitteln.

Gustav Offelsmeyer, 928

geb. am 17. Juni 1856 in Herford (Westf.) als Sohn des Pastors Wilhelm Offelsmeyer, gehörte der K. W.-A. an vom 17. 11. 1877 bis 18. 10. 1878. Er wurde auf Antrag seiner Mutter entlassen, wurde Kaufmann und lebt jetzt als Rentier in Grunewald bei Berlin.

Otto Petschull, 929

geb. am 7. Februar 1859 in Skaisgirren (Reg.-Bez. Gumbinnen) als Sohn des Kaufmanns Wilhelm Petschull, gehörte der K.W.-A. an vom 23. 10. 1877 bis 30. 9. 1881, wurde promoviert am 28. 7. 1881, zum Ass.-Arzt befördert am 24. 5. 1883, verheiratete sich am 5. 5. 1892. Ausgeschieden aus dem aktiven Dienst am 18. 9. 1891 als Stabsarzt, war zuletzt Bataillonsarzt beim Inf.-Regt. Nr. 60 in Weißenburg i. E., lebt jetzt als Kreisarzt und Medizinalrat in Diez.

930 **Julius Rieder,**

geb. am 10. Januar 1858 in Säckingen (Baden) als Sohn des Landgerichtsrats Johannes Rieder, gehörte der K. W.-A. an vom 23. 10. 1877 bis 1. 10. 1881, wurde promoviert am 11. 7. 1881, zum Ass.-Arzt befördert am 24. 5. 1883, verheiratete sich am 17. 9. 1884. Er erhielt Kommando an das Kaiserliche Gesundheitsamt in Berlin in der Zeit von 1887 bis 1888. Er ist zurzeit Oberstabsarzt und Regimentsarzt des Inf.-Regts. Nr. 68 in Coblenz.

Er betätigte sich literarisch auf dem Gebiete der inneren Medizin.

931 **Ferdinand Schmidt,**

geb. am 9. Oktober 1859 in Drense (Kr. Prenzlau) als Sohn des Pastors Ferdinand Schmidt, gehörte der K. W.-A. an vom 23. 10. 1877 bis 1. 10. 1881, wurde promoviert am 24. 1. 1885, zum Ass.-Arzt befördert am 26. 8. 1882. Ausgeschieden aus dem aktiven Dienst am 15. 5. 1886 als Ass.-Arzt I. Kl., war zuletzt beim Feldart.-Regt. Nr. 9 in Neumünster. Er studierte danach Philologie und wurde nach beendetem Staatsexamen am Gymnasium in Posen angestellt. Lebt jetzt als Oberarzt a. D. und Oberlehrer a. D. in Halle a. S.

932 **Paul Schubart,**

geb. am 16. Oktober 1856 in Culm (Ostpreußen) als Sohn des Oberlehrers Wilhelm Schubart, gehörte der K. W.-A. an vom 23. 10. 1877 bis 20. 12. 1879. Er wurde vor Beendigung des Tentam. physic. entlassen, um Kaufmann zu werden, ging später nach Amerika und lebt jetzt als Leiter der Rüben- und Getreidezüchtung in Bernburg (Anhalt).

933 **Adolf Steinhausen,**

geb. am 13. Juli 1859 in Potsdam als Sohn des Stabsarztes a. D. und Medizinalrats Dr. Adolf Steinhausen, gehörte der K. W.-A. an vom 23. 10. 1877 bis 1. 10. 1881, wurde promoviert am 1. 8. 1881, zum Ass.-Arzt befördert am 24. 7. 1883, verheiratete sich am 29. 10. 1890. Er ist zurzeit Generalarzt und Korpsarzt des XVI. A.-K. in Metz.

Er betätigte sich literarisch auf dem Gebiete der Nervenheilkunde und schrieb:

1. Beiträge zur Physiologie und Pathologie der Schulterbewegungen. Archiv für Anatomie und Physik 1899, Deutsche Zeitschr. für Nerven-Heilkunde 1900.
2. Physiologie der Bogenführung, Physiologie des Klavieranschlags, als Probleme der speziellen Bewegungsphysiologie. 2 Bände. Leipzig. Breitkopf & Härtel.

934 **Werner Uhse,**

geb. am 14. November 1858 in Pillkallen (Ostpreußen) als Sohn des Justizrats Gustav Uhse, gehörte der K. W.-A. an vom 23. 10. 1877 bis 25. 7. 1881. Er erkrankte während seines 8. Studiensemesters an Diphtherie, der er am 6. Tage erlag. Gest. am 25. Juli 1881 im Garnisonlazarett I in Berlin.

Emil Witte, 935

geb. am 15. August 1857 in Wittstock (Westpriegnitz) als Sohn des Kaufmanns Ludwig Witte, gehörte der K. W.-A. an vom 23. 10. 1877 bis 1. 10. 1881, wurde promoviert am 1. 8. 1881, zum Ass.-Arzt befördert am 24. 5. 1883, verheiratete sich am 30. 4. 1887. Ausgeschieden aus dem aktiven Dienst am 18. 9. 1891 als Stabsarzt, war zuletzt Bataillonsarzt beim Inf.-Regt. Nr. 140 in Hohensalza (Inowrazlaw), wurde zunächst Assistent bei Prof. Martin und ließ sich dann als Gynäkologe in Berlin nieder. Gest. am 19. März 1908 als Sanitätsrat in Charlottenburg.

Ostern 1878.

Felix Berthold, 936

geb. am 4. Juni 1855 in Magdeburg als Sohn des Oberstabs- und Garnisonarztes Dr. Berthold, gehörte der K. W.-A. an vom 1. 4. 1878 bis 15. 2. 1882, wurde promoviert am 21. 5. 1883, zum Ass.-Arzt befördert am 27. 1. 1885, verheiratete sich am 23. 5. 1889. Ausgeschieden aus dem aktiven Dienst am 21. 4. 1891 als Stabsarzt, war zuletzt Bataillonsarzt beim Inf.-Regt. Nr. 79 in Hildesheim, wurde dann Fabrikbesitzer in Hannover. Gest. am 13. August 1909 in Hannover.

Karl Brandenburg, 937

geb. am 10. September 1859 in Stralsund als Sohn des Schiffskapitäns Karl Brandenburg, gehörte der K. W.-A. an vom 31. 3. 1878 bis 1. 10. 1878. Er studierte nach seinem Ausscheiden weiter Medizin, wurde promoviert am 13. 12. 1883, approbiert 1884. Er ging darauf als Assistent an der Provinzialirrenanstalt nach Leubus und starb dort am 20. Juni 1886 als 2. Ass.-Arzt an genannter Anstalt.

Er betätigte sich literarisch auf dem Gebiete der Psychiatrie.

Max Buchholtz, 938

geb. am 12. Oktober 1858 in Brunn bei Wusterhausen a. Dosse als Sohn des Pastors Carl Buchholtz, gehörte der K. W.-A. an vom 1. 4. 1878 bis 15. 3. 1882, wurde promoviert am 22. 12. 1885, zum Ass.-Arzt befördert am 1. 11. 1883, verheiratete sich am 16. 4. 1898. Er ist zurzeit Oberstabsarzt und Regimentsarzt des Kür.-Regts. Nr. 2 in Pasewalk.

Max Busse, 939

geb. am 15. Januar 1858 in Gr.-Derschau (Kreis Ruppin) als Sohn des Gutsbesitzers Julius Busse, gehörte der K. W.-A. an vom 1. 4. 1878 bis 14. 2. 1882, wurde promoviert am 18. 4. 1884, zum Ass.-Arzt befördert am 30. 8. 1883. Er ist zurzeit Oberstabsarzt und Regimentsarzt des Inf.-Regts. Nr. 43 in Königsberg i. Pr.

940   **Paul Hartung,**

geb. am 16. August 1858 in Zeitz als Sohn des Oberpfarrers Wilhelm Hartung, gehörte der K. W.-A. an vom 1. 4. 1878 bis 15. 2. 1882, wurde promoviert am 27. 1. 1883, zum Ass.-Arzt befördert am 30. 8. 1883. Gest. am 7. April 1892 als Stabsarzt, war zuletzt Bataillonsarzt beim Inf.-Regt. Nr. 36 in Dieuze.

941   **Waldemar Heidepriem,**

geb. am 12. Januar 1860 in Smela (Rußland, Gouv. Kiew) als Sohn des Agrikulturchemikers Dr. phil. Fritz Heidepriem, gehörte der K.W.-A. an vom 1. 4. 1878 bis 15. 2. 1882, wurde promoviert am 26. 7. 1883, zum Ass.-Arzt befördert am 26. 2. 1884, verheiratete sich am 19. 4. 1894. Ausgeschieden aus dem aktiven Dienst am 28. 9. 1892 als Stabsarzt, war zuletzt Bataillonsarzt beim Inf.-Regt. Nr. 61 in Thorn, lebt jetzt als Sanitätsrat in Osterburg (Altmark).

942   **Hermann Heinrich,**

geb. am 26. Dezember 1859 in Lobsens (Posen) als Sohn des Pfarrers Gottfried Heinrich, gehörte der K. W.-A. an vom 1. 4. 1878 bis 15. 3. 1882, wurde promoviert am 18. 3. 1883, zum Ass.-Arzt befördert am 26. 2. 1884, verheiratete sich am 4. 12. 1889. Ausgeschieden aus dem aktiven Dienst am 26. 11. 1889 als Stabsarzt, war zuletzt Bataillonsarzt beim Füs.-Regt. Nr. 90 in Wismar, lebt jetzt als prakt. Arzt und Sanitätsrat in Berlin.

943   **Georg Heuermann,**

geb. am 29. Oktober 1858 in Burgsteinfurt (Westfalen) als Sohn des Prorektors Georg Heuermann, gehörte der K.W.-A. an vom 1. 4. 1878 bis 15. 4. 1880, wurde promoviert am 11. 12. 1886, zum Ass.-Arzt befördert am 29. 11. 1883, verheiratete sich am 6. 6. 1889. Ausgeschieden aus dem aktiven Dienst am 3. 2. 1887 als Assistenzarzt II. Kl., war zuletzt beim Inf.-Regt. Nr. 13 in Münster i. W., lebt jetzt als Stabsarzt a. D. und Spezialarzt für Ohren-, Nasen-, Halskrankheiten sowie als Abteilungsarzt am Klementinenhause in Hannover.

944   **Friedrich v. Ilberg,**

geb. am 10. August 1858 in Crossen a. O. als Sohn des Kreisgerichtsrats Adolf Ilberg, gehörte der K.W.-A. an vom 1. 4. 1878 bis 15. 2. 1882, wurde promoviert am 14. 11. 1882, zum Ass.-Arzt befördert am 19. 9. 1883, verheiratete sich am 22. 10. 1893. Er war bei der K. W.-A. bzw. 1. med. Klinik der Charité tätig vom 28. 9. 1890 bis 20. 9. 1893, wurde am 27. 1. 1897 zum stellvertretenden Leibarzt, am 27. 1. 1899 zum 2. Leibarzt, am 5. 12. 1905 zum Leibarzt Sr. Majestät des Kaisers und Königs ernannt. Er ist seit 21. 10. 1904 etatsmäßiges Mitglied des Wissenschaftlichen Senats der K. W.-A. Am 27. 1. 1908 wurde ihm der erbliche Adel verliehen. Er ist zurzeit Generalarzt und Korpsarzt des Gardekorps in Berlin.

Karl Kahnt, 945

geb. am 16. 3. 1859 in Wettin (Sachsen) als Sohn des Rektors Karl Kahnt, gehörte der K. W.-A. an vom 1. 4. 1878 bis 15. 2. 1882, wurde promoviert am 18. 2. 1882, zum Ass.-Arzt befördert am 30. 8. 1883, verheiratete sich im Jahre 1889. Ausgeschieden aus dem aktiven Dienst am 18. 3. 1890 als Stabsarzt, war zuletzt Bataillonsarzt beim Füs.-Regt. Nr. 34 in Swinemünde, lebt jetzt als prakt. Arzt in Berlin.

Harry Koenig, 946

geb. am 11. Juni 1858 in Droyßig bei Zeitz als Sohn des Seminar-Oberlehrers Dr. Robert Koenig, gehörte der K. W.-A. an vom 1. 4. 1878 bis 15. 3. 1882, wurde zum Marine-Ass.-Arzt befördert am 26. 2. 1884, verheiratete sich am 25. 4. 1890. Er nahm 1889 an der Blockade vor Ostafrika teil, war 1889 bis 1893 Konsulatsarzt in Zansibar und 1902 bis 1906 Gouvernementsarzt des Kiautschougebiets in Tsingtau. Ausgeschieden aus dem aktiven Dienst am 15. 10. 1907 als Marinegeneralarzt, war zuletzt Inspektionsarzt des Bildungswesens in Kiel, lebt jetzt als Chefarzt am Sanatorium Schloß Tegel bei Berlin.

Er betätigte sich literarisch auf dem Gebiete der Tropenhygiene.

August Leopold, 947

geb. am 3. Juni 1858 in Urbach (Hannover) als Sohn des Rechtsanwalts August Leopold, gehörte der K. W.-A. an vom 1. 4. 1878 bis 15. 2. 1882, wurde promoviert am 26. 2. 1883, zum Ass.-Arzt befördert am 19. 9. 1883, verheiratete sich am 18. 10. 1891. Er ist zurzeit Generalarzt und Korpsarzt des VI. A.-K. in Breslau.

Er betätigte sich literarisch auf dem Gebiete der Sanitätstaktik und des Militär-Sanitätswesens.

Ernst Michaelis, 948

geb. am 3. Januar 1860 in Herzberg (Sachsen) als Sohn des Maurermeisters August Michaelis, gehörte der K. W.-A. an vom 1. 4. 1878 bis 15. 2. 1882, wurde promoviert am 12. 8. 1882, zum Ass.-Arzt befördert am 30. 8. 1883. Er war vom 22. 8. 1900 bis 9. 6. 1901 Chefarzt des Ostasiatischen Feldlazaretts Nr. 5 und vom 10. 6. 1901 bis 22. 6. 1902 Brigadearzt der Ostasiatischen Besatzungsbrigade. Er ist zurzeit Oberstabsarzt und Regimentsarzt des Drag.-Regts. Nr. 2 in Schwedt.

Otto Moldaenke, 949

geb. am 4. August 1858 in Wehlau (Ostpreußen) als Sohn des Rechtsanwalts Moldaenke, gehörte der K. W.-A. an vom 1. 4. 1878 bis 31. 3. 1880. Er leistete nach seinem Ausscheiden aus der K. W.-A. den Rest seiner Militärpflichtzeit ab, und wandte sich dem kaufmännischen Berufe zu, verheiratete sich am 12. 7. 1887. Er war 1897 bis 1899 kaufmännischer Direktor der Fürstl. Bismarckschen Varziner Papierfabrik und ist seit Anfang 1907 vereidigter Bücherrevisor in Dortmund.

950   **Friedrich Paalzow,**

geb. am 12. August 1860 in Prietzen (bei Rathenow) als Sohn des
Pfarrers Wilhelm Paalzow, gehörte der K. W.-A. an vom 1. 4. 1878
bis 14. 2. 1882, wurde promoviert am 8. 11. 1882, zum Ass.-Arzt befördert am 30. 8. 1883, verheiratete sich am 9. 10. 1886. Er wurde
am 18. 8. 1902 als Referent in die M.-A. des Kriegsministeriums versetzt,
1903 als Vertreter der Preußischen Militärverwaltung zum XIV. Internationalen, medizinischen Kongreß nach Madrid kommandiert, am
19. 12. 1905 mit der Wahrnehmung der Stelle eines Abteilungschefs im
Kriegsministerium Allerhöchst beauftragt; durch A.K.-O. vom 28. 12. 1905
wurde er zum etatsmäßigen Mitglied des Wissenschaftlichen Senats bei
der K. W.-A. und am 10. 9. 1908 unter Beförderung zum Generalarzt
zum Abteilungschef bei der M.-A. ernannt. Er ist seit 1906 Mitglied
des Reichs-Gesundheitsrats und unternahm 1907 auf Allerhöchsten
Befehl eine Studienreise nach England. Ist zurzeit Generalarzt und
Abteilungschef bei der M.-A. des Kriegsministeriums in Berlin.

Er betätigte sich literarisch auf dem Gebiete des Militär-Sanitätswesens und der Unfallbegutachtung

und verfaßte neben mehreren kleineren Arbeiten auf diesen Gebieten:
1. Die Invaliden-Versorgung und Begutachtung. Bibliothek v. Coler - v. Schjerning.
   Bd. 24. Berlin. 1906.
2. Er gab gemeinsam mit Generalarzt Villaret das Handbuch „Sanitätsdienst
   und Gesundheitspflege im Deutschen Heere", heraus. Stuttgart. 1909.
      Er ist ständiger Mitarbeiter am Virchow-Hirschschen Jahresbericht (Militär-
   Sanitätswesen).

951   **Otto Praetorius,**

geb. am 12. November 1859 in Waren (Mecklenburg-Schwerin) als
Sohn des Senators und Advokaten Albert Praetorius, gehörte der
K. W.-A. an vom 1. 4. 1878 bis 15. 2. 1882, wurde promoviert am
7. 8. 1882, zum Ass.-Arzt befördert am 30. 8. 1883, verheiratete sich
am 12. 4. 1888. Er ist zurzeit Oberstabsarzt und Regimentsarzt des
Inf.-Regts. Nr. 64 in Prenzlau.

952   **August Roth,**

geb. am 10. Juli 1858 in Ringstedt (Hannover) als Sohn des Pastors
Albrecht Roth, gehörte der K. W.-A. an vom 1. 4. 1878 bis 15. 2. 1882,
wurde promoviert am 29. 2. 1883, zum Ass.-Arzt befördert am
19. 9. 1883, verheiratete sich am 4. 12. 1894. Er war bei der K. W.-A.
tätig vom 26. 10. 1890 bis 21. 9. 1894, erhielt Kommando an die
Königl. Universitäts-Augenklinik in Berlin in der Zeit vom 1. 4. 1892
bis 31. 3. 1894. Er ist zurzeit char. Generaloberarzt und Garnisonarzt
von Straßburg i. E.

Er betätigte sich literarisch auf dem Gebiete der Augenheilkunde
und verfaßte neben anderen Arbeiten die Schriften:
1. Das Stereoskop und die Simulation einseitiger Blindheit. 4. Aufl. von
   Burchardt, Prakt. Diagnostik und Simulationen. Berlin. 1902.
2. Die Simulation von Blindheit und Schwachsichtigkeit. 2. Aufl. von Wicks
   gleichnamiger Arbeit. Berlin. 1907.
3. Die Doppelbilder bei Augenmuskellähmungen. 1893.

4. Die Krankheiten des Sehorgans in der Armee. In Düms Handb. der Mil. Krankh. 1900.

Er ist bekannt durch seine Sehproben, sein Skiaskop, den Refraktions-Augenspiegel und seinen Sehproben-Beleuchtungsapparat.

Johannes Rudel, 953

geb. am 6. Juni 1858 in Trieglaff (Pommern) als Sohn des Predigers Richard Rudel, gehörte der K. W.-A. an vom 31. 3. 1878 bis 1. 10. 1878 nnd vom 1. 4. 1879 bis 15. 2. 1883, wurde promoviert am 19. 2. 1883. Er erkrankte als Unterarzt in der Charité an Peritonitis, der er erlag. Gest. am 4. November 1883 in Berlin.

Johannes Runkwitz, 954

geb. am 30. April 1859 in Altenburg (S.-A.) als Sohn des Ober-schulrates Karl Runkwitz, gehörte der K. W.-A. an vom 1. 4. 1878 bis 15. 2. 1882, wurde promoviert am 27. 1. 1883, zum Marine-Ass.-Arzt befördert am 30. 8. 1883. Er war bei der K. W.-A. tätig vom 1. 10. 1889 bis 1. 10. 1891, erhielt Kommando an die Königl. Charité in Berlin in der Zeit vom 2. 10. 1890 bis 1. 10. 1891. Er war von 1892 bis 1897 Chefarzt in Yokohama, 1899 bis 1902 Dezernent im Reichs-Marine-Amt. Ausgeschieden aus dem aktiven Dienst am 13. 3. 1909 als Marine-Generalarzt, war zuletzt Flottenarzt der Hoch-seeflotte in Kiel, lebt jetzt als Marine-Generalarzt a. D. mit dem Range eines Kontreadmirals in Altenburg (S.-A.).

Richard Voigtländer, 955

geb. am 14. Mai 1859 in Dessau als Sohn des Möbelfabrikanten Friedrich Voigtländer, gehörte der K. W.-A. an vom 1. 4. 1878 bis 15. 3. 1882, wurde promoviert am 18. 3. 1882, zum Ass.-Arzt befördert am 26. 1. 1884. Ausgeschieden aus dem aktiven Dienst am 26. 1. 1895 als Stabsarzt, war zuletzt Bataillonsarzt beim Inf.-Regt. Nr 75 in Stade. Gest. am 9. Januar 1899 in der Heil- und Pflegeanstalt in Liebenburg (Hannover).

Ernst Weber, 956

geb. am 6. November 1860 in Merseburg als Sohn des Rechnungsrats Karl Weber, gehörte der K. W.-A. an vom 1. 4. 1878 bis 14. 2. 1882, wurde promoviert am 22. 7. 1882, zum Ass.-Arzt befördert am 19. 9. 1883. Er ist zurzeit Generalarzt und Korpsarzt des XVII. A.-K. in Danzig.

Michaelis 1878.

Wilhelm Bartel, 957

geb. am 8. April 1858 in Meyenburg (Ost-Priegnitz) als Sohn des Bäckermeisters Wilhelm Bartel, gehörte der K. W.-A. an vom 22. 10. 1878 bis 1. 10. 1882, wurde promoviert am 7. 3. 1885, zum Ass.-Arzt

befördert am 19. 9. 1883. Ausgeschieden aus dem aktiven Dienst am
24. 1. 1885 als Ass.-Arzt 2. Kl., war zuletzt beim Feldart.-Regt. Nr. 18
in Frankfurt a. O. Er ließ sich als prakt. Arzt in Meyenburg (Ost-
Priegnitz) nieder, lebt jetzt als prakt. Arzt in Pritzwalk.

958   **Johannes Baßmann,**
geb. am 28. Februar 1858 in Waldböckelheim als Sohn des Superintendenten Wilhelm Baßmann, gehörte der K.W.-A. an vom 22. 10.
1878 bis 1. 10. 1882, wurde promoviert am 15. 7. 1882, zum Ass.-Arzt
befördert am 26. 6. 1884, verheiratete sich am 28. 9. 1897. Er ist zurzeit Oberstabsarzt und Regimentsarzt des Feldart.-Regts. Nr. 33 in Metz.

959   **August Boeckh,**
geb. am 5. Februar 1859 in Potsdam als Sohn des Regierungs-Assessors Richard Boeckh, gehörte der K. W.-A. an vom 22. 10. 1878 bis
30. 9. 1882, wurde promoviert am 7. 8. 1882, zum Ass.-Arzt befördert
am 26. 1. 1884, verheiratete sich am 17. 9. 1887. Er ist zurzeit Generaloberarzt und Divisionsarzt der 21. Div. in Frankfurt a. Main.

960   **Julius Boldt,**
geb. am 11. September 1861 in Grünkrug (Kreis Rosenberg, Westpr.)
als Sohn des Seebesitzers Johann Boldt, gehörte der K.W.-A. an vom
22. 10. 1878 bis 30. 9. 1882, wurde promoviert am 31. 7. 1882, zum
Ass.-Arzt befördert am 24. 7. 1883, verheiratete sich am 26. 4. 1894.
Ausgeschieden aus dem aktiven Dienst am 18. 8. 1905 als Oberstabsarzt, war zuletzt Regimentsarzt des Inf.-Regts. Nr. 176 in Thorn, lebt
jetzt als Augenarzt in Hamburg-Altona.
        Er betätigte sich literarisch auf dem Gebiete der Augenheilkunde
und schrieb u. a. über:
        Das Trachom als Volks- und Heereskrankheit. Bibliothek v. Coler - v. Schjerning.
        Bd. 19. Berlin. 1903.

961   **Georg Burscher,**
geb. am 9. Januar 1859 in Kottbus als Sohn des Archidiakonus Reinhold Burscher, gehörte der K. W.-A. an vom 22. 10. 1878 bis 1. 10.
1882, wurde promoviert am 24. 7. 1882, zum Ass.-Arzt befördert am
26. 2. 1884, verheiratete sich am 2. 8. 1887. Ausgeschieden aus dem
aktiven Dienst am 28. 3. 1891 als Stabsarzt, war zuletzt Bataillonsarzt
beim Inf.-Regt. Nr. 61 in Thorn, lebt jetzt als Sanitätsrat in Kottbus.

962   **Heinrich Dade,**
geb. am 11. Dezember 1857 in Lübek als Sohn des Schiffskapitäns
Adolf Dade, gehörte der K.W.-A. an vom 22. 10. 1878 bis 16. 6. 1879.
Er wurde wegen zeitiger Dienstunbrauchbarkeit entlassen, studierte
weiter Medizin und wurde promoviert am 22. 3. 1885. Nach erfolgter
Approbation ließ er sich 1886 als prakt. Arzt in Lübeck nieder. Verheiratete sich am 16. 1. 1891. Lebt jetzt als prakt. Arzt in Lübeck.

Paul Dammann, 963

geb. am 15. Oktober 1860 in Barth (Pommern) als Sohn des ersten
Lehrers an der Mädchenschule Adolf Dammann, gehörte der K.W.-A.
an vom 22. 10. 1878 bis 1. 10. 1882, wurde promoviert am 24.7.1882,
zum Marine-Ass.-Arzt befördert am 26. 6. 1884. Er war zum Büro
des Generalarztes der Marine kommandiert vom 1. 7. 1889 bis 15. 12.
1892 und vom 25. 9. 1893 bis 31. 12. 1897 zum Reichs-Marineamt.
Er nahm am 20. 12. 1884 am Landungsgefecht im Kamerunfluß teil;
war am 23. 7. 1898 bis 24. 8. 1900 Schiffsarzt S. M. S. „Hertha"
(Palästinareise, Ausreise nach Ostasien) und Geschwaderarzt des
Kreuzergeschwaders in Ostasien (China-Expedition) und vom 25. 8.
1900 bis 9. 1. 1901 leitender Arzt beim Stabe des Marine-Expeditionskorps von Höpfner in Peking. Ausgeschieden aus dem aktiven Dienst
am 10. 3. 1906 als Marine-Generalarzt, war zuletzt stationiert in Kiel,
lebt als Marine-Generalarzt a. D. in Berlin.

Prof. Ernst Grawitz, 964

geb. am 18. März 1860 in Mittelhagen (Pommern) als Sohn des Rittergutsbesitzers W. Grawitz, gehörte der K.W.-A. an vom 22. 10. 1878 bis
1. 10. 1882, wurde promoviert am 8. 8. 1882, zum Ass.-Arzt befördert
am 31. 5. 1884, verheiratete sich am 5. 3. 1891. Er war bei der K.W.-A.
tätig vom 1.11.1890 bis 3.8.1896, erhielt Kommando an die 2. mediz.
Klinik der Kgl. Charité in Berlin in der Zeit vom 1. 1. 1890 bis 3. 8.
1896. Ausgeschieden aus dem aktiven Dienst am 3. 4. 1897 als Stabsarzt, war zuletzt Bataillonsarzt beim Königin Elisabeth-Garde-Gren.-
Regt. Nr. 3 in Charlottenburg, ist seitdem dirigierender Arzt der inneren
Abteilung am Krankenhaus Charlottenburg-Westend und Dozent an der
Universität Berlin; im April 1897 erhielt er den Titel „Professor".
Er betätigte sich literarisch auf dem Gebiete der inneren Medizin
und schrieb neben zahlreichen anderen Abhandlungen:
1. Ueber die Tuberkulose in der Armee. 1889.
2. Klinische Pathologie des Blutes. Thieme. Leipzig.
3. Hämatologie des prakt. Arztes. 1907. Thieme.
4. Gesundheitspflege im tägl. Leben. E. H. Arndt. Stuttgart.
5. Krankheiten der Blutdrüsen. In Ebstein-Schwalbe's Handbuch der inneren
Krankheiten. Enke-1906.

Johannes Gloyer, 965

geb. am 19. März 1859 in Breitenberg (Schleswig-Holstein) als Sohn
des Predigers Gerhard Gloyer, gehörte der K. W.-A. an vom 22. 10.
1878 bis 1. 10. 1882, wurde promoviert am 4. 8. 1882, zum Ass.-Arzt
befördert am 31. 5. 1884. Ausgeschieden aus dem aktiven Dienst am
4. 8. 1888 als Ass.-Arzt I. Kl., war zuletzt beim Inf.-Regt. Nr. 84 in
Schleswig. Er ließ sich als prakt. Arzt in Karlingen (Lothringen)
nieder. Gest. am 11. Februar 1906 als prakt. Arzt in Nortorf (Kreis
Rendsburg.)

Johannes Gruendler, 966

geb. am 28. Dezember 1856 in Aschersleben als Sohn des prakt.
Arztes Dr. Otto Gruendler, gehörte der K.W.-A. an vom 22. 10. 1878

bis 20. 10. 1879. Er wurde wegen temporärer Dienstunbrauchbarkeit entlassen, ging nach Marburg, um seine medizinischen Studien weiter fortzusetzen, wurde 1885 approbiert, ließ sich als prakt. Arzt in Rosslau (Anhalt) nieder, praktizierte später als Arzt für Hautkrankheiten in Dresden. Gest. am 19. November 1903.

967   **Martin Haase,**

geb. am 10. Dezember 1859 in Glogau als Sohn des Hauptkassen-Rendanten Wilhelm Haase, gehörte der K. W.-A. an vom 22. 10. 1878 bis 1. 10. 1882, wurde promoviert am 4. 8. 1882, zum Ass.-Arzt befördert am 3. 5. 1884, verheiratete sich am 28. 5. 1903. Er war während der Expedition nach Ostasien vom 9. 7. 1900 bis 18. 8. 1901 beim Expeditionskorps als Chefarzt des Armeelazarettschiffes „Wittekind" tätig. Er ist zurzeit Generaloberarzt und Divisionsarzt der 3. Div. in Stettin.

968   **Alfred Hauptner,**

geb. am 17. April 1860 in Demmin (Pommern) als Sohn des Bürgermeisters Anatol Hauptner, gehörte der K. W.-A. an vom 22. 10. 1878 bis 30. 9. 1882, wurde promoviert am 28. 11. 1882, zum Ass.-Arzt befördert am 24. 7. 1883. Ausgeschieden aus dem aktiven Dienst am 21. 5. 1906 als Oberstabsarzt, war zuletzt Regimentsarzt des Gren.-Regts. Nr. 9 in Stargard i. P., ist jetzt Spezialarzt für Ohren-, Nasen- und Halsleiden in Berlin.

969   **Louis Hauß,**

geb. am 6. Juni 1859 in Oderen (Elsaß-Lothringen) als Sohn des Lehrers Franz Hauß, gehörte der K. W.-A. an vom 22. 10. 1878 bis 2. 6. 1880. Gest. am 2. Juni 1880 (wurde tot im Tiergarten aufgefunden).

970   **Otto Henning,**

geb. am 27. September 1858 in Cammin (Pommern) als Sohn des Rentiers August Henning, gehörte der K. W.-A. an vom 22. 10. 1878 bis 1. 10. 1882, wurde promoviert am 29. 7. 1882, zum Ass.-Arzt befördert am 31. 5. 1884, verheiratete sich am 26. 3. 1886. Ausgeschieden aus dem aktiven Dienst am 28. 12. 1889 als Stabsarzt, war zuletzt Garnisonarzt in Wesel, ließ sich als prakt. Arzt und Kreisphysikus in Schlawe (Pommern) nieder. Gest. am 19. November 1903 in Charlottenburg.

971   **Alfred Herrmann,**

geb. am 4. Mai 1858 in Lixheim (Elsaß-Lothringen) als Sohn des Lehrers Simon Herrmann, gehörte der K.W.-A. an vom 22. 10. 1878 bis 1. 10. 1882, wurde promoviert am 4. 8. 1882, zum Ass.-Arzt befördert am 22. 7. 1884, verheiratete sich am 14. 4. 1890. Gest. am 12. August 1893 als Stabsarzt, war zuletzt Bataillonsarzt beim Inf.-Regt. Nr. 112 in Mülhausen i. Els.

972   **Paul Hornkohl,**

geb. am 11. Oktober 1858 in Hannov.-Münden als Sohn des Pastors Heinrich Hornkohl, gehörte der K. W.-A. an vom 22. 10. 1878 bis

1. 10. 1882, wurde promoviert am 11. 10. 1883, zum Ass.-Arzt befördert am 31. 8. 1884, verheiratete sich am 21. 5. 1891. Ausgeschieden aus dem aktiven Dienst am 22. 9. 1894 als Stabsarzt, war zuletzt Garnison-arzt in Glogau. Er blieb bis 1899 als prakt. Arzt in Glogau und siedelte dann nach Hannover über. Gest. am 15. September 1907 in Hannover.

Alfred Joachimi,   973

geb. am 29. April 1858 in Cöthen (Anhalt) als Sohn des Oberbürger-meisters Alfred Joachimi, gehörte der K. W.-A. an vom 22. 10. 1878 bis 22. 7. 1882. Er wurde krankheitshalber aus jedem Militärdienst ent-lassen, beendete seine medizinischen Studien und ließ sich nach seiner Approbation 1891 als prakt. Arzt in Cöthen (Anhalt) nieder. Er wurde am 30. 3. 1893 promoviert. Lebt in Cöthen.

Otto Klihm,   974

geb. am 19. Oktober 1857 in Muskau (O.-L.) als Sohn des Polizei-direktors der Standesherrschaft Muskau Paul Klihm, gehörte der K. W.-A. an vom 22. 10. 1878 bis 1. 10. 1882, wurde promoviert am 12. 2. 1883, zum Ass.-Arzt befördert am 31. 8. 1884, verheiratete sich am 27. 9. 1890. Er unternahm im Jahre 1897 eine Reise nach Stockholm zum Zwecke des Studiums schwedischer Heilgymnastik und Massage (2 Monate). Ausgeschieden aus dem aktiven Dienst am 31. 3. 1902 als Generaloberarzt, war zuletzt Oberstabsarzt und Regimentsarzt des Feldart.-Regts. Nr. 33 in Metz, wurde ärztlicher Leiter des Militär-Kurhauses in Landeck (Schlesien). Er wurde am 18. 10. 1909 von seiner Dienststellung enthoben und lebt jetzt als Generaloberarzt z. D. in Landeck.

Prof. Paul Kohlstock,   975

geb. am 5. Januar 1861 in Berlin als Sohn des Justizrats Dr. Julius Kohlstock, gehörte der K. W.-A. an vom 22. 10. 1878 bis 1. 10. 1882, wurde promoviert am 14. 11. 1882, zum Ass.-Arzt befördert am 21. 9. 1884, verheiratete sich am 6. 10. 1890. Er nahm 1889 an der Unter-werfung des Aufstandes in Ost-Afrika teil, war danach bei der K. W.-A. tätig vom 18. 3. 1890 bis 22. 2. 1893, wurde Vertrauensarzt der Kolonialabteilung des Auswärtigen Amtes und Lehrer für Tropenhygiene am Seminar für orientalische Sprachen in Berlin. 1896 wurde er unter Stellung à la suite des San.-Korps auf 1 Jahr beurlaubt behufs Ver-wendung bei der Kolonialabteilung, am 30. 3. 1898 als Oberstabsarzt à la suite der Schutztruppe für Südwest-Afrika gestellt, erhielt in dem-selben Jahre den Titel Professor und wurde mit dem 1. 4. 1899 zum Oberkommando der Schutztruppe versetzt. Trat 1900 dem Kriegs-lazarettpersonal bei dem ostasiatischen Expeditionskorps bei. Gest. am 14. April 1901 im Garnisonlazarett in Tientsin.

> Seit 1889 war K. mit Studien über Malaria beschäftigt und schrieb neben kleinen Abhandlungen aus diesem Spezialgebiet noch andere über Tropenhygiene, Schwarzwasserfieber, Rinderpest und gab ein Buch heraus: „Aerztlicher Rat-geber für Ost-Afrika und tropische Malariagegenden."

976   **Walter Machatius,**

geb. am 4. März 1858 in Gnesen als Sohn des Oberbürgermeisters Franz Machatius, gehörte der K. W.-A. an vom 22. 10. 1878 bis 30. 9. 1882, wurde promoviert am 7. 8. 1882, zum Ass.-Arzt befördert am 24. 7. 1883, verheiratete sich am 20. 12. 1894. Gest. am 14. Mai 1905 als Oberstabsarzt, war zuletzt Regimentsarzt des Ulan.-Regts. Nr. 1 in Militsch.

977   **Prof. Paul Meinhold,**

geb. am 7. Januar 1860 in Cammin (Pommern) als Sohn des Pastors primarius Carl Meinhold, gehörte der K. W.-A. an vom 22. 10. 1878 bis 28. 2. 1879. Er wurde auf Antrag seines Vaters entlassen, um sich dem Studium der Theologie und Philologie zu widmen; wurde promoviert 1886, beendete 1886 sein Staatsexamen. Er ist jetzt Dr. phil., Professor und Oberlehrer am Kgl. Wilhelms-Gymnasium in Stettin.

978   **Philipp Moxter,**

geb. am 10. März 1858 in Steinbach (Hessen) als Sohn des Pfarrers Georg Moxter, gehörte der K. W.-A. an vom 22. 10. 1878 bis 1. 10. 1882, wurde promoviert am 29. 7. 1882, zum Ass.-Arzt befördert am 22. 7. 1884, verheiratete sich am 11. 5. 1890. Ausgeschieden aus dem aktiven Dienst am 23. 8. 1892 als Stabsarzt, war zuletzt Bataillonsarzt beim Inf.-Regt. Nr. 111 in Rastatt. Er ließ sich als Spezialarzt für Nasen- und Ohrenkrankheiten in Wiesbaden nieder und starb am 15. Dezember 1904 als Oberstabsarzt d. L. in Wiesbaden.

979   **Valentin Panienski,**

geb. am 3. Februar 1858 in Buk (Posen) als Sohn des Gutsbesitzers und Ratsältesten Maximilian Panienski, gehörte der K. W.-A. an vom 22. 10. 1878 bis 1. 10. 1882, wurde promoviert am 27. 7. 1882, zum Ass.-Arzt befördert am 31. 5. 1884, verheiratete sich am 20. 7. 1897. Ausgeschieden aus dem aktiven Dienst am 23. 5. 1894 als Stabsarzt, war zuletzt Bataillonsarzt beim Leib-Gren.-Regt. Nr. 109 in Karlsruhe. Er wurde darauf Kreisphysikus in Posen, am 1. 10. 1904 Primärarzt der inneren Abteilung der Krankenanstalt der barmherzigen Schwestern in Posen. Er lebt jetzt als Besitzer einer Privatklinik für innere und Nervenkrankheiten, Oberstabsarzt d. L. und Medizinalrat in Posen.

Er betätigte sich literarisch auf dem Gebiete der inneren Medizin und Hygiene und schrieb u. a.:

1. Ueber gewerbliche Bleivergiftung und die zu ihrer Verhütung erforderlichen Maßnahmen.
2. Die Epidemien von Genickstarre in der Garnison Karlsruhe im Jahre 1892.

980   **Oscar Parthey,**

geb. am 15. Januar 1859 in Wernigerode a. Harz als Sohn des Kreisgerichtssekretärs Ludwig Parthey, gehörte der K.W.-A. an vom 22. 10. 1878 bis 30. 9. 1882, wurde promoviert am 1. 8. 1882, zum Ass.-Arzt befördert am 22. 7. 1884, verheiratete sich am 15. 12. 1898. Er ist zurzeit Generaloberarzt und Divisionsarzt der 15. Div. in Cöln a. Rh.

Fedor Prasse, 981

geb. am 6. Dezember 1860 in Seidenberg (Schlesien) als Sohn des prakt. Arztes Dr. Heinrich Prasse, gehörte der K. W.-A. an vom 22. 10. 1878 bis 20. 6. 1882, wurde promoviert am 14. 11. 1882, zum Ass.-Arzt befördert am 24. 7. 1883, verheiratete sich am 7. 10. 1889. Ausgeschieden aus dem aktiven Dienst am 18. 6. 1903 als Oberstabsarzt I. Kl., war zuletzt Regimentsarzt des Feldart.-Regts. Nr. 56 in Lissa, lebte darauf in Hirschberg (Schlesien). Gest. am 12. Mai 1905 in Breslau.

Wilhelm Rüder, 982

geb. am 15. Januar 1857 in Oldenburg als Sohn des Oberst z. D. August Rüder, gehörte der K. W.-A. an vom 22. 10. 1878 bis 1. 10. 1880, wurde promoviert am 30. 7. 1880, zum Ass.-Arzt befördert am 24. 4. 1882. Ausgeschieden aus dem aktiven Dienst am 20. 1. 1883 als Ass.-Arzt II. Kl., war zuletzt beim Feldart.-Regt. Nr. 26 in Celle. Er lebt seitdem als prakt. Arzt in Magdeburg und ist Mitglied der Aerztekammer.

Hans Seiffart, 983

geb. am 10. November 1858 in Erdmannsdorf (Schlesien) als Sohn des Fabrikanten Paul Seiffart, gehörte der K. W.-A. an vom 22. 10. 1878 bis 1. 10. 1882, wurde promoviert am 24. 7. 1882, zum Ass.-Arzt befördert am 30. 8. 1883, verheiratete sich am 18. 5. 1887. Ausgeschieden aus dem aktiven Dienst am 1. 3. 1886 als Ass.-Arzt II. Kl., war zuletzt beim Inf.-Regt. Nr. 49 in Gnesen. Er lebt jetzt als Frauenarzt und Sanitätsrat in Nordhausen.

Arthur Tereszkiewicz, 984

geb. am 14. März 1859 in Graudenz als Sohn des Kaufmanns August Tereszkiewicz, gehörte der K. W.-A. an vom 22. 10. 1878 bis 1. 10. 1882, wurde promoviert am 17. 10. 1882, zum Marine-Ass.-Arzt befördert am 31. 5. 1884. Er war beteiligt beim Schiffbruch S. M. S. „Adler" vor Apia am 16. 3. 1889 und nahm an der Samoa-Aktion 1888/89 teil. Ausgeschieden aus dem aktiven Dienst am 28. 11. 1891 als Marine-Stabsarzt, war zuletzt Oberarzt der I. Werftdiv. und Werft in Kiel, ließ sich als prakt. Arzt in Görlitz nieder. Gest. am 9. Mai 1905 als prakt. Arzt in Wilschdorf bei Dresden.

Johannes Wald, 985

geb. am 26. Juni 1859 in Danzig als Sohn des Medizinalrats Dr. Hermann Wald, gehörte der K.W.-A. an vom 22. 10. 1878 bis 9. 1. 1882. Er gab das medizinische Studium auf und wurde Apotheker. Gest. im Februar 1896.

Alexander Wolff, 986

geb. am 1. Februar 1857 in Gummersbach bei Cöln als Sohn des Friedensrichters Julius Wolff, gehörte der K. W.-A. an vom 22. 10. 1878 bis 22. 7. 1882, wurde promoviert am 19. 4. 1883, zum Ass.-

Arzt befördert am 28. 2. 1885, verheiratete sich am 1. 5. 1897. Ausgeschieden aus dem aktiven Dienst am 22. 5. 1909 als Oberstabsarzt, war zuletzt Regimentsarzt des Drag.-Regts. Nr. 7 in Saarbrücken, lebt jetzt als Oberstabsarzt a. D. in Mülheim a. Rh.

Ostern 1879.

987   **Wilhelm Albers,**

geb. am 2. November 1859 in Uelzen (Hannover) als Sohn des Amtsassessors Otto Albers, gehörte der K. W.-A. an vom 29. 3. 1879 bis 15. 2. 1883, wurde promoviert am 12. 11. 1883, zum Ass.-Arzt befördert am 28. 10. 1884, verheiratete sich am 10. 5. 1906. Er war bei der K. W.-A. tätig vom 24. 10. 1891 bis 24. 5. 1895, erhielt Kommando an die Chirurg. Klinik der Charité in Berlin in der Zeit vom 2. 11. 1891 bis 31. 7. 1895. Er war vom 17. 7. 1900 bis 4. 3. 1904 beim Ostasiatischen Expeditionskorps bzw. bei der Ostasiatischen Besatzungsbrigade, und zwar bis zum 17. 12. 1901 als Chefarzt des Feldlazaretts 2 in Peking und des Feldlazaretts 1 in Tientsin, vom 18. 12. 1901 bis 4. 3. 1904 als Brigadearzt. 1903 unternahm er Reisen durch Japan, Korea, Mandschurei, Sibirien, Rußland. Er ist zurzeit Generaloberarzt und Divisionsarzt der 5. Div. in Frankfurt a. O.
Er betätigte sich literarisch auf dem Gebiete der Chirurgie.

988   **Ludwig Albrecht,**

geb. am 7. April 1860 in Gandersheim als Sohn des Gymnasiallehrers Wilhelm Albrecht, gehörte der K. W.-A. an vom 29. 3. 1879 bis 15. 2. 1883, wurde promoviert am 2. 2. 1883. Er erkrankte während seiner Dienstleistung in der Charité am Typhus abdom., dem er erlag. Gest. am 30. November 1883 in Berlin als Marine-Unterarzt.

989   **Otto Beurmann,**

geb. am 23. November 1860 in Ilfeld (Hannover) als Sohn des pensionierten Chausseegelderhebers Friedrich Beurmann, gehörte der K. W.-A. an vom 29. 3. 1879 bis 15. 3. 1883, wurde zum Ass.-Arzt befördert am 21. 9. 1884. Ausgeschieden aus dem aktiven Dienst am 28. 7. 1887 als Ass.-Arzt I. Kl., war zuletzt beim Ulan.-Regt. Nr. 4 in Thorn, ließ sich als prakt. Arzt in Herzfelde (Bez. Potsdam) nieder. Gest. am 19. Mai 1899 in Berlin.

990   **Gustav Brandt,**

geb. am 27. Februar 1859 in Magdeburg als Sohn des Rektors Dr. phil. Adolf Brandt, gehörte der K. W.-A. an vom 29. 3. 1879 bis 1. 3. 1883, wurde promoviert am 19. 2. 1883, zum Ass.-Arzt befördert am 3. 5. 1884, verheiratete sich am 26. 9. 1888. Er ist zurzeit Generaloberarzt und Divisionsarzt der 7. Div. in Magdeburg.

Max Brecht, 991

geb. am 10. September 1859 in Sangerhausen als Sohn des Oekonomie-Kommissionsrates Franz Brecht, gehörte der K. W.-A. an vom 29.3.1879 bis 15. 3.1883, wurde promoviert am 19. 7. 1883, zum Ass.-Arzt befördert am 31. 8. 1884, verheiratete sich am 2. 7. 1896. Er war bei der K. W.-A. tätig vom 28.3.1891 bis 20. 9. 1893. Ausgeschieden aus dem aktiven Dienst am 17. 11. 1906 als Oberstabsarzt, war zuletzt Regimentsarzt des Fußart.-Regts. Nr. 14 in Straßburg i. E., lebt jetzt als Oberstabsarzt a. D. in Berlin.

Friedrich Brosin, 992

geb. am 6. März 1858 in Wehdem (Westfalen) als Sohn des prakt. Arztes Friedrich Brosin, gehörte der K.W.-A. an vom 29. 3. 1879 bis 15. 3. 1881, wurde promoviert am 9. 3. 1881, zum Ass.-Arzt befördert am 22. 7. 1882. Ausgeschieden aus dem aktiven Dienst am 24. 2. 1883 als Ass.-Arzt II. Kl., war zuletzt beim Inf.-Regt. Nr. 22 in Rastatt, ließ sich als prakt. Arzt in Halle nieder. Gest. am 27. Mai 1900 in der sächsischen Schweiz im Schrannsteingebiet, (er verunglückte).

Urban Cunze, 993

geb. am 5. April 1860 in Helmstedt (Braunschweig) als Sohn des Gymnasialdirektors Theodor Cunze, gehörte der K. W.-A. an vom 29. 3. 1879 bis 14. 3. 1883, wurde promoviert am 26. 7. 1883, zum Ass.-Arzt befördert am 31. 8. 1884. Er ist zurzeit Oberstabsarzt und Regimentsarzt des Inf.-Regts. Nr. 92 in Braunschweig.

Karl Davids, 994

geb. am 7. Februar 1859 in Stralsund (i. Pom.) als Sohn des Feuerwerks-Hauptmanns in der Kaiserl. Marine Karl Davids, gehörte der K. W.-A. an vom 29. 3. 1879 bis 15. 3. 1883, wurde promoviert am 9. 8. 1883, zum Marine-Ass.-Arzt befördert am 31. 8. 1884, verheiratete sich am 16. 6. 1888. Er erhielt Kommando an das Hygienische Institut der Universität in Berlin in der Zeit vom 1. 4. 1893 bis 31. 3. 1894. Gest. am 1. Dezember 1905 in Kiel als Marine-Generalarzt, war zuletzt Flottenarzt der aktiven Schlachtflotte und Mitglied des Reichsgesundheitsrats.

Georg Friedemann, 995

geb. am 15. Dezember 1860 in Ruß (Posen) als Sohn des Pfarrers Moritz Friedemann, gehörte der K. W.-A. an vom 29. 3. 1879 bis 15. 2. 1883, wurde promoviert am 12. 3. 1883, zum Ass.-Arzt befördert am 31. 8. 1884. Ausgeschieden aus dem aktiven Dienst am 23. 8. 1890 als Stabsarzt, war zuletzt Bataillonsarzt beim Gren.-Regt. Nr. 2 in Stettin. Er lebt jetzt als prakt. Arzt in Stettin.

Alexander Gießler, 996

geb. am 30. Juli 1859 in Herda (Großh. Sachsen) als Sohn des Gutspächters Rudolf Gießler, gehörte der K. W.-A. an vom 29. 3. 1879 bis 15. 3. 1883. Ausgeschieden aus dem aktiven Dienst am 8. 12. 1885 als Unterarzt, war zuletzt beim Gren.-Regt. Nr. 10 in Breslau. Er starb am 31. Mai 1889 in Breslau.

997   **Max Glokke,**

geb. am 5. November 1857 in Königsberg (Neumark) als Sohn des Superintendenten Emil Glokke, gehörte der K. W.-A. an vom 29. 3. 1879 bis 1. 3. 1881. Er wurde auf Antrag seines Vaters entlassen, um Theologie zu studieren und wurde am 30. 6. 1889 zum Pfarrer ordiniert. Ist jetzt Pfarrer in Prietzen bei Rhinow.

998   **Otto Goebel,**

geb. am 13. August 1860 in Groß-Glogau (Schlesien) als Sohn des städtischen Rendanten Emil Goebel, gehörte der K. W.-A. an vom 29. 3. 1879 bis 15. 2. 1883, wurde promoviert am 15. 12. 1883, zum Ass.-Arzt befördert am 27. 1. 1885, verheiratete sich am 27. 4. 1901. Ausgeschieden aus dem aktiven Dienst am 17. 9. 1909 als General-oberarzt, war zuletzt Oberstabsarzt und Regimentsarzt des Inf.-Regts. Nr. 15 in Marienburg, lebt jetzt als Generaloberarzt a. D. in Hirsch-berg (Schlesien).

999   **Paul Hessler,**

geb. am 5. Oktober 1857 in Greiz als Sohn des Kaufmanns Moritz Hessler, gehörte der K. W.-A. an vom 29. 3. 1879 bis 15. 3. 1881, wurde promoviert am 17. 5. 1881, zum Ass.-Arzt befördert am 22. 6. 1882. Ausgeschieden aus dem aktiven Dienst am 19. 9. 1883 als Ass.-Arzt II. Kl., war zuletzt beim Inf.-Regt. Nr. 46 in Posen. Er ließ sich als prakt. Arzt in Greiz nieder und starb im Jahre 1897.

1000   **Clemens Jäckel,**

geb. am 10. September 1859 in Koblenz als Sohn des Gymnasial-lehrers Peter Jäckel, gehörte der K. W.-A. an vom 29. 3. 1879 bis 15. 2. 1883, wurde promoviert am 10. 1. 1884, zum Ass.-Arzt befördert am 21. 9. 1884. Ausgeschieden aus dem aktiven Dienst am 24. 3. 1909 als Generaloberarzt, war zuletzt Divisionsarzt der 28. Division in Karlsruhe. Er lebt jetzt in München.

1001   **Adolf Janssen,**

geb. am 28. April 1860 in Moers (Rheinprovinz) als Sohn des Steuer-empfängers Hermann Janssen, gehörte der K. W.-A. an vom 29. 3. 1879 bis 15. 3. 1883. Gest. am 7. Juni 1886 in Berlin als Unterarzt beim Füs.-Regt. Nr. 90 in Wismar.

1002   **Paul Keitel,**

geb. am 7. Dezember 1860 in Neustadt a. R. (Hannover) als Sohn des Amtsgerichtsrats Gustav Keitel, gehörte der K. W.-A. an vom 29. 3. 1879 bis 15. 2. 1883, wurde promoviert am 26. 7. 1883, zum Ass.-Arzt befördert am 31. 8. 1884, verheiratete sich am 3. 5. 1890.

Er war bei der K. W.-A. tätig vom 28. 3. 1891 bis 27. 12. 1897 und wurde während dieser Zeit vom 23. 5. 1894 bis 27. 12. 1897 als Hilfsreferent zur M.-A. kommandiert. Er war Leibarzt des Prinzen Albrecht von Preußen, Regenten des Herzogtums Braunschweig vom 1. 2. 1900 bis 1. 1. 1905. Er ist zurzeit Generalarzt und Subdirektor der K. W.-A. in Berlin (seit 19. 11. 1909). Vgl. Subdirektoren der K. W.-A. Teil II. Nr. 22.

Paul Koch,   1003

geb. am 24. September 1861 in Nauen als Sohn des Oberroßarztes Hermann Koch, gehörte der K.W.-A. an vom 29. 3. 1879 bis 15. 2. 1883, wurde promoviert am 2. 7. 1883, zum Ass.-Arzt befördert am 31. 8. 1884, trat am 1. 1. 1886 zur Marine über. Er war bei der K.W.-A. tätig vom 1. 10. 1890 bis 30. 9. 1892; von 1897 bis 1903 war er Chefarzt in Yokohama. Ausgeschieden aus dem aktiven Dienst am 12. 12. 1903 als Marine-Generaloberarzt, war zuletzt Chefarzt in Kiel, lebt jetzt als Marine-Generaloberarzt a. D. in Berlin.

Maximilian Kruse,   1004

geb. am 13. Mai 1860 in Beetzendorf bei Salzwedel als Sohn des Arztes Dr. August Kruse, gehörte der K. W.-A. an vom 29. 3. 1879 bis 17. 10. 1879. Er wurde auf Antrag seines Vaters entlassen, studierte weiter Medizin, wurde 1885 approbiert und ließ sich als prakt. Arzt in Klötze (Bez. Magdeburg) nieder. Seine Promotion erfolgte am 28. 3. 1888. Gest. am 29. Juni 1909 in Klötze als prakt. Arzt und Stabsarzt d. L.

Max Kuntze,   1005

geb. am 26. Januar 1860 in Lauenbrügge als Sohn des Standesbeamten Franz Kuntze, gehörte der K. W.-A. an vom 29. 3. 1879 bis 26. 1. 1883. Er wurde auf Antrag seines Vaters entlassen, studierte weiter Medizin, wurde 1884 promoviert, 1885 approbiert, ließ sich als prakt. Arzt in Kattowitz nieder und lebt seitdem dort.

Viktor Löchner,   1006

geb. am 7. Juni 1858 in Berlin als Sohn des Schulvorstehers und Kantors Andreas Löchner, gehörte der K. W.-A. an vom 29. 3. 1879 bis 15. 3. 1883, wurde zum Ass.-Arzt befördert am 20. 4. 1886, verheiratete sich am 21. 10. 1886. Ausgeschieden aus dem aktiven Dienst am 28. 9. 1886 als Ass.-Arzt II. Kl., war zuletzt beim Inf.-Regt. Nr. 21 in Bromberg, ließ sich zunächst als prakt. Arzt in Radevormwald (Bez. Düsseldorf) nieder, lebt jetzt als prakt. Arzt in Neutomischel (Posen).

Wilhelm Malzacher,   1007

geb. am 20. Februar 1861 in Tübingen als Sohn des Obertribunalrats Wilhelm Malzacher, gehörte der K. W.-A. an vom 29. 3. 1879 bis 15. 3. 1883, wurde zum Ass.-Arzt befördert am 10. 7. 1885. Ausgeschieden aus dem aktiven Dienst am 20. 1. 1893 als Stabsarzt, war zuletzt beim Inf.-Regt. Nr. 121 in Ludwigsburg, blieb zunächst als Arzt für Ohren-, Nasen- und Halskrankheiten in Ludwigsburg. Gest. am 30. September 1904 in der Heilanstalt Weißenau.

1008 Eduard Meyer,

geb. am 30. März 1859 in Lüdersen (Hannover) als Sohn des Gutsbesitzers Otto Meyer, gehörte der K. W.-A. an vom 29. 3. 1879 bis 15. 2. 1883, wurde promoviert am 19. 3. 1883, zum Ass.-Arzt befördert am 31. 8. 1884, verheiratete sich am 11. 2. 1892. Er war bei der K. W.-A. tätig vom 28. 2. 1891 bis 23. 10. 1891. Er ist zurzeit Generaloberarzt und Divisionsarzt der 8. Div. in Halle a. S.

1009 Prof. Paul Ostmann,

geb. am 8. April 1859 in Potsdam als Sohn des Rektors Robert Ostmann, gehörte der K. W.-A. an vom 29. 3. 1879 bis 15. 2. 1883, wurde promoviert am 12. 2. 1883, zum Ass.-Arzt befördert am 21. 9. 1884, verheiratete sich am 2. 10. 1889. Er unternahm im Jahre 1893 eine wissenschaftliche Reise von 6 Monaten. Ausgeschieden aus dem aktiven Dienst am 26. 11. 1895 als Stabsarzt, war zuletzt Bataillonsarzt beim Gren.-Regt. Nr. 1 in Königsberg i. Pr. Er wurde in demselben Jahre als etatsmäßiger a. o. Professor für Otologie und Laryngologie an die Universität Marburg berufen und ist dort seitdem in gleicher Eigenschaft tätig.

Er betätigte sich literarisch auf dem Gebiete der Ohren-, Nasen- und Halskrankheiten und schrieb neben zahlreichen Arbeiten über:

1. Experimentelle Untersuchungen zur Massage des Ohrs.
2. Die Ohrenkrankheiten in der Armee. Leipzig.
3. Ein objektives Hörmaß und seine Anwendung. Wiesbaden. 1903.
4. Lehrbuch der Ohrenheilkunde. Leipzig. 1909. Vogel.

1010 Titus Reiß,

geb. am 15. Februar 1859 in Ragnit (Ostpreußen) als Sohn des prakt. Arztes und Kreiswundarztes Julius Reiß, gehörte der K. W.-A. an vom 29. 3. 1879 bis 14. 3. 1883, wurde promoviert am 11. 8. 1886, zum Ass.-Arzt befördert am 31. 8. 1884, verheiratete sich am 10. 10. 1887. Er ist zurzeit Oberstabsarzt und Regimentsarzt des Leib-Gren.-Regts. Nr. 8 in Frankfurt a. O.

1011 Max Saurbrey,

geb. am 1. Januar 1859 in Gotha als Sohn des Garnison-Verwaltungs-inspektors Friedrich Saurbrey, gehörte der K.W.-A. an vom 29.3.1879 bis 15. 3. 1883, wurde promoviert am 21. 6. 1883, zum Ass.-Arzt befördert am 21. 9. 1884, verheiratete sich am 16. 4. 1898. Gest. am 6. April 1901 als Oberstabsarzt, war zuletzt Regimentsarzt des Füs.-Regts. Nr. 34 in Bromberg.

1012 Eugen Schumann,

geb. am 7. März 1859 in Rawitz (Posen) als Sohn des Apothekers Hermann Schumann, gehörte der K. W.-A. an vom 29. 3. 1879 bis.

14. 2. 1883, wurde promoviert am 19. 2. 1883, zum Ass.-Arzt befördert am 28. 10. 1884. Gest. am 3. März 1905 als Oberstabsarzt, war zuletzt Regimentsarzt des Königin Augusta-Garde-Gren.-Regts. Nr. 4 in Berlin.

Heinrich Siemon, 1013

geb. am 21. September 1858 in Cassel als Sohn des Garnison-Verwaltungsdirektors Friedrich Siemon, gehörte der K. W.-A. an vom 29. 3. 1879 bis 15. 2. 1883, wurde promoviert am 15. 12. 1884, zum Ass.-Arzt befördert am 28. 2. 1885, verheiratete sich am 27. 9. 1890. Er ist zurzeit Oberstabsarzt und Regimentsarzt des Kür.-Regts. Nr. 4 in Münster.

Karl Vick (schrieb sich zuletzt Wick), 1014

geb. am 26. August 1860 in Woldegk (Mecklenburg-Strelitz) als Sohn des Weinhändlers Wilhelm Vick, gehörte der K. W.-A. an vom 29. 3. 1879 bis 15. 3. 1883, wurde zum Ass.-Arzt befördert am 28. 10. 1884. Gest. am 24. Juni 1904 als Oberstabsarzt, war zuletzt Regimentsarzt des Drag.-Regts. Nr. 6 in Diedenhofen.

Conrad Vollmer, 1015

geb. am 4. März 1859 in Essen als Sohn des Ingenieurs Georg Vollmer, gehörte der K. W.-A. an vom 29. 3. 1879 bis 15. 3. 1883, wurde promoviert am 27. 10. 1886, zum Ass.-Arzt befördert am 30. 4. 1885. Er ist zurzeit Oberstabsarzt und Regimentsarzt des Inf.-Regts. Nr. 145 in Metz.

Hans Zelle, 1016

geb. am 10. Mai 1859 in Köslin (Pommern) als Sohn des Gymnasial-Oberlehrers Dr. Julius Zelle, gehörte der K.W.-A. an vom 29. 3. 1879 bis 15. 2. 1883, wurde promoviert am 19. 3. 1883, zum Ass.-Arzt befördert am 24. 5. 1885. Ausgeschieden aus dem aktiven Dienst am 30. 11. 1906 als Oberstabsarzt, war zuletzt Regimentsarzt des Inf.-Regts. Nr. 83 in Cassel, lebt jetzt als Oberstabsarzt a. D. in Berlin.

Michaelis 1879.

Franz Albrecht, 1017

geb. am 20. Juli 1860 in Gronau (Hannover) als Sohn des Postverwalters Eduard Albrecht, gehörte der K.W.-A. an vom 22. 10. 1879 bis 1. 10. 1883, wurde promoviert am 26. 7. 1883, zum Ass.-Arzt befördert am 27. 1. 1885, verheiratete sich am 17. 9. 1892. Er ist zurzeit Generaloberarzt und Divisionsarzt der 19. Div. in Hannover.

Georg Altmann, 1018

geb. am 1. November 1859 in Sagan als Sohn des Rektors und Predigers Friedrich Altmann, gehörte der K. W.-A. an vom 22. 10. 1879 bis 1. 10. 1883. Wegen Krankheit ausgeschieden aus dem aktiven Dienst am 27. 3. 1886 als Unterarzt, war zuletzt beim Gren.-Regt. Nr. 11 in Breslau. Gest. am 11. November 1887 in Königsberg i. Pr.

1019 Emil Blindow,

geb. am 10. September 1859 in Fraustadt (Posen) als Sohn des Real-gymnasialoberlehrers Prof. Dr. Robert Blindow, gehörte der K. W.-A. an vom 22. 10. 1879 bis 1. 10. 1883, wurde promoviert am 2. 3. 1885, zum Marine-Ass.-Arzt befördert am 25. 6. 1885. Gest. am 11. September 1886 in Bombay als Marine-Ass.-Arzt, war zuletzt Schiffsarzt S. M. S. „Möwe."

1020 Friedrich Boess,

geb. am 23. 10. 1860 in Wernigerode als Sohn des Kammerrats Friedrich Boess, gehörte der K. W.-A. an vom 22. 10. 1879 bis 20. 10. 1882. Erkrankte am Schluß des 6. Studiensemesters an Unterleibstyphus und starb an profuser Darmblutung am 20. Oktober 1882 im Garnison-Lazarett I Berlin.

1021 Kuno Doepner,

geb. am 22. Oktober 1860 in Kosten (Posen) als Sohn des Gendarmerie-Leutnants a. D. Friedrich Doepner, gehörte der K. W.-A. an vom 22. 10. 1879 bis 1. 10. 1883, wurde promoviert am 14. 8. 1883, zum Marine-Ass.-Arzt befördert am 28. 2. 1885. Ausgeschieden aus dem aktiven Dienst am 3. 11. 1885 als Marine-Ass.-Arzt, war zuletzt Revierarzt der II. Matrosen- und Werftdivision in Wilhelmshaven. Gest. am 28. Dezember 1886 als prakt. Arzt in Rawitsch.

1022 Karl Dewitz,

geb. am 30. Juni 1861 in Marienwerder als Sohn des Landrentmeisters Theophil Dewitz, gehörte der K. W.-A. an vom 22. 10. 1879 bis 1. 10. 1883, wurde zum Ass.-Arzt befördert am 30. 4. 1885. Gest. am 10. Juli 1887 als Ass.-Arzt, war zuletzt beim Inf.-Regt. Nr. 129 in Bromberg.

1023 Rudolf Fischer,

geb. am 16. Februar 1859 in Coburg als Sohn des Kaufmanns Bruno Fischer, gehörte der K. W.-A. an vom 22. 10. 1879 bis 1. 10. 1883, wurde zum Ass.-Arzt befördert am 3. 11. 1885. Ausgeschieden aus dem aktiven Dienst am 24. 9. 1895 als Stabsarzt, war zuletzt Bataillons-arzt beim Pion.-Bat. Nr. 10 in Minden, ließ sich als prakt. Arzt in Coburg nieder und lebt dort als Stabsarzt a. D.

1024 Wilhelm Friedrich,

geb. am 3. August 1858 in Muschenheim (Großherzogth. Hessen) als Sohn des Pfarrers Christian Friedrich, gehörte der K.W.-A. an vom 22.10. 1879 bis 1. 10. 1883, wurde promoviert am 9. 8. 1883, zum Ass.-Arzt befördert am 27. 1. 1885, verheiratete sich am 4. 9. 1897. Ausge-schieden aus dem aktiven Dienst am 21. 12. 1896 als Stabsarzt, war zuletzt Bataillonsarzt beim Inf.-Regt. Nr. 117 in Mainz. Ist jetzt prakt. Arzt und Stabsarzt a. D. in Mainz.

Friedrich Gerlach, 1025

geb. am 16. Juli 1859 in Weißensee b. Erfurt als Sohn des Kreisphysikus Dr. Wilhelm Gerlach, gehörte der K. W.-A. an vom 22. 10. 1879 bis 1. 10. 1883, wurde promoviert am 11. 8. 1883, zum Ass.-Arzt befördert am 24. 5. 1885, verheiratete sich am 21. 3. 1908. Ausgeschieden aus dem aktiven Dienst am 16. 10. 1906 als Oberstabsarzt, war zuletzt Regimentsarzt des Feldart.-Regts. Nr. 15 in Saarburg i. Lothringen, lebt jetzt als Oberstabsarzt a. D. in Wilmersdorf b. Berlin.

Oskar Grundies, 1026

geb. am 9. November 1859 in Ruda (Schlesien) als Sohn des Stabsarztes a. D. Benno Grundies, gehörte der K. W.-A. an vom 22. 10. 1879 bis 1. 10. 1883, wurde promoviert am 4. 8. 1883, zum Ass.-Arzt befördert am 25. 6. 1885. Gest. am 17. Februar 1909 als Oberstabsarzt, war zuletzt Regimentsarzt des Gren.-Regts. Nr. 11 in Breslau.

Paul Kawka, 1027

geb. am 29. Juni 1859 in Tuchel (Westpreußen) als Sohn des Postsekretärs Johann Kawka, gehörte der K. W.-A. an vom 22. 10. 1879 bis 1. 10. 1883, wurde promoviert am 3. 11. 1883. Ausgeschieden aus dem aktiven Dienst am 29. 7. 1884 als Unterarzt, war zuletzt beim Inf.-Regt. Nr. 43, kommandiert zur Charité in Berlin. Er wurde 1885 approbiert und ließ sich als prakt. Arzt in Garnsee (Westpreußen) nieder. Weiteres Schicksal unbekannt.

Julius Klopfer, 1028

geb. am 26. September 1860 in Groß-Bottwar (Württemberg) als Sohn des Leibchirurgus Eberhard Ludwig Klopfer, gehörte der K. W.-A. an vom 22. 10. 1879 bis 1. 10. 1883, wurde promoviert am 4. 8. 1883, zum Ass.-Arzt befördert am 10. 2. 1885. Ausgeschieden aus dem aktiven Dienst am 15. 11. 1899 als Stabsarzt, war zuletzt Bataillonsarzt des Pion.-Bat. Nr. 13 in Ulm, lebte als Oberstabsarzt a. D. in Ulm und starb am 14. Juli 1900.

Heinrich Kurth, 1029

geb. am 27. September 1860 in Bremen als Sohn des Gesanglehrers Heinrich Kurth, gehörte der K. W.-A. an vom 22. 10. 1879 bis 1. 10. 1883, wurde promoviert am 19. 7. 1883, zum Ass.-Arzt befördert am 25. 6. 1885, verheiratete sich am 4. 4. 1891. Ausgeschieden aus dem aktiven Dienst am 26. 5. 1893 als Stabsarzt, war zuletzt Bataillonsarzt beim Gren.-Regt. Nr. 6 in Posen, ließ sich als prakt. Arzt in Bremen nieder. Gest. am 13. Juli 1901 als Direktor des bakteriologischen Instituts in Bremen.

1030   **Eugen Lechler,**

geb. am 5. März 1861 in Winnenden (Württemberg) als Sohn des
Pfarrers Karl Lechler, gehörte der K. W.-A. an vom 22. 10. 1879 bis
1. 10. 1883, wurde promoviert am 26. 7. 1883, zum Ass.-Arzt befördert
am 9. 4. 1886, verheiratete sich am 12. 10. 1886. Ausgeschieden aus
dem aktiven Dienst am 25. 9. 1886 als Ass.-Arzt, war zuletzt beim
Inf.-Regt. Nr. 122 in Ludwigsburg, ließ sich als prakt. Arzt in
Münsingen (Donaukreis) nieder und ist jetzt Oberamtsarzt in Herrenberg.

1031   **Bernhard Letz,**

geb. am 19. März 1860 in Bräunrode (Sachsen) als Sohn des Försters
Adolph Letz, gehörte der K. W.-A. an vom 22. 10. 1879 bis 30. 9.
1883, wurde promoviert am 9. 8. 1883, zum Ass.-Arzt befördert am
27. 1. 1885. Er war bei der K. W.-A. tätig vom 24. 10. 1891 bis
18. 4. 1895, erhielt Kommando zum Cholera-Krankenhaus in Hamburg
vom 1. 9. bis 23. 9. 1892 und zur Charité in Berlin in der Zeit vom
1. 4. 1893 bis 15. 10. 1894. Gest. am 10. September 1902 als Oberstabsarzt, war zuletzt Regimentsarzt des Inf.-Regts. Nr. 130 in Metz.

1032   **Eduard Machenhauer,**

geb. am 18. April 1861 in Darmstadt als Sohn des Landgerichts-
präsidenten Ludwig Machenhauer, gehörte der K. W.-A. an vom 22. 10.
1879 bis 1. 10. 1883, wurde promoviert am 14. 8. 1883, zum Marine-
Ass.-Arzt befördert am 24. 5. 1885. Er fand seinen Tod am 16. März 1889
beim Untergang S. M. S. „Eber" im Hafen von Apia, war zuletzt Marine-
Ober-Ass.-Arzt und Schiffsarzt S. M. S. „Eber".

1033   **Oskar Müller,**

geb. am 11. Dezember 1860 in Leobschütz (Schlesien) als Sohn des
Restaurateurs Oswald Müller, gehörte der K. W.-A. an vom 22. 10.
1879 bis 1. 10. 1883, wurde promoviert am 11. 10. 1883, zum Ass.-
Arzt befördert am 30. 4. 1885, verheiratete sich am 8. 9. 1896. Er
war bei der K. W.-A. tätig vom 30. 11. 1891 bis 3. 4. 1897, erhielt
Kommando an die Kgl. Charité in Berlin in der Zeit vom 15. 7.
1892 bis 7. 5. 1894. Vom 23. 5. 1894 bis 23. 5. 1899 wurde er als
Kaiserl. Gesandtschaftsarzt nach Teheran beurlaubt, war dort zugleich
Direktor des Regierungskrankenhauses und Ehren-Leibarzt des Schahs
von Persien. Er unternahm wissenschaftliche Reisen durch Oesterreich,
Rußland, Griechenland, Türkei, Persien. Gest. am 16. Juli 1901 als
Oberstabsarzt, war zuletzt Regimentsarzt des Königin Augusta Garde-
Gren.-Regts. Nr. 4 in Berlin.

1034   **Rudolf Müller,**

geb. am 1. Juli 1859 in Berne (Oldenburg) als Sohn des Pastors
Gustav Müller, gehörte der K. W.-A. an vom 22. 10. 1879 bis 15. 3.
1883, wurde promoviert am 20. 12. 1884, zum Ass.-Arzt befördert am
28. 2. 1885, verheiratete sich am 16. 11. 1892. Ausgeschieden aus

dem aktiven Dienst am 27. 10. 1892 als Stabsarzt, war zuletzt Abteilungsarzt beim Feldart.-Regt. Nr. 26 in Oldenburg. Er lebt jetzt als prakt. Arzt in Oldenburg.

Paul Musehold, 1035

geb. am 3. September 1861 in Ptakowitz (Kr. Tarnowitz) als Sohn des Landschaftssequestors Karl Musehold, gehörte der K. W.-A. an vom 22. 10. 1879 bis 30. 9. 1883, wurde promoviert am 19. 7. 1883, zum Ass.-Arzt befördert am 24. 5. 1885, verheiratete sich am 17. 7. 1889. Er war bei der M.-A. tätig vom 15. 12. 1903 bis 9. 9. 1908, erhielt Kommando an das Kaiserliche Gesundheitsamt in Berlin in der Zeit vom 4. 4. 1897 bis 31. 12. 1899, nahm teil an den internationalen medizinischen Kongressen in Madrid 1903 und Lissabon 1906. Er ist zurzeit Generaloberarzt bei der Landwehr-Inspektion Berlin.

Er betätigte sich literarisch auf dem Gebiet der Hygiene und schrieb außer verschiedenen, hauptsächlich in den „Arbeiten aus dem Kaiserl. Gesundheitsamt" erschienenen, Abhandlungen:
1. Die Pest und ihre Bekämpfung. Bd. VIII. Biblioth. v. Coler.
2. Ueber den Nachweis von Wundstarrkrampferregern in Platzpatronen. Heft 23 der Veröffentl. aus dem Gebiet des Mil.-Sanitätswesens. 1903.
3. Ueber Erfahrungen mit der Typhusschutzimpfung im deutschen Heere. Bericht über den XIV. internat. Kongr. für Hygiene u. Demographie. 1906.

Hans-Detlev Olshausen, 1036

geb. am 17. Juni 1859 in Günthersdorf (Schlesien) als Sohn des Pastors Hermann Olshausen, gehörte der K. W.-A. an vom 22. 10. 1879 bis 1. 10. 1883, wurde promoviert am 11. 8. 1883, zum Ass.-Arzt befördert am 21. 9. 1884, trat am 1. 4. 1885 zur Marine über. Er war bei der K.W.-A. tätig vom 1. 10. 1891 bis 1. 10. 1893. Gest. am 11. Mai 1894 in Berlin als Marine-Stabsarzt, war zuletzt Schiffsarzt auf S. M. S. „Brandenburg".

Prof. Adolf Passow, 1037

geb. am 12. August 1859 in Magdeburg als Sohn des Gymnasial-Oberlehrers Arnold Passow, gehörte der K.W.-A. an vom 22. 10. 1879 bis 30. 9. 1883, wurde promoviert am 4. 8. 1883, zum Ass.-Arzt befördert am 24. 5. 1885, verheiratete sich am 27. 9. 1886. Er war bei der K.W.-A. tätig vom 25. 2. 1892 bis 28. 5. 1896, erhielt Kommando an die 3. medizin., die laryngol. und Ohrenklinik der Charité in Berlin in der Zeit vom 15. 12. 1892 bis 28. 5. 1896. Er war 1892, 1893 und 1894 als Stabsarzt ärztlicher Beirat des Reichskommissars für die Gesundheitspflege im Rheinstromgebiet. Ausgeschieden aus dem aktiven Dienst am 28. 5. 1896 als Stabsarzt, war zuletzt bei der K.W.-A. in Berlin. Von 1896 bis 1902 war er Professor e. o. der Ohrenheilkunde und Direktor der Ohrenklinik in Heidelberg, erhielt 1902 einen Ruf nach Berlin und lebt jetzt dort als ord. Professor der Friedr. Wilhelms-Universität und Direktor der Charité-Ohrenklinik und der Univ.-Ohrenklinik. Er ist außeretatsmäßiges Mitglied des Wissenschaftlichen Senats bei der K. W.-A.

Er veröffentlichte zahlreiche Arbeiten aus dem Gebiete der Ohren- und Nasenheilkunde und über das Taubstummenwesen. Hervorgehoben seien:

1. Die Verletzungen des Gehörorganes. Wiesbaden 1904. J. F. Bergmann.
2. Verletzungen des Gehörorganes im Handbuch der Unfallheilkunde. Herausgegeben von C. Thiem. 1909.
3. Er ist der Begründer und Herausgeber (zus. mit K. L. Schäfer) der Beiträge zur Anatomie, Physiologie, Pathologie und Therapie des Ohres, der Nase und des Halses. S. Karger.

1038   **Emil Pels,**

geb. am 12. Oktober 1859 in Haag (Niederlande) als Sohn des General-Postdirektors Philipp Pels, gehörte der K.W.-A. an vom 22. 10. 1879 bis 19. 6. 1881. Er wurde auf Antrag seiner Mutter entlassen, um die Beamtenlaufbahn einzuschlagen. Er wanderte nach Amerika aus und ist am 15. Juli 1900 in Chicago gestorben.

1039   **Karl Roth,**

geb. am 19. März 1861 in Neunkirchen (Bez. Arnsberg) als Sohn des Superintendenten Gustav Roth, gehörte der K.W.-A. an vom 22. 10. 1879 bis 1. 10. 1883, wurde promoviert am 26. 7. 1883, zum Ass.-Arzt befördert am 25. 6. 1885, verheiratete sich am 17. 10. 1887. Ausgeschieden aus dem aktiven Dienst am 22. 3. 1887 als Ass.-Arzt, war zuletzt beim Inf.-Regt. Nr. 68 in Coblenz, lebt jetzt als Kgl. Gerichtsarzt und Medizinalrat in Frankfurt a. M.

1040   **Paul Roth,**

geb. am 2. Mai 1861 in Heidau (Schlesien) als Sohn des Pastors Reinhold Roth, gehörte der K. W.-A. an vom 22. 10. 1879 bis 1. 10. 1883, wurde zum Marine-Ass.-Arzt befördert am 28. 2. 1885. Ausgeschieden aus dem aktiven Dienst am 25. 1. 1892 als Marine-Stabsarzt, war zuletzt Oberarzt beim II. Seebataillon in Wilhelmshaven. Gest. am 8. September 1901 als prakt. Arzt in Rosenberg (Oberschlesien).

1041   **Theodor Scheller,**

geb. am 24. Februar 1859 in Graudenz als Sohn des Stabsarztes Dr. Scheller, gehörte der K. W.-A. an vom 22. 10. 1879 bis 1. 10. 1883, wurde promoviert am 4. 8. 1883, zum Ass.-Arzt befördert am 25. 6. 1885, verheiratete sich am 23. 9. 1891. Er ist zurzeit Oberstabsarzt und Regimentsarzt des Inf.-Regts. Nr. 113 in Freiburg i. Br.

1042   **Hermann Schmidt,**

geb. am 1. August 1858 in Sondershausen als Sohn des Realschuldirektors Prof. Hermann Schmidt, gehörte der K.W.-A. an vom 22. 10. 1879 bis 1. 10. 1883, wurde zum Ass.-Arzt befördert am 28. 9. 1886, nahm 1900/01 am Chinafeldzug teil als Oberstabsarzt beim 5. Ostasiat. Inf.-Regt. Ausgeschieden aus dem aktiven Dienst am 10. 4. 1906 als Oberstabsarzt, war zuletzt Regimentsarzt des Feldart.-Regts. Nr. 47 in Fulda, lebt jetzt als Oberstabsarzt a. D. in München.

Alfred Schreyer, 1043

geb. am 9. Oktober 1861 in Zehlendorf bei Berlin als Sohn des Königl. Polizeileutnants Carl Schreyer, gehörte der K. W.-A. an vom 22. 10. 1879 bis 1. 10. 1883, wurde promoviert am 19. 7. 1883, zum Ass.-Arzt befördert am 27. 1. 1885, verheiratete sich am 13. 6. 1888. Ausgeschieden aus dem aktiven Dienst am 25. 7. 1893 als Stabsarzt, war zuletzt Bataillonsarzt beim Inf.-Regt. Nr. 27 in Magdeburg, lebt jetzt als prakt. Arzt und Sanitätsrat in Driesen (Neumark).

Martin Stolzenburg, 1044

geb. am 9. November 1859 in Liegnitz als Sohn des Regierungs- und Schulrats Wilhelm Stolzenburg, gehörte der K. W.-A. an vom 22. 10. 1879 bis 1. 10. 1883, wurde promoviert am 4. 8. 1883, zum Ass.-Arzt befördert am 24. 5. 1885, verheiratete sich am 4. 5. 1894. Er war bei der K. W.-A. tätig vom 29. 3. 1892 bis 22. 3. 1894. Ausgeschieden aus dem aktiven Dienst am 24. 4. 1904 als Oberstabsarzt, war zuletzt Regimentsarzt des Fußart.-Regts. Nr. 9 in Ehrenbreitstein, lebt jetzt als Leibarzt Sr. Durchlaucht des Fürsten Hohenlohe-Oehringen in Slawentzitz (Oberschlesien).

Er betätigte sich literarisch auf dem Gebiete der Lungenkrankheiten.

Arthur Wegelj, 1045

geb. am 22. Juni 1859 in Stralsund als Sohn des Garnisonstabsarztes Dr. Wegelj, gehörte der K. W.-A. an vom 22. 10. 1879 bis 1. 10. 1883, wurde promoviert am 3. 11. 1883, zum Ass.-Arzt befördert am 21. 9. 1884, verheiratete sich am 15. 5. 1906. Er ist zurzeit Oberstabsarzt und Regimentsarzt des Feldart.-Regts. Nr. 19 in Erfurt.

Prof. Erich Wernicke, 1046

geb. am 20. April 1859 in Friedeberg (Neumark) als Sohn des Gymnasiallehrers Julius Wernicke, gehörte der K. W.-A. an vom 22. 10. 1879 bis 1. 10. 1883, wurde promoviert am 9. 5. 1885, zum Ass.-Arzt befördert am 1. 9. 1885, verheiratete sich am 16. 7. 1894. Er erhielt Kommando an das Königl. hygienische Institut der Universität Berlin vom 25. 3. 1890 bis 17. 4. 1895. Er war als Leiter des hygienisch-chemischen Laboratoriums bei der K. W.-A. tätig vom 18. 4. 1895 bis 2. 4. 1897. Er wurde am 12. 2. 1897 zum außerordentlichen Professor der Universität Marburg ernannt, nachdem er bereits am 1. 9. 1896 das Prädikat „Professor" erhalten hatte. Ausgeschieden aus dem aktiven Dienst am 3. 4. 1897 als Stabsarzt, war zuletzt Stabsarzt an der K. W.-A. in Berlin. Er lebt jetzt als Generaloberarzt d. Ldw. II., Geheimer Medizinalrat, Direktor des Königl. hygienischen Instituts, und Professor an der Königl. Akademie in Posen und ist zurzeit bis 1. 10. 1911 Prorektor dieser Akademie.

Er publizierte eine größere Reihe von Arbeiten (in verschiedenen Zeitschriften und Büchern zerstreut) auf dem Gebiete der Aetiologie der Infektionskrankheiten, der Wasserversorgung und Schulhygiene,

Ernährung, Desinfektion usw. Von seinen größeren Arbeiten seien erwähnt:

1. Begründung der Heilserumtherapie bei Diphtherie. In Zusammenarbeit mit E. v. Behring. 1892.
2. Beitrag zur Blutserumtherapie bei Diphtherie. Archiv für Hygiene. 1893.
3. Wernicke u. Weldert, Untersuchungen über das von Wernicke angegebene Verfahren der gegenseitigen Enteisenung und Entbräunung von eisenhaltigen und durch Huminstoffe braungefärbten Grundwässern.

1047　　　　　　　　**Karl Zinßer,**

geb. am 30. September 1858 in Groß-Bieberau (Hessen) als Sohn des Großherzogl. Rendanten Johannes Zinßer, gehörte der K. W.-A. an vom 22. 10. 1879 bis 1. 10. 1883, wurde promoviert am 4. 8. 1883, zum Ass.-Arzt befördert am 27. 1. 1885, verheiratete sich am 14. 10. 1886. Ausgeschieden aus dem aktiven Dienst am 26. 5. 1893 als Stabsarzt, war zuletzt Bataillonsarzt beim Inf.-Regt. Nr. 99 in Zabern (Elsaß), lebt jetzt als prakt. Arzt, Impf- und Bahnarzt in Wurzbach (Thür.).

Ostern 1880.

1048　　　　　　　　**Bernhard Abesser,**

geb. am 14. Oktober 1859 in Lübeck als Sohn des Großherzogl. Mecklenburg. Obergüterverwalters August Abesser, gehörte der K. W.-A. an vom 27. 3. 1880 bis 15. 3. 1884, wurde promoviert am 30. 10. 1886, zum Ass.-Arzt befördert am 20. 9. 1885, verheiratete sich am 10. 6. 1895. Ausgeschieden aus dem aktiven Dienst am 19. 12. 1905 als Oberstabsarzt, war zuletzt Regimentsarzt des 2. Litth. Feldart.-Regts. Nr. 37 in Insterburg. Lebt jetzt als Oberstabsarzt a. D. in Wiesbaden.

1049　　　　　　　　**Paul Arendt,**

geb. am 1. Oktober 1859 in Danzig als Sohn des Kapitänleutnants Arendt, gehörte der K. W.-A. an vom 27. 3. 1880 bis 15. 2. 1884, wurde promoviert am 10. 12. 1884, zum Marine-Ass.-Arzt befördert am 1. 9. 1885, verheiratete sich am 20. 12. 1893. Er war bei der M.-A. des Reichs-Marine-Amts tätig vom 1. 10. 1895 bis 1. 10. 1899 und vom 1. 3. 1902 bis 1. 4. 1905, erhielt Kommando an das hygienische Institut der Universität Berlin vom 1. 1. 1891 bis 1. 4. 1891, zur K. W.-A. und Charité vom 1. 10. 1892 bis 1. 10. 1894. Er nahm teil an den kriegerischen Aktionen an der Ostküste Afrikas (Bekämpfung des Araberaufstandes und Blockade) 1888/90 an Bord S. M. S. „Schwalbe" und an der China-Expedition 1900/1901 als Chefarzt des Marine-Lazarettschiffs „Gera." Er ist zurzeit Marine-Generalarzt und Flottenarzt der Hochseeflotte in Kiel.

Er betätigte sich literarisch auf dem Gebiete der Hygiene und schrieb u. a.:

Das Marine-Lazarett Kiel-Wik. E. S. Mittler u. Sohn. Berlin 1907.

Rudolf Bassenge, 1050

geb. am 28. September 1859 in Liegnitz als Sohn des Kreisgerichtsrates Lothar Bassenge, gehörte der K. W.-A. an vom 27. 3. 1880 bis
15. 2. 1884, wurde promoviert am 10. 11. 1884, zum Marine-Ass.-Arzt
befördert am 20. 9. 1885, verheiratete sich am 26. 9. 1890. Er nahm
teil an der Bekämpfung des Araberaufstandes und der Blokade von
Deutsch-Ostafrika 1888—1889, erhielt Kommando an das Königl. Institut für Infektionskrankheiten in Berlin in der Zeit vom 1. 10. 1894
bis 30. 9. 1895 und an das Kaiserl. Gesundheitsamt vom 15. 5. bis
17. 11. 1898.   Trat am 17. 1. 1898 zu den Sanitätsoffizieren der Armee
über.   Ausgeschieden aus dem aktiven Dienst am 12. 9. 1902 als Oberstabsarzt, war zuletzt Regimentsarzt des Hus.-Regts. Nr. 14 in Cassel.
Er lebt jetzt als Oberstabsarzt z. D. und Schriftführer des Deutschen
Komitees für ärztliche Studienreisen in Dahlem-Grunewald.
    Er betätigte sich literarisch auf dem Gebiete der Hygiene, Bakterio-
logie und Infektionskrankheiten.

Johannes Baudach, 1051

geb. am 26. August 1861 in Zizow (Pommern) als Sohn des Superintendenten August Baudach, gehörte der K. W.-A. an vom 27. 3. 1880
bis 9. 3. 1884. Er wurde wegen eines Lungenleidens als felddienstunfähig entlassen, beendete seine medizinischen Studien, wurde 1885
approbiert und ließ sich als prakt. Arzt in Görbersdorf nieder, ging bald
darauf nach Schömberg im Schwarzwald. Gest. am 12. August 1899
in Schömberg (Württemberg).

Paul Bieck, 1052

geb. am 6. Januar 1862 in Stettin als Sohn des Kaufmanns Franz
Bieck, gehörte der K.W.-A. an vom 27. 3. 1880 bis 1. 7. 1880. Er
studierte weiter Medizin, wurde 1885 approbiert, ging zunächst als
prakt. Arzt nach Marburg, dann als Distriktsarzt nach Langenlonsheim
(Bez. Koblenz). Ist jetzt prakt. Arzt und Mitglied der Aerztekammer
für die Provinz Hannover in Hannover.

Gustav Bischof, 1053

geb. am 27. Januar 1861 in Dürrenberg (Bez. Merseburg) als Sohn des
Bergrats Ernst Bischof, gehörte der K.W.-A. an vom 27. 3. 1880 bis
15. 3. 1884, wurde zum Ass.-Arzt befördert am 20. 9. 1885, trat am
1. 9. 1886 zur Marine über, um am 29. 7. 1890 wieder zu den Sanitätsoffizieren der Armee zurückzutreten.   Gest. am 18. März 1892 als
Stabsarzt, war zuletzt Bataillonsarzt beim Inf.-Regt. Nr. 84 in Schleswig.

Paul Brösicke, 1054

geb. am 24. Januar 1859 in Borken (Ostpreußen) als Sohn des Königl.
Oberförsters Albert Brösicke, gehörte der K. W.-A. an vom 27. 3. 1880
bis 15. 3. 1884, wurde promoviert am 7. 1. 1896, zum Ass.-Arzt befördert am 20. 9. 1885, verheiratete sich am 5. 10. 1897. Ausgeschieden
aus dem aktiven Dienst am 23. 1. 1908 als Oberstabsarzt, war zuletzt

beim Lehr-Regt. der Feldart.-Schießschule in Jüterbog, lebt jetzt als Oberstabsarzt a. D. in Charlottenburg.

1055   **Wilhelm Claßen,**

geb. am 28. Juni 1861 in Mainz als Sohn des Regierungs-Sekretärs Anton Claßen, gehörte der K.W.-A. an vom 27.3.1880 bis 15.2.1884, wurde promoviert am 17. 1. 1885, zum Ass.-Arzt befördert am 20. 9. 1885, verheiratete sich am 3. 10. 1905. Er ist zurzeit Generaloberarzt und Divisionsarzt der 30. Div. in Straßburg i. E.

1056   **Georg Dedolph,**

geb. am 26. Dezember 1860 in Hofgeismar (Hessen-Nassau) als Sohn des Postmeisters und Gutsbesitzers Georg August Dedolph, gehörte der K.W.-A. am vom 27. 3. 1880 bis 14. 3. 1884, wurde promoviert am 15. 3. 1884, zum Ass.-Arzt befördert am 30. 7. 1885. Nahm an der China-Expedition 1900/01 teil als Oberstabsarzt beim Feldlazarett Nr. 3. Gest. am 28. Juni 1901 als Oberstabsarzt, war zuletzt à la suite des Sanitätskorps in Metz.

1057   **Eduard Dirksen,**

geb. am 31. Juni 1860 in Neuruppin (Brandenburg) als Sohn des Staatsanwalts Heinrich Dirksen, gehörte der K. W.-A. an vom 27. 3. 1880 bis 15. 3. 1884, wurde promoviert am 2. 7. 1885, zum Marine-Ass.-Arzt befördert am 1. 9. 1885, verheiratete sich am 27. 4. 1899. Er war bei der K. W.-A. tätig vom 1. 10. 1893 bis 30. 9. 1895, erhielt Kommando an die Königl. Charité in Berlin in der Zeit vom 1. 10. 1894 bis 30. 9. 1895. Er ist zurzeit Marine-Generalarzt und Stationsarzt der Marinestation der Ostsee in Kïel.

Er betätigte sich literarisch auf dem Gebiete der Schiffshygiene.

1058   **Georg Erdmann,**

geb. am 12. November 1860 in Coppenbrügge, Kr. Hameln, als Sohn des Königl. Oberförsters August Erdmann, gehörte der K. W.-A. an vom 27. 3. 1880 bis 14. 3. 1884, wurde promoviert am 14. 5. 1887, zum Ass.-Arzt befördert am 24. 8. 1886. Er trat am 26. 7. 1887 zur Marine über und ist zurzeit Marine-Generaloberarzt bei der Inspektion des Bildungswesens der Marine in Kiel.

1059   **Max Greifenhagen,**

geb. am 13. Januar 1862 in Spandau als Sohn des Zeughauptmanns Ferdinand Greifenhagen, gehörte der K. W.-A. an vom 27. 3. 1880 bis 15. 3. 1884, wurde promoviert im August 1890, zum Ass.-Arzt befördert am 28. 9. 1886, trat am 10. 5. 1887 zur Marine über, verheiratete sich am 6. 9. 1890. Ausgeschieden aus dem aktiven Dienst am 30. 5. 1888 als Marine-Ass.-Arzt, war zuletzt stationiert in Wilhelmshaven, lebt jetzt als prakt. Arzt in Duisburg-Beek (Kreis Ruhrort).

Ulrich Hagen, 1060

geb. am 30. November 1861 in Neisse (Schlesien) als Sohn des Oberstleutnants Hans Hagen, gehörte der K. W.-A. an vom 27. 3. 1880 bis
14. 2. 1884, wurde promoviert am 29. 7. 1885, zum Ass.-Arzt befördert am 24. 11. 1885, verheiratete sich am 1. 5. 1891. Er ist zurzeit
Generaloberarzt und Divisionsarzt der 2. Div. in Insterburg.

Paul Händel, 1061

geb. am 13. Mai 1859 in Münchenbernsdorf (Sachsen-Weimar) als
Sohn des prakt. Arztes Dr. Franz Händel, gehörte der K. W.-A. an
vom 27. 3. 1880 bis 15. 3. 1884, wurde promoviert am 9. 2. 1888,
zum Ass.-Arzt befördert am 30. 7. 1885. Ausgeschieden aus dem
aktiven Dienst am 29. 1. 1889 als Ass.-Arzt I. Kl., war zuletzt beim
Füs.-Regt. Nr. 86 in Flensburg. Er ließ sich als prakt. Arzt in
Sonnewalde nieder und lebt jetzt als prakt. Arzt in Münchenbernsdorf.

Bodo von Harbou, 1062

geb. am 20. Februar 1860 in Meiningen als Sohn des Fürstl. Reußischen
Ministers Adolf von Harbou, gehörte der K. W.-A. an vom 27. 3. 1880
bis 15. 2. 1884, wurde promoviert am 5. 4. 1884, zum Marine-Ass.-
Arzt befördert am 1. 9. 1885. Er war im Bureau des Generalarztes
der Marine tätig vom 1. 10. 1887 bis 20. 8. 1889. Gest. am 27. November 1889 in Konstantinopel am Typhus als Marine-Ober-Ass.-Arzt,
war zuletzt Schiffsarzt S. M. S. „Loreley".

Karl Herhold, 1063

geb. am 15. September 1861 in Hannover als Sohn des Fabrikanten
Adolf Herhold, gehörte der K. W.-A. an vom 27. 3. 1880 bis 14. 2.
1884, wurde promoviert am 15. 8. 1884, zum Ass.-Arzt befördert am
1. 9. 1885. Er nahm teil an der Expedition nach Ostasien 1900/1901
beim Feldlazarett Nr. 4, war bei der K.W.-A. tätig vom 13. 4. 1892
bis 21. 9. 1892. Er ist zurzeit Generaloberarzt und Divisionsarzt der
6. Div. in Brandenburg a. H.
　　Er betätigte sich literarisch in zahlreichen Aufsätzen auf dem
Gebiete der Chirurgie und des Militär-Sanitätswesens und schrieb u. a.:
Ueber Hygiene bei überseeischen Expeditionen.

Johannes Hohenberg, 1064

geb. am 27. September 1862 in Berlin als Sohn des Quartiermeisters
Hohenberg, gehörte der K. W.-A. an vom 27. 3. 1880 bis 15. 3. 1884,
wurde promoviert am 13. 10. 1891, zum Ass.-Arzt befördert am
3. 11. 1885, trat am 26. 7. 1887 zur Marine über, verheiratete sich am
31. 3. 1909. Er nahm teil an der China-Expedition als Divisionsarzt
der Brandenburg-Division 1901. War Flottenarzt der Hochseeflotte von
1906 bis 1907. Ausgeschieden aus dem aktiven Dienst am 10. 11. 1908
als Marine-Generalarzt, war zuletzt Garnisonarzt und Vorstand des
Sanitätsdepots in Kiel, lebt jetzt als Marine-Generalarzt a. D. in
München.

1065   **Otto Körner,**

geb. am 17. April 1861 in Eisenberg (Sachsen-Altenburg) als Sohn des Hypothekenbuchführers Franz Körner, gehörte der K. W.-A. an vom 27. 3. 1880 bis 15. 2. 1884, wurde promoviert am 15. 3. 1884, zum Ass.-Arzt befördert am 1. 9. 1885, verheiratete sich am 26. 9. 1889. Er ist zurzeit Generaloberarzt und Divisionsarzt der 33. Div. in Metz.

1066   **Friedrich Lerche,**

geb. am 13. November 1860 in Kolberg i. Pom. als Sohn des Amtsgerichtsrats Theodor Lerche, gehörte der K. W.-A. an vom 27. 3. 1880 bis 14. 3. 1884, wurde zum Ass.-Arzt befördert am 30. 7. 1885, trat am 3. 2. 1887 zur Marine über. Gest. am 18. Juni 1908 als Marine-Generalarzt, war zuletzt Stationsarzt in Wilhelmshaven.

1067   **Walter Matthes,**

geb. am 19. August 1861 in Groß-Salze (Kr. Kalbe/Saale) als Sohn des Apothekenbesitzers Karl Matthes, gehörte der K. W.-A. an vom 27. 3. 1889 bis 15. 2. 1884, wurde promoviert am 31. 1. 1885, zum Ass.-Arzt befördert am 20. 9. 1885, verheiratete sich am 13. 6. 1892. Ausgeschieden aus dem aktiven Dienst am 27. 8. 1895 als Stabsarzt, war zuletzt Bataillonsarzt beim Inf.-Regt. Nr. 96 in Rudolstadt, ist jetzt Nervenarzt in Blankenburg a. Harz.

1068   **Paul Mersmann,**

geb. am 22. Februar 1861 in Kaldenkirchen (Rheinprovinz) als Sohn des Geh. Ober-Finanzrates Felix Mersmann, gehörte der K. W.-A. an vom 27. 3. 1880 bis 14. 3. 1884, wurde promoviert am 21. 4. 1894, zum Ass.-Arzt befördert am 30. 12. 1886. Gest. am 11. August 1906 als Oberstabsarzt, war zuletzt Regimentsarzt des Inf.-Regts. Nr. 57 in Wesel.

1069   **Heinrich Neuendorff,**

geb. am 9. Oktober 1860 in Rostock als Sohn des Zahnarztes Heinrich Neuendorff, gehörte der K. W.-A. an vom 27. 3. 1880 bis 15. 3. 1884, wurde approbiert am 1. 7. 1886. Gest. am 15. August 1886 als Unterarzt, war zuletzt beim Feldart.-Regt. Nr. 8 in Coblenz.

1070   **Conrad Nötel,**

geb. am 1. November 1861 in Gostyn (Posen) als Sohn des Kreisgerichtsdirektors Albrecht Nötel, gehörte der K. W.-A. an vom 27. 3. 1880 bis 15. 2. 1884, wurde promoviert am 8. 2. 1884, zum Ass.-Arzt befördert am 1. 9. 1885. Ausgeschieden aus dem aktiven Dienst am 29. 5. 1906 als Oberstabsarzt, war zuletzt Regimentsarzt des Feldart.-Regts. Nr. 69 in St. Avold, war dann als Oberstabsarzt z. D. diensttuender San.-Offizier beim Bez.-Kommando Hagen und wurde am 19. 1. 1909 verabschiedet. Lebt als Oberstabsarzt a. D. in Hagen.

Prof. Gotthold Pannwitz, 1071

geb. am 16. Mai 1861 in Kirchhain (Brandenburg) als Sohn des Rektors Eduard Gustav Pannwitz, gehörte der K. W.-A. an vom 27. 3. 1880 bis 15. 3. 1884, wurde promoviert am 15. 3. 1884, zum Ass.-Arzt befördert am 30. 4. 1885, verheiratete sich am 25. 4. 1889. Er war vom 28. 2. 1899 bis 31. 5. 1899 bei der K. W.-A. tätig, erhielt Kommando an das Kaiserliche Gesundheitsamt in Berlin in der Zeit vom 1. 3. 1895 bis 31. 3. 1897 und zum Kaiserlichen Kommissar der freiw. Krankenpflege, während der China-Expedition, erhielt das Prädikat Professor am 28. 8. 1902. Ausgeschieden aus dem aktiven Dienst am 22. 4. 1902 als Oberstabsarzt, war zuletzt Regimentsarzt des Fußart.-Regts. Nr. 15 in Thorn, lebt jetzt als Oberstabsarzt a. D. und Generalsekretär der Internationalen Vereinigung gegen die Tuberkulose, Vorsitzender der Iinternationalen Kommission für medizinisch - biologische Höhen- und Sonnenforschung in Charlottenburg.

Er betätigte sich literarisch auf dem Gebiete der Hygiene, Tuberkulose-Bekämpfung und Krankenfürsorge und schrieb u. a. Arbeiten über:

1. Kriegsvorbereitung der Vereine vom Roten Kreuz. Straßburg 1892.
2. Der II. Teil des Werkes von Jacob und Pannwitz: Bekämpfung der Tuberkulose. Leipzig 1902.
3. Zusammen mit v. d. Knesebeck: Die Tuberkulose-Bekämpfung und das Rote Kreuz.
   Er ist Herausgeber von „Tuberculosis" und Mitherausgeber von „Das Rote Kreuz".

August Pretzsch, 1072

geb. am 27. Dezember 1859 in Zeitz als Sohn des Gasthof-Besitzers Ferdinand Pretzsch, gehörte der K. W.-A. an vom 27. 3. 1880 bis 15. 2. 1884, wurde promoviert am 10. 11. 1884, zum Ass.-Arzt befördert am 1. 9. 1885. Ausgeschieden aus dem aktiven Dienst am 18. 10. 1900 als Oberstabsarzt, war zuletzt Regimentsarzt des Feldart.-Regts. Nr. 31 in Hagenau. Gest. am 19. Oktober 1900.

Ernst Rougemont, 1073

geb. am 8. April 1861 in Oranienburg als Sohn des Rentiers Eugen Rougemont, gehörte der K. W.-A. an vom 27. 3. 1880 bis 15. 3. 1884, wurde zum Ass.-Arzt befördert am 18. 3. 1886. Ausgeschieden aus dem aktiven Dienst am 20. 4. 1909 als Oberstabsarzt, war zuletzt Regimentsarzt des Feldart.-Regts. Nr. 71 in Graudenz. Er ist zurzeit Oberstabsarzt z. D. und diensttuender Sanitätsoffizier beim Bezirkskommando in Magdeburg.

Prof. Wilhelm Schumburg, 1074

geb. am 26. Juni 1860 in Braunschweig als Sohn des Fabrikbesitzers Wilhelm Schumburg, gehörte der K. W.-A. an vom 27. 3. 1880 bis 15. 2. 1884, wurde promoviert am 8. 3. 1884, zum Ass.-Arzt befördert am 30. 7. 1885, verheiratete sich am 3. 8. 1897. Er war bei der K. W.-A. tätig vom 25. 2. 1892 bis 27. 3. 1899, erhielt Kommando an das Kaiserliche Gesundheitsamt von 1892 bis 1893, an das physiologische Laboratorium des Prof. Zuntz vom 1. 4. 1894 bis 1. 4. 1896 und zum hygienisch-chemischen Laboratorium der K. W.-A. vom 1. 4. 1896 bis 27. 3. 1899. Er unternahm 1891 und 1903 eine wissenschaftliche Reise nach England und Schottland und 1895 nach Zermatt zusammen mit Prof. Zuntz. Seit 16. 6. 1899 als Privatdozent für Bakteriologie u. Epidemiologie an der Königlichen technischen Hochschule zu Hannover habilitiert erhielt er am 25. 5. 1904 den Titel „Professor". Seit 1. 3. 1907 ist er in Straßburg i. Els. habilitiert. Er ist zurzeit Generaloberarzt und Divisionsarzt bei der 31. Div. in Straßburg i. Els.

Er betätigte sich literarisch auf dem Gebiete der Physiologie und Hygiene

und schrieb zahlreiche Arbeiten auf diesen Gebieten, von den größeren seien nur genannt:

1. Ueber das Vorkommen des Labferments im Magen des Menschen. Virch. Arch. Bd. 27. 1884.
2. Die Cholera-Erkrankung in der Armee. 1892 bis 1893 u. s. w. Veröffentl. a. d. G. d. Militär-Sanitätswesens Heft 8.
3. Die Methoden zur Gewinnung keimfreien Trinkwassers, ebenda Heft 15.
4. Studien zu einer Physiologie des Marsches. Bibl. v. Coler. Bd. 6.
5. Die Geschlechtskrankheiten, ihr Wesen, ihre Verbreitung und Bekämpfung. Leipzig. 1908.
6. Hygiene des Dienstes, in Villaret-Paalzows Handbuch. Stuttgart 1909. Enke.

1075   **Prof. Otto Tilmann,**

geb. am 17. August 1862 in Neuwied (Rheinprovinz) als Sohn des Justizrats Albert Tilmann, gehörte der K. W.-A. an vom 27. 3. 1880 bis 15. 2. 1884, wurde promoviert am 14. 8. 1884, zum Ass.-Arzt befördert am 1. 9. 1885, verheiratete sich am 19. 9. 1893. Er war bei der K. W.-A. tätig vom 1. 6. 1892 bis 1. 8. 1897, erhielt Kommando an die Chirurgische Klinik der Charité in Berlin in der Zeit vom 1. 11. 1893 bis 31. 7. 1897. Er unternahm 1900 eine wissenschaftliche Reise nach Amerika. Ausgeschieden aus dem aktiven Dienst am 20. 7. 1901 als Oberstabsarzt, war zuletzt à la suite des San.-Korps in Greifswald. Am 1. 9. 1897 wurde er zum außerordentlichen Professor der Chirurgie an der Universität Greifswald ernannt, und erhielt am 1. 9. 1904 einen Ruf als ordentliches Mitglied und Professor der Chirurgie an die Akademie für praktische Medizin in Cöln, lebt seitdem in dieser Eigenschaft und als Generaloberarzt d. L. in Cöln.

Von seinen zahlreichen Arbeiten aus dem Gebiet der Chirurgie seien nur genannt:

1. Chirurgie des prakt. Arztes (Kapitel Hirnchirurgie, Nerven-, Muskel- und Sehnenchirurgie). Verlag von Enke.
2. Das Kapitel „Hirnchirurgie" im Lehrbuch der prakt. Chirurgie von Wilms-Wulstein. Verlag G. Fischer.
Außerdem ist er Mitarbeiter bei dem Werk „Wirkung und kriegschirurgische Bedeutung der neuen Handfeuerwaffen", zus. mit v. Schjerning, Kranzfelder usw. Berlin 1894.

1076   **Karl Witte,**

Haus-stabsarzt. geb. am 9. Juni 1862 in Culm (Westpreußen) als Sohn des Pfarrers am Kadettenhause Witte, gehörte der K. W.-A. an vom 27. 3. 1880 bis

15. 3. 1884, wurde promoviert am 5. 2. 1887, zum Ass.-Arzt befördert am 1. 9. 1885. Er war bei der K. W.-A. tätig vom 1. 6. 1892 bis 1. 12. 1895, war Hausstabsarzt vom 2. 8. 1892 bis 1. 12. 1895, unternahm vom 1. 5. 1897 bis 31. 10. 1897 eine wissenschaftliche Reise nach Schweden, Norwegen, Holland und Belgien. Er ist zurzeit Generaloberarzt und Divisionsarzt der 11. Div. in Breslau.

Michaelis 1880.

Ernst Arndt,   1077

geb. am 9. Juni 1861 in Schmalleningken (Ostpreußen) als Sohn des Apothekenbesitzers Heinrich Ferdinand Arndt, gehörte der K. W.-A. an vom 23. 10. 1880 bis 1. 10. 1884, wurde promoviert am 5. 7. 1884, zum Ass.-Arzt befördert am 20. 4. 1886, verheiratete sich am 3. 6. 1893. Er erhielt Kommando an das Diakonissenkrankenhaus der Barmherzigkeit in Königsberg i. Pr. in der Zeit vom 15. 9. 1889 bis 1. 4. 1891, ist zurzeit Generaloberarzt und Divisionsarzt der 10. Div. in Posen.

Ernst Baege,   1078

geb. am 31. Dezember 1860 in Merseburg a. S. als Sohn des Bankiers Heinrich Baege, gehörte der K. W.-A. an vom 23. 10. 1880 bis 1. 10. 1884, wurde promoviert am 26. 7. 1884, zum Ass.-Arzt befördert am 20. 4. 1886, verheiratete sich am 27. 2. 1892. Ausgeschieden aus dem aktiven Dienst am 10. 9. 1908 als Oberstabsarzt, war zuletzt Regimentsarzt des Feldart.-Regts. Nr. 73 in Allenstein, lebt jetzt als Oberstabsarzt a. D. in Halle a. S.

Otto Beckmann,   1079

geb. am 11. Februar 1860 in Wernigerode als Sohn des Lehrers Heinrich Beckmann, gehörte der K. W.-A. an vom 23. 10. 1880 bis 30. 9. 1884, wurde zum Ass.-Arzt befördert am 20. 4. 1886. Ausgeschieden aus dem aktiven Dienst am 5. 7. 1892 als Stabsarzt, war zuletzt Abteilungsarzt beim Feldart.-Regt. Nr. 16 in Allenstein. Er ließ sich als prakt. Arzt in Oschersleben (Prov. Sachsen) nieder, lebt jetzt als prakt. Arzt in Kalvörde (Braunschweig).

Gustav Belling,   1080

geb. am 11. Februar 1861 in Groß-Schwirsen (Pommern) als Sohn des Pastors Gustav Traugott Belling, gehörte der K. W.-A. an vom 23. 10. 1880 bis 4. 1. 1881. Er wurde auf Antrag seines Vaters entlassen, um sich dem Studium der Theologie zu widmen. Er wurde am 8. 1. 1888 zum Pfarrer ordiniert und ist jetzt Pastor in Silligsdorf (Kreis Regenwalde) in Pommern.

1081   **Rudolf Brugger,**

geb. am 5. August 1862 in Hüfingen (Kr. Konstanz) als Sohn des Oberlehrers Martin Brugger, gehörte der K. W.-A. an vom 23. 10. 1880 bis 30. 9. 1884, wurde promoviert am 26. 6. 1885, zum Ass.-Arzt befördert am 1. 9. 1885, verheiratete sich am 4. 5. 1895. Er ist zurzeit Generaloberarzt und Divisionsarzt der 22. Div. in Cassel.

Er betätigte sich literarisch auf dem Gebiete der Augenheilkunde.

1082   **Heinrich Dirksen,**

geb. am 23. Dezember 1861 in Neu-Ruppin als Sohn des Geh. Regierungsrates Heinrich Dirksen, gehörte der K. W.-A. an vom 23. 10. 1880 bis 1. 10. 1884, wurde promoviert am 23. 5. 1885, zum Ass.-Arzt befördert am 1. 9. 1885, trat am 26. 7. 1887 zur Marine über. Er erhielt Kommando zum Reichs-Marineamt vom 1. 11. 1892 bis 30. 9. 1893 und an das Hygienische Institut der Universität Berlin in der Zeit vom 24. 5. 1896 bis 18. 9. 1897. Ausgeschieden aus dem aktiven Dienst am 6. 8. 1909 als Marine-Generalarzt, war zuletzt bei der Marinestation der Ostsee in Kiel und lebt dort zurzeit.

1083   **Hugo Gerlach,**

geb. am 9. April 1861 in Darmstadt als Sohn des Oberst und Regimentskommandeurs Gerlach, gehörte der K. W.-A. an vom 23. 10. 1880 bis 30. 9. 1884, wurde promoviert am 6. 8. 1884, zum Ass.-Arzt befördert am 24. 8. 1886, verheiratete sich am 1. 4. 1899. Er ist zurzeit Oberstabsarzt und Regimentsarzt des Feldart.-Regts. Nr. 61 in Darmstadt.

1084   **Otto Hahn,**

geb. am 2. November 1862 in Ziegenhals (Schlesien) als Sohn des prakt. Arztes Dr. Anton Hahn, gehörte der K. W.-A. an vom 23. 10. 1880 bis 30. 9. 1884, wurde promoviert am 31. 7. 1884, zum Ass.-Arzt befördert am 18. 3. 1886, verheiratete sich am 3. 4. 1894. Ausgeschieden aus dem aktiven Dienst am 16. 6. 1901 als Oberstabsarzt, war zuletzt Regimentsarzt des Feldart.-Regts. Nr. 70 in Metz. Gest. am 4. Oktober 1902 in Meran.

1085   **Hugo Hoenow,**

geb. am 10. August 1860 in Berlin als Sohn des Kanzleirats Ferdinand Hoenow, gehörte der K. W.-A. an vom 23. 10. 1880 bis 30. 9. 1884, wurde promoviert am 7. 10. 1884, zum Ass.-Arzt befördert am 27. 7. 1886, verheiratete sich am 24. 10. 1891. Er ist zurzeit Generaloberarzt und Divisionsarzt der 13. Div. in Münster i. W.

1086   **Friedrich Ilse,**

geb. am 3. Oktober 1860 in St. Johann (Rheinprov.) als Sohn des Oberpfarrers Gustav Ilse, gehörte der K. W.-A. an vom 23. 10. 1880 bis 1. 10. 1884, wurde promoviert am 14. 8. 1884, zum Marine-Ass.-Arzt befördert am 20. 9. 1885. Er befand sich als Ass.-Arzt 1887 beim

Landungskorps des Kreuzergeschwaders in der Südsee (Feldzug gegen Malietou-Samoainseln). Ausgeschieden aus dem aktiven Dienst am 23. 6. 1893 als Marine-Stabsarzt, war zuletzt an Bord S. M. S. „Alexandrine", lebt jetzt als prakt. Arzt in St. Johann-Saarbrücken.

Georg Ipscher,   1087

geb. am 30. November 1860 in Wusterhausen a. D. als Sohn des prakt. Arztes Dr. Wilhelm Ipscher, gehörte der K. W.-A. an vom 23. 10. 1880 bis 1. 8. 1882, wurde promoviert am 9. 5. 1885, zum Ass.-Arzt befördert am 25. 2. 1888. Er war vom 12. 9. 1900 bis 13. 3. 1902 Oberstabsarzt bei der Schutztruppe für Kamerun, ist zurzeit Oberstabsarzt und Regimentsarzt des Feldart.-Regts. Nr. 74 in Torgau.

Er betätigte sich literarisch auf dem Gebiete der Tropenkrankheiten.

Paul Kremer,   1088

geb. am 20. November 1859 in Stralsund als Sohn des Kaufmanns Karl Kremer, gehörte der K. W.-A. an vom 23. 10. 1880 bis 1. 10. 1884, wurde promoviert am 19. 7. 1884, zum Ass.-Arzt befördert am 20. 4. 1886, verheiratete sich am 11. 5. 1895. Ausgeschieden aus dem aktiven Dienst am 21. 3. 1908 als Oberstabsarzt, war zuletzt Regimentsarzt des Kür.-Regts. Nr. 7 in Halberstadt, lebt jetzt als prakt. Arzt in Niederpoyritz b. Dresden.

Paul Kübler,   1089

geb. am 31. Januar 1862 in Berlin als Sohn des Direktors des Königl. Wilhelms-Gymnasiums Prof. Dr. Kübler, gehörte der K. W.-A. an vom 23. 10. 1880 bis 30. 9. 1884, wurde promoviert am 1. 8. 1884, zum Ass.-Arzt befördert am 15. 5. 1886. Er war bei der K. W.-A. tätig vom 5. 7. 1892 bis 22. 5. 1894 und vom 30. 4. 1898 bis 27. 7. 1898, beim Kaiserl. Gesundheitsamt als Regierungsrat vom 23. 5. 1894 bis 29. 4. 1898, bei der M.-A. als Hilfsreferent vom 27. 7. 1898 bis 12. 9. 1899. Nachdem er vom 13. 9. 1899 bis 19. 11. 1900 als Oberstabsarzt Regimentsarzt des 3. Garde-Feldart.-Regts. gewesen war, wurde er am 20. 11. 1900 als Referent zur M.-A. versetzt. Gest. am 14. Juli 1902 in dieser Stellung auf Urlaub in Gaschurn bei Bludenz am Herzschlag.

Er betätigte sich literarisch durch zahlreiche Aufsätze auf dem Gebiete der Bakteriologie, Hygiene, Sanitätsstatistik und Medizinalgesetzgebung.

Für die Bibliothek v. Coler-v. Schjerning schrieb er den 1. Band: Die Geschichte der Pocken und der Impfung. Berlin. A. Hirschwald. 1901.

August Leuchert,   1090

geb. am 22. Oktober 1860 in Halle a. S. als Sohn des Polizeikommissars Emil Leuchert, gehörte der K. W.-A. an vom 23. 10. 1880 bis 30. 9. 1884, wurde promoviert am 6. 8. 1884, zum Ass.-Arzt befördert am 15. 5. 1886, verheiratete sich am 25. 9. 1894. Gest. am 7. Juni 1897 als Stabsarzt, war zuletzt Abteilungsarzt beim Feldart.-Regt. Nr. 14 in Karlsruhe.

1091   **Wilhelm Lippelt,**

geb. am 22. April 1862 in Wolfenbüttel als Sohn des Oberstabsarztes Dr. Wilhelm Lippelt, gehörte der K. W.-A. an vom 23. 10. 1880 bis 1. 4. 1882. Er wurde auf Antrag seines Vaters entlassen, wanderte nach Nordamerika aus, beendete in New-York sein Studium, wurde dort promoviert und approbiert und ist zurzeit in Brooklyn (New-York) tätig.

1092   **Paul Loewe,**

geb. am 28. August 1862 in Carmzow (Kreis Prenzlau) als Sohn des Predigers Ernst Loewe, gehörte der K.W.-A. an vom 23. 10. 1880 bis 30. 9. 1884, wurde promoviert am 6. 8. 1884, zum Ass.-Arzt befördert am 22. 6. 1886, verheiratete sich am 8. 6. 1893. Ausgeschieden aus dem aktiven Dienst am 19. 4. 1910 als Generaloberarzt, war zuletzt Oberstabsarzt und Regimentsarzt des Inf.-Regts. Nr. 142 in Mülhausen (Elsaß).

1093   **Oskar Lotsch,**

geb. am 12. Mai 1861 in Wittenberge als Sohn des Lohgerberei-besitzers Heinrich Lotsch, gehörte der K. W.-A. an vom 23. 10. 1880 bis 1. 10. 1884, wurde promoviert am 31. 7. 1884, zum Ass.-Arzt befördert am 20. 4. 1886, trat am 27. 4. 1887 zur Marine über. Ausgeschieden aus dem aktiven Dienst am 31. 12. 1894 als Marinestabsarzt, war zuletzt Schiffsarzt auf S.M.S. „Württemberg" in Kiel, ließ sich als prakt. Arzt in Buchholz (Kreis Harburg) nieder. Gest. am 20. September 1895.

1094   **Erich Meyer,**

geb. am 10. Mai 1862 in Berlin als Sohn des Konsuls Theodor Meyer, gehörte der K. W.-A. an vom 23. 10. 1880 bis 10. 3. 1881. Er wurde auf Antrag seines Vormundes entlassen, um sich dem Studium der Philologie zu widmen; er beendigte 1891 seine große Staatsprüfung, lebt jetzt als Gymnasialprofessor in Hannover.

1095   **Otto Reinhardt,**

geb. am 26. November 1860 in Ilsenburg (Kreis Wernigerode) als Sohn des Kaufmanns Gottfried Reinhardt, gehörte der K. W.-A. an vom 23. 10. 1880 bis 1. 10. 1884, wurde promoviert am 26. 7. 1884, zum Ass.-Arzt befördert am 1. 9. 1885, verheiratete sich am 7. 11. 1897. Er war bei der K.W.-A. tätig vom 5. 7. 1892 bis 24. 5. 1895 und war Leibarzt des Großherzogs von Mecklenburg-Schwerin von 1891 bis 1896. Er ist zurzeit Oberstabsarzt und Regimentsarzt des 2. Garde-Ulan.-Regts. in Berlin.

1096   **Wilhelm Reinhardt,**

geb. am 17. September 1862 in Ludwigsburg (Württemberg) als Sohn des Oberleutnants August Reinhardt, gehörte der K. W.-A. an vom

23. 10. 1880 bis 1. 10. 1884, wurde promoviert am 7. 10. 1884, zum Ass.-Arzt befördert am 8. 8. 1886, verheiratete sich am 9. 10. 1900. Er war bei der K. W.-A. tätig vom 30. 9. 1894 bis 1. 10. 1898, erhielt Kommando an die chirurgische Klinik der Charité in Berlin in der Zeit vom 1. 4. 1895 bis 1. 10. 1898, unternahm 1892 eine vierteljährige wissenschaftliche Reise nach Wien und Budapest (Cholera-Lazarette). Er ist zurzeit Oberstabsarzt und Regimentsarzt des Inf.-Regts. Nr. 125 in Stuttgart.

Er betätigte sich literarisch auf dem Gebiete der Chirurgie.

Arthur Röhr, 1097

geb. am 19. April 1862 in Breslau als Sohn des Rechnungsrats Paul Röhr, gehörte der K. W.-A. an vom 23. 10. 1880 bis 30. 9. 1884, wurde zum Ass.-Arzt befördert am 28. 9. 1886. Ausgeschieden aus dem aktiven Dienst am 24. 10. 1891 als Ass.-Arzt I. Kl., war zuletzt beim Inf.-Regt. Nr. 61 in Thorn. Er übernahm eine Privatirrenanstalt in Schmiedeberg (Schlesien) und starb dort am 15. Juni 1896.

Hermann Roland, 1098

geb. am 6. November 1859 in Posen als Sohn des Oberstabsarztes Dr. Otto Roland, gehörte der K. W.-A. an vom 23. 10. 1880 bis 30. 9. 1884, wurde promoviert am 31. 7. 1884, zum Ass.-Arzt befördert am 15. 5. 1886. Gest. am 14. November 1908 als Oberstabsarzt, war zuletzt Regimentsarzt des Füs.-Regts. Nr. 80 in Wiesbaden.

Ernst Rothamel, 1099

geb. am 28. Oktober 1860 in Witzenhausen (Reg.-Bez. Cassel) als Sohn des Kreisphysikus Dr. Georg Rothamel, gehörte der K. W.-A. an vom 23. 10. 1880 bis 1. 10. 1884, wurde promoviert am 12. 8. 1884, zum Ass.-Arzt befördert am 24. 8. 1886, verheiratete sich am 21. 6. 1888. Er ist zurzeit Generaloberarzt und Divisionsarzt der 36. Div. in Danzig.

Er betätigte sich literarisch auf dem Gebiete der Psychiatrie und schrieb u. a.:

Ueber die Sachverständigentätigkeit der Sanitätsoffiziere zum § 51 des Reichsstrafgesetzbuches. 1903.

Heinrich Rüger, 1100

geb. am 25. Januar 1860 in Wissen (Rheinprovinz) als Sohn des Betriebsinspektors Heinrich Rüger, gehörte der K. W.-A. an vom 23. 10. 1880 bis 30. 9. 1884, wurde promoviert am 13. 10. 1884, zum Ass.-Arzt befördert am 1. 9. 1885, verheiratete sich am 26. 5. 1888. Er ist zurzeit Oberstabsarzt und Regimentsarzt des Inf.-Regts. Nr. 72 in Torgau.

Fedor Schöngarth, 1101

geb. am 13. Februar 1860 in Waldhof (Schlesien) als Sohn des Kaufmanns Wilhelm Schöngarth, gehörte der K. W.-A. an vom 23. 10. 1880 bis 30. 9. 1884, wurde promoviert am 15. 12. 1886, zum Ass.-Arzt befördert am 1. 9. 1885, verheiratete sich am 18. 10. 1894. Ausgeschieden aus dem aktiven Dienst am 15. 6. 1907 als Oberstabsarzt, war zuletzt Regimentsarzt des Feldart.-Regts. Nr. 41 in Glogau, ist jetzt prakt. Arzt und Provinzialinspekteur der freiwilligen Sanitätskolonnen Schlesiens in Breslau.

1102   **Friedrich Schwarzlose,**

geb. am 11. Dezember 1861 in Insterburg als Sohn des Professors Dr. phil. Friedrich Wilhelm Schwarzlose, gehörte der K. W.-A. an vom 23. 10. 1880 bis 30. 9. 1884, wurde promoviert am 12. 7. 1884, zum Ass.-Arzt befördert am 20. 9. 1885, verheiratete sich am 10. 8. 1898. Ausgeschieden aus dem aktiven Dienst am 26. 1. 1889 als Ass.-Arzt I. Kl., war zuletzt beim Gren.-Regt. Nr. 4 in Allenstein, ist jetzt Sanitätsrat und Arzt bei der Schutzmannschaft und Feuerwehr in Berlin.

1103   **Max Simon,**

geb. am 23. März 1862 in Memel als Sohn des Bankdirektors Adolf Simon, gehörte der K. W.-A. an vom 23. 10. 1880 bis 10. 1. 1881. Er wurde auf Antrag seines Vaters entlassen, um Chemie zu studieren und Apotheker zu werden. Er ist jetzt Apothekenbesitzer in New-York.

1104   **Albrecht Uhl,**

geb. am 4. März 1862 in Halberstadt als Sohn des Pfarrers Albrecht Uhl, gehörte der K. W.-A. an vom 23. 10. 1880 bis 30. 9. 1884, wurde promoviert am 2. 7. 1885, zum Ass.-Arzt befördert am 20. 4. 1886, verheiratete sich am 8. 5. 1893. Gest. am 8. Februar 1899 als Stabsarzt, war zuletzt Bataillonsarzt beim Inf.-Regt. Nr. 51 in Breslau.

1105   **Ernst Walger,**

geb. am 2. Dezember 1861 in Pfungstadt (Bez. Darmstadt) als Sohn des Fabrikbesitzers Karl Walger, gehörte der K.W.-A. an vom 23. 10. 1880 bis 1. 10. 1884, wurde promoviert am 23. 7. 1885, zum Ass.-Arzt befördert am 20. 9. 1885, verheiratete sich am 25. 8. 1889. Ausgeschieden aus dem aktiven Dienst am 30. 6. 1889 als Ass.-Arzt I. Kl., war zuletzt beim Inf.-Regt. Nr. 83 in Cassel. Er wurde prakt. Arzt in Mannheim und ist seit 1900 Großh. hessischer Kreisarzt und leitender Arzt des Rekonvaleszentenheims in Erbach i. Odenwald.

Er betätigte sich literarisch auf dem Gebiete der inneren Medizin.

Ostern 1881.

1106   **Paul Appelius,**

geb. am 23. März 1860 in Berlin als Sohn des Verlagsbuchhändlers Friedrich Appelius, gehörte der K. W.-A. an vom 28. 3. 1881 bis 15. 2. 1885, wurde promoviert am 23. 12. 1887, zum Ass.-Arzt befördert am 3.2.1887, verheiratete sich am 9.5.1891. Er erhielt Kommando an das hygienische Institut in Berlin in der Zeit von 1888 bis 1892. Ausgeschieden aus dem aktiven Dienst am 19.1.1897 als Stabsarzt, war zuletzt Bataillonsarzt beim Inf.-Regt. Nr. 89 in Schwerin i. M. Er ist jetzt Besitzer einer Klinik für Herz- und Nervenkranke in Köln a. Rh.

Richard Baehr, 1107

geb. am 26. April 1860 in Luschwitz (Posen) als Sohn des Oberförsters Gustav Baehr, gehörte der K. W.-A. an vom 28.3.1881 bis 14.3. 1885, wurde zum Ass.-Arzt befördert am 16.10.1886, verheiratete sich am 12.11.1893. Er ist zurzeit Oberstabsarzt und Regimentsarzt des Feldart.-Regts. Nr. 27 in Mainz.

Er betätigte sich literarisch auf dem Gebiete der Hygiene.

Ernst von Beschwitz, 1108

geb. am 17. August 1860 in Alt-Hörnitz (Kr. Zittau) als Sohn des Friedensrichters Leopold von Beschwitz, gehörte der K. W.-A. an vom 28.3.1881 bis 16.3.1883. Er wurde auf Antrag seines Vaters entlassen, um zunächst weiter Medizin zu studieren. Er gab aber bald das Studium auf und wurde Kaufmann. Lebt als Kaufmann in Chicago.

Eugen Boetticher, 1109

geb. am 4. Dezember 1860 in Krone a. d. Brahe (Posen) als Sohn des Bürgermeisters Julius Boetticher, gehörte der K. W.-A. an vom 28.3. 1881 bis 15.3.1885, wurde promoviert am 19.2.1887, zum Ass.-Arzt befördert am 21.4.1887, verheiratete sich am 3.11.1906. Er ist zurzeit Oberstabsarzt und Regimentsarzt des Inf.-Regts. Nr. 23 in Neiße.

Karl Brinker, 1110

geb. am 23. Juli 1863 in Paderborn als Sohn des Eisenbahnbetriebs-Sekretärs Andreas Brinker, gehörte der K.W.-A. an vom 28.3.1881 bis 15.3.1885, wurde am 16.7.1888 approbiert. Ausgeschieden aus dem aktiven Dienst 1889 als Unterarzt, war zuletzt beim Inf.-Regt. Nr. 70 in Saarbrücken, ist seit 1891 prakt. Arzt in Orlamünde (Sachsen-Altenburg).

Lewis Dunbar, 1111

geb. am 28. März 1859 in Hülsede (Hannover) als Sohn des Kaufmanns Lewis Dunbar, gehörte der K. W.-A. an vom 28.3.1881 bis 1.10.1884, wurde promoviert am 14.8.1884, zum Ass.-Arzt befördert am 24.8. 1886, verheiratete sich am 12.2.1891. Ausgeschieden aus dem aktiven Dienst am 16.8.1907 als Oberstabsarzt, war zuletzt Regimentsarzt des Inf.-Regts. Nr. 152 in Marienburg, verzog von dort nach Rinteln i. W.

Rudolf Eckermann, 1112

geb. am 1. September 1861 in Mölln (Lauenburg) als Sohn des Stadtphysikus, Sanitätsrats Dr. Ludwig Eckermann, gehörte der K. W.-A. an vom 28. 3. 1881 bis 15. 2. 1885, wurde promoviert am 12. 2. 1886, zum Ass.-Arzt befördert am 19. 5. 1887, verheiratete sich am 12. 6. 1896. Er erhielt Kommando als dirigirender Arzt der Ohrenabteilung an das Krankenhaus der Barmherzigkeit in Königsberg in der Zeit vom 1. 6. 1895 bis 31. 5. 1905. Ausgeschieden aus dem aktiven Dienst am 15. 9. 1905 als Oberstabsarzt, war zuletzt Regimentsarzt des Gren.-Regts. Nr. 1 in Königsberg i. Pr. und lebt jetzt dort als Ohrenarzt.

1113　　　　　　　　**Georg Festenberg,**

geb. am 16. Dezember 1862 in Bärwalde (Neumark) als Sohn des Predigers Gustav Festenberg, gehörte der K. W.-A. an vom 28. 3. 1881 bis 14. 3. 1885, wurde promoviert am 31. 1. 1885, zum Ass.-Arzt befördert am 24. 8. 1886, verheiratete sich am 21. 2. 1893. Er ist zurzeit Oberstabsarzt und Regimentsarzt des Inf.-Regts. Nr. 27 in Halberstadt.

1114　　　　　　　　**Ludolf Graßmann,**

geb. am 1. Oktober 1861 in Stettin als Sohn des Gymnasialprofessors Dr. Hermann Graßmann, gehörte der K. W.-A. an vom 28. 3. 1881 bis 14. 2. 1885, wurde promoviert am 12. 10. 1885, zum Ass.-Arzt befördert am 22. 6. 1886, verheiratete sich am 5. 12. 1892. Er ist zurzeit Generaloberarzt und Divisionsarzt der 18. Div. in Flensburg.

1115　　　　　　　　**Rudolf Hildebrandt,**

geb. am 30. Juli 1861 in Neuhof (Westpreußen) als Sohn des Administrators Adolf Hildebrandt, gehörte der K.W.-A. an vom 28. 3. 1881 bis 15. 2. 1885. Er erkrankte während seines Kommandos zur Charité als Unterarzt in Ausübung seines Dienstes an schwerer Diphtherie, der er am 26. September 1885 erlag.

1116　　　　　　　　**Johannes Jacobi,**

geb. am 8. August 1860 in Berlin als Sohn des prakt. Arztes Dr. Ferdinand Jacobi, gehörte der K. W.-A. an vom 28. 3. 1881 bis 15. 3. 1885, wurde zum Ass.-Arzt befördert am 15. 5. 1886. Ausgeschieden aus dem aktiven Dienst am 24. 9. 1888 als Ass.-Arzt I. Kl., war zuletzt beim Kür.-Regt. Nr. 1 in Breslau. Er ließ sich als prakt. Arzt in Weißensee bei Berlin nieder, wurde 1890 Arzt am Samariter-Ordensstift in Kraschnitz (Schlesien), Bez. Breslau. Gestorben am 27. April 1892.

1117　　　　　　　　**Rudolf Johannes,**

geb. am 28. April 1862 in Römhild (Sachsen-Meiningen) als Sohn des Herzogl. Rats und Amtsverwalters Carl Johannes, gehörte der K.W.-A. an vom 28. 3. 1881 bis 14. 3. 1885, wurde promoviert am 5. 8. 1885, zum Ass.-Arzt befördert am 15. 5. 1886, verheiratete sich am 25. 4. 1889. Er ist zurzeit Generaloberarzt und Divisionsarzt der 16. Div. in Trier.

Richard Kloidt, 1118

geb. am 10. März 1861 in Berlin als Sohn des Rechnungsrats im Kriegsministerium Heinrich Kloidt, gehörte der K.W.-A. an vom 28. 3. 1881
bis 14. 3. 1885, wurde zum Ass.-Arzt befördert am 28. 9. 1886, verheiratete sich am 16. 5. 1889. Ausgeschieden aus dem aktiven Dienst
am 27. 12. 1888 als Ass.-Arzt I. Kl., war zuletzt beim Füs.-Regt. Nr. 40
in Cöln. Er lebt als prakt. Arzt und Sanitätsrat in Schreiberhau.

Otto Neumann, 1119

geb. am 22. Dezember 1860 in Glogau als Sohn des Geheimen Sanitätsrats Dr. Otto Neumann, gehörte der K. W.-A. an vom 28. 3. 1881
bis 15. 2. 1885, wurde promoviert am 14. 11. 1885, zum Ass.-Arzt befördert am 24. 8. 1886, verheiratete sich am 18. 5. 1898. Er ist zurzeit
Oberstabsarzt und Regimentsarzt des Inf.-Regts. Nr. 148 in Bromberg.

Er betätigte sich literarisch auf dem Gebiete der Militärhygiene
und schrieb u. a. über:

1. Die Grenzen des Lebens. München. Gmelin.
2. Prophylaxe im Militärsanitätswesen. München. Seitz und Shaner.
3. Entwicklung des Kriegssanitätsdienstes. Berlin. Enslin.
4. Zur Gesundheit, populärer Ratgeber. Bromberg. Hecht.
5. Ernährung des Soldaten, in Villaret-Paalzows Handbuch. Stuttgart 1909. Enke.

Otto Nickel, 1120

geb. am 4. Juli 1862 in Lauenburg (Pommern) als Sohn des Kaufmanns
Hermann Nickel, gehörte .der K.W.-A. an vom 28. 3. 1881 bis 15. 2.
1885, wurde promoviert am 21. 6. 1886, zum Ass.-Arzt befördert am
24. 8. 1886. Er ist zurzeit Generaloberarzt und Divisionsarzt der
39. Div. in Colmar.

Er betätigte sich literarisch auf dem Gebiete der Chemie und
Bakteriologie.

Emil Paeprer, 1121

geb. am 15. Februar 1861 in Pritzwalk (Brandenburg) als Sohn des
Ärztes Dr. Julius Paeprer, gehörte der K. W.-A. an vom 28. 3. 1881
bis 15. 2. 1885, wurde promoviert am 29. 1. 1886, zum Ass.-Arzt befördert am 28. 9. 1886, verheiratete sich am 28. 6. 1893. Ausgeschieden
aus dem aktiven Dienst am 19. 1. 1893 als Stabsarzt, war zuletzt Abteilungsarzt beim Feldart.-Regt. Nr. 5 in Sprottau. Er lebt jetzt als
Badearzt in Travemünde.

Julius Parthey, 1122

geb. am 25. Mai 1860 in Wernigerode a. H. als Sohn des Amtsgerichtssekretärs Ludwig Parthey, gehörte der K. W.-A. an vom 28. 3. 1881
bis 15. 3. 1885, wurde promoviert am 7. 3. 1885, zum Ass.-Arzt befördert am 27. 7. 1886, verheiratete sich am 20. 6. 1889. Er ist zurzeit
Oberstabsarzt und Regimentsarzt des Kür.-Regts. Nr. 7 in Halberstadt.

Arnold Reinbrecht, 1123

geb. am 20. Februar 1860 in Lauchhammer (Sachsen) als Sohn des
Eisenwerkdirektors Hermann Reinbrecht, gehörte der K.W.-A. an vom

28. 3. 1881 bis 15. 2. 1885, wurde promoviert am 16. 2. 1886, zum Ass.-Arzt befördert am 28. 9. 1886, verheiratete sich am 9. 11. 1907. Er nahm teil an der China-Expedition vom 26. 7. 1900 bis 26. 10. 1901 als Chefarzt des Feldlazaretts Nr. 1. Er ist zurzeit Oberstabsarzt und Regimentsarzt des Fußart.-Regts. Nr. 13 in Ulm a. D.

1124   **Prof. Reinhold Ruge,**

geb. am 19. April 1862 in Dresden als Sohn des Geheimrats Prof. Dr. Sophus Ruge, gehörte der K.W.-A. an vom 28. 3. 1881 bis 15. 2. 1885, wurde promoviert am 7. 12. 1885, zum Marine-Ass.-Arzt befördert am 28. 9. 1886, verheiratete sich am 26. 3. 1895. Er nahm an der Ost-afrikanischen Blockade vom 25. 12. 1888 bis 1. 10. 1889 teil. Er war bei der K.W.-A. tätig vom 1. 10. 1894 bis 30. 9. 1896, erhielt Kommando an die Charité vom 1. 10. 1895 bis 30. 9. 1896 und an das Institut für Infektionskrankheiten in der Zeit vom 1. 4. 1899 bis 31. 3. 1901. Er habilitierte sich 1903 als Privatdozent an der Universität Kiel, erhielt am 21. 2. 1906 den Titel „Professor". Er ist zurzeit Marine-Generaloberarzt beim Sanitätsamt in Kiel.

Er betätigte sich literarisch auf dem Gebiete der Malaria und schrieb u. a. über:

Malariakrankheiten. Jena 1901 u. 1905.

1125   **Hermann Schaubach,**

geb. am 8. Mai 1861 in Meiningen als Sohn des Hofpredigers Karl Schaubach, gehörte der K.W.-A. an vom 28. 3. 1881 bis 15. 2. 1885. Er wurde auf Antrag seines Vaters entlassen, studierte weiter Medizin und wurde 1886 approbiert, trat ins Heer ein und wurde zum Ass.-Arzt befördert am 30. 12. 1886, verheiratete sich am 15. 12. 1902. Aus-geschieden aus dem aktiven Dienst am 28. 10. 1893 als Stabsarzt, war zuletzt Bataillonsarzt beim Jäg.-Bat. Nr. 8 in Schlettstedt i. E. Er lebt jetzt als prakt. Arzt in Untermaßfeld (Sachsen-Meiningen).

1126   **Richard Spiering,**

geb. am 23. September 1861 in Wittenberg a. E. als Sohn des Ober-stabsarztes Dr. Hermann Spiering, gehörte der K.W.-A. an vom 28. 3. 1881 bis 15. 3. 1885, wurde promoviert am 23. 5. 1885, zum Ass.-Arzt befördert am 15. 5. 1886, trat am 2. 5. 1887 zur Marine über, verheiratete sich am 1. 5. 1897. Er erhielt Kommando an das Institut für Infektionskrankheiten in Berlin in der Zeit vom 1. 4. 1897 bis 30. 9. 1898. Nahm an der China-Expedition teil als Divisionsarzt der Panzer-Division an Bord S. M. S. „Kurfürst Friedrich Wilhelm" vom 3. 7. 1900 bis 24. 5. 1901. Er ist zurzeit Marine-Generalarzt und Stationsarzt bei der Marine-Station der Nordsee in Wilhelmshaven.

1127   **Oskar Steger,**

geb. am 18. Dezember 1860 in Gleiwitz (Schlesien) als Sohn des Stadtsekretärs Friedrich Steger, gehörte der K. W.-A. an vom 28. 3.

1881 bis 15. 3. 1885. Ausgeschieden aus dem aktiven Dienst am
23. 5. 1887 als Unterarzt, war zuletzt beim Jäger-Batl. Nr. 5 in
Görlitz. Er wandte sich dem kaufmännischen Beruf zu und ist jetzt
Disponent bei den Oberschlesischen Kokswerken in Kl. Zabrze (Süd).

Bolko Stern, 1128

geb. am 28. Juli 1863 in Franzburg (Pommern) als Sohn des Steuerinspektors Friedrich Stern, gehörte der K. W.-A. an vom 28. 3. 1881
bis 15. 3. 1885, wurde promoviert am 14. 2. 1885, zum Ass.-Arzt befördert am 15. 5. 1886, verheiratete sich am 22. 10. 1891. Ausgeschieden aus dem aktiven Dienst am 22. 6. 1893 als Stabsarzt, war
zuletzt Bataillonsarzt beim Inf.-Regt. Nr. 91 in Oldenburg. Er ließ
sich als prakt. Arzt in Weilbach (Bez. Wiesbaden) nieder, später in
Schlangenbad, ist jetzt Badeinspektor in Langenschwalbach.

Werner Steuber, 1129

geb. am 28. Oktober 1862 in Heiligenstadt (Bez. Erfurt) als Sohn
des Kreisphysikus Sanitätsrates Dr. Steuber, gehörte der K. W.-A. an
vom 28. 3. 1881 bis 14. 2. 1885, wurde promoviert am 22. 1. 1889,
zum Ass.-Arzt befördert am 24. 8. 1886, verheiratete sich am 4. 12.
1893. Gehörte zur Schutztruppe für Deutsch-Ostafrika (Wißmann-
Truppe) vom 6. 2. 1890 bis 31. 3. 1891, zur Kaiserlichen Schutztruppe für Deutsch-Ostafrika vom 1. 4. 1891 bis 2. 2. 1903, zuletzt
als Chefarzt beim Gouvernement für Deutsch-Ostafrika. Er unternahm eine dienstliche Informationsreise zum Studium der praktischen
Pestbekämpfung nach Bombay und Britisch Ostindien. Er ist zurzeit
Generaloberarzt und Divisionsarzt der 1. Garde-Division in Berlin.

Er betätigte sich literarisch auf dem Gebiete der Tropenhygiene
und schrieb neben mehreren kleineren Arbeiten über Pest usw. über:
1. Die Aufgaben des Deutschen Sanitätsoffiziers als Tropenarzt in den Deutschen
   Kolonien.
2. Ueber die Verwendbarkeit europäischer Truppen in tropischen Kolonien.

Conrad Streit, 1130

geb. am 25. Oktober 1860 in Mittweida (Königreich Sachsen) als
Sohn des Kaufmanns und Fabrikanten Edmund Streit, gehörte der
K. W.-A. an vom 28. 3. 1881 bis 14. 3. 1885, wurde promoviert am
23. 8. 1885, zum Ass.-Arzt befördert am 22. 3. 1887, verheiratete sich
am 20. 10. 1892. Er ist zurzeit Oberstabsarzt und Regimentsarzt des
Garde-Fußart.-Regts. in Spandau.

Hermann Stroßer, 1131

geb. am 8. April 1861 in Herford (Westfalen) als Sohn des Straf-
anstaltsdirektors Carl Stroßer, gehörte der K. W.-A. an vom 28. 3.
1881 bis 15. 3. 1885. Ausgeschieden aus dem aktiven Dienst am
23. 5. 1887 als Unterarzt, war zuletzt beim Feldart.-Regt. Nr. 22 in
Münster. Er ging am 10. 1. 1888 nach Amerika und lebt als prakt.
Arzt in New-Britain.

1132   **Otto Thiele,**

geb, am 1. März 1863 in Dortmund als Sohn des Kaufmanns Wilhelm
Thiele, gehörte der K. W.-A. an vom 28. 3. 1881 bis 15. 2. 1885, wurde
promoviert am 29. 1. 1886, zum Ass.-Arzt befördert am 24. 8. 1886.
Er war bei der K. W.-A. tätig vom 23. 2. 1893 bis 2. 8. 1896, erhielt Kommando an die 1. medizinische Klinik der Charité in Berlin
in der Zeit vom 1. 10. 1893 bis 2. 8. 1896. Er nahm teil an der
China-Expedition vom 5. 9. 1900 bis 14. 8. 1902 als Chefarzt des
6. Ostasiatischen Feldlazaretts des Expeditionskorps bzw. als rangältester Sanitätsoffizier des Lazarettpersonals der Ostasiatischen Besatzungsbrigade. Er war Leibarzt weiland Sr. Hoheit des Herzogs
Ernst I. von Sachsen-Altenburg vom 21. 7. 1903 bis 18. 12. 1907.
Er ist zurzeit Generaloberarzt und Divisionsarzt der Großherzoglich
hessischen (25.) Division in Darmstadt.

Er betätigte sich literarisch auf dem Gebiete der inneren Medizin
und schrieb:

> Ueber Verbrennung des Mundes, Schlundes, der Speiseröhre und des Magens.
> Behandlung der Verbrennung und ihrer Folgezustände. Veröffentlichungen
> aus dem Gebiete des Militär-Sanitätswesens. Heft 6.

1133   **Max Thomas,**

geb. am 13. Oktober 1862 in Dresden als Sohn des Oberlehrers Otto
Thomas, gehörte der K. W.-A. an vom 28. 3. 1881 bis 15. 3. 1885,
wurde promoviert am 9. 5. 1885, zum Marine-Ass.-Arzt befördert am
27. 7. 1886. Gest. am 17. 6. 1887 in Göbersdorf als Marine-Ass.-Arzt,
war zuletzt stationiert in Wilhelmshaven.

1134   **Paul Thomas,**

geb. am 13. März 1860 in Krotoschin als Sohn des Lazarett-Verwal-
tungs-Inspektors Karl Thomas, gehörte der K. W.-A. an vom 28. 3.
1881 bis 1. 10. 1884, wurde promoviert am 14. 8. 1884, zum Ass.-Arzt
befördert am 1. 9. 1885. Ausgeschieden aus dem aktiven Dienst am
20. 7. 1907 als Oberstabsarzt, war zuletzt Regimentsarzt des Feldart.-
Regts. Nr. 76 in Freiburg i. B. Er lebt jetzt als Oberstabsarzt a. D.
in Berlin.

1135   **Hermann Uppenkamp,**

geb. am 7. April 1861 in Nienborg (Westfalen) als Sohn des Fabrikanten Bernhard Uppenkamp, gehörte der K. W.-A. an vom 28. 3. 1881
bis 15. 2. 1885, wurde promoviert am 26. 3. 1885, zum Ass.-Arzt befördert am 24. 8. 1886, verheiratete sich am 5. 2. 1891. Er ist zurzeit
Oberstabsarzt und Regimentsarzt des Füs.-Regts. Nr. 40 in Rastatt.

1136   **Hans Vollbrecht,**

geb. am 11. Juli 1860 in Schwerin (Großherzogt. Mecklenburg) als
Sohn des Leibchirurgen Vollbrecht, gehörte der K. W.-A. an vom 28. 3.
1881 bis 14. 2. 1885, wurde promoviert am 19. 12. 1887, zum Ass.-
Arzt befördert am 1. 3. 1887, verheiratete sich am 17. 5. 1890. Er

erhielt Kommando an die Kgl. chirurgische Universitätsklinik in Breslau
in der Zeit von 1894 bis 1897, nahm 1900—1901 teil an der ostasiatischen Expedition (zunächst bei der Kriegslazarettabteilung, dann
als Chefarzt des ostasiatischen Feldlazarettes Nr. 3) und vom 25. 12.
1904 bis 6. 6. 1905 an der Kaiserlich deutschen Gesandtschaftsreise
nach Abessinien. Ist zurzeit Generaloberarzt und Divisionsarzt der
37. Div. in Allenstein.

Er betätigte sich literarisch auf dem Gebiete der Chirurgie und
des Röntgenverfahrens und schrieb u. a.:

1. Der künstlich verstümmelte Chinesenfuß. Festschrift zum 70. Geburtstage
   v. Colers. Tientsin 1900.
2. Ueber umschriebene Binnenverletzungen des Kniegelenkes. Beiträge zur klinischen Chirurgie. Bd. XXI. Heft 1.
3. Im Reiche des Negus Menelik II. Deutsche Gesandtschaftsreise nach Abessinien.
   Verlag der Union in Stuttgart.

Franz Walter,   1137

geb. am 28. Januar 1862 in Neu-Brandenburg als Sohn des Kreissekretärs
Helmut Walter, gehörte der K. W.-A. an vom 28. 3. 1881 bis 1. 10. 1881.
Er wurde auf Antrag seines Vaters entlassen, studierte weiter Medizin,
ging nach seiner Approbation als Arzt nach Südamerika und praktizierte
in Buenos-Aires und starb dort am 29. August 1899.

Richard Wilberg,   1138

geb. am 11. April 1862 in Butterfelde (Brandenburg) als Sohn des
Pfarrers Julius Wilberg, gehörte der K. W.-A. an vom 28. 3. 1881 bis
15. 3. 1885, wurde promoviert am 5. 8. 1885, zum Ass.-Arzt befördert
am 22. 6. 1886, verheiratete sich am 17. 5. 1893. Er war bei der
K. W.-A. tätig vom 28. 9. 1892 bis 23. 2. 1893. Ausgeschieden aus
dem aktiven Dienst am 22. 3. 1908 als Oberstabsarzt, war zuletzt
Regimentsarzt des Drag.-Regts. Nr. 23 in Darmstadt. Er lebt jetzt als
Oberstabsarzt a. D. in Bremen.

Er betätigte sich literarisch auf dem Gebiete der Ohrenheilkunde
und schrieb über:

Monochord und obere Gehörgrenze.

Ernst Waßmund,   1139

geb. am 23. April 1862 in Schwedt a. O. als Sohn des Lehrers Karl
Wilhelm Waßmund, gehörte der K. W.-A. an vom 28. 3. 1881 bis 15. 2.
1885, wurde promoviert am 4. 2. 1886, zum Ass.-Arzt befördert am
16. 10. 1886, verheiratete sich am 9. 2. 1893. Er ist zurzeit Generaloberarzt und Divisionsarzt der 2. Gardedivision in Berlin.

Er betätigte sich literarisch auf dem Gebiete der Ohrenheilkunde
und des Lazarett-Verwaltungswesens.

Michaelis 1881.

1140   **Heinrich Altpeter,**

geb. am 24. November 1862 in Ars a. d. Mosel als Sohn des Be-
triebsdirektors Wilhelm Altpeter, gehörte der K. W.-A. an vom 22. 10.
1881 bis 30. 9. 1882. Er wurde auf Antrag seines Vaters entlassen,
um einen anderen Beruf einzuschlagen. Ging im Jahre 1884 nach
Amerika und ist dort verschollen. Wurde laut Beschluß des Königl.
Amtsgerichts in Ars für tot erklärt.

1141   **Robert Frentzel-Beyme,**

geb. am 20. Mai 1862 in Grünhaide (Kr. Memel) als Sohn des Gutsbesitzers Richard Frentzel-Beyme, gehörte der K. W.-A. an vom
22. 10. 1881 bis 1. 10. 1885, wurde promoviert am 23. 7. 1885, zum
Ass.-Arzt befördert am 21. 6. 1887, trat am 22. 6. 1887 zur Marine
über. Er erhielt Kommando zum Hygienischen Institut der Universität
Berlin in der Zeit vom 1. 4. 1895 bis 22. 5. 1896. Er ist zurzeit
Marine-Generaloberarzt und Chefarzt des Marine-Lazaretts in Kiel.

1142   **Paul Bonte,**

geb. am 12. Juli 1862 in Lindow (Kr. Ost-Sternberg) als Sohn des
Pfarrers Friedrich Ludwig Bonte, gehörte der K. W.-A. an vom
22. 10. 1881 bis 16. 2. 1885, wurde promoviert im Juli 1886, zum
Marine-Ass.-Arzt befördert am 1. 3. 1887, verheiratete sich am 28. 12.
1895. Er nahm an der China-Expedition 1900/1901 teil und ist zurzeit
Marine-Generaloberarzt und Geschwaderarzt beim Stabe des Kreuzer-
geschwaders an Bord S. M. S. „Scharnhorst“ in Ostasien.

1143   **Prof. Heinrich Bonhoff,**

geb. am 3. April 1864 in Bad Königshof (Hannover) als Sohn des
Sanitätsrats Dr. Heinrich Bonhoff, gehörte der K. W.-A. an vom
22. 10. 1881 bis 3. 3. 1885, wurde promoviert am 11. 3. 1887, zum
Ass.-Arzt befördert am 30. 12. 1886, verheiratete sich am 2. 1. 1890.
Er war bei der K. W.-A. tätig vom 30. 3. 1894 bis 3. 4. 1897, erhielt
Kommando an das Hygienische Institut in Berlin in der Zeit vom
1. 11. 1891 bis 1. 4. 1896 und war vom 1. 4. 1896 bis 2. 7. 1898
wissenschaftliches Mitglied des Instituts für Serumforschung und
Serumprüfung in Steglitz. Ausgeschieden aus dem aktiven Dienst
am 2. 7. 1898 als Stabsarzt, war zuletzt Bataillonsarzt beim Inf.-
Regt. Nr. 47 in Posen. Er wurde 1899 als Nachfolger Wernickes als
Professor extraord. nach Marburg berufen und lebt jetzt als Generaloberarzt d. L. II., ord. Professor der Medizin und Abteilungsvorsteher
am Hygienischen Institut in Marburg a. L.

Er betätigte sich literarisch auf dem Gebiete der Bakteriologie
und schrieb neben zahlreichen kleineren Arbeiten „Untersuchungen über
Cholerainfektion und Choleraimmunität“ (Archiv für Hygiene, Bd. XXII),
mehrere Arbeiten über Streptokokkenwirkungen bei verschiedenen Misch-
infektionen. Seinen Studien über Meningokokken verdanken wir die erste Herstellung von Meningokokkenserum.

Johannes Brix, 1144

geb. am 6. April 1861 in Berlin als Sohn des Fabrikbesitzers Johannes Brix, gehörte der K. W.-A. an vom 22. 10. 1881 bis 30. 9. 1885, wurde promoviert am 4. 7. 1885, zum Ass.-Arzt befördert am 21. 4. 1887, verheiratete sich am 14. 10. 1891. Er ist zurzeit Oberstabsarzt und Regimentsarzt des Feldart.-Regts. Nr. 20 in Posen.

Gustav Duden, 1145

geb. am 7. November 1862 in Soest (Westfalen) als Sohn des Oberlehrers Dr. C. Duden, gehörte der K. W.-A. an vom 22. 10. 1881 bis 16. 10. 1882. Er wurde auf Antrag seines Vaters entlassen, studierte weiter Medizin, wurde promoviert am 31. 12. 1887, zum Ass.-Arzt befördert am 10. 7. 1888. Er nahm als Regimentsarzt des 3. Ostasiatischen Inf.-Regts. vom Juli 1900 bis September 1901 an der ostasiatischen Expedition teil und war vom 9. 11. 1904 bis 31. 1. 1907 während des Feldzuges in Südwestafrika in der Schutztruppe tätig. Er ist zurzeit Oberstabsarzt und Regimentsarzt des Inf.-Regts. Nr. 98 in Metz.

Martin Felmy, 1146

geb. am 17. Juni 1862 in Topper (Brandenburg) als Sohn des Generalagenten Franz Felmy, gehörte der K. W.-A. an vom 22. 10. 1881 bis 30. 9. 1885, wurde promoviert am 10. 1. 1888, zum Ass.-Arzt befördert am 21. 6. 1887. Er nahm an der China-Expedition 1900/1901 teil als Oberstabsarzt beim 1. Ostasiatischen Inf.-Regt. und als Chefarzt des Feldlazaretts II. Ausgeschieden aus dem aktiven Dienst am 18. 5. 1907 als Oberstabsarzt, war zuletzt Regimentsarzt des Inf.-Regts. Nr. 128 in Danzig, lebt jetzt als Oberstabsarzt a. D. in Berlin.

Hans Friedheim, 1147

geb. am 19. Mai 1861 in Berlin als Sohn des Kaufmanns Paul Friedheim, gehörte der K. W.-A. an vom 22. 10. 1881 bis 30. 9. 1885, wurde promoviert am 23. 7. 1885, zum Ass.-Arzt befördert am 21. 6. 1887, verheiratete sich am 26. 9. 1899. Er erhielt Kommando zur Dienstleistung beim Staatskommissar zur Cholerabekämpfung im Weichselgebiet vom 10. 10. 1893 bis 22. 12. 1893 und vom 6. 6. 1894 bis 1. 3. 1895. Ausgeschieden aus dem aktiven Dienst am 1. 3. 1909 als Oberstabsarzt, war zuletzt Regimentsarzt des Inf.-Regts. Nr. 94 in Weimar. Er ist jetzt tätig beim Hauptvorstand des Vaterländischen Frauenvereins in Berlin und als leitender Arzt der Tuberkulosestationen C. und SO. der Landesversicherungsanstalt Berlin.

Er betätigte sich literarisch auf dem Gebiete der Hygiene und des Militärsanitätswesens

und schrieb u. a. über die Cholerabekämpfung an der Weichsel 1892 und 1894 (Arbeiten aus dem Kaiserl. Gesundheitsamt). Er ist Herausgeber des Taschenbuchs für den Felddienst des Sanitätsoffiziers (1899) und des Deutschen Militärärztlichen Kalenders (1899—1908).

1148   **Maximilian Griebsch,**

geb. am 29. Mai 1863 in Rudki (Reg.-Bez. Posen) als Sohn des Gutsbesitzers Leopold Griebsch, gehörte der K. W.-A. an vom 22. 10. 1881
bis 15. 2. 1885, wurde promoviert am 14. 2. 1885, zum Ass.-Arzt
befördert am 3. 2. 1887, trat am 29. 4. 1887 zur Marine über, verheiratete sich am 14. 12. 1889. Am 27. 11. 1890 trat er zur Armee
zurück und ist zurzeit Oberstabsarzt und Regimentsarzt des Drag.-
Regts. Nr. 7 in Saarbrücken.

1149   **Hugo Großer,**

geb. am 21. April 1861 in Landeshut (Schlesien) als Sohn des prakt.
Arztes Dr. Robert Großer, gehörte der K. W.-A. an vom 22. 10. 1881
bis 30. 9. 1885, wurde promoviert am 11. 8. 1886, zum Ass.-Arzt
befördert am 21. 6. 1887, verheiratete sich am 11. 10. 1892. Er ist
zurzeit Oberstabsarzt und Regimentsarzt des Feldart.-Regts. Nr. 42 in
Schweidnitz.

1150   **Richard Grundmann,**

geb. am 27. Januar 1861 in Ober-Peilau (Schlesien) als Sohn des
Rentiers Wilhelm Friedrich Grundmann, gehörte der K. W.-A. an vom
22. 10. 1881 bis 12. 3. 1885. Er wurde auf Antrag seines Vaters
entlassen, beendete seine Studien und wurde 1886 approbiert; er ließ
sich als prakt. Arzt in Külsheim (Baden) nieder. Gest. am 10. September 1898.

1151   **Albert Gutmann,**

geb. am 8. Oktober 1858 in Donaueschingen als Sohn des Fürstlich
Fürstenbergischen Kabinett-Sekretärs Karl Gutmann, gehörte der
K. W.-A. an vom 22. 10. 1881 bis 9. 6. 1883, nachdem er schon
vorher 4 Semester studiert hatte, wurde promoviert am 4. 8. 1883,
zum Ass.-Arzt befördert am 22. 7. 1884, verheiratete sich am 19. 9.
1885. Ausgeschieden aus dem aktiven Dienst am 30. 9. 1885 als
Ass.-Arzt II. Kl., war zuletzt beim Inf.-Regt. Nr. 22 in Rastatt. Er lebt
jetzt als prakt. Arzt und Mitglied der Aerztekammer in Emmendingen
(Baden).

1152   **Ernst Hüttig,**

geb. am 10. Juli 1863 in Bolkenhain (Schlesien) als Sohn des Geh.
Hofrats Gustav Hüttig, gehörte der K. W.-A. an vom 22. 10. 1881 bis
1. 10. 1885, wurde promoviert am 17. 7. 1885, zum Ass.-Arzt befördert
am 21. 6. 1887, verheiratete sich am 18. 10. 1892. Ausgeschieden
aus dem aktiven Dienst am 18. 10. 1908 als Oberstabsarzt, war zuletzt Regimentsarzt des 2. Garde-Feldart.-Regts. in Potsdam, lebt
jetzt als Kreisarzt in Berlin.
Er betätigte sich literarisch auf dem Gebiete der Ohrenheilkunde.

1153   **Otto Jahn,**

geb. am 23. November 1860 in Lobenstein (Reuß j. L.) als Sohn des
Amtsrichters Anton Jahn, gehörte der K. W.-A. an vom 22. 10. 1881 bis

3. 3. 1885. Er wurde auf Antrag seines Vaters entlassen, studierte weiter Medizin, wurde am 2. 6. 1886 approbiert, trat am 1. 11. 1886 als einjährig-freiw. Arzt in die Marine ein, wurde am 21. 4. 1887 zum Marine-Ass.-Arzt befördert. Ausgeschieden aus dem aktiven Dienst am 15. 10. 1889 als Marine-Ober-Ass.-Arzt, war zuletzt Schiffsarzt auf S.M.S. „Zieten", lebt jetzt als prakt. Arzt in Eberswalde.

Hermann Krüger, 1154

geb. am 1. Mai 1863 in Rawitsch (Posen) als Sohn des Rektors Ferdinand Krüger, gehörte der K. W.-A. an vom 22. 10. 1881 bis 1. 10. 1885, wurde promoviert am 26. 10. 1885, zum Ass.-Arzt befördert am 24. 9. 1887. Er ist zurzeit Oberstabsarzt und Regimentsarzt des Feldart.-Regts. Nr. 30 in Rastatt.

Paul Krauß, 1155

geb. am 3. Mai 1863 in Göppingen (Württemberg) als Sohn des Postmeisters Paul Krauß, gehörte der K. W.-A. an vom 22. 10. 1881 bis 1. 10. 1885, wurde promoviert am 12. 8. 1885, zum Ass.-Arzt befördert am 21. 9. 1887, verheiratete sich am 11. 2. 1895. Er erhielt Kommando zur chirurgischen Abteilung des Katharinenhospitals in Stuttgart in der Zeit vom 1. 7. 1889 bis 31. 12. 1890. Er ist zurzeit Oberstabsarzt und Regimentsarzt des Ulanen-Regts. Nr. 19 in Ulm.

Friedrich Müller, 1156

geb. am 12. Juni 1861 in Putbus (Rügen) als Sohn des Gesang- und Musiklehrers Hermann Müller, gehörte der K. W.-A. an vom 22. 10. 1881 bis 1. 10. 1885, wurde promoviert am 10. 5. 1887, zum Ass.-Arzt befördert am 26. 7. 1887, verheiratete sich am 17. 5. 1894. Ausgeschieden aus dem aktiven Dienst am 10. 9. 1908 als Oberstabsarzt, war zuletzt Regimentsarzt des Inf.-Regts. Nr. 24 in Neuruppin, lebt jetzt als Oberstabsarzt a. D. in Dresden.

Rudolf Müller, 1157

geb. am 8. Juni 1861 in Stettin als Sohn des Kaufmanns Karl Müller, gehörte der K. W.-A. an vom 22. 10. 1881 bis 1. 10. 1885, wurde promoviert am 30. 6. 1886, zum Ass.-Arzt befördert am 25. 11. 1886, verheiratete sich am 13. 10. 1897. Er war bei der K. W.-A. tätig vom 23. 2. 1893 bis 2. 4. 1897, erhielt Kommando an die chirurgische Klinik der Charité in Berlin in der Zeit vom 1. 9. 1894 bis 2. 4. 1897, nahm teil an der Chinaexpedition 1900 bis 1901 als Oberstabsarzt beim Oberkommando für Ostasien. Er ist zurzeit Generaloberarzt und Divisionsarzt der 9. Division in Glogau.

Max Nehmiz, 1158

geb. am 28. Juni 1861 in Eisleben als Sohn des Bergamtssekretärs Nehmiz, gehörte der K. W.-A. an vom 22. 10. 1881 bis 1. 4. 1885, wurde zum Ass.-Arzt befördert am 30. 8. 1887, verheiratete sich am 25. 10. 1891. Er ist zurzeit Oberstabsarzt und Regimentsarzt des Inf.-Regts. Nr. 147 in Lyck.

1159   **Alexander Nuszkowski,**

geb. am 28. Februar 1861 in Graudenz als Sohn des Kaufmanns
Matthäus Nuszkowski, gehörte der K.W.-A. an vom 22.10.1881 bis 29.3.
1885. Er beendete in Freiburg i. B. sein Studium, wurde approbiert am
18. 6. 1886, trat am 1. 9. 1886 als einj.-freiw. Arzt ins Heer ein, wurde
zum Ass.-Arzt befördert am 1. 3. 1887, trat am 10. 7. 1888 zur Marine
über, nahm an der Chinaexpedition 1900 bis 1901 teil. Er ist zurzeit
Marine-Generaloberarzt und Garnisonarzt in Kiel.

1160   **Friedrich Richter,**

geb. am 8. Dezember 1863 in Recklinghausen (Westfalen) als Sohn
des Oberlehrers Casimir Richter, gehörte der K. W.-A. an vom 22. 10.
1881 bis 1. 10. 1885, wurde promoviert am 13. 8. 1887, approbiert
am 19. 7. 1887 und am 29. 8. 1887 mit der Wahrnehmung einer offenen
Ass.-Arztstelle beim Feldart.-Regt. Nr. 22 betraut. Ausgeschieden
aus dem aktiven Dienst 1889, war zuletzt Unterarzt im Feldart.-Regt.
Nr. 22 in Minden, ließ sich als prakt. Arzt in Volkmarsen (Bez.
Cassel) nieder, siedelte dann nach Vilsen (Hannover) über (1892).
Weiteres Schicksal unbekannt.

1161   **Leopold Richter,**

geb. am 6. August 1862 in Rastenburg (Ostpreußen) als Sohn des
Gymnasialoberlehrers Dr. Friedrich Richter, gehörte der K. W.-A. an
vom 22. 10. 1881 bis 1. 10. 1885, wurde promoviert am 22. 12. 1898,
zum Ass.-Arzt befördert am 1. 3. 1887, verheiratete sich am 9. 7. 1895.
Er ist zurzeit Oberstabsarzt und Regimentsarzt des Inf.-Regts. Nr. 31
in Altona.

1162   **Ernst Scheringer,**

geb. am 5. Mai 1862 in Düben (Kr. Bitterfeld) als Sohn des Premier-
leutnants Ernst Scheringer, gehörte der K.W.-A. an vom 22. 10. 1881
bis 30. 9. 1885, wurde promoviert am 23. 2. 1886, zum Ass.-Arzt befördert am 24. 9. 1887, verheiratete sich am 3. 10. 1899. Er ist zurzeit Oberstabsarzt und Regimentsarzt des Inf.-Regts. Nr. 15 in Minden.

1163   **Ernst Scheurlen,**

geb. am 5. Februar 1863 in Mergentheim (Württemberg) als Sohn des
Ministers des Innern v. Scheurlen, gehörte der K. W.-A. an vom
22. 10. 1881 bis 1. 10. 1885, wurde promoviert am 12. 8. 1885, zum
Ass.-Arzt befördert am 6. 6. 1887, verheiratete sich am 11. 8. 1889.
Ausgeschieden aus dem aktiven Dienst am 31. 3. 1897 als Stabsarzt
unter Stellung à la suite des San.-K., war zuletzt Bataillonsarzt beim
Inf.-Regt. Nr. 126 in Straßburg i. E. Er ist jetzt Oberstabsarzt à la
suite des Sanitätskorps, seit 25. 1. 1909 Obermedizinalrat beim Königl.
Württemberg. Medizinalkollegium und Mitglied des Reichsgesundheitsrats in Stuttgart.

Er betätigte sich literarisch auf dem Gebiete der Hygiene.

Karl Schoenermarck, 1164

geb. am 4. November 1862 in Freihermersdorf (Oesterreich. Schlesien) als Sohn des Gutspächters Alexander Schoenermarck, gehörte der K. W.-A. an vom 22. 10. 1881 bis 3. 8. 1883; er studierte weiter Medizin, wurde promoviert am 5. 10. 1888, zum Ass.-Arzt befördert am 26. 7. 1887, verheiratete sich am 25. 1. 1898. Er war 1893 im Choleragebiet tätig als leitender Arzt der Cholera-Ueberwachungsstelle Kraffohlsschleuse an der Nogat vom 12. 9. bis 19. 11. 1893 und zu Brahemünde im Weichselgebiet vom 20. 11. bis 10. 12. 1893. Ausgeschieden aus dem aktiven Dienst am 30. 9. 1897 als Stabsarzt, war zuletzt Bataillonsarzt beim Inf.-Regt. Nr. 66 in Magdeburg. Er lebt jetzt als Stabsarzt d. L. und prakt. Arzt in Schlebusch (Bez. Düsseldorf).

Artur Schuster, 1165

geb. am 1. Januar 1863 in Vetschau (Kr. Kalau) als Sohn des Hauptlehrers Georg Schuster, gehörte der K. W.-A. an vom 22. 10. 1881 bis 30. 9. 1885, wurde promoviert am 26. 10. 1885, zum Ass.-Arzt befördert am 21. 6. 1887, verheiratete sich am 12. 10. 1895. Er ist zurzeit Generaloberarzt und Divisionsarzt der 34. Div. in Metz.

Oskar Seyffert, 1166

geb. am 19. März 1861 in Berlin als Sohn des Geh. Regierungsrats und Premier-Leutnants a. D. Wilhelm Seyffert, gehörte der K. W.-A. an vom 22. 10. 1881 bis 1. 10. 1885, wurde promoviert am 14. 11. 1885, zum Ass.-Arzt befördert am 24. 1. 1888, verheiratete sich am 28. 5. 1891. Ausgeschieden aus dem aktiven Dienst am 30. 7. 1895 als Stabsarzt, war zuletzt Bataillonsarzt beim Inf.-Regt. Nr. 144 in Mörchingen. Er lebt jetzt als Stabsarzt d. L. I. und Spezialarzt für Ohrenkrankheiten in Gr.-Lichterfelde.

Er betätigte sich literarisch auf dem Gebiete der Lungentuberkulose und schrieb:

1. Ueber die Fußbekleidung des Infanteristen mit besonderer Berücksichtigung der anatomisch-physiologischen und ökonomischen Verhältnisse. Lahr 1895.
2. Gab zum ersten Male ins Deutsche übersetzt heraus: Franciscus De Le Boë Sylvius „De Phthisi". Berlin 1907. Springer.

Ostern 1882.

Gustav Arimond, 1167

geb. am 21. August 1862 in Trier als Sohn des Postexpedienten Andreas Arimond, gehörte der K. W.-A. an vom 30. 3. 1882 bis 14. 2. 1887, wurde promoviert am 13. 3. 1886, zum Ass.-Arzt befördert am 30. 8. 1887, verheiratete sich am 24. 4. 1894. Er trat am 31. 8. 1887 zur Marine über, der er bis zum 19. 9. 1899 angehörte. Er nahm während dieser Zeit an der militärischen Aktion in Ostafrika 1888/89 teil. Er ist zurzeit Oberstabsarzt und Regimentsarzt des Fußart.-Regts. Nr. 6 in Neisse.

1168   **Max Bartel,**

geb. am 18. April 1862 in Haynau (Bez. Liegnitz) als Sohn des Haus-
inspektors und Rendanten August Bartel, gehörte der K. W.-A. an vom
30. 3. 1882 bis 15. 2. 1886, wurde promoviert am 16. 7. 1887, zum
Ass.-Arzt befördert am 10. 7. 1888, verheiratete sich am 12. 8. 1895.
Ausgeschieden aus dem aktiven Dienst am 18. 2. 1908 als Oberstabsarzt, war zuletzt Regimentsarzt des Inf.-Regts. Nr. 45 in Insterburg.
Gest. am 19. März 1909.

1169   **Walter Bock,**

geb. am 7. Februar 1864 in Greifenberg (Pommern) als Sohn des Bürgermeisters Hermann Bock, gehörte der K. W.-A. an vom 30. 3. 1882 bis
15. 3. 1886, wurde promoviert am 8. 12. 1887, zum Ass.-Arzt befördert
am 25. 2. 1888. Er ist zurzeit Oberstabsarzt und Regimentsarzt des
Hus.-Regts. Nr. 3 in Rathenow i. Mark.

Er betätigte sich literarisch auf dem Gebiete der Kriegschirurgie,
ist Mitarbeiter des Heftes Nr. 18 der Veröffentlichungen aus dem Gebiete des
Militär-Sanitätswesens: Kriegschirurgen und Feldärzte der ersten Hälfte des
19. Jahrhunderts (1795—1848).

1170   **Waldemar Boeck,**

geb. am 26. November 1862 in Liegnitz als Sohn des Oberbürgermeisters
Alexander Boeck, gehörte der K. W.-A. an vom 30. 3. 1882 bis 15. 3.
1886, wurde promoviert am 24. 12. 1888, zum Ass.-Arzt befördert am
7. 3. 1889, verheiratete sich am 14. 5. 1891. Er ist zurzeit Oberstabsarzt und Regimentsarzt des Inf.-Regts. Nr. 24 in Neu-Ruppin.

1171   **Wilhelm Boerner,**

geb. am 12. September 1862 in Leer (Hannover) als Sohn des Kaufmanns Adolf Boerner, gehörte der K. W.-A. an vom 30. 3. 1882 bis
15. 3. 1886, wurde promoviert am 2. 3. 1886, zum Ass.-Arzt befördert
am 30. 8. 1887, verheiratete sich am 24. 9. 1889. Ausgeschieden aus
dem aktiven Dienst am 16. 2. 1904 als Oberstabsarzt, war zuletzt
Regimentsarzt des Feldart.-Regts. Nr. 2 in Stettin. Er lebt jetzt als
Oberstabsarzt a. D. und Kreisarzt in Eschwege (Bez. Kassel).

1172   **Paul Brecht,**

geb. am 29. Juni 1861 in Osterburg (Altmark) als Sohn des Aktuars
Ludwig Brecht, gehörte der K. W.-A. an vom 30. 3. 1882 bis 15. 2.
1886, wurde promoviert am 12. 12. 1886, zum Ass.-Arzt befördert am
24. 1. 1888, verheiratete sich am 13. 10. 1891. Er ist seit 1905 Leibarzt Sr. Kgl. Hoheit des Herzogs von Sachsen-Coburg-Gotha, wurde
am 2. 8. 1906 zum Großherzogl. Geheimen Medizinalrat ernannt. Er ist
zurzeit Oberstabsarzt und Regimentsarzt des Inf.-Regts. Nr. 95 in
Gotha.

1173   **Albert Brecke,**

geb. am 7. März 1862 in Hannover als Sohn des Buchhändlers Friedrich
Brecke, gehörte der K. W.-A. an vom 1. 4. 1882 bis 15. 3. 1886, wurde

promoviert am 15. 3. 1886, zum Ass.-Arzt befördert am 24. 9. 1887, verheiratete sich am 11. 1. 1906. Ausgeschieden aus dem aktiven Dienst am 24. 4. 1896 als Stabsarzt, war zuletzt Bataillonsarzt beim Inf.-Regt. Nr. 137 in Hagenau i. E. Er ist jetzt Chefarzt der Heilstätte in Ueberruh im Allgäu.

Er betätigte sich literarisch auf dem Gebiete der Tuberkulose.

Otto Crone, 1174

geb. am 6. Januar 1864 in Elberfeld als Sohn des Eisenbahn-Bauinspektors Ludwig Crone, gehörte der K. W.-A. an vom 30. 3. 1882 bis 14. 2. 1886, wurde promoviert am 16. 2. 1886, zum Ass.-Arzt befördert am 24. 9. 1887, verheiratete sich am 18. 1. 1892. Er ist zurzeit Oberstabsarzt und Regimentsarzt des Feldart.-Regts. Nr. 31 in Hagenau.

Prof. Alfred Dührssen, 1175

geb. am 23. März 1862 in Heide (Schleswig-Holstein) als Sohn des prakt. Arztes Dr. Jacob Dührssen, gehörte der K. W.-A. an vom 1. 4. 1882 bis 15. 2. 1884 (nachdem er schon 4 Semester in Marburg studiert hatte), wurde promoviert am 9. 2. 1884, zum Ass.-Arzt befördert am 30. 7. 1885, verheiratete sich am 4. 8. 1888. Ausgeschieden aus dem aktiven Dienst am 20. 9. 1885 als Ass.-Arzt, war zuletzt beim Inf.-Regt. Nr. 76 in Hamburg. Er wurde Assistent an der Universitätsfrauenklinik in Königsberg i. Pr., habilitierte sich 1888 an der Universität in Berlin, erhielt 1895 den Titel „Professor" und ist seit 1892 Inhaber einer Privatklinik für Frauenkrankheiten. Er führte die Uterustamponade, den vaginalen Kaiserschnitt und den vaginalen Bauchschnitt in die Gynäkologie ein.

Er betätigte sich literarisch auf dem Gebiete der Gynäkologie und schrieb sehr zahlreiche Arbeiten aus diesem Gebiete; von den größeren seien nur genannt:

1. Die Anwendung der Jodoformgaze in der Geburtshilfe. 1888.
2. Geburtshilfliches Vademecum.
3. Der vaginale Kaiserschnitt. 1896.

Carl Eckert, 1176

geb. am 11. Oktober 1861 in Graz (Steiermark) als Sohn des Hofkapellmeisters Carl Eckert, gehörte der K. W.-A. an vom 30. 3. 1882 bis 15. 2. 1886, wurde promoviert am 12. 1. 1887, zum Ass.-Arzt befördert am 22. 12. 1887, verheiratete sich am 15. 7. 1901. Ausgeschieden aus dem aktiven Dienst am 22. 5. 1900 als Stabsarzt, war zuletzt Bataillonsarzt beim Trainbat. Nr. 14 in Durlach i. B., lebte dann als Privatmann auf Schloß Schlieffenberg in Mecklenburg. Gest. am 31. Dezember 1909 (auf der Jagd verunglückt).

Philipp Emmerling, 1177

geb. am 30. Dezember 1861 in Becholsheim als Sohn des Oberfinanzrats Ferdinand Emmerling, gehörte der K. W.-A. an vom 30. 3. 1882 bis 14. 3. 1886, wurde promoviert am 14. 8. 1886, zum Ass.-Arzt befördert am 24. 1. 1888. Ausgeschieden aus dem aktiven Dienst am

9. 12. 1890 als Ass.-Arzt I. Kl., war zuletzt beim Drag.-Regt. Nr. 23 in Babenhausen. Er trat in überseeische Dienste zur Neu-Guinea-Kompagnie, lebte als Arzt in Flinshafen auf Neu-Guinea und soll verstorben sein.

1178 Georg Grüning,

geb. am 20. Februar 1862 in Kindelbrück (Bez. Merseburg) als Sohn des Pastors Heinrich Rudolf Grüning, gehörte der K. W.-A. an vom 30. 3. 1882 bis 15. 2. 1886, wurde promoviert am 15. 8. 1887, zum Ass.-Arzt befördert am 22. 11. 1887, verheiratete sich am 19. 4. 1892. Ausgeschieden aus dem aktiven Dienst am 21. 4. 1908 als Oberstabsarzt, war zuletzt Regimentsarzt des Inf.-Regts. Nr. 52 in Cottbus. Er ist zurzeit Oberstabsarzt z. D. beim Bezirkskommando I. in Breslau.

1179 Robert Haertling,

geb. am 9. Januar 1862 in Zeitz als Sohn des Klempnermeisters Robert Haertling, gehörte der K. W.-A. an vom 30. 3. 1882 bis 15. 3. 1886, wurde promoviert am 9. 11. 1886, zum Ass.-Arzt befördert am 30. 8. 1887, verheiratete sich am 18. 11. 1889. Ausgeschieden aus dem aktiven Dienst am 26. 11. 1895 als Stabsarzt, war zuletzt Bataillonsarzt beim Inf.-Regt. Nr. 30 in Saarlouis, ist jetzt prakt. Arzt in Heldrungen.

1180 Max Heinrici,

geb. am 19. Januar 1862 in Berlin als Sohn des Oberpostkassen-Rendanten Julius Heinrici, gehörte der K. W.-A. an vom 30. 3. 1882 bis 1. 8. 1882. Er wurde auf Antrag seines Vaters entlassen, studierte darauf Chemie und Pharmakologie, wanderte Dezember 1884 nach Amerika aus. Sein Aufenthaltsort dort ist nicht zu ermitteln.

1181 Hans Heins,

geb. am 18. April 1862 in Hagenow (Mecklenburg-Schwerin) als Sohn des Hofzimmermeisters Carl Heins, gehörte der K. W.-A. vom 30. 3. 1882 bis 15. 2. 1886, wurde promoviert am 15. 3. 1888, zum Ass.-Arzt befördert am 30. 5. 1888. Ausgeschieden aus dem aktiven Dienst am 15. 10. 1889 als Ass.-Arzt II. Kl., war zuletzt beim Inf.-Regt. Nr. 29 in Trier. Er ließ sich als prakt. Arzt in Grabow (Mecklenburg-Schwerin) nieder und lebt jetzt als prakt. Arzt in Schwerin.

1182 Kurt v. Köppen,

geb. am 25. Februar 1863 in Neiße (Schlesien) als Sohn des Generalmajors Gustav v. Köppen, gehörte der K. W.-A. an vom 30. 3. 1882 bis 15. 2. 1886, wurde zum Marine-Ass.-Arzt befördert am 22. 11. 1887. Ausgeschieden aus dem aktiven Dienst am 18. 11. 1895 als Marine-Stabsarzt, war zuletzt auf S. M. S. „Württemberg". Er ließ sich als prakt. Arzt in Priestewitz (Königreich Sachsen) nieder und starb dort am 5. Februar 1905.

Johannes Lütkemüller, 1183

geb. am 21. Juli 1863 in Ottleben (Kreis Oschersleben) als Sohn des Königlichen Eisenbahnsekretärs Friedrich Joachim Lütkemüller, gehörte der K. W.-A. an vom 30. 3. 1882 bis 15. 3. 1886, wurde promoviert am 16. 3. 1886, zum Ass.-Arzt befördert am 22. 11. 1887, verheiratete sich am 21. 7. 1891. Er ist zurzeit Oberstabsarzt und Regimentsarzt des 3. Garde-Ulan.-Regts. in Potsdam.

Walter Lutsch, 1184

geb. am 6. September 1862 in Dölitz (Pommern) als Sohn des Pastors Erdmann Lutsch, gehörte der K. W.-A. an vom 30. 3. 1882 bis 6. 3. 1886. Er wurde wegen beginnender Lungen- und Kehlkopftuberkulose als dienstunbrauchbar entlassen, ging nach beendetem Staatsexamen und nach der am 14. 7. 1889 erfolgten Promotion nach Südafrika, um Heilung von seinem Leiden zu suchen, und lebt als prakt. Arzt in Lindley (Orangeflußkolonie).

Johannes Metzler, 1185

geb. am 18. Dezember 1862 in Frankfurt a. M. als Sohn des Direktors der Blindenanstalt Jakob Metzler, gehörte der K. W.-A. an vom 30. 3. 1882 bis 15. 3. 1886, wurde promoviert am 19. 7. 1886. Ausgeschieden aus dem aktiven Dienst 1887 als Unterarzt wegen eines Lungenleidens, war zuletzt beim Bad. Fußart.-Bat. in Rastatt. Er wurde nach seiner 1887 erfolgten Approbation Schiffsarzt beim Norddeutschen Lloyd und starb am 8. April 1888 in Bremerhaven am Lungenschlag.

Otto Münck, 1186

geb. am 7. August 1858 in Cattenstedt als Sohn des Pastors Theodor Münck, gehörte der K. W.-A. an vom 1. 4. 1882 bis 15. 3. 1883, nachdem er bereits 6 Semester in Göttingen studiert hatte, wurde zum Ass.-Arzt befördert am 24. 8. 1886. Ausgeschieden aus dem aktiven Dienst am 30. 4. 1894 als Stabsarzt, war zuletzt Bataillonsarzt beim Füs.-Regt. Nr. 33 in Gumbinnen. Er ließ sich als prakt. Arzt in Samotschin (Bez. Bromberg) nieder und starb am 2. September 1901.

Karl Raske, 1187

geb. am 23. Dezember 1863 in Rügenwalde (Pommern) als Sohn des Lehrers Wilhelm Raske, gehörte der K. W.-A. an vom 30. 3. 1882 bis 15. 3. 1886, wurde promoviert am 10. 2. 1886, zum Ass.-Arzt befördert am 24. 9. 1887, verheiratete sich am 30. 10. 1895. Ausgeschieden aus dem aktiven Dienst am 22. 4. 1891 als Ass.-Arzt I. Kl., war zuletzt beim Eisenb.-Regt. Nr. 1 in Berlin. Er wurde zunächst prakt. Arzt in Berlin, studierte dann 1900 in Berlin Chemie, wurde am 24. Juni 1905 zum Dr. phil. promoviert und ist seitdem Urologe und wissenschaftlicher Mitarbeiter von Geheimrat Emil Fischer am Chem. Institut der Universität Berlin.

Er betätigte sich literarisch auf dem Gebiete der Chemie.

1188   **Eduard Richter,**

geb. am 11. März 1864 in Groß-Ballerstedt (Sachsen) als Sohn des
Pastors Julius Richter, gehörte der K. W.-A. an vom 30. 3. 1882 bis
15.2.1886, wurde promoviert am 19.2.1986, zum Ass.-Arzt befördert
am 30. 8. 1887, verheiratete sich am 5. 4. 1888. Er ist zurzeit Oberstabsarzt und Regimentsarzt des 5. Garde-Regts. in Spandau.

1189   **Andreas Ritter,**

geb. am 4. Februar 1864 in Sensburg (Ostpreußen) als Sohn des prakt.
Arztes Dr. Andreas Ritter, gehörte der K. W.-A. an vom 30. 3. 1882 bis
15.3.1886, wurde zum Ass.-Arzt befördert am 26.7.1887, verheiratete
sich am 10. 5. 1901. Er ist zurzeit Generaloberarzt und Divisionsarzt der
29. Division in Freiburg i. Baden.

1190   **Hermann Schmidt,**

geb. am 4. Dezember 1862 in Berlin als Sohn des Gymnasiallehrers
Franz Schmidt, gehörte der K. W.-A. an vom 30. 3. 1882 bis 15. 2.
1886, wurde promoviert am 13. 2. 1886, zum Ass.-Arzt befördert am
24. 9. 1887, verheiratete sich am 26. 1. 1888. Er nahm am Südafrikanischen Feldzug im englischen Hauptquartier von 1899 bis 1900
teil. Er ist zurzeit Generaloberarzt bei der K. W.-A. in Berlin.

1191   **Karl Schneyder,**

geb. am 23. Mai 1863 in Oberwitz (Schlesien) als Sohn des Rittergutsbesitzers Karl Schneyder, gehörte der K.W.-A. an vom 30. 3.1882
bis 14. 2. 1886, wurde promoviert am 10. 3. 1886, zum Ass.-Arzt befördert am 24. 9. 1887, verheiratete sich am 9. 1. 1897. Er unternahm
wissenschaftliche Reisen vom 27. 4. 1903 bis 10. 6. 1903 nach Spanien
und Marokko und vom .1. 4. 1907 bis Ende September 1907 nach
Italien und der Schweiz. Er ist zurzeit Oberstabsarzt und Regimentsarzt des Inf.-Regts. Nr. 161 in Trier.

1192   **Wilhelm Schultzen,**

geb. am 1. November 1863 in Goslar (Hannover) als Sohn des Oberlehrers Ludolf Schultzen, gehörte der K. W.-A. an vom 30. 3. 1882 bis
15. 3. 1886, wurde promoviert am 30. 7. 1887, zum Ass.-Arzt befördert
am 21.6.1887, verheiratete sich am 28.5.1901. Er war bei der K.W.-A.
tätig vom 27.10.1892 bis 2. 8. 1897, erhielt Kommando an die
2. medizinische Klinik der Kgl. Charité in Berlin in der Zeit vom
3. 10. 1893 bis 1. 5. 1896. Vom 4. 10. 1892 bis 3. 11. 1892 und vom
28.8.1893 bis 2.10.1893 war er Leiter der Choleraüberwachungsstation
in Duisburg, nahm 1894 am internationalen medizin. Kongreß in Rom
teil. Vom 1. 5. 1896 bis 1. 10. 1897 war er Chefarzt der Volksheilstätte vom Roten Kreuz Grabowsee bei Oranienburg und vom 2. 3. 1898
bis 11. 5. 1898 kommandiert zur Verwendung bei der Typhusepidemie
in Saarbrücken. Vom 18.8.1901 bis 30.11.1901 und vom 25.7.1902
bis 1. 10. 1902 war er Chefarzt des Barackenlazaretts Bremerhaven
und nahm 1903 teil am internationalen Kongreß für Hygiene und

Demographie in Brüssel. Er ist seit 1. 10. 1902 bei der M.-A. tätig und zurzeit Generaloberarzt und Referent bei der M.-A. in Berlin.

Er betätigte sich literarisch auf dem Gebiete der inneren Medizin und der Tuberkulosebekämpfung.

Ludwig Simons, 1193

geb. am 21. März 1863 in Dortmund als Sohn des Kreisgerichtsrats Gustav Simons, gehörte der K.W.-A. an vom 30. 3. 1882 bis 14. 3. 1886, wurde promoviert am 12. 3. 1886, zum Ass.-Arzt befördert am 26. 7. 1887, verheiratete sich am 7. 4. 1900. Er ist zurzeit Oberstabsarzt und Regimentsarzt des Inf.-Regts. Nr. 167 in Cassel.

Otto Solbrig, 1194

geb. am 24. April 1863 in Baben (Kr. Stendal) als Sohn des Konrektors Albert Solbrig, gehörte der K.W.-A. an vom 30. 3. 1882 bis 15. 3. 1886, wurde promoviert am 8. 3. 1886, zum Ass.-Arzt befördert am 26. 7. 1887. Ausgeschieden aus dem aktiven Dienst am 18. 2. 1890 als Ass.-Arzt I. Kl., war zuletzt beim Feldart.-Regt. Nr. 4 in Magdeburg. Er lebt jetzt als Regierungs- und Medizinalrat in Allenstein.

Er betätigte sich literarisch auf dem Gebiete der Hygiene und schrieb über:

1. Die hygienischen Anforderungen an ländliche Schulen. Frankfurt a. M. 1905. Joh. Alt.
2. Die Granulose im Regierungsbezirk Allenstein. Jena 1908. Gustav Fischer.

Wilhelm Walther, 1195

geb. am 7. Mai 1863 in Landsberg a. W. als Sohn des Predigers Wilhelm Walther, gehörte der K.W.-A. an vom 30. 3. 1882 bis 15. 3. 1886, wurde promoviert am 13. 2. 1886, zum Ass.-Arzt befördert am 8. 11. 1887, verheiratete sich am 10. 4. 1902. Er war bei der K.W.-A. tätig vom 21. 9. 1893 bis 24. 4. 1896 und ist zurzeit Generaloberarzt und Divisionsarzt der 17. Div. in Schwerin.

Er betätigte sich literarisch auf dem Gebiete der Augenheilkunde.

Karl Weber, 1196

geb. am 26. Februar 1863 in Darmstadt als Sohn des Leibarztes Dr. Karl Weber, gehörte der K.W.-A. an vom 30. 3. 1882 bis 15. 2. 1886, wurde promoviert am 18. 2. 1888, zum Ass.-Arzt befördert am 25. 8. 1888, verheiratete sich am 12. 4. 1890. Er war bei der M.-A. tätig vom 25. 4. 1896 bis 26. 7. 1898, erhielt Kommando in der Zeit vom 1. 4. bis 1. 7. 1898 zur Begleitung einer deutschen Gesandtschaft an den Hof des Sultans von Marokko nach Marrakesch. Er ist zurzeit Generaloberarzt und Divisionsarzt der 12. Div. in Neisse.

Max Wilm, 1197

geb. am 21. Januar 1862 in Wollin (Pommern) als Sohn des prakt. Arztes Dr. August Wilm, gehörte der K.W.-A. an vom 30. 3. 1882 bis 15. 3. 1886, wurde promoviert am 30. 4. 1887, zum Marine-Ass.-

Arzt .befördert am 21. 6. 1887. Er war beim Reichs-Marineamt tätig vom 1. 12. 1897 bis 15. 2. 1901, erhielt Kommando zum Hygienischen Institut in Berlin in der Zeit vom 1. 4. 1894 bis 31. 3. 1895. Ausgeschieden aus dem aktiven Dienst am 7. 11. 1902 als Marine-Oberstabsarzt I. Kl., war zuletzt stationiert in Kiautschou. Gest. am 3. Dezember 1902 an Aneurysma in Berlin.

1198   **Ruprecht Zenthoefer,**

geb. am 18. November 1864 in Rybnik (Schlesien) als Sohn des Amtsgerichtsrats Philipp Zenthoefer, gehörte der K. W.-A. an vom 30. 3. 1882 bis 15. 2. 1886, wurde promoviert am 12. 3. 1886, zum Ass.-Arzt befördert am 24. 9. 1887. Er erhielt Kommando zum Institut für Infektionskrankheiten in Berlin in der Zeit vom 21. 2. bis 25. 9. 1892. Gest. am 5. Februar 1894 als Stabsarzt, war zuletzt Bataillonsarzt beim Inf.-Regt. Nr. 135 in Diedenhofen.

Michaelis 1882.

1199   **Carl Altgelt,**

geb. am 26. März 1862 in Berlin als Sohn des Regierungs- und Baurats August Altgelt, gehörte der K. W.-A. an vom 21. 10. 1882 bis 1. 10. 1886, wurde promoviert am 22. 12. 1886, zum Ass.-Arzt befördert am 25. 8. 1888, verheiratete sich am 24. 3. 1896. Er ist zurzeit Oberstabsarzt und Regimentsarzt des Leib-Garde-Hus.-Regts. in Potsdam.

Er betätigte sich literarisch auf dem Gebiete des Heeres-Sanitätswesens und schrieb:

> Der Sanitätsdienst im Felde. Nach den neueren Dienstvorschriften dargestellt und an Beispielen erläutert. Berlin 1910. E. S. Mittler & Sohn.

1200   **Oskar Barchewitz,**

geb. am 14. Dezember 1861 in Bielwiese (Schlesien) als Sohn des Pastors Oskar Barchewitz, gehörte der K. W.-A. an vom 21. 10. 1882 bis 1. 10. 1886, wurde promoviert am 13. 11. 1886, zum Ass.-Arzt befördert am 30. 6. 1889. Ausgeschieden aus dem aktiven Dienst am 18. 12. 1901 als Stabsarzt, war zuletzt Bataillonsarzt beim Füs.-Regt. Nr. 37 in Krotoschin, wurde als Stabsarzt z. D. diensttuender Sanitätsoffizier beim Bezirkskommando in Bochum und am 20. 1. 1903 mit dem Charakter als Oberstabsarzt verabschiedet. Gest. am 16. Oktober 1903 in Ostrowo.

1201   **Ernst Barth,**

geb. am 1. August 1863 in Baruthe (Schlesien) als Sohn des Lehrers Ernst Barth, gehörte der K. W.-A. an vom 21. 10. 1882 bis 1. 10. 1886, wurde promoviert am 20. 7. 1886, zum Ass.-Arzt befördert am 10. 7. 1888, verheiratete .sich am 25. 6. 1895. Er war bei der

K.W.-A. tätig vom 21. 9. 1893 bis 18. 4. 1895, erhielt Kommando an die Charité (III. medizinische und Laryngologische Klinik) in der Zeit vom 5. 3. 1894 bis 18. 4. 1895. Ausgeschieden aus dem aktiven Dienst am 24. 7. 1906 als Oberstabsarzt, war zuletzt Regimentsarzt beim Feldart.-Regt. Nr. 18 in Frankfurt a. O., lebt jetzt als Spezialarzt für Hals-, Nasen- und Ohrenkrankheiten in Berlin.

David Bauck, 1202

geb. am 12. Juni 1863 in Cöslin (Pommern) als Sohn des Kammergerichtsrats Rudolf Bauck, gehörte der K.W.-A. an vom 21. 10. 1882 bis 1. 10. 1886, wurde promoviert am 11. 12. 1888, zum Ass.-Arzt befördert am 28. 7. 1889. Wegen Krankheit ausgeschieden aus dem aktiven Dienst am 18. 3. 1890 als Ass.-Arzt II. Kl., war zuletzt beim Inf.-Regt. Nr. 68 in Ehrenbreitstein. Er lebt seitdem in Bad Kösen, ohne aber — seines Leidens wegen — zu praktizieren.

Prof. Franz Dautwiz, 1203

geb. am 15. Juni 1862 in Hohen-Zieritz (Mecklenburg-Strelitz) als Sohn des Großherzogl. Hofgartendirektors Franz Dautwiz, gehörte der K. W.-A. an vom 21. 10. 1882 bis 1. 10. 1886, wurde promoviert am 6. 8. 1886, zum Ass.-Arzt befördert am 4. 8. 1888, verheiratete sich am 11. 10. 1892. Er erhielt Kommando als dirigierender Arzt an das Krankenhaus der Barmherzigkeit in Königsberg i. Pr. vom 1. 1. 1901 bis 31. 12. 1903 und an die Akademie für prakt. Medizin in Cöln seit 1. 1. 1904. Am 10. 4. 1909 erhielt er den Titel „Professor". Er ist zurzeit Oberstabsarzt bei der K.W.-A. kommandiert als Dozent zur Akademie in Cöln.

Er betätigte sich literarisch auf dem Gebiete des Kriegs-Sanitätswesens und der inneren Medizin und schrieb u. a.:

1. Ueber sanitätstaktische Ausbildung der Sanitätsoffiziere der Armee. Berlin 1901.
2. Begutachtung von Lungenkrankheiten nach Verletzung der Brust durch stumpfwirkende Gewalten. Gedenkschrift für Rudolf v. Leuthold. I. Band.
3. Ueber Diagnose und spezifische Behandlung der latenten endothorakalen Drüsentuberkulose des kindlichen Alters. 9. Beiheft zur Medizin. Klinik 1908.

Ernst Ehrhardt, 1204

geb. am 16. September 1860 in Gräfentonna (Sachsen-Koburg-Gotha) als Sohn des Sanitätsrats Ernst Ehrhardt, gehörte der K. W.-A. an vom 21. 10. 1882 bis 1. 10. 1884 (nachdem er 4 Semester in Jena Medizin studiert hatte), wurde promoviert am 5. 8. 1884, approbiert 1886. Ausgeschieden aus dem aktiven Dienst im Jahre 1886 als Unterarzt, war zuletzt beim Inf.-Regt. Nr. 83 in Arolsen. Er ließ sich als prakt. Arzt in Gräfentonna nieder und starb am 4. August 1898 in Hildburghausen.

Richard Frank, 1205

geb. am 17. April 1864 in Eßlingen (Württemberg) als Sohn des Kreisrichters Julius Frank, gehörte der K. W.-A. an vom 21. 10. 1882 bis 30. 9. 1886, wurde promoviert am 27. 7. 1886, zum Ass.-Arzt befördert am 8. 6. 1888, verheiratete sich am 22. 6. 1895. Er erhielt Kommando an die chirurgische Abteilung des städtischen Katharinenhospitals in Stuttgart in der Zeit vom 6. 1. 1891 bis 31. 7. 1892. Ausgeschieden aus dem aktiven Dienst am 4. 1. 1894 als Stabsarzt, war zuletzt Bataillonsarzt im Gren.-Regt. Nr. 119 in Stuttgart. Er lebt jetzt dort als prakt. Arzt, Hausarzt der Kinderkrippe „Bethlehem", Vorstand des Säuglingheims und Sanitätsrat.

1206   **Ernst Gerdeck** (früher Goldstandt),

geb. am 23. August 1864 in Elbing als Sohn des Rechtsanwalts und Notars Emil Goldstandt, gehörte der K. W.-A. an vom 21. 10. 1882 bis 1. 10. 1886, wurde promoviert am 13. 8. 1887, zum Ass.-Arzt befördert am 4. 8. 1888. Er ist zurzeit Oberstabsarzt und Regimentsarzt des Inf.-Regts. Nr. 160 in Bonn.

1207   **Joseph Gillet,**

geb. am 8. November 1861 in Zabern (Elsaß) als Sohn des Kaiserlichen Aichmeisters Claudius Gillet, gehörte der K. W.-A. an vom 21. 10. 1882 bis 31. 9. 1886, wurde promoviert am 27. 7. 1886, zum Ass.-Arzt befördert am 4. 8. 1888, verheiratete sich am 20. 2. 1900. Er ist zurzeit Oberstabsarzt und Regimentsarzt des 1. Garde-Drag.-Regts in Berlin.

1208   **Willy Goßner,**

geb. am 12. April 1862 in Wusterwitz (Pommern) als Sohn des Pastors Herrmann Goßner, gehörte der K. W.-A. an vom 21. 10. 1882 bis 30. 9. 1886, wurde promoviert am 13. 11. 1886, zum Ass.-Arzt befördert am 8. 11. 1887, verheiratete sich am 12. 3. 1895. Er erhielt Kommando zur Choleraüberwachung an der Weichsel in der Zeit vom Juli bis Dezember 1894. Er ist zurzeit Generaloberarzt und Divisionsarzt der 35. Division in Graudenz.

Er betätigte sich literarisch auf dem Gebiete der Neurologie und Bakteriologie,

> ist Mitarbeiter am Handwörterbuch von Villaret und am Handbuch von Villaret-Paalzow (Sanitätsdienst und Gesundheitspflege im deutschen Heere). Stuttgart. Enke.

1209   **Waldemar Hahn,**

geb. am 6. Mai 1862 in Fraustadt (Posen) als Sohn des Realgymnasiallehrers Julius Hahn, gehörte der K.W.-A. an vom 21. 10. 1882 bis 30. 9. 1886, wurde promoviert am 6. 8. 1886, zum Ass.-Arzt befördert am 27. 4. 1888, verheiratete sich am 14. 9. 1895. Er war bei der K. W.-A. tätig vom 21. 9. 1893 bis 2. 4. 1897, während dieser Zeit vom 25. 6. 1894 bis 2. 4. 1897 zur M.-A. kommandiert, erhielt Kommando als leitender Arzt der Cholera-Ueberwachungsstation Brahemünde in der Zeit vom 1. 5. bis 25. 11. 1893. Er ist zurzeit Generaloberarzt und Divisionsarzt der 28. Division in Karlsruhe.

Er betätigte sich literarisch auf dem Gebiete des Militär-Sanitäts-wesens und gab eine

1. „Garnisonbeschreibung von Potsdam" heraus. Berlin 1900. E. S. Mittler & Sohn; und schrieb
2. Der deutsche Kriegs-Sanitätsdienst unter Berücksichtigung der durch die modernen Geschosse bedingten sanitätstaktischen und chirurgischen Maß-nahmen. Wien 1906. M. Perles.

Alexander Heermann,   1210

geb. am 14. 2. 1863 in Hersfeld (Hessen-Nassau) als Sohn des Gymnasial-oberlehrers Adolf Heermann, gehörte der K. W.-A. an vom 21. 10. 1882 bis 1. 10. 1886, wurde promoviert am 13. 10. 1886, zum Ass.-Arzt be-fördert am 24. 9. 1887, verheiratete sich am 1. 5. 1895. Er erhielt Kommando an die Wilhelmsheilanstalt in Wiesbaden in der Zeit vom 24. 8. 1887 bis 26. 9. 1892. Ausgeschieden aus dem aktiven Dienst am 19. 8. 1909, war zuletzt Oberstabsarzt und Regimentsarzt des Kür.-Regts. Nr. 8 in Cöln-Deutz, lebt jetzt als Oberstabsarzt a. D. in Cassel.

Er betätigte sich literarisch auf dem Gebiete der Krankenpflege, Akiurgie und Medikomechanik.

Ludwig v. Hofmann,   1211

geb. am 1. August 1862 in Darmstadt als Sohn des Oberstleutnants Arnold Hofmann, gehörte der K. W.-A. an vom 21. 10. 1882 bis 1. 10. 1886, wurde promoviert am 2. 8. 1886, zum Ass.-Arzt befördert am 18. 2. 1890. Er nahm 1894 am internationalen medizinischen Kongreß in Rom teil. Am 14. 10. 1898 wurde ihm der erbliche Adel verliehen. Ausgeschieden aus dem aktiven Dienst am 14. 4. 1907 als Oberstabs-arzt, war zuletzt Regimentsarzt des Inf.-Regts. Nr. 67 in Metz. Gest. am 19. Dezember 1908 als prakt. Arzt in Hofheim i. Taunus.

Edmund Huth,   1212

geb. am 15. November 1864 in Berlin als Sohn des Kassen-Rendanten Julius Huth, gehörte der K. W.-A. an vom 21. 10. 1882 bis 1. 10. 1886, wurde promoviert am 28. 12. 1888, zum Ass.-Arzt befördert am 30. 5. 1888. Er war bei der K. W.-A. tätig vom 1. 10. 1895 bis 30. 9. 1897, nahm an der China-Expedition 1900—1901 teil als Oberarzt der aus-geschifften Marinetruppen in Tientsin bzw. Peking, Chefarzt des provi-sorischen Marine-Feldlazaretts in Peking, schließlich als Führer der Marine-Sanitätskompanie. Ausgeschieden aus dem aktiven Dienst am 16. 10. 1909 als Marine-Generaloberarzt, war zuletzt Chefarzt des Marinelazaretts in Wilhelmshaven. Er lebt zurzeit in Wilhelmshaven.

Ernst Holzt,   1213

geb. am 24. März 1862 in Filehne (Posen) als Sohn des Kreisgerichts-rats Eduard Holzt, gehörte der K. W.-A. an vom 21. 10. 1882 bis 7. 3. 1885. Er beendete seine medizinischen Studien, wurde 1894 approbiert und ließ sich als prakt. Arzt in Triebel (Bez. Frankfurt a. O.) nieder. Er lebt jetzt als prakt. Arzt in Liebenwalde (Bez. Potsdam).

1214
Bruno Kaether,

geb. am 4. November 1861 in Aachen als Sohn des Oberstabs- und Regimentsarztes Dr. Hermann Kaether, gehörte der K. W.-A. an vom 21. 10. 1882 bis 1. 10. 1886, wurde promoviert am 14. 8. 1886, zum Ass.-Arzt befördert am 4. 8. 1888, verheiratete sich am 29. 9. 1893. Er nahm teil an der ostasiatischen Expedition 1900—1901, war Brigadearzt der ostasiatischen Besatzungsbrigade vom 3. 8. 1903 bis 31. 5. 1906. Er ist zurzeit Oberstabsarzt und Regimentsarzt des Feldart.-Regts. Nr. 10 in Hannover.

Er betätigte sich literarisch auf dem Gebiete der Geschichte der Medizin und schrieb über:

Die Medizin in China. Deutsche militärärztl. Zeitschr. 1907. Heft 18—21.

1215
Konrad Koch,

geb. am 29. Dezember 1863 in Cottbus als Sohn des Oberlehrers Dr. Hermann Koch, gehörte der K. W.-A. an vom 21. 10. 1882 bis 30. 9. 1886, wurde promoviert am 7. 8. 1886, zum Ass.-Arzt befördert am 10. 7. 1888, verheiratete sich am 4. 1. 1890. Er ist zurzeit Oberstabsarzt und Regimentsarzt des Fußart.-Regts. Nr. 1 in Königsberg i. Pr.

1216
Karl Kremkau,

geb. am 8. Juli 1862 in Salzwedel (Provinz Sachsen) als Sohn des Maurermeisters Karl Kremkau, gehörte der K. W.-A. an vom 21. 10. 1882 bis 1. 10. 1886, wurde promoviert am 7. 8. 1886, zum Marine-Ass.-Arzt befördert am 26. 7. 1887, verheiratete sich am 5. 6. 1895, trat am 27. 10. 1892 zur Armee über. Ausgeschieden aus dem aktiven Dienst am 21. 3. 1908 als Oberstabsarzt, war zuletzt Regimentsarzt des Feldart.-Regts. Nr. 15 in Saarburg, lebt jetzt als Oberstabsarzt a. D. in Zehlendorf bei Berlin.

1217
Johannes Krüger,

geb. am 10. März 1862 in Rawitsch (Posen) als Sohn des Rendanten Ferdinand Krüger, gehörte der K. W.-A. an vom 21. 10. 1882 bis 1. 10. 1886, wurde zum Ass.-Arzt befördert am 25. 8. 1888. Gest. am 22. August 1893 als Stabsarzt, war zuletzt Bataillonsarzt beim Fußart.-Regt. Nr. 2 in Swinemünde.

1218
Paul Leipolz,

geb. am 7. Oktober 1863 in Raudnitz (Westpreußen) als Sohn des Pfarrers August Leipolz, gehörte der K. W.-A. an vom 21. 10. 1882 bis 1. 10. 1886, wurde promoviert am 6. 8. 1886, zum Ass.-Arzt befördert am 16. 4. 1889. Gest. am 29. August 1890 als Ass.-Arzt II. Kl., war zuletzt beim Inf.-Regt. Nr. 113 in Freiburg i. B.

1219
Paul Loewenhardt,

geb. am 11. Juli 1862 in Havelberg als Sohn des Sanitätsrats Dr. Paul Loewenhardt, gehörte der K. W.-A. an vom 21. 10. 1882 bis

1. 10. 1886, wurde promoviert am 6. 8. 1886, zum Marine-Ass.-Arzt befördert am 24. 9. 1887. Gest. am 15. Januar 1891 als Marine-Ober-Ass.-Arzt und Schiffsarzt S. M. S. „Loreley" in Konstantinopel.

Rudolf Metsch, 1220

geb. am 6. November 1861 in Torgau als Sohn des Oberstabsarztes und Regimentsarztes Dr. Rudolf Metsch, gehörte der K. W.-A. an vom 21. 10. 1882 bis 1. 10. 1886, wurde promoviert am 13. 11. 1886, zum Ass.-Arzt befördert am 4. 8. 1888, verheiratete sich am 21. 7. 1904. Er ist zurzeit Oberstabsarzt und Regimentsarzt des Gren.-Regts. Nr. 5 in Danzig.

Friedrich Nothnagel, 1221

geb. am 10. August 1863 in Treysa (Reg.-Bez. Cassel) als Sohn des Kreisphysikus Sanitätsrats Dr. Karl Nothnagel, gehörte der K. W.-A. an vom 21. 10. 1882 bis 30. 9. 1886, wurde promoviert am 6. 8. 1886, zum Ass.-Arzt befördert am 10. 7. 1888, verheiratete sich am 11. 12. 1902. Ausgeschieden aus dem aktiven Dienst am 10. 12. 1902 als Oberstabsarzt, war zuletzt Regimentsarzt des 4. Garde-Feldart.-Regts. in Potsdam, lebt jetzt als Königl. Kreisarzt in Lehe (Bezirk Stade).

Albert Oppermann, 1222

geb. am 24. Dezember 1863 in Benkheim (Ostpreußen) als Sohn des prakt. Arztes Albert Oppermann, gehörte der K. W.-A. an vom 21. 10. 1882 bis 1. 10. 1886, wurde promoviert am 20. 7. 1886, zum Ass.-Arzt befördert am 30. 5. 1888. Gest. am 19. August 1890 als Ass.-Arzt I. Kl., war zuletzt beim Pion.-Bat. Nr. 1. in Königsberg i. Pr.

Erich Paulun, 1223

geb. am 4. März 1862 in Pasewalk (Pommern) als Sohn des Baumeisters Hermann Paulun, gehörte der K. W.-A. an vom 29. 10. 1882 bis 1. 10. 1886, wurde promoviert am 27. 8. 1887, zum Marine-Ass.-befördert am 24. 1. 1888. Ausgeschieden aus dem aktiven Dienst am 22. 5. 1893 als Marine-Stabsarzt, war zuletzt Schiffsarzt auf S. M. S. „Iltis", ist jetzt prakt. Arzt in Shanghai (China).

Gustav Schelle, 1224

geb. am 31. Januar 1864 in Berlin als Sohn des Stabsarztes und Bataillonsarztes Dr. Albin Schelle, gehörte der K. W.-A. an vom 21. 10. 1882 bis 30. 9. 1886, wurde promoviert am 14. 6. 1889, zum Ass.-Arzt befördert am 4. 8. 1888, verheiratete sich am 9. 7. 1895. Er gehörte vom 29. 8. 1905 bis 30. 9. 1909 der Schutztruppe für Südwestafrika an und zwar vom September 1905 bis März 1907 als Feldlazarettdirektor (Chefarzt) und nahm am Herero- und Hottentottenfeldzug 1905, 1906, 1907 teil. Er ist zurzeit Oberstabsarzt und Regimentsarzt des Inf.-Regts. Nr. 77 in Celle.

1225   **August Schorn,**

geb. am 8. Oktober 1862 in Preuß. Eylau (Ostpreußen) als Sohn des
Seminardirektors August Schorn, gehörte der K.W.-A. an vom 21. 10.
1882 bis 29. 3. 1883.   Er wurde auf Antrag seines Vaters entlassen,
um Theologie zu studieren, wurde am 24. 1. 1889 zum Pfarrer ordiniert.   Er ist jetzt Marine-Oberpfarrer und Stationspfarrer der Nordseestation in Wilhelmshaven.

1226   **Georg Schulz,**

geb. am 9. April 1862 in Märk. Friedland (Westpreußen) als Sohn des
Lehrers Karl Schulz, gehörte der K. W.-A. an vom 21. 10. 1882 bis
5. 9. 1885.   Er wurde wegen erheblicher Schwerhörigkeit auf beiden
Ohren als dienstunbrauchbar entlassen, studierte weiter Medizin, wurde
am 30. 7. 1886 promoviert, 1887 approbiert und ließ sich als prakt.
Arzt in Märkisch Friedland nieder.   Er studierte 1903 bis 1904 Zahnheilkunde in Berlin, erhielt 1904 die Approbation als Zahnarzt und
lebt seitdem als prakt. Arzt und Zahnarzt in Berlin.

1227   **Prof. Emil Steudel,**

geb. am 16. Juni 1864 in Kochendorf (Württemberg) als Sohn des
prakt. Arztes Wilhelm Steudel, gehörte der K. W.-A. an vom 21. 10.
1882 bis 22. 4. 1885, wurde promoviert am 5. 3. 1887, zum Ass.-Arzt
befördert am 7. 7. 1887, verheiratete sich am 27. 4. 1899.   Er erhielt
Kommando an die chirurgischen Kliniken in Tübingen und Heidelberg
in der Zeit von Frühjahr 1889 bis Frühjahr 1891 und Frühjahr 1896
bis Frühjahr 1898.   Er gehörte vom 10. 5. 1891 bis 26. 12. 1893 der
Schutztruppe für Deutsch-Ostafrika an und ist seit 28. 5. 1901 beim
Oberkommando bezw. Kommando der Schutztruppen im Reichs-
Kolonialamt.   Am 7. 9. 1908 erhielt er das Prädikat „Professor“.
Er ist zurzeit Generaloberarzt beim Kommando der Schutztruppen im
Reichs-Kolonialamt in Berlin.

Er betätigte sich literarisch auf dem Gebiete der Chirurgie und
Tropenmedizin und schrieb u. a.:

Ueber die perniziöse Malaria in Deutsch-Ostafrika 1894.

1228   **Robert Stoldt,**

geb. am 1. Juli 1864 in Dorotheenhof (Pommern) als Sohn des Rittergutspächters August Stoldt, gehörte der K.W.-A. an vom 21.10.1882
bis 15. 7. 1885, wurde promoviert am 2. 7. 1888, zum Ass.-Arzt befördert am 26. 1. 1889, verheiratete sich am 25. 9. 1894.   Er ist zurzeit Oberstabsarzt und Regimentsarzt des Gren.-Regts. Nr. 9 in Stargard
in Pommern.

1229   **Prof. August Widenmann,**

geb. am 4. Februar 1865 in Biberach (Württemberg) als Sohn des
Dr. med. Adolf Widenmann, gehörte der K.W.-A. an vom 21. 10.
1882 bis 1. 10. 1886, wurde promoviert am 7. 8. 1886, zum Ass.-
Arzt befördert am 12. 8. 1888, verheiratete sich am 18. 3. 1905.   Er

war bei der M.-A. tätig vom 3. 4. 1897 bis 29. 4. 1898 und bei der
K. W.-A. vom 30. 4. 1898 bis 17. 12. 1901, erhielt Kommando vom
1. 4. 1891 bis 1. 10. 1892 zur chirurgischen Universitäts-Klinik in
Tübingen, vom 1. 4. 1899 bis 8. 5. 1901 zur II. medizinischen
Klinik der Charité in Berlin. Er gehörte vom 8. 3. 1893 bis
11. 3. 1896 der Schutztruppe für Deutsch-Ostafrika an, wurde vom
27. 7. 1898 bis September 1898 zum Studium der kleinkalibrigen
Kriegsverletzungen nach Nordamerika kommandiert und vom 9. 5. 1901
bis 26. 2. 1903 zur Universität Bonn. Er ist seit Frühjahr 1901 A.H.
beauftragt mit dem leibärztlichen Dienste bei Sr. Kais. und Kgl. Hoheit
dem Kronprinzen. Seit Frühjahr 1905 ist er Oberarzt der internen
Abteilung des St. Josefs-Krankenhauses in Potsdam und erhielt 1909
den Titel „Professor". Er ist zurzeit Oberstabsarzt und Regimentsarzt des 4. Garde-Feldart.-Regts. in Potsdam.

Er betätigte sich literarisch auf dem Gebiete der inneren Medizin,
Chirurgie und Anthropologie
und schrieb neben zahlreichen kleineren Abhandlungen über:
Die Kilimandscharo-Bevölkerung. Anthropologisches und Ethnographisches aus
dem Dschaggalande. Mit 86 Abb. Gotha 1899. J. Perthes.

Ostern 1883.

Gustav Baur, 1230
geb. am 4. März 1865 in Wörrstadt (Rheinhessen) als Sohn des Steuer-
Kommissars August Baur, gehörte der K. W.-A. an vom 30. 3. 1883
bis 15. 2. 1887, wurde promoviert am 3. 3. 1887, zum Ass.-Arzt befördert am 7. 3. 1889, verheiratete sich am 21. 10. 1897. Wegen eines
Lungenleidens ausgeschieden aus dem aktiven Dienst am 1. 12. 1891
als Ass.-Arzt I.Kl., war zuletzt beim 1. Großh. Garde-Drag.-Regt. Nr. 23
in Darmstadt, lebt jetzt als Kurarzt in Bad Ems und San Remo.

Robert Bormann, 1231
geb. am 4. August 1864 in Witten (Westfalen) als Sohn des Maurermeisters Ferdinand Bormann, gehörte der K.W.-A. an vom 30. 3. 1883
bis 14. 3. 1887, wurde zum Ass.-Arzt befördert am 25. 8. 1888, verheiratete sich am 26. 3. 1909. Er ist zurzeit Oberstabsarzt und Regimentsarzt des Drag.-Regts. Nr. 5 in Hofgeismar.

Theo Eichel, 1232
geb. am 17. März 1863 in Aschersleben (Sachsen) als Sohn des prakt.
Arztes Dr. Eduard Eichel, gehörte der K. W.-A. an vom 30. 3. 1883
bis 15. 3. 1887, wurde promoviert am 24. 12. 1887, zum Ass.-Arzt
befördert am 30. 5. 1888, verheiratete sich am 18. 11. 1890. Er erhielt
Kommando zum pathol. Institut der Universität Greifswald vom 30. 5.
1888 bis 1. 10. 1890 und zur chirurg. Klinik der Universität Straßburg

in der Zeit vom 1. 7. 1895 bis 30. 6. 1897. Er ist zurzeit Oberstabsarzt und Regimentsarzt des Leibgarde-Inf.-Regts. Nr. 115 in Darmstadt.

Er betätigte sich literarisch auf dem Gebiete der Chirurgie und schrieb u. a.:

1. Ueber Schußverletzungen mit dem deutschen Armeerevolver 83. Archiv für klinische Chirurgie. Bd. 52. Heft 1.
2. Klinischer und experimenteller Beitrag zur Lehre von den subkutanen Darm- und Mesenterium-Verletzungen. Bruns' Beiträge zur klinischen Chirurgie. Bd. 22. Heft 1.
3. Veröffentlichungen aus dem Gebiete des Militärsanitätswesens. Heft 39.

1233 August Elsaeßer,

geb. am 10. Juni 1862 in Montjoie als Sohn des Postdirektors August Elsaeßer, gehörte der K. W.-A. an vom 30. 3. 1883 bis 15. 3. 1886, wurde promoviert am 10. 2. 1886, zum Ass.-Arzt befördert am 8. 11. 1887. Ausgeschieden aus dem aktiven Dienst am 18. 3. 1890 als Ass.-Arzt I. Kl., war zuletzt beim Drag.-Regt. Nr. 13 in Metz. Er ließ sich als prakt. Arzt in Ramsbeck (Westfalen) nieder und lebt jetzt in Hannover als prakt. Arzt.

1234 Rudolf Ferber,

geb. am 25. Oktober 1864 in Züllichau als Sohn des Landgerichtsrats Otto Ferber, gehörte der K. W.-A. an vom 30. 3. 1883 bis 15. 2. 1887, wurde promoviert am 12. 11. 1887, zum Ass.-Arzt befördert am 22. 3. 1889, verheiratete sich am 16. 2. 1896. Er war von 1896 bis 1908 Arzt der in Plön weilenden Prinzensöhne Sr. Majestät des Kaisers. Er ist zurzeit Oberstabsarzt und Regimentsarzt des Garde-Feldart.-Regts. Nr. 3 in Berlin.

1235 Albert Fouquet,

geb. am 28. Oktober 1862 in Kreuznach als Sohn des Dr. med. Albert Fouquet, gehörte der K. W.-A. an vom 30. 3. 1883 bis 2. 12. 1884. Er wurde wegen eines Lungenleidens entlassen, das ihn in seinen weiteren Studien öfter unterbrach und dem er schließlich erlag. Gest. am 20. Februar 1891 in Kreuznach.

1236 Richard Graeßner,

geb. am 12. August 1863 in Calbe (Prov. Sachsen) als Sohn des Rektors Fürchtegott Graeßner, gehörte der K. W.-A. an vom 30. 3. 1883 bis 14. 2. 1887, wurde promoviert am 21. 5. 1887, zum Ass.-Arzt befördert am 7. 3. 1889. Er war bei der K. W.-A. tätig vom 1. 5. 1894 bis 25. 11. 1896, erhielt Kommando an die Königl. Charité in Berlin in der Zeit vom 15. 10. 1894 bis 1. 9. 1896. Er ist zurzeit Oberstabsarzt und Regimentsarzt des Hus.-Regts. Nr. 8 in Paderborn.

1237 August Gunderloch,

geb. am 22. Februar 1864 in Guntersblum (Großherzogt. Hessen) als Sohn des Lehrers Jakob Gunderloch, gehörte der K. W.-A. an vom 30. 30. 1883 bis 15. 3. 1887, wurde zum Ass.-Arzt befördert am

25. 8. 1888, verheiratete sich am 22. 4. 1899. Er ist zurzeit Oberstabsarzt und Regimentsarzt des Fußart.-Regts. Nr. 15 in Thorn.

Prof. Bernhard Heine, 1238

geb. am 15. März 1864 in Berlin als Sohn des Kaufmanns Bernhard
Heine, gehörte der K. W.-A. an vom 30. 3. 1883 bis 1. 4. 1885, wurde
promoviert am 17. 5. 1888, zum Ass.-Arzt befördert am 25. 1. 1890,
verheiratete sich am 31. 10. 1898. Ausgeschieden aus dem aktiven
Dienst am 28. 2. 1891 als Ass.-Arzt II. Kl., war zuletzt beim Feldart.-
Regt. Nr. 3 in Brandenburg a. H. Er wurde zunächst prakt. Arzt in Berlin,
dann Assistent an der Universitäts-Ohrenklinik, habilitierte sich für
Ohrenheilkunde im Jahre 1902 an der Universität Berlin, wurde 1905
zum Professor ernannt und erhielt 1906 einen Ruf als Extraordinarius
für Ohrenheilkunde nach Königsberg i. Pr. und 1909 als ordentlicher
Professor für Ohrenheilkunde nach München. Er ist jetzt Ordinarius,
Direktor der Ohrenklinik und der Poliklinik der Universität in
München.

Er betätigte sich literarisch auf dem Gebiete der Ohrenheilkunde
und schrieb neben zahlreichen Arbeiten auf diesem Gebiet über:
1. Operationen am Ohr.
2. Die Operationen bei Mittelohreiterungen und ihren intrakraniellen Komplikationen. Berlin. S. Karger.

Martin Heuduck, 1239

geb. am 21. Dezember 1862 in Gr. Ammensleben (bei Wolmirstädt)
als Sohn des Pastors Max Heuduck, gehörte der K.W.-A. an vom
30. 3. 1883 bis 15. 3. 1887, wurde promoviert am 28. 5. 1887, zum
Ass.-Arzt befördert am 24. 9. 1888, verheiratete sich am 18. 10. 1898.
Ausgeschieden aus dem aktiven Dienst am 27. 5. 1891 als Ass.-Arzt
I. Kl., war zuletzt beim Inf.-Regt. Nr. 111 in Rastatt. Er ist jetzt
prakt. Arzt und Auswandererarzt in Hamburg.

Hermann Hoffmann, 1240

geb. am 5. Dezember 1864 in Grunau (bei Hirschberg, Schlesien) als
Sohn des Lehrers Ernst Hoffmann, gehörte der K. W.-A. an vom
30. 3. 1883 bis 15. 3. 1887, wurde promoviert am 2. 8. 1887, zum
Marine-Ass.-Arzt befördert am 25. 8. 1888, verheiratete sich am
4. 6. 1894. Er war vom 25. 10. 1897 bis 1. 4. 1899 à la suite des
Marine-Sanitätsoffizierkorps und ist zurzeit Marine-Generaloberarzt
beim Reichs-Marineamt in Berlin.

Franz Klauer, 1241

geb. am 1. September 1863 in Osterwieck als Sohn des Kreisrichters
Rudolf Klauer, gehörte der K.W.-A. an vom 30. 3. 1883 bis 15. 2. 1887,
wurde promoviert am 6. 8. 1887, zum Ass.-Arzt befördert am 7. 3. 1889,
verheiratete sich am 23. 5. 1901. Er war bei der K. W.-A. tätig vom
22. 2. 1894 bis 2. 8. 1896, erhielt Kommando an die gynäkologische
und geburtshilfliche Klinik der Charité in Berlin in der Zeit vom

7. 5. 1894 bis 9. 5. 1896. Er ist zurzeit Oberstabsarzt und Regimentsarzt des Fußart.-Regts. Nr. 4 in Magdeburg.

1242   **Bernhard Kothe,**

geb. am 5. Januar 1863 in Berlin als Sohn des Dr. jur. Kothe, gehörte der K. W.-A. an vom 30. 3. 1883 bis 15. 3. 1887. Erkrankte
bereits 1885 an einem Lungenleiden, dem er schließlich erlag. Gest.
am 3. Juli 1887 in Berlin als Unterarzt beim Inf.-Regt. Nr. 113 in
Freiburg i. B.

1243   **F. W. Richard Kulcke,**

geb. am 1. Januar 1863 in Ratzdorf (Kr. Guben) als Sohn des Kaufmanns Theodor Kulcke, gehörte der K. W.-A. an vom 30. 3. 1883 bis
15. 2. 1887, wurde promoviert am 25. 2. 1891, zum Ass.-Arzt befördert
am 16. 4. 1889, verheiratete sich am 10. 11. 1897. Ausgeschieden aus
dem aktiven Dienst am 19. 11. 1909 als Oberstabsarzt, war zuletzt
Regimentsarzt des Feldart.-Regts. Nr. 72 in Danzig, lebt jetzt als
Oberstabsarzt a. D. in Sagan.

1244   **K. H. Richard Kulcke,**

geb. am 29. Januar 1865 in Sommerfeld (Brandenburg) als Sohn des
Ingenieurs und Fabrikbesitzers Hermann Kulcke, gehörte der
K. W.-A. an vom 30. 3. 1883 bis 15. 2. 1887, wurde promoviert am
17. 7. 1889, zum Ass.-Arzt befördert am 22. 3. 1889, verheiratete sich
am 18. 5. 1895. Er ist zurzeit Oberstabsarzt und Regimentsarzt des
Regiments Königs-Jäger zu Pferde Nr. 1 in Posen.

Er betätigte sich literarisch auf dem Gebiete der Militärgesundheitspflege und schrieb:

Grundzüge der Militärgesundheitspflege. Zum Gebrauch für Offiziere.

1245   **Hermann Leopold,**

geb. am 5. Juni 1863 in Buckau (Magdeburg) als Sohn des Holzhändlers Hermann Leopold, gehörte der K. W.-A. an vom 30. 3. 1883
bis 15. 2. 1887, wurde promoviert am 2. 2. 1888, zum Ass.-Arzt befördert am 22. 3. 1889, verheiratete sich am 5. 2. 1894. Er ist zurzeit Oberstabsarzt und Regimentsarzt des Feldart.-Regts. Nr. 67 in
Hagenau (Els.).

1246   **Otto Lorentz,**

geb. am 27. September 1861 in Steinförde (Mecklenburg-Strelitz) als
Sohn des Großherzogl. Oberförsters Karl Lorenz, gehörte der K.W.-A.
an vom 30. 3. 1883 bis 30. 9. 1886, wurde promoviert am 25. 7. 1888,
zum Ass.-Arzt befördert am 24. 9. 1888, verheiratete sich am 22. 11.
1889. Ausgeschieden aus dem aktiven Dienst am 21. 4. 1908 als
Oberstabsarzt, war zuletzt Regimentsarzt des Inf.-Regts. Nr. 159 in
Mülheim (Ruhr). Er ist zurzeit Oberstabsarzt z. D. beim Bezirkskommando in Duisburg.

Erich Minzlaff, 1247

geb. am 16. April 1865 in Bütow (Pommern) als Sohn des Amtsgerichtsrats Erich Minzlaff, gehörte der K. W.-A. an vom 30. 3. 1883
bis 8. 6. 1883. Er erkrankte in seinem ersten Semester an Gehirnhaut-
entzündung und starb am 8. Juni 1883 in Berlin.

Karl Munzer, 1248

geb. am 11. Januar 1864 in Erfurt als Sohn des Zeughauptmanns
Karl Munzer, gehörte der K. W.-A. an vom 30. 3. 1883 bis 15. 3.
1887, wurde promoviert am 26. 2. 1887, zum Ass.-Arzt befördert am
24. 9. 1888, verheiratete sich am 11. 5. 1894. Ausgeschieden aus dem
aktiven Dienst am 29. 10. 1896 als Stabsarzt, war zuletzt Bataillonsarzt beim Inf.-Regt. Nr. 129 in Bromberg. Gest. am 16. März 1897.

Rudolf Ockel, 1249

geb. am 12. August 1863 in Bobbin (a. Rügen) als Sohn des Pastors
August Ockel, gehörte der K. W.-A. an vom 30. 3. 1883 bis 15. 3.
1887, wurde promoviert am 12. 3. 1887, zum Ass.-Arzt befördert am
25. 8. 1888, verheiratete sich am 29. 10. 1891. Er ist zurzeit Oberstabsarzt und Regimentsarzt des Ulan.-Regts. Nr. 14 in St. Avold.

Justus Reichenbach, 1250

geb. am 21. April 1863 in Zanderbrück (Westpreußen) als Sohn des
Oberförsters Friedrich Wilhelm Reichenbach, gehörte der K. W.-A. an
vom 30. 3. 1883 bis 16. 7. 1886. Er wurde auf Antrag seiner Mutter
entlassen, studierte weiter Medizin, starb aber bereits vor Beendigung
seiner Studien im Frühjahr 1888 in Berlin als Student.

Fritz Reischauer, 1251

geb. am 14. Oktober 1863 in Detmold (Lippe-Detmold) als Sohn des
Bataillonsarztes Dr. Ferdinand Reischauer, gehörte der K. W.-A. an
vom 30. 3. 1883 bis 15. 3. 1887, wurde promoviert am 14. 7. 1888,
zum Ass.-Arzt befördert am 24. 9. 1888, verheiratete sich am 15. 10.
1894. Er war vom 21. 6. 1894 bis 26. 3. 1899 ausgeschieden und in
dieser Zeit Anstaltsarzt am Königlichen Militär-Mädchen-Waisenhaus
zu Schloß Pretzsch. Er ist zurzeit Oberstabsarzt und Regimentsarzt
des Feldart.-Regts. Nr. 17 in Bromberg.

Adolf Rhode, 1252

geb. am 11. August 1863 in Arolsen (Waldeck) als Sohn des Oberlandesgerichtsrats z. D. Adolf Rhode, gehörte der K. W.-A. an vom 30. 3.
1883 bis 10. 1. 1884. Er wurde entlassen, um sich der militärischen
Laufbahn zuzuwenden und ist jetzt Hauptmann und Kompagniechef des
Inf.-Regts. Nr. 74 in Hannover.

Robert Salomon, 1253

geb. am 3. Dezember 1863 in Helmstedt (Braunschweig) als Sohn
des Dr. med. Hermann Salomon, gehörte der K. W.-A. an vom

30. 3. 1883 bis 10. 10. 1883, wurde promoviert am 29. 7. 1887, approbiert 1888, verheiratete sich am 11. 3. 1899. Er ist Delegierter der freiwilligen Krankenpflege und lebt als prakt. Arzt in Braunschweig.

1254 **Otto Schmick,**

geb. am 24. April 1864 in Cöln als Sohn des Oberlehrers Dr. J. Heinrich Schmick, gehörte der K. W.-A. an vom 30. 3. 1883 bis 15. 2. 1887, wurde promoviert am 13. 8. 1887, zum Ass.-Arzt befördert am 16. 4. 1889, verheiratete sich am 11. 5. 1902. Er nahm an der Expedition nach China 1900/1901 teil als Stabs- und Regimentsarzt des Ostasiatischen Reiter-Regts. und war kommandiert zur Dienstleistung bei Sr. Königl. Hoheit dem Großherzog Friedrich Franz III. von Mecklenburg-Schwerin vom 29. 12. 1890 bis 1. 2. 1892. Er ist zurzeit Oberstabsarzt und Regimentsarzt des Inf.-Regts. Nr. 16 in Cöln-Mülheim a. Rh.

1255 **Thassilo Schmidt,**

geb. am 14. Juni 1863 in Berlin als Sohn des Privatdozenten Dr. Martin Schmidt, gehörte der K. W.-A. an vom 30. 3. 1883 bis 15. 2. 1887, wurde promoviert am 21. 5. 1887, zum Ass.-Arzt befördert am 25. 5. 1889. Ausgeschieden aus dem aktiven Dienst am 20. 7. 1890 als Ass.-Arzt II. Kl., war zuletzt beim Inf.-Regt. Nr. 20 in Wittenberg. Er lebt als leitender Arzt des Städtischen Krankenhauses und Besitzer einer chirurgischen Privatklinik in Wittenberg.

1256 **Moritz Schultes,**

geb. am 26. September 1863 in Immelborn (Sachsen-Meiningen) als Sohn des Bahnhofsvorstehers Emil Schultes, gehörte der K. W.-A. an vom 30. 3. 1883 bis 15. 2. 1887, wurde promoviert am 19. 3. 1887, zum Ass.-Arzt befördert am 22. 3. 1889. Ausgeschieden aus dem aktiven Dienst am 16. 10. 1906 als Oberstabsarzt, war zuletzt Regimentsarzt des Feldart.-Regts. Nr. 25 in Darmstadt. Er lebt jetzt als Chefarzt der Volksheilstätte vom Roten Kreuz in Grabowsee.

1257 **Wilhelm Schürmann,**

geb. am 15. Mai 1864 in Langenberg (Rheinprov.) als Sohn des Pfarrers Friedrich Schürmann, gehörte der K. W.-A. an vom 30. 3. 1883 bis 14. 2. 1887, wurde promoviert am 2. 2. 1888, zum Ass.-Arzt befördert am 7. 3. 1889, verheiratete sich am 19. 11. 1897. Er ist zurzeit Oberstabsarzt und Chefarzt des Garnisonlazaretts II in Berlin-Tempelhof.

1258 **Walther Uthemann,**

geb. am 28. September 1863 in Montjoie (Rheinprov.) als Sohn des Regierungsrats und Geheimen Baurats Adolf Uthemann, gehörte der K. W.-A. an vom 30. 3. 1883 bis 15. 3. 1887, wurde promoviert am 2. 8. 1887, zum Marine-Ass.-Arzt befördert am 25. 8. 1888, verheiratete sich am 29. 9. 1894. Er war als Dezernent bei der M.-A. des Reichsmarineamts tätig vom 1. 10. 1903 bis 10. 10. 1907, erhielt Kommando als Schiffsarzt S. M. Jacht „Hohenzollern" vom 1. 4. 1898 bis 1. 11. 1902, auf der er an der Palästina- und Amerikareise teilnahm. Er ist zurzeit Marine-Generaloberarzt und Gouvernementsarzt bei dem Gouvernement Kiautschou in Tsingtau.

Gustav Velde, 1259

geb. am 23. Januar 1865 in Wiesbaden als Sohn des Eisenbahndirektors Heinrich Velde, gehörte der K. W.-A. an vom 30. 3. 1883 bis 15. 2. 1887, wurde promoviert am 4. 8. 1888, zum Ass.-Arzt befördert am 16. 4. 1889. Er war bei der K. W.-A. tätig vom 30. 4. 1894 bis 20. 8. 1897, erhielt Kommando an die Charité vom 1. 10. 1894 bis 24. 4. 1897, an die deutsche Gesandtschaft in Peking in der Zeit vom 4. 1. 1898 bis 4. 1. 1902. Er nahm am griechisch-türkischen Feldzug 1897 teil beim Lazarett des Zentralkomitees der Deutschen Vereine vom Roten Kreuz auf griechischer Seite und am Feldzug gegen China 1900, in dem er sich während der Belagerung der Gesandtschaften in Peking vom 20. 6. bis 14. 8. 1900 in rühmlichster Weise auszeichnete. Er ist zurzeit Oberstabsarzt und Regimentsarzt des Königin Elisabeth Garde-Gren.-Regts. Nr. 3 in Charlottenburg.

Albert Wagner, 1260

geb. am 18. September 1862 in Parchim (Mecklenburg-Schwerin) als Sohn des Mittelschullehrers Wilhelm Wagner, gehörte der K. W.-A. an vom 30. 3. 1883 bis 8. 3. 1885. Er beendete seine Studien, wurde 1892 approbiert, trat ins Heer ein und wurde zum Ass.-Arzt befördert am 22. 11. 1892, verheiratete sich am 4. 10. 1901. Ausgeschieden aus dem aktiven Dienst am 20. 5. 1900 als Stabsarzt, war zuletzt Bataillonsarzt beim Füs.-Regt. Nr. 33 in Gumbinnen, lebt jetzt als Stabsarzt a. D. und Badearzt am Kurhaus in Nassau.

Johannes Weniger, 1261

geb. am 5. Oktober 1863 in Mühlhausen i. Thür. als Sohn des Königl. Baurats Eduard Weniger, gehörte der K. W.-A. an vom 30. 3. 1883 bis 15. 2. 1887, wurde promoviert am 12. 3. 1887, zum Ass.-Arzt befördert am 22. 3. 1889, verheiratete sich am 29. 12. 1893. Er ist zurzeit Oberstabsarzt und Regimentsarzt des Inf.-Regts. Nr. 52 in Cottbus.

Otto Wimmer, 1262

geb. am 27. Juli 1862 in Osnabrück als Sohn des Medizinalrats August Wimmer, gehörte der K. W.-A. an vom 30. 3. 1883 bis 15. 3. 1887, wurde promoviert am 21. 5. 1887, zum Ass.-Arzt befördert am 26. 1. 1889, verheiratete sich am 24. 10. 1889. Ausgeschieden aus dem aktiven Dienst am 25. 5. 1889 als Ass.-Arzt, war zuletzt beim Kür.-Regt. Nr. 7 in Halberstadt. Er lebt seitdem als prakt. Arzt und Sanitätsrat in Berlin.

Michaelis 1883.

1263   **Karl Aebert,**

geb. am 16. November 1863 in Bunzlau (Schlesien) als Sohn des Rentiers Gustav Aebert, gehörte der K. W.-A. an vom 22. 10. 1883 bis 1. 10. 1887, wurde zum Ass.-Arzt befördert am 28. 2. 1890. Er war bei der K. W.-A. tätig vom 28. 3. 1895 bis 24. 4. 1896. Ausgeschieden aus dem aktiven Dienst am 27. 9. 1898 als Stabsarzt, war zuletzt Bataillonsarzt beim Inf.-Regt. Nr. 63 in Neisse. Er ließ sich als prakt. Arzt in Liegnitz nieder, wo er zurzeit noch lebt.

1264   **Ernst Brunk,**

geb. am 3. Dezember 1863 in Drewce (Kreis Bromberg) als Sohn des Gutsbesitzers Friedrich Brunk, gehörte der K. W.-A. an vom 22. 10. 1883 bis 1. 10. 1887, wurde promoviert am 7. 7. 1888, zum Ass.-Arzt befördert am 31. 10. 1888. Er ist zurzeit Oberstabsarzt und Regimentsarzt des Inf.-Regts. Nr. 99 in Zabern.

1265   **Adolf Burghagen,**

geb. am 20. November 1863 in Hildesheim als Sohn des Fabrikbesitzers Gottlieb Burghagen, gehörte der K. W.-A. an vom 22. 10. 1883 bis 1. 10. 1887, wurde promoviert am 4. 8. 1888, zum Ass.-Arzt befördert am 25. 5. 1889, verheiratete sich am 26. 4. 1894. Er war bei der M.-A. tätig vom 7. 4. 1896 bis 17. 12. 1901. Er ist zurzeit Oberstabsarzt und Regimentsarzt des Hus.-Regts. Nr. 17 in Braunschweig.

1266   **Richard Buschow,**

geb. am 17. September 1865 in Münster (Westfalen) als Sohn des Postrates Albert Buschow, gehörte der K. W.-A. an vom 22. 10. 1883 bis 1. 10. 1887, wurde promoviert am 30. 7. 1887, zum Ass.-Arzt befördert am 24. 9. 1888. Ausgeschieden aus dem aktiven Dienst am 18. 2. 1890 als Ass.-Arzt II. Kl., war zuletzt beim Gren.-Regt. Nr. 9 in Stargard i. P. Er nahm an der Zelewskyschen Expedition gegen die Massai-Leute teil und fiel bei dieser Gelegenheit am 17. August 1891 in Ostafrika.

1267   **Felix Buttersack,**

geb. am 14. Oktober 1865 in Ludwigsburg (Württemberg) als Sohn des Prof. an der Kgl. Württ. Kriegsschule Dr. Felix Buttersack, gehörte der K. W.-A. an vom 22. 10. 1883 bis 1. 10. 1887, wurde promoviert am 23. 7. 1887, zum Ass.-Arzt befördert am 6. 4. 1889. Er war bei der K. W.-A. tätig vom 3. 8. 1896 bis 17. 4. 1901, erhielt Kommando an die I. medizinische Klinik in Berlin in der Zeit vom 1. 3. 1898 bis 30. 6. 1901, zum Kaiserl. Gesundheitsamt vom 1. 4. 1891 bis 31. 12. 1893 und als Chefarzt der Villa Hildebrand in Arco im Winter 1904/05 und 1905/06. Er ist zurzeit Oberstabsarzt und Regimentsarzt des Garde-Füs.-Regts. in Berlin.

Er betätigte sich literarisch auf dem Gebiete der Bakteriologie und inneren Medizin und schrieb ein Buch über:

1. Nicht-arzneiliche Therapie innerer Krankheiten. Biblioth. v. Coler-v. Schjerning. Bd. 3. Berlin 1901. 2. Aufl. 1903.
2. Machte mit Hilfe einer neu bestimmten, von Helmholtz, Dubois-Reymond, Engelmann gebilligten Konstanten (zum deutlichen Unterscheiden farbloser Gegenstände ist eine Differenz ihrer Brechungsindices von 0,1 erforderlich) den Versuch, den Erreger der Pocken sichtbar zu machen. Arbeiten aus dem Kaiserl. Gesundheitsamt. IX. Bd.

Wilhelm Christoffers, 1268

geb. am 1. Dezember 1864 in Berlin als Sohn des Amtsgerichtsrats a. D. Ernst Christoffers, gehörte der K. W.-A. an vom 22. 10. 1883 bis 1. 10. 1887, wurde promoviert am 23. 7. 1887, zum Ass.-Arzt befördert am 24. 9. 1888. Gest. am 8. Januar 1898 an Schwindsucht als Stabsarzt, war zuletzt Bataillonsarzt beim Inf.-Regt. Nr. 136 in Dieuze.

Paul Dietrich, 1269

geb. am 7. August 1863 in Arnswalde (Neumark) als Sohn des Kantors Dietrich, gehörte der K. W.-A. an vom 1. 11. 1883 bis 1. 10. 1887, wurde zum Ass.-Arzt befördert am 30. 9. 1889, verheiratete sich am 31. 10. 1890. Er ist zurzeit Oberstabsarzt und Regimentsarzt des Inf.-Regts. Nr. 14 in Bromberg.

Albrecht Eckardt, 1270

geb. am 27. Januar 1865 in Sangerhausen als Sohn des Pfarrers Dr. Julius Eckardt, gehörte der K. W.-A. an vom 22. 10. 1883 bis 13. 3. 1886, wurde promoviert 1889, trat nach seiner Approbation ins Heer ein, wurde zum Ass.-Arzt befördert am 30. 4. 1890. Ausgeschieden aus dem aktiven Dienst am 27. 9. 1891 als Ass.-Arzt II. Kl., war zuletzt beim Inf.-Regt. Nr. 46 in Posen. Er ließ sich als prakt. Arzt in Sangerhausen nieder, verließ es 1898 als Kreisphysikus und siedelte nach Amerika über. (Aufenthaltsort unbekannt.)

Oskar Esselbrügge, 1271

geb. am 6. Mai 1863 in Burgsteinfurt (Westfalen) als Sohn des Juweliers Heinrich Esselbrügge, gehörte der K. W.-A. an vom 22. 10. 1883 bis 1. 10. 1887, wurde promoviert am 6. 8. 1887, zum Ass.-Arzt befördert am 24. 9. 1888, verheiratete sich am 12. 6. 1897. Er ist zurzeit Oberstabsarzt und Regimentsarzt des Fußart.-Regts. Nr. 7 in Cöln a. Rh.

Otto Euler, 1272

geb. am 6. Dezember 1862 in Berlin als Sohn des Prof. Dr. phil. Karl Euler, gehörte der K. W.-A. an vom 22. 10. 1883 bis 13. 3. 1886. Er studierte zunächst weiter Medizin, ohne das Studium zum Abschluß zu bringen. Wurde während der Ableistung seiner Restdienstzeit als dauernd dienstuntauglich entlassen, ergriff darauf einen praktischen Beruf und wurde Assistent am Statistischen Amt in Berlin. Er lebt zurzeit in gleicher Eigenschaft in Berlin.

1273   **Max Gralow,**

geb. am 29. August 1863 in Sprottau (Schlesien) als Sohn des prakt. Arztes Dr. Reinhold Gralow, gehörte der K. W.-A. an vom 22. 10. 1883 bis 1. 10. 1887, wurde promoviert am 7. 7. 1888, zum Ass.-Arzt befördert am 25. 5. 1889, verheiratete sich am 9. 2. 1895. Er ist zurzeit Oberstabsarzt und Regimentsarzt des Lehr-Regts. der Feldart.-Schießschule in Jüterbog.

1274   **Robert Graßmann,**

geb. am 18. Juni 1863 in Rosow (Pommern) als Sohn des Superintendenten Oswald Julius Graßmann, gehörte der K. W.-A. an vom 22. 10. 1883 bis 1. 10. 1887, wurde promoviert am 1. 8. 1888, zum Ass.-Arzt befördert am 30. 6. 1889, verheiratete sich am 17. 2. 1894. Er ist zurzeit Oberstabsarzt und Regimentsarzt des Feldart.-Regts. Nr. 34 in Metz.

1275   **Max Heckmann,**

geb. am 5. September 1863 in Limburg a. Lahn als Sohn des Eisenbahn-Direktors Heckmann, gehörte der K. W.-A. an vom 22. 10. 1883 bis 1. 10. 1887, wurde promoviert am 23. 7. 1887, zum Ass.-Arzt befördert am 30. 9. 1889, verheiratete sich am 1. 7. 1896. Er ist zurzeit Oberstabsarzt und Chefarzt des Garnison-Lazaretts I in Berlin.

1276   **Edward Hoche,**

geb. am 19. Februar 1862 in Wetzlar (Rheinprovinz) als Sohn des Direktors der Gelehrtenschule des Johanneums zu Hamburg Dr. Hoche, gehörte der K. W.-A. an vom 24. 10. 1883 bis 1. 10. 1885 (nachdem er bereits 5 Semester in Göttingen und Berlin studiert hatte), wurde promoviert am 5. 8. 1885. Ausgeschieden aus dem aktiven Dienst am 2. 4. 1886 als Unterarzt beim Leibgren.-Regt. Nr. 12, war zuletzt zur Ablegung des Staatsexamens kommandiert an die K. W.-A. in Berlin. Er wanderte nach Australien aus und war als prakt. Arzt in Port Pirie (Südaustralien) tätig und starb dort am 3. Juni 1895 an Malaria.

1277   **Maximilian Kanzki,**

geb. am 8. September 1862 in Berlin als Sohn des Hofrats Albert Kanzki, gehörte der K. W.-A. an vom 22. 10. 1883 bis 1. 10. 1887, wurde promoviert am 19. 3. 1888, zum Ass.-Arzt befördert am 18. 2. 1890, verheiratete sich am 15. 4. 1899. Er war bei der Kaiserl. Schutztruppe in Deutsch-Ostafrika tätig in der Zeit vom 1. 7. 1891 bis 4. 5. 1894. Ausgeschieden aus dem aktiven Dienst am 4. 5. 1894 als Ass.-Arzt I. Kl., war zuletzt bei der Kaiserl. Schutztruppe in Ostafrika, lebt jetzt als städt. Bezirksarzt in Ramech bei Alexandria (Aegypten).

1278   **Paul Löhr,**

geb. am 16. April 1864 in Berlin als Sohn des Telegraphen-Direktors August Löhr, gehörte der K. W.-A. an vom 22. 10. 1883 bis 1. 10. 1887, wurde promoviert am 6. 8. 1887, zum Ass.-Arzt befördert am 25. 8. 1888. Er war bei der K.W.-A. tätig vom 21. 9. 1893 bis 25. 11.

1896, erhielt Kommando an die Klinik für Haut- und Geschlechts-krankheiten und an die Kinderklinik der Charité in Berlin in der Zeit vom 1. 10. 1893 bis 31. 8. 1896. Er ist seit 15. 6. 1903 Leibarzt S. K. H. des Großherzogs von Oldenburg und zurzeit Oberstabsarzt und Regimentsarzt des Drag.-Regts. Nr. 19 in Oldenburg.

Heinrich Matthiolius, 1279

geb. am 7. Mai 1863 in Potsdam als Sohn des Lebensversicherungs-Direktors Karl Matthiolius, gehörte der K. W.-A. an vom 22. 10. 1883 bis 1. 10. 1887, wurde promoviert am 23. 7. 1887, zum Ass.-Arzt be-fördert am 28. 7. 1889, trat am 18. 9. 1891 zur Marine über. Er erhielt Kommando an die chirurgische Universitätsklinik in Göttingen in der Zeit von 1897 bis 1899, nahm 1899 bis 1900 am Boeren-Feldzug in Südafrika teil als Chef der drei Expeditionen der deutschen Vereine vom Roten Kreuz auf Seiten der Boeren, war Chefarzt des Kaiserl. Deutschen Marine-Lazaretts in Yokohama (Japan) vom Januar 1903 bis Mai 1908. Er ist zurzeit Marine-Oberstabsarzt und Chefarzt des Marinelazaretts in Kiel-Wik.

Er betätigte sich literarisch auf dem Gebiete der Kriegschirurgie, Chirurgie und Hygiene und schrieb u. a.:

1. Ueber Schädeloperationen bei Epilepsie. Deutsche Zeitschr. f. Chir., Bd. 52.
2. Tagebuchblätter aus dem Boerenkriege 1899/1900. Leipzig. Verlag Vogel.
3. Seekriegschirurgie nach Erfahrungen des russisch-japanischen Krieges. Deutsche Zeitschr. f. Chir., Bd. 87.

Heinrich Merten, 1280

geb. am 13. Oktober 1865 auf Gut Sprauden (Westpreußen) als Sohn des Gutsbesitzers Gottfried Merten, gehörte der K. W.-A. an vom 22. 10. 1883 bis 1. 10. 1887, wurde promoviert am 13. 8. 1887, zum Ass.-Arzt befördert am 25. 8. 1888. Ausgeschieden aus dem aktiven Dienst am 22. 11. 1892 als Ass.-Arzt I. Kl., war zuletzt beim Drag.-Regt. Nr. 19 in Oldenburg, ließ sich als prakt. Arzt in Jünkerath (Bez. Trier) nieder und wanderte 1897 nach Amerika aus. Weitere Nachrichten fehlen.

Paul Meyer, 1281

geb. am 21. Oktober 1863 in Angerburg (Ostpreußen) als Sohn des prakt. Arztes Dr. Hermann Meyer, gehörte der K. W.-A. an vom 22. 10. 1883 bis 30. 9. 1887, wurde promoviert am 15. 8. 1887, zum Marine-Ass.-Arzt befördert am 24. 9. 1888, verheiratete sich am 2. 10. 1897. Er nahm 1900 bis 1901 an der China-Expedition teil als Schiffsarzt S. M. S. „Hansa" und am russisch-japanischen Kriege als Chefarzt des Gouvernements-Lazaretts zu Tsingtau (1904 bis 1907), indem er für die Verwundeten der russischen Linienschiffe und der aus Port Arthur Evakuierten sorgte. Er ist zurzeit Marine-Oberstabsarzt und Geschwader-arzt des I. Geschwaders der Hochseeflotte in Kiel (S. M. S. „Hannover").

Paul Pietrusky, 1282

geb. am 16. Dezember 1862 in Waldau (Ostpreußen) als Sohn des Lehrers der Landwirtschaft Dr. phil. Paul Pietrusky, gehörte der K. W.-A.

an vom 22.10.1883 bis 6.7.1886. Er beendete sein Studium in Greifswald, wurde am 4.2.1889 approbiert, am 21.12.1889 promoviert,
trat als Einj.-Freiw. Arzt in die Marine ein, wurde zum Marine-
Ass.-Arzt befördert am 29.7.1890. Gest. am 20. Februar 1908 in
Lehe als Marine-Oberstabsarzt, war zuletzt Divisionsarzt der 2. Tor-
pedo-Div. in Wilhelmshaven.

1283   **Georg Rahnke,**

geb. am 15. Februar 1865 in Elbing (Westpreußen) als Sohn des Kaufmanns August Rahnke, gehörte der K.W.-A. an vom 22.10.1883 bis
30.9.1887, wurde promoviert am 30.7.1887, zum Ass.-Arzt befördert
am 4.8.1888, verheiratete sich am 24.9.1904. Er ist zurzeit Oberstabsarzt und Regimentsarzt des Feldart.-Regts. Nr. 76 in Freiburg
in Baden.

1284   **Otto Schickert,**

Haus- geb. am 5. August 1863 in Königsberg i. Pr. als Sohn des Stabs-
stabsarzt. arztes Dr. Schickert, gehörte der K.W.-A. an vom 22.10.1883 bis
1.10.1887, wurde promoviert am 23.7.1887, zum Ass.-Arzt befördert am 28.7.1889, verheiratete sich am 21.9.1898. Er war bei
der K.W.-A. tätig vom 30.4.1894 bis 24.1.1898, Hausstabsarzt vom
19.12.1895 bis 24.1.1898. Er unternahm eine wissenschaftliche
Reise nach England und Schottland Mai-August 1898, desgl. nach
Lissabon zur Teilnahme am XV. internationalen medizinischen Kongreß.
Er ist zurzeit Oberstabsarzt und Regimentsarzt des Hus.-Regts. Nr. 9
in Straßburg i. Els.

Er betätigte sich literarisch auf dem Gebiete der Geschichte
und schrieb:

1. Die militärärztlichen Bildungsanstalten von ihrer Gründung bis zur Gegenwart.
   Festschrift zur Hundertjahrfeier. Berlin 1895.
2. Die Feier des hundertjährigen Bestehens des medizinisch-chirurgischen F. W.-
   Instituts. Berlin 1896.

1285   **Carl Schildener,**

geb. am 11. März 1863 in Schönebeck (Prov. Sachsen) als Sohn des
Kassierers der „Hermania" Akt.-Ges. Adolf Schildener, gehörte der
K.W.-A. an vom 22.10.1883 bis 1.10.1887, wurde promoviert am
12.11.1887, zum Ass.-Arzt befördert am 30.9.1889. Gest. am
3. Juli 1891 (durch Sturz aus dem Fenster) in Wilhelmshaven als
Ass.-Arzt II. Kl., war zuletzt beim Inf.-Regt. Nr. 57 in Wesel, kommandiert zur Marinestation der Nordsee.

1286   **Gottlieb Schneider,**

geb. am 28. September 1862 in Groß-Kreuz i. d. Mark als Sohn des
Predigers Ludwig Schneider, gehörte der K.W.-A. an vom 22.10.1883
bis 30.9.1887, wurde promoviert am 8.8.1888, zum Ass.-Arzt befördert am 25.5.1889, verheiratete sich am 7.6.1895. Er ist zurzeit Oberstabsarzt und Regimentsarzt des Garde-Drag.-Regts. Nr. 23
in Darmstadt.

Wilhelm Schumann, 1287

geb. am 7. Oktober 1864 in Zielenzig (Brandenburg) als Sohn des Predigers August Schumann, gehörte der K.W.-A. an vom 22. 10. 1883 bis 30. 9. 1887, wurde promoviert am 23. 7. 1887, zum Ass.-Arzt befördert am 16. 4. 1889, verheiratete sich am 20. 11. 1890. Er ist zurzeit Oberstabsarzt und Regimentsarzt des Feldart.-Regts. Nr. 55 in Naumburg a. S.

Ernst Seiffert, 1288

geb. am 26. September 1864 in Berlin als Sohn des Rektors August Seiffert, gehörte der K.W.-A. an vom 22. 10. 1883 bis 1. 10. 1887, wurde promoviert am 6. 8. 1887, zum Ass.-Arzt befördert am 4. 8. 1888. Ausgeschieden aus dem aktiven Dienst am 1. 8. 1891 als Ass.-Arzt I. Kl., war zuletzt beim Inf.-Regt. Nr. 19 in Görlitz. Er ließ sich als prakt. Arzt in Sachsenberg (Waldeck) nieder und lebt jetzt als Kreisarzt und Medizinalrat in Mühlhausen i. Thür.

Ernst Sobotta, 1289

geb. am 21. Dezember 1864 in Berlin als Sohn des Baumeisters Rudolf Sobotta, gehörte der K. W.-A. an vom 22. 10. 1883 bis 30. 9. 1887, wurde promoviert am 23. 7. 1887, zum Ass.-Arzt befördert am 22. 3. 1889, verheiratete sich am 24. 3. 1900. Er gehörte der Schutztruppe für Südwestafrika an vom 27. 3. 1896 bis 1897 als Stabsarzt mit den Funktionen eines Chefarztes. Ausgeschieden aus dem aktiven Dienst am 30. 6. 1899 als Stabsarzt, war zuletzt bei der Unteroffizierschule in Ettlingen. Er ist jetzt leitender Arzt der Heilanstalt Reiboldsgrün.

Johannes von Staden, 1290

geb. am 11. Dezember 1863 in Verden (Hannover) als Sohn des Schulinspektors Christoph von Staden, gehörte der K. W.-A. an vom 22. 10. 1883 bis 1. 10. 1887, wurde promoviert am 12. 11. 1887, zum Ass.-Arzt befördert am 25. 8. 1888, verheiratete sich am 30. 9. 1893. Er ist zurzeit Oberstabsarzt und Regimentsarzt des Inf.-Regts. Nr. 76 in Hamburg.

Karl Strein, 1291

geb. am 28. November 1863 in Rimbach (Hessen) als Sohn des Pfarrers Ludwig Strein, gehörte der K.W.-A. an vom 22. 10. 1883 bis 1. 10. 1887, wurde promoviert am 13. 8. 1887, zum Ass.-Arzt befördert am 26. 1. 1889. Wegen eines Nervenleidens ausgeschieden aus dem aktiven Dienst am 25. 1. 1890 als Ass.-Arzt II. Kl., war zuletzt beim Inf.-Regt. Nr. 93 in Dessau, lebt seitdem als prakt. Arzt in Griesheim bei Darmstadt.

Edgar Suhle, 1292

geb. am 18. Juni 1865 in Berlin als Sohn des Gymnasialoberlehrers Dr. phil. Berthold Suhle, gehörte der K. W.-A. an vom 22. 10. 1883 bis 1. 10. 1887, wurde promoviert am 30. 7. 1887, zum Ass.-Arzt befördert am 25. 5. 1889, verheiratete sich im Jahre 1891. Gest. am

1. November 1891 (an Typhus) als Ass.-Arzt, war zuletzt beim Gren.-Regt. Nr. 1 in Königsberg i. Pr.

1293   **Günther Triest,**

geb. am 22. Dezember 1865 in Oppeln (Schlesien) als Sohn des Regierungsrats Felix Triest, gehörte der K. W.-A. an vom 22. 10. 1883 bis 1. 10. 1887, wurde promoviert am 28. 5. 1889, zum Ass.-Arzt befördert am 21. 8. 1889, verheiratete sich am 3. 11. 1894. Wegen Tuberkulose ausgeschieden aus dem aktiven Dienst am 30. 12. 1898 als Stabsarzt, war zuletzt Bataillonsarzt beim Füs.-Regt. Nr. 80 in Hanau. Er ließ sich als prakt. Arzt in Klotzsche (Königswald — Königreich Sachsen) nieder und starb am 12. Januar 1903 in Davos.

Ostern 1884.

1294   **Rudolf Aschenbach,**

geb. am 23. April 1864 in Lobenstein (Reuß j. L.) als Sohn des Sanitätsrates Dr. Aschenbach, gehörte der K. W. A. an vom 29. 3. 1884 bis 6. 8. 1888, wurde promoviert am 25. 2. 1888, zum Ass.-Arzt befördert am 29. 7. 1890. Ausgeschieden aus dem aktiven Dienst am 21. 7. 1906 als Oberstabsarzt, war zuletzt Regimentsarzt des Inf.-Regts. Nr. 98 in Metz. Er ist jetzt prakt. Arzt in Longeville (Lothringen).

1295   **Werner Behrendsen,**

geb. am 27. April 1863 in Königsberg i. Pr. als Sohn des Professors August Behrendsen, gehörte der K. W.-A. an vom 29. 3. 1884 bis 5. 8. 1888, wurde promoviert am 19. 7. 1889, zum Ass.-Arzt befördert am 30. 9. 1889, verheiratete sich am 4. 10. 1890. Er war bei der K. W.-A. tätig vom 23. 5. 1894 bis 2. 4. 1897. Er ist zurzeit Oberstabsarzt und Regimentsarzt des Kaiser Franz Garde-Grenadier-Regts. Nr. 2 in Berlin.

1296   **Prof. Justus Boedeker,**

geb. am 7. März 1863 in Oldenburg als Sohn des Appellationsgerichtsrats Heinrich Boedeker, gehörte der K. W.-A. an vom 29. 3. 1884 bis 1. 10. 1885, wurde promoviert am 27. 7. 1886, zum Ass.-Arzt befördert am 24. 9. 1887, verheiratete sich am 10. 11. 1900. Ausgeschieden aus dem aktiven Dienst am 22. 11. 1887 als Ass.-Arzt II. Kl., war zuletzt beim Feldart.-Regt. Nr. 6 in Breslau. Er wurde zunächst Assistent an der psychiatrischen Universitäts-Klinik (Charité) in Berlin, dann Ass.-Arzt der städt. Irrenanstalt in Lichtenberg, und ist jetzt Professor, Privatdozent für Psychiatrie an der Universität Berlin, dirigierender Arzt und Mitbesitzer des „Fichtenhof" in Schlachtensee b. Berlin.

Er betätigte sich literarisch auf dem Gebiete der Psychiatrie und Neurologie.

Walther Bußenius, 1297

geb. am 28. Dezember 1864 in Erfurt als Sohn des Stabsarztes Dr. Gustav Bußenius, gehörte der K. W.-A. an vom 29. 3. 1884 bis 6. 8. 1888, wurde promoviert am 3. 3. 1888, zum Ass.-Arzt befördert am 30. 9. 1889, verheiratete sich am 27. 4. 1899. Er war bei der K. W.-A. tätig vom 22. 9. 1894 bis 29. 4. 1894, erhielt Kommando an die III. medizinische und an die Laryngologische Klinik in Berlin in der Zeit vom 1. 1. 1895 bis 29. 4. 1898. Er ist zurzeit Oberstabsarzt und Regimentsarzt des Inf.-Regts. Nr. 13 in Münster i. W.

Er betätigte sich literarisch auf dem Gebiete der Bakteriologie, Inneren Medizin und Laryngologie

und schrieb neben zahlreichen Arbeiten auf diesen Gebieten folgende Bücher:
1. Das T. R.-Tuberkulin. Berlin 1898.
2. Mit- und Nachkrankheiten des Kehlkopfes bei akuten und chronischen Infektionen. Berlin 1902. A. Hirschwald.

Alfons Cornelius, 1298

geb. am 16. April 1865 in Burtscheid-Aachen als Sohn des Postsekretärs Friedrich Cornelius, gehörte der K. W.-A. an vom 29. 3. 1884 bis 30. 9. 1888, wurde promoviert am 8. 3. 1888, zum Ass.-Arzt befördert am 24. 6. 1890, verheiratete sich am 26. 9. 1899. Er war bei der K. W.-A. tätig vom 1. 11. 1906 bis 17. 9. 1909. Ausgeschieden aus dem aktiven Dienst am 17. 9. 1909 als Oberstabsarzt, war zuletzt bei der K. W.-A. in Berlin Er ist jetzt Leiter der Poliklinik für Nervenpunktmassage in Berlin.

Er betätigte sich literarisch auf dem Gebiete der Nervenmassage (Nervenpunktlehre)

und schrieb neben einer Reihe kleinerer Abhandlungen:
1. Die Nervenpunkte, ihre Entstehung, Bedeutung und Behandlung. Berlin. Enslin.
2. Die Nervenpunktlehre. Leipzig 1909. Thieme.

Emil Diehl, 1299

geb. am 1. Dezember 1864 in Wiesbaden als Sohn des Oberstaatsanwaltes Karl Diehl, gehörte der K. W.-A. an vom 29. 3. 1884 bis 3. 8. 1888, wurde promoviert am 3. 3. 1888, zum Ass.-Arzt befördert am 15. 10. 1889, verheiratete sich am 9. 1. 1902. Er ist zurzeit Oberstabsarzt und Regimentsarzt des Drag.-Regts. Nr. 15 in Hagenau i. E.

Friedrich Doebbelin, 1300

geb. am 14. Januar 1866 in Szczuczyn (Posen) als Sohn des Majoratsverwalters Oskar Doebbelin, gehörte der K. W.-A. an vom 29. 3. 1884 bis 1. 10. 1888, wurde promoviert am 14. 7. 1888, zum Ass.-Arzt befördert am 24. 6. 1890. Er war bei der K. W.-A. tätig vom 25. 5. 1895 bis 25. 8. 1899, erhielt Kommando an die chirurgische Univ.-Klinik der Charité in Berlin in der Zeit vom 1. 9. 1896 bis 25. 8. 1899. Er ist zurzeit Oberstabsarzt und Regimentsarzt des Garde-Kür.-Regts. in Berlin.

Er betätigte sich literarisch auf dem Gebiete der Chirurgie.

1301   **Robert Drenkhahn,**

geb. am 31. Mai 1863 in Niemark (Lübeck) als Sohn des Domänenpächters Johannes Drenkhahn, gehörte der K. W.-A. an vom 29. 3.
1884 bis 5. 8. 1888, wurde promoviert am 2. 6. 1888, zum Ass.-Arzt
befördert am 21. 8. 1889, verheiratete sich am 26. 9. 1894. Er ist
zurzeit Oberstabsarzt und Regimentsarzt des Inf.-Regts. Nr. 55 in
Detmold.

Er betätigte sich literarisch auf dem Gebiete der Nervenkrankheiten und schrieb über:

Die Nervosität in früheren Jahrhunderten und in unserer Zeit. München.
Seitz und Schauer.

1302   **Günther v. Foerster,**

geb. am 16. März 1864 in Breslau als Sohn des Hauptmanns
Hermann v. Foerster, gehörte der K. W.-A. an vom 29. 3. 1884 bis
6. 8. 1888, wurde promoviert am 21. 7. 1888, zum Marine-Ass.-Arzt
befördert am 18. 2. 1890, verheiratete sich am 10. 8. 1905. Er ist
zurzeit Marine-Oberstabsarzt, Garnisonarzt und Chefarzt des Marine-
lazaretts in Cuxhaven.

1303   **Leopold Goronzek,**

geb. am 15. September 1864 in Mewe (Westpreußen) als Sohn des
Oberinspektors Anton Goronzek, gehörte der K. W.-A. an vom 29. 3.
1884 bis 1. 10. 1888, wurde zum Ass.-Arzt befördert am 24. 6. 1890.
Er ist zurzeit Oberstabsarzt und Regimentsarzt des Feldart.-Regts.
Nr. 16 in Königsberg i. Pr.

1304   **Karl Haberkamp,**

geb. am 26. Juni 1865 in Hückelhoven (Rheinprovinz) als Sohn des
Pastors Emil Haberkamp, gehörte der K. W.-A. an vom 29. 3. 1884
bis 30. 9. 1888, wurde promoviert am 3. 3. 1888, zum Ass.-Arzt befördert am 24. 6. 1890, verheiratete sich am 5. 1. 1893. Ausgeschieden
aus dem aktiven Dienst am 24. 10. 1898 als Stabsarzt, war zuletzt
Bataillonsarzt des Train-Bats. Nr. 14 in Durlach. Er ist jetzt Augenarzt
in Bochum i. W.

1305   **Ludwig Hammerschmidt,**

geb. am 10. Juni 1863 in Straußberg (Kr. Oberbarnim) als Sohn des
Predigers Ludwig Hammerschmidt, gehörte der K. W.-A. an vom 29. 3.
1884 bis 6. 8. 1888, wurde promoviert am 3. 3. 1888, zum Ass.-Arzt
befördert am 30. 9. 1889, verheiratete sich am 30. 4. 1892. Er ist
zurzeit Oberstabsarzt und Regimentsarzt des Inf.-Regts. Nr. 128 in Danzig.

1306   **Walter Hellmann,**

geb. am 23. Juni 1863 in Striegau (Schlesien) als Sohn des Kreisphysikus Dr. Carl Hellmann, gehörte der K. W.-A. an vom 29. 3. 1884
bis 6. 8. 1888, wurde 1891 approbiert. Wegen eines Lungenleidens
ausgeschieden aus dem aktiven Dienst am 31. 1. 1892 als Unterarzt,
war zuletzt beim Inf.-Regt. Nr. 129 in Bromberg. Er ließ sich als

prakt. Arzt in Fordon (Posen) nieder und starb am 19. Dezember 1895 in Buttstädt (Sachsen-Weimar).

Ernst Hinze, 1307

geb. am 9. Februar 1864 in Plötzkau (Anhalt) als Sohn des Pastors Karl Hinze, gehörte der K. W.-A. an vom 29. 3. 1884 bis 1. 10. 1888, wurde promoviert am 25. 7. 1888, zum Ass.-Arzt befördert am 27. 11. 1890. Er ist zurzeit Oberstabsarzt und Regimentsarzt des Hus.-Regts. Nr. 5 in Stolp i. Pommern.

Richard Hoffmann, 1308

geb. am 21. Januar 1865 in Potsdam als Sohn des Eisenbahnsekretärs Wilhelm Hoffmann, gehörte der K. W.-A. an vom 29. 3. 1884 bis 1. 10. 1888, wurde promoviert am 28. 7. 1888, zum Ass.-Arzt befördert am 28. 9. 1890. Gest. am 15. April 1898 im Garnison-Lazarett Danzig als Stabsarzt, war zuletzt Abteilungsarzt beim Feldart.-Regt. Nr. 35 in Marienwerder.

Adolf Hormann, 1309

geb. am 25. Februar 1866 in Elsfleth (Oldenburg) als Sohn des Gymnasialprofessors Johann Hormann, gehörte der K. W.-A. an vom 29. 3. 1884 bis 30. 9. 1888, wurde promoviert am 3. 3. 1888, zum Ass.-Arzt befördert am 29. 5. 1890, verheiratete sich am 18. 6. 1896. Er erhielt Kommando an das hygienische Institut der Universität Berlin in der Zeit vom 20. 4. 1895 bis 30. 12. 1898 und ist zurzeit Oberstabsarzt und Regimentsarzt des Inf.-Regts. Nr. 136 in Straßburg (Elsaß).

Prof. Otto Huber, 1310

geb. am 13. Februar 1866 in Stuttgart als Sohn des Wirkl. Geh. Rates O. v. Huber, gehörte der K. W.-A. an vom 29. 3. 1884 bis 5. 8. 1888, wurde promoviert am 28. 3. 1888, zum Ass.-Arzt befördert am 30. 9. 1889, verheiratete sich am 15. 9. 1898. Er war bei der K. W.-A. tätig vom 23. 5. 1894 bis 29. 11. 1897, erhielt Kommando an die I. mediz. Universitätsklinik der Charité in Berlin in der Zeit vom 1. 12. 1894 bis 28. 2. 1898. Er unternahm eine vierteljährige Reise im Auftrage des Kgl. Preuß. Kultusministeriums zum Studium der physikalischen Heilmethoden, insbesondere der Hydrotherapie nach Wien, München, Heidelberg, Wiesbaden 1900. Erhielt am 18. 9. 1906 das Prädikat „Professor." Er ist zurzeit Oberstabsarzt und Regimentsarzt des 3. Garde-Regts. z. F. in Berlin.

Er betätigte sich literarisch auf dem Gebiete der inneren Medizin.

Alfons Iltgen, 1311

geb. am 26. August 1866 in Calcar (Rheinprovinz) als Sohn des prakt. Arztes Dr. Joseph Iltgen, gehörte der K. W.-A. an vom 29. 3. 1884 bis 1. 10. 1888, wurde promoviert am 25. 2. 1888, zum Ass.-Arzt befördert am 30. 9. 1889, verheiratete sich am 14. 12. 1898. Gest. am 6. August 1903 als Stabsarzt, war zuletzt Bataillonsarzt beim Inf.-Regt. Nr. 65 in Cöln a. Rh.

1312   **Wilhelm Knoch,**

geb. am 26. Januar 1864 in Riga (Rußland) als Sohn des Kaufmanns
Wilhelm Knoch, gehörte der K. W.-A. an vom 29. 3. 1884 bis 6. 8. 1888,
wurde promoviert am 5. 5. 1888, zum Ass.-Arzt befördert am 18. 2.
1890, verheiratete sich am 17. 8. 1895. Er ist zurzeit Oberstabsarzt
und Regimentsarzt des Füs.-Regts. Nr. 39 in Düsseldorf.

1313   **Hermann Ley,**

geb. am 30. Mai 1864 in Saarbrücken als Sohn des Gymnasialprofessors
Julius Ley, gehörte der K. W.-A. an vom 29. 3. 1884 bis 10. 3. 1885,
wurde approbiert 1889, trat ins Heer ein und wurde zum Ass.-Arzt
befördert am 25. 1. 1890. Ausgeschieden aus dem aktiven Dienst am
28. 3. 1891 als Ass.-Arzt II. Kl., war zuletzt beim Fußart.-Regt. Nr. 3
in Mainz. Er ließ sich als prakt. Arzt in Essenheim (Rheinhessen)
nieder und lebt jetzt als prakt. Arzt in Neustadt a. d. Haardt (Bayern).

1314   **Hermann Metzke,**

geb. am 25. September 1865 in Thorn als Sohn des Oberstleutnants
Albert Metzke, gehörte der K. W.-A. an vom 29. 3. 1884 bis 1. 10. 1888,
wurde promoviert am 8. 3. 1888, zum Marine-Ass.-Arzt befördert am
29. 7. 1890. Er nahm an der China-Expedition teil als Chefarzt des
Marine-Feldlazaretts in Peking und im Marine-Expeditionskorps am
Feldzug in Südwest-Afrika 1904—1905 als Chefarzt des Sanitätswesens
der Feldtruppen, war vom 27. 6. 1904 bis 30. 3. 10 als Dezernent in
der Medizinalabteilung des Reichsmarineamts in Berlin und ist jetzt
Geschwaderarzt des 2. Geschwaders.

1315   **Johannes Müller,**

geb. am 21. Oktober 1864 in Kowno (Rußland) als Sohn des Hofopernsängers Johannes Müller-Kannberg, gehörte der K.W.-A. an vom
29. 3. 1884 bis 6. 8. 1888, wurde promoviert am 23. 6. 1888, zum
Ass.-Arzt befördert am 15. 10. 1889. Er war bei der K. W.-A. tätig
vom 22. 12. 1894 bis 3. 4. 1897, erhielt Kommando an die Charité
in Berlin in der Zeit vom 6. 7. 1895 bis 3. 4. 1897. Gest. am
19. April 1909 als Oberstabsarzt, war zuletzt Regimentsarzt des
Gren.-Regts. Nr. 12 in Frankfurt a. O.

1316   **Prof. Richard Müller,**

geb. am 15. Juli 1864 in Radeberg (bei Dresden) als Sohn des
Färbereibesitzers Adolf Müller, gehörte der K. W.-A. an vom 29. 3. 1884
bis 5. 8. 1888, wurde promoviert am 3. 3. 1888, zum Ass.-Arzt befördert am 30. 9. 1889. Er war bei der K. W.-A. tätig vom 22. 9. 1894
bis 27. 3. 1899, erhielt Kommando an die Ohrenklinik der Charité in
Berlin in der Zeit vom 4. 6. 1896 bis 27. 3. 1899 und vom 1. 3. 1902
bis 15. 4. 1902 zwecks Unterstützung bzw. Vertretung des Prof. Trautmann. Vom 16. 5. 1902 bis 18. 11. 1902 war er vom Truppendienst
entbunden und zur Verwaltung der Ohrenklinik der Charité und Fortsetzung des Unterrichts daselbst kommandiert und erhielt 1907 den

Titel „Professor". Ausgeschieden aus dem aktiven Dienst am 22. 3. 1910 als Oberstabsarzt, war zuletzt Regimentsarzt des Kaiser Alexander-Garde-Gren.-Regts. Nr. 1 in Berlin.

Er betätigte sich literarisch auf dem Gebiete der Ohrenheilkunde und schrieb neben anderen Arbeiten über:

1. Die chirurgische Freilegung des Mittelohrs und ihre Bedeutung für den Militärarzt. Charité-Annalen. 22. Jahrg.
2. Ueber den Einfluß heftiger Geschützdetonationen auf das Ohr. Zeitschr. f. Ohrenheilk. Bd. 34. Heft 4.
3. Neurosen und Warzenfortsatzoperationen. Archiv f. Ohrenheilk. Bd. 54. S. 223.
4. Eine Tropenkrankheit der Ohren. Zeitschr. f. Ohrenheilk. Bd. 42. Heft 1.

Wilhelm Oertel, 1317

geb. am 14. Januar 1864 in Liebenwerda (Sachsen) als Sohn des prakt. Arztes Wilhelm Oertel, gehörte der K. W.-A. an vom 29. 3. 1884 bis 5. 8. 1888, wurde promoviert am 29. 6. 1888, zum Ass.-Arzt befördert am 30. 9. 1889, verheiratete sich am 14. 5. 1892. Er ist zurzeit Oberstabsarzt und Regimentsarzt des Hus.-Regts. Nr. 7 in Bonn.

Karl Papenhausen, 1318

geb. am 15. November 1864 in Menden (Westfal.) als Sohn des Bürgermeisters Josef Papenhausen, gehörte der K. W.-A. an vom 29. 3. 1884 bis 1. 10. 1888, wurde promoviert am 3. 3. 1888, zum Ass.-Arzt befördert am 29. 7. 1890, verheiratete sich am 14. 9. 1897. Er ist zurzeit Garnisonarzt und leitender Arzt der Wilhelms-Heilanstalt in Wiesbaden.

Franz Schmidt, 1319

geb. am 8. März 1865 in Magdeburg als Sohn des Feldwebels in der Schloß-Garde-Komp. Friedrich Schmidt, gehörte der K. W.-A. an vom 29. 3. 1884 bis 5. 3. 1887. Er wurde auf Antrag seines Vaters entlassen, um zunächst weiter Medizin zu studieren, gab aber bald das Studium auf, leistete den Rest seiner Pflichtzeit beim Militär ab und blieb im Militärdienst, ging später nach Amerika. Weitere Nachrichten fehlen.

Prof. Paul Schultz, 1320

geb. am 7. Februar 1864 in Oranienburg als Sohn des Landgerichtsrats Heinrich Schultz, gehörte der K. W.-A. an vom 29. 3. 1884 bis 30. 9. 1888. Er wurde wegen eines Lungenleidens als dienstuntauglich entlassen, wurde promoviert am 16. 4. 1889. Nach seiner Approbation wurde er zunächst Assistent am physiologischen Institut in Erlangen, dann in Berlin unter Du Bois-Reymond, habilitierte sich 1898 als Privatdozent für Physiologie, wurde 1904 zum Professor ernannt und zugleich Abteilungsvorsteher am physiologischen Institut in Berlin. Gest. am 18. Juli 1905.

Martin Schulz, 1321

geb. am 4. Juni 1865 in Naumburg a. B. (Schlesien) als Sohn des Kantors August Schulz, gehörte der K. W.-A. an vom 29. 3. 1884 bis 1. 10. 1888, wurde promoviert am 9. 6. 1888, zum Ass.-Arzt befördert am 24. 6. 1890, verheiratete sich am 6. 4. 1902. Er war bei der K. W.-A. tätig vom 25. 5. 1895 bis 21. 3. 1900, erhielt Kommando an die Königl. Charité (Gerhardtsche Klinik) in Berlin in der Zeit vom 1. 3. 1896 bis 21. 3. 1900. Er ist zurzeit Oberstabsarzt und Regimentsarzt des Fußart.-Regts. Nr. 9 in Ehrenbreitstein.

Er betätigte sich literarisch auf dem Gebiete der inneren Medizin und bearbeitete in Bd. 10 der Bibliothek v. Coler - v. Schjerning „Die Therapie der Infektionskrankheiten" die Kapitel: „Erysipel" und „Dysenterie".

1322   **Cölestin Slawyk,**

geb. am 3. Juni 1866 in Spandau als Sohn des Hauptlehrers Ferdinand Slawyk, gehörte der K. W.-A. an vom 30. 3. 1884 bis 30. 9. 1888, wurde promoviert am 25. 3. 1888, zum Ass.-Arzt befördert am 24. 6. 1890, verheiratete sich am 6. 10. 1900. Er war bei der K. W.-A. tätig vom 24. 4. 1896 bis 17. 8. 1900, erhielt Kommando an die Kinderklinik der Charité in Berlin in der Zeit vom 7. 4. 1897 bis 17. 8. 1900. Er ist zurzeit Oberstabsarzt an der Haupt-Kadetten-Anstalt in Gr. Lichterfelde.

Er betätigte sich literarisch auf dem Gebiete der Kinderheilkunde.

1323   **Johannes Volkmann,**

geb. am 29. Mai 1866 in Jauer (Schlesien) als Sohn des Gymnasialdirektors Dr. Richard Volkmann, gehörte der K. W.-A. an vom 29. 3. 1884 bis 30. 9. 1888, wurde promoviert am 19. 5. 1888, zum Ass.-Arzt befördert am 23. 8. 1890, verheiratete sich am 29. 4. 1899. Er war bei der K. W.-A. tätig vom 24. 4. 1896 bis 29. 12. 1898, erhielt Kommando an die Gynäkologische Klinik der Charité in Berlin in der Zeit vom 9. 5. 1896 bis 30. 9. 1898. Er ist zurzeit Oberstabsarzt und Regimentsarzt des Feldart.-Regts. Nr. 53 in Bromberg.

1324   **Johannes Wießner,**

geb. am 24. September 1864 in Soldin (Brandenburg) als Sohn des Pastors Hermann Wießner, gehörte der K.W.-A. an vom 29. 3. 1884 bis 1. 10. 1888, wurde promoviert am 29. 6. 1888. Er erkrankte während seines Kommandos zur Charité an Kopfrose, der er erlag. Gest. am 18. Januar 1889 in Berlin als Unterarzt beim Feldart.-Regt. Nr. 3 in Brandenburg a. H.

Michaelis 1884.

1325   **Karl Bauer,**

geb. am 18. März 1866 in Schorndorf (Württemberg) als Sohn des Stadtgerichtsnotars Karl Bauer, gehörte der K. W.-A. an vom 22. 10. 1884 bis 15. 3. 1889, wurde promoviert am 4. 12. 1888, zum Ass.-Arzt befördert am 12. 9. 1890. Er erhielt Kommando an das Katharinenhospital in Stuttgart von 1895 bis 1896. Ausgeschieden aus dem aktiven Dienst am 6. 3. 1898 als Stabsarzt, war zuletzt Bataillonsarzt beim Inf.-Regt. Nr. 125 in Stuttgart. Fr blieb als prakt. Arzt in Stuttgart und starb dort am 28. April 1905.

Hans Baumann, 1326

geb. am 12. Februar 1864 in Hildburghausen als Sohn des Zeichenlehrers und Malers Rudolf Baumann, gehörte der K. W.-A. an vom 22. 10. 1884 bis 15. 3. 1889, wurde zum Ass.-Arzt befördert am 1. 8. 1891. Ausgeschieden aus dem aktiven Dienst am 22. 2. 1898 als Stabsarzt, war zuletzt Bataillonsarzt beim Inf.-Regt. Nr. 137 in Hagenau i. Els. Er wurde der Anstalt für Gemütskranke in Stephansfeld überwiesen und starb 1899 in Jena.

Hans Behmer, 1327

geb. am 19. November 1865 in Colberg (Pommern) als Sohn des Kreisgerichtsnotars Behmer, gehörte der K. W.-A. an vom 22. 10. 1884 bis 15. 2. 1889, wurde promoviert am 14. 6. 1889, zum Marine-Ass.-Arzt befördert am 28. 9. 1890. Er ist zurzeit Marine-Oberstabsarzt und Oberarzt bei der Kaiserlichen Werft in Danzig.

Prof. Karl Boetticher, 1328

geb. am 4. Februar 1866 in Sachsa (Prov. Sachsen) als Sohn des Pfarrers Otto Boetticher, gehörte der K. W.-A. an vom 22. 10. 1884 bis 15. 2. 1889, wurde promoviert am 4. 8. 1888, zum Ass.-Arzt befördert am 28. 9. 1890. Er erhielt Kommando an die chirurgische Klinik der Universität in Gießen in der Zeit vom 16. 12. 1895 bis 31. 12. 1898. Ausgeschieden aus dem aktiven Dienst am 16. 11. 1899 als Stabsarzt, war zuletzt beim Leibgarde-Inf.-Regt. Nr. 115 in Darmstadt, habilitierte sich als Privatdozent für Chirurgie an der Universität Gießen, wurde 1905 außerordentlicher Professor und lebt in gleicher Eigenschaft in Gießen.

Er betätigte sich literarisch auf dem Gebiete der Chirurgie und schrieb u. a.:

1. Ueber den Mechanismus subkutaner Gefäßrupturen.
2. Ueber Knochenzysten.
   Ist Mitarbeiter am Jahresbericht über die Fortschritte auf dem Gebiete der Chirurgie (1898—1907).

Karl Bosch, 1329

geb. am 5. Juli 1864 in Nogent (Frankreich) als Sohn des Chemikers und Apothekers Karl Bosch, gehörte der K. W.-A. an vom 22. 10. 1884 bis 15. 2. 1889, wurde promoviert am 28. 7. 1888, zum Ass.-Arzt befördert am 26. 10. 1890. Gest. am 2. April 1897 als Stabsarzt, war zuletzt Bataillonsarzt beim Inf.-Regt. Nr. 15 in Minden.

Er betätigte sich literarisch auf dem Gebiete der Bakteriologie.

Otto Brecht, 1330

geb. am 25. Juli 1864 in Quedlinburg als Sohn des Oberbürgermeisters Dr. phil. hon. caus. Gustav Brecht, gehörte der K. W.-A. an vom 22. 10.

1884 bis 15. 2. 1889, wurde promoviert am 8. 8. 1888, zum Ass.-Arzt befördert am 26. 10. 1890, verheiratete sich am 10. 4. 1901. Er war bei der K.W.-A. tätig vom 24. 4. 1896 bis 30. 9. 1899, erhielt Kommando an die Königl. Universitäts-Augenklinik und zur Augenklinik der Charité in Berlin in der Zeit vom 1. 5. 1896 bis 30. 9. 1899. Er ist zurzeit Oberstabsarzt und Regimentsarzt des Feldart.-Regts. Nr. 38 in Stettin.

Er betätigte sich literarisch auf dem Gebiete der Augenheilkunde.

1331   **Anton Ernst,**

geb. am 24. März 1864 in Paderborn als Sohn des Postsekretärs Wilhelm Ernst, gehörte der K. W.-A. an vom 23. 10. 1884 bis 15. 2. 1889, wurde promoviert am 1. 8. 1888, zum Ass.-Arzt befördert am 26. 10. 1890, verheiratete sich am 14. 1. 1893. Ausgeschieden aus dem aktiven Dienst am 16. 10. 1906 als Oberstabsarzt, war zuletzt Regimentsarzt des Feldart.-Regts. Nr. 23 in Coblenz. Er ist jetzt Volontärarzt bei der Großherzogl. Universitäts-Augenklinik in Heidelberg.

1332   **Georg Fabricius,**

geb. am 16. Juli 1864 in Berlin als Sohn des Hauptmanns a. D. und Kaufmanns Rudolf Fabricius, gehörte der K. W.-A. an vom 22. 10. 1884 bis 6. 3. 1885. Er wurde auf Antrag der Mutter entlassen, um zum Postfach überzugehen. Er ist jetzt Postsekretär und Vorsteher des Kaiserl. Postamts 17 in Dresden.

1333   **Georg Glogau,**

geb. am 1. September 1867 in Memel als Sohn des Pfarrers Rudolf Glogau, gehörte der K. W.-A. an vom 22. 10. 1884 bis 15. 2. 1889, wurde promoviert am 28. 7. 1888, zum Ass.-Arzt befördert am 28. 9. 1890, verheiratete sich am 18. 12. 1895. Er ist zurzeit Oberstabsarzt und Regimentsarzt des Inf.-Regts. Nr. 74 in Hannover.

1334   **Otto Grimm,**

geb. am 27. Juni 1863 in Münster i. W. als Sohn des Kgl. Musikdirektors Prof. Dr. Julius Grimm, gehörte der K.W.-A. an vom 22. 10. 1884 bis 30. 7. 1886, wurde promoviert am 25. 7. 1889, zum Ass.-Arzt befördert am 27. 5. 1891, verheiratete sich am 4. 10. 1892. Er ist zurzeit Oberstabsarzt und Regimentsarzt des Jäger-Regts. zu Pferde Nr. 2 in Langensalza.

1335   **Georg Hansmann,**

geb. am 24. November 1866 in Stettin als Sohn des Telegraphen-Bureauvorstehers Alfred Hansmann, gehörte der K. W.-A. an vom 22. 10. 1884 bis 30. 7. 1886. Er gab bald nach seinem Ausscheiden das Studium der Medizin auf und trat in die Verwaltung der Tiefbau-Berufsgenossenschaft in Wilmersdorf-Berlin über. Lebt jetzt als Sekretär I. Kl. in Wilmersdorf-Berlin.

Theodor Held, 1336

geb. am 3. März 1867 in Tübingen als Sohn des Gymnasialprofessors Julius Held, gehörte der K.W.-A. an vom 22. 10. 1884 bis 15. 2. 1889, wurde promoviert am 20. 11. 1888, zum Ass.-Arzt befördert am 12. 9. 1890. Ausgeschieden aus dem aktiven Dienst am 11. 3. 1892 als Ass.-Arzt, war zuletzt beim Gren.-Regt. Nr. 123 in Ulm. Er wurde Assistent an der Augenklinik der Universität Tübingen und starb am 12. Oktober 1895 in Tübingen.

Adolf Heuermann, 1337

geb. am 6. Dezember 1865 in Burgsteinfurt (Westfalen) als Sohn des Oberlehrers Georg Heuermann, gehörte der K. W.-A. an vom 22. 10. 1884 bis 15. 3. 1889, wurde promoviert am 13. 8. 1891, zum Ass.-Arzt befördert am 23. 8. 1890, verheiratete sich am 4. 1. 1906. Er gehörte der Schutztruppe für Deutsch-Ostafrika an vom 21. 7. 1897 bis 21. 3. 1900 als Stabsarzt, nahm am Feldzug gegen China 1900 bis 1901 teil und war bei der Schutztruppe für Kamerun 1903 bis 1905 als Chefarzt tätig. Ausgeschieden aus dem aktiven Dienst am 16. 8. 1907 als Oberstabsarzt, war zuletzt Regimentsarzt des Inf.-Regts. Nr. 154 in Jauer, lebt jetzt als Oberstabsarzt a. D. in Berlin.

Felix Hopfengärtner, 1338

geb. am 3. Dezember 1866 in Murrhardt (Württemberg) als Sohn des Oberförsters Hermann Hopfengärtner, gehörte der K. W.-A. an vom 22. 10. 1884 bis 15. 2. 1889, wurde promoviert am 28. 7. 1888, zum Ass.-Arzt befördert am 12. 9. 1890, verheiratete sich am 20. 2. 1906. Er war bei der K.W.-A. tätig vom 14. 9. 1898 bis 30. 9. 1902, erhielt Kommando an die Universitäts-Kinderklinik der Charité in Berlin in der Zeit vom 24. 8. 1900 bis 30. 9. 1902. Er ist zurzeit Oberstabsarzt beim K. Württ. Kriegsministerium in Stuttgart.

Ernst Klamroth, 1339

geb. am 16. Februar 1865 in Neustettin (Pommern) als Sohn des Pastors Heinrich Klamroth, gehörte der K.W.-A. an vom 22. 10. 1884 bis 6. 12. 1886. Er studierte weiter in Berlin und Greifswald, wurde am 9. 6. 1893 approbiert und trat in die Marine ein, wurde zum Marine-Ass.-Arzt befördert am 20. 7. 1894. Ausgeschieden aus dem aktiven Dienst am 12. 4. 1897 als Marine-Oberass.-Arzt, war zuletzt Schiffsarzt auf S. M. S. „Irene". Er ließ sich als prakt. Arzt in Norderbrarup (Schleswig) nieder und lebt jetzt als prakt. Arzt in Wiesau (Kr. Sagan) in Schlesien.

Hugo Knoblauch, 1340

geb. am 6. April 1866 in Prschiedrowitz (Schlesien) als Sohn des Gutsverwalters Hugo Knoblauch, gehörte der K.W.-A. an vom 22. 10. 1884 bis 15. 2. 1889, wurde zum Ass.-Arzt befördert am 28. 9. 1890. Er trat am 16. 11. 1892 zur Schutztruppe für Ostafrika über und gehörte ihr bis 5. 12. 1892 an. Ausgeschieden aus dem aktiven Dienst am 5. 12. 1892 als Ass.-Arzt. Er soll in Afrika geblieben sein. Sichere Nachrichten fehlen.

1341   **Johannes Kriebitz,**

geb. am 26. Februar 1866 in Erfurt als Sohn des Militär-Oberpfarrers Friedrich Kriebitz, gehörte der K. W.-A. an vom 22. 10. 1884 bis 15. 3. 1889, wurde promoviert am 12. 3. 1889, zum Ass.-Arzt befördert am 23. 8. 1890. Ausgeschieden aus dem aktiven Dienst am 27. 9. 1899 als Stabsarzt, war zuletzt Bataillonsarzt beim Inf.-Regt. Nr. 151 in Neu-Ruppin. Er ließ sich als prakt. Arzt in Mallmitz (Kr. Sprottau) in Schlesien nieder. Gest. am 13. Juli 1908 als prakt. Arzt in Eckartsberga (Bez. Merseburg).

1342   **Maximilian Krieger,**

geb. am 21. August 1865 in Nekarzimmern (Baden) als Sohn des Pfarrers Friedrich Krieger, gehörte der K.W.-A. an vom 22. 10. 1884 bis 1. 12. 1886, wurde promoviert am 20. 12. 1894, zum Ass.-Arzt befördert am 22. 11. 1892, verheiratete sich am 9. 9. 1896. Ausgeschieden aus dem aktiven Dienst am 21. 6. 1894 als Ass.-Arzt II. Kl., war zuletzt beim Inf.-Regt. Nr. 55 in Detmold. Er ist seitdem prakt. Arzt und Bahnarzt in Königsbach (Baden).

1343   **Fritz Lanz,**

geb. am 14. Mai 1864 in Heiligenstadt (Sachsen) als Sohn des Ober-försters Fritz Lanz, gehörte der K. W.-A. an vom 22. 10. 1884 bis 30. 7. 1886. Er hatte sich eine schwere Schädelverletzung zugezogen, die ein weiteres Studium unmöglich machte, ging dann nach Amerika und ist dort nach Angabe seiner Angehörigen verschollen.

1344   **Heinrich Lent,**

geb. am 17. November 1863 in Cöln als Sohn des Kaufmanns Hein-rich Lent, gehörte der K. W.-A. an vom 22. 10. 1884 bis 14. 2. 1889, wurde promoviert am 9. 5. 1889, zum Ass.-Arzt befördert 28. 9. 1890, verheiratete sich am 14. 1. 1896. Er ist zurzeit Oberstabsarzt und Regimentsarzt des Drag.-Regts. Nr. 6 in Mainz.

1345   **Richard Matthaei,**

geb. am 21. November 1864 in Hecklingen (Anhalt) als Sohn des prakt. Arztes Dr. Eduard Matthaei, gehörte der K. W.-A. an vom 22. 10. 1884 bis 15. 3. 1889, wurde promoviert am 28. 7. 1888, zum Ass.-Arzt befördert am 24. 1. 1891. Er ist zurzeit Oberstabsarzt und Regimentsarzt des Drag.-Regts. Nr. 22 in Mülhausen i. E.

1346   **Paul Oberbeck,**

geb. am 28. April 1864 in Jüterbog als Sohn des Rechtsanwalts und Notars Viktor Oberbeck, gehörte der K. W.-A. an vom 22. 10. 1884 bis 15. 3. 1889, wurde promoviert am 27. 11. 1888, zum Ass.-Arzt befördert am 28. 9. 1890, verheiratete sich am 28. 7. 1900. Er ist zurzeit Oberstabsarzt und Regimentsarzt des Inf.-Regts. Nr. 49 in Gnesen.

Gustav Plagemann,   1347

geb. am 22. November 1864 in Wismar (Mecklenburg-Schwerin) als Sohn des Schiffskapitäns Gustav Plagemann, gehörte der K. W.-A. an vom 22. 10. 1884 bis 15. 2. 1889, wurde promoviert am 4. 12. 1888, zum Ass.-Arzt befördert am 28. 2. 1891, verheiratete sich am 27. 5. 1899. Ausgeschieden aus dem aktiven Dienst am 27. 4. 1899 als Stabsarzt, war zuletzt Bataillonsarzt beim Inf.-Regt. Nr. 142 in Mülhausen i. E. Er lebt jetzt als prakt. Arzt in Kirchdorf auf Poel (Mecklenburg-Schwerin).

Louis Reeps,   1348

geb. am 8. Juni 1865 in Malchow (Mecklenburg-Schwerin) als Sohn des Senators Louis H. F. Reeps, gehörte der K. W.-A. an vom 22. 10. 1884 bis 15. 3. 1889, wurde promoviert am 4. 8. 1888, zum Ass.-Arzt befördert am 27. 11. 1890, verheiratete sich am 30. 6. 1902. Ausgeschieden aus dem aktiven Dienst am 6. 6. 1902 als Stabsarzt, war zuletzt Bataillonsarzt im Inf.-Regt. Nr. 97 in Saarburg. Er lebt jetzt als Kantonal- und Bahnarzt in Deutsch-Avricourt (Lothringen).

August Richter,   1349

geb. am 20. Januar 1864 in Cilcz (Posen) als Sohn des Oberinspektors August Richter, gehörte der K. W.-A. an vom 22. 10. 1884 bis 15. 2. 1889, wurde promoviert am 17. 7. 1888, zum Ass.-Arzt befördert am 28. 9. 1890. Ausgeschieden aus dem aktiven Dienst am 11. 6. 1894 als Ass.-Arzt I. Kl., war zuletzt à la suite des Sanitätskorps kommandiert zum Auswärtigen Amt in Berlin, trat zur Schutztruppe in Südwestafrika über, aus der er 1897 wieder ausschied. Er ließ sich als prakt. Arzt in Saarmund (Kr. Zauch-Belzig) nieder, praktizirte seit 4. 9. 1908 in Büer (Kr. Osnabrück) und ging von dort nach Neu-Guinea, wo er zurzeit noch lebt.

Carl Robert,   1350

geb. am 3. Oktober 1863 in Hanau a. M. als Sohn des Majors Wilhelm Robert, gehörte der K. W.-A. an vom 22. 10. 1884 bis 15. 2. 1889, wurde promoviert am 17. 7. 1889, zum Ass.-Arzt befördert am 24. 6. 1890, verheiratete sich am 21. 5. 1895. Er ist zurzeit Oberstabsarzt und Regimentsarzt des Inf.-Regts. Nr. 48 in Cüstrin.

Karl Rosenthal,   1351

geb. am 10. September 1865 in Wittstock (Ostpriegnitz) als Sohn des Rechtsanwalts und Notars Bonifazius Rosenthal, gehörte der K. W.-A. an vom 22. 10. 1884 bis 15. 2. 1889, wurde promoviert am 28. 7. 1888, zum Ass.-Arzt befördert am 29. 7. 1890, verheiratete sich am 7. 12. 1897. Er ist zurzeit Oberstabsarzt und Regimentsarzt des Inf.-Regts. Nr. 66 in Magdeburg.

1352   **Johannes Settgast,**

geb. am 21. Mai 1864 in Demmin (Pommern) als Sohn des Färberei-besitzers Carl Settgast, gehörte der K. W.-A. an vom 22. 10. 1884 bis 25. 11. 1886, wurde promoviert am 5. 12. 1890, approbiert 1892, zum Ass.-Arzt befördert am 25. 7. 1893. Ausgeschieden aus dem aktiven Dienst am 27. 9. 1896 als Oberarzt, war zuletzt beim Feldart.-Regt. Nr. 6 in Schweidnitz. Er lebt jetzt als prakt. Arzt in Deutsch-Lissa (Schlesien).

1353   **Hermann Steinheil,**

geb. am 30. November 1865 in Stuttgart als Sohn des Ober-Regie-rungsrats Paul v. Steinheil, gehörte der K. W.-A. an vom 22. 10. 1884 bis 21. 4. 1885. Er wurde als zeitig dienstunbrauchbar entlassen, studierte in Würzburg und wurde 1890 approbiert. Er ging darauf als Ass.-Arzt und 2. Lehrer an der Hebammenschule nach Stuttgart und lebt dort als Spezialarzt für Geburtshilfe und als Bahnarzt.

1354   **Paul Tiemann,**

geb. am 7. September 1863 in Zerbst (Anhalt) als Sohn des Kom-missionsrats Tiemann, gehörte der K. W.-A. an vom 22. 10. 1884 bis 15. 2. 1889, wurde promoviert am 5. 2. 1889, zum Ass.-Arzt be-fördert am 26. 10. 1890, verheiratete sich am 21. 6. 1894. Er ist zurzeit Oberstabsarzt und Regimentsarzt des Inf.-Regts. Nr. 156 in Brieg.

1355   **Hans Voigtel,**

geb. am 4. Februar 1865 in Berlin als Sohn des Geh. Bau- und vor-tragenden Rats im Kriegsministeriums Gustav Voigtel, gehörte der K. W.-A. an vom 22. 10. 1884 bis 15. 2. 1889, wurde promoviert am 15. 8. 1888, zum Ass.-Arzt befördert am 26. 10. 1890, verheiratete sich. Er war bei der K. W.-A. tätig vom 5. 12. 1895 bis 24. 4. 1896. Gest. am 16. Oktober 1904 als Oberstabsarzt, war zuletzt Regimentsarzt des Feldart.-Regts. Nr. 72 in Danzig.

Ostern 1885.

1356   **Ernst Berg,**

geb. am 22. Mai 1864 in Bornhoved (Schleswig-Holstein) als Sohn des prakt. Arztes Dr. med. Carl Berg, gehörte der K. W.-A. an vom 30. 3. 1885 bis 30. 9. 1889, wurde promoviert am 27. 7. 1889, zum Ass.-Arzt befördert am 28. 9. 1890, verheiratete sich im März 1903. Er gehörte der Schutztruppe für Deutsch-Ostafrika an vom 27. 6. 1894 bis 18. 8. 1897 und nahm u. a. vom 12. 7. bis 25. 12. 1896 am Feldzug gegen die Wahehe teil, ferner an der China-Expedition 1900/01 und gehörte der ostasiatischen Besatzungsbrigade an vom 9. 7. 1900 bis 17. 10. 1902. Am 26. 3. 1903 trat er zur Schutztruppe für Südwestafrika über und nahm teil am Herero- und Hottentotten-Feldzug 1904, 1905 und 1906. Er ist zurzeit Oberstabsarzt bei der Schutztruppe für Südwestafrika.

Otto Blau, 1357

geb. am 9. März 1866 in Serajewo (Bosnien) als Sohn des Generalkonsuls Dr. phil. Otto Blau, gehörte der K. W.-A. an vom 30. 3. 1885 bis 30. 9. 1889, wurde promoviert am 1. 6. 1889, zum Ass.-Arzt befördert am 1. 8. 1891, verheiratete sich am 7. 6. 1900. Er unternahm eine wissenschaftliche Reise nach Rußland im Jahre 1897, bearbeitet die russische militärärztliche Fachliteratur für die Medizinalabteilung des Kriegsministeriums. Er ist seit 1906 Spezialarzt für Ohren-, Hals- und Nasen-Krankheiten und zurzeit Oberstabsarzt und Regimentsarzt des 2. Garde-Feldart.-Regts. in Potsdam.

Er betätigte sich literarisch auf dem Gebiete des internationalen Sanitätswesens und der Ohrenheilkunde.

Heinrich Bührig, 1358

geb. am 21. Februar 1865 in Berlin als Sohn des Geh. Sanitätsrates Heinrich Bührig, gehörte der K. W.-A. an vom 30. 3. 1885 bis 1. 10. 1889, wurde promoviert am 20. 8. 1889, zum Ass.-Arzt befördert am 25. 5. 1891, verheiratete sich am 27. 7. 1896. Er ist zurzeit Oberstabsarzt und Regimentsarzt des Inf.-Regts. Nr. 22 in Gleiwitz.

Georg Diewitz, 1359

geb. am 8. Januar 1865 in Labbuhn (Pommern) als Sohn des Superintendenten Albert Diewitz, gehörte der K. W.-A. an vom 30. 3. 1885 bis 1. 7. 1887, wurde promoviert am 20. 8. 1891, zum Marine-Ass.-Arzt befördert am 1. 6. 1892. Ausgeschieden aus dem aktiven Dienst am 30. 6. 1896 als Marine-Ober-Ass.-Arzt, war zuletzt auf S. M. S. „Wolf", stationiert in Wilhelmshaven. Er ließ sich als prakt. Arzt in Stauchitz (b. Leipzig) nieder und lebt dort als Impf- und Bahnarzt.

Salomon Doeblin, 1360

geb. am 16. Juli 1864 in Berncastel (Rheinprovinz) als Sohn des prakt. Arztes Dr. Doeblin, gehörte der K. W.-A. an vom 30. 3. 1885 bis 30. 9. 1889, wurde promoviert am 20. 7. 1889, zum Ass.-Arzt befördert am 27. 12. 1890. Ausgeschieden aus dem aktiven Dienst am 18. 5. 1908 als Oberstabsarzt, war zuletzt Regimentsarzt des Feldart.-Regts. Nr. 69 in St. Avold. Er lebt jetzt als Oberstabsarzt a. D. und prakt. Arzt in Berncastel.

Leonhard Duda, 1361

geb. am 6. Juli 1867 in Brieg (Schlesien) als Sohn des Gymnasialoberlehrers Theodor Duda, gehörte der K. W.-A. an vom 30. 3. 1885 bis 30. 9. 1889, wurde promoviert am 27. 7. 1889, zum Ass.-Arzt befördert am 24. 6. 1890, verheiratete sich am 2. 7. 1901. Er ist zurzeit Oberstabsarzt und Regimentsarzt des Gren.-Regts. Nr. 7 in Liegnitz.

1362 Gustav Ebner,

geb. am 1. Juni 1864 in Stettin als Sohn des Rektors Louis Ebner, gehörte der K. W.-A. an vom 30. 3. 1885 bis 30. 9. 1889, wurde promoviert am 10. 7. 1889, zum Ass.-Arzt befördert am 21. 4. 1891, verheiratete sich am 28. 5. 1897. Er ist zurzeit Oberstabsarzt und Regimentsarzt des Drag.-Regts. Nr. 10 in Allenstein.

1363 Willy Green,

geb. am 17. März 1865 in Coswig (Anhalt) als Sohn des Herzogl. Anhalt. Kreisrichters Karl Green, gehörte der K. W.-A. an vom 30. 3. 1885 bis 30. 9. 1889, wurde promoviert am 10. 7. 1889, zum Ass.-Arzt befördert am 29. 6. 1891, verheiratete sich am 31. 10. 1901. Er war bei der K. W.-A. tätig vom 3. 8. 1896 bis 8. 7. 1900; erhielt Kommando an die Frauenklinik der Königl. Charité in Berlin in der Zeit vom 24. 4. 1897 bis 8. 7. 1900. Er ist zurzeit Oberstabsarzt und Regimentsarzt des Drag.-Regts. Nr. 13 in Metz.

1364 Alex Gritzka,

geb. am 17. Januar 1865 in Berlin als Sohn des Rentiers Theodor Gritzka, gehörte der K. W.-A. an vom 30. 3. 1885 bis 31. 5. 1887, wurde promoviert am 4. 3. 1891, zum Ass.-Arzt befördert am 30. 4. 1894, verheiratete sich am 2. 11. 1898. Er ist zurzeit Oberstabsarzt und Regimentsarzt des Inf.-Regts. Nr. 94 in Weimar.

1365 Eugen Gröper,

geb. am 30. November 1865 in Herrnstadt (Schlesien) als Sohn des Bürgermeisters Wilhelm Gröper, gehörte der K. W.-A. an vom 30. 3. 1885 bis 1. 10. 1889, wurde promoviert am 12. 3. 1889, erkrankte während seines Kommandos zur Charité an Diphtherie, der er erlag. Gest. am 11. November 1889, war zuletzt Unterarzt beim Inf.-Regt. Nr. 65.

1366 Wilhelm Grüder,

geb. am 10. November 1864 in Bergen a. Rügen als Sohn des Kaufmanns Wilhelm Grüder, gehörte der K. W.-A. an vom 30. 3. 1885 bis 30. 9. 1889, wurde promoviert am 16. 3. 1889, zum Ass.-Arzt befördert am 27. 5. 1891, verheiratete sich am 16. 2. 1893. Er ist zurzeit Oberstabsarzt und Regimentsarzt des Eisenb.-Regts. Nr. 2 in Berlin.

1367 Karl Hoffmeyer,

geb. am 23. April 1866 in Lüneburg (Hannover) als Sohn des Schulinspektors Fritz Hoffmeyer, gehörte der K. W.-A. an vom 30. 3. 1885 bis 30. 5. 1889, wurde promoviert am 12. 3. 1889. Erkrankte während seines 9. Studiensemesters an Sepsis infolge einer Verletzung während des bakteriologischen Kursus und starb am 20. Mai 1889 im Garnisonlazarett II in Tempelhof-Berlin.

Heinrich Jaeger,   1368

geb. am 13. Mai 1864 in Sudenburg (Sachsen) als Sohn des Kaufmanns Wilhelm Jaeger, gehörte der K. W.-A. an vom 30. 3. 1885 bis
31. 5. 1887. Er wurde auf Antrag des Vaters entlassen, studierte
weiter Medizin. Gest. am 28. August 1890 in Magdeburg.

Karl Jahn,   1369

geb. am 2. November 1861 in Pasewalk (Pommern) als Sohn des
Zimmermeisters Hermann Jahn, gehörte der K. W.-A. an vom 22. 3.
1885 bis 1. 10. 1885, nachdem er seit 1879 bereits Philologie und
dann Medizin studiert hatte; wurde promoviert am 29. 7. 1886, zum
Ass.-Arzt befördert am 16. 10. 1886. Er starb als Stabsarzt in der
Nacht vom 21. zum 22. September 1892, war zuletzt Bataillonsarzt
beim Inf.-Regt. Nr. 113 in Freiburg i. B.

Alfred Klewe,   1370

geb. am 9. März 1866 in Samter (Posen) als Sohn des Rektors und
Ortsschulinspektors Robert Klewe, gehörte der K. W.-A. an vom 30. 3.
1885 bis 1. 10. 1889, wurde promoviert am 16. 3. 1889, zum Ass.-
Arzt befördert am 26. 10. 1890, verheiratete sich am 22. 9. 1899.
Ausgeschieden aus dem aktiven Dienst am 30. 9. 1899 als Stabsarzt,
war zuletzt Bataillonsarzt beim Inf.-Regt. Nr. 30 in Saarlouis. Er
lebt jetzt als Stabsarzt a. D. und Kreisarzt in Schmiegel.

Ludwig Klipstein,   1371

geb. am 23. April 1864 in Gedern (Großherzogt. Hessen) als Sohn des
Großherzogl. hess. Oberförsters Karl Klipstein, gehörte der K. W.-A. an
vom 30. 3. 1885 bis 30. 9. 1889, wurde promoviert am 5. 6. 1889, zum
Ass.Arzt befördert am 18. 9. 1891, verheiratete sich am 3. 6. 1899.
Er ist zurzeit Oberstabsarzt und Regimentsarzt des Inf.-Regts. Nr. 87
in Mainz.

Georg Kollberg,   1372

geb. am 2. Mai 1864 in Brandenburg a. H. als Sohn des Superintendenten Rudolf Kollberg, gehörte der K. W.-A. an vom 30. 3. 1885 bis
10. 1. 1887. Er ging nach Halle, um dort seine Studien fortzusetzen,
wurde 1900 approbiert, ließ sich als prakt. Arzt in Pförten N.-L.
(Brandenburg) nieder und lebt dort.

Gerhard Krummacher,   1373

geb. am 28. Mai 1866 in Siegen (Westfalen) als Sohn des Direktors
Dr. phil. Martin Krummacher, gehörte der K. W.-A. an vom 30. 3. 1885
bis 30. 9. 1889, wurde promoviert am 5. 3. 1889, zum Ass.-Arzt befördert am 1. 8. 1891, verheiratete sich am 18. 12. 1901. Er war bei
der K. W.-A. tätig vom 27. 9. 1896 bis 17. 12. 1901, erhielt Kommando
an die Frauenklinik der Charité in Berlin in der Zeit vom 2. 10. 1898
bis 4. 11. 1899 und vom 15. 3. 1900 bis 17. 12. 1901. Er nahm

vom 5. 11. 1899 bis 15. 3. 1900 am südafrikanischen Feldzug teil (der engl. Armee zugeteilt); war vom 22. 3. 1902 bis 23. 9. 1905 Kais. Gesandtschaftsarzt in Peking, gleichzeitig beauftragt mit der Wahrnehmung der Geschäfte als Gesandtschaftsarzt bei der Kgl. niederländischen sowie der Kgl. spanischen Gesandtschaft und war Leiter der deutschen Poliklinik zu Peking. Er ist zurzeit Oberstabsarzt und Regimentsarzt des Inf.-Regts. Nr. 56 in Wesel.

1374   **Georg Kühnemann,**

geb. am 3. April 1865 in Lauenburg (Pommern) als Sohn des Lehrers Julius Kühnemann, gehörte der K. W.-A. an vom 30. 3. 1885 bis 30. 9. 1889, wurde promoviert am 12. 3. 1889, zum Ass.-Arzt befördert am 29. 6. 1891, verheiratete sich am 11. 5. 1895. Ausgeschieden aus dem aktiven Dienst am 16. 7. 1909 als Oberstabsarzt, war zuletzt Regimentsarzt des Inf.-Regts. Nr. 172 in Straßburg i. E. Er lebt jetzt als Oberstabsarzt a. D. und Hilfsarbeiter an der bakteriologischen Untersuchungsanstalt in Straßburg i. E.

Er betätigte sich literarisch auf dem Gebiete der inneren Medizin und Hygiene und schrieb:

> Differentialdiagnostik der inneren Krankheiten. II. Auflage. Lepizig 1908. Johann Ambrosius Barth.
>
> Kleinere Arbeiten aus dem Gebiet der inneren Medizin und der Hygiene in „Deutsche Medizinal-Zeitung" und „Vierteljahrsschrift f. gerichtl. Medizin und öffentl. Sanitätswesen."

1375   **Hermann Lattorff,**

geb. am 16. November 1866 in Neustettin (Pommern) als Sohn des Oberstabsarztes a. D. Dr. Hermann Lattorff, gehörte der K. W.-A. an vom 30. 3. 1885 bis 13. 3. 1886, wurde promoviert am 25. 7. 1890, zum Ass.-Arzt befördert am 24. 1. 1891. Er gehörte der ostasiatischen Besatzungsbrigade an als Regimentsarzt des 2. ostasiatischen Inf.-Regts. vom 5. 6. 1904 bis 16. 5. 1906. Er unternahm 1906 eine Reise durch Korea, Japan, Südchina, Java, Australien, Neu-Seeland, Samoa, Hawai und Amerika. Ausgeschieden aus dem aktiven Dienst am 22. 5. 1909 als Oberstabsarzt, war zuletzt Regimentsarzt des Feldart.-Regts. Nr. 23 in Coblenz. Er lebt als Oberstabsarzt a. D. in Berlin.

1376   **Walther Lincke,**

geb. am 12. Juni 1865 in Grünhainichen i. Sachsen als Sohn des Pfarrers Hugo Lincke in Grünhainichen i. S., gehörte der K. W.-A. an vom 30. 3. 1885 bis 6. 10. 1887, wurde promoviert am 20. 2. 1892, zum Ass.-Arzt befördert am 21. 4. 1892, verheiratete sich am 16. 8. 1892. Er ist zurzeit Oberstabsarzt und Regimentsarzt des Hus.-Regts. Nr. 10 in Stendal.

1377   **Johannes Matthisson,**

geb. am 6. April 1864 in Baben b. Stendal als Sohn des Pfarrers Matthisson, gehörte der K. W.-A. an vom 30. 3. 1885 bis 1. 10. 1889, wurde promoviert am 17. 4. 1889, zum Marine-Ass.-Arzt befördert am 29. 6. 1891. Gest. am 21. September 1903 in Kiel als Marine-Stabsarzt, war zuletzt stationiert in Kiel.

Karl Müller, 1378

geb. am 6. November 1865 in Pfalzfeld (Rheinprovinz) als Sohn des Bürgermeisters und Leutnants a. D. Ottomar Müller, gehörte der K. W.-A. an vom 30. 3. 1885 bis 30. 9. 1889, wurde promoviert am 12. 3. 1889, zum Ass.-Arzt befördert am 28. 9. 1890, verheiratete sich am 4. 10. 1900. Er erhielt Kommando an die Kriegsschule in Engers in der Zeit vom 15. 1. 1893 bis 1. 11. 1895. Er ist zurzeit Oberstabsarzt und Regimentsarzt des Feldart.-Regts. Nr. 73 in Allenstein.

Moritz Muermann, 1379

geb. am 1. Mai 1866 in Minden (Westfalen) als Sohn des Regierungspräsidialsekretärs, Rechnungsrats Moritz Muermann, gehörte der K. W.-A. an vom 30. 3. 1885 bis 2. 8. 1889. Er wurde als dienstunbrauchbar entlassen, wurde promoviert am 6. 9. 1890, approbiert 1891, ließ sich als prakt. Arzt in Minden nieder, verheiratete sich am 15. 5. 1897. Er ist jetzt 1. Oberarzt der Provinzial-(Irren-)Heilanstalt in Aplerbeck (Kr. Hörde, Westfalen).

Friedrich Reuter, 1380

geb. am 5. Oktober 1866 in Buschkowa (Kreis Bromberg) als Sohn des Gutsbesitzers Wilhelm Reuter, gehörte der K. W.-A. an vom 30. 3. 1885 bis 30. 9. 1889, wurde promoviert am 3. 6. 1889, zum Ass.-Arzt befördert am 1. 8. 1891, verheiratete sich am 15. 9. 1893. Ausgeschieden aus dem aktiven Dienst am 15. 6. 1907 als Oberstabsarzt, war zuletzt Regimentsarzt des Inf.-Regts. Nr. 98 in Metz. Er lebt jetzt als Oberstabsarzt a. D. und prakt. Arzt in Montigny (Kr. Metz).

Hans Rhese, 1381

geb. am 26. Januar 1866 in Neustadt (Westpreußen) als Sohn des Königl. Kreisbaumeisters Robert Rhese, gehörte der K. W.-A. an vom 22. 4. 1885 bis 1. 10. 1889, wurde promoviert am 19. 2. 1889, zum Ass.-Arzt befördert am 29. 7. 1890, verheiratete sich am 26. 10. 1896. Er ließ sich 1 Jahr 10 Monate nach Breslau und Jena beurlauben zur spezialärztlichen Ausbildung für Ohren-, Hals- und Nasenkrankheiten (1902). Er ist zurzeit Oberstabsarzt und Regimentsarzt des Kür.-Regts. Nr. 3 und Leiter der Ohrenstation am Krankenhaus „Barmherzigkeit" in Königsberg i. Pr.

Er betätigte sich literarisch auf dem Gebiete der Ohrenheilkunde und schrieb neben kleineren Arbeiten:

1. Ueber die Beteiligung des inneren Ohres nach Kopferschütterungen mit vorzugsweiser Berücksichtigung derjenigen Fälle, bei denen die Hörfähigkeit für die Sprache gar nicht oder nur in einem praktisch nicht in Betracht kommenden Grade gelitten hat. Zeitschrift für Ohrenheilkunde. 1907.
2. Ueber die Beziehungen zwischen Sprachgehör und Hördauer für Stimmgabeltöne und die Verwertung derselben bei der Beurteilung von Simulation und Aggravation. Monatsschrift für Ohrenheilkunde. 1908. Nr. 9.

Ernst Spilker, 1382

geb. am 9. Oktober 1865 in Vilsen (Hannover) als Sohn des Kaufmanns Gustav Spilker, gehörte der K. W.-A. an vom 30. 3. 1885 bis

1.10.1889, wurde promoviert am 18.5.1889, zum Marine-Ass.-Arzt befördert am 21.4.1891. Gest. am 8. Juni 1898 in Dar es Saalam als Marine-Oberstabsarzt.

1383   **Erwin Steinbach,**

geb. am 5. Juli 1866 in Dresden als Sohn des Garnison-Pfarrers Ernst Steinbach, gehörte der K. W.-A. an vom 30. 3. 1885 bis 1.10.1889, wurde promoviert am 8.6.1889, zum Ass.-Arzt befördert am 23.8.1890. War von 1891 bis Juli 1894 à la suite des Sanitäts-korps kommandiert zum Auswärtigen Amt. Er war bei der K. W.-A. tätig vom 24.4.1896 bis 30.9.1899, erhielt Kommando nach den Vereinigten Staaten zum Studium der Wirkung der kleinkalibrigen Geschosse in der Zeit vom 27.7.1898 bis 1899. Gest. am 5. März 1900 als Stabsarzt, war zuletzt Bataillonsarzt des Garde-Schützen-Batls. in Gr. Lichterfelde.

1384   **Hermann Stolte,**

geb. am 15. Januar 1865 in Potsdam als Sohn des Geh. Rechnungsrats Hermann Stolte, gehörte der K. W.-A. an vom 30. 3. 1885 bis 1.10.1889, wurde promoviert am 6.4.1889, zum Ass.-Arzt befördert am 24.6.1890. Ausgeschieden aus dem aktiven Dienst am 17.5.1902 als Stabsarzt, war zuletzt Bataillonsarzt beim Inf.-Regt. Nr. 93 in Zerbst, ging darauf ins Ausland (Amerika). Lebt als prakt. Arzt in Milwaukee (Wisc.).

1385   **Rudolph Spoerel,**

geb. am 11. März 1866 in Middelhagen (auf Rügen) als Sohn des Pastors Rudolf Spoerel, gehörte der K. W.-A. an vom 30. 3. 1885 bis 30. 9. 1889, wurde promoviert am 17.7.1889, zum Ass.-Arzt befördert am 28.9.1890. Er ist zurzeit Oberstabsarzt und Regimentsarzt des Inf.-Regts. Nr. 97 in Saarburg i. L.

1386   **Hermann Weichel,**

geb. am 30. Juli 1865 in Darmstadt als Sohn des Oberstabsarztes Emil Weichel, gehörte der K. W.-A. an vom 30. 3. 1885 bis 30. 9. 1889, wurde promoviert am 25. 5. 1889, zum Ass.-Arzt befördert am 18. 9. 1891, verheiratete sich am 7. 8. 1895. Er ist zurzeit Ober-stabsarzt und Regimentsarzt des Inf.-Regts. Nr. 146 in Allenstein (Ostpreußen).

1387   **Georg Werner,**

geb. am 8. September 1866 in Berlin als Sohn des prakt. Arztes Dr. med. Friedrich Werner, gehörte der K. W.-A. an vom 30. 3. 1885 bis 30. 9. 1889, wurde promoviert am 12. 3. 1889, zum Ass.-Arzt be-fördert am 27. 5. 1891, verheiratete sich am 14. 6. 1902. Er ist zur-zeit Oberstabsarzt und Regimentsarzt des Inf.-Regts. Nr. 20 in Wittenberg.

Adolf Wieber, 1388

geb. am 12. Dezember 1865 in Bitburg als Sohn des Pfarrers August
Wieber, gehörte der. K. W.-A. an vom 30. 3. 1885 bis 30. 9. 1889,
wurde promoviert am 16. 3. 1889, zum Ass.-Arzt befördert am 1. 8.
1891, verheiratete sich am 9. 10. 1894. Er ist zurzeit Oberstabsarzt
und Regimentsarzt des Ulan.-Regts. Nr. 15 in Saarburg i. Lothr.

Michaelis 1885.

Anselm Beyer, 1389

geb. am 31. Mai 1866 in Coburg als Sohn des Hofrats Prof. Dr. Conrad
Beyer, gehörte der K. W.-A. an vom 22. 10. 1885 bis 14. 2. 1890,
wurde promoviert am 27. 8. 1889, zum Ass.-Arzt befördert am
27. 9. 1891. Aus dem aktiven Dienst ausgeschieden am 18. 10. 1909,
war zuletzt Oberstabsarzt und Regimentsarzt des Inf.-Regts. Nr. 62
in Cosel (O.-S.), ist jetzt Oberstabsarzt z. D. und Chefarzt des Militär-
kurhauses in Landeck i. Schl.

Max Brucke, 1390

geb. am 30. März 1868 in Potsdam als Sohn des Rechnungsrats Karl
Brucke, gehörte der K. W.-A. an vom 22. 10. 1885 bis 14. 2. 1890,
wurde promoviert am 25. 7. 1889, zum Ass.-Arzt befördert am
27. 9. 1891, verheiratete sich am 1. 10. 1897. Er ist zurzeit Oberstabsarzt und Regimentsarzt des Füs.-Regts. Nr. 38 in Glatz.

Oskar Faißt, 1391

geb. am 11. Februar 1867 in Stuttgart als Sohn des Rechnungsrats
Hermann Faißt, gehörte der K. W.-A. an vom 22. 10. 1885 bis
15. 2. 1890, wurde promoviert am 3. 8. 1889, zum Ass.-Arzt befördert
am 8. 9. 1891. Er erhielt Kommando an die Chirurgische Universitätsklinik in Tübingen in der Zeit vom 1. 4. 1894 bis 30. 9. 1895, ist
zurzeit Oberstabsarzt und Regimentsarzt des Feldart.-Regts. Nr. 65
in Ludwigsburg.

Georg Groddeck, 1392

geb. am 13. Oktober 1866 in Koesen (Sachsen) als Sohn des Arztes
Dr. med. Carl Groddeck, gehörte der K. W.-A. an vom 22. 10. 1885
bis 15. 2. 1890, wurde promoviert am 4. 10. 1889, zum Ass.-Arzt befördert am 24. 10. 1891, verheiratete sich am 26. 9. 1896. Ausgeschieden aus dem aktiven Dienst am 3. 4. 1897 als Ass.-Arzt 1. Kl.,
war zuletzt à la suite des Sanitäts-Korps in Weilburg a. L. Er lebt
jetzt als Stabsarzt a. D., prakt. Arzt und Besitzer eines Sanatoriums
in Baden-Baden.

Er betätigte sich literarisch auf dem Gebiete der Naturphilosophie und schrieb:

1. Ein Frauenproblem. Leipzig. G. Naumann.
2. Ein Kind der Erde. Roman. Leizig 1906. G. Hirzel.
3. Hin zur Gottnatur. Leipzig 1909. G. Hirzel.

1393 Paul Gußmann,

geb. am 12. Juli 1866 in Stetten (Württemberg) als Sohn des Hofkammerverwalters Paul Gußmann, gehörte der K. W.-A. an vom 22. 10. 1885 bis 15. 3. 1890, wurde zum Ass.-Arzt befördert am 8. 9. 1891. Ausgeschieden aus dem aktiven Dienst am 6. 11. 1898 als Stabsarzt, war zuletzt à la suite des Sanitätskorps, vorher Bataillonsarzt beim Inf.-Regt. Nr. 120 in Weingarten. Er lebt zurzeit als Oberstabsarzt d. L. in Stuttgart.

1394 Martin Haun,

geb. am 18. September 1886 in Wetzendorf (Sachsen) als Sohn des Pastors Otto Haun, gehörte der K. W.-A. an vom 22. 10. 1885 bis 15. 2. 1890, wurde promoviert am 20. 8. 1889, zum Ass.-Arzt befördert am 18. 9. 1891, verheiratete sich am 27. 9. 1898. Er erhielt Kommando als Leibarzt zur Begleitung Sr. Königl. Hoheit des Großherzogs Friedrich Franz III. von Mecklenburg-Schwerin ins Ausland in der Zeit vom 1. 10. 1896 bis 10. 4. 1897. Ausgeschieden aus dem aktiven Dienst am 27. 7. 1898 als Stabsarzt, war zuletzt Bataillonsarzt beim Gren.-Regt. Nr. 89 in Schwerin. Er lebt jetzt als Stabsarzt a. D. und Landwirt in Bisdorf (Mecklenburg).

1395 Gerhard Hausburg,

geb. am 16. Januar 1866 in Königsberg i. Pr. als Sohn des Oekonomierats Otto Hausburg, gehörte der K. W.-A. an vom 22. 10. 1885 bis 14. 12. 1887, wurde promoviert am 16. 1. 1891, zum Ass.-Arzt befördert am 21. 4. 1891, verheiratete sich am 8. 10. 1895. Ausgeschieden aus dem aktiven Dienst am 21. 6. 1894 als Ass.-Arzt I. Kl., war zuletzt beim Kür.-Regt. Nr. 6 in Brandenburg a. Havel. Er ist jetzt Stabsarzt a. D. und prakt. Arzt in Zoppot (Westpreußen).

1396 Karl Holtzhausen,

geb. am 10. August 1866 in Sternhof (Kr. Neustettin, Pommern) als Sohn des Rittergutsbesitzers Ernst Holtzhausen, gehörte der K. W.-A. an vom 22. 10. 1885 bis 14. 2. 1890, wurde promoviert am 10. 8. 1898, zum Ass.-Arzt befördert am 25. 2. 1892, verheiratete sich am 21. 9. 1897. Er ist zurzeit Oberstabsarzt und Regimentarzt des Inf.-Regts. Nr. 28 in Ehrenbreitstein.

1397 Max Kern,

geb. am 8. April 1866 in Schulpforta (Sachsen) als Sohn des Oberlehrers und Professors Franz Kern, gehörte der K. W.-A. an vom 22. 10. 1885 bis 15. 2. 1890, wurde promoviert am 25. 10. 1899, zum

Ass.-Arzt befördert am 27. 9. 1891, verheiratete sich am 14. 10. 1896.
Er erhielt Kommando an die chirurgische Klinik in Freiburg i. Br. in
der Zeit vom 1. 7. 1896 bis 30. 9. 1898. Er ist zurzeit Oberstabsarzt
und Regimentsarzt des Hus.-Regts. Nr. 12 in Torgau.
Er betätigte sich literarisch auf dem Gebiete der Chirurgie.

Georg Krausnick,   1398

geb. am 13. April 1865 in Hechingen (Hohenzollern) als Sohn des
Domänenrates Ludwig Krausnick, gehörte der K. W.-A. an vom 22. 10.
1885 bis 12. 12. 1887 und vom 28. 3. 1888 bis 28. 9. 1891, wurde
promoviert am 27. 8. 1889. Er wurde zunächst zum Marine-Unterarzt
ernannt und später zum Inf.-Regt. Nr. 93 versetzt, wurde 1892 approbiert. Wegen Dienstunbrauchbarkeit ausgeschieden aus dem aktiven
Dienste 1892 (?) als Unterarzt, war zuletzt beim Inf.-Regt. Nr. 93 in
Dessau, ließ sich als prakt. Arzt in Wenden (Braunschweig) nieder
und lebt jetzt in Wernigerode.

Martin Krüger,   1399

geb. am 26. Dezember 1865 in Berlin als Sohn des Registrators a. D.
Albert Krüger, gehörte der K. W.-A. an vom 22. 10. 1885 bis 12. 12.
1887 und vom 28. 3. 1888 bis 14. 3. 1890, wurde promoviert am 15. 7.
1889, zum Ass.-Arzt befördert am 29. 3. 1892, verheiratete sich am
26. 10. 1895. Er gehörte von 1893 bis 22. 2. 1898 der Reserve an
und war prakt. Arzt in Berlin. Er ist zurzeit Stabsarzt und Bataillonsarzt beim Inf.-Regt. Nr. 17 in Mörchingen.

Karl Mallebrein,   1400

geb. am 21. Februar 1867 in Gernsbach (Baden) als Sohn des Oberamtsrichters Franz Mallebrein, gehörte der K. W.-A. an vom 22. 10.
1885 bis 14. 3. 1890, wurde promoviert am 30. 1. 1890, zum Ass.-Arzt
befördert am 29. 3. 1892, verheiratete sich am 29. 5. 1900. Er ist
zurzeit Oberstabsarzt und Regimentsarzt des Hus.-Regts. Nr. 13 in
Diedenhofen.

Prof. Erich Martini,   1401

geb. am 3. März 1867 in Neuenburg (Westpreußen) als Sohn des
Landgerichtsdirektors Karl Martini, gehörte der K. W.-A. an vom
22. 10. 1885 bis 15. 2. 1890, wurde promoviert am 1. 8. 1889, zum
Marine-Ass.-Arzt befördert am 29. 6. 1891, verheiratete sich am 14. 8.
1896. Er erhielt Kommando an das Hygienische Institut in Berlin
vom 1. 1. 1900 bis 31. 3. 1900 und an das Institut für Infektionskrankheiten in Berlin in der Zeit vom 26. 3. 1901 bis 31. 12. 1904,
ferner an das Bureau of Science in Manila vom 2. 1. 1909 bis 1. 7. 1909.
Er erwarb sich ganz besondere Verdienste um die Erforschung der
Trypanosomenkrankheit und erhielt 1904 den Titel „Professor". Er
ist zurzeit Marine-Oberstabsarzt und Chefarzt des Gouvernements-
Lazaretts für Kiautschou und Gouvernementshygieniker in Tsingtau.

Seine Arbeiten auf dem Gebiete der Hygiene und Bakteriologie sind sehr zahlreich. Von den größeren (Broschüren) seien nur genannt:

1. Ueber die Wirkung des Pestserums bei experimenteller Pestpneumonie, 1902.
2. Insekten als Krankheitsüberträger, Mod. ärztl. Bibliothek, 1904.
3. Trypanosomenkrankheiten und Kala-azar, Jena 1907, G. Fischer.

1402   **Paul Mertens,**

geb. am 3. Mai 1866 in Charlottenburg als Sohn des Baumeisters Ludwig Mertens, gehörte der K. W.-A. an vom 22. 10. 1885 bis 15. 3. 1890, wurde promoviert am 29. 10. 1889, zum Ass.-Arzt befördert am 1. 8. 1891. Er nahm an der China-Expedition 1900/01 teil, unternahm eine Studienreise nach Wien im Winter 1898/99 und nach den Vereinigten Staaten von Nordamerika, nach Mexiko, Brasilien, Argentinien, Aegypten und Vorderindien in den Jahren 1907 bis 1909. Ausgeschieden aus dem aktiven Dienst am 22. 3. 1907 als Oberstabsarzt, war zuletzt Regimentsarzt des Inf.-Regts. Nr. 54 in Kolberg. Er ist jetzt prakt. Arzt in Charlottenburg.

1403   **Franz Miethke,**

geb. am 29. Januar 1865 in Münchehofe (Brandenburg) als Sohn des Brennereiverwalters Karl Miethke, gehörte der K. W.-A. an vom 22. 10. 1885 bis 15. 2. 1890, wurde promoviert am 14. 9. 1889, zum Ass.-Arzt befördert am 1. 8. 1891. Ausgeschieden aus dem aktiven Dienst am 17. 10. 1899 als Stabsarzt, war zuletzt Bataillonsarzt beim Inf.-Regt. Nr. 79 in Hildesheim. Er ist jetzt prakt. Arzt in Breslau.

1404   **Otto Müller,**

geb. am 21. Mai 1865 in Poessneck (Sachsen-Meiningen) als Sohn des Tuchfabrikanten Franz Müller, gehörte der K. W.-A. an vom 22. 10. 1885 bis 15. 3. 1890, wurde promoviert am 27. 7. 1889, zum Ass.-Arzt befördert am 27. 5. 1891, verheiratete sich am 8. 7. 1903. Er ist zurzeit Oberstabsarzt und Regimentsarzt des Feldart.-Regts. Nr. 24 in Güstrow.

1405   **Max Neuburger,**

Haus-
stabsarzt. geb. am 31. Januar 1866 in Hartha (Kr. Lauban i. Schles.) als Sohn des Rittergutsbesitzers Rudolf Neuburger, gehörte der K. W.-A. an vom 22. 10. 1885 bis 14. 2. 1890, wurde promoviert am 14. 11. 1889, zum Ass.-Arzt befördert am 18. 9. 1891, verheiratete sich am 28. 4. 1903. Er war bei der K. W.-A. tätig vom 3. 4. 1897 bis 29. 3. 1900, war Hausstabsarzt der K. W.-A. vom 25. 1. 1898 bis 29. 3. 1900. Er unternahm eine Studienreise nach England, Frankreich, Dänemark und Schweden vom 1. 3. bis 1. 9. 1901 und noch zwei weitere nach England vom 13. 6. bis 27. 7. 1905 und vom 27. 6. bis 10. 8. 1908 (zugleich nach Holland). Er ist zurzeit Oberstabsarzt und Regimentsarzt des Hus.-Regts. Nr. 15 in Wandsbek.

1406   **Hugo Neuhaus,**

geb. am 12. Februar 1865 in Heißen (Rheinprov.) als Sohn des Knappschaftsdirektors Karl Neuhaus, gehörte der K. W.-A. an vom

22. 10. 1885 bis 14. 2. 1890, wurde promoviert am 1. 8. 1889, zum
Ass.-Arzt befördert am 29. 3. 1892, verheiratete sich am 18. 5. 1897.
Er ist zurzeit Oberstabsarzt und Regimentsarzt des Inf.-Regts. Nr. 91
in Oldenburg i. Gr.

Hermann Nion, 1407

geb. am 15. Oktober 1865 in Scheppanowitz (Oberschlesien) als Sohn
des Güterdirektors Louis Nion, gehörte der K. W.-A. an vom 22. 10.
1885 bis 15. 3. 1890, wurde promoviert am 28. 2. 1891, zum Ass.-
Arzt befördert am 21. 4. 1891, verheiratete sich am 28. 7. 1902. Er
ist zurzeit Oberstabsarzt und Regimentsarzt des 4. Garde-Regts. z. F.
in Berlin.

Er betätigte sich literarisch auf dem Gebiete der Röntgenstrahlen.

August Plenske, 1408

geb. am 6. Januar 1868 in Münster (Westfalen) als Sohn des Rechnungsrats Ludwig Plenske, gehörte der K. W.-A. an vom 22.10.1885
bis 27. 4. 1886. Er wurde wegen Dienstunbrauchbarkeit entlassen,
ohne einen bestimmten Beruf zu ergreifen. Gest. am 20. Juli 1891
in Steglitz.

Friedrich Poppe, 1409

geb. am 14. September 1865 in Schlieben (Sachsen) als Sohn des
Apothekers Volkmar Poppe, gehörte der K. W.-A. an vom 22. 10. 1885
bis 14. 3. 1890, wurde promoviert am 1. 8. 1889, zum Ass.-Arzt befördert am 21. 4. 1891. Gest. am 4. August 1899 als Stabsarzt, war
zuletzt Bataillonsarzt beim Inf.-Regt. Nr. 25 in Rastatt.

Leo Preuß, 1410

geb. am 27. Oktober 1867 in Wanglewe (Schlesien) als Sohn des
Rentiers Hermann Preuß, gehörte der K. W.-A. an vom 22. 10. 1885
bis 15. 3. 1890, wurde promoviert am 23. 8. 1889, zum Ass.-Arzt
befördert am 28. 11. 1891. Er trat am 7. 2. 1894 zur Schutztruppe für
Ostafrika über, der er bis 1895 angehörte und nahm 1894 an der
Bekämpfung der aufständischen Eingeborenen teil. Ausgeschieden aus
dem aktiven Dienst am 21. 12. 1895 als Ass.-Arzt I. Kl., war zuletzt
in der Schutztruppe in Deutsch-Ostafrika. Er war dann als Schiffsarzt
tätig. Weitere Nachforschungen blieben resultatlos.

Hermann Schmitz, 1411

geb. am 28. November 1867 in Crefeld als Sohn des Fabrikbesitzers
Carl Schmitz, gehörte der K. W.-A. an vom 22. 10. 1885 bis 15. 3.
1890, wurde promoviert am 27. 7. 1889, zum Ass.-Arzt befördert
am 1. 8. 1891, verheiratete sich am 29. 9. 1896. Ausgeschieden aus
dem aktiven Dienst am 19. 11. 1908 als Oberstabsarzt, war zuletzt
Regimentsarzt des Inf.-Regts. Nr. 138 in Dieuze i. L., lebt jetzt als
Oberstabsarzt a. D. in Wiesbaden.

Er betätigte sich literarisch auf dem Gebiete der Chirurgie und
schrieb über:

Die Arteriennaht. Deutsche Zeitschr. f. Chir. Bd. 66.

1412   Karl Schuon,

geb. am 29. August 1867 in Reutlingen (Württemberg) als Sohn des
Landgerichtsrats Karl Schuon, gehörte der K.W.-A. vom 22. 10. 1885
bis 15. 3. 1890, wurde promoviert am 30. 8. 1889, zum Ass.-Arzt befördert am 8. 9. 1891. Er erhielt Kommando an das Katharinen-
Hospital (chirurgische Abteilung) in Stuttgart in der Zeit vom 1. 7.
1894 bis 31. 12. 1895. Er ist zurzeit Oberstabsarzt und Regimentsarzt des Feldart.-Regts. Nr. 49 in Ulm.

1413   Hans Seele,

geb. am 2. Februar 1868 in Berlin als Sohn des Lehrers Ferdinand
Seele, gehörte der K.W.-A. an vom 22. 10. 1885 bis 15. 3. 1890,
wurde promoviert am 24. 1. 1890, zum Ass.-Arzt befördert am 30. 1.
1892. Gest. am 8. August 1896 als Ass.-Arzt I. Kl., war zuletzt
beim Gren.-Regt. Nr. 112 in Mülhausen i. E.

1414   Prof. Paul Stenger,

geb. am 3. November 1865 in Rödgen (Westfalen) als Sohn des
Pfarrers Johannes Stenger, gehörte der K.W.-A. an vom 22. 10. 1885
bis 14. 2. 1890, wurde promoviert am 21. 12. 1889, zum Ass.-Arzt
befördert am 27. 9. 1891, verheiratete sich am 28. 5. 1903. Er war
bei der K.W.-A. tätig vom 3. 4. 1897 bis 27. 1. 1902, erhielt Kommando an die Ohrenklinik der Königl. Charité in Berlin in der Zeit
vom 1. 3. 1899 bis 27. 1. 1902. Ausgeschieden aus dem aktiven Dienst
am 22. 3. 1903 als Stabsarzt, war zuletzt Bataillonsarzt beim Inf.-
Regt. Nr. 74 in Hannover. Er ging als Assistent an die Ohrenklinik in
Königsberg und habilitierte sich dort 1903 als Privatdozent für Ohrenheilkunde, wurde zum Titularprofessor ernannt am 4. 4. 1906 und ist
jetzt außerordentlicher Professor und Direktor der Poliklinik für Ohrenkrankheiten in Königsberg.

Er betätigte sich literarisch auf dem Gebiete der Ohrenheilkunde
und schrieb u. a. über:

Die otitische Hirnsinusthrombose. Königsberg 1903. Hartung.

1415   Wilhelm Sternsdorff,

geb. am 13. August 1866 in Berlin als Sohn des Geh. Rechnungsrats
im Finanzministerium Julius Sternsdorff, gehörte der K.W.-A. an vom
22. 10. 1885 bis 14. 3. 1890, wurde promoviert am 31. 10. 1889, zum
Ass.-Arzt befördert am 27. 5. 1891. Er war bei der K.W.-A. tätig
vom 3. 8. 1896 bis 26. 9. 1898, erhielt Kommando an die Königl. Charité
(III. medizinische Klinik) in Berlin in der Zeit vom 1. 4. 1897 bis
26. 9. 1898 und als Chefarzt der Villa Hildebrand in Arco vom 1. 9.
1902 bis 21. 5. 1904. Er ist zurzeit Oberstabsarzt und Regimentsarzt
des Ulan.-Regts. Nr. 8 in Gumbinnen.

1416   Friedrich Voigt,

geb. am 14. April 1866 in Berlin als Sohn des Gymnasialprofessors
Dr. phil. Ferdinand Voigt, gehörte der K.W.-A. an vom 22. 10. 1885 bis

12. 12. 1887, wurde zum Ass.-Arzt befördert am 30. 4. 1894. Er ist zurzeit Oberstabsarzt und Regimentsarzt des Feldart.-Regts. Nr. 2 in Kolberg.

Martin Walter, 1417

geb. am 21. Mai 1866 in Naugard (Pommern) als Sohn des Predigers Otto Walter, gehörte der K. W.-A. an vom 22. 10. 1885 bis 10. 12. 1887. Er wurde auf Antrag seines Vaters entlassen, beendete seine Studien, wurde 1891 approbiert und ließ sich als prakt. Arzt in Erbenheim (Hessen-Nassau) nieder. Lebt jetzt als prakt. Arzt in Köslin (Pommern).

Heinrich Winter, 1418

geb. am 31. Januar 1866 in Wittenberg (Sachsen) als Sohn des Gymnasial-Direktors Dr. Ferdinand Winter, gehörte der K.W.-A. an vom 22. 10. 1885 bis 15. 3. 1890, wurde promoviert am 18. 7. 1891, zum Ass.-Arzt befördert am 27. 9. 1891, verheiratete sich am 19. 9. 1893. Er ist zurzeit Oberstabsarzt und Regimentsarzt des Inf.-Regts. Nr. 114 in Konstanz.

Prof. Johannes Ziemann, 1419

geb. am 5. Juli 1865 in Berlin als Sohn des Leutnants a. D. und Rendanten Erich Ziemann, gehörte der K.W.-A. an vom 22. 10. 1885 bis 15. 2. 1890, wurde promoviert am 21. 12. 1889, zum Marine-Ass.-Arzt befördert am 27. 9. 1891, verheiratete sich am 10. 8. 1908. Er erhielt Kommando an das Hygienische Institut in Berlin vom 1. 1. 1897 bis 1. 4. 1897 und an das Institut für Infektionskrankheiten in Berlin in der Zeit vom 1. 10. 1898 bis 9. 2. 1899. Er war als Marine-Stabsarzt und Oberstabsarzt seit 1899 bis 31. 7. 1908 mit einiger Unterbrechung (vom 1. 9. 1900 bis 15. 9. 1902) kommandiert zum Reichs-Kolonialamt als Regierungsarzt in Kamerun, unternahm verschiedene wissenschaftliche Reisen zum Studium der Malaria und anderer Blutkrankheiten nach Italien vom 1. 4. 1897 bis 1. 10. 1897, nach Oldenburg 1901, und ins Hinterland von Kamerun von 1904 bis 1909. Er ist als Malaria-Forscher bekannt und wurde 1906 in Anerkennung seiner Verdienste um die Malaria-Bekämpfung zum Professor ernannt. Er ist zurzeit Oberstabsarzt und Chefarzt bei der Schutztruppe, zugleich Medizinal-Referent für Kamerun seit 1. 8. 1908.

Außerordentlich zahlreich sind seine Arbeiten auf dem Gebiete der Parasitenkunde und der tropischen Pathologie der Menschen und Tiere; von den größeren seien nur genannt:

1. Malaria und andere Blutparasiten. Jena. G. Fischer.
2. Die Malaria und das Schwarzwasserfieber in Mense's Handbuch der Tropenkrankheiten.
3. Beitrag zur Trypanosomen-Frage. Zentralbl. f. Bakteriologie. 1905.

Ostern 1886.

1420   **Erich Chales de Beaulieu,**

geb. am 18. Dezember 1866 in Scherokopaß (Westpreußen) als Sohn
des Oberamtmanns Eduard Chales de Beaulieu, gehörte der K. W.-A.
an vom 30. 3. 1886 bis 31. 7. 1888, Er beendete seine medizinischen
Studien, wurde 1892 approbiert und ließ sich als prakt. Arzt in
Radevormwald (Bez. Düsseldorf) nieder. Gest. am 8. August 1908 in
Hannover.

1421   **Karl Braun,**

geb. am 8. August 1867 in Cöln-Nippes als Sohn des Eisenbahn-
Direktors Friedrich Braun, gehörte der K. W.-A. an vom 30. 3. 1886
bis 1. 10. 1890, wurde promoviert am 4. 7. 1890, zum Ass.-Arzt befördert
am 23. 8. 1892. Er war bei der K. W.-A. tätig vom 27. 9. 1898 bis
27. 1. 1902, erhielt Kommando an die chirurgische Klinik der Charité
in Berlin in der Zeit vom 27. 9. 1898 bis 1. 11. 1901. Er ist zurzeit
Oberstabsarzt und Regimentsarzt des Inf.-Regts. Nr. 112 in Mülhausen i. E.

1422   **Hans Burghart,**

geb. am 26. November 1862 in Berlin als Sohn des Geheimen Finanz-
rates Carl Burghart, gehörte der K. W.-A. an vom 28. 4. 1886 bis
1. 10. 1887, wurde promoviert am 8. 8. 1893, zum Ass.-Arzt befördert
am 30. 9. 1889. Er war bei der K. W.-A. tätig vom 18. 4. 1895 bis
23. 3. 1901, erhielt Kommando an die I. medizinische Universitäts-
Klinik in Berlin in der Zeit vom 15. 8. 1896 bis 23. 3. 1901. Er war
Arzt Ihrer Königlichen Hoheiten des Prinzen Friedrich Heinrich von
Preußen und Prinzen Joachim Albrecht von Preußen von 1898 bis
1901. Ausgeschieden aus dem aktiven Dienst am 20. 7. 1901 als
Stabsarzt, war zuletzt Bataillonsarzt beim Königin Augusta Garde-
Gren.-Regt. Nr. 4 in Berlin. Lebt jetzt als dirigierender Arzt am
Elisabeth-Krankenhaus und Privatdozent an der Universität in Berlin.

1423   **Theodor Coste,**

geb. am 6. Juli 1865 in Stettin als Sohn des Predigers Adolf Coste,
gehörte der K.W.-A. an vom 30. 3. 1886 bis 1. 10. 1890, wurde promoviert am 6. 6. 1890, zum Ass.-Arzt befördert am 1. 8. 1891. Er war
bei der K.W.-A. tätig vom 26. 11. 1896 bis 17. 4. 1901, erhielt Kommando an die Kgl. chirurg. Universitäts-Klinik in Berlin in der Zeit
vom 1. 4. 1897 bis 17. 4. 1901. Er ist zurzeit Oberstabsarzt und
Regimentsarzt des Inf.-Regts. Nr. 51 in Breslau.

  Er betätigte sich literarisch auf dem Gebiete der Chirurgie und schrieb
neben verschiedenen Abhandlungen:

> Kritik der Gehverbände. Veröffentl. aus dem Gebiete des Militärsanitäts-
> wesens. Heft 11.

Erich Esche, 1424

geb. am 20. Februar 1868 in Borek (Posen) als Sohn des Superintendenten Carl Esche, gehörte der K.W.-A. an vom 30. 3. 1886 bis 30. 9.
1890, wurde zum Ass.-Arzt befördert am 23. 8. 1892, verheiratete sich
am 31. 10. 1900. Er ist zurzeit Oberstabsarzt und Regimentsarzt des
Feldart.-Regts. Nr. 62 in Oldenburg i. Gr.

Otto Harmsen, 1425

geb. am 26. Juni 1866 in Rothenfeldt (Hannover) als Sohn des prakt.
Arztes Dr. Harmsen, gehörte der K.W.-A. an vom 30. 3. 1886 bis 30. 9.
1890, wurde promoviert am 18. 7. 1890, zum Marine-Ass.-Arzt befördert am 1. 6. 1892, trat am 14. 12. 1896 zur Armee über, verheiratete sich am 4. 8. 1898. Ausgeschieden aus dem aktiven Dienst
am 22. 5. 1909 als Oberstabsarzt, war zuletzt Regimentsarzt des Inf.-
Regts. Nr. 50 in Rawitsch, lebt jetzt als Oberstabsarzt a. D. in Lüneburg.

Werner Hildebrandt, 1426

geb. am 13. April 1866 in Ballenstedt (Anhalt) als Sohn des Postdirektors Eduard Hildebrandt, gehörte der K. W.-A. an vom 30. 3. 1886
bis 1. 10. 1890, wurde promoviert am 21. 3. 1890, zum Marine-Ass.-Arzt
befördert am 1. 6. 1892. Er fand seinen Tod am 23. Juli 1896 als Marine-
Oberass.-Arzt beim Untergang S. M. S. „Iltis" bei Kap Schantung.

Kurt Hildemann, 1427

geb. am 18. August 1867 in Triptis (Sachsen-Weimar) als Sohn des
Apothekers Friedrich Hildemann, gehörte der K.W.-A. an vom 30. 3.
1886 bis 30. 7. 1890, wurde promoviert am 18. 7. 1890, zum Ass.-
Arzt befördert am 1. 8. 1891, verheiratete sich am 11. 5. 1901. Er ist
zurzeit Oberstabsarzt und Regimentsarzt des Drag.-Regts. Nr. 17 in
Ludwigslust.

Otto John, 1428

geb. am 22. Februar 1866 in Kiel als Sohn des Provinzial-Landes-
Sekretärs August John, gehörte der K. W.-A. an vom 30. 3. 1886 bis
30. 9. 1890, wurde promoviert am 11. 7. 1890, zum Marine-Ass.-Arzt
befördert am 21. 4. 1892, verheiratete sich am 16. 5. 1898. Er ist zurzeit Mar.-Oberstabsarzt und Garnisonarzt bei der Kommandantur Geestemünde, Chefarzt des Marine-Laz. Lehe, beauftragt mit der Wahrn. des
oberärztlichen Dienstes bei der III. Matros.-Art.-Abt. in Lehe.

Rudolf Kämper, 1429

geb. am 13. September 1866 in Hamm (Bez. Arnsberg) als Sohn des
Eisenwerkbesitzers Hermann Kämper, gehörte der K. W.-A. an vom
30. 3. 1886 bis 1. 10. 1890, wurde promoviert am 11. 8. 1890, zum
Ass.-Arzt befördert am 18. 9. 1891. Er ist zurzeit Oberstabsarzt und
Regimentsarzt des Inf.-Regts. Nr. 118 in Worms.

1430   Theodor Keck,

geb. am 5. April 1865 in Schleswig als Sohn des Gymnasial-Direktors
Dr. Theodor Keck, gehörte der K.W.-A. an vom 30. 3. 1886 bis 30. 9.
1886. Er studierte nach seinem Ausscheiden weiter Medizin, wurde promoviert am 5. 4. 1891, approbiert am 4. 4. 1891, verheiratete sich am
9. 5. 1893. Er ist zurzeit prakt. Arzt in Stellingen, Bezirk Hamburg.

1431   Paul Kietz,

geb. am 18. Februar 1866 in Drossen (Brandenburg) als Sohn des
Regierungs- und Schulrats Hermann Kietz, gehörte der K.W.-A. an
vom 30. 3. 1886 bis 30. 9. 1890, wurde promoviert am 11. 10. 1890,
zum Ass.-Arzt befördert am 27. 9. 1891. Gestorben am 3. Februar
1908 als Oberstabsarzt, war zuletzt Regimentsarzt des Feldart.-Regts.
Nr. 69 in St. Avold.

1432   Walter Knaak,

geb. am 25. August 1867 in Wusterwitz (Pommern) als Sohn des
Rittergutsbesitzers Eduard Knaak, gehörte der K.W.-A. an vom 30. 3.
1886 bis 30. 9. 1890, wurde promoviert am 27. 6. 1890, zum Ass.-
Arzt befördert am 26. 7. 1892. Er ist zurzeit Oberstabsarzt und Regimentsarzt des Inf.-Regts. Nr. 137 in Hagenau.

Er betätigte sich literarisch auf dem Gebiete des Militärsanitätswesens und schrieb über:

1. Die subkutanen Verletzungen der Muskeln. 1900. Veröffentlichungen aus
   dem Gebiete des Militärsanitätswesens. Heft 16.
2. Die Krankheiten im Kriege. Leipzig. 1900. G. Thieme.

1433   Joseph Lambertz,

geb. am 3. Oktober 1867 in Düren (Rheinprovinz) als Sohn des
Provinzial-Rentmeisters Theodor Lambertz, gehörte der K.W.-A. an
vom 30. 3. 1886 bis 30. 9. 1890, wurde zum Ass.-Arzt befördert am
21. 4. 1892. Er war bei der K.W.-A. tätig vom 3. 4. 1897 bis 17. 10.
1902, erhielt Kommando an die Wilhelms-Heilanstalt in Wiesbaden
in der Zeit vom 30. 4. 1893 bis 2. 4. 1897. Ausgeschieden aus dem
aktiven Dienst am 18. 8. 1903 als Stabsarzt, war zuletzt Bataillonsarzt beim Inf.-Regt. Nr. 145 in Metz. Lebt jetzt als Stabsarzt a. D.
in Berlin.

1434   Johannes Langheld,

geb. am 16. September 1865 in Berlin als Sohn des Kaufmanns
Gustav Langheld, gehörte der K.W.-A. an vom 30. 3. 1886 bis 30. 9.
1890, wurde promoviert am 11. 6. 1890, zum Ass.-Arzt befördert am
1. 6. 1892, verheiratete sich am 16. 7. 1904. Er war bei der K.W.-A.
tätig vom 28. 5. 1898 bis 26. 7. 1898, nahm als Arzt der Anti-
sklaverei-Gesellschaft vom Dezember 1892 bis Oktober 1894 an einer
Expedition nach Zentral-Afrika teil, gehörte vom Mai 1896 bis
März 1898 der Schutztruppe für Südwestafrika an und nahm 1900
und 1901 an der Ostasiatischen Expedition teil. Er ist zurzeit Oberstabsarzt und Regimentsarzt des Feldart.-Regts. Nr. 25 in Darmstadt.

Paul Matthes, 1435

geb. am 26. September 1866 in Eisenach als Sohn des Bataillons-arztes Dr. Matthes, gehörte der K. W.-A. an vom 30. 3. 1886 bis 30. 9. 1890, wurde promoviert am 29. 5. 1891, zum Ass.-Arzt befördert am 1. 8. 1891, verheiratete sich am 7. 1. 1899. Er war vom Herbst 1895 bis zu dem am 5. Januar 1901 erfolgten Tod Leibarzt Sr. Kgl. Hoheit des Großherzogs Karl Alexander von Sachsen. Ausgeschieden aus dem aktiven Dienst am 24. 3. 1909 als Oberstabsarzt, war zuletzt Regimentsarzt des Ulan.-Regts. Nr. 16 in Salzwedel, lebt jetzt als Oberstabsarzt a. D. in Eisenach.

Julius Müller, 1436

geb. am 3. April 1867 in Hinrichshagen (Mecklenburg-Strelitz) als Sohn des Oberförsters Julius Müller, gehörte der K. W.-A. an vom 30. 3. 1886 bis 1. 10. 1890, wurde promoviert am 4. 7. 1890, zum Ass.-Arzt befördert am 1. 6. 1892. Ausgeschieden aus dem aktiven Dienst am 20. 11. 1894 als Ass.-Arzt II. Kl., war zuletzt beim Feldart.-Regt. Nr. 4 in Magdeburg. Er ließ sich als prakt. Arzt in Neubrandenburg (Mecklenburg-Strelitz) nieder und lebt dort zurzeit.

Friedrich Scheel (Müller), 1437

geb. am 23. Juli 1867 in Ruszkowo (Posen) als Sohn des Gutsbesitzers Karl Müller (nahm nach dem Tode des Vaters den Namen des Pflegevaters Apothekers Scheel an), gehörte der K. W.-A. an vom 30. 3. 1886 bis 30. 9. 1890, wurde promoviert am 13. 8. 1895, zum Ass.-Arzt befördert am 22. 9. 1894, verheiratete sich am 24. 10. 1899. Ausgeschieden aus dem aktiven Dienst am 17. 1. 1907 als Stabsarzt, war zuletzt Bataillonsarzt beim Inf.-Regt. Nr. 35 in Brandenburg a. H., ist jetzt Badearzt im Ostseebad Arendsee in Mecklenburg.

Oskar Nenninger, 1438

geb. am 24. August 1867 in Eisfeld (Sachsen-Meiningen) als Sohn des prakt. Arztes Dr. Hermann Nenninger, gehörte der K. W.-A. an vom 30. 3. 1886 bis 1. 10. 1890, wurde promoviert am 28. 2. 1890, zum Marine-Ass.-Arzt befördert am 21. 4. 1892, verheiratete sich am 22. 8. 1906. Er erhielt Kommando an die medizinische Universitätsklinik in Breslau in der Zeit vom 1. 10. 1898 bis 14. 7. 1900. Er war während der Chinawirren Oberarzt der inneren Abteilung auf dem Marinelazarettschiff „Gera" vom 24. 7. 1900 bis 3. 2. 1901 und begleitete Sr. Kgl. Hoheit den Prinzen Adalbert von Preußen auf seinen Auslandsreisen 1901—1905. Er ist zurzeit Marine-Oberstabsarzt und Oberarzt der inneren Abteilung im Marinelazarett Kiel-Wik.

Er betätigte sich literarisch auf dem Gebiete der inneren Medizin.

Eduard Pape, 1439

geb. am 21. April 1866 in Lemgo (Lippe) als Sohn des prakt. Arztes Dr. Friedrich Pape, gehörte der K. W.-A. an vom 30. 3. 1886 bis 5. 1. 1888. Er studierte weiter Medizin, wurde 1901 approbiert und ließ sich als prakt. Arzt in Wolkenburg (M. B. Rochlitz), Königreich Sachsen nieder. Ist jetzt prakt. Arzt in Lemgo (Lippe).

1440 **Hermann Plitt,**

geb. am 12. Dezember 1865 in Lübeck als Sohn des prakt. Arztes Dr. Adolf Plitt, gehörte der K.W.-A. an vom 30. 3. 1886 bis 30. 9. 1890, wurde promoviert am 18. 7. 1890, zum Ass.-Arzt befördert am 5. 7. 1892. Ausgeschieden aus dem aktiven Dienst am 18. 5. 1907 als Oberstabsarzt, war zuletzt Regimentsarzt des Gren.-Regts. Nr. 6 in Posen. Er lebt jetzt als Oberstabsarzt a. D. in Lübeck.

1441 **Fritz Rahn,**

geb. am 21. Oktober 1865 in Berge (Mark) als Sohn des Gutsbesitzers Friedrich Rahn, gehörte der K. W.-A. an vom 30. 3. 1886 bis 30. 9. 1890, wurde promoviert am 18. 7. 1890, zum Ass.-Arzt befördert am 27. 9. 1891, verheiratete sich am 21. 5. 1894. Er ist zurzeit Oberstabsarzt und Referent bei der Medizinal-Abteilung des Kriegsministeriums in Berlin (seit 28. 5. 1907).

1442 **Friedrich Schaefer,**

geb. am 4. August 1868 in Owinsk (Posen) als Sohn des Gymnasialprofessors Dr. August Schaefer, gehörte der K. W.-A. an vom 30. 3. 1886 bis 1. 10. 1890, wurde promoviert am 18. 7. 1890, zum Ass.-Arzt befördert am 29. 3. 1892, ist verheiratet. Er war bei der M.-A. tätig vom 27. 1. 1902 bis 20. 9. 1904, erhielt Kommando an die Universität Straßburg (chirurgische Klinik) in der Zeit vom 1. 7. 1899 bis 1. 1. 1902. Er war vom September 1904 bis September 1905 auf den mandschurischen Kriegsschauplatz kommandiert. Ausgeschieden aus dem aktiven Dienst am 18. 10. 1908 als Oberstabsarzt, war zuletzt Regimentsarzt des 4. Garde-Regts. z. F. in Berlin. Er lebt jetzt als Oberstabsarzt a. D. und konsultierender Chirurg der siamesischen Armee in Bangkok.

Er betätigte sich literarisch auf dem Gebiete der Chirurgie und schrieb neben mehreren kleineren Arbeiten:

1. Ueber die Wirkung der japanischen Kriegswaffen. Langenbecks Archiv. 1906 und 1908.
2. Die Lanze. Kriegschirurgische Studie. Langenbecks Archiv. 1900.

1443 **Paul Schlubach,**

geb. am 24. August 1866 in Güttland (Westpreußen) als Sohn des Gutsbesitzers Karl Schlubach, gehörte der K. W.-A. an vom 30. 3. 1886 bis 30. 9. 1890, wurde promoviert am 20. 6. 1890, zum Ass.-Arzt befördert am 1. 8. 1891, verheiratete sich am 7. 10. 1899. Er gehörte vom 1. 10. 1894 bis 25. 2. 1897 der Reserve an als Schiffsarzt bei der Hamburger Linie „Kosmos" und beim Norddeutschen Lloyd in Bremen. Er ist zurzeit Oberstabsarzt und Regimentsarzt des Feldart.-Regts. Nr. 1 in Gumbinnen.

1444 **Paul Schöpwinkel,**

geb. am 11. Februar 1866 in Wernigerode a. Harz als Sohn des Kanzleirats Albert Schöpwinkel, gehörte der K.W.-A. an vom 30.3.1886 bis 1.10.1890, wurde promoviert am 11. 7. 1890, zum Ass.-Arzt befördert am 29. 3. 1892, verheiratete sich am 31. 5. 1899. Er gehörte der Schutztruppe in Südwestafrika an in der Zeit vom 11. 6. 1894 bis 27. 1. 1905, nahm teil vom 1. 8. bis 15. 9. 1894 am Feldzug gegen die Witboois, vom 20. 12. 1894 bis 10. 2. 1895 am Feldzug gegen die Khauas-Hottentotten, 5. 7. bis 10. 10. 1897 gegen die Afrikaner-Hottentoten, 25. 10. 1903 bis 27. 1. 1904 gegen die Bondelzwart-Hottentotten und vom 11. 1. 1904 bis 28. 6. 1904 am Feldzug gegen die Hereros. Ausgeschieden aus dem aktiven Dienst am 19. 8. 1909 als Oberstabsarzt, war zuletzt Regimentsarzt des Inf.-Regts. Nr. 26 in Magdeburg, lebt als Oberstabsarzt a. D. und prakt. Arzt in Wernigerode.

Georg Seydeler,   1445

geb. am 8. Februar 1867 in Saabor b. Grünberg (Schlesien) als Sohn des prakt. Arztes Dr. Georg Seydeler, gehörte der K. W.-A. an vom 30. 3. 1886 bis 1. 10. 1890, wurde am 3. 3. 1891 als Unterarzt zum Gren.-Regt. Nr. 11 nach Breslau versetzt und 1893 verabschiedet. Er beendete 1894 sein Staatsexamen, ließ sich als prakt. Arzt in Zehden (Brandenburg) nieder und lebt zurzeit dort.

Otto Sonnenburg,   1446

geb. am 14. August 1867 in Trier als Sohn des Buchdruckereibesitzers Adolf Sonnenburg, gehörte der K.W.-A. an vom 30. 3. 1886 bis 1. 10. 1886. Er studierte weiter Medizin, wurde 1891 approbiert, ließ sich als prakt. Arzt in Bremen nieder. Gest. am 13. Juni 1902 als Kreisarzt des Landgebietes in Bremen.

Heinrich Sydow,   1447

geb. am 21. Juni 1868 in Stettin als Sohn des Rektors Rudolph Sydow, gehörte der K. W.-A. an vom 30. 3. 1886 bis 30. 9. 1890, wurde promoviert am 7. 11. 1891, zum Ass.-Arzt befördert am 1. 6. 1892. Er ist zurzeit Oberstabsarzt und Regimentsarzt des Drag.-Regts. Nr. 8 in Oels.

Ernst Wagner,   1448

geb. am 22. März 1867 in Limburg a. Lahn als Sohn des Kgl. Betriebsinspektors Eduard Wagner, gehörte der K.W.-A. an vom 30. 3. 1886 bis 30. 9. 1890, wurde promoviert am 18. 7. 1890, zum Ass.-Arzt befördert am 1. 8. 1891, verheiratete sich am 7. 7. 1894. Er ist zurzeit Oberstabsarzt und Regimentsarzt des Feldart.-Regts. Nr. 35 in Dt. Eylau.

Rudolf Zabel,   1449

geb. am 13. September 1867 in Stettin als Sohn des Kgl. Schleusenmeisters Albert Zabel, gehörte der K. W.-A. an vom 30. 3. 1886 bis 30. 9. 1890, wurde promoviert am 8. 5. 1890, zum Ass.-Arzt befördert am 1. 6. 1892, verheiratete sich am 7. 2. 1893. Er ist zurzeit Oberstabsarzt und Regimentsarzt des Feldart.-Regts. Nr. 60 in Schwerin.

1450
Albert Zemke,

geb. am 30. Juni 1865 in Eydtkuhnen (Ostpreußen) als Sohn des Haupt-steueramtsrendanten Albert Zemke, gehörte der K.W.-A. an vom 30. 3. 1886 bis 1. 10. 1890, wurde zum Ass.-Arzt befördert am 5. 7. 1892, verheiratete sich am 25. 9. 1900. Er ist zurzeit Oberstabsarzt und Regimentsarzt des Inf.-Regts. Nr. 88 in Mainz.

Michaelis 1886.

1451
Carl Beck,

geb. am 5. Dezember 1868 in Darmstadt als Sohn des Großherzogl. Hessischen Hauptmanns Friedrich Beck, gehörte der K. W.-A. an vom 23. 10. 1886 bis 15. 3. 1891, wurde zum Ass.-Arzt befördert am 23. 8. 1892, verheiratete sich am 30. 9. 1897. Er ist zurzeit Ober-stabsarzt und Regimentsarzt des Hus.-Regts. Nr. 11 in Crefeld.

1452
Karl Boehncke,

geb. am 6. Februar 1867 in Königsberg i. Pr. als Sohn des Telegraphen-Inspektors August Boehncke, gehörte der K. W.-A. an vom 23. 10. 1886 bis 14. 3. 1891, wurde promoviert am 20. 12. 1890, zum Ass.-Arzt befördert am 21. 4. 1892, verheiratete sich am 9. 8. 1906. Er war bei der K. W.-A. tätig vom 2. 8. 1897 bis 11. 9. 1903 und wurde vom 17. 10. 1899 bis 11. 9. 1903 als Hilfsreferent zur M.-A. kommandiert. Er war ferner vom 19. 12. 1905 bis 4. 1. 1906 mit dem Dampfer „Prinz Heinrich" nach Reval kommandiert zur Rettung der bei den Aufständen in den russischen Ostseeprovinzen bedrohten deutschen Reichsangehörigen. Er ist zurzeit Oberstabsarzt und Regimentsarzt des Ulan.-Regts. Nr. 13 in Hannover.

1453
Bernhard Bornikoel,

geb. am 22. September 1867 in Eilenburg (Sachsen) als Sohn des Kaufmanns Bernhard Bornikoel, gehörte der K.W.-A. an vom 23.10.1886 bis 15. 2. 1891, wurde promoviert am 30. 8. 1890, zum Ass.-Arzt be-fördert am 28. 9. 1892, verheiratete sich am 18. 9. 1900. Er war bei der K. W.-A. tätig vom 24. 8. 1897 bis 17. 8. 1900, erhielt Kommando an die Charité (3. Med. Klinik) in Berlin in der Zeit vom 2. 10. 1898 bis 17. 8. 1900. Er ist zurzeit Oberstabsarzt und Regimentsarzt des Gren.-Regts. Nr. 1 in Königsberg i. Pr.
Er betätigte sich literarisch auf dem Gebiete der Inneren Medizin.

1454
Ottokar Brunzlow,

geb. am 24. Dezember 1867 in Perleberg (i. d. Priegnitz) als Sohn des Gymnasialoberlehrers Ottokar Brunzlow, gehörte der K. W.-A. an vom 23. 10. 1886 bis 15. 2. 1891, wurde promoviert am 11. 7. 1890, zum Ass.-Arzt befördert am 28. 9. 1892, verheiratete sich am 21. 5. 1896.

Er ist zurzeit Oberstabsarzt und Regimentsarzt des Inf.-Regts. Nr. 47 in Posen.

Er betätigte sich in einer Reihe von Arbeiten literarisch auf dem Gebiete der Ohrenheilkunde.

Paul Cammert, 1455

geb. am 17. Oktober 1866 in Schreiberhau (i. Schlesien) als Sohn des Rentier Johannes Cammert, gehörte der K.W.-A. an vom 23. 10. 1886 bis 15. 2. 1891, wurde promoviert am 30. 8. 1890, zum Ass.-Arzt befördert am 27. 10. 1892. Er erhielt Kommando an die chirurgische Klinik der Universität in Jena in der Zeit vom 18. 12. 1895 bis 30. 9. 1899, war 1898/99 Mitglied der Kommission für die Staatsprüfung der Aerzte und Zahnärzte an der Universität Jena. Er nahm teil an der Expedition gegen China 1900 und 1901. Er war Leibarzt Sr. Hoheit des Herzogs Ernst I. von Sachsen-Altenburg vom 26. 12. 1907 bis zu dessen Tode am 7. 12. 1908 und ist Leibarzt Sr. Hoheit des Herzogs Ernst II. von Sachsen-Altenburg seit 7. 2. 1908. Er ist zurzeit Oberstabsarzt und Regimentsarzt des Inf.-Regts. Nr. 153 in Altenburg (S.-A.).

Er betätigte sich literarisch auf dem Gebiete der Chirurgie und schrieb u. a.:

1. Teil II von Matthes, Lehrbuch der klinischen Hydrotherapie: Die Hydrotherapie der chirurgischen Erkrankungen.
2. Chirurgische Behandlung der Pleura-Erkrankungen und des Pneumothorax in Schröder und Blumenfeld: Handbuch der Therapie der chronischen Lungenschwindsucht.

Franz Eggel, 1456

geb. am 8. Februar 1867 in Berlin als Sohn des prakt. Arztes Dr. Franz Eggel, gehörte der K.W.-A. an vom 23. 10. 1886 bis 15. 3. 1891, wurde promoviert am 4. 4. 1891, zum Ass.-Arzt befördert am 19. 1. 1893. Er gehörte der Kaiserl. Schutztruppe für Deutsch-Ostafrika an vom 1. 5. 1895 bis 30. 9. 1901, der für Deutsch-Südwestafrika vom 28. 3. 1904 bis 31. 7. 1908. Er war kommandiert vom 1. 10. 1907 bis 31. 3. 1908 zur Dienstleistung beim Kommando der Schutztruppen im Reichs-Kolonialamt. Er ist zurzeit Oberstabsarzt und Regimentsarzt des Drag.-Regts. Nr. 12 in Gnesen.

Johannes Ehrlich, 1457

geb. am 23. August 1867 in Stettin als Sohn des General-Bevollmächtigten der Lebensversicherungsgesellschaft Germania Gottfried Ehrlich, gehörte der K.W.-A. an vom 23. 10. 1886 bis 15. 3. 1891, wurde promoviert am 11. 7. 1890, zum Ass.-Arzt befördert am 23. 8. 1892. Er ist zurzeit Oberstabsarzt und Regimentsarzt des Inf.-Regts. Nr. 59 in Deutsch-Eylau.

Gustav Garbsch, 1458

geb. am 8. August 1867 in Ehrenbreitstein (Rheinprov.) als Sohn des Rechnungsrates Julius Garbsch, gehörte der K.W.-A. an vom 23.10.1886 bis 1. 3. 1891, wurde promoviert am 25. 7. 1890, zum Marine-Ass.-Arzt befördert am 26. 7. 1892. Ausgeschieden aus dem aktiven Dienst am 23. 12. 1895 als Marine-Ober-Ass.-Arzt, war zuletzt Schiffsarzt auf S. M. S. „Carola". Lebt jetzt als prakt. Arzt in Hennen (Westfalen).

1459 Georg Güth,

geb. am 7. Juni 1868 in Berlin als Sohn des Oberlehrers Professors Dr. Albert Güth, gehörte der K. W.-A. an vom 23. 10. 1886 bis 15. 2. 1891, wurde promoviert am 17. 7. 1890, zum Ass.-Arzt befördert am 26. 7. 1892, verheiratete sich am 4. 10. 1897. Ausgeschieden aus dem aktiven Dienst am 22. 12. 1894 als Ass.-Arzt II. Kl, war zuletzt beim Inf.-Regt. Nr. 26 in Magdeburg. Lebt jetzt als prakt. Arzt in Grunewald (bei Berlin).

1460 Günther Haering,

geb. am 29. Juni 1867 in Hirschberg (Schlesien) als Sohn des Oberstabsarztes Dr. Heinrich Haering, gehörte der K. W.-A. an vom 23. 10. 1886 bis 18. 12. 1888 und vom 9. 5. 1889 bis 15. 3. 1891, wurde promoviert am 30. 12. 1907, zum Ass.-Arzt befördert am 20. 11. 1894. Ausgeschieden aus dem aktiven Dienst am 19. 12. 1905 als Stabsarzt, war zuletzt Bataillonsarzt beim Gren.-Regt. Nr. 5 in Danzig. Lebt jetzt als Arzt am Sanatorium der Gebr. Bartsch in Schreiberhau (Schlesien).

1461 Richard Hamann,

geb. am 16. März 1868 in Bensberg (Kreis Mülheim a. Rhein) als Sohn des Professors und Gymnasialdirektors Adolf Hamann, gehörte der K. W.-A. an vom 23. 10. 1886 bis 14. 2. 1891, wurde promoviert am 18. 10. 1890, zum Ass.-Arzt befördert am 28. 9. 1892, verheiratete sich am 24. 11. 1897. Er erhielt Kommando an die Psychiatrische Universitätsklinik in Jena in der Zeit vom 15. 6. 1896 bis 30. 4. 1897, war bei der M.-A. tätig vom 1. 10. 1901 bis 27. 1. 1905 und ist seit dem 19. 12. 1905 Oberstabsarzt und Referent der Medizinalabteilung des Kriegsministeriums in Berlin.

Er betätigte sich literarisch auf dem Gebiete des Militärsanitätswesens und schrieb:

Die heutige Organisation des Sanitätskorps in Villaret-Paalzows Handbuch. Stuttgart. Ferd. Enke.

1462 Freimuth Herbst,

geb. am 17. November 1866 in Bochum als Sohn des Rendanten Ludwig Herbst, gehörte der K. W.-A. an vom 23. 10. 1886 bis 15. 2. 1891, wurde promoviert am 1. 8. 1890, zum Ass.-Arzt befördert am 22. 12. 1892, verheiratete sich am 26. 9. 1907. Ausgeschieden aus dem aktiven Dienst am 18. 10. 1909 als Oberstabsarzt, war zuletzt Regimentsarzt des Feldart.-Regts. Nr. 75 in Halle a. S. Er lebt jetzt als Oberstabsarzt a. D. in Kiel.

Maximilian Hinze, 1463

geb. am 15. April 1868 in Berlin als Sohn des Rechnungsrats Gustav Hinze, gehörte der K. W.-A. an vom 23. 10. 1886 bis 14. 3. 1891, wurde promoviert am 18. 9. 1890, zum Ass.-Arzt befördert am 22. 3. 1892, verheiratete sich am 27. 5. 1896. Er ist zurzeit Oberstabsarzt und Regimentsarzt des Feldart.-Regts. Nr. 5 in Sprottau.

Richard Jahr, 1464

geb. am 14. August 1867 in Kiel als Sohn des Oberkammer-Verwalters Carl Jahr, gehörte der K.W.-A. an vom 23. 10. 1886 bis 2. 5. 1889. Er studierte weiter Medizin, wurde 1891 approbiert, trat in die Marine ein. Ausgeschieden aus dem aktiven Dienst am 15. 10. 1893 als Marine-Unterarzt. Er wurde dann Schiffsarzt vom Verein Hamburger Schiffsärzte aus und ging nach Westindien. Ist seitdem verschollen.

Karl Kahleyß, 1465

geb. am 26. Februar 1867 in Wernigerode a. H. als Sohn des Kaufmanns Karl Kahleyß, gehörte der K. W.-A. vom 23. 10. 1886 bis 15. 2. 1891, wurde promoviert am 20. 8. 1890, zum Ass.-Arzt befördert am 22. 11. 1892, verheiratete sich am 1. 6. 1897. Er erhielt Kommando an das Krankenhaus der Barmherzigkeit in Königsberg i. Pr. in der Zeit vom 1. 1. 1895 bis 1. 1. 1897. Ausgeschieden aus dem aktiven Dienst am 18. 4. 1903 als Stabsarzt, war zuletzt Bataillonsarzt im Gren.-Regt. Nr. 11 in Breslau. Lebt jetzt als prakt. Arzt und Stabsarzt a. D. in Quedlinburg.

Wilhelm Krantz, 1466

geb. am 22. April 1867 in Neu-Valm (Kr. Neustettin in Pommern) als Sohn des Rittergutsbesitzers Albert Krantz, gehörte der K. W.-A. an vom 23. 10. 1886 bis 15. 3. 1891, wurde promoviert am 17. 1. 1891, zum Ass.-Arzt befördert am 28. 9. 1892, verheiratete sich am 30. 9. 1896. Er ist zurzeit Oberstabsarzt und Regimentsarzt des Inf.-Regts. Nr. 130 in Metz.

Prof. Walter v. Lingelsheim, 1467

geb. am 13. Dezember 1866 in Bad Wildungen (Waldeck) als Sohn des Forstmeisters Wilhelm v. Lingelsheim, gehörte der K.W.-A. an vom 23. 10. 1886 bis 15. 2. 1891, wurde promoviert am 29. 6. 1891, zum Ass.-Arzt befördert am 28. 9. 1892. Ausgeschieden aus dem aktiven Dienst am 26. 11. 1895 als Ass.-Arzt I. Kl., war zuletzt beim Train-Batl. Nr. 6 in Breslau. Er wurde dann Assistent am hygienischen Institut der Universität Marburg und ist jetzt Professor und Direktor des Königl. hygienischen Instituts in Beuthen (Schlesien).

Er betätigte sich literarisch auf dem Gebiete der Hygiene und Bakteriologie. Neben anderen Arbeiten sei besonders erwähnt:

Bakteriologische Arbeiten während der Genickstarreepidemie in Oberschlesien 1904/05. Klinisches Jahrbuch. 1906. Jena. Gustav Fischer.

1468   **Adolf Loew,**

geb. am 14. Dezember 1867 in Emmerich (Rheinprov.) als Sohn des Eisenbahnbetriebsinspektors W. Loew, gehörte der K. W.-A. an vom 23. 10. 1886 bis 14. 2. 1891, wurde promoviert am 23. 8. 1890, zum Ass.-Arzt befördert am 28. 9. 1892. Er erhielt Kommando an das Bürgerhospital (chirurg. Abteil.) in Cöln in der Zeit von 1895 bis 1898. Er war Leibarzt des Schah von Persien und Gesandtschaftsarzt in Teheran 1899 bis 1906. Er ist zurzeit Oberstabsarzt und Regimentsarzt des Eisenb.-Regts. Nr. 1 in Schöneberg bei Berlin.

Er betätigte sich literarisch auf dem Gebiete der Chirurgie.

1469   **Alfred Matschke,**

geb. am 1. Dezember 1867 in Breslau als Sohn des Oberpostdirektionssekretärs und Hauptmanns d. L. Eduard Matschke, gehörte der K. W.-A. an vom 23. 10. 1886 bis 15. 3. 1891, wurde promoviert am 30. 8. 1890, zum Ass.-Arzt befördert am 1. 6. 1892, verheiratete sich am 29. 5. 1894. Er ist zurzeit Oberstabsarzt und Regimentsarzt des Hus.-Regts. Nr. 4 in Ohlau.

1470   **August Meyer,**

geb. am 19. Oktober 1866 in Barth (Pommern) als Sohn des Kaufmanns (Rheders) August Meyer, gehörte der K. W.-A. an vom 23. 10. 1886 bis 14. 3. 1891, wurde promoviert am 11. 7. 1890, zum Ass.-Arzt befördert am 23. 8. 1892, verheiratete sich am 30. 8. 1897. Er ist zurzeit Oberstabsarzt und Regimentsarzt des Inf.-Regts. Nr. 171 in Colmar i. Els.

1471   **Paul Michelet,**

geb. am 10. Juni 1866 in Berlin als Sohn des Dr. med. Paul Michelet, gehörte der K. W.-A. an vom 23. 10. 1886 bis 8. 12. 1888 und vom 22. 6. 1889 bis 15. 3. 1891, wurde promoviert am 15. 11. 1890. Er schied am 4. 3. 1893 aus dem aktiven Dienst als Unterarzt im Inf.-Regt. Nr. 64 aus, wurde nach seiner Approbation Ass.-Arzt im städtischen Krankenhause in Dresden und erkrankte an Tuberkulose, der er erlag. Gest. am 13. Dezember 1905 im Hause der Mutter in Dresden.

1472   **Albert Mühlschlegel,**

geb. am 4. August 1867 in Biberach a. R. (Württemberg) als Sohn des Gutsbesitzers Albert Mühlschlegel, gehörte der K. W.-A. an vom 23. 10. 1886 bis 15. 3. 1891, wurde promoviert am 18. 9. 1890, zum Ass.-Arzt befördert am 7. 9. 1892, verheiratete sich am 10. 5. 1894. Er erhielt Kommando an das Kaiserl. Gesundheitsamt in Berlin in der Zeit vom 1. 1. 1896 bis 31. 12. 1897. Er ist zurzeit Oberstabsarzt und Regimentsarzt des Feldart.-Regts Nr. 29 in Ludwigsburg.

1473   **Louis Nordhof,**

geb. am 7. Dezember 1866 in Ovelgönne (Oldenburg) als Sohn des prakt. Arztes Dr. med. Gustav Nordhof, gehörte der K.W.-A. an vom

23. 10. 1886 bis 15. 3. 1891, wurde promoviert am 4. 7. 1890, zum
Ass.-Arzt befördert am 21. 4. 1892, verheiratete sich am 30. 7. 1901.
Er ist zurzeit Oberstabsarzt und Regimentsarzt des Kür.-Regts. Nr. 8
in Deutz.

Friedrich Schaffner, 1474

geb. am 1. April 1866 in Konstanz als Sohn des Kaufmanns und
Stadtrats Georg Schaffner, gehörte der K.W.-A. an vom 23. 10. 1886
bis 3. 8. 1888. Er setzte seine medizinischen Studien fort, musste sie
aber krankheitshalber aufgeben. Er lebt jetzt ohne Stellung bzw. Beruf
bei seiner Mutter in Konstanz.

Otto Schmiz, 1475

geb. am 22. Dezember 1865 in Hillesheim (Rheinprov.) als Sohn des
Kaufmanns Eduard Schmiz, gehörte der K. W.-A. an vom 23. 10. 1886
bis 14. 2. 1891, wurde promoviert am 11. 7. 1890, zum Ass.-Arzt befördert am 26. 7. 1892, verheiratete sich am 1. 3. 1897. Er erhielt
Kommando an die Königl. chirurgische Universitätsklinik in Bonn in
der Zeit vom 2. 1. 1896 bis 1. 2 1898. Er ist zurzeit Oberstabsarzt
und Regimentsarzt des Ulan.-Regts. Nr. 7 in Saarbrücken.
Er betätigte sich literarisch auf dem Gebiete der Chirurgie.

Wilhelm Schnellen, 1476

geb. am 18. September 1866 in Klosterwald (Hohenzollern) als Sohn
des Amtsgerichtssekretärs Wilhelm Schnellen, gehörte der K. W.-A.
an vom 23. 10. 1886 bis 15. 2. 1891, wurde promoviert am 1. 8. 1890,
zum Ass.-Arzt befördert am 28. 9. 1892. Gest. am 29. August 1897
als Stabsarzt, war zuletzt Bataillonsarzt beim Inf.-Regt. Nr. 137 in
Hagenau.

Hermann Schröder, 1477

geb. am 2. Februar 1866 in Marienhof (Dänemark) als Sohn des
Gutspächters Hermann Schröder, gehörte der K.W.-A. an vom 23. 10.
1886 bis 15. 2. 1891, wurde promoviert am 25. 7. 1890, zum Marine-
Ass.-Arzt befördert am 26. 7. 1892. Ausgeschieden aus dem aktiven
Dienst am 13. 10. 1905 als Marine-Oberstabsarzt, war zuletzt Schiffsarzt auf S. M. S. „Kaiser Karl der Große". Er lebt jetzt als Oberstabsarzt a. D. in Erlangen.

Martin Schunk, 1478

geb. am 9. Juli 1867 in Sigmaringen (Hohenzollern) als Sohn des
Gymnasiallehrers Dr. phil. Egon Schunk, gehörte der K. W.-A. an vom
23. 10. 1886 bis 15. 3. 1891, wurde promoviert am 1. 11. 1890, zum
Ass.-Arzt befördert am 28. 9. 1892. Gest. am 6. Juni 1908 als Oberstabsarzt, war zuletzt Regimentsarzt des Drag.-Regts. Nr. 12 in Gnesen.

Wilhelm Seeger, 1479

geb. am 27. September 1868 in Mergentheim (Württemberg) als Sohn
des Oberstabsarztes Eduard Seeger, gehörte der K. W.-A. an vom

23. 10. 1886 bis 15. 3. 1891, wurde promoviert am 6. 12. 1890, zum Ass.-Arzt befördert am 14. 10. 1892. Ausgeschieden aus dem aktiven Dienst am 8. 10. 1906 als Stabsarzt, war zuletzt Bataillonsarzt beim Inf.-Regt. Nr. 124 in Weingarten. Jetziger Aufenthaltsort unbekannt.

1480   **Karl Vogel,**

geb. am 10. August 1866 in Berlin als Sohn des Oberlehrers Karl Vogel, gehörte der K. W.-A. an vom 23. 10. 1886 bis 15. 3. 1891, wurde promoviert am 23. 8. 1890, zum Marine-Ass.-Arzt befördert am 21. 4. 1892. Er erkrankte als Marine-Stabsarzt an einem Lungenleiden, dem er erlag. Gest. am 27. April 1898 in der Lungenheilstätte Sülzhagen am Harz.

1481   **Gustav Weiland,**

geb. am 28. September 1868 in Berlin als Sohn des Geh. Journalisten Eduard Weiland, gehörte der K. W.-A. an vom 23. 10. 1886 bis 15. 3. 1891. Er wurde 1892 als Unterarzt zum Inf.-Regt. Nr. 42 zur Beendigung der Staatsprüfung nach Greifswald versetzt, ohne jedoch dort das Examen zu vollenden. Weiteres Schicksal unbekannt.

1482   **Hermann Zöllner,**

geb. am 18. Mai 1867 in Ilfeld (Hannover) als Sohn des Kasernen-Inspektors Julius Zöllner, gehörte der K. W.-A. an vom 23. 10. 1886 bis 11. 12. 1890. Er beendete seine Studien und wurde 1894 approbiert. Er wurde zunächst Assistent an der Universitäts-Frauenklinik in Straßburg i. E., ließ sich danach als Frauenarzt in Cöln a. Rh. nieder und lebt jetzt dort als Spezialarzt für Geburtshilfe.

Ostern 1887.

1483   **Ernst Bieck,**

geb. am 3. Januar 1866 in Rummelsburg (Pommern) als Sohn des Kreissekretärs Rudolf Bieck, gehörte der K. W.-A. an vom 22. 4. 1887 bis 1. 10. 1889, wurde promoviert am 5. 3. 1889, zum Ass.-Arzt befördert am 27. 5. 1881, verheiratete sich am 19. 2. 1904. Er war bei der K. W.-A. tätig vom 28. 5. 1896 bis 29. 4. 1898, erhielt Kommando an die Königl. Charité in Berlin in der Zeit vom 1. 9. 1896 bis 1. 4. 1898. Ausgeschieden aus dem aktiven Dienst am 15. 12. 1906 als Oberstabsarzt, war zuletzt Regimentsarzt des Inf.-Regts. Nr. 131 in Mörchingen. Er lebt jetzt als Spezialarzt für Haut- und Harnleiden in Stettin.

Er betätigte sich literarisch auf dem Gebiete der Dermatologie und schrieb u. a. über:

1. Der Tripper der Frau.
2. Die Lichttherapie.

Max Brausewetter, 1484

geb. am 27. Mai 1867 in Stettin als Sohn des Kaufmanns Hans Brausewetter, gehörte der K. W.-A. an vom 30. 3. 1887 bis 1. 10. 1891, wurde promoviert am 25. 2. 1891, zum Ass.-Arzt befördert am 26. 7. 1892, verheiratete sich am 29. 3. 1897. Ausgeschieden aus dem aktiven Dienst am 16. 12. 1899 als Stabsarzt, war zuletzt Bataillonsarzt beim Inf.-Regt. Nr. 114 in Konstanz und ist jetzt prakt. Arzt in Malaga (Spanien).

Friedrich Buchbinder, 1485

geb. am 24. Mai 1866 in Schul-Pforta (Kr. Naumburg) als Sohn des Prof. Dr. Friedrich Buchbinder, gehörte der K. W.-A. an vom 30. 3. 1887 bis 30. 9. 1891, wurde promoviert am 30. 5. 1891, zum Ass.-Arzt befördert am 26. 8. 1893, verheiratete sich am 6. 7. 1901. Er ist zurzeit Oberstabsarzt und Regimentsarzt des Feldart.-Regts. Nr. 66 in Lahr.

Hans Dorendorf, 1486

geb. am 29. März 1866 in Aken a. E. als Sohn des Kreisrichters Wilhelm Dorendorf, gehörte der K. W.-A. an vom 30. 3. 1887 bis 1. 10. 1891, wurde promoviert am 4. 3. 1891, zum Ass.-Arzt befördert am 30. 4. 1893. Er war bei der K. W.-A. tätig vom 25. 8. 1898 bis 11. 9. 1902, erhielt Kommando an die II. medizinische Klinik der Charité in Berlin in der Zeit vom 1. 4. 1900 bis 11. 9. 1902. Er war vom 1. 1. bis 30. 5. 1903 zur Begleitung Ihrer Hoheiten des Herzogs und der Herzogin Johann Albrecht zu Mecklenburg und zu wissenschaftlichen Zwecken nach den Kanarischen Inseln beurlaubt; vom 4. 1. 1905 an Leibarzt Sr. Königl. Hoheit des Prinzen Albrecht von Preußen, Regenten des Herzogtums Braunschweig, bis zu dessen Ableben. Unternahm im Winter 1906/07 eine dreimonatige wissenschaftliche Reise nach Wien. Ausgeschieden aus dem aktiven Dienst am 21. 12. 1909 als Oberstabsarzt, war zuletzt Regimentsarzt des Feldart.-Regts. Nr. 76 in Freiburg i. B., ist jetzt leitender Arzt der Inneren Abteilung des Krankenhauses Bethanien in Berlin.

Er betätigte sich literarisch auf dem Gebiete der inneren Medizin und Laryngologie und schrieb über:

1. Kehlkopfstörungen bei Tabes. Berlin 1903. O. Enslin.
2. Ueber die Lymphgefäße und Lymphdrüsen der Lippe mit Beziehung auf die Verbreitung des Unterlippenkarzinoms. Internationale Monatsschrift für Anatomie und Physiologie 1900. Bd. XVII. Heft 5.
3. Gemeinsam mit weil. Prof. Paul Schultz: Ueber die zentripetale Leitung des Nervus recurrens. Archiv für Laryngologie. Bd. XV. Heft 2.

Wilhelm Esser, 1487

geb. am 8. Mai 1866 in Meschede (Westfalen) als Sohn des Amtmanns Joseph Esser, gehörte der K. W.-A. an vom 30. 3. 1887 bis 30. 9. 1891, wurde promoviert am 18. 4. 1891, zum Ass.-Arzt befördert am 22. 6. 1893, verheiratete sich am 27. 9. 1898. Er ist zurzeit Oberstabsarzt und Regimentsarzt des Gren.-Regts. Nr. 89 in Schwerin.

1488 <center>**Wilhelm Franz,**</center>

geb. am 30. Dezember 1868 in Berlin als Sohn des Bildhauers Prof. Julius Franz, gehörte der K. W.-A. an vom 30. 3. 1887 bis 1. 10. 1891, wurde promoviert am 22. 9. 1892, zum Ass.-Arzt befördert am 19. 1. 1893. Ausgeschieden aus dem aktiven Dienst am 10. 9. 1908 als Oberstabsarzt, war zuletzt Regimentsarzt des Inf.-Regts. Nr. 131 in Mörchingen, lebt jetzt als Oberstabsarzt a. D. in Breslau.

1489 <center>**Hans Friedlaender,**</center>

geb. am 29. Oktober 1867 in Berlin als Sohn des Gymnasialdirektors Dr. Friedlaender, gehörte der K. W.-A. an vom 30. 3. 1887 bis 1. 10. 1891, wurde promoviert am 4. 4. 1891, zum Ass.-Arzt befördert am 22. 2. 1894, verheiratete sich am 4. 7. 1900. Er ist zurzeit Oberstabsarzt und Regimentsarzt des Inf.-Regts. Nr. 176 in Thorn.

1490 <center>**Conrad Friese,**</center>

geb. am 12. September 1868 in Brandenburg a. H. als Sohn des Stabs- und Bataillonsarztes Dr. Bernhard Friese, gehörte der K. W.-A. an vom 30. 3. 1887 bis 30. 9. 1891, wurde promoviert am 24. 4. 1891, zum Ass.-Arzt befördert am 22. 2. 1894. Ausgeschieden aus dem aktiven Dienst am 18. 10. 1904 als Stabsarzt, war zuletzt Abteilungsarzt beim Feldart.-Regt. Nr. 1 in Insterburg (Ost.-Pr.). Er ist jetzt Spezialarzt für Haut- und Harnkrankheiten in Leipzig.

1491 <center>**Ernst Glatzel,**</center>

geb. am 3. Juli 1867 in Malapane (Schlesien) als Sohn des Knapp- schaftsarztes Dr. Paul Glatzel, gehörte der K. W.-A. an vom 30. 3. 1887 bis 30. 9. 1891, wurde promoviert am 25. 2. 1891, zum Ass.-Arzt be- fördert am 26. 7. 1892, verheiratete sich am 11. 8. 1906. Er war bei der K. W.-A. tätig vom 27. 7. 1898 bis 31. 3. 1902, erhielt Kommando an die Hals- und Nasenklinik der Kgl. Charité in Berlin in der Zeit vom 20. 1. 1900 bis 31. 3. 1902. Er gehörte der Schutztruppe für Süd- westafrika vom 22. 9. 1904 an, nahm teil am Herero- und Hottentotten- Feldzug 1904/05 und war in Ostafrika (Dar-es-salam) Chefarzt des Sara-Hadji-Hospitals vom 7. 9. 1905 bis 26. 11. 1905. Er ist zurzeit Oberstabsarzt und Regimentsarzt des Inf.-Regts. Nr. 54 in Kolberg (Ostsee).

Er betätigte sich literarisch auf dem Gebiete der Hals- und Nasen- heilkunde.

1492 <center>**Paul Glück,**</center>

geb. am 4. Februar 1868 in Reinfeld (Pommern) als Sohn des prakt. Arztes Dr. Friedrich Glück, gehörte der K. W.-A. an vom 30. 3. 1887 bis 1. 10. 1891, wurde promoviert am 18. 7. 1891 und 1893 approbiert. Ausgeschieden aus dem aktiven Dienst am 17. 11. 1893 wegen Dienst- unbrauchbarkeit als Unterarzt im Inf.-Regt. Nr. 54 in Colberg, ließ sich als prakt. Arzt in Eickhof (Bez. Minden) nieder. Gest. am 24. Mai 1902 als Assistenzarzt an der Anstalt für Epileptische und Geistes- kranke in Eckardtsheim (Bez. Minden).

Georg Groll, 1493

geb. am 24. Juli 1868 in Darmstadt als Sohn des Kaufmanns Georg Groll, gehörte der K. W.-A. an vom 30. 3. 1887 bis 28. 5. 1889, wurde zum Ass.-Arzt befördert am 27. 8. 1895. Ausgeschieden aus dem aktiven Dienst am 17. 1. 1907 als Stabsarzt, war zuletzt Bataillonsarzt beim Inf.-Regt. Nr. 130 in Metz. Gest. am 10. Juni 1908 in der Irrenanstalt Saargemünd.

Paul Hoffmann, 1494

geb. am 30. September 1866 in Halle a. S. als Sohn des Bankdirektors Ernst Hoffmann, gehörte der K. W.-A. an vom 30. 3. 1887 bis 6. 8. 1887. Er wurde wegen eines Herzleidens als dienstunbrauchbar entlassen, studierte darauf Jurisprudenz. Er ist jetzt Oberlandesgerichtsrat in Marienwerder.

Johannes Hohenthal, 1495

geb. am 1. November 1866 in Münster (Westfalen) als Sohn des Konsistorialrats Wilhelm Hohenthal, gehörte der K. W.-A. an vom 22. 4. 1887 bis 1. 10. 1889, wurde promoviert am 5. 3. 1889, zum Ass.-Arzt befördert am 21. 4. 1891, verheiratete sich am 15. 11. 1901. Er ist zurzeit Oberstabsarzt und Regimentsarzt des Inf.-Regts. Nr. 165 in Quedlinburg.

Er betätigte sich literarisch auf dem Gebiete der inneren Medizin.

Robert Janz, 1496

geb. am 25. Oktober 1866 in Graudenz als Sohn des Rentiers Wilhelm Janz, gehörte der K. W.-A. an vom 30. 3. 1887 bis 30. 9. 1891, wurde promoviert am 9. 5. 1891, zum Ass.-Arzt befördert am 1. 6. 1892, verheiratete sich am 24. 9. 1898. Er war bei der K. W.-A. tätig vom 28. 12. 1897 bis 1. 8. 1898, erhielt Kommando an die chirurgische Abteilung des Krankenhauses Hamburg-Eppendorf in Hamburg in der Zeit vom 17. 12. 1895 bis 27. 12. 1897. Er ist zurzeit Oberstabsarzt und Regimentsarzt des Inf.-Regts. Nr. 61 in Thorn.

Er betätigte sich literarisch auf dem Gebiete der Chirurgie.

Christian Köhler, 1497

geb. am 24. September 1867 in Vielbrunn (Großh. Hessen) als Sohn des Pfarrers Matthias Köhler, gehörte der K. W.-A. an vom 80. 3. 1887 bis 30. 9. 1891, wurde promoviert am 29. 4. 1891, zum Ass.-Arzt befördert am 30. 4. 1893. Er ist zurzeit Oberstabsarzt und Regimentsarzt des Ulan.-Regts. Nr. 11 in Saarburg in Lothringen.

Hermann Leuchtenberger, 1498

geb. am 23. Juli 1866 in Bromberg (Posen) als Sohn des Gymnasial-Oberlehrers Gottlieb Leuchtenberger, gehörte der K. W.-A. an vom 30. 3. 1887 bis 1. 10. 1891, wurde promoviert am 15. 5. 1891, zum Ass.-Arzt befördert am 1. 6. 1892, verheiratete sich am 17. 4. 1894. Er ist zurzeit Oberstabsarzt und Regimentsarzt des Fußart.-Regts. Nr. 14 in Straßburg i. E.

1499   **Prof. Max Martens,**

geb. am 7. März 1869 in Christinenhof (Mecklenburg) als Sohn des Rittergutspächters F. H. Martens, gehörte der K. W.-A. an vom 30. 3. 1887 bis 30. 9. 1891, wurde promoviert am 28. 2. 1891, zum Ass.-Arzt befördert am 30. 4. 1893. Er war bei der K. W.-A. tätig vom 1. 10. 1897 bis 17. 7. 1903, erhielt 1902 Kommando an das Cholera-lazarett in Hamburg-Eppendorf, ferner an die chirurgische Klinik in Göttingen in der Zeit vom Dezember 1895 bis 30. 9. 1897 und an die chirurgische Klinik der Charité in Berlin vom 13. 4. 1898 bis 17. 7. 1903. Ausgeschieden aus dem aktiven Dienst am 18. 7. 1903 als Stabsarzt, war zuletzt Stabsarzt an der K. W.-A., wurde dann dirigierender Arzt der chirurgischen Abteilung des Krankenhauses Bethanien in Berlin und erhielt 1905 den Titel „Professor". Er ist jetzt in gleicher Eigenschaft Oberstabsarzt d. L. II und Privatdozent für Chirurgie an der Universität in Berlin.

    Er betätigte sich literarisch auf dem Gebiete der Chirurgie und schrieb u. a.:

    1. Ueber bösartige Oberkiefergeschwülste.
    2. Die Urethralverengerungen und -Verletzungen.
    3. Ueber Ileus usw.
    4. Ueber Perforations-Peritonitis.
    5. Die chirurgische Behandlung der Muskel- und Gelenkleiden.

1500   **Emil Mette,**

geb. am 22. Januar 1867 in Dortmund als Sohn des Gymnasial-oberlehrers Professor Alexander Mette, gehörte der K. W.-A. an vom 30. 3. 1887 bis 30. 9. 1891, wurde promoviert am 24. 3. 1893, zum Ass.-Arzt befördert am 28. 10. 1893, verheiratete sich am 20. 6. 1896. Er ist zurzeit Oberstabsarzt und Regimentsarzt des Leibhus.-Regts. Nr. 2 in Danzig (Langfuhr).

1501   **Paul Müller,**

geb. am 23. Oktober 1866 in Legitten bei Labiau (Ostpreußen) als Sohn des Gutsbesitzers Friedrich Müller, gehörte der K. W.-A. an vom 30. 3. 1887 bis 30. 9. 1891, wurde promoviert am 7. 3. 1891, zum Ass.-Arzt befördert am 26. 5. 1893, verheiratete sich am 8. 6. 1898. Er war vom 7. 2. 1894 bis 8. 7. 1895 Arzt in der Schutztruppe für Deutsch-Ostafrika. Er ist zurzeit Oberstabsarzt und Regimentsarzt des Inf.-Regts. Nr. 63 in Oppeln (Schlesien).

1502   **Heinrich Nischwitz,**

geb. am 24. April 1867 in Weinheim (Baden) als Sohn des Notars Daniel Nischwitz, gehörte der K. W.-A. an vom 22. 4. 1887 bis 13. 5. 1889. Er setzte zunächst seine medizinischen Studien fort, um dann zu einem anderen Beruf (Kaufmann?) überzugehen. Ging 1898 nach Amerika und lebt seitdem in New-York.

1503   **Hans Plessing,**

geb. am 11. Oktober 1867 in Lübeck als Sohn des Steuerdirektors Karl Plessing, gehörte der K. W.-A. an vom 30. 3. 1887 bis 1. 10.

1891, wurde promoviert am 21. 2. 1891, zum Ass.-Arzt befördert am 22. 6. 1893, verheiratete sich am 23. 3. 1895. Er ist zurzeit Oberstabsarzt und Regimentsarzt des Drag.-Regts. Nr. 4 in Lüben.

Johannes Remertz,   1504

geb. am 27. Mai 1867 in Rossla (Sachsen) als Sohn des prakt. Arztes Dr. Johannes Remertz, gehörte der K. W.-A. an vom 30. 3. 1887 bis 21. 5. 1887. Er wurde als dienstunbrauchbar entlassen, studierte weiter Medizin und wurde 1892 approbiert. Er ging zunächst als Assistent nach Halle und ließ sich dann als Spezialarzt für Chirurgie in Cöthen (Anhalt) nieder. Er ist jetzt Leiter eines mediko-mechanischen Instituts und einer Privatklinik in Cöthen.

Martin Rosenthal,   1505

geb. am 12. April 1868 in Frankena (Brandenburg) als Sohn des Pfarrers Albert Rosenthal, gehörte der K. W.-A. an vom 30. 3. 1887 bis 30. 9. 1891, wurde promoviert am 20. 6. 1891, zum Ass.-Arzt befördert am 25. 7. 1893, verheiratete sich am 31. 5. 1894. Er ist zurzeit Oberstabsarzt und Regimentsarzt des Feldart.-Regts. Nr. 22. in Münster (Westfalen).

Stefan Rosinski,   1506

geb. am 10. März 1867 in Rosenberg (Schlesien) als Sohn des Rechtsanwalts und Notars Stefan Rosinski, gehörte der K. W.-A. an vom 30. 3. 1887 bis 6. 8. 1887. Er wurde als dienstunbrauchbar entlassen, setzte seine Studien fort und wurde 1892 approbiert und ließ sich als prakt. Arzt in Wronke (Posen) nieder. Er ist jetzt prakt. Arzt und Besitzer eines Röntgenlaboratoriums in Wronke.

Heinrich Schmidt,   1507

geb. am 7. Juli 1866 in Deutz-Cöln als Sohn des Oberroßarztes Heinrich Schmidt, gehörte der K.W.-A. an vom 30. 3. 1887 bis 1. 10. 1891, wurde promoviert am 25. 2. 1891, zum Ass.-Arzt befördert am 23. 8. 1892. Er war bei der K. W.-A. tätig vom 30. 11. 1897 bis 27. 9. 1898. Ausgeschieden aus dem aktiven Dienst am 21. 7. 1908 als Oberstabsarzt, war zuletzt Regimentsarzt des Inf.-Regts. Nr. 66 in Magdeburg. Er lebt jetzt als Oberstabsarzt a. D. in Berlin.

Rudolf Scholtz,   1508

geb. am 7. November 1868 in Brieg (Schlesien) als Sohn des Kaufmanns Rudolf Scholtz, gehörte der K. W.-A. an vom 30. 3. 1887 bis 30. 9. 1891, wurde promoviert am 25. 4. 1893, zum Marine-Ass.-Arzt befördert am 22. 6. 1893. Er erhielt Kommando an die chirurg. Abteil. des allgemeinen Krankenhauses in Hamburg-Eppendorf in der Zeit vom 1. 4. 1896 bis 31. 3. 1897. Er ist zurzeit Marine-Oberstabsarzt und Chefarzt des Deutschen Marinelazaretts in Yokohama.

1509 **Oswald Seeger,**

geb. am 21. August 1867 in Havelberg als Sohn des prakt. Arztes Dr. Oswald Seeger, gehörte der K. W.-A. an vom 30. 3. 1887 bis 30. 9. 1891, wurde promoviert am 26. 5. 1891, zum Ass.-Arzt befördert am 26. 8. 1893, verheiratete sich am 3. 10. 1900. Er ist zurzeit Oberstabsarzt und Regimentsarzt des Inf.-Regts. Nr. 140 in Hohensalza.

1510 **Fritz Taubert,**

geb. am 26. Juli 1868 in Torgau (Sachsen) als Sohn des Gymnasialoberlehrers Dr. phil Otto Taubert, gehörte der K. W.-A. an vom 30. 3. 1887 bis 30. 9. 1891, wurde promoviert am 15. 5. 1891, zum Ass.-Arzt befördert am 26. 7. 1892, verheiratete sich am 26. 11. 1896. Er ist zurzeit Oberstabsarzt und Regimentsarzt des Inf.-Regts. Nr. 83 in Kassel.

1511 **Karl v. Vagedes,**

geb. am 11. Juni 1868 in Berlin als Sohn des Oberbauinspektors Ferdinand v. Vagedes, gehörte der K. W.-A. an vom 30. 3. 1887 bis 30. 9. 1891, wurde promoviert am 4. 4. 1891, zum Ass.-Arzt befördert am 30. 4. 1893, verheiratete sich am 12. 5. 1900. Er erhielt Kommando an das Königl. Institut für Infektionskrankheiten in Berlin in der Zeit vom 15. 9. 1894 bis 3. 4. 1897, ferner durch K.-M. Verfüg. im Auftrage des Reichskanzlers zur Beobachtung der Pest nach Oporto vom 22. 12. 1899 bis 15. 4. 1900 und vom 18. 12. 1900 bis 18. 9. 1902 zu wissenschaftlichen Untersuchungen nach Deutsch-Südwestafrika (Malariaexpedition). Er ist zurzeit Oberstabsarzt und Regimentsarzt des Feldart.-Regts. Nr. 36 in Danzig.

Er betätigte sich literarisch auf dem Gebiete der Hygiene und Bakteriologie.

1512 **Eduard Wadsack,**

geb. am 3. April 1869 in Bensheim (Hessen) als Sohn des prakt. Arztes Dr. Emil Wadsack, gehörte der K. W.-A. an vom 30. 3. 1887 bis 30. 9. 1891, wurde promoviert am 9. 5. 1891, zum Ass.-Arzt befördert am 26. 5. 1893. Er war bei der K. W.-A. tätig vom 17. 2. 1903 bis 15. 10. 1906, erhielt Kommando an die III. und I. mediz. Klinik der Charité vom 11. 9. 1903 bis 9. 9. 1906 und als Chefarzt der Villa Hildebrand, Genesungsheim für deutsche Offiziere und Sanitätsoffiziere in Arco (Südtirol) in der Zeit vom 10. 9. 1906 bis 31. 5. 1907. Er ist zurzeit Oberstabsarzt und Regimentsarzt des Regts. der Gardes du Corps in Potsdam.

Er betätigte sich literarisch auf dem Gebiete der inneren Medizin.

1513 **Kurt Wagner,**

geb. am 11. Juli 1868 in Königberg (Preußen) als Sohn des Premierleutnants und Adjutanten der 1. Festungsinspektion Julius Wagner, gehörte der K. W.-A. an vom 30. 3. 1887 bis 30. 9. 1891, wurde promoviert am 21. 2. 1891, zum Ass.-Arzt befördert am 30. 4. 1893, verheiratete sich am 6. 7. 1897. Er erhielt Kommando an die K. W.-A. behufs Beschäftigung in der Ohrenklinik der Königl. Charité in Berlin in der Zeit vom 1. 11. 1903 bis 31. 8. 1904. Er ist zurzeit Oberstabsarzt und Regimentsarzt des Inf.-Regts. Nr. 69 in Trier.

Walter v. Zander,   1514

geb. am 17. November 1867 in Berlin als Sohn des Kanzleirats und Premierleutnants a. D. Ludwig v. Zander, gehörte der K. W.-A. an vom 20. 5. 1887 bis 30. 9. 1891, wurde promoviert am 21. 2. 1891, zum Ass.-Arzt befördert am 29. 3. 1893, verheiratete sich am 30. 9. 1896. Er war bei der K. W.-A. tätig vom 3. 4. 1897 bis 15. 6. 1900, erhielt Kommando an die Station für Hals- und Nasenkranke der Charité in Berlin in der Zeit vom August 1897 bis 15. 6. 1900. Er ist zurzeit Oberstabsarzt und Regimentsarzt des Feldart.-Regts. Nr. 39 in Perleberg.

Michaelis 1887.

Prof. Hans Bischoff,   1515

geb. am 28. November 1867 in Neu-Schönefeld bei Leipzig als Sohn des Eisenbahn-Stationsvorstehers Alfred Bischoff, gehörte der K.W.-A. an vom 21. 10. 1887 bis 14. 2. 1892, wurde promoviert am 3. 7. 1891, zum Ass.-Arzt befördert am 25. 7. 1893, verheiratete sich am 27. 5. 1899. Er war bei der K. W.-A. tätig vom 28. 3. 1899 bis 14. 9. 1905, erhielt Kommando an das hygienische Institut der Universität in Breslau in der Zeit vom 11. 10. 1895 bis 30. 9. 1898. Er ist seit 1900 beauftragt mit Vorlesungen über Gesundheitsgefahren im Berg- und hüttenmännischen Betriebe an der Bergakademie Berlin, seit Oktober 1906 Militärlehrer an der Kriegsakademie; seit Januar 1907 Schriftleiter der deutschen militärärztlichen Zeitschrift. Am 8. 3. 1907 wurde ihm das Prädikat „Professor" verliehen. Er ist zurzeit Oberstabsarzt und Regimentsarzt des Eisenb.-Regts. Nr. 3 in Berlin.

Er war literarisch tätig auf dem Gebiet der Hygiene und schrieb u. a.:

1. Beiträge zur Konservenfabrikation (zusammen mit Wintgen). Zeitschrift für Hygiene. 1900.
2. Ueber den Keimgehalt und die Sterilisierbarkeit der zu den Platzpatronen verwandten Fließpappe. Veröffentl. aus d. Geb. des Mil.-San.-W. H. 23.
3. Das Typhus-Immunisierungsverfahren nach Brieger. Zeitschr. f. Hygiene. 1906. Bd. 54.

Heinrich Bohnenberger,   1516

geb. am 8. Dezember 1869 in Riedbach (Württemberg) als Sohn des Pfarrers Heinrich Bohnenberger, gehörte der K. W.-A. an vom 21. 10. 1887 bis 15. 2. 1892. Er wurde am 12. 9. 1893 als Unterarzt zum Inf.-Regt. Nr. 125 nach Tübingen zur Beendigung der Staatsprüfung versetzt, mußte aber eines Lungenleidens wegen als dienstunbrauchbar entlassen werden. Er wurde 1894 approbiert, ließ sich als prakt.

Arzt in Nellingen (Württemberg) nieder. War dann Arzt an den Bodelschwingschen Anstalten in Bielefeld und starb am 30. Januar 1908 in Gadderbaum.

1517   **Arnold Dammann,**

geb. am 25. Mai 1868 in Berent (Westpreußen) als Sohn des Schulinspektors Gustav Dammann, gehörte der K. W.-A. an vom 21. 10. 1887 bis 19. 6. 1889. Er wurde wegen Handgelenkversteifung als dienstunbrauchbar entlassen, studierte weiter Medizin, wurde am 29. 11. 1892 approbiert, war von 1892—1893 Assistent an der Universitätsklinik für Haut- und Geschlechtskrankheiten in Halle. Er ließ sich dann als prakt. Arzt in Aken a. d. Elbe nieder und starb am 30. Oktober 1900 in Blankenburg am Harz.

1518   **Paul Dannehl,**

geb. am 18. August 1869 in Berlin als Sohn des Rechnungsrates Adolf Dannehl, gehörte der K. W.-A. an vom 21. 10. 1887 bis 14. 2. 1892, wurde promoviert am 21. 1. 1892, zum Ass.-Arzt befördert am 26. 8. 1893, verheiratete sich am 6. 10. 1898. Er ist zurzeit Oberstabsarzt und Regimentsarzt des Feldart.-Regts. Nr. 63 in Frankfurt a. Main.

1519   **Richard Doering,**

geb. am 25. Oktober 1868 in Berlin als Sohn des Leutnants a. D. und Direktors einer Militär-Vorbildungsanstalt Wilhelm Doering, gehörte der K. W.-A. an vom 21. 10. 1887 bis 14. 2. 1892, wurde promoviert am 9. 10. 1891, zum Ass.-Arzt befördert am 25. 7. 1893, verheiratete sich am 25. 9. 1902. Er erhielt Kommando zur Dienstleistung beim Auswärtigen Amt unter Stellung à la suite des Sanitätskorps in der Zeit vom 7. 4. 1894 bis 23. 9. 1895 als Regierungsarzt in Togo und vom 30. 1. 1896 bis 26. 7. 1898 als Regierungsarzt in Kamerun und in Togo. Er ist zurzeit Oberstabsarzt und Regimentsarzt des Drag.-Regts. Nr. 11 in Lyck.

Er betätigte sich literarisch auf dem Gebiete der Tropenkrankheiten.

1520   **Karl Drewes,**

geb. am 12. Dezember 1866 in Schöppenstedt (Braunschweig) als Sohn des Pastors Karl Drewes, gehörte der K. W.-A. an vom 21. 10. 1887 bis 15. 3. 1892, wurde promoviert am 2. 5. 1893, zum Ass.-Arzt befördert am 22. 6. 1893. Er gehörte der Schutztruppe für Deutsch-Ostafrika an in der Zeit vom 1. 5. 1895 bis 1903. Ausgeschieden aus dem aktiven Dienst 18. 10. 1903 als Stabsarzt, war zuletzt Stabsarzt der Kaiserl. Schutztruppe für Ostafrika, ist jetzt Spezialarzt für Ohrenkrankheiten in Helmstedt.

1521   **Karl Evler,**

geb. am 19. September 1868 in Boguslaw (Posen) als Sohn des Ober-Grenz-Kontrolleurs Karl Evler, gehörte der K. W.-A. an vom

21. 10. 1887 bis 15. 2. 1892, wurde promoviert am 18. 7. 1891, zum Ass.-Arzt befördert am 22. 6. 1893. Er war bei der K. W.-A. tätig vom 1. 10. 1899 bis 30. 3. 1901, erhielt Kommando an die chirurg. Klinik der Universität Straßburg i. E. vom 1. 7. 1897 bis 1. 7. 1899 und an die Frauenklinik des Königl. Charitékrankenhauses in Berlin vom 8. 11. 1899 bis 30. 3. 1901. Ausgeschieden aus dem aktiven Dienst am 13. 9. 1906 als Stabsarzt, war zuletzt Stabsarzt bei der Unteroffizierschule in Treptow a. R. Er ist jetzt Besitzer einer chirurg.-gynäkolog. Klinik, verbunden mit Röntgeninstitut und orthopädischer Werkstätte in Treptow a. R.

Er betätigte sich literarisch auf dem Gebiete der Chirurgie und schrieb u. a.:

> Behandlung von Eiterungen mit Röntgenstrahlen. Veröffentl. aus d. Gebiet des Militär-Sanitätswesens. H. 35 Verhandlg. d. deutschen Röntgen-Gesellsch. Bd. IV.

Prof. Rudolf Graeßner,　　　　1522

geb. am 27. Juli 1867 in Dortmund als Sohn des Direktors F. Graeßner, gehörte der K. W.-A. an vom 21. 10. 1887 bis 14. 2. 1892, wurde promoviert am 12. 8. 1891, zum Ass.-Arzt befördert am 23. 1. 1894. Er erhielt Kommando an die chirurgische Abteilung des Bürgerhospitals in Cöln in der Zeit vom 1. 12. 1901 bis 30. 11. 1904. Er ist seit 1. 12. 1904 außerordentliches Mitglied und Dozent für Chirurgie an der Akademie für praktische Medizin und dirigierender Arzt der städtischen Röntgen-Abteilungen in Cöln; erhielt 1909 den Titel „Professor". Er ist zurzeit als Oberstabsarzt und Regimentsarzt des Inf.-Regts. Nr. 30 kommandiert zur Akademie für praktische Medizin in Cöln.

Er betätigte sich literarisch auf dem Gebiete der Chirurgie, Röntgenologie und schrieb u. a.:

> Die Technik der Extensionsverbände bei der Behandlung der Frakturen (zusammen mit Bardenheuer). IV. Aufl. Stuttgart. 1909.

Kurt Grosse,　　　　1523

geb. am 25. November 1866 in Berlin als Sohn des Kaufmanns Moritz Grosse, gehörte der K. W.-A. an vom 21. 10. 1887 bis 15. 2. 1892, wurde promoviert am 26. 3. 1892, zum Marine-Ass.-Arzt befördert am 27. 3. 1894, verheiratete sich am 6. 6. 1903. Ausgeschieden aus dem aktiven Dienst am 31. 3. 1896 als Marine-Ass.-Arzt, war zuletzt im Bureau des Generalarztes in Wilhelmhaven. Er wurde Assistent an der gynäkologischen Klinik der Universität Gießen und lebt jetzt als Spezialarzt für Frauenkrankheiten in Berlin.

Bernhard Hammer,　　　　1524

geb. am 4. November 1867 in Düsseldorf als Sohn des Oberstabsarztes Ferdinand Hammer, gehörte der K. W.-A. an vom 21. 10. 1887 bis 14. 2. 1892, wurde promoviert am 31. 7. 1891, zum Ass.-Arzt befördert am 26. 8. 1893. Er erhielt Kommando an die chirurgische Klinik der Universität Freiburg in der Zeit vom 1. 10. 1898 bis

31. 3. 1901. Er ist zurzeit Oberstabsarzt und Regimentsarzt des Gren.-Regts. Nr. 109 in Karlsruhe.

Er betätigte sich literarisch auf dem Gebiete der Chirurgie.

1525 Hugo Hartung,

geb. am 24. April 1868 in Wittstock als Sohn des Gymnasial-Professors Dr. Gustav Hartung, gehörte der K. W.-A. an vom 21. 10. 1887 bis 15. 2. 1892, wurde promoviert am 12. 8. 1891, zum Ass.-Arzt befördert am 25. 7. 1893. Ausgeschieden aus dem aktiven Dienst am 19. 1. 1897 als Ass.-Arzt I. Kl., war zuletzt à la suite des Sanitäts-Korps (vorher Gren.-Regt. Nr. 110 in Heidelberg), ließ sich dann als Arzt für Stoffwechselkrankheiten in Baden (Baden) nieder. Er lebt jetzt als Spezialarzt für Rückenmarkskrankheiten in Berlin und ist Besitzer eines Sanatoriums in Hermsdorf.

1526 Karl Heise,

geb. am 20. Mai 1869 in Celle als Sohn des Rentiers Karl Heise, gehörte der K. W.-A. an vom 21. 10. 1887 bis 15. 3. 1892, wurde promoviert am 6. 2. 1892, zum Ass.-Arzt befördert am 23. 8. 1892, verheiratete sich am 2. 10. 1900. Ausgeschieden aus dem aktiven Dienst am 28. 7. 1897 als Ass.-Arzt I. Kl., war zuletzt beim Inf.-Regt. Nr. 14 in Graudenz. Er lebt jetzt als prakt. Arzt in Kissenbrück (Braunschweig).

1527 Prof. Erich Hoffmann,

geb. am 25. April 1868 in Witzmitz (Pommern) als Sohn des Pfarrers Paul Hoffmann, gehörte der K. W.-A. an vom 21. 10. 1887 bis 14. 2. 1892, wurde promoviert am 16. 12. 1892, zum Ass.-Arzt befördert am 21. 9. 1893. Er war bei der K. W.-A. tätig vom 22. 2. 1898 bis 14. 11. 1903, erhielt Kommando an die Universitäts-Klinik für Haut- und Geschlechtskrankheiten (Prof. Lesser) in Berlin in der Zeit vom 16. 7. 1900 bis 30. 9. 1903. Ausgeschieden aus dem aktiven Dienst am 14. 11. 1903 als Stabsarzt, war zuletzt Stabsarzt an der K. W.-A. in Berlin. Er blieb Oberarzt der Universitäts-Klinik und Poliklinik für Hautkrankheiten in Berlin und wurde 1906 zum Professor ernannt. Er ist seit Januar 1908 Redakteur der Dermatologischen Zeitschrift und korrespondierendes Mitglied der Wiener Dermatologischen Gesellschaft. Er erhielt 1909 einen Ruf als a. ö. Prof. und Direktor der Universitäts-Poliklinik für Hautkrankheiten in Halle a. S. und ist zurzeit (seit 1. 4. 1910) Direktor der Klinik und Poliklinik für Syphilis und Hautkrankheiten in Bonn.

Literarisch war er auf dem Gebiet der Haut- und Geschlechtskrankheiten tätig

und schrieb neben zahlreichen anderen Arbeiten über: Die Aetiologie der Syphilis. Berlin 1906. J. Springer, und gab einen Atlas der ätiologischen und experimentellen Syphilisforschung heraus, Berlin 1908. J. Springer. Er entdeckte zusammen mit Schaudinn den Erreger der Syphilis, die Spiroch. pallida, allein die allgemeine Hautsyphilis bei niederen Affen und die Empfänglichkeit von Hund, Ziege, Schaf für Syphilis, ferner die Ueberimpfbarkeit des syphilitischen Blutes mehrere Wochen (3) vor dem Ausbruch der Allgemeinerscheinungen (Affenexperiment)

Hans Hofft, 1528

geb. am 6. September 1868 in Röbel (Meckl.-Schwerin) als Sohn des Senators Heinrich Hofft, gehörte der K. W.-A. an vom 21. 10. 1887 bis 29. 10. 1889, wurde zum Ass.-Arzt befördert am 23. 2. 1895. Er trat am 1. 4. 1896 zur Schutztruppe für Ostafrika über, der er bis 1898 angehörte und nahm teil am Gefecht gegen den Sultan Katuga Moto von Urambo am 15. und 20. 7. und 5. 8. 1898. Ausgeschieden aus dem aktiven Dienst unter Stellung à la suite des S.-K. am 18. 8. 1905 als Stabsarzt, war zuletzt Bataillonsarzt beim Inf.-Regt. Nr. 141 in Graudenz. Er ist jetzt Stabsarzt à la suite des San.-Korps, kommandiert zur Dienstleistung beim Auswärtigen Amt in Berlin.

Paul Hummel, 1529

geb. am 1. Dezember 1869 iu Warth (Württemberg) als Sohn des Pfarrers Gottfried Hummel, gehörte der K. W.-A. an vom 21. 10. 1887 bis 15. 2. 1892, wurde promoviert am 20. 12. 1892, zum Ass.-Arzt befördert am 2. 2. 1894. Trat am 4. 9. 1898 in die Schutztruppe für Südwestafrika über und gehörte ihr bis 1906 an. Er nahm an den Feldzügen gegen die aufständischen Hereros und Hottentotten teil. Ausgeschieden aus dem aktiven Dienst am 17. 1. 1907 als Oberstabsarzt, war zuletzt Stabsarzt bei der Schutztruppe in Südwestafrika (Feldlazarett). Lebt jetzt als Oberstabsarzt a. D. in Berlin.

Georg Kleemann, 1530

geb. am 2. Juni 1867 in Posen als Sohn des Kaufmanns Rudolf Kleemann, gehörte der K. W.-A. an vom 22. 1. 1888 bis 10. 3. 1888. Er wurde wegen Abneigung gegen das medizinische Studium auf Antrag seiner Mutter entlassen, um sich dem juristischen Studium zuzuwenden. Er ist jetzt Amtsrichter in Wongrowitz.

Ernst Krause, 1531

geb. am 20. August 1867 in Potsdam als Sohn des Majors a. D. Ernst Krause, gehörte der K. W.-A. an vom 21. 10. 1887 bis 1. 10 1892, wurde promoviert am 21. 5. 1892, zum Ass.-Arzt befördert am 20. 7. 1894. Wegen Krankheit ausgeschieden aus dem aktiven Dienst am 18. 10. 1901 als Stabsarzt, war zuletzt beim Inf.-Regt. Nr. 77 in Celle. Er lebte zunächst als Stabsarzt a. D. in Celle und befindet sich zurzeit in der Anstalt des Dr. Scholinus in Pankow bei Berlin.

Hermann Kreuzer, 1532

geb. am 8. September 1869 in Berlin als Sohn des Kalkulators Hermann Kreuzer, gehörte der K. W.-A. an vom 21. 10. 1887 bis 20. 10. 1889. Er wurde eines Herzleidens wegen als dienstunbrauchbar entlassen, setzte das Studium fort, ohne es zu beenden. Gest. am 13. Januar 1892.

Friedrich Mandel, 1533

geb. am 17. September 1868 in Neiße (Schlesien) als Sohn des Zahlmeisters Julius Mandel, gehörte der K. W.-A. an vom 21. 10. 1887 bis

31. 5. 1889. Er wurde auf Antrag seines Vaters entlassen, um sich einem anderen Berufe zuzuwenden. Er erkrankte bald darauf und starb nach langem Krankenlager am 24. Februar 1895 in Berlin.

1534 Eugen Mayer,

geb. am 29. März 1868 in Triberg (Baden) als Sohn des prakt. Arztes Eugen Mayer, gehörte der K.W.-A. an vom 21. 10. 1887 bis 15. 2. 1892, wurde promoviert am 15. 8. 1891, zum Ass.-Arzt befördert am 28. 10. 1893. Er erhielt Kommando an die Universität Berlin (Hygienisches Institut) in der Zeit vom 1. 1. 1899 bis 31. 12. 1901. Er gehört seit 17. 5. 1904 der Schutztruppe für Südwestafrika an und zwar vom 18. 5. 1904 bis 10. 5. 1905 als Chefarzt des Feldlazaretts IV, später teils als Truppenarzt, teils als Chefarzt an Etappen- und Garnisonlazaretten bis zur Heimreise am 12. 9. 1908. Er nahm teil am Herero- und Hottentottenfeldzug 1904 bis 1907. Seit 4. 1. 1909 ist er als Oberstabsarzt zum Kommando der Schutztruppen beim Reichskolonialamt kommandiert.

Er betätigte sich literarisch auf dem Gebiete der Hygiene.

1535 Hugo Neuhaus,

geb. am 30. Juli 1867 in Bommern (Westfalen) als Sohn des Grubendirektors Gustav Neuhaus, gehörte der K. W.-A. an vom 21. 10. 1887 bis 15. 3. 1892, wurde promoviert am 10. 8. 1891, zum Ass.-Arzt befördert am 29. 3. 1893, verheiratete sich am 7. 3. 1896. Ausgeschieden aus dem aktiven Dienst am 21. 7. 1908 als Oberstabsarzt, war zuletzt Regimentsarzt des Inf.-Regts. Nr. 129 in Graudenz. Er lebt jetzt als Fürstl. Bezirksarzt in Gera-Reuß.

1536 Curt Pollack,

geb. am 16. Dezember 1868 in Sorau (N.-L.) als Sohn des Königl. Baurats Theodor Pollack, gehörte der K. W.-A. an vom 21. 10. 1887 bis 15. 3. 1892, wurde promoviert am 19. 12. 1891, zum Ass.-Arzt befördert am 25. 7. 1893, verheiratete sich am 27. 2. 1900. Er ist zurzeit Oberstabsarzt und Regimentsarzt des Feldart.-Regts. Nr. 26 in Verden a. A.

1537 Wilhelm Pompe,

geb. am 7. Oktober 1868 in Labes (Pommern) als Sohn des Superintendenten Adolf Pompe, gehörte der K. W.-A. an vom 21. 10. 1887 bis 28. 7. 1888. Er gab nach seinem Ausscheiden das Studium der Medizin auf und betätigte sich in praktischen Berufen. Er ist jetzt in einer Fabrik in Höchst beschäftigt.

1538 Heinrich Pust,

geb. am 26. September 1867 in Köpitz (Pommern) als Sohn des Schiffskapitäns Wilhelm Pust, gehörte der K.W.-A. an vom 21.10.1887 bis 14. 3. 1892, wurde promoviert am 3. 3. 1893, zum Ass.-Arzt befördert am 30. 4. 1893, verheiratete sich am 28. 10. 1893. Er ist zurzeit Oberstabsarzt und Regimentsarzt des Inf.-Regt. Nr. 168 in Offenbach a. M.

Paul Rönne,   1539

geb. am 24. April 1868 in Pielahütte (Schlesien) als Sohn des Hütten-direktors Rönne, gehörte der K. W.-A. an vom 21. 10. 1887 bis 16. 6. 1890. Er wanderte nach Amerika aus und ist jetzt Apothekenbesitzer in New-York.

Georg Schloßberger,   1540

geb. am 10. April 1869 in Stuttgart als Sohn des Archivrats Dr. jur. August von Schloßberger, gehörte der K. W.-A. an vom 21. 10. 1887 bis 14. 3. 1892, wurde promoviert am 5. 8. 1891, zum Ass.-Arzt befördert am 9. 6. 1893, verheiratete sich am 24. 10. 1895. Er ist zurzeit Ober-stabsarzt und Regimentsarzt des Inf.-Regts. Nr. 180 in Tübingen.

Max Schnelle,   1541

geb. am 20. August 1868 in Rostock als Sohn des Obertelegraphen-Sekretärs Karl Schroeder, gehörte der K. W.-A. an vom 21. 10. 1887 bis 15. 3. 1892, wurde promoviert am 30. 1. 1892, zum Marine-Ass.-Arzt befördert am 28. 9. 1892. Ausgeschieden aus dem aktiven Dienst am 29. 1. 1894 als Marine-Ass.-Arzt, war zuletzt stationiert in Kiel, ließ sich als prakt. Arzt in Berlin nieder. Gest. am 16. Februar 1899 in Berlin.

Eugen Schröder,   1542

geb. am 2. April 1867 in Zanow (Pommern) als Sohn des Stadtgerichts-rates Adalbert Schröder, gehörte der K. W.-A. an vom 21. 10. 1887 bis 6. 11. 1889. Er studierte zunächst weiter Medizin, gab aber schließlich das Studium auf und wurde Landwirt. Weitere Ermittelungen blieben ergebnislos.

Prof. Johannes Sobotta,   1543

geb. am 31. Januar 1869 in Berlin als Sohn des Maurer- und Zimmer-meisters August Sobotta, gehörte der K. W.-A. an vom 21. 10. 1887 bis 1. 8. 1891. Er wurde auf Antrag seines Vaters entlassen, um sich der Universitätslaufbahn zu widmen. Er wurde promoviert am 27. 7. 1891, wurde zunächst Assistent am anatomischen Institut in Berlin bis 1895, ging dann als Prosektor am Institut für vergl. Anatomie, Mikroskopie und Embryologie nach Würzburg und habilitierte sich dort 1895, wurde 1903 außerordentlicher Professor und lebt in gleicher Eigenschaft in Würzburg.

Er betätigte sich literarisch auf dem Gebiete der Anatomie und Embryologie und schrieb zahlreiche Arbeiten, von denen nur genannt seien:

  1. Die Befruchtung und Furchung des Eies der Maus. 1895.
  2. Die Befruchtung des Wirbeltiereies. 1897.
  3. Atlas der deskriptiven Anatomie des Menschen. Lehmannsche Handatlanten.

Georg Wagner,   1544

geb. am 23. Februar 1869 in Eßlingen a. N. (Württemberg) als Sohn des Kaufmanns Otto Wagner, gehörte der K. W.-A. an vom 21. 10. 1887 bis 15. 3. 1892, wurde promoviert am 9. 10. 1891, zum Ass.-Arzt befördert am 14. 10. 1892, verheiratete sich am 19. 6. 1902. Vom 15. 3. 1893 bis 12. 11. 1895 gehörte er der Kaiserl. Schutztruppe für Deutsch-Ostafrika an. Er ist zurzeit Oberstabsarzt und Regimentsarzt des Inf.-Regts. Nr. 121 in Ludwigsburg.

Ostern 1888.

1545   **Max Andereya,**
geb. am 26. August 1868 in Rheydt (Rheinprovinz) als Sohn des Kaufmanns und Fabrikanten Rudolf Andereya, gehörte der K. W.-A. an vom 29. 3. 1888 bis 30. 9. 1892, wurde promoviert am 5. 3. 1892, zum Ass.-Arzt befördert am 27. 3. 1894, verheiratete sich am 25. 11. 1895. Er unternahm vom 1. 10. 1901 bis 22. 11. 1902 wissenschaftliche Reisen nach Paris, London, Glasgow, Edinburg. Er ist zurzeit Oberstabsarzt und Regimentsarzt des Feldart.-Regts. Nr. 45 in Altona-Bahrenfeld und Spezialarzt für Hals-, Ohren- und Nasenkrankheiten.
        Er betätigte sich literarisch auf dem Gebiete der Oto-Rhino-Laryngologie.

1546   **Hans Baumgarten,**
geb. am 21. Februar 1868 in Dramburg (Pommern) als Sohn des Kreisrichters Max Baumgarten, gehörte der K. W.-A. an vom 29. 3. 1888 bis 30. 9. 1892, wurde promoviert am 30. 7. 1892, zum Ass.-Arzt befördert am 21. 6. 1894. Er ist zurzeit Oberstabsarzt und Regimentsarzt des Inf.-Regts. Nr. 70 in Saarbrücken.

1547   **Franz Behlau,**
geb. am 9. Mai 1869 in Heiligenstadt (Sachsen) als Sohn des Gymnasialprofessors Anton Behlau, gehörte der K. W.-A. an vom 29. 3. 1888 bis 18. 8. 1888. Er wurde eines Lungenleidens wegen als dienstunbrauchbar entlassen, studierte weiter Medizin, wurde 1895 approbiert und ließ sich als prakt. Arzt in Großblittersdorf (Lothringen) nieder. Er ist jetzt prakt. Arzt in Saaralben (Lothringen).

1548   **Paul Borgmann,**
geb. am 3. Mai 1868 in Minden (Westfalen) als Sohn des Oberpostdirektors Emil Borgmann, gehörte der K. W.-A. an vom 29. 3. 1888 bis 1. 10. 1892, wurde promoviert am 28. 4. 1892, zum Ass.-Arzt befördert am 25. 6. 1895, verheiratete sich am 8. 7. 1899. Gest. am 12. Februar 1901 als Stabsarzt, war zuletzt Bataillonsarzt beim Inf.-Regt. Nr. 26 in Magdeburg.

1549   **Karl Brüggemann,**
geb. am 9. Mai 1869 in Wesel als Sohn des Zeugleutnants August Brüggemann, gehörte der K. W.-A. an vom 29. 3. 1888 bis 30. 9. 1892,

zum Ass.-Arzt befördert am 24. 9. 1895, verheiratete sich am 12. 6.
1902. Ausgeschieden aus dem aktiven Dienst am 18. 8. 1906 als
Stabsarzt, war zuletzt Bataillonsarzt beim Gren.-Regt. Nr. 4 in Rastenburg. Er ist zurzeit Stabsarzt z. D. und diensttuender Sanitätsoffizier
beim Bezirkskommando I Bochum.

Ernst Daacke,   1550

geb. am 9. Juni 1867 in Lüdingworth (Hannover) als Sohn des prakt.
Arztes Ernst Daacke, gehörte der K.W.-A an vom 29. 3. 1888 bis 1. 10.
1892, wurde promoviert am 30. 7. 1892, approbiert 1895. Ausgeschieden aus dem aktiven Dienst im Jahre 1896 als Unterarzt im Inf.-
Regt. Nr. 98 in Metz. Er wurde darauf Schiffsarzt auf dem Segelschiff
„Scotia", ließ sich 1897 als prakt. Arzt in Altenbruch (Reg.-Bez. Stade)
nieder, wo er zurzeit lebt.

Bernhard Dorn,   1551

geb. am 18. März 1868 in Crefeld als Sohn des Professors und Musikdirektors Alexander Dorn, gehörte der K. W.-A. an vom 3. 4. 1888 bis
1. 8. 1889 und vom 15. 3. 1890 bis 15. 3. 1892, wurde promoviert am
31. 7. 1891, zum Ass.-Arzt befördert am 26. 8. 1893, verheiratete sich
am 1. 3. 1898. Ausgeschieden aus dem aktiven Dienst am 18. 10. 1903
als Stabsarzt, war zuletzt Bataillonsarzt beim Inf.-Regt. Nr. 137 in
Hagenau. Er ließ sich als prakt. Arzt in Lübeck nieder und starb am
14. Oktober 1906 in Charlottenburg.

Gustav Eberling,   1552

geb. am 11. August 1869 in Büdingen (Großh. Hessen) als Sohn des
Hofbuchhändlers Heinrich Eberling, gehörte der K. W.-A. an vom
29. 3. 1888 bis 30. 9. 1892, wurde promoviert am 4. 8. 1892, zum
Ass.-Arzt befördert am 21. 11. 1893. Gest. am 9. Januar 1905 als
Stabsarzt, war zuletzt Bataillonsarzt beim Inf.-Regt. Nr. 22 in Beuthen.

Paul Ernst,   1553

geb. am 18. Juni 1870 in Memel als Sohn des Kaufmanns Franz
Ernst, gehörte der K. W.-A. an vom 29. 3. 1888 bis 1. 10. 1892.
Als dienstunbrauchbar ausgeschieden aus dem aktiven Dienst am
16. 2. 1895 als Unterarzt, war zuletzt beim Inf.-Regt. Nr. 25 in Rastatt.
Er wanderte später nach Amerika aus, nahm bei Ausbruch des Buren-
kriegs auf Seite der Buren an diesem teil und wurde gefangen ge-
nommen. Nach seiner Freilassung ging er wieder nach Amerika und
fiel dort im September 1905 einem Eisenbahnunglück zum Opfer.

Hermann Hasenknopf,   1554

geb. am 12. Februar 1870 in Cammin (Pommern) als Sohn des Kreisrichters Leonhard Hasenknopf, gehörte der K. W.-A. an vom 29. 3.
1888 bis 1. 10. 1892, wurde promoviert am 28. 5. 1892, zum Ass.-
Arzt befördert am 21. 6. 1894, verheiratete sich am 26. 12. 1908.
Er war bei der K. W.-A. tätig vom 17. 10. 1899 bis 23. 4. 1904, er-

hielt Kommando an die Kinderklinik der Königl. Charité in Berlin in der Zeit vom 1. 4. 1901 bis 23. 4. 1904. Er ist zurzeit Oberstabsarzt und Regimentsarzt des Inf.-Regts. Nr. 132 in Straßburg i. E.

Er betätigte sich literarisch auf dem Gebiete der Kinderheilkunde und schrieb u. a.:

Heft 18 der Veröffentlichungen aus dem Gebiete des Militärsanitätswesens.

1555   **Kurt Haverbeck,**

geb. am 1. Februar 1870 in Guben (Brandenburg) als Sohn des Feldwebels Karl Haverbeck, gehörte der K. W.-A. an vom 29. 3. 1888 bis 30. 9. 1892, wurde promoviert am 2. 4. 1892, zum Ass.-Arzt befördert am 21. 6. 1894, verheiratete sich am 18. 9. 1902. Er ist zurzeit Oberstabsarzt und Regimentsarzt des Inf.-Regts. Nr. 93 in Dessau.

1556   **Friedrich Jahn,**

geb. am 1. Juni 1868 in Niederlepta (Anhalt) als Sohn des Pfarrers Friedrich Jahn, gehörte der K. W.-A. an vom 29. 3. 1888 bis 30. 9. 1891, wurde promoviert am 9. 5. 1893, zum Ass.-Arzt befördert am 25. 7. 1893, verheiratete sich am 15. 12. 1896. Er ist zurzeit Oberstabsarzt und Regimentsarzt des Gren.-Regts. Nr. 6 in Posen.

1557   **Fritz Klehmet,**

Hausstabsarzt. geb. am 2. April 1870 in Dammen (Pommern) als Sohn des Königl. Regierungsbaumeisters Martin Klehmet, gehörte der K. W.-A. an vom 29. 3. 1888 bis 30. 9. 1892, wurde promoviert am 16. 7. 1892, zum Ass.-Arzt befördert am 21. 6. 1894, verheiratete sich am 14. 3. 1807. Er war bei der K. W.-A. tätig vom 30. 12. 1898 bis 18. 10. 1902, war Hausstabsarzt der K. W.-A. in der Zeit vom 1. 4. 1900 bis 7. 5. 1902. Unternahm vom 20. 2. 1903 bis 19. 8. 1903 eine Studienreise nach Oesterreich, Italien und der Schweiz. Seit 15. 5. 1908 ist er Mitarbeiter beim Generalsekretär des Deutschen Zentral-Komitees zur Bekämpfung der Tuberkulose in Berlin. Er ist zurzeit Oberstabsarzt und Regimentsarzt des Feldart.-Regts. Nr. 23 in Coblenz.

Er betätigte sich literarisch auf dem Gebiete der Tuberkulose-Bekämpfung und der Hautkrankheiten und schrieb:

1. Führer durch das Tuberkulose - Wandermuseum des Deutschen Zentral-Komitees zur Bekämpfung der Tuberkulose. Berlin 1909.
2. Anweisung zur Handhabung des Tuberkulose-Wandermuseums des Deutschen Zentral-Komitees zur Bekämpfung der Tuberkulose. Berlin 1909.
3. Hautkrankheiten in Villaret-Paalzows Handbuch. Stuttgart. Ferd. Enke.

1558   **Wilhelm Krause,**

geb. am 20. Januar 1870 in Schrimm (Posen) als Sohn des Gymnasial-Oberlehrers Dr. phil. Hermann Krause, gehörte der K. W.-A. an vom 29. 3. 1888 bis 15. 3. 1890, wurde promoviert am 18. 7. 1892, zum Ass.-Arzt befördert am 23. 1. 1894, verheiratete sich am 27. 9. 1900. Er ist zurzeit Oberstabsarzt und Regimentsarzt des Ulan.-Regts. Nr. 12 in Insterburg.

Paul Krulle, 1559

geb. am 30. Dezember 1868 in Demmin als Sohn des Oberstabs-arztes und Regimentsarztes Dr. Krulle, gehörte der K. W.-A. an vom 29. 3. 1888 bis 30. 9. 1892, wurde promoviert am 4. 8. 1892, zum Ass.-Arzt befördert am 21. 9. 1893. Er war bei der K. W.-A. tätig vom 27. 7. 1898 bis 28. 2. 1901, erhielt Kommando an die Klinik für Haut- und Geschlechtskrankheiten der Charité in Berlin in der Zeit vom 2. 10. 1898 bis 28. 2. 1901. Unternahm vom 1. 3. 1901 bis 1. 4. 1902 à la suite des Auswärtigen Amtes eine Reise in die Südsee (Marschalls- und Karolinen-Inseln) zur Erforschung der dort herrschenden Haut- und Geschlechtskrankheiten. Gehörte vom 9. 6. 1902 bis 26. 1. 1906 der ostasiatischen Besatzungsbrigade in China an. Er ist zurzeit Oberstabsarzt und Regimentsarzt des Feldart.-Regts. Nr. 3 in Branden-burg a. H.

Er betätigte sich literarisch auf dem Gebiete der Dermatologie.

Robert Lehmann, 1560

geb. am 31. Oktober 1869 in Schleswig als Sohn des Regierungs-sekretärs Franz Lehmann, gehörte der K. W.-A. an vom 29. 3. 1888 bis 19. 5. 1890. Er studierte darauf Philologie (Mathematik) und wurde Geometer. Lebt jetzt als Stadtgeometer in Schleswig.

Heinrich Lipkau, 1561

geb. am 30. Juli 1870 in Barten (Ostpreußen) als Sohn des prakt. Arztes Dr. Heinrich Lipkau, gehörte der K. W.-A. an vom 29. 3. 1888 bis 30. 9. 1892, wurde promoviert am 26. 3. 1892, zum Ass.-Arzt befördert am 30. 4. 1894, verheiratete sich am 21. 9. 1902. Er ist zurzeit Oberstabsarzt und Regimentsarzt des Inf.-Regts. Nr. 96 in Gera.

Er betätigte sich literarisch auf dem Gebiete der gerichtlichen Medizin.

Friedrich Mangelsdorf, 1562

geb. am 12. September 1869 in Münster (Westfalen) als Sohn des Intendantur-Sekretärs Emil Mangelsdorf, gehörte der K. W.-A. an vom 29. 3. 1888 bis 30. 9. 1892, wurde promoviert am 5. 3. 1892, zum Ass.-Arzt befördert am 23. 5. 1894, verheiratete sich am 23. 4. 1898. Er ist zurzeit Oberstabsarzt und Regimentsarzt des Ulan.-Regts. Nr. 16 in Salzwedel.

Friedrich Markull, 1563

geb. am 2. Juni 1869 in Norkitten (Ostpreußen) als Sohn des prakt. Arztes Dr. Carl Markull, gehörte der K. W.-A. an vom 29. 3. 1888 bis 15. 3. 1890, wurde promoviert am 21. 3. 1893, zum Marine-Ass.-Arzt befördert am 28. 10. 1893. Er nahm an der China-Expedition 1900 bis 1901 teil. Ausgeschieden aus dem aktiven Dienst am 12. 7. 1909, war zuletzt Marine-Oberstabsarzt in Wilhelmshaven. Er lebt zurzeit als prakt. Arzt in Oliva bei Danzig.

1564   **Arthur Menzer,**

geb. am 8. April 1871 in Berlin als Sohn des Oberpostsekretärs Max Menzer, gehörte der K. W.-A. an vom 29. 3. 1888 bis 1. 10. 1892, wurde promoviert am 12. 3. 1892, zum Ass.-Arzt befördert am 26. 8. 1893. Er war bei der K.W.-A. tätig vom 22. 2. 1898 bis 10. 9. 1903, erhielt Kommando an die III. mediz. Klinik der Kgl. Charité in Berlin in der Zeit vom 24. 8. 1900 bis 10. 9. 1903. Er ist zurzeit Oberstabsarzt und Regimentsarzt des Füs.-Regts. Nr. 36 und Privatdozent an der Universität in Halle a. S.

Er betätigte sich literarisch auf dem Gebiete der inneren Medizin und schrieb u. a. über:

1. Die Aetiologie des akuten Gelenkrheumatismus. Bibliothek v. Coler. 1902. Bd. XIII.
2. Die Behandlung der Lungenschwindsucht durch Bekämpfung der Mischinfektion. Berlin 1904. Georg Reimer.

1565   **Rudolf Meyer,**

geb. am 5. April 1869 in Schönecken (Rheinprovinz) als Sohn des prakt. Arztes August Wilhelm Meyer, gehörte der K. W.-A. an vom 29. 3. 1888 bis 15. 3. 1890. Er studierte weiter Medizin, mußte jedoch wiederholt wegen schwerer Erkrankungen (Gelenkrheumatismus und Nephritis) sein Studium unterbrechen. Er wurde 1900 promoviert und approbiert, ließ sich als prakt. Arzt in Schoenecken nieder. Gest. am 23. August 1902 als prakt. Arzt in Losheim (Kreis Merzig).

1566   **Wilhelm Meyer,**

geb. am 15. Oktober 1868 in Casimirshof (Pommern) als Sohn des Pastors Wilhelm Meyer, gehörte der K.-W.-A. an vom 29. 3. 1888 bis 30. 9. 1892, wurde promoviert am 2. 4. 1892, zum Ass.-Arzt befördert am 23. 5. 1894. Er gehörte seit dem 17. 6. 1896 der Schutztruppe für Deutsch-Ostafrika an. Gest. am 18. Januar 1897 in Langenburg (Deutsch-Ostafrika) an Malaria, war zuletzt Ass.-Arzt in der Schutztruppe für Deutsch-Ostafrika.

1567   **Friedrich Müller,**

geb. am 13. September 1867 in Berlin als Sohn des Kaufmanns Oswald Müller, gehörte der K. W.-A. an vom 29. 3. 1888 bis 30. 9. 1892, wurde promoviert am 4. 8. 1892, zum Ass.-Arzt befördert am 26. 8. 1893, verheiratete sich am 6. 6. 1901. Er ist zurzeit Oberstabsarzt und Regimentsarzt des Feldart.-Regts. Nr. 15 in Saarburg i. L.

1568   **Alfred Münzel,**

geb. am 25. Juni 1868 in Bürgel (Sachsen-Weimar) als Sohn des Großherzogl. Amtsphysikus Dr. Münzel, gehörte der K.W.-A. an vom 29. 3. 1888 bis 15. 8. 1892. Er wurde als dienstunbrauchbar entlassen; wurde promoviert am 9. 7. 1892, approbiert 1893, ließ sich als prakt. Arzt in Dörningsheim nieder, verheiratete sich am 5. 2. 1903. Er ist zurzeit prakt. Arzt in Fechenheim (Hessen-Nassau).

Rudolf Neubeck, 1569

geb. am 15. Mai 1869 in Katzhütte (Schwarzburg-Rudolstadt) als Sohn des Kantors Gottfried Neubeck, gehörte der K. W.-A. an vom 29. 3. 1888 bis 1. 10. 1892, wurde promoviert am 30. 7. 1892, zum Ass.-Arzt befördert am 30. 4. 1894. Er war bei der K. W.-A. tätig vom 27. 9. 1898 bis 31. 1. 1903, erhielt Kommando an die Klinik für Haut- und Geschlechtskrankheiten der Charité in Berlin in der Zeit vom 1. 1. 1901 bis 31. 1. 1903. Er war als Oberstabsarzt beim Ostasiatischen Detachement in Tientsin von 1905 bis 17. 9. 1909. Er ist zurzeit Oberstabsarzt und Regimentsarzt des Inf.-Regts. Nr. 26 in Magdeburg.

Hubert Niehoff, 1570

geb. am 6. November 1868 in Ochtrup (Westfalen) als Sohn des Kaufmanns Heinrich Niehoff, gehörte der K.W.-A. an vom 29. 3. 1888 bis 30. 9. 1892, wurde promoviert am 4. 8. 1892, zum Ass.-Arzt befördert am 28. 10. 1893. Er ist zurzeit Oberstabsarzt und Regimentsarzt des Drag.-Regts. Nr. 18 in Parchim.

Claus Ocker, 1571

geb. am 21. Mai 1869 in Posthausen (Hannover) als Sohn des Pastors August Ocker, gehörte der K.W.-A. an vom 29. 3. 1888 bis 30. 9. 1892, wurde promoviert am 16. 12. 1892, zum Ass.-Arzt befördert am 21. 6. 1894, verheiratete sich am 17. 6. 1902. Ausgeschieden aus dem aktiven Dienst am 17. 5. 1902 als Stabsarzt, war zuletzt Bataillonsarzt beim Fußart.-Regt. Nr. 14 in Straßburg i. E. Lebt jetzt als Stabsarzt a. D. und Kreisarzt in Tuchel (Westpreußen).

Arno Schöneberg, 1572

geb. am 26. Dezember 1867 in Mewe (Westpreußen) als Sohn des Kaufmanns Julius Schöneberg, gehörte der K.W.-A. an vom 29.3.1888 bis 30. 9. 1892, wurde promoviert am 17. 8. 1892, zum Ass.-Arzt befördert am 27. 1. 1895, verheiratete sich am 10. 7. 1898. Gest. am 6. Dezember 1901 als Stabsarzt, war zuletzt Bataillonsarzt beim Inf.-Regt. Nr. 161 in Trier.

Albert Schurig, 1573

geb. am 18. November 1867 in Groebers bei Halle a. S. als Sohn des Amtmannes Eduard Schurig, gehörte der K. W.-A. an vom 29. 3. 1888 bis 30. 9. 1892, wurde promoviert am 17. 8. 1892, zum Ass.-Arzt befördert am 26. 8. 1893, verheiratete sich am 28. 5. 1900. Er erhielt Kommando an die Medizinische Universitätsklinik in Kiel in der Zeit vom 21. 12. 1895 bis 31. 12. 1897. Er ist zurzeit Oberstabsarzt und Regimentsarzt des Inf.-Regts. Nr. 45 in Insterburg.
Er betätigte sich literarisch auf dem Gebiete der inneren Medizin.

Georg Senf, 1574

geb. am 19. November 1868 in Jänkendorf (Schlesien) als Sohn des Pastors Wilhelm Senf, gehörte der K. W.-A. an vom 29. 3. 1888 bis

15. 8. 1890, wurde promoviert am 6. 8. 1892, zum Marine-Ass.-Arzt befördert am 22. 2. 1894. Er erhielt Kommando an die innere Abteilung des Krankenhauses Eppendorf in Hamburg in der Zeit vom 1. 7. 1899 bis 30. 9. 1901. Ausgeschieden aus dem aktiven Dienst am 16. 6. 1909 als Marine-Oberstabsarzt, war zuletzt Divisionsarzt der I. Werft-Division in Kiel, lebt jetzt als Marine-Oberstabsarzt a. D. in Berlin.

1575   **Wilhelm Voß,**

geb. am 26. November 1867 in Wustrow (Mecklenburg-Schwerin) als Sohn des Schiffskapitäns Theodor Voß, gehörte der K. W.-A. an vom 29. 3. 1888 bis 30. 9. 1892, wurde promoviert am 27. 8. 1892, zum Ass.-Arzt befördert am 26. 8. 1893, verheiratete sich am 25. 10. 1895. Ausgeschieden aus dem aktiven Dienst am 21. 4. 1908 als Oberstabsarzt, war zuletzt Regimentsarzt des Drag.-Regts. Nr. 18 in Parchim, ist jetzt prakt. Arzt in Angermünde.

1576   **Bernhard Waldeyer,**

geb. am 15. Februar 1869 in Bökerhof (Westfalen) als Sohn des Gutsbesitzers und Kgl. Oekonomierates Bernhard Waldeyer, gehörte der K. W.-A. an vom 29. 3. 1888 bis 30. 9. 1892, wurde promoviert am 13. 9. 1892, zum Ass.-Arzt befördert am 26. 8. 1893, verheiratete sich am 27. 9. 1904. Er war bei der K. W.-A. tätig vom 28. 5. 1898 bis 8. 7. 1900, erhielt Kommando an die Klinik für Haut- und Geschlechtskrankheiten der Königl. Charité in Berlin vom 1. 4. 1899 bis 8. 7. 1900. Nahm als Stabsarzt beim Feldlazarett 2 an der ostasiatischen Expedition vom 18. 7. 1900 bis 28. 11. 1901 teil. Er ist zurzeit Oberstabsarzt und Regimentsarzt des Feldart.-Regts. Nr. 58 in Minden i. W.

1577   **Kurt Walter,**

geb. am 31. Juli 1870 in Berlin als Sohn der Rechnungsrates Walter, gehörte der K. W.-A. an vom 29. 3. 1888 bis 30. 9. 1892, wurde promoviert am 20. 8. 1892, zum Ass.-Arzt befördert am 20. 7. 1894, verheiratete sich am 27. 10. 1894. Ausgeschieden aus dem aktiven Dienst am 19. 11. 1909 als Oberstabsarzt, war zuletzt Regimentsarzt des Inf.-Regts. Nr. 50 in Rawitsch, ist jetzt Spezialarzt für Nasen- und Ohrenkrankheiten in Soldau.

1578   **Prof. Theodor v. Wasielewski,**

geb. am 6. Dezember 1868 in Neustadt (Westpreußen) als Sohn des Majors z. D. und Bezirkskommandeurs Theodor v. Wasielewski, gehörte der K. W.-A. an vom 29. 3. 1888 bis 30. 9. 1892, wurde promoviert am 28. 5. 1892, zum Ass.-Arzt befördert am 23. 8. 1894, verheiratete sich am 4. 7. 1905. Er erhielt Kommando zum hygienischen Institut der Universität in Halle a. S. vom 1. 7. 1897 bis 30. 9. 1899 und zu dem hygienischen Institut der Universität Berlin vom 5. 4. 1900 bis 29. 2. 1904. Ausgeschieden aus dem aktiven Dienst am 18. 5. 1907 als Stabsarzt, war zuletzt Bataillonsarzt beim Gren.-Regt.

Nr. 110 in Heidelberg. Er ist jetzt (seit 1908) außerordentlicher Professor der Hygiene an der Universität, sowie Chefarzt und Leiter der Parasitologischen Abteilung des Instituts für wissenschaftliche Krebsforschung in Heidelberg.

Er betätigte sich literarisch auf dem Gebiet der Hygiene, Parasitenkunde und Geschwulstforschung und schrieb u. a.:

1. Sporozoenkunde. Jena. 1896.
2. Beiträge zur Kenntnis des Vakzineerregers. Zeitschr. f. Hyg. u. Infektionskrankh. 1901. Bd. 33.
3. Studien und Mikrophotogramme zur Kenntnis der pathogenen Protozoen. Leipzig. 1904. H. 1. Leipzig. 1908. H. 2.

Johannes Witte, 1579

geb. am 16. Dezember 1869 in Neu-Schadow (Brandenburg) als Sohn des Pastors Eugen Witte, gehörte der K. W.-A. an vom 29. 3. 1888 bis 31. 7. 1888. Er wurde auf Antrag des Vaters entlassen, um Theologie zu studieren; wurde am 19. 9. 1896 zum Pfarrer ordiniert, verheiratete sich am 27. 10. 1896. Er ist zurzeit Königl. Superintendent und Kreisschulinspektor in Treuenbrietzen.

Walter Zelle, 1580

geb. am 20. August 1869 in Köslin (Pommern) als Sohn des Gymnasial-Oberlehrers Dr. Julius Zelle, gehörte der K. W.-A. an vom 23. 4. 1888 bis 30. 9. 1891, wurde promoviert am 7. 3. 1891, zum Ass.-Arzt befördert am 29. 3. 1893, verheiratete sich am 2. 3. 1900. Ausgeschieden aus dem aktiven Dienst am 18. 10. 1902 als Stabsarzt, war zuletzt Bataillonsarzt beim Inf.-Regt. Nr. 58 in Fraustadt. Er lebt jetzt als Kreisarzt in Lötzen.

Michaelis 1888.

Julius Auler, 1581

geb. am 24. April 1868 in Simmern (Rheinprov.) als Sohn des Kaufmanns Wilhelm Auler, gehörte der K.W.-A. an vom 20. 10. 1888 bis 15. 2. 1893, wurde promoviert am 30. 7. 1892, zum Ass.-Arzt befördert am 20. 7. 1894, verheiratete sich am 23. 4. 1900. Er erhielt Kommando an die chirurgische Abteilung des Bürgerhospitals in Cöln in der Zeit vom 1. 12. 1898 bis 30. 11. 1901. Er ist zurzeit Oberstabsarzt und Regimentsarzt des Fußart.-Regts. Nr. 8 in Metz.

Er betätigte sich literarisch auf dem Gebiete der Chirurgie und schrieb u. a:

Ueber extrasynoviale Kapselplastik und andere plastische Operationen am Kniegelenk. Deutsche Zeitschr. f. Chir. Bd. 60.

Max Barack, 1582

geb. am 2. März 1870 in Rastatt (Baden) als Sohn des Kgl. Hauptmanns und Komp.-Chefs Max Barack, gehörte der K. W.-A. an vom

20. 10. 1888 bis 15. 3. 1893, wurde promoviert am 13. 8. 1892, zum Ass.-Arzt befördert am 21. 6. 1894, verheiratete sich am 24. 9. 1898. Er ist zurzeit Oberstabsarzt und Regimentsarzt des Inf.-Regts. Nr. 141 in Graudenz.

1583 **Hermann Beckström,**

geb. am 8. Juli 1868 in Mirow (Meckl.-Strelitz) als Sohn des Pfarrers Karl Beckström, gehörte der K. W.-A. an vom 20. 10. 1888 bis 8. 1. 1889. Er wurde auf Antrag seines Vaters entlassen, um Theologie zu studieren; am Ende seiner Studien mußte er der akademischen Laufbahn aus Gesundheitsrücksichten entsagen und Beamter werden. Er ist jetzt Sekretär beim Allgem. deutschen Versich.-Verein in Stuttgart.

1584 **Hermann Berger,**

geb. am 6. Dezember 1869 in Poln. Lissa (Posen) als Sohn des Oberstabsarztes Dr. Josef Berger, gehörte der K. W.-A. an vom 20. 10. 1888 bis 15. 2. 1893, wurde zum Ass.-Arzt befördert am 23. 5. 1894. Er erhielt ein Kommando vom 1. 4. 1897 bis 30. 9. 1899 zur chirurgischen Abteilung des städtischen Krankenhauses in Altona; nahm 1900 bis 1901 an der ostasiatischen Expedition teil und 1905 bis 1907 an der Niederwerfung des Herero- und Hottentoten-Aufstandes als Chefarzt beim Feldlazarett 12. Ausgeschieden aus dem aktiven Dienst am 21. 12. 1909, war zuletzt Oberstabsarzt und Regimentsarzt des Feldart.-Regts. Nr. 71 Groß-Komtur in Graudenz. Er lebt jetzt in Berlin-Friedenau.

1585 **Paul Cramer,**

geb. am 18. August 1868 in Mülheim a. Rh. als Sohn des Gymnasialdirektors Franz Cramer, gehörte der K. W.-A. an vom 20. 10. 1888 bis 14. 3. 1893, wurde promoviert am 13. 8. 1892, zum Ass.-Arzt befördert am 22. 9. 1894. Ausgeschieden aus dem aktiven Dienst am 22. 3. 1907 als Stabsarzt, war zuletzt Bataillonsarzt beim Inf.-Regt. Nr. 144 in Metz. Er ist jetzt Stabsarzt a. D. und Spitalarzt in Metz.

1586 **Günther Engels,**

geb. am 23. Juni 1868 in Mülheim a. Ruhr als Sohn des Arztes Dr. med. Theod. Engels, gehörte der K. W.-A. an vom 20. 10. 1888 bis 15. 3. 1893, wurde promoviert am 28. 10. 1892, zum Ass.-Arzt befördert am 21. 6. 1894. Er gehörte 1904 bis 1906 der Schutztruppe für Südwestafrika an und nahm am Feldzug gegen die Hereros und Hottentotten teil. Er ist zurzeit Oberstabsarzt und Regimentsarzt des Inf.-Regts. Nr. 173 in St. Avold.

1587 **Friedrich Erk,**

geb. am 2. Mai 1870 in Lennep (Rheinprovinz) als Sohn des Fabrikdirektors Friedrich Wilhelm Erk, gehörte der K. W.-A. an vom 20. 10. 1888 bis 27. 11. 1890. Er studierte weiter Medizin und wurde 1899 approbiert. Er wurde zunächst Ass.-Arzt an der Pflegeanstalt in Merxhausen (Reg.-Bez. Cassel) und ist zurzeit Oberarzt an der Landes-Heil- und Pflegeanstalt in Weilmünster (Hessen-Nassau).

Edwin Fahr, 1588

geb. am 31. Januar 1870 in Magdeburg als Sohn des Rechnungsrats
Edwin Fahr, gehörte der K. W.-A. an vom 20. 10. 1888 bis 1. 9. 1890.
Er erkrankte während seiner Studienzeit an Lungenschwindsucht und
starb am 1. September 1890 in Berlin (im Elternhaus).

Aderhold Fröse, 1589

geb. am 5. Februar 1869 in Hohendodeleben (Sachsen) als Sohn des
Landwirtes Heinrich Fröse, gehörte der K. W.-A. an vom 20. 10. 1888
bis 15. 2. 1893, wurde promoviert am 27. 7. 1892, zum Marine-Ass.-
Arzt befördert am 22. 9. 1894. Er erhielt Kommando an das Sanitätsamt der Ostseestation in Kiel in der Zeit vom 22. 9. 1886 bis 30. 9.
1898. Ausgeschieden aus dem aktiven Dienst am 28. 8. 1905 als
Marine-Stabsarzt, war zuletzt bei der Marineschule in Kiel. Er lebt
jetzt als Marine-Stabsarzt a. D. und Spezialarzt für Nasen- und Ohrenkrankheiten in Hannover.

Ludwig Granier, 1590

geb. am 1. Mai 1868 in Posen als Sohn des Majors Felix Granier,
gehörte der K. W.-A. an vom 20. 10. 1888 bis 15. 3. 1893, wurde
promoviert am 31. 1. 1893, zum Ass.-Arzt befördert am 23. 5. 1894,
verheiratete sich am 10. 12. 1898. War vom 1. 2. 1906 ab auf 1 Jahr
zu wissenschaftlichen Zwecken (I. Assistent am Clementinenhaus in
Hannover) beurlaubt. Er ist zurzeit Oberstabs- und Regimentsarzt des
Gren.-Regts. Nr. 12 in Frankfurt a. O.
  Er betätigte sich literarisch auf dem Gebiete der Chirurgie.

Paul Hocheisen, 1591

geb. am 27. Mai 1870 in Beilstein (Württemberg) als Sohn des Arztes
Sigmund Hocheisen, gehörte der K. W.-A. an vom 20. 10. 1888 bis
15. 2. 1893, wurde promoviert am 30. 7. 1892, zum Ass.-Arzt befördert am 18. 8. 1894, verheiratete sich am 29. 7. 1909. Er erhielt
Kommando an die chirurgische Abteilung des Karl-Olga Krankenhauses
in Stuttgart vom 1. 10. 1900 bis 30. 9. 1902 und an die Universitäts-
Frauenklinik der Königl. Charité in Berlin in der Zeit vom 1. 3. 1903
bis 30. 9. 1906, war bei der K. W.-A. tätig vom 1. 9. 1902 bis
1. 12. 1906. Er ist zurzeit Oberstabsarzt und Regimentsarzt des Inf.-
Regts. Nr. 120 in Ulm.
  Er betätigte sich literarisch auf dem Gebiete der Gynäkologie.

Paul Kleinschmidt, 1592

geb. am 10. April 1869 in Berlin als Sohn des Geheimen Regierungsrates Christoph Kleinschmidt, gehörte der K. W.-A. an vom 20. 10. 1888
bis 15. 2. 1893, wurde promoviert am 30. 7. 1892, zum Ass.-Arzt befördert am 26. 1. 1895, verheiratete sich im Jahre 1900. Er erhielt
Kommando an die chirurgische Universitäts-Klinik in Marburg in der
Zeit vom 1. 10. 1897 bis 1. 10. 1899. Ausgeschieden aus dem aktiven
Dienst am 19. 5. 1903 als Stabsarzt, war zuletzt bei der Fußart.-

Schießschule in Jüterbog. Er ist zurzeit dirigierender Arzt der chirurgischen Abteilung des Verbandskrankenhauses in Reinickendorf-West. Er betätigte sich literarisch auf dem Gebiete der Chirurgie.

1593   **Wilhelm Knust,**

geb. am 16. Dezember 1868 in Schmuggerow (Pommern) als Sohn des Gutspächters Hermann Knust, gehörte der K.W.-A. an vom 20.10.1888 bis 15. 3. 1893, wurde promoviert am 23. 7. 1892, zum Ass.-Arzt befördert am 23. 5. 1894. Er ist zurzeit Oberstabsarzt und Regimentsarzt des Inf.-Regts. Nr. 67 in Metz.

1594   **Erich Krebs,**

geb. am 10. Oktober 1869 in Christburg (Westpreußen) als Sohn des Amtsgerichtsrats Adolf Krebs, gehörte der K.W.-A. an vom 20.10.1888 bis 14. 2. 1893, wurde promoviert am 10. 8. 1892, zum Ass.-Arzt befördert am 23. 8. 1894. Er war vom 16. 6. 1901 bis 31. 10. 1901 zum Begleitkommando der Ablösungsmannschaften für die ostasiatische Besatzungsbrigade kommandiert, und gehörte vom 4. 11. 1904 bis 31. 1. 1907 als Bataillonsarzt des 4. Bataillons 2. Feld-Regts. der Schutztruppe für Südwestafrika an, nahm 1904, 1905 und 1906 am Herero- und Hottentottenfeldzug teil. Er ist zurzeit Oberstabsarzt und Regimentsarzt des Drag.-Regts. Nr. 1 in Tilsit.

1595   **Richard Lampe,**

geb. am 9. November 1868 in Ohlau (Schlesien) als Sohn des Gymnasialoberlehrers Dr. Lampe, gehörte der K.W.-A. an vom 20. 10. 1888 bis 30. 4. 1891. Er wurde wegen eines Herzleidens als dienstunbrauchbar entlassen, studierte weiter Medizin, wurde promoviert 1894, approbiert 1893, wurde Assistent an der chirurgischen Abteilung des Augusta-Hospitals zu Berlin, darauf des chirurgischen Stadtlazaretts zu Danzig, ließ sich 1898 in Bromberg als Spezialarzt für Chirurgie nieder. Er ist zurzeit chirurgischer Oberarzt der städtischen Diakonissen-Anstalt in Bromberg.

1596   **Wilhelm Mixius,**

geb. am 18. Februar 1870 in Mönchmühle (Brandenburg) als Sohn des Rittergutsbesitzers Otto Mixius, gehörte der K.W.-A. an vom 20.10.1888 bis 15. 3. 1893, wurde promoviert am 4. 8. 1892, zum Marine-Ass.-Arzt befördert am 27. 3. 1894. Ausgeschieden aus dem aktiven Dienst am 13. 5. 1909 als Marine-Oberstabsarzt, stand zuletzt zur Verfügung des Stationsarztes der Ostseestation in Kiel. Lebt zurzeit als Badearzt in Oeynhausen.

1597   **August Mohr,**

geb. am 13. Februar 1870 in Poln. Nettkow (Schlesien) als Sohn des Elementarlehrers August Mohr, gehörte der K.W.-A. an vom 20.10.1888 bis 15. 3. 1893, wurde promoviert am 30. 7. 1893, zum Ass.-Arzt befördert am 23. 5. 1894. Er ist zurzeit Oberstabsarzt und Regimentsarzt des Ulan.-Regts. Nr. 1 in Militsch.

Friedrich Neuendorff, 1598

geb. am 28. Februar 1870 in Berlin als Sohn des Rechnungsrats
Friedrich Neuendorff, gehörte der K.W.-A. am vom 20. 10. 1888 bis
14. 3. 1893, wurde promoviert am 23. 7. 1892, zum Ass.-Arzt befördert
am 21. 6. 1894. Er ist zurzeit Oberstabsarzt und Regimentsarzt des
Feldart.-Regts. Nr. 72 in Danzig.

Wilhelm Nicolai, 1599

geb. am 17. August 1868 in Greifswald als Sohn des Kaufmanns
Johannes Nicolai, gehörte der K. W.-A. an vom 20. 10. 1888 bis
14. 3. 1893, wurde promoviert am 27. 7. 1892, zum Ass.-Arzt befördert
am 22. 2. 1894, verheiratete sich am 14. 10. 1902. Er war bei der
K. W.-A. tätig vom 31. 5. 1899 bis 17. 8. 1901, erhielt Kommando an
die Augenklinik der Königl. Charité in Berlin in der Zeit vom 1. 10.
1899 bis 17. 8. 1901. Er ist zurzeit Oberstabsarzt und Regimentsarzt
des Königin Augusta-Garde-Gren.-Regts. Nr. 4 in Berlin.
Er betätigte sich literarisch auf dem Gebiete der Augenheilkunde.

Kuno Pescatore, 1600

geb. am 3. Oktober 1867 in Berlin als Sohn des Landgerichtsdirektors
Ludwig Pescatore, gehörte der K. W.-A. an vom 20. 10. 1888 bis
1. 10. 1892, wurde promoviert am 21. 5. 1892, zum Ass.-Arzt befördert
am 27. 3. 1894. Gest. am 28. Februar 1898 als Ass.-Arzt I. Kl.,
war zuletzt bei der Unteroffizierschule in Greifenberg i. Pommern.

Bruno Priefer, 1601

geb. am 10. Juli 1867 in Sommerfeld (Kreis Crossen a. O.) als Sohn
des Polizeiinspektors Rudolf Priefer, gehörte der K. W.-A. an vom
20. 10. 1888 bis 15. 3. 1893, wurde promoviert am 17. 8. 1892, zum
Ass.-Arzt befördert am 23. 5. 1894. Er ist zurzeit Oberstabsarzt und
Regimentsarzt des Gren.-Regts. Nr. 110 in Mannheim.
Er betätigte sich literarisch auf dem Gebiete der Hygiene.

Friedrich Pröhl, 1602

geb. am 12. Februar 1868 in Wernigerode a. Harz als Sohn des
Fürstl. Haushofmeisters a. D. A. Pröhl, gehörte der K. W.-A. an vom
20. 10. 1888 bis 15. 2. 1893, wurde promoviert am 23. 7. 1892, zum
Ass.-Arzt befördert am 22. 9. 1894, verheiratete sich am 2. 5. 1899.
Er ist zurzeit Oberstabsarzt und Regimentsarzt des Garde-Feldart.-
Regts. Nr. 1 in Berlin.

Paul Radünz, 1603

geb. am 17. August 1869 in Berlin als Sohn des Kanzleirats Albert
Radünz, gehörte der K. W.-A. an vom 20. 10. 1888 bis 15. 3. 1893,
wurde promoviert am 6. 12. 1892, zum Ass.-Arzt befördert am 20. 7.
1894, verheiratete sich am 14. 5. 1895. Er ist zurzeit Oberstabsarzt
und Regimentsarzt des Inf.-Regts. Nr. 158 in Paderborn.

1604   Ernst Reischauer,

geb. am 24. Juli 1866 in Detmold (Lippe-Detmold) als Sohn des Bataillonsarztes Dr. Ferdinand Reischauer, gehörte der K. W.-A. an vom 1. 8. 1888 bis 30. 9. 1890, wurde promoviert am 25. 7. 1890, zum Ass.-Arzt befördert am 30. 1. 1892, verheiratete sich am 19. 11. 1895. Er ist zurzeit Oberstabsarzt und Regimentsarzt des Inf.-Regts. Nr. 174 in Metz.

1605   Albrecht Richter,

geb. am 7. November 1868 in Jassy (Rumänien) als Sohn des Pfarrers Albrecht Richter, gehörte der K. W.-A. an vom 20. 10. 1888 bis 15. 2. 1893, wurde promoviert am 13. 1. 1893, zum Marine-Ass.-Arzt befördert am 22. 9. 1894. Er erhielt Kommando an das Hygienische Institut der Universität in Berlin in der Zeit vom 16. 4. 1901 bis 1. 5. 1903. Er ist zurzeit als Marine-Oberstabsarzt nach Argentinien beurlaubt.

1606   Oswald Riehl,

geb. am 6. Juni 1868 in Bliesendorf (Brandenburg) als Sohn des Pfarrers Ferdinand Riehl, gehörte der K. W.-A. an vom 20. 10. 1888 bis 15. 3. 1892, wurde promoviert am 21. 11. 1891, zum Ass.-Arzt befördert am 23. 2. 1893, verheiratete sich 1895. Ausgeschieden aus dem aktiven Dienst am 28. 3. 1895 als Ass.-Arzt II. Kl., war zuletzt beim Inf.-Regt. Nr. 33 in Gumbinnen. Er ließ sich darauf als prakt. Arzt in Alt-Colziglow (Pommern) nieder und ist jetzt prakt. Arzt in Seelow (Kreis Lebus).

1607   Willy Seige,

geb. am 11. April 1869 in Pößneck (Sachsen-Meiningen) als Sohn des Kaufmanns Hugo Seige, gehörte der K. W.-A. an vom 20. 10. 1888 bis 15. 2. 1893, wurde promoviert am 6. 8. 1892, zum Ass.-Arzt befördert am 23. 10. 1894. Er erhielt Kommando an das Kaiserl. Gesundheitsamt in Berlin in der Zeit vom 1. 2. 1901 bis 31. 1. 1903 und zur Typhusbekämpfung im Reg.-Bez. Trier vom 1. 2. 1903 bis 31. 12. 1904. Er ist zurzeit Oberstabsarzt und Regimentsarzt des Inf.-Regts. Nr. 21 in Thorn.

Er betätigte sich literarisch auf dem Gebiete der Hygiene.

1608   Hans Spiro,

geb. am 16. Februar 1870 in Berlin als Sohn des Kaufmanns Gustav Spiro, gehörte der K. W.-A. an vom 20. 10. 1888 bis 15. 3. 1893, wurde promoviert am 16. 1. 1894, zum Ass.-Arzt befördert am 27. 3. 1894. Ausgeschieden aus dem aktiven Dienst am 21. 4. 1908 als Stabsarzt, war zuletzt Bataillonsarzt beim Inf.-Regt. Nr. 16 in Cöln. Er ist jetzt Assistent der Universitäts-Augenklinik in Rostock.

1609   Emil Stuckert,

geb. am 18. September 1869 in Koblenz als Sohn des Rentmeisters Georg Stuckert, gehörte der K. W.-A. an vom 20. 10. 1888 bis 15. 2. 1893, wurde promoviert am 6. 8. 1892, zum Ass.-Arzt befördert am

23. 8. 1894, verheiratete sich am 14. 9. 1897. Er ist zurzeit Oberstabsarzt und Regimentsarzt des Ulan.-Regts. Nr. 15 in Saarburg.

Hermann Stude,   1610

geb. am 2. März 1869 in Berlin als Sohn des Lehrers der Handels-
wissenschaften August Stude, gehörte der K. W.-A. an vom 20. 10.
1888 bis 15. 2. 1893, wurde promoviert am 23. 7. 1892, zum Marine-
Ass.-Arzt befördert am 22. 9. 1894, trat am 12. 12. 1898 zur Armee
über, verheiratete sich am 24. 9. 1898. Er ist zurzeit Oberstabsarzt
und Regimentsarzt des Jäg.-Regts. z. Pf. Nr. 4. in Graudenz.

Prof. Friedrich Thöle,   1611

geb. am 15. Januar 1869 in Melle (Kreis Osnabrück) als Sohn des
Lehrers Heinrich Thöle, gehörte der K. W.-A. an vom 20. 10. 1888 bis
14. 2. 1893, wurde promoviert am 27. 7. 1892, zum Ass.-Arzt befördert
am 23. 8. 1894, verheiratete sich am 25. 8. 1896. Er erhielt Kommando
an die chirurgische Universitätsklinik in Rostock in der Zeit vom
1. 12. 1895 bis 30. 9. 1898 und in Straßburg vom 1. 1. 1902 bis 31. 3.
1904. Am 23. 1. 1909 wurde ihm das Prädikat „Professor" verliehen. Er ist zurzeit Oberstabsarzt des Militär-Reitinstituts in Hannover.

Er betätigte sich literarisch auf dem Gebiete der Chirurgie und
schrieb neben einer Reihe einzelner Arbeiten:

1. Die Schußverletzungen (zusammen mit v. Schjerning und Voß). Ergänzungs-
band 7 der Fortschritte auf dem Gebiete der Röntgenstrahlen. Hamburg
1902. Sillem.
2. Das Wesen des harten traumatischen Oedems. Veröffentl. aus dem Gebiete
des Mil.-Sanitätswesens. 35. Heft. Festband für v. Bergmann.
3. Das vitalistisch-teleogische Denken in der heutigen Medizin. Stuttgart 1909.
Enke.

August Trapp,   1612

geb. am 22. Juli 1868 in Alexanderhütte-Biedenkopf (Hessen-Nassau)
als Sohn des Berginspektors Konrad Trapp, gehörte der K. W.-A.
an vom 20. 10. 1888 bis 15. 2. 1893, wurde promoviert am 17. 3.
1893, zum Ass.-Arzt befördert am 28. 9. 1894, verheiratete sich am
1. 4. 1899. Er erhielt Kommando an die chirurgische Universitätsklinik
in Greifswald in der Zeit vom 1. 10. 1894 bis 30. 9. 1897. Er ist zurzeit
Oberstabsarzt und Regimentsarzt des Kür.-Regts. Nr. 5 in Riesenburg.

Franz Wagner,   1613

geb. am 12. Januar 1865 in Halle a. S. als Sohn des Oberamtmanns
Albert Wagner, gehörte der K. W.-A. an vom 22. 10. 1888 bis 15. 3.
1891, wurde zum Ass.-Ass. befördert am 22. 11. 1892. Ausgeschieden aus dem aktiven Dienst am 18. 4. 1900 als Stabsarzt, war
zuletzt Bataillonsarzt beim Füs.-Regt. Nr. 33 in Gumbinnen. Er lebt
jetzt in Nassau als Spezialarzt für Nervenkrankheiten.

Adolf Weber,   1614

geb. am 5. Juni 1868 in Gr.-Oschersleben (Sachsen) als Sohn des
Ober-Steuerkontrolleurs Karl Weber, gehörte der K. W.-A. an vom

20. 10. 1888 bis 14. 3. 1893, wurde promoviert am 24. 10. 1893, zum Ass.-Arzt befördert am 30. 4. 1894. Er war bei der K. W.-A. tätig vom 16. 6. 1900 bis 19. 7. 1904, erhielt Kommando zur Dienstleistung bei der Ostasiatischen Abteilung des Kriegsministeriums vom 1. 9. 1900 bis 30. 10. 1902; zur Königl. Charité in Berlin (Klinik für Haut- und Geschlechtskrankheiten) in der Zeit vom 1. 2. 1903 bis 19. 7. 1904. Er ist zurzeit Oberstabsarzt und Regimentsarzt des Inf.-Regts. Nr. 135 in Diedenhofen.

1615   **Karl Wegner,**

geb. am 3. Mai 1868 in Nusse (Lübeck) als Sohn des Lehrers E. Wegner, gehörte der K. W.-A. an vom 20. 10. 1888 bis 15. 2. 1893, wurde promoviert am 16. 6. 1894, zum Ass.-Arzt befördert am 23. 8. 1894, verheiratete sich am 7. 7. 1903. Er war bei der K. W.-A. tätig vom 26. 8. 1899 bis 21. 3. 1903, erhielt Kommando an die chirurgische Poliklinik und Klinik des Charité-Krankenhauses in Berlin vom 26. 8. 1899 bis 21. 3. 1903. Seit 1. 10. 1908 ist er Chefarzt und leitender Arzt der chirurgischen Abteilung des hessischen Diakonissenhauses in Cassel. Er ist zurzeit Oberstabsarzt und Regimentsarzt des Hus.-Regts. Nr. 14 in Cassel.

Er betätigte sich literarisch auf dem Gebiete der Chirurgie.

1616   **Otto Wendel,**

geb. am 29. Dezember 1869 in Brackenheim (Württemberg) als Sohn des Stadtschultheißen Gotthilf Wendel, gehörte der K. W.-A. an vom 20. 10. 1888 bis 15. 2. 1893, wurde promoviert am 6. 8. 1892, zum Ass.-Arzt befördert am 18. 8. 1894. Er erhielt Kommando an die chirur. Universitätsklinik in Tübingen in der Zeit vom Herbst 1895 bis Herbst 1898. Er nahm an der Chinaexpedition teil als Stabsarzt beim Feldlazarett 5 in Tientsin, dann als Bataillonsarzt und Regimentsarzt des 1. Ostasiatischen Inf.-Regts. in Shanghai 1900—1903. Ausgeschieden aus dem aktiven Dienst am 11. 4. 1906 als Stabsarzt, war zuletzt Bataillonsarzt beim Gren.-Regt. Nr. 119 in Stuttgart. Er ist jetzt prakt. Arzt in Madrid.

Er war literarisch tätig auf dem Gebiete der Chirurgie und schrieb u. a.:

    1. Ueber die traumatischen Luxationen des Fußes im Talokruralgelenk.
    2. Ueber die Exstirpation und Resektion der Harnblase bei Krebs.
    3. Die Typhuserkrankungen unter den deutschen Truppen in Tientsin im Herbst und Winter 1900/01.

1617   **Hans Wendler,**

geb. am 2. Dezember 1867 in Waldenburg (Schlesien) als Sohn des Konrektors am Gymnasium Rudolf Wendler, gehörte der K. W.-A. an vom 20. 10. 1888 bis 15. 3. 1893, wurde promoviert am 20. 1. 1893, zum Ass.-Arzt befördert am 20. 7. 1894, verheiratete sich am 19. 6. 1900. Er ist zurzeit Oberstabsarzt und Regimentsarzt des Inf.-Regts. Nr. 50 in Rawitsch.

Ostern 1889.

Wilhelm Abel,   1618

geb. am 31. Dezember 1869 in Quedlinburg als Sohn des Kupfer-schmiedemeisters Karl Abel, gehörte der K. W.-A. an vom 30. 3. 1889 bis 30. 9. 1893, wurde promoviert am 7. 6. 1904, zum Ass.-Arzt befördert am 25. 5. 1895, verheiratete sich am 9. 10. 1897. Er erhielt Kommando an die chirurgische Privatklinik des Geh. Rats Kehr in Halberstadt in der Zeit vom 1. 4. 1898 bis 15. 11. 1899. Er ist zurzeit Stabsarzt und Bataillonsarzt beim Inf.-Regt. Nr. 136 in Straßburg i. E.

August Becker,   1619

geb. am 4. Juni 1868 in Harzgerode (Anhalt) als Sohn des Rektors, späteren Pastors Heinrich Becker, gehörte der K. W.-A. an vom 24. 6. 1889 bis 1. 10. 1893, wurde promoviert am 7. 7. 1893, zum Ass.-Arzt befördert am 25. 6. 1895. Er erhielt Kommando an das Krankenhaus der Barmherzigkeit in Königsberg i. Pr. in der Zeit vom 1. 2. 1897 bis 31. 1. 1899. Er ist zurzeit Stabsarzt und Bataillonsarzt des Jäger-Bats. Nr. 6 in Oels i. Schl.

Friedrich Bethe,   1620

geb. am 26. Juni 1870 in Merseburg als Sohn des Gymnasial-Oberlehrers Karl Bethe, gehörte der K. W.-A. an vom 30. 3. 1889 bis 30. 9. 1893, wurde zum Ass.-Arzt befördert am 22. 9. 1894, verheiratete sich am 22. 5. 1905. Er ist zurzeit Oberstabsarzt und Regimentsarzt des Inf.-Regts. Nr. 175 in Graudenz.

Alfred Blecher,   1621

geb. am 21. Januar 1871 in Rinteln (Hessen-Nassau) als Sohn des Kataster-Kontrolleurs Ernst Blecher, gehörte der K. W.-A. an vom 31. 3. 1889 bis 1. 10. 1893, wurde promoviert am 12. 5. 1893, zum Ass.-Arzt befördert am 25. 6. 1895, verheiratete sich am 26. 9. 1901. Er erhielt Kommando an die chirurgische Universitätsklinik in Greifswald in der Zeit vom 1. 10. 1897 bis 1. 10. 1900. Er ist zurzeit Stabsarzt und Abteilungsarzt beim Feldart.-Regt. Nr. 15 in Straßburg i. E.

Er betätigte sich literarisch in einer Reihe von Arbeiten auf dem Gebiete der Chirurgie.

Adolf Bonzelius,   1622

geb. am 15. Februar 1870 in Winnenden (Württemberg) als Sohn des Pfarrers Hermann Bonzelius, gehörte der K. W.-A. an vom 28. 4. 1889 bis 1. 10. 1893, wurde promoviert am 8. 8. 1893, zum Ass.-Arzt befördert am 8. 2. 1895. Ausgeschieden aus dem aktiven Dienst am 5. 2. 1897 als Ass.-Arzt I. Kl., war zuletzt beim Inf.-Regt. Nr. 126 in Straßburg i. E. Er wurde darauf Ass.-Arzt am Sanatorium für Lungen-

24*

kranke in Schömberg (Württemberg. Schwarzwaldkreis) und starb am 23. April 1899 in Schömberg (an Lungen- und Kehlkopftuberkulose).

1623 Johannes Brachmann,

geb. am 29. Januar 1867 in Cöln a. Rh. als Sohn des Pfarrers Karl Brachmann, gehörte der K. W.-A. an vom 30. 3. 1889 bis 1. 10. 1891, wurde promoviert am 4. 3. 1891, zum Marine-Ass.-Arzt befördert am 22. 6. 1893, verheiratete sich am 5. 10. 1894. Er erhielt Kommando an die chirurgische Universitätsklinik in Göttingen in der Zeit vom Herbst 1899 bis Herbst 1901. Er ist zurzeit Marine-Oberstabsarzt an der Marinestation der Ostsee in Kiel.

1624 Friedrich Dansauer,

geb. am 6. September 1871 in Reichenbach (bayrische Pfalz) als Sohn des Gymnasial-Vorschullehrers Dansauer, gehörte der K. W.-A. an vom 30. 3. 1889 bis 30. 9. 1893, wurde promoviert am 28. 2. 1893, zum Ass.-Arzt befördert am 25. 6. 1895. Er erhielt Kommando an die psychiatrische Klinik in Jena in der Zeit vom 1. 5. 1897 bis 30. 4. 1900. Er nahm teil an der China-Expedition vom 9. 7. 1900 bis 28. 1. 1903, trat zur Schutztruppe für Südwestafrika am 17. 5. 1904 über und beteiligte sich am Herero- und Hottentottenfeldzug. Er ist zurzeit Stabsarzt bei der Schutztruppe für Südwestafrika, kommandiert zum Kommando der Schutztruppen in Berlin (seit 1. 10. 1907).

1625 Ferdinand Dieckmann,

geb. am 24. Dezember 1868 in Gnarrenburg (Hannover) als Sohn des Superintendenten und 1. Dompredigers Wilhelm Dieckmann, gehörte der K. W.-A. an vom 30. 3. 1889 bis 30. 9. 1893, wurde promoviert am 14. 8. 1893, zum Ass.-Arzt befördert am 27. 8. 1895, verheiratete sich am 22. 10. 1896. Ausgeschieden aus dem aktiven Dienst am 15. 6. 1907 als Stabsarzt, war zuletzt Bataillonsarzt beim Inf.-Regt. Nr. 19 in Lauban (Schlesien). Er ist jetzt leitender Arzt der Westfälischen evang. Blödenanstalt Wittekindshof in Volmerdingen bei Bad Oeynhausen.

Er betätigte sich literarisch auf dem Gebiete der Psychiatrie.

1626 Heinrich Eggert,

geb. am 15. Mai 1870 in Witzenhausen a. W. als Sohn des Eisenbahnbau- und Betriebsinspektors Walter Eggert, gehörte der K. W.-A. an vom 30. 3. 1889 bis 1. 10. 1893, wurde promoviert am 24. 2. 1893, zum Ass.-Arzt befördert am 18. 4. 1895, verheiratete sich am 8. 1. 1910. Er nahm teil an der Expedition nach China vom 5. 8. 1900 bis 16. 5. 1901, am Herero- und Hottentottenfeldzug 1904, 1905, 1906 als Stabsarzt in der Schutztruppe für Südwestafrika vom 16. 5. 1904 bis 31. 1. 1907. Er ist zurzeit Stabsarzt und Bataillonsarzt beim Inf.-Regt. Nr. 79 in Hildesheim.

Er betätigte sich literarisch auf dem Gebiete der Hygiene.

Aloys Fenger, 1627

geb. am 4. März 1869 in Aachen als Sohn des Rechnungsrats Gott-fried Fenger, gehörte der K. W.-A. an vom 30. 3. 1889 bis 1. 10. 1893, wurde zum Marine-Ass.-Arzt befördert am 27. 8. 1895, trat am 31. 8. 1896 zu den Sanitätsoffizieren der Armee über. Ausgeschieden aus dem aktiven Dienst am 31. 5. 1899 als Oberarzt, war zuletzt beim Inf.-Regt. Nr. 174 in Metz. Gest. am 6. August 1908 im Josefs-Krankenhaus zu Düsseldorf-Bilk.

Paul Hesse, 1628

geb. am 6. Mai 1868 in Rastenburg (Ostpreußen) als Sohn des Bau-unternehmers Franz Hesse, gehörte der K. W.-A. an vom 14. 6. 1889 bis 1. 10. 1892, wurde promoviert am 4. 8. 1892, zum Ass.-Arzt be-fördert am 21. 6. 1894. Ausgeschieden aus dem aktiven Dienst am 21. 1. 1896 als Ass.-Arzt II. Kl., war zuletzt beim Kadettenhaus in Bensberg. Er ließ sich als prakt. Arzt in Hamburg nieder und praktiziert jetzt noch in Hamburg.

Wilhelm Heyer, 1629

geb. am 27. September 1869 in Wilster (Schleswig-Holstein) als Sohn des Gymnasiallehrers Reinhard Heyer, gehörte der K. W.-A. an vom 9. 1. 1889 bis 12. 11. 1890. Er schied aus, um Offizier zu werden, wandte sich jedoch später dem kaufmännischen Beruf zu und wanderte nach Amerika aus. Lebt jetzt als Kaufmann in Buenos-Aires.

Wilhelm Hoppe, 1630

geb. am 14. Mai 1869 in Breslau als Sohn des Geh. Rechnungsrats Robert Hoppe, gehörte der K. W.-A. an vom 30. 3. 1889 bis 1. 10. 1893, wurde promoviert am 3. 3. 1893, zum Ass.-Arzt befördert am 25. 6. 1895, verheiratete sich am 18. 11. 1897. Er ist zurzeit Stabs-arzt und Bataillonsarzt beim Inf.-Regt. Nr. 64 in Angermünde.

Paul Keller, 1631

geb. am 4. April 1869 in Loevenich (Bez. Aachen) als Sohn des Pfarrers Ernst Keller, gehörte der K. W.-A. an vom 30. 3. 1889 bis 1. 10. 1893, wurde promoviert am 28. 2. 1893, zum Ass.-Arzt befördert am 23. 8. 1894, verheiratete sich am 25. 3. 1903. Er war bei der K. W.-A. tätig vom 18. 4. 1900 bis 17. 2. 1903, erhielt Kommando an die gynäkologische Klinik der Charité in Berlin in der Zeit vom 1. 3. 1901 bis 17. 2. 1903. War vom 26. 8. 1905 bis Dezember 1909 mit der Wahrnehmung der Geschäfte eines Leibarztes I. Königl. Hoheit der Frau Kronprinzessin beauftragt. Er ist zurzeit Oberstabsarzt und Re-gimentsarzt des 1. Garde-Ulan.-Regts. in Potsdam.

Er betätigte sich literarisch auf dem Gebiete der Geburtshülfe.

Hermann Kramm, 1632

geb. am 2. April 1872 in Jordan (Kreis Züllichau) als Sohn des Pastors Hermann Kramm, gehörte der K. W.-A. an vom 30. 3. 1889 bis 1. 10.

1893, wurde promoviert am 17. 3. 1893, zum Ass.-Arzt befördert am
21. 6. 1894, verheiratete' sich am 1. 8. 1904. Er war bei der K. W.-A.
tätig vom 28. 4. 1903 bis 30. 9. 1907, erhielt Kommando an die Ohrenklinik und Poliklinik der Königl. Charité in Berlin in der Zeit vom
1. 5. 1905 bis 30. 9. 1907. Er nahm teil an der ostasiatischen Expedition und gehörte der Besatzungsbrigade an vom 9. 7. 1900 bis
27. 4. 1903. Er ist zurzeit Oberstabsarzt und Regimentsarzt des Ulan.-
Regts. Nr. 4 in Thorn.

Er betätigte sich literarisch auf dem Gebiete der Ohrenheilkunde.

1633   **Walter Krebs,**

geb. am 4. Februar 1869 in Jüterbog als Sohn des Kreisphysikus
Dr. Hermann Krebs, gehörte der K. W.-A. vom 30. 3. 1889 bis 1. 10.
1893, wurde promoviert am 28. 2. 1893, zum Ass.-Arzt befördert am
25. 6. 1895, verheiratete sich am 21. 6. 1898. Er war bei der K.W.-A.
tätig vom 16. 6. 1900 bis 18. 5. 1903, erhielt Kommando an die
hydrotherapeutische Universitätsanstalt in Berlin in der Zeit vom 1. 4.
1901 bis 18. 5. 1903. Er ist zurzeit Oberstabsarzt und Chefarzt des
„Offizierheims Taunus" in Falkenstein.

Er betätigte sich literarisch auf dem Gebiete der inneren Medizin,
psychischen Therapie und Volksbäder und schrieb u. a. einen

> Grundriß der Hydrotherapie (gemeinsam mit Geh. Rat Prof. Dr. Brieger).
> Berlin 1909.

1634   **Friedrich Lambert,**

geb. am 13. August 1869 in Jülich (Rheinprov.) als Sohn des Zahlmeisters Peter Lambert, gehörte der K. W.-A. an vom 30. 3. 1889
bis 1. 10. 1893, wurde promoviert am 3. 3. 1893, zum Ass.-Arzt befördert am 30. 7. 1895, verheiratete sich am 10. 2. 1900. Er ist zurzeit Stabsarzt und Bataillonsarzt des Jäger-Bataillons Nr. 3 in Lübben
(Lausitz).

1635   **Karl Mertens,**

geb. am 18. Februar 1871 in Berlin als Sohn des Registrators Mertens,
gehörte der K. W.-A. an vom 30. 3. 1889 bis 3. 8. 1891. Er wandte sich
nach seinem Abgang von der Akademie praktischen Berufen zu. Gest.
am 18. August 1906 in einem Sanatorium für Nervenkranke in Bonn.

1636   **Wilhelm Quandt,**

geb. am 24. Juni 1870 in Neukirchen (Hessen-Nassau) als Sohn des
Eisenbahn-Stationsvorstehers August Quandt, gehörte der K. W.-A. an
vom 30. 3. 1889 bis 19. 5. 1892. Er wurde auf Antrag seines Vaters
entlassen. Weiteres Schicksal unbekannt.

1637   **Paul Reinhard,**

geb. am 12. August 1869 in Bochum als Sohn des Sanitätsrates und
Stabsarztes a. D. Dr. Heinrich Reinhard, gehörte der K. W.-A. an vom
30. 3. 1889 bis 1. 10. 1893, wurde promoviert am 28. 11. 1893, zum
Ass.-Arzt befördert am 23. 10. 1894. Er trat am 21. 8. 1895 zu der

Schutztruppe in Ostafrika über, der er bis 1898 angehörte. Ausgeschieden aus dem aktiven Dienst am 18. 8. 1898 als Oberarzt, war zuletzt bei der Kaiserl. Schutztruppe in Ostafrika. Er lebt jetzt als Spezialarzt für Nasen- und Ohrenkrankheiten in Cöln a. Rh.

Adalbert Remmert,   1638

geb. am 9. Juni 1869 in Groß Schwein (Kreis Glogau-Schlesien) als Sohn des Königl. Oberamtmanns Otto Remmert, gehörte der K.W.-A. an vom 30. 3. 1889 bis 30. 9. 1893, wurde promoviert am 24. 2. 1893, zum Ass.-Arzt befördert am 23. 10. 1894, verheiratete sich am 28. 9. 1901. Er ist zurzeit Stabsarzt und Bataillonsarzt beim 4. Garde-Regt. z. F. in Berlin.

Wolfgang Salman,   1639

geb. am 14. September 1871 in Berlin als Sohn des Stabsarztes a. D. und Sanitätsrates Dr. Richard Salman, gehörte der K. W.-A. an vom 30. 3. 1889 bis 25. 2. 1891, wurde promoviert am 19. 5. 1893, zum Ass.-Arzt befördert am 18. 4. 1895. Gest. am 6. Dezember 1896 (auf einer Gebirgspartie im Schwarzwald verunglückt) als Ass.-Arzt. Er war zuletzt beim Inf.-Regt. Nr. 143 in Straßburg i. E.

Charles Tissot dit Sanfin,   1640

geb. am 13. März 1871 in Berlin als Sohn des Geh. Kanzleirats im Reichs-Marineamt Eduard Tissot dit Sanfin, gehörte der K. W.-A. an vom 30. 3. 1889 bis 1. 10. 1893, wurde promoviert am 3. 3. 1893, zum Ass.-Arzt befördert am 25. 5. 1895. Er war bei der K. W.-A. tätig vom 1. 4. 1902 bis 10. 9. 1903, erhielt Kommando an die Kinderklinik der Charité in Berlin in der Zeit vom 1. 10. 1902 bis 10. 9. 1903. Er ist zurzeit Stabsarzt und Bataillonsarzt beim Pionier-Bataillon Nr. 17 in Thorn.

Hans Schall,   1641

geb. am 8. Oktober 1869 in Neu-Globsow (Kreis Ruppin) als Sohn des Gutsbesitzers Otto Schall, gehörte der K. W.-A. an vom 30. 3. 1889 bis 1. 10. 1893, wurde promoviert am 13. 10. 1893, zum Ass.-Arzt befördert am 25. 6. 1895, verheiratete sich am 10. 12. 1908. Er erhielt Kommando an die chirurgische Universitäts-Klinik in Jena in der Zeit vom Herbst 1899 bis Herbst 1901. Ausgeschieden aus dem aktiven Dienst am 15. 11. 1904 als Stabsarzt, war zuletzt Bataillonsarzt beim Inf.-Regt. Nr. 141 in Graudenz. Er ging zunächst als Assistent an das Krankenhaus in Erfurt und lebt jetzt als prakt. Arzt in Hamburg.

Otto Schanzenbach,   1642

geb. am 24. September 1870 in Cannstadt (Württemberg) als Sohn des Gymnasial-Professors Dr. Otto Schanzenbach, gehörte der K. W.-A. an vom 28. 4. 1889 bis 30. 9. 1893, wurde promoviert am 9. 7. 1895, zum Marine-Ass.-Arzt befördert am 24. 9. 1895. Er erhielt Kommando an die chirurgische Abteilung des Krankenhauses in Hamburg-Eppendorf und starb während dieses Kommandos am 3. Juli 1898 als Marine-Ober-Ass.-Arzt.

1643 **Willy Starck,**

geb. am 28. Oktober 1870 in Greifenberg (Pommern) als Sohn des Kaufmanns Emil Starck, gehörte der K. W.-A. an vom 30. 3. 1889 bis 25. 2. 1891. Er schied aus, um Musik zu studieren, wurde nach beendigtem Studium 2. Kapellmeister am Theater in Cöln und ist jetzt Dirigent der Singakademie in Frankfurt a. O. und Dozent an der freien Hochschule für Musik in Berlin.

1644 **Ulrich Thiel,**

geb. am 30. Juni 1870 in Zeitz (Prov. Sachsen) als Sohn des Sanitäts-rates Dr. Thiel, gehörte der K. W.-A. an vom 30. 3. 1889 bis 30. 9. 1893, wurde promoviert am 7. 7. 1893, zum Ass.-Arzt befördert am 20. 7. 1894, verheiratete sich am 25. 6. 1900. Er erhielt Kommando an das Krankenhaus der Barmherzigkeit in Königsberg i. Pr. in der Zeit vom 1. 1. 1898 bis 31. 5. 1899. War vom 22. 7. 1900 bis 17. 8. 1901 à la suite des Sanitäts-Korps an der Ohrenklinik in Halle tätig. Er ist zurzeit Oberstabsarzt und Regimentsarzt des Feldart.-Regts. Nr. 71 in Graudenz.

1645 **Friedrich Toepffer,**

geb. am 9. März 1871 in Weimar als Sohn des Musiklehrers Karl Toepffer, gehörte der K. W.-A. an vom 30. 3. 1889 bis 1. 10. 1893, wurde zum Ass.-Arzt befördert am 27. 9. 1896. Gest. am 31. Mai 1898 als Ass.-Arzt. Er war zuletzt beim Inf.-Regt. Nr. 60 in Weißenburg i. E.

1646 **Heinrich Trembur,**

geb. am 10. Juni 1871 in Lippstadt (Westfalen) als Sohn des Ober-landmessers Ferdinand Trembur, gehörte der K. W.-A. an vom 30. 3. 1889 bis 1. 10. 1893, wurde promoviert am 28. 2. 1893, zum Marine-Ass.-Arzt befördert am 25. 6. 1895. Er nahm teil an der China-Expedition 1899 bis 1901 als Schiffsarzt S. M. S. „Jaguar". Er er-hielt Kommando an die hygienischen Institute der Universität in Berlin in der Zeit vom 1. 4. 1903 bis 31. 3. 1905, war Vorstand der bakterio-logisch-hygienischen Untersuchungsstation in Tsingtau von 1906 bis 1908. Er ist zurzeit Marine-Oberstabsarzt zur Verfügung des Stations-arztes der Nordseestation in Wilhelmshaven.

1647 **Prof. Otto Voß,**

geb. am 10. August 1869 in Glauchau (Königreich Sachsen) als Sohn des prakt. Arztes Dr. Paul Voß, gehörte der K. W.-A. an vom 30. 3. 1889 bis 1. 10. 1893, wurde promoviert am 8. 8. 1893, zum Ass.-Arzt befördert am 22. 9. 1894, verheiratete sich am 11. 3. 1902. Er war bei der K. W.-A. tätig vom 1. 10. 1899 bis 15. 6. 1905, erhielt Kom-mando an das I. anatomische Institut in Berlin vom 1. 10. 1899 bis 1. 4. 1901 und an die Charité-Ohrenklinik in Berlin in der Zeit vom

1. 4. 1901 bis 1. 5. 1905. Er war dirigierender Arzt der Ohrenstation am Krankenhaus der Barmherzigkeit vom 15. 5. 1905 bis 20. 9. 1907. Ausgeschieden aus dem aktiven Dienst am 18. 10. 1907 als Stabsarzt, war zuletzt Bataillonsarzt des Pionier-Bataillons Nr. 1 in Königsberg i. Pr. Er habilitierte sich 1905 als Privatdozent für Otiatrie an der Universität Königsberg i. Pr., und wurde am 22. 1. 1907 zum Professor ernannt. Er lebt jetzt als Direktor der Ohrenklinik des städtischen Krankenhauses in Frankfurt a. M.

Er betätigte sich literarisch auf dem Gebiete der Ohrenheilkunde

und gab zusammen mit Schjerning und Thöle: Die Schußverletzungen. Fortschritte auf d. Geb. der Röntgenstrahlen, Ergänzungsbd. 7, Hamburg 1902, heraus, und schrieb weiter u. a. über: Der Bacillus pyocyaneus im Ohr. Veröffentl. aus d. Geb. des Militär-Sanitätswesens. 1906. (Habilitationsschrift.)

Adolf Weber, 1648

geb. am 18. September 1869 in Gernsheim a. Rh. (Hessen) als Sohn des Kreisarztes Dr. Hermann Weber, gehörte der K. W.-A. an vom 30. 3. 1889 bis 1. 10. 1893, wurde promoviert am 24. 2. 1893, zum Ass.-Arzt befördert am 23. 8. 1894, verheiratete sich am 16. 4. 1895. Er ist zurzeit Oberstabsarzt und Regimentsarzt des Inf.-Regts. Nr. 172 in Straßburg i. E.

Michaelis 1889.

Ernst Albrecht, 1649

geb. am 29. Juni 1868 in Rüdersdorf (Kr. Niederbarnim) als Sohn des Schäfereidirektors Julius Albrecht, gehörte der K. W.-A. an vom 21. 10. 1889 bis 18. 11. 1891, wurde promoviert am 8. 3. 1897, zum Ass.-Arzt befördert am 25. 5. 1895, verheiratete sich am 25. 5. 1899. Ausgeschieden aus dem aktiven Dienst am 25. 1. 1898 als Oberarzt beim Füs.-Regt. Nr. 86 in Flensburg. Er ist jetzt Anstaltsarzt beim Kgl. Militär-Mädchen-Waisenhause in Pretzsch (Elbe).

Alfred Arnolds, 1650

geb. am 12. August 1870 in Cöln (Rheinprovinz) als Sohn des Kaufmanns Erich Arnolds, gehörte der K. W.-A. an vom 21. 10. 1889 bis 18. 11. 1891. Er wurde wegen chronischer Erkrankung des Brustfells als dienstunbrauchbar entlassen, studierte weiter Medizin, wurde Februar 1894 promoviert, 1895 approbiert und ließ sich als prakt. Arzt in Düsseldorf nieder. Er ist verheiratet seit 31. 1. 1901 und ist jetzt Spezialarzt für Chirurgie und dirigierender Arzt des Hospitals der Schwestern vom heiligen Kreuz in Düsseldorf.

Er betätigte sich literarisch auf dem Gebiete der Chirurgie.

Walter Badstübner, 1651

geb. am 26. März 1870 in Glatz (Schlesien) als Sohn des Oberstabsarztes II. Kl. a. D. Badstübner, gehörte der K. W.-A. an vom 21. 10.

1889 bis 14. 2. 1894, wurde promoviert am 8. 8. 1893, zum Ass.-Arzt befördert am 22. 3. 1896, verheiratete sich am 18. 10. 1898. Er ist zurzeit Stabsarzt und Bataillonsarzt beim Inf.-Regt. Nr. 98 in Metz.

1652   **Richard Blanc,**

geb. am 18. Februar 1869 in Berlin als Sohn des Rechnungsrates Rudolf Blanc, gehörte der K. W.-A. an vom 21. 10. 1889 bis 15. 2. 1894, wurde promoviert am 8. 8. 1893, zum Ass.-Arzt befördert am 27. 8. 1895, verheiratete sich am 28. 9. 1900. Er ist zurzeit Stabsarzt und Bataillonsarzt beim Inf.-Regt. Nr. 144 in Metz.

1653   **Karl Christel,**

geb. am 12. August 1865 in Greiz als Sohn des Materialwarenhändlers Heinrich Christel, gehörte der K. W.-A. an vom 21. 10. 1889 bis 15. 2. 1892, wurde promoviert am 14. 11. 1891, zum Ass.-Arzt befördert am 30. 4. 1893. Ausgeschieden aus dem aktiven Dienst am 22. 3. 1896 als Ass.-Arzt I. Kl., war zuletzt beim Train-Bat. Nr. 16 in Forbach. Er lebt seitdem als prakt. Arzt in Metz.

1654   **Paul Derlin,**

geb. am 7. Mai 1870 in Treptow a. T. (Pommern) als Sohn des Stadtkämmerers Carl Derlin, gehörte der K. W.-A. an vom 21. 10. 1889 bis 15. 3. 1894, wurde promoviert am 11. 8. 1893, zum Ass.-Arzt befördert am 27. 8. 1895, verheiratete sich am 26. 10. 1901. Er erhielt Kommando an die chirurgische Abteilung des städt. Krankenhauses in Stettin in der Zeit vom 28. 4. 1901 bis 1. 5. 1904. Er ist zurzeit Stabsarzt und Bataillonsarzt beim Inf.-Regt Nr. 26 in Magdeburg.

1655   **Max Dieckhoff,**

geb. am 30. Januar 1869 in Breslau als Sohn des Wirkl. Geh. Ober-Baurats Julius Dieckhoff, gehörte der K. W.-A. an vom 21. 10. 1889 bis 1. 10. 1891 und vom 1. 4. 1892 bis 1. 10. 1894, wurde promoviert am 7. 8. 1894, zum Ass.-Arzt befördert am 31. 8. 1896. Ausgeschieden aus dem aktiven Dienst am 14. 6. 1904 als Stabsarzt, war zuletzt Bataillonsarzt beim Inf.-Regt. Nr. 18 in Osterode. Er ist jetzt prakt. Arzt in Soldau.

1656   **Albert Esselbrügge,**

geb. am 22. Dezember 1868 in Burgsteinfurt (Westfalen) als Sohn des Juweliers Heinrich Esselbrügge, gehörte der K. W.-A. an vom 21. 10. 1889 bis 1. 8. 1891, wurde promoviert am 20. 3. 1896, zum Ass.-Arzt befördert am 28. 3. 1895. Er gehörte vom 9. 7. 1900 bis 1. 12. 1904 dem ostasiatischen Expeditionskorps bzw. der Besatzungsbrigade an. Er ist zurzeit Stabsarzt und Bataillonsarzt beim 2. Garde-Regiment z. F. in Berlin.

1657   **Ernst Gellzuhn,**

geb. am 13. Oktober 1868 in Berlin als Sohn des Kgl. Inspektors Gellzuhn, gehörte der K. W.-A. an vom 21. 10. 1889 bis 15. 2. 1894, wurde promoviert am 15. 7. 1893, zum Ass.-Arzt befördert am 24. 9. 1895. Er ist zurzeit Stabsarzt und Bataillonsarzt des Pion.-Bats. Nr. 3 in Spandau.

Adolf v. Haselberg, 1658

geb. am 10. Oktober 1870 in Stralsund als Sohn des Stadtbaumeisters Ernst v. Haselberg, gehörte der K. W.-A. an vom 27. 10. 1889 bis 15. 3. 1894, wurde promoviert am 15. 8. 1893, zum Ass.-Arzt befördert am 30. 7. 1895. Er war bei der K. W.-A. tätig vom 22. 3. 1901 bis 17. 8. 1904, erhielt Kommando an die Augenklinik der Kgl. Charité in Berlin in der Zeit vom 18. 8. 1901 bis 17. 8. 1904. Er ist zurzeit Stabsarzt beim Bez.-Kommando I. in Hamburg.

Er betätigte sich literarisch auf dem Gebiete der Augenheilkunde und gab Tafeln zur Entlarvung der Simulation einseitiger Blindheit und Schwachsichtigkeit heraus. 2 Tafeln.

Franz Herr, 1659

geb. am 13. Juli 1868 in Klein-Petzelsdorf (Westpr.) als Sohn des Gutsbesitzers Albert Herr, gehörte der K. W.-A. an vom 21. 10. 1889 bis 15. 2. 1894, wurde promoviert am 28. 7. 1893, zum Ass.-Arzt befördert am 27. 8. 1895, verheiratete sich am 5. 8. 1896. Er erhielt Kommando an die Universität Breslau (Hygienisches Institut) in der Zeit vom 31. 10. 1898 bis 31. 8. 1900. Er ist zurzeit Stabs- und Bataillonsarzt beim Füs.-Bat. Nr. 6 in Posen.

Er betätigte sich literarisch auf dem Gebiete der Hygiene und veröffentlichte mehrere Arbeiten im Band 38 der Zeitschr. f. Hygiene und Infekt.-Krankheiten.

Theodor Hirsch, 1660

geb. am 9. Mai 1869 in Breslau als Sohn des Gymnasialprofessors Eduard Hirsch, gehörte der K. W.-A. an vom 21. 10. 1889 bis 1. 8. 1891. Er studierte weiter Medizin, wurde 1894 approbiert und ist jetzt prakt. Arzt in Speyer (Oberpfalz).

Ernst Jacobitz, 1661

geb. am 25. Oktober 1868 in Driesen a. Netze (Brandenburg) als Sohn des Bürgermeisters Emil Jacobitz, gehörte der K. W.-A. an vom 21. 10. 1889 bis 15. 3. 1894, wurde promoviert am 25. 7. 1893, zum Ass.-Arzt befördert am 24. 9. 1895, verheiratete sich am 6. 10. 1897. Er erhielt Kommando an die Universität Halle a. S. (hygienisches Institut) in der Zeit vom 1. 10. 1899 bis 30. 9. 1902. Er ist zurzeit Stabsarzt und Bataillonsarzt beim Leib-Gren.-Regt. Nr. 109 in Karlsruhe i. B.

Er betätigte sich literarisch auf dem Gebiete der Bakteriologie und Hygiene und schrieb u. a.:

1. Ueber desinfizierende Wandanstriche. Zeitschrift f. Hygiene. Bd. 37. Hygienische Rundschau. 1902 und 1903.
2. Die Assimilation des freien, elementaren Stickstoffs. Zentralblatt f. Bakteriologie. II. Abteilung. Bd. 7.
3. Der Diplococcus meningitidis cerebrospinalis als Erreger von Erkrankungen der Lunge und Bronchien. Zeitschrift f. Hygiene. Bd. 56.

1662   **Otto Keil,**

geb. am 15. Dezember 1869 in Gräfentonna (S.-Koburg-Gotha) als Sohn
des prakt. Arztes Dr. Friedrich Keil, gehörte der K. W.-A. an vom
21. 10. 1889 bis 1. 8. 1891.   Fr gab nach seiner Entlassung aus der
K. W.-A. das Studium auf, schlug die Beamten-Laufbahn ein, verheiratete sich und lebt jetzt als Kreissekretär beim Landratsamt in
Gardelegen.

1663   **Wilhelm Kerksieck,**

geb. am 19. Januar 1869 in Blankenhagen (Westfalen) als Sohn des
Amtmanns C. Heinrich Kerksieck, gehörte der K.W.-A. an vom 21.10.
1889 bis 15. 3. 1894, wurde promoviert am 19. 12. 1901, zum Ass.-
Arzt befördert am 1. 7. 1896, verheiratete sich am 15. 4. 1902.   Er
gehörte vom 5. 5. 1898 bis 17. 1. 1901 als Oberarzt bezw. Stabsarzt
der Kaiserlichen Schutztruppe für Kamerun an; als solcher nahm er
teil an der Wute-Adamana-Expedition vom 13. 12. 1898 bis 10. 11. 1899
und an der Buli-Expedition vom 20. 10. 1899 bis 17. 3. 1900.   Er ist
zurzeit Stabsarzt und Bataillonsarzt beim Inf.-Regt. Nr. 95 in Hildburghausen.

1664   **Gotthard Keyl,**

geb. am 5. Mai 1868 in Zobten (Schlesien) als Sohn des Apothekers
Emil Keyl, gehörte der K.W.-A. an vom 21. 10. 1889 bis 15. 2. 1894,
wurde promoviert am 11. 12. 1893, zum Ass.-Arzt befördert am 22. 3.
1896, verheiratete sich am 24. 11. 1900.   Er ist zurzeit Stabsarzt und
Bataillonsarzt beim Kaiser Alexander-Garde-Gren.-Regt. Nr. 1 in Berlin.

1665   **Adolf Klett,**

geb. am 4. Mai 1871 in Ludwigsburg (Württemberg) als Sohn des Oberamtsarztes Dr. Wilhelm Klett, gehörte der K. W.-A. an vom 21. 10.
1889 bis 15. 2. 1894, wurde promoviert am 4. 8. 1893, zum Ass.-Arzt
befördert am 3. 8. 1895, verheiratete sich am 1. 10. 1898.   Er erhielt
Kommando an die chir. Abteilung des Katharinen-Hospitals in Stuttgart
vom 1. 7. 1897 bis 30. 9. 1898 und an das bakteriologische Laboratorium des Medizinalkollegiums Stuttgart in der Zeit vom 1. 7. 1899
bis 30. 6. 1900.   Er ist zurzeit Stabsarzt und Garnisonarzt in Ludwigsburg.

Er betätigte sich literarisch auf dem Gebiete der Chirurgie und
Bakteriologie und schrieb u. a.:

1. Zur Behandlung der Thoraxverletzungen. Deutsche Zeitschrift für Chirurgie. 1898.
2. Die Sporenbildung des Milzbrandes bei Anaërobiose. Zeitschrift für Hygiene
   und Infektionskrankheiten. Band XXXV.

1666   **Albert Koch,**

geb. am 8. Februar 1869 in Berlin als Sohn des Kanzleirats a. D.
Eduard Koch, gehörte der K. W.-A. an vom 25. 11. 1889 bis 15. 2.
1894, wurde promoviert am 4. 8. 1893, zum Marine-Ass.-Arzt befördert
am 21. 1. 1896. Ausgeschieden aus dem aktiven Dienst am 15. 8. 1901
als Marine-Stabsarzt, war zuletzt bei der Nordseestation in Wilhelms-

haven. Er ließ sich als Spezialarzt für Harn- und Geschlechtskrankheiten in Berlin nieder und ist hier Besitzer einer Fango-Kuranstalt. Wohnt in Groß-Lichterfelde.

Ernst Koch-Bergemann, 1667

geb. am 20. Juli 1868 in Wittstock (Ostpriegnitz) als Sohn des Gärtners Hermann Koch, gehörte der K. W.-A. an vom 21. 10. 1889 bis 15. 2. 1894, wurde promoviert am 28. 7. 1893, zum Ass.-Arzt befördert am 24. 9. 1895, verheiratete sich am 7. 7. 1903. Er nahm teil vom 28. 7. 1900 bis 9. 6. 1901 an der Ostasiatischen Expedition und gehörte vom 10. 6. 1901 bis 7. 6. 1902 der Ostasiatischen Besatzungsbrigade an. Er war bei der K. W.A. tätig vom 18. 10. 1902 bis 14. 6. 1906, erhielt Kommando an die Ohrenklinik der Charité in Berlin in der Zeit vom 23. 3. 1903 bis 14. 6. 1906. Ausgeschieden aus dem aktiven Dienst am 14. 4. 1907 als Stabsarzt, war zuletzt Bataillonsarzt beim Füs.-Regt. Nr. 35 in Brandenburg a. Havel, lebt jetzt als Spezialarzt für Ohren-, Nasen- und Rachenkrankheiten in Celle (Hannover).

Max Kuntze, 1668

geb. am 16. Dezember 1869 in Naumburg a. Saale als Sohn des Stiftsbaumeisters Rudolf Kuntze, gehörte der K. W.-A. an vom 21. 10. 1889 bis 15. 3. 1894, wurde promoviert am 8. 8. 1893, zum Ass.-Arzt befördert am 24. 9. 1895. Er ist zurzeit Stabsarzt und Bataillonsarzt beim Inf.-Regt. Nr. 19 in Görlitz.

Hugo Lichtenberg, 1669

geb. am 8. Juli 1868 in Northeim (Hannover) als Sohn des Oberroßarztes Wilhelm Lichtenberg, gehörte der K. W.-A. an vom 21. 10. 1889 bis 15. 3. 1892, wurde promoviert am 5. 12. 1891, zum Ass.-Arzt befördert am 26. 8. 1893. Ausgeschieden aus dem aktiven Dienst am 23. 5. 1894 als Ass.-Arzt, war zuletzt beim Ul.-Regt. Nr. 10 in Züllichau, trat am 7. 6. 1896 zur Schutztruppe in Kamerun über und gehörte ihr bis 1898 an. Lebt jetzt als prakt. Arzt in Charlottenburg.

Erich Liebe, 1670

geb. am 3. September 1868 in Berlin als Sohn des Gymnasial-Professors Dr. Theodor Liebe, gehörte der K. W.-A. an vom 21. 10. 1889 bis 1. 8. 1891. Er schied aus der Akademie aus und studierte weiter Medizin. Während seines Staatsexamens erkrankte er an Nervenüberreizung in Rostock, gab seinen Beruf auf und ist gegenwärtig als Sekretär bei der Direktion der Erziehungsanstalt in Quedlinburg beschäftigt.

Prof. Ernst Marx, 1671

geb. am 15. August 1870 in Potsdam als Sohn des Justizrats und Auditeurs der I. Garde-Inf.-Div. J. O. Sigismund Marx, gehörte der K. W.-A. an vom 21. 10. 1889 bis 15. 2. 1894, wurde promoviert am 17. 11. 1893, zum Ass.-Arzt befördert am 30. 7. 1895, verheiratete sich am 12. 11. 1895. Er erhielt Kommando an das Institut für Infektionskrankheiten in Berlin in der Zeit vom 15. 5. 1896 bis 14. 2. 1899 und an das Institut für experimentelle Therapie in Frankfurt a. M. vom 15. 2. 1899 bis 26. 1. 1904. Erhielt den Titel „Professor" am 26. 6. 1902. Er ist zurzeit Stabsarzt und Bataillonsarzt beim Inf.-Regt. Nr. 81 in Frankfurt a. M.

Er betätigte sich literarisch auf dem Gebiete der Bakteriologie und schrieb u. a.:

1. Experimentelle Diagnostik, Serumtherapie und Prophylaxe der Infektionskrankheiten. Bibliothek v. Coler. I. Auflage. 1902. II. Auflage. 1907.
2. Lyssaimmunität in Kolle-Wassermanns Handbuch der pathogenen Mikroorganismen. 1904.

1672 Gerhard Meinhold,

geb. am 4. Mai 1870 in Cammin (Pommern) als Sohn des Pastors prim. D. theol. Karl Meinhold, gehörte der K. W.-A. an vom 21. 10. 1889 bis 15. 2. 1894, wurde promoviert am 25. 7. 1893, zum Ass.-Arzt befördert am 27. 8. 1895, verheiratete sich am 8. 10. 1898. Er ist zurzeit Stabsarzt und Bataillonsarzt beim Inf.-Regt. Nr. 24 in Neu-Ruppin.

1673 Joseph Meyer,

geb. am 5. August 1868 in Koblenz (Rheinprovinz) als Sohn des Stationsvorstehers Hugo Meyer, gehörte der K. W.-A. an vom 21. 10. 1889 bis 15. 3. 1894, wurde promoviert am 11. 8. 1893, zum Ass.-Arzt befördert am 24. 4. 1896, verheiratete sich am 15. 10. 1906. Ausgeschieden aus dem aktiven Dienst am 13. 9. 1906 als Stabsarzt, war zuletzt Bataillonsarzt beim Inf.-Regt. Nr. 155 in Ostrowo. Er lebt jetzt als Stabsarzt a. D. und prakt. Arzt in Gostyn (Posen).

1674 Huldreich Rennecke,

geb. am 4. Februar 1870 in Teterow (Mecklenburg-Schwerin) als Sohn des prakt. Arztes Dr. med. Albrecht Rennecke, gehörte der K. W.-A. an vom 21. 10. 1889 bis 15. 2. 1894, wurde promoviert am 11. 12. 1893, zum Ass.-Arzt befördert am 24. 9. 1895, verheiratete sich am 23. 8. 1901. Er erhielt Kommando an das chirurg. Stadtlazarett Sandgrube in Danzig in der Zeit vom 1. 10. 1897 bis 1. 10. 1899. Er ist zurzeit Stabsarzt bei der Unteroffizierschule in Ettlingen.

1675 Franz Schoder,

geb. am 19. August 1870 in Schwäbisch-Hall (Württemberg) als Sohn des Landgerichts-Präsidenten Gustav v. Schoder, gehörte der K. W.-A. an vom 21. 10. 1889 bis 1. 3. 1894, wurde promoviert am 11. 12. 1893, zum Marine-Ass.-Arzt befördert am 27. 8. 1895, verheiratete sich am 13. 5. 1899. Er nahm als Schiffsarzt auf S. M. S. „Iltis" am Gefecht bei den Takuforts im Juni 1900 teil. Ausgeschieden aus dem aktiven Dienst am 10. 12. 1904 als Marine-Stabsarzt, war zuletzt Familienarzt der Nordseestation beim Sanitätsamt in Wilhelmshaven. Er war dann als Marine-Oberstabsarzt a. D. Arzt der Landesversicherungsanstalt in Merseburg und lebt jetzt in Gießen als Spezialarzt für Ohren- und Nasenkrankheiten.

Prof. Heinrich Schwiening, 1676

geb. am 15. November 1870 in Spremberg (Brandenburg) als Sohn des Kreisgerichtsrates Otto Schwiening, gehörte der K. W.-A. an vom 21. 10. 1889 bis 15. 2. 1894, wurde promoviert am 28. 7. 1893, zum Ass.-Arzt befördert am 2. 11. 1895, verheiratete sich am 12. 4. 1904. Er war bei der K. W.-A. tätig vom 12. 8. 1900 bis 10. 9. 1903, erhielt Kommando zur Dienstleistung bei der M.-A. vom 15. 7. 1903 bis 10. 9. 1903, war bei der M.-A. als Hilfsreferent tätig vom 11. 9. 1903 bis 16. 9. 1909, Er wurde am 16. 12. 1909 zum ordentlichen Professor der Staatsarzneikunde an der K. W.-A. ernannt. Er ist zurzeit Oberstabsarzt bei der K. W.-A. in Berlin.

Er betätigte sich literarisch auf dem Gebiete der Medizinalstatistik und schrieb neben anderen Arbeiten:

1. Krieg und Frieden. IV. Suppl.-Band (Soziale Hygiene) zu Weyls Handbuch der Hygiene. Jena 1904. Gustav Fischer.
2. Beiträge zur Kenntnis der Verbreitung der venerischen Krankheiten in den Heeren Europas und in der männlichen, militärpflichtigen Jugend Deutschlands. Veröffentl. a. d. Geb. des Militär-Sanitätswesens. H. 36. Berlin 1907.
3. Beiträge zur Rekrutierungsstatistik. Mit besonderer Berücksichtigung der die Dienstuntauglichkeit bedingenden Krankheiten und Gebrechen. Klinisches Jahrbuch. XVIII. Bd. 1908. S. 399.
4. Die Körperbeschaffenheit der zum einjährig-freiwilligen Dienst berechtigten Wehrpflichtigen Deutschlands. (In Verbindung mit Oberstabsarzt Nicolai). Veröffentl. a. d. Geb. d. Mil.-Sanitätswesens. H. 40. Berlin 1909.

Paul Stahn, 1677

geb. am 1. Juni 1871 in Kloster Zinna (Bez. Potsdam) als Sohn des Seminardirektors Robert Stahn, gehörte der K. W.-A. an vom 21. 10. 1889 bis 15. 3. 1894, wurde promoviert am 3. 8. 1893, zum Ass.-Arzt befördert am 28. 3. 1895, verheiratete sich am 26. 9. 1905. Er ist zurzeit Stabsarzt und Bataillonsarzt beim Inf.-Regt. Nr. 85 in Kiel.

Emil Tornow, 1678

geb. am 23. Februar 1869 in Sternberg (Brandenburg) als Sohn des Inspektors Julius Tornow, gehörte der K. W.-A. an vom 21. 10. 1889 bis 1. 10. 1893, wurde promoviert am 25. 7. 1893, zum Ass.-Arzt befördert am 25. 6. 1895, verheiratete sich am 12. 11. 1904. Er nahm an der Expedition gegen China vom 16. 7. 1900 bis 9. 6. 1901 teil und gehörte der Besatzungsbrigade in China an vom 10. 6. 1901 bis 14. 9. 1902. Er ist zurzeit Stabsarzt und Bataillonsarzt beim Inf.-Regt. Nr. 57 in Wesel.

Prof. Paul Uhlenhuth, 1679

geb. am 7. Januar 1870 in Hannover als Sohn des Geheimen Baurates K. Uhlenhuth, gehörte der K. W.-A. an vom 21. 10. 1889 bis 15. 2. 1894, wurde promoviert am 21. 7. 1893, zum Ass.-Arzt befördert am 24. 9. 1895, verheiratete sich am 8. 5. 1899. Er erhielt Kommando an das Institut für Infektionskrankheiten in Berlin vom 1. 5. 1897 bis 1899 und an das hygienische Institut in Greifswald in der Zeit vom 1. 5. 1899 bis 21. 5. 1903. Ausgeschieden aus dem aktiven Dienst am 17. 11. 1906 als Stabsarzt, war zuletzt Bataillonsarzt beim Inf.-Regt. Nr. 42 in Greifswald. Er habilitierte sich 1905 als Privatdozent für Bakteriologie und Hygiene in Greifswald, nachdem er 1903 den Titel „Professor" erhalten hatte in Anerkennung seiner Verdienste um die Serumforschung, im besonderen der biologischen Methode zur Unterscheidung von Menschen- und Tierblut. Er ist jetzt Geheimer Regierungsrat, Direktor der bakteriologischen Abteilung im Kaiserlichen Gesundheitsamt in Berlin (Gr.-Lichterfelde) und Mitglied des Reichs-Gesundheitsrats. Er beteiligte sich an den Untersuchungen Löfflers über Lepra, Typhus, Rekurrens, Beschälseuche, Maul- und Klauenseuche und war Mitglied der Kommission zur Erforschung der Maul- und Klauenseuche.

Er betätigte sich literarisch auf dem Gebiete der Hygiene und Bakteriologie (Immunitätsforschung)

und veröffentlichte zahlreiche Arbeiten auf diesen Gebieten, von diesen seien nur genannt:

1. Das biologische Verfahren zur Erkennung und Unterscheidung von Menschen- und Tierblut. Jena 1905.
2. Praktische Anleitung zur Ausführung des biologischen Eiweißdifferenzierungs-verfahrens mit besonderer Berücksichtigung der forensischen Blut- und Fleisch-untersuchung (zusammen mit Weidanz). Jena 1909.

Er ist der Erfinder eines Schutzserums gegen die Schweinepest und führte das Atoxyl in die Behandlung der Syphilis ein.

1680 Hans Wiedemann,

geb. am 26. April 1870 in Müncheberg (Brandenburg) als Sohn des Kgl. Kreisarztes Dr. Max Wiedemann, gehörte der K. W.-A. an vom 21. 10. 1889 bis 14. 3. 1894, wurde promoviert am 30. 6. 1893, zum Ass.-Arzt befördert am 25. 5. 1895, verheiratete sich am 24. 3. 1899. Ist seit Januar 1900 tätig an der Kreis-Augenklinik zu Konstanz am Bodensee. Er ist zurzeit Stabsarzt und Bataillonsarzt beim Inf.-Regt. Nr. 114 in Konstanz am Bodensee.

Er betätigte sich literarisch auf dem Gebiete der Augenheilkunde und schrieb u. a. über:

1. Die augenärztliche Tätigkeit des Sanitätsoffiziers. Wiesbaden 1907. J. F. Berg-mann.
2. Die sympathische Ophthalmie. Reichs-Medizinalanzeiger. 1908.

Ostern 1890.

1681 Paul Bachmann,

geb. am 27. Januar 1870 in Stargard (Pommern) als Sohn des Pastors Gustav Bachmann, gehörte der K. W.-A. an vom 25. 4. 1890 bis 1. 10. 1894. Er schied als Unterarzt im Inf.-Regt. Nr. 54 während seines Kommandos zur Charité am 6. 2. 1896 aus. Er ist jetzt Beamter bei der „Viktoria"-Lebensversicherung in Berlin und lebt in Steglitz.

Louis Melot de Beauregard, 1682

geb. am 30. Juni 1869 in Waltershausen (Sachsen-Koburg-Gotha) als Sohn des Herzogl. Baurates Richard Melot de Beauregard, gehörte der K. W.-A. an vom 29. 3. 1890 bis 1. 10. 1894, wurde promoviert am 10. 8. 1894, zum Ass.-Arzt befördert am 21. 1. 1896, verheiratete sich am 3. 11. 1904. Er ist zurzeit Stabsarzt und Bataillonsarzt beim Inf.-Regt. Nr. 63 in Oppeln.

Er betätigte sich literarisch auf dem Gebiete der Nervenheilkunde.

Otto Burchardt, 1683

geb. am 5. Juni 1869 in Kassel als Sohn des Oberstabsarztes und Privatdozenten Max Burchardt, gehörte der K. W.-A. an vom 29. 3. 1890 bis 1. 10. 1894, wurde promoviert am 2. 3. 1894, zum Ass.-Arzt befördert am 1. 7. 1896, verheiratete sich am 30. 1. 1904. Er war bei der K. W.-A. tätig vom 18. 4. 1901 bis 20. 10. 1903, erhielt Kommando an die Halsklinik der Charité in Berlin in der Zeit vom 22. 5. 1901 bis 20. 10. 1903 und an die Poliklinik für Ohrenkranke der Universität in Bonn vom 21. 10. 1903 bis 30. 6. 1905, habilitierte sich am 13. 12. 1904 als Privatdozent für Laryngologie an der Universität in Bonn. Er ist zurzeit Stabsarzt und Bataillonsarzt des I. Garde-Regts. z. F. in Potsdam.

Er betätigte sich literarisch auf dem Gebiete der Laryngologie und schrieb u. a.:

Der Weg der Atmungsluft in der Nase unter pathologischen Verhältnissen. Fränkels Archiv für Laryngologie 1905.

Theodor Crampe, 1684

geb. am 5. Oktober 1869 in Halberstadt als Sohn des Oberrealschul-direktors Hermann Crampe, gehörte der K. W.-A. an vom 29. 3. 1890 bis 1. 10. 1894, wurde promoviert am 20. 7. 1894, zum Ass.-Arzt befördert am 1. 7. 1896. Er erhielt Kommando an die chirurgische Universitätsklinik in Königsberg i. Pr. in der Zeit vom 1. 8. 1900 bis 17. 8. 1903. Er ist zurzeit Stabsarzt und Bataillonsarzt des Jäg.-Batls. Nr. 4 in Bitsch.

Er betätigte sich literarisch auf dem Gebiete der Chirurgie.

Kurt Ehrlich, 1685

geb. am 24. Februar 1871 in Neisse als Sohn des Oberstabsarztes Dr. Jakob Ehrlich, gehörte der K. W.-A. an vom 25. 4. 1890 bis 30. 9. 1894, wurde promoviert am 16. 2. 1894, zum Ass.-Arzt befördert am 1. 7. 1896. Er erhielt Kommando an die chirurgische Klinik der Universität in Gießen in der Zeit vom 1. 1. 1902 bis 31. 12. 1904, unternahm im Sommer 1903 und Frühjahr 1904 Studienreisen nach den Vereinigten Staaten von Nordamerika. Ausgeschieden aus dem aktiven Dienst am 11. 9. 1907 als Stabsarzt, war zuletzt Bataillonsarzt beim Inf.-Regt. Nr. 57 in Wesel. Er ist jetzt Stabsarzt a. D. und prakt. Arzt in Wesel.

1686   **Paul Franke,**

geb. am 17. März 1870 in Osnabrück als Sohn des Rechnungsrates Hermann Franke, gehörte der K.W.-A. an vom 29. 3. 1890 bis 1. 10. 1894, wurde promoviert am 6. 3. 1894, zum Ass.-Arzt befördert am 3. 8. 1896, verheiratete sich am 22. 10. 1901. Er erhielt Kommando an die Königl. chirurgische Universitätsklinik in Halle a. S. in der Zeit vom 1. 1. 1899 bis 1. 4. 1902. Er ist zurzeit Stabsarzt beim Kommando des Landwehrbezirks III in Berlin.

Er betätigte sich literarisch auf dem Gebiete der Chirurgie und schrieb über:

Die Behandlung komplizierter Frakturen der Gliedmaßen und des Schädels. Archiv f. klin. Chirurgie, Bd. 62, H. 4.

1687   **Gustav Friedrich,**

geb. am 3. November 1869 in Wadern (Bez. Trier) als Sohn des Bürgermeisters Friedrich, gehörte der K.W.-A. an vom 30. 3. 1890 bis 1. 10. 1894, wurde promoviert am 27. 7. 1894, zum Ass.-Arzt befördert am 3. 8. 1896. Er ist zurzeit Stabsarzt und Bataillonsarzt des Pion.-Batls. Nr. 10 in Minden (Westfalen).

1688   **Gustav Gräßner,**

geb. am 9. Juni 1870 in Friedland (Westpreußen) als Sohn des Seminarlehrers Alfred Gräßner, gehörte der K. W.-A. an vom 29. 3. 1890 bis 30. 9. 1894, wurde promoviert am 2. 3. 1894, zum Ass.-Arzt befördert am 30. 7. 1895, verheiratete sich am 20. 10. 1896. Er ist zurzeit Stabsarzt und Bataillonsarzt des Inf.-Regts. Nr. 112 in Mülhausen i. Els.

1689   **Oskar Huber,**

geb. am 4. März 1871 in Stuttgart als Sohn des Finanzrats Otto v. Huber, gehörte der K. W.-A. an vom 29. 3. 1890 bis 30. 9. 1894, wurde promoviert am 13. 7. 1894, zum Ass.-Arzt befördert am 27. 8. 1895, verheiratete sich am 24. 3. 1909. Er war bei der K. W.-A. tätig vom 12. 8. 1900 bis 14. 9. 1905, erhielt Kommando an die I. med. Universitätsklinik der Charité in Berlin in der Zeit vom 1. 4. 1901 bis 14. 9. 1905. Ausgeschieden aus dem aktiven Dienst am 29. 5. 1906 als Stabsarzt, war zuletzt Bataillonsarzt beim Füs.-Regt. Nr. 73 in Hannover. Er ist jetzt Direktor der inneren Abteilung des Auguste Viktoria-Krankenhauses in Schöneberg bei Berlin.

1690   **Johannes Kob,**

geb. am 18. April 1871 in Stolp (Pommern) als Sohn des Kreiswundarztes Dr. Kob, gehörte der K. W.-A. an vom 29. 3. 1890 bis 1. 10. 1894, wurde promoviert am 5. 6. 1894, zum Ass.-Arzt befördert am 24. 4. 1896, verheiratete sich am 10. 11. 1903. Er nahm an der Chinaexpedition teil vom 17. 7. 1900 bis 7. 10. 1902. Er ist zurzeit Stabsarzt und Bataillonsarzt beim Inf.-Regt. Nr. 146 in Allenstein.

Otto Krueger, 1691

geb. am 9. Juli 1869 auf Gut Schudereiten (Kr. Heydekrug, Ostpr.) als Sohn des Lootsenkommandeurs Eduard Krueger, gehörte der K. W.-A. an vom 29. 3. 1890 bis 30. 9. 1894, wurde promoviert am 24. 4. 1894, zum Ass.-Arzt befördert am 28. 5. 1896, verheiratete sich am 12. 5. 1905. Er erhielt Kommando an die chirurgische Poliklinik der Charité in Berlin in der Zeit vom 27. 4. 1899 bis 1. 10. 1901. Er ist zurzeit Stabsarzt und Bataillonsarzt beim Garde-Grenad.-Regt. Nr. 3 in Charlottenburg.

Eberhard Kühn, 1692

geb. am 22. Dezember 1868 in Hirschberg (Schlesien) als Sohn des Rektors K. Theod. Oskar Kühn, gehörte der K. W.-A. an vom 29. 3. 1890 bis 1. 10. 1894, wurde am 1. 10. 1894 zum Unterarzt ernannt unter Kommandierung zur Dienstleistung an die Königl. Charité in Berlin. Er erkrankte an Scharlach und starb am 12. Oktober 1894 in Berlin als Unterarzt beim Inf.-Regt. Nr. 26.

Karl Kunze, 1693

geb. am 9. Januar 1871 in Nakel (Posen) als Sohn des Königl. Gymnasialdirektors Dr. Kunze, gehörte der K. W.-A. an vom 29. 3. 1890 bis 24. 9. 1891, wurde 1897 promoviert, zum Ass.-Arzt befördert am 22. 3. 1896, trat am 14. 6. 1898 zur Marine über. Er erhielt Kommando an die medizinische Klinik der Universität in Breslau in der Zeit vom 1. 10. 1902. bis 1. 10. 1904. Er ist zurzeit Marine-Oberstabsarzt auf S. M. Yacht „Hohenzollern" in Kiel.

Georg Lackner, 1694

geb. am 10. Dezember 1871 in Bartenstein (Ostpreußen) als Sohn des Gymnasialprofessors Lackner, gehörte der K. W.-A. an vom 29. 3. 1890 bis 30. 9. 1894, wurde promoviert am 15. 6. 1894, zum Ass.-Arzt befördert am 28. 5. 1896, verheiratete sich am 29. 9. 1898. Er ist zurzeit Stabsarzt beim Kommando des Landwehrbezirks I in Berlin.

Heinrich Leimbach, 1695

geb. am 24. Januar 1872 in Schmalkaden (Hessen-Nessau) als Sohn des Gymnasialdirektors Liz. Dr. Karl Leimbach, gehörte der K. W.-A. an vom 29. 3. 1890 bis 3. 8. 1892. Er wurde auf Antrag seines Vaters entlassen, studierte weiter Medizin, wurde 1895 promoviert und approbiert und trat beim Heer ein, wurde am 24. 9. 1895 zum Ass.-Arzt befördert. Ausgeschieden aus dem aktiven Dienst am 27. 9. 1899 als Oberarzt, war zuletzt beim Train-Batl. Nr. 6 in Breslau. Er ließ sich als prakt. Arzt in Karlsruhe (Schlesien) nieder und lebt jetzt als prakt. Arzt in Hannover.

Otto Loos, 1696

geb. am 16. Februar 1871 in Neuenburg (Württemberg) als Sohn des Fabrikdirektors Friedrich Loos, gehörte der K. W.-A. an vom 29. 3.

1890 bis 30. 9. 1894, wurde promoviert am 24. 4. 1894, zum Ass.-
Arzt befördert am 2. 6. 1896, verheiratete sich am 30. 9. 1902. Er
erhielt Kommando an die chirurgische Universitätsklinik in Tübingen
in der Zeit vom 1. 10. 1898 bis 15. 8. 1900, war zwecks Verwendung
bei der freiwilligen Krankenpflege in China während der Ostasiatischen
Expedition 1900—1901 beurlaubt. Er ist zurzeit Stabsarzt und
Bataillonsarzt beim Inf.-Regt. Nr. 132 in Straßburg i. E.
    Er betätigte sich literarisch auf dem Gebiete der Chirurgie.

1697   **Karl Lott,**
geb. am 27. Januar 1871 in Insterburg (Ostpreußen) als Sohn des
Kantors Ferdinand Lott, gehörte der K. W.-A. an vom 29. 3. 1890
bis 30. 9. 1894, wurde promoviert am 23. 7. 1901, zum Ass.-Arzt
befördert am 27. 9. 1896, verheiratete sich am 17. 6. 1904. Er nahm
im Juni 1899 an der Expedition gegen die aufrührerischen Waniamparas
teil; 1905, 1906, 1907 an der Bekämpfung des Aufstands in Deutsch-
Ostafrika. Er ist zurzeit — seit 9. 3. 1898 — Stabsarzt bei der
Schutztruppe für Deutsch-Ostafrika.

1698   **Friedrich Momburg,**
geb. am 23. April 1870 in Wesel (Rheinprov.) als Sohn des Kaufmanns Philipp Momburg, gehörte der K. W.-A. an vom 29. 3. 1890
bis 1. 10. 1894, wurde promoviert am 16. 2. 1894, zum Ass.-Arzt
befördert am 3. 8. 1896, verheiratete sich am 11. 5. 1901. Er erhielt
Kommando an die chirurgische Universitätsklinik in Kiel in der Zeit
vom 1. 1. 1898 bis 31. 12. 1900. Seit 23. 3. 1909 ist er als Stabsarzt und Bataillonsarzt beim Garde-Fußart.-Regt. zur Königl. chirurgischen Universitätsklinik in Berlin kommandiert.
    Er betätigte sich literarisch auf dem Gebiete der Chirurgie und
schrieb neben verschiedenen anderen Arbeiten:

  1. Ueber penetrierende Brustwunden und deren Behandlung. Veröffentlichungen
     aus dem Gebiete des Militärsanitätswesens, herausgegeben von der Med.-Abt.
     des Kriegsministeriums. 1902.
  2. Der Gang des Menschen und die Fußgeschwulst. Bibliothek von Coler-
     v. Schjerning. Bd. 25. 1908.
  3. Die künstliche Blutleere der unteren Körperhälfte. Zentralblatt für Chirurgie.
     1908. Nr. 23.

1699   **Wilhelm Moxter,**
geb. am 9. Mai 1871 in Hahnheim (Großh. Hessen) als Sohn des
Pfarrers Peter Moxter, gehörte der K. W.-A. an vom 29. 3. 1890 bis
1. 10. 1894, wurde promoviert am 25. 4. 1894, zum Ass.-Arzt befördert am 28. 5. 1896. Gest. am 8. Februar 1900 in Berlin als Oberarzt beim 1. Garde-Feldart.-Regt., kommandiert zum Institut für Infektionskrankheiten in Berlin.

1700   **Emil Paltzo,**
geb. am 4. April 1872 in Regenwalde (Pommern) als Sohn des Ingenieurs
und Fabrikdirektors Emil Paltzo, gehörte der K. W.-A. an vom 29. 3.
1890 bis 2. 3. 1892. Er gab nach seinem Ausscheiden das Studium

der Medizin auf und wurde Offizier. Er ist jetzt Oberleutnant bei der Maschinengewehrabteilung Nr. 5 in Lötzen (Ostpreußen).

Karl Pannwitz, 1701

geb. am 18. Dezember 1870 in Lychen (Kr. Templin) als Sohn des Rektors Gustav Pannwitz, gehörte der K. W.-A. an vom 29. 3. 1890 bis 30. 9. 1894, wurde promoviert am 25. 2. 1898, zum Ass.-Arzt befördert am 22. 3. 1896, verheiratete sich am 27. 11. 1901. Er nahm an der China-Expedition teil in der Zeit von 1900—1901, war von 1904—1906 beurlaubt zu Privatstudien, besonders auf dem Gebiet der Tuberkulosebekämpfung. Ausgeschieden aus dem aktiven Dienst am 30. 9. 1906 als Stabsarzt, war zuletzt Bataillonsarzt beim Fußart.-Regt. Nr. 2 in Swinemünde. Er lebt jetzt als Stabsarzt d. L. II und Chefarzt der Kinderheilstätte vom Roten Kreuz in Hohenlychen.

Er betätigte sich literarisch auf dem Gebiete der Hygiene und Tuberkulosebekämpfung und schrieb u. a. über:

1. Die Heilfaktoren, Kurerfolge und Betriebserfahrungen aus den Kinderheilanstalten vom Roten Kreuz zu Hohenlychen. 1905.
2. Ueber die Bedeutung der Heilstätten, Walderholungsstätten und Waldschulen für die öffentliche Gesundheit. 1908.
3. Die soziale Bedeutung der Volksseuchen und ihre Bekämpfung. 1909.

Robert Puhlmann, 1702

geb. am 21. Februar 1869 in Rendsburg (Schleswig-Holstein) als Sohn des Korps-Auditeurs Gustav Puhlmann, gehörte der K. W.-A. an vom 29. 3. 1890 bis 1. 10. 1894. Wegen eines Herzleidens ausgeschieden aus dem aktiven Dienst am 21. 2. 1897 als Unterarzt, war zuletzt beim Inf.-Regt. Nr. 31 in Altona. Gest. am 12. Juli 1909 in Stettin.

Max Richter, 1703

geb. am 4. Juli 1869 in Brandenburg a. H. als Sohn des Oberst z. D. K. W. Maximilian Richter, gehörte der K. W.-A. an vom 3. 1. 1890 bis 15. 2. 1894, wurde promoviert am 15. 8. 1893, zum Ass.-Arzt befördert am 21. 1. 1896. Gest. am 4. November 1901 als Stabsarzt, war zuletzt Bataillonsarzt beim Inf.-Regt. Nr. 23 in Neiße, kommandiert zum Begleit-Kommando des AblösungsTransports für die ostasiatische Besatzungsbrigade. Er starb auf der Fahrt nach Suez.

Kurt Roscher, 1704

geb. am 13. Dezember 1870 in Luckenwalde (Brandenburg) als Sohn des Bahnhofsinspektors Karl Roscher, gehörte der K. W.-A. an vom 29. 3. 1890 bis 30. 9. 1894, wurde promoviert am 6. 3. 1894, zum Ass.-Arzt befördert am 28. 5. 1896. Er war bei der K. W.-A. tätig vom 28. 4. 1903 bis 14. 6. 1907, erhielt Kommando an die Universitätsklinik für Haut- und Geschlechtskrankheiten in Berlin in der Zeit vom 1. 5. 1904 bis 14. 6. 1907. Er nahm teil an der ostasiatischen Expedition vom 9. 7. 1900 bis 27. 4. 1903. Er ist zurzeit Stabsarzt und Bataillonsarzt beim 3. Garde-Regt. z. F. in Berlin.

Er betätigte sich literarisch auf dem Gebiete der Syphilidologie.

1705   **Edwin Schelle,**

geb. am 23. April 1870 in Berlin als Sohn des Stabsarztes Dr. Alwin
Schelle, gehörte der K. W.-A. an vom 25. 4. 1890 bis 1. 10. 1893,
wurde promoviert am 12. 5. 1893, zum Ass.-Arzt befördert am 24. 9.
1895, verheiratete sich am 27. 3. 1896. Er trat am 14. 6. 1901 zur
Schutztruppe für Ostafrika über, nahm 1906 und 1907 an der Bekämpfung der aufständischen Eingeborenen teil. Ausgeschieden aus
dem aktiven Dienst am 17. 12. 1908 als Stabsarzt, war zuletzt stationiert in Muansa (Deutsch-Ostafrika), lebt jetzt als prakt. Arzt und
Spezialarzt für Tropenkrankheiten in Schöneberg-Berlin.

1706   **Friedrich Seydel,**

geb. am 18. April 1869 in Karschau (Schlesien) als Sohn des Gutsbesitzers Adolf Seydel, gehörte der K. W.-A. an vom 29. 3. 1890 bis
1. 10. 1894, wurde promoviert am 16. 2. 1894, zum Ass.-Arzt befördert
am 24. 4. 1896, verheiratete sich am 5. 4. 1899. Ausgeschieden aus
dem aktiven Dienst am 16. 8. 1907 als Stabsarzt, war zuletzt an der
Unteroffizierschule in Weißenfels, lebt jetzt als Stabsarzt a. D. und
Spezialarzt für Augenkrankheiten in Breslau.

1707   **Ernst Stuertz,**

geb. am 6. August 1870 in Berlin als Sohn des Regierungsbaumeisters
Edgar Stuertz, gehörte der K. W.-A. an vom 29. 3. 1890 bis 30. 9.
1894, wurde promoviert am 22. 7. 1894, zum Ass.-Arzt befördert am
24. 9. 1895. Er war bei der K. W.-A. tätig vom 24. 3. 1901 bis 14. 9.
1904, erhielt Kommando an die II. medizinische Universitätsklinik der
Charité in Berlin in der Zeit vom 27. 4. 1901 bis 14. 9. 1904. Er war
vom 1. 10. 1901 bis 1. 9. 1904 mit der ärztlichen Beratung Ihrer
Königlichen Hoheiten der Prinzen Friedrich Heinrich und Joachim
Albrecht von Preußen betraut. Er ist zurzeit Stabsarzt und Bataillonsarzt beim Inf.-Regt. Nr. 174 in Metz.
Er betätigte sich literarisch auf dem Gebiete der inneren Medizin.

1708   **Otto Stumpff,**

geb. am 27. September 1871 in Seelow (Brandenburg) als Sohn des
prakt. Arztes Dr. Hugo Stumpff, gehörte der K. W.-A. an vom 29. 3.
1890 bis 30. 9. 1894, wurde promoviert am 4. 5. 1894, zum Ass.-Arzt
befördert am 1. 7. 1896, verheiratete sich am 4. 4. 1900. Er ist zurzeit Stabsarzt und Bataillonsarzt beim Inf.-Regt. Nr. 173 in St. Avold.

1709   **Johannes Weber,**

geb. am 26. März 1871 in Gützkow (Pommern) als Sohn des Pastors
Gustav Weber, gehörte der K. W.-A. an vom 29. 3. 1890 bis 1. 10.
1894, wurde promoviert am 16. 3. 1894, zum Marine-Ass.-Arzt befördert am 1. 7. 1896, verheiratete sich am 23. 1. 1904. Er erhielt
Kommando zum Sanitätsamt in Kiel vom 27. 9. 1898 bis 12. 10. 1900
und an die Universität Breslau (mediz. Klinik) in der Zeit vom 1. 11.

1900 bis 31. 10. 1902. Er ist zurzeit Oberstabsarzt und Dezernent bei der Medizinalabteilung des Reichsmarineamts in Berlin.

Georg Wentzel, 1710

geb. am 8. Dezember 1869 in Pillnitz b. Dresden als Sohn des Königl. Hofgärtners Albert Wentzel, gehörte der K. W.-A. an vom 29. 3. 1890 bis 30. 9. 1894, wurde promoviert am 11. 5. 1894, zum Ass.-Arzt befördert am 31. 8. 1896, verheiratete sich am 15. 8. 1908. Er erhielt Kommando an das Hygienische Institut der Universität Berlin vom 1. 1. 1903 bis 31. 3. 1903 und an die Universitätsklinik für Augenkrankheiten in Berlin in der Zeit vom 1. 4. 1903 bis 31. 3. 1905. Er ist zurzeit Marine-Oberstabsarzt und Divisionsarzt der 1. Werftdivision in Kiel.

Michaelis 1890.

Hans Barack, 1711

geb. am 29. Dezember 1871 in Rastatt (Baden) als Sohn des Hauptmanns a. D. Max Barack, gehörte der K. W.-A. an vom 22. 10. 1890 bis 15. 2. 1895, wurde promoviert am 10. 8. 1894, zum Ass.-Arzt befördert am 2. 6. 1897. Er erhielt Kommando an die chirurgische Universitätsklinik in Gießen in der Zeit vom 1.1.1899 bis 31.12.1901. Er ist zurzeit Stabsarzt bei der Fußart.-Schießschule in Jüterbog.

Theophil Becker, 1712

geb. am 10. Juni 1872 in Michelstadt (Großh. Hessen) als Sohn des Realgymnasial-Professors Theophil Becker, gehörte der K. W.-A. an vom 22. 10. 1890 bis 15. 2. 1895, wurde promoviert am 7. 8. 1894, zum Ass.-Arzt befördert am 29.10.1896, verheiratete sich am 26. 9. 1900. Er erhielt Kommando an die Klinik für psychische und nervöse Krankheiten in Gießen in der Zeit vom 1. 10. 1906 bis 31. 7. 1909. Er ist zurzeit Stabsarzt und Bataillonsarzt beim Inf.-Regt. Nr. 67 in Metz.

Er betätigte sich literarisch auf dem Gebiete der Psychiatrie und schrieb u. a.:

1. Ueber Simulation von Schwachsinn. Klinik für psych. und nerv. Krankh. IV. Band. 1909.
2. Einführung in die Psychiatrie. IV. Aufl. 1908. Thieme. Leipzig. (I. Aufl. 1896.)
3. Ueber angeborenen Schwachsinn und seine Beziehungen zum Militärdienst. Monographie.

Ernst Binder, 1713

geb. am 22. März 1871 in Braunschweig als Sohn des Königl. Staatsanwalts Ernst Binder, gehörte der K. W.-A. an vom 22. 10. 1890 bis 15. 3. 1895, wurde promoviert am 12.8.1894, zum Ass.-Arzt befördert am 24. 9. 1895, verheiratete sich am 28. 4. 1904. Er war bei der K.W.-A. tätig vom 14. 6. 1904 bis 15. 9. 1904. Er ist zurzeit Stabsarzt und Bataillonsarzt beim 4. Garde-Regt. z. F. in Berlin.

1714   **Max Blüher,**

geb. am 2. Februar 1869 in Oberalbertsdorf (Kgr. Sachsen) als Sohn
des Pastors Richard Blüher, gehörte der K.W.-A. an vom 22. 10. 1890
bis 15. 2. 1895, wurde promoviert am 8. 2. 1895, zum Ass.-Arzt befördert am 3. 4. 1897, verheiratete sich am 21. 7. 1897. Ausgeschieden
aus dem aktiven Dienst am 30. 10. 1897 als Ass.-Arzt, war zuletzt
beim Inf.-Regt. Nr. 14 in Graudenz, lebt jetzt als prakt. Arzt in Erfurt.

1715   **Carl Boßler,**

geb. am 22. November 1872 in Darmstadt als Sohn des Gymnasialdirektors Dr. K. Boßler, gehörte der K.W.-A. an vom 22. 10. 1890 bis
15. 2. 1895, wurde promoviert am 23. 10. 1896, zum Ass.-Arzt befördert am 2. 8. 1897. Er war bei der K.W.-A. tätig vom 18.8.1904
bis 17. 10. 1908, erhielt Kommando an die Ernst Ludwigsheilanstalt
in Darmstadt vom 1. 4. 1900 bis 1. 8. 1901, an die chirurgische Universitätsklinik in Bonn in der Zeit vom 1. 8. 1901 bis 15. 7. 1904 und
an die Universitätsfrauenklinik der Charité in Berlin vom 1. 10. 1905
bis 17. 10. 1908. Er ist zurzeit Stabsarzt und Bataillonsarzt beim
Königin Augusta-Garde-Gren.-Regt. Nr. 4 in Berlin.

1716   **Hans Brockelmann,**

geb. am 28. Februar 1871 in Konstantinopel als Sohn des Kaufmanns
Richard Brockelmann, gehörte der K. W.-A. an vom 22. 10. 1890 bis
15. 3. 1895, wurde promoviert am 1. 2. 1895, zum Ass.-Arzt befördert
am 30. 10. 1897. Er gehörte vom 16. 7. 1900 bis 23. 3. 1903 der
Ostasiatischen Besatzungsbrigade an und nahm an der Chinaexpedition
teil. Er beteiligte sich von 1904 bis 1905 am Feldzug gegen die aufständischen Hereros und Hottentotten und war vom 19. 5. 1904 bis 31. 5.
1906 Stabsarzt und Bataillonsarzt beim 2. Feld-Regt. der Kais. Schutztruppe für Südwestafrika. Er ist zurzeit Stabsarzt und Bataillonsarzt
beim Inf.-Regt. Nr. 94 in Eisenach.

1717   **Johannes Dammermann,**

geb. am 6. Oktober 1869 in Hagen (Hannover) als Sohn des Kanzleirats August Dammermann, gehörte der K.W.-A. an vom 22. 10. 1890
bis 15. 2. 1895, wurde promoviert am 8. 2. 1895, zum Ass.-Arzt befördert am 29. 10. 1896. Er trat am 21. 7. 1897 zur Schutztruppe in
Südwestafrika über und nahm am Feldzug gegen die vereinigten
Stämme der Zwartbooi-Topnar-Hottentotten und Nordwest-Hereros teil
vom 3. 12. 1897 bis 30. 4. 1898. Ausgeschieden aus dem aktiven Dienst
am 18. 4. 1901 als Oberarzt, war zuletzt beim Inf.-Regt. Nr. 74 in
Hannover, lebt jetzt als prakt. Arzt in Karibib (Deutsch-Südwestafrika).

1718   **Prof. Wilhelm v. Drigalski,**

geb. am 21. Juni 1871 in Dresden als Sohn des Hauptmanns Arthur
v. Drigalski, gehörte der K. W.-A. an vom 22. 10. 1890 bis 15. 2.
1895, wurde promoviert am 22. 1. 1895, zum Ass.-Arzt befördert am
23. 9. 1896, verheiratete sich am 5. 3. 1905. Er erhielt Kommando an

das Königl. Institut für Infektionskrankheiten in Berlin in der Zeit vom 5. 1. 1901 bis 31. 12. 1904. Ausgeschieden aus dem aktiven Dienst am 22. 10. 1907 als Stabsarzt, war zuletzt Bataillonsarzt beim Füs.-Regt. Nr. 73 in Hannover; 1908 wurde ihm der Titel „Professor" verliehen. Er ist jetzt Stabsarzt d. L., Stadtarzt und Privatdozent an der Universität in Halle a. S.

Er betätigte sich literarisch auf dem Gebiete der Hygiene und Bakteriologie und schrieb neben zahlreichen Arbeiten u. a.:

1. Der Mensch in seinen Beziehungen zur Außenwelt (zus. mit W. Seebaum).
2. Bakteriologische Untersuchungen bei Ruhr. Veröffentl. auf dem Gebiete des Mil.-Sanitätsw. 1903. H. 21.
3. Ein Verfahren zum Nachweis von Typhusbazillen (zus. mit H. Conradi). Zeitschr. f. Hygiene. 1902. Bd. 39.
4. Typhusbekämpfung. Vierteljahrsschr. f. öffentl. Gesundheitspflege. 1906. Er machte die Entdeckung des Vorkommens von Typhusbazillen bei Gesunden (Dauerausscheider) und fand ein neues Nachweisverfahren.

Wilhelm Fischer,   1719

geb. am 15. März 1872 in Paris (Frankreich) als Sohn des Gymnasialprofessors Dr. Max Fischer, gehörte der K. W.-A. an vom 22. 10. 1890 bis 15. 2. 1895, wurde promoviert am 27. 7. 1894, zum Ass.-Arzt befördert am 29. 10. 1896, verheiratete sich am 3. 4. 1902. Er ist zurzeit Stabsarzt und Bataillonsarzt beim Gren.-Regt. Nr. 110 in Mannheim.

Er betätigte sich literarisch auf dem Gebiete der Kinderpflege und schrieb u. a.:

Jungmuttersorgen, eine Anleitung zur Pflege des gesunden Säuglings für Mütter und Pflegerinnen. Stuttgart.

Richard Geige,   1720

geb. am 16. April 1870 in Pasewalk (Pommern) als Sohn des Lehrers an der höheren Knabenschule Wilhem Geige, gehörte der K. W.-A. an vom 22. 10. 1890 bis 15. 3. 1895, wurde promoviert am 7. 8. 1894, zum Ass.-Arzt befördert am 31. 8. 1896, verheiratete sich am 24. 9. 1900. Ausgeschieden aus dem aktiven Dienst am 19. 1. 1909 als Stabsarzt, war zuletzt Bataillonsarzt beim Inf.-Regt. Nr. 20 in Wittenberg (Bez. Halle). Er ist jetzt Spezialarzt für Ohren-, Nasen- und Halskranke in Wittenberg.

Georg Hochheimer,   1721

geb. am 17. Oktober 1871 in Zeitz (Prov. Sachsen) als Sohn des Haus-
Kaufmanns Ludwig Hochheimer, gehörte der K. W.-A. an vom 22. 10. stabsarzt.
1890 bis 15. 2. 1895, wurde promoviert am 22. 2. 1895, zum Ass.-Arzt befördert am 27. 9. 1896, verheiratete sich am 10. 10. 1904. Er war bei der K. W.-A. tätig vom 27. 1. 1902 bis 26. 1. 1905, war Hausstabsarzt der K. W.-A. vom 7. 5. 1902 bis 30. 9. 1903 und war bei der M.-A. tätig vom 27. 1. 1905 bis 27. 1. 1908. Er erhielt Kommando an die I. medizinische Klinik der Charité in Berlin der Zeit vom 1. 10. 1903 bis 26. 1. 1905, nahm teil an der Ostasiatischen Expedition von 1900 bis 1901, unternahm im Herbst 1901 eine Reise durch

Britisch-Indien (Pesthospitäler). Er ist zurzeit Stabsarzt und Bataillons-arzt des Garde-Schützen-Batls. in Groß-Lichterfelde.

Er betätigte sich literarisch auf dem Gebiete der inneren Medizin.

1722   **Ernst Hochstetter,**

geb. am 31. Oktober 1872 in Isny (Württemberg) als Sohn des Stadt-pfarrers Eduard Hochstetter, gehörte der K. W.-A. [an vom 22. 10. 1890 bis 15. 2. 1895, wurde promoviert am 18. 12. 1894, zum Ass.-Arzt befördert am 7. 10. 1896. Er erhielt Kommando an die chirurgische Abteilung des Katharinenhospitals in Stuttgart in der Zeit vom 1. 10. 1898 bis 31. 3. 1901. Er ist zurzeit Stabsarzt und Bataillonsarzt des Pion.-Batls. Nr. 13 in Ulm (Donau).

1723   **Prof. Wilhelm Hoffmann,**

geb. am 3. Mai 1872 in Kassel als Sohn des Zahlmeisters Julius Hoffmann, gehörte der K. W.-A. an vom 22. 10. 1890 bis 15. 2. 1895, wurde promoviert am 7. 8. 1894, zum Ass.-Arzt befördert am 27. 9. 1896, verheiratete sich am 10. 2. 1898. Er ist bei der K. W.-A. tätig seit dem 15. 9. 1905, erhielt Kommando an die hygienischen Institute der Universität in Berlin in der Zeit vom 1. 1. 1902 bis 1. 3. 1905, am 1. 9. 1907 erhielt er den Titel „Professor". Er ist zurzeit Stabsarzt an der K. W.-A., seit Oktober 1908 beauftragt mit der Wahrnehmung der Geschäfte als Vorstand des hygienisch-chemischen Laboratoriums an der K. W.-A.

Er betätigte sich literarisch auf dem Gebiete der Hygiene und schrieb neben anderen Arbeiten:

1. Leitfaden der Desinfektion. Leipzig, Barth.
2. Die Infektionskrankheiten und ihre Bekämpfung: Sammlung Göschen.
3. Ueber die Wirkung der Radiumstrahlen auf Bakterien. Hygien. Rundsch. 1903.

1724   **Erich Hübener,**

geb. am 17. August 1870 in Möst (Prov. Sachsen) als Sohn des Pastors Theodor Hübener, gehörte der K. W.-A. an vom 22. 10. 1890 bis 15. 2. 1895, wurde promoviert am 10. 8. 1894, zum Ass.-Arzt be-fördert am 1. 7. 1896, verheiratete sich am 15. 10. 1896. Er erhielt Kommando an das Kaiserl. Gesundheitsamt in Berlin in der Zeit vom 1. 1. 1907 bis 30. 6. 1908. Er ist zurzeit Stabsarzt und Bataillonsarzt beim Garde-Füs.-Regt. in Berlin.

Er betätigte sich literarisch auf dem Gebiete der Hygiene und schrieb u. a.:

1. Ueber Schweinepest im Handb. d. Technik u. Methodik d. Immunitätsforsch. von Kraus und Levaditi.
2. Ueber Nahrungsmittelvergiftungen (in Villaret-Paalzow, Sanitätsdienst u. Gesundheitspflege usw., Stuttgart 1909).

1725   **Franz Kaulbach,**

geb. am 17. Januar 1870 in Hammerstein (Westpreußen) als Sohn des Superintendenten Karl Kaulbach, gehörte der K. W.-A. an vom 20. 10. 1890 bis 2. 3. 1892. Er studierte weiter Medizin, wurde 1899 approbiert und war zunächst Ass.-Arzt in Chemnitz (Sachsen). Er ist jetzt prakt. Arzt in Cöln.

Konrad Kops,   1726

geb. am 30. Oktober 1870 in Döbeln (Königr. Sachsen) als Sohn des Gasanstaltsdirektors Konrad Kops, gehörte der K. W.-A. an vom 22. 10. 1890 bis 15. 2. 1895, wurde promoviert am 22. 1. 1895, am 15. 2. 1895 zum Unterarzt im Inf.-Regt. Nr. 58 ernannt und zur Dienstleistung an die Königl. Charité kommandiert. Er begab sich Mitte November 1895 ins Ausland (zunächst nach der Schweiz und dann nach England) und ist seitdem verschollen.

Erich Krüger,   1727

geb. am 15. Januar 1872 in Berlin als Sohn des Registrators a. D. Albert Krüger, gehörte der K. W.-A. an vom 22. 10. 1890 bis 2. 3. 1892. Er studierte weiter Medizin, wurde promoviert am 6. 5. 1898, zum Ass.-Arzt befördert am 1. 12. 1898. Ausgeschieden aus dem aktiven Dienst am 18. 10. 1903 als Oberarzt, war zuletzt beim Fußart.-Regt. Nr. 11 in Thorn. Er ist jetzt Stabsarzt d. R. und prakt. Arzt in Berlin.

Georg Lent,   1728

geb. am 23. Oktober 1871 in Rottstock (Kr. Zauche-Belzig) als Sohn des Predigers Lent, gehörte der K. W.-A. an vom 22. 10. 1890 bis 15. 2. 1895, wurde promoviert am 14. 8. 1894, zum Ass.-Arzt befördert am 27. 9. 1896, verheiratete sich am 28. 6. 1903. Er ist zurzeit Stabsarzt und Bataillonsarzt beim Inf.-Regt. Nr. 151 in Allenstein.

Friedrich Liesegang,   1729

geb. am 4. Mai 1871 in Techow (Brandenburg) als Sohn des Pastors Hermann Liesegang, gehörte der K. W.-A. an vom 22. 10. 1890 bis 15. 2. 1895, wurde promoviert am 21. 12. 1894, zum Ass.-Arzt befördert am 27. 9. 1896. Er trat am 15. 6. 1904 zur Schutztruppe für Südwestafrika über und nahm an den Feldzügen gegen die Hereros und Hottentotten teil, schied 1907 wieder aus und ist seit 1. Oktober 1908 auf $3^{1}/_{2}$ Jahre nach Neu-Guinea beurlaubt, war zuletzt Stabsarzt und Bataillonsarzt beim Inf.-Regt. Nr. 55 in Bielefeld. Er lebt zurzeit in Jaluit (Neu-Guinea).

Friedrich Morgenroth,   1730

geb. am 1. September 1868 in Elberfeld als Sohn des Fabrikbesitzers Friedrich Morgenroth, gehörte der K. W.-A. an vom 15. 7. 1890 bis 15. 2. 1893, wurde promoviert am 6. 8. 1892, zum Ass.-Arzt befördert am 23. 8. 1894. Er erhielt Kommando an die hygienischen Institute der Universität in Berlin in der Zeit vom Oktober 1896 bis April 1900. Er nahm teil an der China-Expedition vom August 1900 bis Oktober 1902, am Herero- und Hottentottenfeldzug in den Jahren 1904, 1905 und 1906. Er ist zurzeit Oberstabsarzt und Regimentsarzt des Feldart.-Regts. Nr. 50 in Karlsruhe.

Er betätigte sich literarisch auf dem Gebiete der Hygiene.

1731   **Otto Oesterlen,**

geb. am 2. Februar 1872 in Stuttgart als Sohn des Gymnasialdirektors Theodor Oesterlen, gehörte der K. W.-A. an vom 22. 10. 1890 bis 15. 2. 1895, wurde promoviert am 10. 11. 1896, zum Ass.-Arzt befördert am 4. 2. 1898, verheiratete sich am 24. 5. 1904. Er war vom 1. 4. 1899 bis 1. 10. 1900 kommandiert zur chirurgischen Abteilung des Katharinenhospitals in Stuttgart. Er ist zurzeit Stabsarzt und Bataillonsarzt beim Inf.-Regt. Nr. 180 in Schwäbisch-Gmünd.

1732   **Friedrich Petzold,**

geb. am 19. Oktober 1870 in Doberan (Mecklenb.-Schwerin) als Sohn des Hof-Uhrmachers Alexander Petzold, gehörte der K. W.-A. an vom 22. 10. 1890 bis 15. 3. 1895, wurde promoviert am 21. 12. 1894. Wegen eines Nervenleidens als dienstunbrauchbar ausgeschieden aus dem aktiven Dienst am 20. 9. 1897 als Unterarzt im Füs.-Regt. Nr. 90, war zuletzt kommandiert zur K. W.-A. Gest. am 3. Januar 1899 in Berlin.

1733   **Max Rauschke,**

Haus-
stabsarzt. geb. am 21. Juli 1872 in Cöslin (Pommern) als Sohn des Pastors Julius Rauschke, gehörte der K. W.-A. an vom 22. 10. 1890 bis 15. 2. 1895, wurde promoviert am 18. 12. 1894, zum Ass.-Arzt befördert am 2. 6. 1897. Er war bei der K. W.-A. tätig vom 27. 1. 1903 bis 16. 11. 1906, war Hausstabsarzt der K. W.-A. vom 1. 10. 1903 bis 24. 4. 1904, erhielt Kommando an die Klinik für psychische und Nervenkrankheiten der Charité in Berlin in der Zeit vom 25. 4. 1904 bis 16. 11. 1906. Er gehörte vom 17. 7. 1900 bis 9. 6. 1901 dem Ostasiatischen Expeditionskorps und vom 10. 6. 1901 bis 18. 12. 1902 der ostasiatischen Besatzungsbrigade an. Er ist zurzeit Stabsarzt nnd Bataillonsarzt des Pion.-Bataillons Nr. 19 in Straßburg i. E.

Er betätigte sich literarisch auf dem Gebiete der Psychiatrie und Neurologie

und lieferte Beiträge zur v. Bergmann-Festschrift, den Charité-Annalen (30. Jahrg.) und der Berl. klin. Wochenschrift.

1734   **Richard Rettig,**

geb. am 8. Oktober 1869 in Lassowko (Posen) als Sohn des Oberförsters Hans Rettig, gehörte der K. W.-A. an vom 22. 10. 1890 bis 14. 2. 1895, wurde promoviert am 14. 8. 1894, zum Ass.-Arzt befördert am 19. 1. 1897, verheiratete sich am 31. 10. 1899. Er ist zurzeit Stabsarzt und Bataillonsarzt beim Inf.-Regt. Nr. 169 in Lahr i. B.

1735   **Walther Schnelle,**

geb. am 17. Juli 1870 in Rostock als Sohn des Rechtsanwalts Walther Schnelle, gehörte der K. W.-A. an vom 22. 10. 1890 bis 14. 2. 1895, wurde promoviert am 1. 2. 1895, zum Ass.-Arzt befördert am 26. 11. 1896, verheiratete sich am 14. 12. 1901. Er ist zurzeit Stabsarzt und Bataillonsarzt beim Inf.-Regt. Nr. 27 in Halberstadt.

Emil Schulz, 1736

geb. am 7. Januar 1870 in Dortmund (Westfalen) als Sohn des Ober-bergamtssekretärs Karl Schulz, gehörte der K. W.-A. an vom 22. 10. 1890 bis 15. 2. 1895, wurde promoviert 1896, zum Ass.-Arzt befördert am 29. 10. 1896, nahm an der China-Expedition 1900—1901 teil. Ausgeschieden aus dem aktiven Dienst am 19. 6. 1902 als Stabsarzt, war zuletzt Bataillonsarzt beim Inf.-Regt. Nr. 152 in Osterode. Er lebt zurzeit in Schleswig.

Fritz Steinbrück, 1737

geb. am 22. Juni 1872 in Colberg (Pommern) als Sohn des Gymnasial-professors Franz Steinbrück, gehörte der K. W.-A. an vom 22. 10. 1890 bis 15. 3. 1895, wurde zum Marine-Ass.-Arzt befördert am 26. 7. 1897. Er ist zurzeit Marine-Oberstabsarzt und Divisionsarzt der I. Torp.-Div. in Kiel.

Prof. Max Westenhoeffer, 1738

geb. am 9. Februar 1871 in Ansbach (Bayern) als Sohn des Gymnasial-Oberlehrers Johann Westenhoeffer, gehörte der K. W.-A. an vom 22. 10. 1890 bis 15. 2. 1895, wurde promoviert am 10. 8. 1894, zum Ass.-Arzt befördert am 27. 9. 1896, verheiratete sich am 4. 10. 1904. Er erhielt Kommando an das pathologische Institut der Universität in Berlin in der Zeit vom 1. Oktober 1900 bis 15. September 1904. Ausgeschieden aus dem aktiven Dienst am 15. 9. 1904 als Stabsarzt, war zuletzt Bataillonsarzt beim Gren.-Regt. Nr. 9 in Stargard i. P., kommandiert zum pathol. Institut in Berlin. Er habilitierte sich am 27. 7. 1904 für pathologische Anatomie an der Universität Berlin, erhielt 1907 den Titel „Professor". Er ist jetzt ordentlicher Professor der path. Ana-tomie in Santiago (Chile).

Er war literarisch tätig auf dem Gebiete der patholog. Anatomie und allgemeinen Pathologie und schrieb u. a.:

1. Ueber die Grenzen der Uebertragbarkeit der Tuberkulose durch Fleisch tuber-kulöser Rinder auf Menschen. 1904.
2. Pathologisch-anatomische Ergebnisse der oberschlesischen Genickstarreepidemie von 1905. Jena 1906. Fischer.
3. Atlas der pathologisch-anatomischen Sektionstechnik. Berlin 1908.

Tiberius Wiemann, 1739

geb. am 4. November 1869 in Oldenburg als Sohn des Gymnasial-Professors Dr. Anton Wiemann, gehörte der K. W.-A. an vom 22. 10. 1890 bis 15. 2. 1895, wurde promoviert am 8. 2. 1895, zum Marine-Ass.-Arzt befördert am 24. 4. 1896. Er war kommandiert vom 11. Sep-tember 1898 bis 11. Juli 1900 zum Knappschaftslazarett in Königshütte, nahm an der Chinaexpedition 1900/1901 teil als Chirurg bzw. Oberarzt der chirurgischen Abteilung des Lazarettschiffes „Gera" und an der Expedition nach Südwestafrika von Januar 1904 bis April 1905 als Oberarzt des Marine-Inf.-Bat. bzw. Chefarzt eines Kriegs- bzw. Feld-lazaretts. Er ist zurzeit Marine-Oberstabsarzt und Chefarzt des Marine-Lazaretts in Flensburg-Mürwik.

Er betätigte sich literarisch auf dem Gebiete der Chirurgie.

1740   **Karl Würth v. Würthenau,**

geb. am 1. Mai 1871 in Engen (Baden) als Sohn des Medizinalrates
Dr. v. Würthenau, gehörte der K. W.-A. an vom 22. 10. 1890 bis 15. 2.
1895, wurde promoviert am 8. 10. 1895, zum Ass.-Arzt befördert am
27. 9. 1896, verheiratete sich am 4. 11. 1902. Er erhielt Kommando
an die chirurgische Universitätsklinik in Heidelberg in der Zeit vom
1. 10. 1898 bis 30. 9. 1902. Er ist zurzeit Stabsarzt bei der Wilhelms-
Heilanstalt in Wiesbaden.

Er betätigte sich literarisch auf dem Gebiete der Chirurgie und
schrieb u. a. über:

1. Die modernen Prinzipien in der Behandlung der penetrierenden Bauchwunden.
   Bruns' Beiträge zur klin. Chirurgie. Jubiläumsschrift f. V. Czerny. 1902.
2. Die Dauerresultate der vaginalen Uterusexstirpationen an der chirurgischen
   Klinik in Heidelberg 1878—1900: ibid. wie Nr. 1.

Ostern 1891.

1741   **Robert Ahlbory,**

geb. am 14. November 1872 in Altefähr (Pommern) als Sohn des
Pastors Lewin Ahlbory, gehörte der K. W.-A. an vom 28 3. 1891
bis 1. 10. 1895, wurde promoviert am 25. 7. 1895, zum Ass.-Arzt
befördert am 22. 2. 1898. Er gehört seit 18. 4. 1900 der Schutztruppe für Deutsch-Ostafrika an und nahm 1906 und 1907 an der
Bekämpfung des Aufstandes teil. Er war vom 15. 9. bis 15. 12. 1902
und vom 22. 3. bis 10. 5. 1906 zur Abteilung für Tropenkrankheiten
und Tropenhygiene des Instituts für Infektionskrankheiten in Berlin
kommandiert. Er ist zurzeit Stabsarzt bei der Schutztruppe für
Deutsch-Ostafrika.

1742   **Gaston Auburtin,**

geb. am 12. Oktober 1872 in Berlin als Sohn des Redakteurs Charles
Auburtin, gehörte der K. W.-A. an vom 28. 3. 1891 bis 1. 10. 1895,
wurde promoviert am 30. 7. 1895, zum Ass.-Arzt befördert am 2. 6.
1897. Er war im Sommersemester 1898 an das Physiologische Institut
der Universität Berlin beurlaubt und vom 1. 10. 1898 bis 1. 10. 1899
unter Stellung à la suite des Sanitätskorps an das Anatomische Institut
der Universität Königsberg i. Pr. Er gehörte vom Juli 1900 bis
Frühjahr 1903 der Ostasiatischen Besatzungsbrigade an und nahm
teil an der China-Expedition. Ausgeschieden aus dem aktiven Dienst
am 14. 6. 1904 als Stabsarzt, war zuletzt Bataillonsarzt beim Gren.-
Regt. Nr. 11 in Breslau. Er lebt jetzt als Stabsarzt a. D. in
Dzimionen (Reg.-Bez. Danzig) und beschäftigt sich mit fischereiwissen-
schaftlichen Arbeiten.

Er betätigte sich literarisch auf dem Gebiete der Anatomie und
Biologie.

Wilhelm Bartels, 1743

geb. am 13. April 1870 in Obdrupgaard (Dänemark) als Sohn des Rittergutspächters J. D. Wilhelm Bartels, gehörte der K. W.-A. an vom 23. 3. 1891 bis 5. 3. 1893. Er studierte weiter Medizin, wurde promoviert 1901, approbiert 1899, trat ins Heer ein, wurde zum Ass.-Arzt befördert am 22. 3. 1900. Ausgeschieden aus dem aktiven Dienst am 16. 2. 1901 als Ass.-Arzt, war zuletzt beim Feldart.-Regt. Nr. 60 in Schwerin. Er ließ sich in Grabow (Mecklenburg-Schwerin) als prakt. Arzt nieder und lebt jetzt als prakt. Arzt in Emlichheim (Bez. Osnabrück).

Friedrich Beck, 1744

geb. am 21. Mai 1870 in Engelskirchen (Reg.-Bez. Cöln) als Sohn des prakt. Arztes Dr. Fritz Beck, gehörte der K. W.-A. an vom 28. 3. 1891 bis 30. 9. 1895, wurde promoviert am 28. 5. 1895, zum Ass.-Arzt befördert am 30. 9. 1897, verheiratete sich am 2. 10. 1900. Er ist zurzeit Stabsarzt und Bataillonsarzt beim Inf.-Regt. Nr. 16 in Mülheim (Rhein).

Erich Bluemchen, 1745

geb. am 22. April 1872 in Neu-Körtnitz (Brandenburg) als Sohn des Privat-Oberförsters Adolf Bluemchen, gehörte der K. W.-A. an vom 28. 3. 1891 bis 1. 10. 1895, wurde promoviert am 28. 3. 1895, zum Ass.-Arzt befördert am 2. 6. 1897. Er trat am 11. 12. 1897 zur Schutztruppe für Südwestafrika über, nahm 1904/05 am Herero- und Hottentottenfeldzug teil. Ausgeschieden aus dem aktiven Dienst am 21. 6. 1906 als Stabsarzt, war zuletzt Bataillonsarzt beim Inf.-Regt. Nr. 94 in Eisenach. Er lebt jetzt als prakt. Arzt in Groß-Lichterfelde.

Max Broelemann, 1746

geb. am 1. August 1870 in Hoerde (Westfalen) als Sohn des prakt. Arztes Dr. Carl Broelemann, gehörte der K. W.-A. an vom 28. 3. 1891 bis 30. 9. 1895, wurde promoviert am 25. 5. 1895, zum Ass.-Arzt befördert am 27. 9. 1896, verheiratete sich am 8. 6. 1907. Er erhielt Kommando an das chirurgische Stadtlazarett Sandgrube in Danzig in der Zeit vom 1. 10. 1899 bis 30. 9. 1901, gehörte vom 2. 7. 1903 bis 12. 9. 1906 als Stabsarzt beim Ostasiatischen Feldlazarett in Tientsin der Ostasiatischen Besatzungsbrigade an. Er ist zurzeit Stabsarzt und Bataillonsarzt des Kaiser Franz-Garde-Gren.-Regts. Nr. 2 in Berlin.

Friedrich Bruckmeyer, 1747

geb. am 23. Mai 1872 in Bremen als Sohn des Bankdirektors Friedrich Bruckmeyer, gehörte der K. W.-A. an vom 23. 3. 1891 bis 19. 5. 1893. Er studierte weiter Medizin, wurde 1896 approbiert und ist jetzt Arzt der Strafanstalt in Oslebshausen-Bremen und prakt. Arzt in Bremen.

Ernst Brückner, 1748

geb. am 27. Januar 1873 in Schloen (Mecklenburg-Schwerin) als Sohn des Präpositus und Kirchenrats Fr. Th. Adolf Brückner, gehörte der

K. W.-A. an vom 28. 3. 1891 bis 30. 9. 1895, wurde promoviert am 28. 3. 1895, zum Ass.-Arzt befördert am 27. 9. 1896, verheiratete sich am 3. 11. 1908. Er gehörte der Schutztruppe für Deutsch-Ostafrika an vom 23. 3. 1898 bis 24. 3. 1907 und nahm an der Bekämpfung der Aufstände in den Jahren 1898, 1905 und 1906 teil. Er ist zurzeit Stabsarzt und Bataillonsarzt beim Inf.-Regt. Nr. 140 in Hohensalza.

1749 **Kurt v. Bültzingslöwen,**

geb. am 6. Mai 1873 in Nahrten (Schlesien) als Sohn des Hauptmanns a. D. Heimart Karl v. Bültzingslöwen, gehörte der K. W.-A. an vom 28. 3. 1891 bis 30. 9. 1895, wurde promoviert am 23. 4. 1897, zum Ass.-Arzt befördert am 22. 2. 1898. Er war bei der K. W.-A. tätig vom 15. 9. 1904 bis 2. 1. 1906, erhielt Kommando an die II. und I. medizinische Klinik der Charité in Berlin in der Zeit vom 17. 11. 1904 bis 2. 1. 1906. Er nahm teil 1906 und 1907 am Herero- und Hottentottenfeldzug und an der Kalahari-Expedition Januar bis April 1908. Er ist zurzeit Stabsarzt bei der Schutztruppe für Südwestafrika, der er seit 3. 1. 1906 angehört.

1750 **Oskar Feldmann,**

geb. am 6. Februar 1871 in Bremen als Sohn des Telegraphen-Leitungs-Revisors Ferdinand Feldmann, gehörte der K.W.-A. an vom 28. 3. 1891 bis 30. 9. 1895, wurde promoviert am 23. 7. 1895, zum Ass.-Arzt befördert am 30. 10. 1897. Er nahm vom 31. 5. 1899 bis 9. 8. 1899 am Strafzug gegen den Muezi von Urundi teil, war vom 1. 5. 1907 bis 1. 7. 1907 kommandiert bei der Expedition R. Koch zur Erforschung der Schlafkrankheit und nahm an der Bereisung des Viktoria-Nyanza (Bezirke Bukoba, Muansa, Schirati), des Tanganika- und Kiwusees zur Erforschung der Schlafkrankheit teil. Seit Februar 1908 ist er Leiter der Schlafkrankheitsbekämpfung am Tanganikasee. Er ist zurzeit Stabsarzt der Schutztruppe für Deutsch-Ostafrika, der er seit 21. 9. 1898 angehört.

Er betätigte sich literarisch auf dem Gebiete der Tropenkrankheiten.

1751 **Franz Fontane,**

geb. am 3. August 1872 in Wilhelmshaven als Sohn des Marine-Ingenieurs August Fontane, gehörte der K. W.-A. an vom 28. 3. 1891 bis 1. 10. 1895, wurde promoviert am 18. 6. 1895, zum Marine-Ass.-Arzt befördert am 12. 4. 1897, verheiratete sich am 10. 3. 1905. Er nahm am 14. 11. 1897 teil an der Besetzung des Kiautschou-Gebietes als Ass.-Arzt an Bord S. M. S. „Prinzeß-Wilhelm", von 1900/1901 an der China-Expedition als Ober-Ass.-Arzt an Bord des Marine-Lazarettschiffs „Gera". Er erhielt Kommando an die Psychiatrische und Nervenklinik in Kiel in der Zeit vom 1. 4. 1907 bis 1. 4. 1909. Er ist zurzeit Oberstabsarzt auf S. M. S. „Lothringen", stationiert in Kiel.

Er gab einen Beleuchtungs-Apparat für Sehtafeln zum Gebrauch bei der Truppe an.

Otto Garlipp, 1752

geb. am 23. Oktober 1870 in Osterburg (Altmark) als Sohn des prakt.
Arztes Dr. Rudolf Garlipp, gehörte der K. W.-A. an vom 28. 3. 1891
bis 1. 10. 1895, wurde promoviert am 23. 3. 1895, zum Ass.-Arzt befördert am 26. 6. 1897. Er nahm teil an der China-Expedition 1900
bis 1901 (Gefecht bei Huolu am 23. 4. 1901) und war bei der K. W.-A.
tätig vom 11. 9. 1903 bis 19. 12. 1907, erhielt Kommando an die
Kinderklinik der Charité in Berlin in der Zeit vom 25. 4. 1904 bis
19. 12. 1907. Er ist zurzeit Stabsarzt und Bataillonsarzt beim
Telegraphen-Batl. Nr. 1 in Berlin.

Emil Göpel, 1753

geb. am 28. Juni 1872 in Schwerin (Mecklenburg) als Sohn des Bankdirektors Wilhelm Göpel, gehörte der K. W.-A. an vom 23. 3. 1891 bis
19. 5. 1893. Er studierte weiter Medizin, wurde promoviert und
approbiert 1907. Er lebt jetzt als prakt. Arzt in Wandsbeck.

Friedrich Grumme, 1754

geb. am 14. Dezember 1871 in Gera (Reuß j. L.) als Sohn des Gymnasialdirektors Prof. Dr. Albert Grumme, gehörte der K. W.-A. an vom
28. 3. 1891 bis 1. 10. 1895, wurde promoviert am 22. 2. 1895, zum
Ass.-Arzt befördert am 26. 6. 1897, verheiratete sich am 14. 12. 1907.
Er war bei der K. W.-A. tätig vom 14. 11. 1903 bis 21. 3. 1907, erhielt Kommando an die Wilhelms-Heilanstalt in Wiesbaden in der Zeit
vom 29. 8. 1900 bis 17. 6. 1903 und an die Klinik für Syphilis und
Hautkrankheiten der Charité in Berlin vom 22. 7. 1904 bis 21. 3. 1907.
Ausgeschieden aus dem aktiven Dienst am 15. 6. 1907 als Stabsarzt,
war zuletzt Bataillonsarzt beim Fußart.-Regt. Nr. 14 in Straßburg.
Er lebt jetzt als prakt. Arzt in Fohrde (Kreis Westhavelland).

Heinrich Hetsch, 1755

geb. am 2. Juli 1873 in Mainz als Sohn des Oberstabsarztes Dr. Reinhold
Hetsch, gehörte der K. W.-A. an vom 28. 3. 1891 bis 1. 10. 1895,
wurde promoviert am 1. 3. 1895, zum Ass.-Arzt befördert am 26. 6.
1897, verheiratete sich am 24. 9. 1902. Er erhielt Kommando an das
Königl. Institut für Infektionskrankheiten in Berlin in der Zeit vom
1. 4. 1902 bis 31. 12. 1905 und ist bei der M.-A. tätig seit 27. 1. 1909.
Er ist zurzeit Stabsarzt und Hilfsreferent bei der Medizinalabteilung
des Kriegsministeriums in Berlin.

Er betätigte sich literarisch auf dem Gebiete der Bakteriologie
und Hygiene und schrieb u. a.:

1. Lehrbuch der experimentellen Bakteriologie und der Infektionskrankheiten,
   mit besonderer Berücksichtigung der Immunitätslehre (gemeinsam mit
   Prof. Kolle-Bern). Berlin und Wien. Urban & Schwarzenberg. 2. Aufl. 1908.
2. Cholera-Immunität in Kolle-Wassermanns Handbuch der pathogenen Mikroorganismen. G. Fischer. Jena 1904.
3. Studien über Pest, im Besonderen über Pest-Immunität (gemeinsam mit
   Prof. Kolle und Stabsarzt Otto). Ztschr. f. Hygiene u. Infektionskrankheiten. 1907. Bd. 48.

1756   **Prof. Georg Jürgens,**

geb. am 20. April 1870 in Tengshausen (Oldenburg) als Sohn des Gutsbesitzers Georg Jürgens, gehörte der K. W.-A. an vom 28. 3. 1891
bis 1. 10. 1895, wurde promoviert am 23. 7. 1895, zum Ass.-Arzt befördert am 26. 6. 1897, verheiratete sich am 2. 3. 1905. Er war vom
31. 12. 1901 bis 1. 4. 1903 als Mitglied der Kommission zur Bekämpfung des Typhus im Bezirk Trier kommandiert, war bei der
K. W.-A. tätig vom 12. 9. 1902 bis 20. 7. 1907 und erhielt Kommando
an die II. medizinische Klinik der Charité in Berlin vom 1. 10. 1903
bis 20. 7. 1907. Er arbeitete im opsonischen Laboratorium von Wright
in London in der Zeit vom 1. 10. 1907 bis 20. 12. 1907. Ausgeschieden
aus dem aktiven Dienst am 23. 1. 1908 als Stabsarzt, war zuletzt
beim Königin Augusta Garde-Gren.-Regt. Nr. 4 in Berlin. Er erhielt
1909 den Titel „Professor" und ist jetzt ärztlicher Direktor des
städtischen Krankenhauses in Rixdorf.

Er betätigte sich literarisch auf dem Gebiete der inneren Medizin
und schrieb u. a.:

1. Zur Kenntnis der Darmamöben und der Amöben-Enteritis. Veröffentl. a. d.
Geb. d. Militär-Sanitätswesens. 1902. Heft 20.
2. Untersuchungen über die Ruhr. Zeitschr. f. klin. Medizin. 1904. Nr. 51.
3. Klinische Untersuchungen über Pneumonie. Zeitschr. f. klin. Medizin. 1907.

1757   **Bernhard Kahle,**

geb. am 2. Juni 1872 in Bütow als Sohn des Seminardirektors Kahle,
gehörte der K.W.-A. an vom 28. 3. 1891 bis 1. 10. 1895, wurde promoviert am 8. 3. 1895, zum Ass.-Arzt befördert am 25. 2. 1897, verheiratete sich am 14. 10. 1898. Er ist zurzeit Stabsarzt und Bataillonsarzt des Jäg.-Batls. Nr. 9 in Ratzeburg.

1758   **Friedrich Kahle,**

geb. am 19. Februar 1873 in Neuendorf (Brandenburg) als Sohn des
Königl. Forstmeisters Karl Kahle, gehörte der K. W.-A. an vom 23. 3.
1891 bis 30. 9. 1895, wurde promoviert am 13. 8. 1895, zum Ass.-
Arzt befördert am 3. 8. 1896, verheiratete sich am 30. 11. 1899.
Ausgeschieden aus dem aktiven Dienst am 18. 12. 1906 als Stabsarzt,
war zuletzt Bataillonsarzt beim Inf.-Regt. Nr. 79 in Hildesheim. Er
lebt jetzt als prakt. Arzt, Kreisarzt und leitender Arzt des Johanniter-
Krankenhauses in Dannenberg (Elbe).

1759   **Fritz Kappesser,**

geb. am 10. Februar 1873 in Darmstadt als Sohn des Oberstabsarztes
Dr. Otto Kappesser, gehörte der K. W.-A. an vom 28. 3. 1891 bis
30. 9. 1895, wurde promoviert am 28. 5. 1895, zum Ass.-Arzt befördert
am 30. 11. 1897. Er ist zurzeit Stabsarzt und Bataillonsarzt des
Pion.-Batls. Nr. 21 in Mainz.

1760   **Wilhelm Maßmann,**

geb. am 24. März 1871 in Telgte (Westfalen) als Sohn des Geheimen
Oberpostrates August Maßmann, gehörte der K. W.-A. an vom 28. 3.

1891 bis 1. 10. 1895, wurde promoviert am 28. 3. 1895, zum Ass.-Arzt befördert am 30. 9. 1897. Ausgeschieden aus dem aktiven Dienst am 5. 2. 1898 als Ass.-Arzt, war zuletzt beim Inf.-Regt. Nr. 13 in Münster. Er ließ sich als prakt. Arzt in Winterberg (Westfalen) nieder und lebt jetzt als prakt. Arzt in Mülheim a. d. Ruhr.

Hans Moller,   1761

geb. am 21. Juli 1871 in Danzig als Sohn des Prof. Dr. phil. Adolf Moller, gehörte der K. W.-A. an vom 28. 3. 1891 bis 5. 3. 1893, wurde promoviert am 2. 6. 1904, zum Ass.-Arzt befördert am 2. 6. 1897, verheiratete sich am 19. 5. 1902. Er ist zurzeit Stabsarzt und Bataillonsarzt beim Fußart.-Regt. Nr. 6 in Glogau.

Friedrich Nervegno,   1762

geb. am 10. April 1872 in Berncastel (Rheinprov.) als Sohn des Königl. Rentmeisters Ernst Nervegno, gehörte der K. W.-A. an vom 28. 3. 1891 bis 5. 3. 1893. Er studierte weiter Medizin, wurde promoviert am 8. 2. 1895, approbiert 1896, verheiratete sich am 14. 10. 1903. Er ließ sich als prakt. Arzt in Kelberg (Rheinprov.) nieder und lebt jetzt als prakt. Arzt in Cöln-Lindenthal.

Prof. Max Neuhaus,   1763

geb. am 13. August 1870 in Hoerde (Westfalen) als Sohn des Stadt-kämmerers August Neuhaus, gehörte der K. W.-A. an vom 28. 3. 1891 bis 1. 10. 1895, wurde promoviert am 13. 7. 1897, zum Ass.-Arzt befördert am 30. 9. 1897. Er war bei der K. W.-A. tätig vom 18. 7. 1903 bis 23. 3. 1908, erhielt Kommando an die K. W.-A. zur Dienstleistung bei der chirurg. Poliklinik der Charité vom 21. 10. 1901 bis 17. 7. 1903 und zur chirurg. Abteilung der Charité in Berlin in der Zeit vom 18. 7. 1903 bis 1. 7. 1908. Ausgeschieden aus dem aktiven Dienst am 17. 12. 1908 als Stabsarzt, war zuletzt Bataillons-arzt beim Inf.-Regt. Nr. 128 in Danzig. Er ist jetzt Spezialarzt für Chirurgie in Berlin-Wilmersdorf.

Er betätigte sich literarisch auf dem Gebiete der Chirurgie.

Siegfried Nüße,   1764

geb. am 16. September 1870 in Strelitz (Mecklenburg) als Sohn des Schuldirektors Ferdinand Nüße, gehörte der K. W.-A. an vom 28. 3. 1891 bis 1. 10. 1895, wurde promoviert am 22. 2. 1895, zum Marine-Ass.-Arzt befördert am 12. 4. 1897, verheiratete sich im Mai 1904. Er nahm teil 1900 an der Expedition des Kreuzers „Falke" auf dem Amazonenstrom, an der China-Expedition 1900—1901 bei der Marine-Infanterie und an der Blockade von Venezuela 1902. Ausgeschieden aus dem aktiven Dienst am 8. 6. 1907 als Marine-Oberstabsarzt, war zuletzt bei der Ostsee-Station in Kiel. Er ist jetzt Spezialarzt für Haut- und Tropenkrankheiten in Berlin-Nikolassee.

Er betätigte sich literarisch auf dem Gebiete der Lichttherapie.

1765   **Arno Peters,**

geb. am 18. November 1872 in Obornik (Posen) als Sohn des Re-
gierungs-Medizinalrates Dr. Otto Peters, gehörte der K. W.-A. an vom
28. 3. 1891 bis 30. 9. 1895, wurde promoviert am 28. 3. 1895, zum
Ass.-Arzt befördert am 2. 8. 1897, verheiratete sich am 24. 9. 1904.
Ausgeschieden aus dem aktiven Dienst am 18. 2. 1908 als Stabsarzt,
war zuletzt Bataillonsarzt des Pion.-Bats. Nr. 4 in Magdeburg. Er ist
jetzt Stadtschularzt in Halle a. S.
Er betätigte sich literarisch auf dem Gebiete der Hygiene.

1766   **Friedrich Plathner,**

geb. am 22. April 1872 in Euskirchen (Bez. Cöln) als Sohn des
Eisenbahnbetriebsdirektors Wilhelm Plathner, gehörte der K. W.-A. an
vom 23. 3. 1891 bis 1. 10. 1895, wurde promoviert am 15. 2. 1895,
zum Ass.-Arzt befördert am 2. 6. 1897, verheiratete sich am 23. 11.
1899. Ausgeschieden aus dem aktiven Dienst am 21. 7. 1908 als
Stabsarzt, war zuletzt Bataillonsarzt beim Inf.-Regt. Nr. 23 in Neiße.
Er ist jetzt Anstaltsarzt an der Idiotenanstalt in Liegnitz.

1767   **Otto Ramin,**

geb. am 28. August 1868 in Westerthal (Schleswig-Holstein) als Sohn
des Oberroßarztes H. Aug. Ramin, gehörte der K. W.-A. an vom 1. 3.
1891 bis 30. 9. 1893, wurde promoviert am 12. 5. 1893, zum Ass.-
Arzt befördert am 25. 5. 1895, verheiratete sich am 19. 10. 1896. Er
ist zurzeit Stabsarzt und Bataillonsarzt beim Inf.-Regt. Nr. 15 in Minden.

1768   **Friedrich Schellmann,**

geb. am 20. Dezember 1872 in Cassel als Sohn des Oberfeuerwerkers
Friedrich Schellmann, gehörte der K. W.-A. an vom 28. 3. 1891 bis
30. 9. 1895, wurde promoviert am 1. 3. 1895, zum Ass.-Arzt befördert
am 26. 6. 1897, verheiratete sich am 11. 4. 1901. Er gehörte vom
9. 8. 1898 bis 18. 8. 1903 der Schutztruppe für Deutsch-Ostafrika an und
war vom 10. 11. 1900 bis 18. 8. 1903 zum Oberkommando der Schutztruppen in Berlin kommandiert. Er ist zurzeit Stabsarzt und Bataillonsarzt beim Fußart.-Regt. Nr. 13 in Breisach i. B.

1769   **Friedrich Schlender,**

geb. am 24. Juni 1870 in Königsberg (Ostpreußen) als Sohn des
Kaufmanns Heinrich Schlender, gehörte der K. W.-A. an vom 23. 3.
1891 bis 1. 10. 1895, wurde promoviert am 1. 3. 1895, zum Ass.-
Arzt befördert am 2. 6. 1897. Er gehörte vom 5. 4. 1904 bis 31. 1.
1906 der Schutztruppe für Deutsch-Südwestafrika an und nahm an
den Feldzügen gegen die Hereros und Hottentotten teil. Er erhielt
Kommando an die chirurg. Abteilung des städtischen Krankenhauses
am Friedrichshain in Berlin in der Zeit vom 15. 10. 1900 bis 15. 2.
1903. Ausgeschieden aus dem aktiven Dienst am 21. 7. 1908 als
Stabsarzt, war zuletzt Bataillonsarzt beim Füs.-Regt. Nr. 34 in Bromberg. Er ist jetzt Arzt am städt. Krankenhaus in Dortmund.

Kurt Schrecker, 1770

geb. am 15. Mai 1871 in Seehausen (Kr. Osterburg) als Sohn des Superintendenten und Oberpfarrers Hermann Schrecker, gehörte der K. W.-A. an vom 28. 3. 1891 bis 1. 10. 1895, wurde promoviert am 8. 3. 1895, zum Ass.-Arzt befördert am 2. 6. 1897, verheiratete sich am 14. 2. 1905. Er ist zurzeit Stabsarzt und Bataillonsarzt beim Inf.-Regt. Nr. 78 in Osnabrück.

Ernst Schröder, 1771

geb. am 4. Juni 1872 in Wiesbaden als Sohn des Regierungsrates Friedrich Schröder, gehörte der K. W.-A. an vom 28. 3. 1891 bis 1. 10. 1895, wurde promoviert am 2. 7. 1895, zum Ass.-Arzt befördert am 31. 8. 1896. Ausgeschieden aus dem aktiven Dienst am 23. 3. 1900 als Oberarzt, war zuletzt beim Feldart.-Regt. Nr. 34 in Metz. Er ist jetzt prakt. Arzt in Dotzheim bei Wiesbaden.

Paul Schröder, 1772

geb. am 16. August 1870 in Liebenwalde (Kreis Nieder-Barnim) als Sohn des Oberstabsarztes Dr. Paul Schröder, gehörte der K. W.-A. an vom 28. 3. 1891 bis 1. 10. 1895, wurde promoviert am 22. 2. 1895, zum Ass.-Arzt befördert am 2. 6. 1897, verheiratete sich am 4. 10. 1905. Er ist zurzeit Stabsarzt und Bataillonsarzt beim Inf.-Regt. Nr. 85 in Rendsburg.

Albrecht Schulz, 1773

geb. am 28. November 1872 in Myslowitz (Oberschlesien) als Sohn des Apothekers Albrecht Schulz, gehörte der K. W.-A. an vom 28. 3. 1891 bis 30. 9. 1895, wurde promoviert am 28. 5. 1895, zum Ass.-Arzt befördert am 25. 2. 1897. Er ist zurzeit Stabsarzt und Bataillonsarzt beim Inf.-Regt. Nr. 19 in Lauban.

Karl Sierig, 1774

geb. am 30. Juli 1870 in Falkenberg (Prov. Sachsen) als Sohn des Rentners Karl Sierig, gehörte der K. W.-A. an vom 28. 3. 1891 bis 1. 10. 1895, wurde promoviert am 30. 7. 1895, zum Ass.-Arzt befördert am 26. 6. 1897. Gest. am 25. Oktober 1897 (Sturz mit dem Pferde) als Ass.-Arzt, war zuletzt beim Inf.-Regt. Nr. 71 in Erfurt.

Hermann Weber, 1775

geb. am 29. Juli 1871 in Neu-Ruppin als Sohn des Gymnasial-Oberlehrers Dr. phil. Eduard Weber, gehörte der K. W.-A. an vom 23. 3. 1891 bis 1. 10. 1895, wurde promoviert am 20. 2. 1895, zum Ass.-Arzt befördert am 2. 6. 1897, verheiratete sich am 2. 10. 1900. Ausgeschieden aus dem aktiven Dienst am 14. 6. 1905 als Stabsarzt, war zuletzt Bataillonsarzt beim Inf.-Regt. Nr. 169 in Lahr. Er ist jetzt prakt. Arzt in Frankfurt a. M.

1776 **Paul Weberstedt,**
geb. am 26. April 1872 in Posen als Sohn des Postdirektors Adalbert Weberstedt, gehörte der K. W.-A. an vom 28. 3. 1891 bis 19. 5. 1893. Er studierte weiter Medizin, wurde promoviert am 16. 7. 1895, erkrankte an Lungenschwindsucht und starb am 25. Juli 1896.

Michaelis 1891.

1777 **Maximilian Aulike,**
Haus- geb. am 21. August 1872 in Münster i. Westf. als Sohn des Apothekers
stabsarzt. Alexander Aulike, gehörte der K. W.-A. an vom 17. 10. 1891 bis 15. 2. 1896, wurde promoviert am 29. 11. 1895, zum Ass.-Arzt befördert am 30. 10. 1897. Er nahm teil an der Ostasiatischen Expedition von Juli 1900 bis September 1901. Er war bei der K. W.-A. tätig vom 16. 2. 1904 bis 19. 12. 1907, war Hausstabsarzt vom 25. 4. 1904 bis 1. 10. 1906 und erhielt Kommando an die Halsklinik der Kgl. Charité in Berlin in der Zeit vom 1. 10. 1906 bis 19. 12. 1907. Er unternahm eine wissenschaftliche Reise nach Wien und Budapest von März bis Mai 1909 und ist zurzeit Stabsarzt und Bataillonsarzt beim Fußart.-Regt. Nr. 10 in Straßburg i. Els.

1778 **Theodor Blencke,**
geb. am 14. Dezember 1872 in Berlin als Sohn des Hotelbesitzers Theodor Blencke, gehörte der K. W. A. an vom 17. 10. 1891 bis 1. 10. 1893. Er wurde auf Wunsch seines Vaters entlassen, studierte zunächst weiter Medizin, ohne aber sein Studium zu beenden. Er wurde dann Kaufmann und lebt jetzt als solcher in Paris.

1779 **Gustav Braatz,**
geb. am 27. August 1870 in Joachimsthal (Brandenburg) als Sohn des Gerichtssekretärs Franz Braatz, gehörte der K. W.-A. an vom 17. 10. 1891 bis 15. 2. 1896, wurde promoviert am 3. 11. 1896, zum Ass.-Arzt befördert am 25. 8. 1898. Er erhielt Kommando an die chirurgische Abteilung des städt. Krankenhauses in Altona in der Zeit vom 1. 10. 1902 bis 31. 9. 1905. Er ist zurzeit Stabsarzt und Bataillonsarzt beim Fußart.-Regt. Nr. 8 in Metz.

1780 **Adolf Chemnitz,**
geb. am 21. Mai 1870 in Cloetze (Prov. Sachsen) als Sohn des Kreisrichters August Chemnitz, gehörte der K. W.-A. an vom 17. 10. 1891 bis 15. 2. 1896, wurde promoviert am 19. 8. 1895, zum Ass.-Arzt befördert am 25. 1. 1898, verheiratete sich am 7. 10. 1902. Er ist zurzeit Stabsarzt und Bataillonsarzt beim Inf.-Regt. Nr. 163 in Neumünster.

Adolph Frantz, 1781

geb. am 10. Juni 1873 in Halle a. S. als Sohn des prakt. Arztes Dr. Leo Frantz, gehörte der K. W.-A. an vom 17. 10. 1891 bis 15. 2. 1896, wurde promoviert am 29. 10. 1895, zum Ass.-Arzt befördert am 30. 10. 1897, verheiratete sich am 30. 3. 1907. Er erhielt Kommando an das pathologische Institut des Krankenhauses Moabit in Berlin in der Zeit vom 1. 5. 1902 bis 17. 10. 1903. Er ist zurzeit Stabsarzt und Bataillonsarzt beim 5. Garde-Regt. z. F. in Spandau.

Hermann Grimm, 1782

geb. am 15. Januar 1871 in Stuchow (Pommern) als Sohn des Oberinspektors Hermann Grimm, gehörte der K. W.-A. an vom 17. 10. 1891 bis 1. 10. 1895, wurde promoviert am 2. 7. 1895, zum Ass.-Arzt befördert am 2. 6. 1897, verheiratete sich am 1. 5. 1900. Ausgeschieden aus dem aktiven Dienst am 27. 4. 1899 als Ass.-Arzt, war zuletzt beim Gren.-Regt. Nr. 9 in Stargard i. P. Er ist jetzt Stabsarzt d. Res. und prakt. Arzt in Schlochau (Westpreußen).

Hermann Grunow, 1783

geb. am 30. Dezember 1870 in Stettin als Sohn des Kaufmanns Waldemar Grunow, gehörte der K. W.-A. an vom 19. 10. 1891 bis 15. 2. 1896, wurde promoviert am 29. 11. 1895, zum Ass.-Arzt befördert am 25. 1. 1898. Ausgeschieden aus dem aktiven Dienst am 18. 10. 1900 als Oberarzt, war zuletzt beim Inf.-Regt. Nr. 30 in Saarlouis. Er ist jetzt Augenarzt in Berlin-Wilmersdorf.

Arthur Harmel, 1784

geb. am 6. März 1872 in Breslau als Sohn des Buchhalters Heinrich Harmel, gehörte der K. W.-A. an vom 17. 10. 1891 bis 15. 2. 1896, wurde promoviert am 13. 8. 1895, zum Ass.-Arzt befördert am 25. 1. 1898, verheiratete sich am 30. 9. 1903. Er nahm an der China-Expedition teil 1900—1901. Er ist zurzeit Stabsarzt und Bataillonsarzt beim Inf.-Regt. Nr. 67 in Metz.

Ernst Haupt, 1785

geb. am 17. Februar 1871 in Großlinichen (Pommern) als Sohn des Pfarrers Emil Haupt, gehörte der K. W.-A. an vom 17. 10. 1891 bis 14. 2. 1896, wurde promoviert am 6. 12. 1895, zum Ass.-Arzt befördert am 25. 1. 1898, verheiratete sich am 10. 1. 1903. Er erhielt Kommando an die psychiatrische Universitätsklinik in Gießen in der Zeit vom 1. 6. 1898 bis 30. 9. 1900. Er ist zurzeit Stabsarzt und Bataillonsarzt beim Jäger-Bataillon Nr. 5 in Hirschberg.

Friedrich Helm, 1786

geb. am 21. Januar 1874 in Berlin als Sohn des Trigonometers bei der Kgl. Landesaufnahme Friedrich Helm, gehörte der K. W.-A. an vom 17. 10. 1891 bis 15. 2. 1896, wurde promoviert am 9. 8. 1895, zum

Ass.-Arzt befördert am 30. 9. 1897, verheiratete sich am 19. 12. 1904. Er war bei der K. W.-A. tätig vom 24. 4. 1904 bis 26. 1. 1909 und erhielt in dieser Zeit Kommando zur Charité. Er ist zurzeit Stabsarzt und Bataillonsarzt beim Jäger-Batl. Nr. 5 in Hirschberg.

1787 ### Wilhelm Heuseler,

geb. am 17. Oktober 1872 in Taubenwalde (Posen) als Sohn des Oberförsters Wilhelm Heuseler, gehörte der K. W.-A. an vom 17. 10. 1891 bis 15. 2. 1896, wurde promoviert am 29. 11. 1895, zum Ass.-Arzt befördert am 30. 9. 1897. Er nahm an der Chinaexpedition teil und gehörte der Ostasiatischen Besatzungsbrigade an (Juli 1900 bis Oktober 1903). Ausgeschieden aus dem aktiven Dienst am 18. 10. 1903 als Oberarzt, war zuletzt beim Feldlazarett Nr. 2 in Ostasien. Er ist jetzt Stabsarzt a. D. und prakt. Arzt in Cunewalde (Prov. Sachsen).

1788 ### Karl Jänecke,

geb. am 17. Mai 1871 in Alt-Warmbüchen (Hannover) als Sohn des Gutsbesitzers William Jänecke, gehörte der K. W.-A. an vom 17. 10. 1891 bis 15. 2. 1896, wurde promoviert am 19. 11. 1895, zum Ass.-Arzt befördert am 21. 8. 1897, verheiratete sich am 15. 6. 1908. Er ist zurzeit Stabsarzt und Bataillonsarzt beim Inf.-Regt. Nr. 22 in Gleiwitz.

1789 ### Fritz Ilberg,

geb. am 24. Oktober 1870 in Belgern (Prov. Sachsen) als Sohn des Geh. Justizrats Max Ilberg, gehörte der K. W.-A. an vom 19. 10. 1891 bis 15. 2. 1896, wurde promoviert am 9. 8. 1895, zum Ass.-Arzt befördert am 22. 2. 1898. Er erhielt Kommando an das Krankenhaus „Bergmannsheil" in Bochum in der Zeit vom 1. 1. 1902 bis 31. 12. 1904. Er ist zurzeit Stabsarzt und Bataillonsarzt beim Inf.-Regt. Nr. 164 in Hameln, seit 21. 4. 1908 auf 2 Jahre beurlaubt als Gesandtschaftsarzt nach Teheran.

1790 ### Ernst Kaufholz,

geb. am 12. September 1870 in Stuttgart als Sohn des Kaufmanns Joseph Kaufholz, gehörte der K. W.-A. an vom 17. 10. 1891 bis 14. 11. 1893. Er studierte weiter Medizin, wurde promoviert und approbiert 1901, ließ sich als prakt. Arzt in Lindenfels (Großh. Hessen) nieder. Er lebt jetzt als prakt. Arzt in Sindelfingen (Württemberg).

1791 ### Martin Kob,

geb. am 3. Januar 1872 in Lötzen (Ostpreußen) als Sohn des Kreisrichters Konrad Kob, gehörte der K. W.-A. an vom 17. 10. 1891 bis 8. 8. 1893, wurde promoviert am 19. 11. 1901, zum Ass.-Arzt befördert am 19. 1. 1897, verheiratete sich am 12. 11. 1907. Er war bei der K. W.-A. tätig vom 18. 4. 1903 bis 12. 9. 1906, erhielt Kommando an das Krankenhaus der Barmherzigkeit in Königsberg i. Pr. in der Zeit vom Juni 1899 bis Mai 1902 und an die Universitäts-Kinderklinik in Berlin vom 11. 9. 1903 bis 12. 10. 1906. Er ist zur-

zeit Stabsarzt und Bataillonsarzt beim Inf.-Regt. Nr. 43 in Königsberg i. Pr.

Er betätigte sich literarisch auf dem Gebiete der Kinderheilkunde.

Rudolf Köster,   1792

geb. am 9. Juni 1870 in Alt-Poorstorf (Mecklenburg-Schwerin) als
Sohn des Rittergutsbesitzers Rudolf Köster, gehörte der K. W.-A. an
vom 17. 10. 1891 bis 15. 3. 1896, wurde promoviert am 26. 7. 1895,
zum Ass.-Arzt befördert am 2. 8. 1897, verheiratete sich am 3. 8. 1901.
Er erhielt Kommando an die psychiatrische Klinik der Universität in
Gießen in der Zeit vom 1. 11. 1900 bis 18. 8. 1903. Gest. am
11. 3. 1904 (an Lungentuberkulose) als Stabsarzt, war zuletzt Bataillonsarzt beim Garde-Füs.-Regt. in Berlin.

Wilhelm Kundt,   1793

geb. am 22. März 1874 in Schwerin (Mecklenburg) als Sohn des Justizrats und Oberauditeurs Eduard Kundt, gehörte der K. W.-A. an vom
17. 10. 1891 bis 1. 10. 1892. Er studierte weiter Medizin, wurde
promoviert und approbiert 1897, wurde zunächst Assistent an der
Universitäts-Nervenklinik in Rostock und lebt jetzt als Spezialarzt für
Nervenkrankheiten und Besitzer einer Privatklinik in Rostock.

Paul Lempp,   1794

geb. am 23. Juli 1873 in Heidenheim (Württemberg) als Sohn des
Königl. Oberförsters Herm. Adolf Lempp, gehörte der K. W.-A. an
vom 17. 10. 1891 bis 31. 3. 1895. Er wurde wegen eines chronischen
Lungenleidens als dienstunbrauchbar entlassen, studierte weiter Medizin
und wurde 1898 approbiert. Er wurde Schiffsarzt auf dem Hamburger
Dampfschiff „Hercynia" und starb am 27. August 1899 während einer
Reise von Westindien nach Hamburg.

Richard Lessing,   1795

geb. am 22. Mai 1872 in Clettstedt (Prov. Sachsen) als Sohn des
Rittergutspächters Robert Lessing, gehörte der K. W.-A. an vom
17. 10. 1891 bis 15. 3. 1896, wurde promoviert am 15. 8. 1895, zum
Ass.-Arzt befördert am 2. 6. 1897. Er war bei der K. W.-A. tätig
vom 22. 3. 1903 bis 12. 9. 1906, erhielt Kommando an die chirurgische
Abteilung des Städtischen Krankenhauses in Altona vom 1. 10. 1899
bis 30. 9. 1902 und zur chirurgischen Klinik der Königl. Charité in
der Zeit vom 22. 3. 1903 bis 12. 9. 1906. Er ist zurzeit Stabsarzt
und Bataillonsarzt beim Inf.-Regt. Nr. 31 in Altona.

Er betätigte sich literarisch auf dem Gebiete der Chirurgie.

Curt Mac Lean,   1796

geb. am 3. Oktober 1872 in Pr.-Stargard (Westpreußen) als Sohn des
Kreisrichters Mac Lean, gehörte der K. W.-A. an vom 17. 10. 1891
bis 15. 2. 1896, wurde promoviert am 14. 1. 1896, zum Marine-Ass.-
Arzt befördert am 18. 8. 1897, verheiratete sich am 14. 2. 1903. Er

erhielt Kommando an die chirurgisch-gynäkologische Abteilung des Diakonissenkrankenhauses in Danzig in der Zeit vom 25. 9. 1899 bis 6. 9. 1901. Ausgeschieden aus dem aktiven Dienst am 16. 10. 1909 als Marine-Oberstabsarzt, war zuletzt beim Stabe S. M. S. „Wittelsbach". Er lebt zurzeit in Leipzig.

1797   **Karl Marquardt,**

geb. am 24. Dezember 1870 in Neuenstadt (Württemberg) als Sohn des Postrates Karl Marquardt, gehörte der K. W.-A. an vom 17. 10. 1891 bis 15. 2. 1896, wurde promoviert am 14. 8. 1896, zum Ass.-Arzt befördert am 2. 7. 1898. Ausgeschieden aus dem aktiven Dienst am 15. 6. 1905 als Stabsarzt, war zuletzt beim Inf.-Regt. Nr. 141 in Strasburg W.-Pr. Er lebt jetzt als Stabsarzt a. D. und prakt. Arzt in Berlin-Charlottenburg.

1798   **Walther Müller,**

geb. am 19. Dezember 1872 in Berlin als Sohn des Gymnasial-Professors Dr. Hermann Müller, gehörte der K. W.-A. an vom 17. 10. 1891 bis 14. 2. 1896, wurde promoviert am 9. 8. 1895, zum Ass.-Arzt befördert am 30. 9. 1897, verheiratete sich am 3. 11. 1903. Er erhielt Kommando an die Heilstätte für Nervenkranke „Haus Schönow" in Zehlendorf in der Zeit vom 1. 10. 1901 bis 18. 8. 1903. Er ist zurzeit Stabsarzt und Bataillonsarzt beim Inf.-Regt. Nr. 42 in Greifswald.

1799   **Fritz Neumann,**

geb. am 1. März 1873 in Danzig als Sohn des Schuldirektors Dr. Hermann Neumann, gehörte der K. W.-A. an vom 17. 10. 1891 bis 14. 11. 1893. Er gab das Studium der Medizin auf und studierte Philologie, dann Staatswissenschaften, wurde in Berlin zum Dr. phil. promoviert, betätigte sich schriftstellerisch und wurde stellvertretender Redakteur der „Täglichen Rundschau". Er verheiratete sich am 4. 10. 1900 und lebt jetzt als Dr. phil. und Redakteur in Friedenau-Berlin.

Er betätigte sich literarisch auf dem Gebiete der Sozialpolitik. Von seinen Schriften seien genannt:

1. Fürst Bülow und seine Zeit. (Unter dem Pseudonym Germanikus.) Berlin 1908. 2. Aufl. 1909. Spreeverlag.
2. Die Streikpolitik der paritätischen Arbeitsnachweise. Jena 1905. Gustav Fischer.
3. Sozialpolitik 1900—1903. Berlin 1904. Verlag der Buchhandlung der nationalliberalen Partei.

1800   **Hans Oloff,**

geb. am 8. Juli 1872 in Karthaus bei Danzig als Sohn des Landgerichtsrats Ernst Oloff, gehörte der K. W.-A. an vom 17. 10. 1891 bis 15. 2. 1896, wurde promoviert am 23. 7. 1895, zum Marine-Ass.-Arzt befördert am 24. 9. 1897, verheiratete sich am 10. 10. 1901. Er erhielt Kommando an die Universitäts-Augenklinik in Kiel in der Zeit vom Oktober 1903 bis Mai 1905. Er ist zurzeit Marine-Oberstabsarzt beim Marinelazarett in Kiel.

Prof. Richard Otto, 1801

geb. am 9. November 1872 in Zimmerhausen (Pommern) als Sohn
des Administrators Wilhelm Otto, gehörte der K. W.-A. an vom
17. 10. 1891 bis 15. 2. 1896, wurde promoviert am 6. 12. 1895, zum
Ass.-Arzt befördert am 30. 9. 1897.   Er erhielt Kommando an das
Königl. Institut für Infektionskrankheiten in Berlin in der Zeit vom
1. 10. 1902 bis 31. 1. 1904 und an das Königl. Institut für experimentelle Therapie in Frankfurt a. M. vom 1. 2. 1904 bis 30. 6. 1907.
Am 6. 3. 1908 habilitierte er sich als Privatdozent für Hygiene und
Bakteriologie an der Königl. technischen Hochschule in Hannover,
erhielt am 4. 12. 1906 das Prädikat „Professor". Er ist zurzeit
Stabsarzt und Bataillonsarzt beim Füs.-Regt. Nr. 73 in Hannover.
    Er betätigte sich literarisch auf dem Gebiete der Bakteriologie
und Immunitätslehre

> und schrieb neben wichtigeren Arbeiten über Toxine und Antitoxine usw.
> über: Die staatliche Prüfung der Heilsera.   Arbeiten aus dem Königl. Inst. f.
> experim. Therap. zu Frankfurt a. M. Heft 2.   Jena, Gustav Fischer.

Richard Pressel, 1802

geb. am 5. März 1871 in Berlin als Sohn des Oberpostsekretärs
Otto Pressel, gehörte der K. W.-A. an vom 17. 10. 1891 bis 15. 2.
1896, wurde promoviert am 15. 8. 1895, zum Ass.-Arzt befördert am
30. 3. 1898.   Er erhielt Kommando an das städtische Krankenhaus
Am Friedrichshain in Berlin (pathol. Abteil.) in der Zeit vom Frühjahr
1903 bis zu seinem Tode. Gest. am 3. Juni 1904 in Berlin als
Oberarzt am Invalidenhaus-Berlin.

Wilhelm Preuß, 1803

geb. am 27. November 1871 in Darmstadt als Sohn des Kaufmanns
Joh. Ludwig Preuß, gehörte der K. W.-A. an vom 17. 10. 1891 bis
15. 2. 1896, wurde promoviert am 26. 7. 1895, zum Ass.-Arzt befördert am 30. 9. 1897, verheiratete sich 1901. Ausgeschieden aus
dem aktiven Dienst am 15. 12. 1900 als Oberarzt, war zuletzt beim
Feldart.-Regt. Nr. 76 in Freiburg (Baden). Gest. am 21. März 1903
als prakt. Arzt in Boitzenburg (Kr. Templin).

Erich Romberg 1804

geb. am 1. Januar 1873 in Berlin als Sohn des (Regierungsbauführers)
Privatbaumeisters Gustav Romberg, gehörte der K. W.-A. an vom
17. 10. 1891 bis 15. 2. 1896, wurde promoviert am 17. 11. 1896, zum
Ass.-Arzt befördert am 25. 1. 1898, verheiratete sich am 2. 8. 1902.
Er war 1908 6 Monate zur Ausbildung in der psychiatrischen Klinik
der Universität nach Bonn beurlaubt. Er ist zurzeit Stabsarzt und
Bataillonsarzt beim Inf.-Regt. Nr. 117 in Mainz.

Oskar Rumpel, 1805

geb. am 4. Oktober 1872 in Kassel als Sohn des Geh. Regierungsrats
Dr. Theodor Rumpel, gehörte der K. W.-A. an vom 17. 10. 1891 bis

15. 3. 1896 wurde promoviert am 24. 1. 1896, zum Ass.-Arzt befördert am 26. 6. 1897.   Er war bei der K. W.-A. tätig vom 14. 11. 1903 bis 23. 3. 1909, erhielt Kommando an die chirurgische Abteilung des Krankenhauses Hamburg-Eppendorf in der Zeit von 1901 bis 18. 6. 1903 und zur chirurgischen Klinik der Universität in Berlin vom 5. 4. 1905 bis 23. 3. 1909, habilitierte sich am 26. 6. 1908 als Privatdozent für Chirurgie an der Universität in Berlin.   Er ist zurzeit Stabsarzt und Bataillonsarzt beim Kaiser Alexander Garde-Gren.-Regt. Nr. 1 in Berlin.

Er betätigte sich literarisch auf dem Gebiete der Chirurgie und schrieb u. a.:

Die Cystoskopie im Dienste der Chirurgie. Berlin 1909.

1806   **Arnold Schumacher,**

geb. am 25. Oktober 1872 in Berlin als Sohn des Gymnasialprofessors Ludwig Schumacher, gehörte der K. W.-A. an vom 17. 10. 1891 bis 15. 2. 1896, wurde promoviert am 29. 11. 1895, zum Ass.-Arzt befördert am 30. 3. 1898.   Er erhielt Kommando an das staatl. hygienische Institut in Hamburg in der Zeit vom 1. 2. 1904 bis 31. 1. 1907. Er ist zurzeit Stabsarzt und Bataillonsarzt beim Inf.-Regt. Nr. 68 in Koblenz.

Er betätigte sich literarisch auf dem Gebiete der Bakteriologie und veröffentlichte Arbeiten in der Zeitschrift für Hygiene (über Cholera und Pest) und im Gesundheitsingenieur.

1807   **Wilhelm Skrodzki,**

geb. am 1. August 1872 in Angerburg (Bez. Gumbinnen) als Sohn des Geh. Regierungs- und Provinzialschulrates Wilhelm Skrodzki, gehörte der K. W.-A. an vom 17. 10. 1891 bis 15. 3. 1896, wurde promoviert am 5. 11. 1895, zum Ass.-Arzt befördert am 26. 6. 1897. Er gehörte vom 12. 1. 1900 bis 31. 1. 1908 der Schutztruppe für Deutsch-Ostafrika an und ist zurzeit Stabsarzt und Bataillonsarzt beim Inf.-Regt. Nr. 52, seit dem 1. 12. 1908 als Regierungsarzt in Togo auf 2 Jahre ohne Gehalt beurlaubt.

1808   **Wilhelm Sühring,**

geb. am 9. September 1873 in Potsdam als Sohn des Mittelschullehrers Heinrich Sühring, gehörte der K. W.-A. an vom 17. 10. 1891 bis 15. 2. 1896, wurde promoviert am 17. 12. 1895, zum Ass.-Arzt befördert am 30. 10. 1897, verheiratete sich am 30. 4. 1904.   Er ist zurzeit Stabsarzt und Bataillonsarzt beim Inf.-Regt. Nr. 79 in Hildesheim.

1809   **Friedrich Tornow,**

geb. am 30. November 1872 in Sternberg (Brandenburg) als Sohn des Kirchhofsinspektors Julius Tornow, gehörte der K. W.-A. an vom 17. 10. 1891 bis 15. 2. 1896, wurde promoviert am 1. 8. 1895, zum Ass.-Arzt befördert am 21. 8. 1897, verheiratete sich April 1903. Ausgeschieden aus dem aktiven Dienst am 23. 3. 1901 als Oberarzt, war zuletzt beim Leib-Gren.-Regt. Nr. 8 in Frankfurt a. O. Er lebt als prakt. Arzt in Rixdorf.

Bernhard Wagner, 1810

geb. am 5. Mai 1872 in Memel als Sohn des Lotsenkommandeurs F. Wilhelm Wagner, gehörte der K. W.-A. an vom 17. 10. 1891 bis 15. 3. 1896. Er verunglückte am 16. Juni 1896 beim Bootfahren auf der Spree und fand seinen Tod. Er war zuletzt Unterarzt beim Inf.-Regt. Nr 50, kommandiert zur K. W.-A.

August Weber, 1811

geb. am 23. Februar 1873 in Mergentheim (Württemberg) als Sohn des Finanzrats Karl Weber, gehörte der K. W.-A. an vom 17. 10. 1891 bis 15. 2. 1896, wurde promoviert am 13. 8. 1895, zum Ass.-Arzt befördert am 29. 8. 1897, verheiratete sich am 10. 10. 1905. Er erhielt Kommando an das Kaiserl. Gesundheitsamt in Berlin in der Zeit vom 1. 1. 1898 bis 1. 1. 1904 Ausgeschieden aus dem aktiven Dienst am 12. 11. 1904 als Stabsarzt, war zuletzt à la suite des San.-Korps in Ulm a. D. Er lebt jetzt als Regierungsrat und Mitglied des Kaiserl. Gesundheitsamtes in Berlin.

Er betätigte sich literarisch auf dem Gebiete der Infektionskrankheiten und Bakteriologie.

Hugo Wichmann, 1812

geb. am 7. Februar 1873 in Berlin als Sohn des Brauers Friedrich Wichmann, gehörte der K.W.-A. an vom 17. 10. 1891 bis 15. 2. 1896, wurde promoviert am 1. 8. 1895, zum Ass.-Arzt befördert am 30. 4. 1898, verheiratete sich am 18. 4. 1903. Ausgeschieden aus dem aktiven Dienst am 18. 4. 1900 als Ass.-Arzt, war zuletzt beim Inf.-Regt. Nr. 44 in Deutsch-Eylau. Er lebt jetzt als Stabsarzt d. L. und prakt. Arzt in Charlottenburg.

Paul Witte, 1813

geb. am 3. Oktober 1872 in Slomowo (Posen) als Sohn des Rentiers Hermann Witte, gehörte der K. W.-A. an vom 17. 10. 1891 bis 15. 2. 1896, wurde promoviert am 6. 8. 1895, zum Ass.-Arzt befördert am 30. 10. 1897. Gest. am 1. April 1898 als Ass.-Arzt, war zuletzt beim Füs.-Regt. Nr. 80 in Wiesbaden.

Ostern 1892.

Lothar Bassenge, 1814

geb. am 26. Oktober 1873 in Ratibor (Oberschlesien) als Sohn des Apellationsgerichtsrates Lothar Bassenge, gehörte der K. W.-A. an vom 30. 3. 1892 bis 30. 9. 1896, wurde promoviert am 3. 3. 1896, zum

Ass.-Arzt befördert am 2. 7. 1898, verheiratete sich am 7. 5. 1908. Er nahm teil an der China-Expedition und gehörte der ostasiatischen Besatzungsbrigade an von 1900 bis 1904 und war Gesandtschaftsarzt der Kaiserl. außerordentlichen Gesandtschaft in Fez vom Juni bis November 1905. Er war bei der K.W.-A. tätig vom 15. 12. 1904 bis 26. 1. 1908, erhielt Kommando an die I. medizinische Klinik der Charité in Berlin in der Zeit vom 27. 1. 1905 bis 27. 1. 1908. Er ist zurzeit Stabsarzt und Hilfsreferent bei der M.-A. des Kriegsministeriums in Berlin seit 27. 1. 1908.

Er betätigte sich literarisch in einer Reihe von Aufsätzen auf dem Gebiete der inneren Medizin.

1815 Erich Berger,

geb. am 23. Dezember 1871 in Luckau (Brandenburg) als Sohn des Gymnasiallehrers Hermann Berger, gehörte der K. W.-A. an vom 29. 3. 1892 bis 15. 2. 1895, wurde promoviert am 22. 1. 1895, zum Ass.-Arzt befördert am 2. 6. 1897, verheiratete sich am 25. 2. 1900. Er erhielt Kommando an die Klinik des Prof. Dr. Kehr in Halberstadt in der Zeit vom 16. 12. 1899 bis 22. 11. 1902. Er ist zurzeit Stabsarzt und Bataillonsarzt beim Inf.-Regt. Nr. 62 in Cosel (Oberschl.).

Er betätigte sich literarisch auf dem Gebiete der Chirurgie.

1816 Wilhelm Berghaus,

geb. am 6. November 1873 in Langenhorst (Westfalen) als Sohn des Fabrikanten Clemens Berghaus, gehörte der K.W.-A. an vom 30. 3. 1892 bis 30. 9. 1896, wurde promoviert am 27. 3. 1896, zum Ass.-Arzt befördert am 25. 1. 1898. Er erhielt Kommando an das Hygienische Institut der Universität Berlin in der Zeit vom 1. 3. 1904 bis 31. 5. 1907 und an das Königl. Institut für experimentelle Therapie zu Frankfurt a. M. seit 1. 6. 1907. Er ist zurzeit Stabsarzt und Bataillonsarzt beim Inf.-Regt. Nr. 114 in Konstanz.

Er betätigte sich literarisch auf dem Gebiete der Hygiene.

1817 Rudolf Collin,

geb. am 28. September 1873 in Danzig als Sohn des Divisionspfarrers Heinrich Collin, gehörte der K.W.-A. an vom 30. 3. 1892 bis 30. 9. 1896, wurde promoviert am 25. 2. 1896, zum Ass.-Arzt befördert am 2. 7. 1898, verheiratete sich am 28. 9. 1899. Er war bei der K.W.-A. tätig vom 20. 7. 1904 bis 20. 4. 1908, erhielt Kommando an die Universitäts-Augenklinik in Berlin in der Zeit vom 1. 9. 1905 bis 29. 2. 1908. Er ist zurzeit Stabsarzt bei der Haupt-Kadettenanstalt in Groß-Lichterfelde.

Er betätigte sich literarisch auf dem Gebiete der Augenheilkunde und schrieb u. a.:

1. Zur Kenntnis und Diagnose der angeborenen Farbensinnstörungen. Veröffentl. aus dem Geb. des Militär-Sanitätswesens. Berlin 1906. Heft 32.
2. Augenkrankheiten in Villaret-Paalzows Handbuch. Stuttgart. Ferd. Enke.

Lothar Dobberkau, 1818

geb. am 21. Februar 1873 in Neue Mühle (Prov. Sachsen) als Sohn
des Gutsbesitzers August Dobberkau, gehörte der K. W.-A. an vom
30. 3. 1892 bis 30. 9. 1896, wurde promoviert im Februar 1896, zum
Marine-Ass.-Arzt befördert am 21. 5. 1898. Ausgeschieden aus dem
aktiven Dienst am 10. 4. 1899 als Marine-Ass.-Arzt, war zuletzt
stationiert in Wilhelmshaven. Er lebt jetzt als prakt. Arzt und Badearzt
in Harzburg.

Joachim Dreising, 1819

geb. am 13. Februar 1868 in Merseburg a. S. als Sohn des Pastors
Anton Dreising, gehörte der K. W.-A. an vom 1. 5. 1892 bis 1. 10.
1894, wurde promoviert am 7. 8. 1894, zum Ass.-Arzt befördert am
2. 6. 1897, verheiratete sich am 10. 10. 1900. Ausgeschieden aus dem
aktiven Dienst am 20. 10. 1900 als Oberarzt, war zuletzt beim Feldart.-
Regt. Nr. 18 in Frankfurt a. O. Er lelbt jetzt als prakt. Arzt und
Bahnarzt in Frankfurt a. O. und ist Beisitzer im Vorstand der Freiwilligen Sanitätskolonnen der Prov. Brandenburg.

Otto Fischer, 1820

geb. am 5. August 1873 in Ruhla (Großh. Sachsen) als Sohn des Schuldirektors Gustav Fischer, gehörte der K. W.-A. an vom 30. 3. 1892
bis 30. 9. 1896, wurde promoviert am 10. 3. 1896, zum Ass.-Arzt befördert am 28. 5. 1898. Er war bei der K. W.-A. tätig vom 27. 1.
1906 bis 10. 11. 1906, und nahm einen dreimonatigen Studienaufenthalt
in Paris (April bis Juli 1902). Gest. am 10. November 1906 an
Lungentuberkulose, war zuletzt Stabsarzt bei der K. W.-A. in Berlin.

Karl Fricke, 1821

geb. am 28. September 1872 in Hannover als Sohn des Königl.
Eisenbahnbetriebs-Sekretärs Karl Fricke, gehörte der K. W.-A. an vom
30. 3. 1892 bis 30. 9. 1896, wurde promoviert am 12. 6. 1896, zum
Marine-Ass.-Arzt befördert am 14. 3. 1898. Er nahm an der China-
Expedition 1900 bis 1901 teil. Ausgeschieden aus dem aktiven Dienst
am 10. 3. 1906 als Marine-Stabsarzt, war zuletzt bei der 2. Matrosen-
Division in Wilhelmshaven. Er lebt jetzt als Spezialarzt für Hals-,
Nasen- und Ohrenkrankheiten in Wilmersdorf-Berlin.

Gotthold Funke, 1822

geb. am 4. Dezember 1871 in Waltersdorf (Kreis Luckau) als Sohn
des Superintendenten Johannes Funke, gehörte der K. W.-A. an vom
31. 3. 1892 bis 30. 9. 1896, wurde promoviert am 11. 8. 1896, zum
Ass.-Arzt befördert am 24. 10. 1898. Ausgeschieden aus dem aktiven
Dienst am 26. 3. 1901 als Ass.-Arzt, war zuletzt beim Feldart.-Regt.
Nr. 2 in Belgard. Er ließ sich als prakt. Arzt in Förste a. Harz
nieder und lebt jetzt als prakt. Arzt in Hennigsdorf (Bez. Potsdam).

1823   **Johannes Gaupp,**

geb. am 13. Juli 1873 in Ohlau (Schlesien) als Sohn des Justizrats, Rechtsanwalts und Notars Dr. Theodor Gaupp, gehörte der K. W.-A. an vom 30. 3. 1892 bis 30. 9. 1896, wurde promoviert am 3. 3. 1896, zum Ass.-Arzt befördert am 27. 7. 1898. Er erhielt Kommando an die chirurgische Universitätsklinik in Halle a. S. in der Zeit vom 1. 4. 1902 bis 1. 4. 1905, und war vom 1. 10. 1905 bis 1909 Gesandtschaftsarzt in Peking. Er ist zurzeit Stabsarzt und Bataillonsarzt beim Inf.-Regt. Nr. 14 in Bromberg.

1824   **Karl Géronne,**

geb. am 10. Mai 1874 in Hillesheim (Rheinprov.) als Sohn des Kreisphysikus Dr. med. Theobald Géronne, gehörte der K. W.-A. an vom 30. 3. 1892 bis 1. 10. 1896, wurde promoviert am 26. 1. 1897, zum Ass.-Arzt befördert am 24. 10. 1898, verheiratete sich am 26. 6. 1909. Er war bei der K. W.-A. tätig vom 22. 4. 1905 bis 1. 3. 1909, erhielt Kommando an das Poliklinische Institut für innere Medizin der Universität in Berlin in der Zeit vom 5. 9. 1905 bis 20. 11. 1906 und zur I. medizinischen Klinik der Charité in Berlin vom 28. 1. 1908 bis 28. 2. 1909. Er war vom November 1904 bis November 1907 Arzt Sr. Königl. Hoheit des Prinzen Joachim Albrecht von Preußen und vom 20. 11. 1906 bis März 1907 als dessen ärztlicher Begleiter nach Südwestafrika beurlaubt. Er ist zurzeit Stabsarzt an der Unteroffizierschule in Potsdam.

Er betätigte sich literarisch auf dem Gebiete der inneren Medizin.

1825   **Walther Görlitz,**

geb. am 5. Juni 1874 in Schwedt a. O. als Sohn des Stabsarztes a. D. Görlitz, gehörte der K. W.-A. an vom 30. 3. 1892 bis 13. 4. 1892. Er studierte weiter Medizin, wurde 1897 promoviert und approbiert. Er wurde zunächst Ass.-Arzt an der Provinzial-Irrenanstalt in Landsberg a. W. und später Direktor der evangelischen Heil- und Pflegeanstalt in Waldbröl (Bezirk Cöln). Er lebt jetzt dort in gleicher Stellung.

1826   **Gustav Hartmann,**

geb. am 14. März 1874 in Pr. Oldendorf (Westfalen) als Sohn des Pfarrers Gustav Hartmann, gehörte der K. W.-A. an vom 30. 3. 1892 bis 30. 9. 1896, wurde promoviert am 10. 3. 1896, zum Ass.-Arzt befördert am 2. 8. 1899. Ausgeschieden aus dem aktiven Dienst am 18. 12. 1901 als Ass.-Arzt, war zuletzt beim Feldart.-Regt. Nr. 66 in Neubreisach. Er lebt jetzt als Oberarzt a. D. und I. Assistent am Sanatorium Inner-Arosa in Arosa (Schweiz).

1827   **Otto Heinze,**

geb. am 14. Juni 1873 in Marienburg (Westpr.) als Sohn des Gymnasialdirektors Hermann Heinze, gehörte der K. W.-A. an vom 30. 3. 1892 bis 14. 6. 1892. Er wurde wegen Dienstuntauglichkeit entlassen, studierte weiter Medizin, ging aber schließlich ins Ausland und ist seitdem verschollen.

Paul Koeppel, 1828

geb. am 11. April 1871 in Brandenburg a. H. als Sohn des Sanitätsrats Dr. Albrecht Koeppel, gehörte der K. W.-A. an vom 30. 3. 1892 bis 30. 9. 1896, wurde promoviert am 14. 8. 1896, zum Ass.-Arzt befördert am 22. 2. 1898, verheiratete sich am 29. 4. 1902. Er ist zurzeit Stabsarzt und Bataillonsarzt beim Gren.-Regt. Nr. 12 in Frankfurt a. O.

Arnold Koldewey, 1829

geb. am 23. April 1873 in Wolfenbüttel (Braunschweig) als Sohn des Oberlehrers Friedrich Koldewey, gehörte der K. W.-A. an vom 30. 3. 1892 bis 30. 9. 1896, wurde promoviert am 19. 5. 1896, zum Ass.-Arzt befördert am 25. 8. 1898. Er ist zurzeit Stabsarzt und Bataillonsarzt beim Inf.-Regt. Nr. 92 in Braunschweig.

Friedrich Krüger, 1830

geb. am 18. Mai 1869 in Anklam (Pommern) als Sohn des Buchhändlers Friedrich Krüger, gehörte der K. W.-A. an vom 1. 6. 1892 bis 1. 10. 1894, wurde promoviert am 31. 7. 1894, zum Ass.-Arzt befördert am 28. 5. 1896, verheiratete sich am 6. 7. 1901. Er ist zurzeit Stabsarzt und Bataillonsarzt beim Inf.-Regt. Nr. 172 in Neu-Breisach.

Philalethes Kuhn, 1831

geb. am 13. September 1870 in Berlin als Sohn des Stadt- und Kreisschulinspektors Dr. Ernst Kuhn, gehörte der K. W.-A. an vom 1. 4. 1892 bis 1. 10. 1894, wurde promoviert am 13. 7. 1894, zum Ass.-Arzt befördert am 25. 6. 1895, verheiratete sich am 31. 8. 1903. Er gehört der Schutztruppe in Südwestafrika an seit 27. 5. 1896 und nahm teil am Feldzug gegen die Swartboihottentotten von 1897 bis 1898 und am Feldzug gegen die Herero 1904. Sein tapferes, umsichtiges Verhalten während der Belagerung von Omaruru und bei dem von ihm geführten Ausfallsgefecht ebenda ist im Generalstabswerk betr. den Hererofeldzug besonders hervorgehoben. Er ist zurzeit Stabsarzt beim Kommando der Schutztruppen im Reichskolonialamt, kommandiert zum Kaiserl. Gesundheitsamt in Berlin.

Er betätigte sich literarisch auf dem Gebiete der Tropenhygiene und Kolonialwirtschaft und schrieb:

1. Gesundheitlicher Ratgeber für Südwestafrika. Mittler & Sohn. 1907.
2. Taschenbuch für Südwestafrika (zus. mit Major Schwabe und Dr. Fock). W. Weicher. 1908, 1909.

Paul Mauersberg, 1832

geb. am 12. August 1871 in Georgmarienhütte (Hannover) als Sohn des Superintendenten und Konsistorialrats Hermann Mauersberg, gehörte der K. W.-A. an vom 30. 3. 1892 bis 30. 9. 1896, wurde promoviert am 3. 3. 1896, zum Ass.-Arzt befördert am 2. 7. 1898, verheiratete sich am 12. 9. 1903. Er gehörte dem Ostasiatischen Expeditionskorps bezw. der Besatzungsbrigade an von 1900 bis 1902. Er ist zurzeit Stabsarzt bei der 1. Sanitäts-Inspektion in Posen.

1833   **Otto Meyer,**

geb. am 16. Dezember 1870 in Frankfurt a. Main als Sohn des Gefängnis-Inspektors Heinrich Meyer, gehörte der K.W.-A. an vom 30. 3. 1892 bis 30. 9. 1896, wurde promoviert am 11. 5. 1897, zum Ass.-Arzt befördert am 28. 3. 1899, verheiratete sich am 14. 3. 1906. Er ist zurzeit Stabsarzt bei der Militär-Knaben-Erziehungsanstalt in Annaburg.

1834   **Oskar Nehring,**

geb. am 12. November 1873 in Wolfenbüttel als Sohn des Prof. der Zoologie Dr. Alfred Nehring, gehörte der K.W.-A. an vom 30. 3. 1892 bis 30. 9. 1896, wurde promoviert am 12. 6. 1896. Wegen eines Nervenleidens als dienstunbrauchbar ausgeschieden aus dem aktiven Dienst am 15. 12. 1898 als Unterarzt beim Inf.-Regt. Nr. 83, war zuletzt kommandiert zur K.W.-A. in Berlin. Er wurde darauf dem Cramerschen Sanatorium in Schlachtensee zur Behandlung überwiesen. Weiteres Schicksal nicht zu ermitteln.

1835   **Johannes Ohm,**

geb. am 20. Januar 1872 in Münster (Westfalen) als Sohn des Apothekers Johannes Ohm, gehörte der K.W.-A. an vom 30. 3. 1892 bis 1. 10. 1896, wurde promoviert am 3. 3. 1896, zum Ass.-Arzt befördert am 25. 1. 1898. Er war bei der K.W.-A. tätig vom 24. 4. 1904 bis 19. 6. 1909, erhielt Kommando an die II. Medizin. Klinik der Kgl. Charité in Berlin in der Zeit vom 15. 9. 1904 bis 10. 9. 1907 und als Chefarzt der Villa Hildebrand in Arco (Südtirol) vom 10. 9. 1907 bis 15. 5. 1908 und vom 25. 9. 1908 bis 15. 5. 1909. Er ist zurzeit Stabsarzt und Bataillonsarzt beim Eisenb.-Regt. Nr. 1 in Berlin-Schöneberg.

Er betätigte sich literarisch auf dem Gebiete der inneren Medizin.

1836   **Bernhard Pischon,**

geb. am 24. September 1872 in Schloß Löbnitz (Pr. Sachsen) als Sohn des Rittergutsverwalters Friedrich Pischon, gehörte der K.W.-A. an vom 30. 3. 1892 bis 30. 9. 1896, wurde promoviert am 27. 3. 1896, zum Ass.-Arzt befördert am 30. 3. 1898. Er ist zurzeit Stabsarzt und Bataillonsarzt beim Inf.-Regt. Nr. 41 in Tilsit.

1837   **Conrad Pochhammer,**

geb. am 22. September 1873 in Greifenberg (Pommern) als Sohn des Oberstabsarztes Dr. Eugen Pochhammer, gehörte der K.W.-A. an vom 30. 3. 1892 bis 30. 9. 1896, wurde promoviert am 17. 7. 1896, zum Ass.-Arzt befördert am 28. 5. 1898. Er erhielt Kommando an die chirurg. Universitätsklinik in Greifswald in der Zeit vom 1. 10. 1903 bis 30. 9. 1906. Er ist zurzeit (seit 16. 2. 1907) Stabsarzt bei der K.W.-A. in Berlin, kommandiert zur chirurgischen Klinik der Charité.

Er betätigte sich literarisch auf dem Gebiete der Chirurgie und schrieb u. a.:

1. Experimentelle Untersuchungen über die Entstehung des Starrkrampfs und die Wirkung des Tetanustoxins im menschlichen und tierischen Organismus. Klin. Vorträge. N. F. Nr. 520/22. (Chirurgie Nr. 149/151.) Febr. 1909.
2. Experimentelle Studien über Gastroenterostomie, Enteroanastomose und Darmresektion. Arch. f. klin. Chir. Bd. 82. H. 3.

Wilhelm Pöhlig, 1838

geb. am 22. Januar 1873 in Seehausen (Altmark) als Sohn des Oberlehrers Dr. phil. Karl Pöhlig, gehörte der K. W.-A. an vom 30. 3. 1892 bis 30. 9. 1896, wurde promoviert am 27. 3. 1896, zum Ass.-Arzt befördert am 25. 8. 1898, verheiratete sich am 14. 7. 1901. Er ist zurzeit Stabsarzt und Bataillonsarzt beim Inf.-Regt. Nr. 96 in Rudolstadt.

Walther Radecke, 1839

geb. am 22. September 1872 in Berlin als Sohn des Kgl. Kapellmeisters Prof. Robert Radecke, gehörte der K. W.-A. an vom 30. 3. 1892 bis 1. 10. 1896, wurde promoviert am 20. 2. 1896, zum Ass.-Arzt befördert am 30. 10. 1897, verheiratete sich am 28. 9. 1900. Er erhielt Kommando an die chirurg. Klinik in Freiburg i. B. in der Zeit vom 1. 4. 1901 bis 19. 9. 1903. Er ist zurzeit Stabsarzt und Bataillonsarzt beim Inf.-Regt. Nr. 113 in Freiburg i. B.

Albrecht Sandreczki, 1840

geb. am 30. April 1871 in Jerusalem (Palästina) als Sohn des prakt. Arztes Dr. Max Sandreczki, gehörte der K. W.-A. an vom 30. 3. 1892 bis 30. 9. 1896, wurde promoviert am 11. 8. 1896, zum Ass.-Arzt befördert am 27. 7. 1898, verheiratete sich am 25. 9. 1903. Er ist zurzeit Stabsarzt und Bataillonsarzt beim Inf.-Regt. Nr. 99 in Zabern.

Georg Schmidt, 1841

geb. am 12. Februar 1872 in Frankenstein (Schlesien) als Sohn des Kaufmanns Heinrich Schmidt, gehörte der K. W.-A. an vom 30. 3. 1892 bis 30. 9. 1896, wurde promoviert am 3. 3. 1896, zum Ass.-Arzt befördert am 30. 4. 1898. Er erhielt Kommando an die chirurg. Universitätsklinik in Breslau in der Zeit vom 1. 4. 1902 bis 17. 10. 1904. Er ist zurzeit Stabsarzt und Hilfsreferent bei der Medizinalabteilung des Kriegsministeriums in Berlin seit 18. 10. 1904. Er betätigte sich literarisch auf dem Gebiete der Chirurgie, der Bakteriologie und des Militär-Sanitätswesens

und schrieb neben verschiedenen Arbeiten in der D. militärärztl. Z., dem Zentralbl. f. Bakt. und den chirurg. Fachzeitschriften über:
1. Die anatomische Gestaltung des Kniestreckapparates beim Menschen. Arch. f. Anat. u. Physiol. Anat. Abt. 1903. S. 107.
2. Ueber die Entstehung und Behandlung der Kniescheibenbrüche mit besonderer Berücksichtigung der Dauererfolge. Beitr. z. klin. Chir. Bd. 49.
3. Fehlerhafte Keimanlage als Entstehungsursache angeborener Fuß-, Hand- und Schädelverbildungen, insbesondere des Klumpfußes und des Schrägkopfes. Zeitschr. f. orthop. Chir. Bd. 12.

1842   **Richard Skladny,**

geb. am 6. Dezember 1871 in Oppeln (Schlesien) als Sohn des Kreis-schulinspektors Andreas Skladny, gehörte der K. W.-A. an vom 26. 4. 1892 bis 30. 9. 1896, wurde promoviert am 4. 8. 1896, zum Ass.-Arzt befördert am 21. 5. 1898. Er erhielt Kommando an die Königliche Universitäts-Augenklinik in Berlin in der Zeit vom 1. 4. 1907 bis 31. 3. 1909 und war in den Jahren 1900—1902 während der Boxer-Unruhen nach Tsingtau (Kiautschou) kommandiert. Er ist zurzeit Marine-Oberstabsarzt, zur Verfügung des Stationsarztes der Marine-station der Ostsee in Kiel und lebt (krank) in Berlin.

1843   **Erich Spinola,**

geb. am 25. Oktober 1873 in Neu-Plaue (Kr. West-Havelland) als Sohn des Rittergutspächters Robert Spinola, gehörte der K. W.-A. an vom 30. 3. 1892 bis 30. 9. 1896, wurde promoviert am 19. 5. 1896, zum Ass.-Arzt befördert am 27. 7. 1898, verheiratete sich am 27. 3. 1903. Er ist zurzeit Stabsarzt und Bataillonsarzt beim Kaiser Franz Garde-Gren.-Regt. Nr. 2 in Berlin.

Michaelis 1892.

1844   **Curt Aderholdt,**

geb. am 6. Oktober 1872 in Nordhausen (Pr. Sachsen) als Sohn des Webereibesitzers Hermann Aderholdt, gehörte der K. W.-A. an vom 17. 10. 1892 bis 15. 2. 1897, wurde promoviert am 24. 7. 1896, zum Ass.-Arzt befördert am 24. 10. 1898, verheiratete sich am 27. 9. 1901. Ausgeschieden aus dem aktiven Dienst am 10. 9. 1905 als Stabsarzt, war zuletzt Bataillonsarzt im Inf.-Regt. Nr. 97 in Saarburg. Er lebt jetzt als Besitzer einer orthop.-mediko-mechanischen Heilanstalt in Charlottenburg.

1845   **Walther Ahlenstiel,**

geb. am 9. Oktober 1872 in Wilsnack (Brandenburg) als Sohn des Ober-pfarrers Friedrich Ahlenstiel, gehörte der K. W.-A. an vom 17. 10. 1892 bis 15. 2. 1897, wurde promoviert am 17. 7. 1896, zum Ass.-Arzt be-fördert am 25. 8. 1898, verheiratete sich am 2. 10. 1907. Er nahm an der Expedition nach China 1900 bis 1903 und an der Bekämpfung des Hottentotten-Aufstandes 1905 bis 1907 teil. Er ist zurzeit Stabsarzt und Bataillonsarzt beim Inf.-Regt. Nr. 76 in Hamburg.

1846   **Curt Boether,**

geb. am 20. März 1871 in Thorn als Sohn des Steuerrats Hermann Boether, gehörte der K. W.-A. an vom 17. 10. 1892 bis 11. 3. 1893 und vom 21. 4. 1895 bis 14. 2. 1897, wurde promoviert am 2. 2. 1897, zum Ass.-Arzt befördert am 28. 3. 1899. Er ist zurzeit Stabsarzt und Bataillonsarzt beim Inf.-Regt. Nr. 72 in Torgau.

Hugo Budde, 1847

geb. am 12. Juni 1872 in Berlin als Sohn des Ober-Postdirektors Wilhelm Budde, gehörte der K. W.-A. an vom 17. 10. 1892 bis 15. 2. 1897, wurde promoviert am 12. 2. 1897, zum Ass.-Arzt befördert am 25. 8. 1898. Er ist zurzeit Stabsarzt und Bataillonsarzt beim Inf.-Regt. Nr. 116 in Gießen.

Hermann Buhl, 1848

geb. am 30. Oktober 1874 in Stuttgart als Sohn des Ministerialrats Otto v. Buhl, gehörte der K.W.-A. an vom 17.10.1892 bis 15.2.1897, wurde promoviert am 11. 8. 1896, zum Ass.-Arzt befördert am 3. 6. 1898, verheiratete sich am 21. 6. 1905. Er erhielt Kommando an die chir. Abteilung des Karl Olga-Krankenhauses in Stuttgart in der Zeit vom 1.11.1902 bis 1.5.1904. Er ist zurzeit Stabsarzt und Bataillonsarzt beim Inf.-Regt. Nr. 120 in Ulm.

Otto Casper, 1849

geb. am 12. Juli 1873 in Langensalza (Prov. Sachsen) als Sohn des Quartiermeisters August Casper, gehörte der K.W.-A. an vom 17. 10. 1892 bis 15. 2. 1897, wurde promoviert am 31. 7. 1896, zum Ass.-Arzt befördert am 27.7.1898, verheiratete sich am 26.10.1898. Ausgeschieden aus dem aktiven Dienst am 15.12.1906 als Stabsarzt, war zuletzt Bataillonsarzt beim Gren.-Regt. Nr. 9 in Stargard i. Pom. Er lebt jetzt als prakt. Arzt und Zahnarzt in Charlottenburg.

Heinrich Coßmann, 1850

geb. am 18. Dezember 1872 in Opladen (Rheinprovinz) als Sohn des Seminar-Oberlehrers Heinrich Coßmann, gehörte der K.W.-A. an vom 17. 10. 1892 bis 15. 2. 1897, wurde promoviert am 18. 12. 1896, zum Ass.-Arzt befördert am 27. 9. 1898. Gest. am 30. April 1903 als Oberarzt, war zuletzt beim Inf.-Regt. Nr. 17 in Mörchingen.

Alfred Ebner, 1851

geb. am 24. Dezember 1873 in Cannstadt (Kgr. Württemberg) als Sohn des Hofrats Dr. Karl Ebner, gehörte der K.W.-A. an vom 17.10.1892 bis 15. 2. 1897, wurde promoviert am 4. 8. 1896, zum Marine-Ass.-Arzt befördert am 12.9.1898. Ausgeschieden aus dem aktiven Dienst am 28.11.1899 als Marine-Ass.-Arzt, war zuletzt auf S.M.S. „Bayern" in Kiel. Er ließ sich als prakt. Arzt in Stuttgart nieder und lebt jetzt in gleicher Eigenschaft in Mainstockheim.

Max Flammer, 1852

geb. am 28. Dezember 1874 in Stuttgart als Sohn des Oberregierungsrats Christian v. Flammer, gehörte der K.W.-A. an vom 17. 10. 1892 bis 15. 2. 1897, wurde promoviert am 14. 8. 1896, zum Ass.-Arzt befördert am 6. 3. 1899, verheiratete sich am 5. 4. 1904. Er erhielt Kommando an die chirurg. Abteilung des Karl Olga-Krankenhauses in

Stuttgart in der Zeit vom 1. 5. 1904 bis 30. 9. 1906. Er ist zurzeit
Stabsarzt und Bataillonsarzt beim Inf.-Regt. Nr. 125 in Stuttgart.
Er betätigte sich literarisch auf dem Gebiete der Chirurgie.

1853   **Carl Förster,**

geb. am 24. September 1872 in Spandau als Sohn des Hauptlehrers
Wilhelm Förster, gehörte der K.W.-A. an vom 17. 10. 1892 bis 15. 2.
1897, wurde promoviert am 2. 11. 1897, zum Ass.-Arzt befördert am
27. 7. 1898, verheiratete sich am 17. 10. 1899. Er erhielt Kommando
an das hygienische Institut der Universität in Jena in der Zeit vom
1. 4. 1903 bis 31. 5. 1904 und ist zurzeit Stabsarzt und Bataillonsarzt
beim Gren.-Regt. Nr. 110 in Heidelberg.

1854   **Erich Fronhöfer,**

geb. am 19. Juli 1872 in Bartenstein (Ostpreußen) als Sohn des Majors
a. D. G. Friedrich Fronhöfer, gehörte der K.W.-A. an vom 28. 10. 1892
bis 15. 2. 1897, wurde promoviert am 17. 7. 1896, zum Ass.-Arzt befördert am 27. 9. 1898, verheiratete sich am 5. 3. 1904. Er ist zurzeit
Stabsarzt und Bataillonsarzt beim Füs.-Regt. Nr. 34 in Stettin.

1855   **Friedrich Graf,**

geb. am 8. November 1871 in Schweyburg (Oldenburg) als Sohn des
Seminarlehrers Dr. phil. Hermann Graf, gehörte der K.W.-A. an vom
17. 10. 1892 bis 14. 2. 1897, wurde promoviert am 14. 8. 1896, zum
Ass.-Arzt befördert am 27. 9. 1898. Gest. am 19. Februar 1902 als
Oberarzt, war zuletzt beim Inf.-Regt. Nr. 173 in St. Avold.

1856   **Ernst Helber,**

geb. am 5. November 1874 in Ludwigsburg (Württemberg) als Sohn
des Professors Karl Helber, gehörte der K.W.-A. an vom 17. 10. 1892
bis 15. 2. 1897, wurde promoviert am 4. 8. 1896, zum Ass.-Arzt befördert am 3. 6. 1898, verheiratete sich am 16. 4. 1902. Er erhielt
Kommando an die Medizinische Klinik der Universität in Tübingen in
der Zeit von 1902 bis 1905. Ausgeschieden aus dem aktiven Dienst
am 2. 4. 1907 als Stabsarzt, war zuletzt Bataillonsarzt beim Füs.-
Regt. Nr. 122 in Heilbronn. Er lebt jetzt als Spezialarzt für innere
Krankheiten in Heilbronn.

Er betätigte sich literarisch auf dem Gebiete der inneren Medizin
und schrieb u. a. im Deutsch. Arch. für klin. Med.:
1. Ueber die Entstehung der Blutplättchen und ihre Beziehungen zu den Spindel-
zellen. 1904.
2. Experimentelle Untersuchungen über die Einwirkung der Röntgenstrahlen auf
das Blut und Bemerkungen über die Einwirkung von Radium und ultra-
violettem Licht (zus. mit Dr. Linser). 1905.

1857   **Erich Herford,**

geb. am 18. April 1873 in Mahnsfeld (Ostpreußen) als Sohn des
Pfarrers Hermann Herford, gehörte der K.W.-A. an vom 17. 10. 1892
bis 15. 2. 1897, wurde promoviert am 10. 11. 1896, zum Ass.-Arzt

befördert am 27. 9. 1898, verheiratete sich am 11. 1. 1909. Er war bei der K. W.-A. tätig vom 22. 4. 1905 bis 9. 9. 1908, erhielt Kommando an die Augenklinik der Universität Gießen vom Mai 1900 bis April 1903, an die Wilhelms-Heilanstalt in Wiesbaden in der Zeit vom Juli 1903 bis Februar 1905 und an die Augenklinik der Königl. Charité in Berlin vom 31. 5. 1906 bis 9. 9. 1908. Er ist zurzeit Stabsarzt und Bataillonsarzt beim Inf.-Regt. Nr. 167 in Cassel.

Er betätigte sich literarisch auf dem Gebiete der Augenheilkunde und schrieb. u. a.:

1. Ueber artifizielle Augenentzündungen. Sammlung zwangloser Abhandlungen aus dem Gebiete der Augenheilkunde. Halle 1904.
2. Beiträge zur Trachomforschung. Klin. Monatsblätter für Augenheilkunde. 1909.

Georg Hillebrecht,   1858

geb. am 4. November 1874 in Benrath (Rheinprov.) als Sohn des Hofgärtners Friedrich Hillebrecht, gehörte der K. W.-A. an vom 17. 10. 1892 bis 15. 2. 1897, wurde promoviert am 24. 7. 1896, zum Ass.-Arzt befördert am 27. 9. 1898. Er nahm an der China-Expedition 1900/01 teil als Assistenz- und Oberarzt und am Herero- und Hottentottenfeldzug 1904/05 als Oberarzt und Stabsarzt. Er ist zurzeit Stabsarzt bei der K. W.-A. in Berlin seit 27. 1. 1908, kommandiert zur Kinderklinik der Königl. Charité seit 30. 7. 1909.

Walther Hintze,   1859

geb. am 9. Februar 1873 in Pyritz (Pommern) als Sohn des Königl. Kreissekretärs Hermann Hintze, gehörte der K. W.-A. an vom 17. 10. 1892 bis 15. 2. 1897, wurde zum Ass.-Arzt befördert am 27. 9. 1898. Er gehörte vom 17. 5. 1904 bis 1. 4. 1909 der Schutztruppe für Südwestafrika an und nahm teil am Herero- und Hottentottenfeldzug 1904, 1905 und 1906. Er ist zurzeit Stabsarzt beim Kommando der Schutztruppen im Reichskolonialamt in Berlin.

Theodor Kettner,   1860

geb. am 7. März 1873 in Cöln a. Rhein als Sohn des Oberstabsarztes Dr. Eduard Kettner, gehörte der K. W.-A. an vom 17. 10. 1892 bis 15. 2. 1897, wurde promoviert am 4. 8. 1896, zum Ass.-Arzt befördert am 25. 8. 1898. Er war bei der K. W.-A. tätig vom 15. 11. 1904 bis 7. 2. 1905 und vom 21. 11. 1905 bis 10. 9. 1907. Er erhielt Kommando: Vom 1. 1. 1899 bis 31. 12. 1901 zum chirurgischen Krankenhause „Bergmannsheil" in Bochum i. Westf., vom 7. 5. 1903 bis 14. 11. 1904 zur K. W.-A. behufs Dienstleistung an der chirurgischen Universitäts-Poliklinik des Königl. Charité-Krankenhauses und vom 15. 11. 1904 bis 15. 9. 1907 zur chirurgischen Universitätsklinik des Königl. Charité-Krankenhauses; vom 7. 2. 1905 bis 26. 10. 1905 war er kommandiert zur Begleitung Sr. Königl. Hoheit des Prinzen Friedrich Leopold von Preußen nach dem russisch-japanischen Kriegsschauplatz. Er ist zurzeit Stabsarzt und Bataillonsarzt des Pion.-Bats. Nr. 7 in Cöln-Deutz.

Er betätigte sich literarisch auf dem Gebiete der Chirurgie und schrieb u. a. über:

Transport und Unterkunft der Verwundeten und Kranken im russisch-japanischen Kriege. Beiträge zur klinischen Chirurgie. Bd. 53. Heft 1.

1861 Otto Knüppel,

geb. am 3. Mai 1870 in Altdamm (Pommern) als Sohn des Oberpfarrers Ludwig Knüppel, gehörte der K. W.-A. an vom 17. 10. 1892 bis 15. 2 1897, wurde promoviert am 19. 2. 1897, approbiert 1899, verheiratete sich am 23. 9. 1899. Wegen Dienstunbrauchbarkeit ausgeschieden aus dem aktiven Dienst am 26. 4. 1899 als Unterarzt beim Gren.-Regt. Nr. 2, war zuletzt kommandiert zur Dienstleistung bei der K. W.-A. Er ließ sich zunächst als prakt. Arzt in Gielow (Mecklenburg-Schwerin) nieder und lebt jetzt als Arzt für physikalisch-diätetische Therapie in Remscheid.

1862 Martin Kreyher,

geb. am 12. September 1872 in Groß-Läswitz (Kr. Liegnitz) als Sohn des Pastors Johannes Kreyher, gehörte der K. W.-A. an vom 17. 10. 1892 bis 15. 2. 1897, wurde promoviert am 11. 8. 1896, zum Ass.-Arzt befördert am 24. 10. 1898. Er war vom 7. 5. 1906 bis 30. 9. 1908 Stabsarzt bei der Kaiserlichen Schutztruppe für Kamerun und ist zurzeit Stabsarzt und Bataillonsarzt beim Inf.-Regt. Nr. 84 in Hadersleben.

1863 Max Kroner,

geb. am 26. Dezember 1874 in Berlin als Sohn des Geh. Sanitätsrats Dr. Kroner, gehörte der K. W.-A. an vom 17. 10. 1892 bis 15. 2. 1897, wurde promoviert am 31. 7. 1896, zum Ass.-Arzt befördert am 27. 9. 1898. Er erhielt Kommando an die chirurgische Abteilung des städtischen Krankenhauses Am Urban in Berlin in der Zeit vom Mai 1903 bis April 1905. Er ist zurzeit Stabsarzt und Abteilungsarzt beim Feldart.-Regt. Nr. 3 in Brandenburg a. H.

Er betätigte sich literarisch auf dem Gebiete der Chirurgie.

1864 Richard Küster,

geb. am 10. Januar 1873 in Berent (Westpreußen) als Sohn des Seminaroberlehrers Karl Küster, gehörte der K. W.-A. an vom 17. 10. 1892 bis 15. 2. 1897, wurde zum Ass.-Arzt befördert am 2. 8. 1899. Gest. am 27. August 1900 als Ass.-Arzt, war zuletzt beim Gren.-Regt. Nr. 4 in Rastenburg.

1865 Bernhard Machold,

geb. am 8. Dezember 1871 in Nordhausen (Prov. Sachsen) als Sohn des Seminaroberlehrers Wilhelm Machold, gehörte der K. W.-A. an vom 17. 10. 1892 bis 8. 11. 1894. Er studierte weiter Medizin, wurde promoviert 1903, ließ sich nach seiner Approbation 1903 als prakt. Arzt in Sondershausen nieder und lebt seitdem dort.

Johannes Miekley, 1866

geb. am 28. Januar 1872 in Potsdam als Sohn des Rektors Wilhelm Miekley, gehörte der K. W.-A. an vom 17. 10. 1892 bis 14. 2. 1897, wurde promoviert am 4. 8. 1896, zum Ass.-Arzt befördert am 27. 9. 1898. Er war bei der K. W.-A. tätig vom 18. 8. 1905 bis 29. 5. 1906 und ist zurzeit (seit 15. 6. 1907) Stabsarzt bei der K. W.-A. in Berlin, kommandiert zur Klinik für Haut- und Geschlechtskrankheiten der Charité seit 20. 6. 1907.

Er betätigte sich literarisch auf dem Gebiete der Geschlechtskrankheiten.

Wilhelm Müller, 1867

geb. am 24. Januar 1872 in Nienburg a. S. (Anhalt) als Sohn des Bürgermeisters Louis Müller, gehörte der K. W.-A. an vom 17. 10. 1892 bis 14. 2. 1897, wurde zum Marine-Ass.-Arzt befördert am 16. 7. 1899. Er nahm an der China-Expedition 1900—1901 teil. Ausgeschieden aus dem aktiven Dienst am 10. 12. 1904 als Marine-Stabsarzt, war zuletzt Schiffsarzt S. M. S. „Niobe" in Wilhelmshaven. Er lebt jetzt als Marine-Stabsarzt a. D., Spezialarzt für Nasen- und Ohrenkrankheiten und Besitzer einer Privatklinik in Eberswalde.

Conrad Noetel, 1868

geb. am 31. August 1874 in Eberswalde b. Berlin als Sohn des Dr. med. Friedrich Noetel, gehörte der K.W.-A. an vom 17. 10. 1892 bis 15. 2. 1897, wurde promoviert am 14. 8. 1896, zum Ass.-Arzt befördert am 25. 8. 1898. Er erhielt Kommando an das hygienische Institut der Universität in Breslau in der Zeit vom 1. 9. 1900 bis 31. 8. 1903. Er ist zurzeit Stabsarzt und Bataillonsarzt beim Inf.-Regt. Nr. 13 in Münster i. W.

Paul Rieck, 1869

geb. am 14. März 1873 in Berlin als Sohn des Rechnungsrates im Kriegsministerium Max Rieck, gehörte der K. W.-A. an vom 17. 10. 1892 bis 15. 2. 1897, wurde promoviert am 8. 1. 1897, zum Ass.-Arzt befördert am 28. 3. 1899. Er ist zurzeit Stabsarzt bei der K. W.-A. in Berlin seit 1. 10. 1905, kommandiert zur Frauenklinik der Charité in Berlin seit dem 1. 10. 1906.

Maximilian Riemer, 1870

geb. am 13. Juli 1871 in Michaelsdorf (Pommern) als Sohn des Pastors Theodor Riemer, gehörte der K. W.-A. an vom 17. 10. 1892 bis 15. 2. 1897, wurde promoviert am 20. 11. 1896, zum Ass.-Arzt befördert am 25. 8. 1898. Er erhielt Kommando an das hygienische Institut der Universität in Rostock in der Zeit vom 1. 10. 1902 bis 30. 9. 1905 und habilitierte sich Juli 1907 dort als Privatdozent für Hygiene. Er ist zurzeit Bataillonsarzt und Stabsarzt beim Füs.-Regt. Nr. 90 in Rostock.

Er betätigte sich literarisch auf dem Gebiete der Bakteriologie.

1871   **Alfred Rudolph,**

geb. am 12. April 1872 in Erfurt als Sohn des Bahninspektors Karl Rudolph, gehörte der K. W.-A. an vom 17. 10. 1892 bis 15. 2. 1897, wurde promoviert am 14. 8. 1896, zum Ass.-Arzt befördert am 27. 7. 1898. Ausgeschieden aus dem aktiven Dienst am 12. 9. 1902 als Oberarzt, war zuletzt beim Feldart.-Regt. Nr. 71 in Graudenz. Er ließ sich als prakt. Arzt in Goldlauter (Bez. Erfurt) nieder und lebt jetzt als Arzt an der Anstalt Berolinum (Privatirrenanstalt) in Lankwitz bei Berlin.

1872   **Carl v. Scholten,**

geb. am 19. Februar 1871 in Ratzeburg als Sohn des Obersten und Regimentskommandeurs Max v. Scholten, gehörte der K. W.-A. an vom 17. 10. 1892 bis 8. 11. 1894. Er gab nach seinem Ausscheiden aus der K. W.-A. das Studium der Medizin auf, studierte Malerei und lebt jetzt als Kunstmaler in Berlin.

1873   **Friedrich Spaethen,**

geb. am 5. Mai 1874 in Berlin als Sohn des Geh. Rechnungsrates Friedrich Spaethen, gehörte der K. W.-A. an vom 17. 10. 1892 bis 15. 2. 1897, wurde promoviert am 27. 11. 1896, zum Ass.-Arzt befördert am 27. 9. 1898, verheiratete sich am 15. 6. 1901. Er ist zurzeit Stabsarzt und Bataillonsarzt beim Füs.-Regt. Nr. 38 in Glatz.

1874   **Franz Thalwitzer,**

geb. am 9. Februar 1874 in Neustadt als Sohn des Obertelegraphensekretärs Heinrich Thalwitzer, gehörte der K. W.-A. an vom 17. 10. 1892 bis 15. 2. 1897, wurde promoviert am 9. 2. 1897, zum Ass.-Arzt befördert am 27. 9. 1898, verheiratete sich am 17. 10. 1891. Er unternahm Reisen zum Besuch englischer Krankenanstalten und dänischer und schwedischer Universitäten und Krankenanstalten 1900—1901. Ausgeschieden aus dem aktiven Dienst am 24. 4. 1904 als Oberarzt, war zuletzt beim Ulan.-Regt. Nr. 2 in Pleß. Er ist jetzt prakt. Arzt in Naundorf bei Dresden.

1875   **Ludwig Wagner,**

geb. am 9. Juli 1873 in Karlsruhe (Baden) als Sohn des Professors Dr. Ernst Wagner, gehörte der K. W.-A. an vom 17. 10. 1892 bis 15. 2. 1897, wurde promoviert am 24. 7. 1896, zum Ass.-Arzt befördert am 27. 9. 1898, verheiratete sich am 19. 10. 1906. Er war bei der K. W.-A. tätig vom 14. 6. 1906 bis 18. 11. 1909, erhielt Kommando vom 1. 8. 1904 bis 13. 6. 1906 zur psychiatrischen Abteilung des Krankenhauses Lindenburg in Lindenthal bei Cöln a. Rh. und vom 1. 8. 1907 bis 18. 11. 1909 zur II. medizinischen Klinik der Kgl. Charité zu Berlin. Er ist zurzeit Stabsarzt und Bataillonsarzt beim Königin Elisabeth-Garde-Gren.-Regt. Nr. 3 in Charlottenburg.

Er betätigte sich literarisch auf dem Gebiete der inneren Medizin und Psychiatrie.

Ostern 1893.

Reinhold Bardey,   1876

geb. am 31. Mai 1873 in Berlin als Sohn des Zivilingenieurs Franz
Bardey, gehörte der K. W.-A. an vom 29. 3. 1893 bis 30. 9. 1897,
wurde promoviert am 18. 8. 1897, zum Ass.-Arzt befördert am 17. 2.
1900. Er ist zurzeit Stabsarzt und Abteilungsarzt beim Feldart.-Regt.
Nr. 8 in Saarbrücken.

Konrad Bobrick,   1877

geb. am 19. Januar 1874 in Königsberg (O.-P.) als Sohn des Stabsarztes Dr. Benno Bobrik, gehörte der K. W.-A. an vom 29. 3. 1893
bis 30. 9. 1897, wurde promoviert am 23. 7. 1897, zum Ass.-Arzt be-
fördert am 9. 1. 1900. Er erhielt Kommando an die Königl. Universitäts-
Ohrenklinik in Berlin in der Zeit vom 1. 3. 1907 bis 31. 3. 1909.
Während der Chinawirren war er 1900/1901 Hilfsarzt an Bord S. M. S.
„Wörth" und 1905/1906 bei der Unterdrückung des Aufstandes in
Deutsch-Ostafrika Schiffsarzt S. M. S. „Thetis" und Detachementsarzt
in Tanga. Er ist zurzeit Marine-Stabsarzt und Oberarzt der Station IV
(Augen- und Ohrenkranke) des Marinelazaretts in Wilhelmshaven.

Erich Boerner,   1878

geb. am 31. Oktober 1871 in Berlin als Sohn des Redakteurs der
Deutschen Medizinischen Wochenschrift Dr. Paul Boerner, gehörte der
K. W.-A. an vom 29. 3. 1893 bis 30. 9. 1897, wurde promoviert am
11. 5. 1897, zum Ass.-Arzt befördert am 25. 8. 1898. Er erhielt
Kommando an die Chirurg. Universitätsklinik in Rostock vom 1. 10.
1900 bis 30. 9. 1903 und zur Chirurg. Abteilung des Krankenhauses
Westend in der Zeit vom 15. 11. 1904 bis 30. 9. 1907. Er ist zurzeit
Stabsarzt und Bataillonsarzt beim Inf.-Regt. Nr. 71 in Erfurt.

Er betätigte sich literarisch auf dem Gebiete der Chirurgie.

Hans Busch,   1879

geb. am 7. Januar 1873 in Berlin als Sohn des Kaufmanns Wilhelm
Busch, gehörte der K. W.-A. an vom 29. 3. 1893 bis 1. 10. 1897,
wurde promoviert am 21. 5. 1897, zum Ass.-Arzt befördert am 31. 5.
1899, verheiratete sich am 14. 1. 1905. Ausgeschieden aus dem
aktiven Dienst am 24. 3. 1909 als Stabsarzt, war zuletzt beim Garde-
Gren.-Regt. Nr. 1 in Berlin. Er lebt jetzt als Hals-, Nasen- und
Ohrenarzt in Halensee bei Berlin.

Er betätigte sich literarisch auf dem Gebiete des Militär-Sanitätswesens und schrieb:

Ueber plötzliche Todesfälle mit besonderer Berücksichtigung der militärärztlichen Verhältnisse. Veröffentl. aus dem Geb. des Militär-Sanitätswesens.
Heft 26.

1880   Fritz Chop,

geb. am 5. August 1873 in Greußen (Schwarzburg-Sondershausen) als
Sohn des Amtsrichters Julius Chop, gehörte der K. W.-A. an vom
29. 3. 1893 bis 1. 10. 1897, wurde promoviert am 5. 8. 1897, zum
Ass.-Arzt befördert am 30. 6. 1899, verheiratete sich am 2. 12. 1902.
Er gehörte vom 9. 7. 1900 bis 9. 8. 1901 dem Ostasiatischen Expeditionskorps an, anfangs bei Feldlazarett IV, dann bei der 2. Pionierkompagnie.
Ausgeschieden aus dem aktiven Dienst am 18. 10. 1902 als Oberarzt,
war zuletzt beim Inf.-Regt. Nr. 151 in Allenstein.   Er lebt jetzt als
prakt. Arzt in Althaldensleben.

1881   Gustav Crüger,

geb. am 6. März 1873 in Insterburg als Sohn des prakt. Arztes
Dr. Gustav Crüger, gehörte der K. W.-A. an vom 29. 3. 1893 bis 27. 2.
1895.   Er wurde auf Wunsch des Vaters entlassen, um Offizier zu
werden, trat beim Inf.-Regt. Nr. 43 ein, und verheiratete sich am
22. 9. 1905.   Er ist jetzt Oberleutnant im Inf.-Regt. Nr. 43, kommandiert zum Bezirkskommando Braunsberg.

1882   Kurt Dannenberg,

geb. am 20. Dezember 1873 in Berlin als Sohn des Kaufmanns Emil
Dannenberg, gehörte der K. W.-A. an vom 29. 3. 1893 bis 1. 10. 1897,
wurde promoviert am 30. 7. 1897, zum Ass.-Arzt befördert am 26. 8.
1899, verheiratete sich am 29. 10. 1906.   Er ist zurzeit Stabsarzt beim
Kadettenhause in Cöslin.

1883   Hans Eckert,

geb. am 25. Dezember 1873 in Lang-Hedwigsdorf (Schlesien) als Sohn
des Pastors Oskar Eckert, gehörte der K. W.-A. an vom 29. 3. 1893
bis 1. 10. 1897, wurde promoviert am 29. 6. 1897, zum Ass.-Arzt befördert am 2. 8. 1899.   Er nahm teil an der Expedition nach China
und gehörte der Besatzungsbrigade an von 1900 bis 1905 und war Arzt
der Kaiserl. Gesandtschaft in Marokko vom August bis Oktober 1906.
Er ist zurzeit Stabsarzt bei der K. W.-A. in Berlin seit dem 29. 5. 1906,
kommandiert an die Universitäts-Kinderklinik in Berlin seit dem
20. 12. 1908.

Er betätigte sich literarisch auf dem Gebiete der Kinderheilkunde.

1884   Ernst Friedheim,

geb. am 31. August 1872 in Marienwerder als Sohn des Geh. Regierungsrats Otto Friedheim, gehörte der K. W.-A. an vom 29. 3. 1893 bis
30. 9. 1897, wurde promoviert am 16. 3. 1897, zum Ass.-Arzt befördert
am 31. 5. 1899, verheiratete sich am 4. 4. 1908.   Er erhielt Kommando
an das Allgemeine Krankenhaus (chirurg. Abteilung) in Hamburg-
Eppendorf in der Zeit vom 1. 1. 1903 bis 31. 12. 1905.   Er ist zurzeit
Stabsarzt bei der K. W.-A. in Berlin seit dem 20. 7. 1907, kommandiert
zum I. Anatomischen Institut der Universität.

Er betätigte sich literarisch auf dem Gebiete der Chirurgie.

Johannes Gluszcewski,   1885

geb. am 29. Oktober 1872 in Buckowitz (Westpr.) als Sohn des Sanitätsrats und prakt. Arztes Dr. Johannes Gluszcewski, gehörte der
K. W.-A. an vom 29. 3. 1893 bis 25. 7. 1895. Er wurde auf Wunsch
des Vaters entlassen, studierte weiter Medizin, wurde promoviert und
approbiert 1900, und war zunächst Volontär-Assistent an der
Provinzial-Irrenanstalt in Conradstein (Bez. Danzig). Er starb am
26. Januar 1909 als prakt. Arzt in Bublitz (Bez. Köslin) Pommern.

Hugo Haertel,   1886

geb. am 20. April 1873 in St. Dié (Frankreich) als Sohn des Oberstabsarztes Dr. Hugo Haertel, gehörte der K. W.-A. an vom 29. 3. 1893
bis 30. 9. 1897, wurde promoviert am 23. 2. 1897, zum Ass.-Arzt befördert am 26. 8. 1899. Er nahm teil an der ostasiatischen Expedition
vom 9. 7. 1900 bis 29. 9. 1901. Ausgeschieden aus dem aktiven Dienst
am 14. 11. 1908 als Stabsarzt, war zuletzt Bataillonsarzt beim Inf.-
Regt. Nr. 92 in Braunschweig. Er wurde zunächst Schiffsarzt und
lebt jetzt als prakt. Arzt in Krappitz (Oberschlesien).

Otto Hellmer,   1887

geb. am 14. November 1874 in Berlin als Sohn des Assistenten am
Haupt-Montierungsdepot Theodor Hellmer, gehörte der K. W.-A. an
vom 29. 3. 1893 bis 1. 10. 1897, wurde promoviert am 10. 8. 1897,
zum Ass.-Arzt befördert am 27. 9. 1898. Er war bei der K. W.-A.
tätig vom 22. 4. 1905 bis 15. 7. 1909, erhielt Kommando an die
Königl. Universitäts-Kinderklinik der Charité in Berlin in der Zeit
vom 15. 9. 1906 bis 15. 7. 1909. Er ist zurzeit Stabsarzt beim Kadettenhaus in Potsdam.

Er betätigte sich literarisch auf dem Gebiete der Kinderheilkunde.

Richard Hesse,   1888

geb. am 4. November 1872 in Bremerhaven als Sohn des Technischen
Direktors einer Linoleumfabrik Julius Hesse, gehörte der K. W.-A.
an vom 31. 3. 1893 bis 1. 10. 1893 und vom 20. 10. 1894 bis 20. 5.
1896. Er studierte weiter Medizin, wurde 1900 approbiert, promoviert
am 8. 12. 1900 und zum Ass.-Arzt befördert am 18. 5. 1901, verheiratete sich am 27. 10. 1903. Ausgeschieden aus dem aktiven
Dienst am 10. 4. 1906 als Oberarzt, war zuletzt beim Hus.-Regt.
Nr. 8 in Neuhaus. Er lebt jetzt als prakt. Arzt in Einswarden
(Oldenburg).

Viktor Hufnagel,   1889

geb. am 11. Januar 1875 in Bieber (Hessen-Nassau) als Sohn des
Sanitätsrats Dr. Wilhelm Hufnagel, gehörte der K. W.-A. an vom
29. 3. 1893 bis 1. 10. 1897, wurde promoviert am 14. 5. 1897, zum
Ass.-Arzt befördert am 26. 8. 1899. Er ist zurzeit Stabsarzt und
Bataillonsarzt beim Inf.-Regt. Nr. 84 in Schleswig.

Er betätigte sich literarisch auf dem Gebiete der Kinderheilkunde.

1890   **Erich Kaschke,**

geb. am 7. April 1873 in Magdeburg als Sohn des Geh. Rechnungsrates Ottomar Kaschke, gehörte der K. W.-A. an vom 29. 3. 1893
bis 1. 10. 1897, wurde promoviert am 9. 7. 1897, zum Ass.-Arzt befördert am 31. 5. 1899, verheiratete sich am 16. 11. 1907. Er gehörte vom 7. 4. 1900 bis Sommer 1901 der Schutztruppe für Kamerun
an, und war vom 10. 12. 1905 bis 3. 6. 1906 kommandiert zur wissenschaftlichen Ausgrabungskommission in Abessinien. Er war als Aufnahmearzt bei der Königl. Charité vom 1. 4. 1903 bis 14. 9. 1905,
bei der K. W.-A. vom 15. 9. 1905 bis 26. 2. 1910 tätig und war kommandiert an die Ohrenklinik der Königl. Charité vom 25. 5. 1909
bis 26. 2. 1910. Gest. am 26. Februar 1910 als Stabsarzt an der
K. W.-A.

1891   **Egbert Kemp,**

geb. am 24. Februar 1873 in Winschoten (Prov. Groningen, Niederlande) als Sohn des Kaufmanns Johannes Kemp, gehörte der K. W.-A.
an vom 29. 3. 1893 bis 3. 9. 1897, wurde promoviert am 5. 3. 1897,
zum Ass.-Arzt befördert am 30. 6. 1899. Er war bei der K. W.-A.
tätig in der Zeit vom 29. 5. 1906 bis 6. 1. 1907. Gest. am 6. Januar
1907 (an maligner Schilddrüsengeschwulst) als Stabsarzt, war zuletzt
bei der K. W.-A. in Berlin.

1892   **Ernst Kuhn,**

geb. am 20. Mai 1873 in Berlin als Sohn des Stadtschulinspektors
Dr. Ernst Kuhn, gehörte der K. W.-A. an vom 29. 3. 1893 bis 1. 10.
1897, wurde promoviert am 27. 5. 1898, zum Ass.-Arzt befördert am
2. 8. 1899, verheiratete sich am 8. 8. 1906. Er war bei der K. W.-A.
tätig vom 16. 10. 1906 bis 17. 9. 1909, erhielt Kommando an die
Königl. Charité in Berlin als Aufnahmearzt in der Zeit vom 1. 4.
1902 bis 31. 3. 1903, zum pathologischen Institut der Universität in
Berlin vom 20. 8. 1904 bis 1. 10. 1906 und zur I. medizinischen Klinik
der Charité vom 16. 10. 1906 bis 17. 9. 1909. Er ist zurzeit Stabsarzt
und Bataillonsarzt des Pion.-Batls. Nr. 25 in Mainz.

Er betätigte sich literarisch auf dem Gebiete der inneren Medizin.

1893   **Kurt v. Leupoldt,**

geb. am 22. September 1873 in Spremberg als Sohn des Gutsbesitzers
Siegfried v. Leupoldt, gehörte der K. W.-A. an vom 29. 3. 1893 bis
1. 10. 1897, wurde promoviert am 10. 8. 1897, zum Ass.-Arzt befördert am 17. 10. 1899, verheiratete sich am 20. 6. 1905. Er nahm
an der Chinaexpedition 1900/01 teil, erhielt Kommando an die Klinik
für psychische und nervöse Krankheiten in Gießen in der Zeit vom
3. 9. 1903 bis 30. 9. 1906. Ausgeschieden aus dem aktiven Dienst
am 1. 3. 1909 als Stabsarzt, war zuletzt Bataillonsarzt beim Gren.-
Regt. Nr. 2 in Stettin. Er ist jetzt Arzt an der Landesirrenanstalt
in Teupitz.

Er betätigte sich literarisch auf dem Gebiete der Psychiatrie.

Gottlieb Neumann, 1894

geb. am 10. Juli 1874 in Cöln a. Rh. als Sohn des Oberstabsarztes
Emil Neumann, gehörte der K. W.-A. an vom 29. 3. 1893 bis 1. 10.
1897, wurde promoviert am 27. 7. 1897, zum Ass.-Arzt befördert am
30. 6. 1899, verheiratete sich am 21. 5. 1901.   Er erhielt Kommando
zur Typhusbekämpfung im Südwesten des Reiches (in Lothringen) in
der Zeit vom 23. 8. 1903 bis 29. 5. 1906.   Er ist zurzeit Stabsarzt
und Bataillonsarzt beim Inf.-Regt. Nr. 83 in Cassel.
  Er betätigte sich literarisch auf dem Gebiete der Hygiene.

Hans Nordt, 1895

geb. am 11. November 1873 in Königsberg i. Pr. als Sohn des Kaufmanns
und Oberleutnants d. L. a. D. Johannes Nordt, gehörte der K. W.-A. an
vom 29. 3. 1893 bis 5. 3. 1897, wurde promoviert am 26. 2. 1897, zum Ass.-
Arzt befördert am 1. 12. 1898, verheiratete sich am 26. 11. 1900.   Er
ist zurzeit Stabsarzt und Bataillonsarzt beim Inf.-Regt. Nr. 54 in Köslin.

Karl Polckow, 1896

geb. am 26. August 1874 in Elisenthal bei Soldin als Sohn des Gutsverwalters Karl Polckow, gehörte der K. W.-A. an vom 29. 3. 1893
bis 11. 3. 1896.   Er wurde wegen Krankheit entlassen und befand
sich längere Zeit in der Anstalt des Dr. Scholinus in Pankow-Berlin.
Er gab das medizinische Studium auf in der Absicht, Landwirt zu
werden.   Gest. am 30. Mai 1899 auf dem väterlichen Gut Kowallek
bei Groß-Leistenau (Westpreußen).

Heinrich Praetorius, 1897

geb. am 15. Juni 1875 in Wiesbaden als Sohn des Regierungssekretärs
Heinrich Praetorius, gehörte der K. W.-A. an vom 29. 3. 1893 bis
30. 9. 1897, wurde promoviert am 16. 7. 1897, zum Ass.-Arzt befördert am 16. 11. 1899.   Er war bei der K. W.-A. tätig vom 13. 9.
1906 bis 18. 8. 1909, erhielt Kommando an die chirurgische Klinik
des Professor Kehr in Halberstadt in der Zeit vom November 1902
bis April 1905 und an die gynäkologische Klinik der Charité in
Berlin vom 1. 10. 1907 bis 30. 11. 1908.   Er ist zurzeit Stabsarzt und
Bataillonsarzt beim Inf.-Regt. Nr. 25 in Rastatt.

Otto Richert, 1898

geb. am 10. April 1873 in Stellinen (Kr. Elbing) als Sohn des Oberförsters Karl Richert, gehörte der K. W.-A. an vom 29. 3. 1893 bis
30. 9. 1897, wurde promoviert am 1. 2. 1898, zum Ass.-Arzt befördert
am 17. 10. 1899, verheiratete sich am 6. 1. 1901.   Er nahm teil am
Feldzuge gegen die aufständischen Eingeborenen in Südwestafrika im
Jahre 1904 und 1905.   Er ist zurzeit Stabsarzt und Bataillonsarzt
beim Inf.-Regt. Nr. 151 in Bischofsburg.

Otto Ridder, 1899

geb. am 4. Juni 1874 in Bückeburg als Sohn des Oberstabsarztes **Haus-**
Dr. Rudolf Ridder, gehörte der K. W.-A. an vom 29. 3. 1893 bis **stabsarzt.**

30. 9. 1897, wurde promoviert am 23. 2. 1897, zum Ass.-Arzt befördert am 2. 8. 1899. Er erhielt Kommando an das pathologische Institut des Krankenhauses Moabit vom 1. 3. 1905 bis 28. 5. 1906, war Hausstabsarzt der K. W.-A. vom 1. 10. 1906 bis 9. 9. 1908. Er ist zurzeit Stabsarzt bei der K. W.-A. in Berlin seit dem 29. 5. 1906, kommandiert zur II. medizinischen Klinik der Charité seit dem 10. 9. 1908.

1900   **Otto Rissom,**

geb. am 8. Mai 1873 in Toftlund (Schleswig-Holstein) als Sohn des Amtsrichters Bernhard Rissom, gehörte der K. W. A. an vom 29. 3. 1893 bis 30. 9. 1897, wurde promoviert am 18. 3. 1897, zum Ass.-Arzt befördert am 30. 6. 1899, verheiratete sich am 5. 7. 1900. Er war bei der K. W.-A. tätig vom 29. 5. 1906 bis 27. 1. 1909, erhielt Kommando an die Klinik für Haut- und Geschlechtskrankheiten der Charité in Berlin in der Zeit vom 1. 4. 1907 bis 27. 1. 1909. Er ist zurzeit Stabsarzt und Bataillonsarzt beim Inf.-Regt. Nr. 117 in Mainz.

Er betätigte sich literarisch auf dem Gebiete der Hautkrankheiten.

1901   **Franz Rump,**

geb. am 20. September 1873 in Münster (Westfalen) als Sohn des Regierungs- und Baurats Carl Rump, gehörte der K. W.-A. an vom 29. 3. 1893 bis 6. 11. 1896. Er studierte nach seiner Entlassung zunächst weiter Medizin (in Rostock) bis 1900, wurde in diesem Jahr promoviert und approbiert, wanderte dann nach Brasilien aus und lebt jetzt als prakt. Arzt in St. José bei Curitiba in Brasilien.

1902   **Emil Schroeder,**

geb. am 19. August 1873 in Düsseldorf als Sohn des Zahlmeisters August Schroeder, gehörte der K. W.-A. an vom 29. 3. 1893 bis 15. 3. 1895. Er wurde auf Antrag des Vaters entlassen, studierte weiter Medizin, wurde 1898 promoviert und approbiert und ließ sich als prakt. Arzt in Kösen (Bez. Merseburg) nieder. Er lebt jetzt als prakt. Arzt in Düsseldorf.

1903   **Walter Siebert,**

geb. am 5. September 1872 in Berlin als Sohn des Königl. Steuerinspektors Heinrich Siebert, gehörte der K. W.-A. an vom 29. 3. 1893 bis 1. 10. 1897, wurde promoviert am 12. 3. 1897, zum Marine-Ass.-Arzt befördert am 10. 10. 1898. Er nahm teil an der China-Expedition 1900/01, erhielt Kommando an das Institut für Schiffs- und Tropenkrankheiten in Hamburg in der Zeit vom 15. 9. 1906 bis 31. 9. 1907. Er ist zurzeit Marine-Oberstabsarzt und Divisionsarzt der II. Torpedo-Division in Wilhelmshaven.

Er betätigte sich literarisch auf dem Gebiete der Tropenhygiene.

1904   **Ewald Stier,**

geb. am 28. Oktober 1874 in Neu-Ruppin als Sohn des Gymnasial-Professors Martin Stier, gehörte der K.W.-A. an vom 29. 3. 1893 bis

30. 9. 1897, wurde promoviert am 13. 7. 1897, zum Ass.-Arzt befördert am 17. 10. 1899, verheiratete sich am 3. 10. 1902. Er erhielt Kommando an die psychiatrische Universitätsklinik in Jena in der Zeit vom 1. 5. 1900 bis 30. 9. 1902. Er ist zurzeit Stabsarzt bei der K. W.-A. in Berlin seit 14. 6. 1906 kommandiert zur Poliklinik für Nervenkranke der Charité.

Er betätigte sich literarisch auf dem Gebiete der Psychiatrie und schrieb u. a.:

1. Ueber Verhütung und Behandlung von Geisteskrankheiten in der Armee. 1901.
2. Fahnenflucht und unerlaubte Entfernung. Eine psychologische, psychiatrische und militärrechtliche Studie. Juristisch - psychiatrische Grenzfragen. Bd. II. Heft 3—5. Halle 1905.
3. Die akute Trunkenheit und ihre strafrechtliche Begutachtung, mit besonderer Berücksichtigung der militärischen Verhältnisse. Jena 1907. Fischer.
4. Der Militärdienst der geistig Minderwertigen und die Hilfsschulen. 1907.

Erich Thiele, 1905

geb. am 6. Mai 1873 in Sorau N.-L. als Sohn des Kaufmanns Heinrich Thiele, gehörte der K. W.-A. an vom 29. 3. 1893 bis 30. 9. 1897, wurde promoviert am 16. 3. 1897, zum Ass.-Arzt befördert am 2. 8. 1899, verheiratete sich am 10. 10. 1903. Er ist zurzeit Stabsarzt und Bataillonsarzt beim Füs.-Regt. Nr. 86 in Flensburg.

Richard v. Varendorff, 1906

geb. am 27. November 1875 in Dorsten (Westfalen) als Sohn des Königl. Amtsgerichtsrats Carl v. Varendorff, gehörte der K. W.-A. an vom 29. 3. 1893 bis 17. 1. 1895. Er beendete sein medizinisches Studium, wurde Februar 1898 in Marburg approbiert und am 25. 6. 1899 promoviert. Er lebt jetzt als prakt. Arzt in Soest (Westfalen).

Heinrich Werner, 1907

geb. am 14. Mai 1874 in Mühlhausen i. Thür. als Sohn des Fabrikanten Ignaz Werner, gehörte der K. W.-A. an vom 29. 3. 1893 bis 30. 9. 1897, wurde promoviert am 15. 6. 1897, zum Ass.-Arzt befördert am 31. 5. 1899, verheiratete sich am 1. 7. 1906. Er gehört seit 28. 3. 1904 der Schutztruppe für Südwestafrika an, nahm teil an den Feldzügen gegen die Hereros und Hottentotten und ist zurzeit Stabsarzt in genannter Schutztruppe, kommandiert seit 1. 3. 1906 zum Reichs-Kolonialamt als Assistent am Institut für Schiffs- und Tropenkrankheiten in Hamburg.

Er betätigte sich literarisch auf dem Gebiete der Tropenkrankheiten und schrieb u. a.:

1. Ueber Elephantiasisoperationen. Archiv für Schiffs- und Tropenhygiene. 1902 und 1906.
2. Studien über Lepra. Archiv für Schiffs- und Tropenhygiene. 1902.
3. Studien über pathogene Amöben. Archiv für Schiffs- und Tropenhygiene. Beiheft 1909.

Robert Wernicke, 1908

geb. am 4. Oktober 1873 in Görlitz (Schlesien) als Sohn des Pfarrers Fedor Wernicke, gehörte der K. W.-A. an vom 29. 3. 1893 bis 1. 10.

1897, wurde promoviert am 13. 8. 1897. Als dienstunbrauchbar aus-
geschieden aus dem aktiven Dienst am 3. 3. 1899 als Unterarzt im
Inf.-Regt. Nr. 23, war zuletzt kommandiert zur K. W.-A. in Berlin.
Er lebt jetzt als prakt. Arzt in Fichtwerder (Brandenburg).

Michaelis 1893.

1909   **Paul Adam,**
geb. am 17. Dezember 1873 in Wongrowitz (Posen) als Sohn des
Gymnasialoberlehrers Dr. Adam, gehörte der K. W.-A. an vom 21. 10.
1893 bis 15. 2. 1898, wurde promoviert am 22. 11. 1897, zum Ass.-
Arzt befördert am 16. 12. 1899, verheiratete sich am 26. 5. 1904. Er
nahm teil an der Expedition gegen China vom 9. 7. 1900 bis 18. 6.
1902. Er ist zurzeit Stabsarzt und Bataillonsarzt beim Fußart.-Regt.
Nr. 8 in Diedenhofen.

1910   **Martin Berkofsky,**
geb. am 10. November 1872 in Sangerhausen als Sohn des Oberstabsarztes Dr. Emil Berkofsky, gehörte der K. W.-A. an vom 21. 10. 1893
bis 21. 12. 1893. Er schied auf Wunsch seiner Mutter aus, gab das
medizinische Studium auf und wandte sich dem höheren Postfach zu.
Er ist jetzt Telegrapheninspektor beim Fernsprechamt 2 in Berlin.

1911   **Karl Biermann,**
geb. am 7. März 1872 in Brandenburg-Dom als Sohn des Gymnasial-
Oberlehrers Dr. August Biermann, gehörte der K. W.-A. an vom 21. 10.
1893 bis 15. 10. 1896. Er wurde wegen Feld- und Garnisonsdienst-
unfähigkeit entlassen; studierte weiter, wurde promoviert am 20. 10.
1909, approbiert 1898, verheiratete sich am 29. 8. 1899. Er ist zurzeit Knappschaftsarzt in Kalkberge-Rüdersdorf (Mark).

1912   **Max Bockhorn,**
geb. am 17. Januar 1873 in Walsrode (Hannover) als Sohn des Pastors
Hermann Bockhorn, gehörte der K. W.-A. an vom 21. 10. 1893 bis
15. 2. 1898, wurde promoviert am 12. 11. 1897, zum Ass.-Arzt befördert am 18. 4. 1900, verheiratete sich am 1. 10. 1904. Ausgeschieden aus dem aktiven Dienst am 15. 12. 1900 als Ass.-Arzt, war
zuletzt beim Inf.-Regt. Nr. 113 in Freiburg i. B. Er ist jetzt Bade- und
Inselarzt in Langeoog.
Er betätigte sich literarisch auf dem Gebiete der Lungenkrankheiten.

1913   **Rudolf Born,**
geb. am 22. August 1874 in Gerbstedt (Mansfelder Seekreis) als Sohn
des Superintendenten und Oberpredigers Otto Born, gehörte der K. W.-A.

an vom 21. 10. 1893 bis 15. 2. 1898, wurde promoviert am 16. 11. 1897, zum Ass.-Arzt am 16. 11. 1899, verheiratete sich am 20. 6. 1904. Er ist zurzeit Stabsarzt bei der Unteroffizierschule in Treptow a. Rega.

Martin Brenske,   1914

geb. am 8. August 1875 in Cöslin (Pommern) als Sohn des Amtsgerichtsrats Deodat Brenske, gehörte der K. W.-A. an vom 21. 10. 1893 bis 15. 2. 1898, wurde promoviert am 11. 8. 1897, zum Marine-Ass.-Arzt befördert am 11. 12. 1899, verheiratete sich am 5. 7. 1903. Ausgeschieden aus dem aktiven Dienst am 19. 8. 1902 als Marine-Ass.-Arzt, war zuletzt stationiert in Kiel. Er ist jetzt prakt. Arzt in Tribsees (Pommern).

Ludwig Brückner,   1915

geb. am 30. März 1874 in Rostock als Sohn des Apothekers Ernst Brückner, gehörte der K. W.-A. an vom 21. 10. 1893 bis 5. 11. 1895. Er schied aus, studierte weiter Medizin, wurde promoviert und approbiert 1898. Er ist jetzt Oberarzt an der Irrenanstalt Friedrichsberg in Hamburg.

Albrecht v. Burski,   1916

geb. am 16. Oktober 1873 in Metz als Sohn des Oberstabsarztes I. Kl. Otto v. Burski, gehörte der K. W.-A. an vom 21. 10. 1893 bis 15. 2. 1898, wurde promoviert am 11. 2. 1898, zum Ass.-Arzt befördert am 18. 4. 1900. Er ist zurzeit Stabsarzt und Bataillonsarzt beim Inf.-Regt. Nr. 65 in Cöln.

Erich Dammann,   1917

geb. am 12. September 1874 in Potsdam als Sohn des Schul- und Seminardirektors Dammann, gehörte der K. W.-A. an vom 21. 10. 1893 bis 15. 2. 1898, wurde promoviert am 16. 7. 1897, zum Marine-Ass.-Arzt befördert am 9. 4. 1900. Er nahm teil an der China-Expedition beim Stabe des Marine-Feldlazaretts in Peking 1900 bis 1901. Ausgeschieden aus dem aktiven Dienst am 3. 5. 1905 als Marine-Stabsarzt, war zuletzt Schiffsarzt S. M. S. „Aegir". Er lebt jetzt als prakt. Arzt und Schriftsteller in Berlin-Schöneberg.

Er betätigte sich literarisch auf dem Gebiete der sexuellen Pathologie und schrieb u. a. über:

1. Die geschlechtliche Frage. Leipzig 1908. Teutonia-Verlag.
2. Aufklärung. Berlin 1909. Verlag Aufklärung.

Hugo Faber   1918

geb. am 8. August 1873 in Stolberg a. H. als Sohn des Superintendenten Dr. phil. Albert Faber, gehörte der K. W.-A. an vom 21. 10. 1893 bis 10. 3. 1894. Er setzte nach seinem Ausscheiden das Studium der Medizin fort, wurde 1908 approbiert, reiste dann als Schiffsarzt und steht jetzt im Begriff, sich in Deutschland als prakt. Arzt niederzulassen.

1919 Ernst Gelinsky,

geb. am 22. Juli 1874 in Danzig als Sohn des Rechnungsrates Konrad Gelinsky, gehörte der K. W.-A. an vom 21. 10. 1893 bis 15. 2. 1898, wurde promoviert am 20. 7. 1897, zum Ass.-Arzt befördert am 17. 10. 1899. Er nahm teil an der Ostasiatischen Expedition 1900/01 und gehörte vom 14. 7. 1900 bis 9. 6. 1901 dem Kriegslazarettpersonal des Ostasiatischen Expeditionskorps und vom 10. 6. 1901 bis 15. 9. 1902 der Ostasiatischen Feldart.-Abteilung der Ostasiatischen Besatzungs-Brigade an. Er erhielt Kommando an die chirurg. Universitätsklinik in Rostock in der Zeit vom 1. 10. 1903 bis 17. 8. 1906. Er ist zurzeit Stabsarzt und Bataillonsarzt beim Inf.-Regt. Nr. 147 in Lyck, seit 17. 12. 1908 beurlaubt als Gesandtschaftsarzt nach Peking.

Er betätigte sich literarisch auf dem Gebiete der Chirurgie.

1920 Johannes Haedicke,

geb. am 10. Februar 1874 in Riga (Rußland) als Sohn des Fabrikdirektors Hermann Haedicke, gehörte der K. W.-A. an vom 21. 10. 1893 bis 15. 2. 1898, wurde promoviert am 25. 1. 1898, zum Ass.-Arzt befördert am 22. 3. 1900, verheiratete sich am 7. 7. 1902. Er war vom 3. 8. 1900 bis 29. 9. 1901 Ass.-Arzt beim Kriegslazarettpersonal des Ostasiatischen Expeditionskorps. Ausgeschieden aus dem aktiven Dienst am 14. 11. 1903 als Oberarzt, war zuletzt beim Pion.-Bat. Nr. 20 in Metz. Er ist jetzt prakt. Arzt in Landsberg a. W.

Er betätigte sich literarisch auf dem Gebiete der inneren Medizin und schrieb u. a. über:

Die Leukozyten als Parasiten der Wirbeltiere. 1905.

1921 Carl Haßencamp,

geb. am 1. Juli 1873 in Bromberg (Posen) als Sohn des Gymnasiallehrers Prof. Dr. Robert Haßencamp, gehörte der K. W.-A. an vom 21. 10. 1893 bis 5. 11. 1895. Er studierte nach seinem Ausscheiden weiter Medizin, erkrankte an „Nervenfieber" und starb 1897 in Düsseldorf.

1922 Franz Hennig,

geb. am 15. Februar 1875 in Posen als Sohn des Musikdirektors Karl Hennig, gehörte der K. W.-A. an vom 21. 10. 1893 bis 5. 11. 1895, wurde promoviert am 30. 11. 1908, zum Ass.-Arzt befördert am 27. 1. 1906, verheiratete sich am 5. 12. 1908. Ausgeschieden aus dem aktiven Dienst am 21. 7. 1909 als Oberarzt, war zuletzt beim Inf.-Regt. Nr. 112 in Mülhausen (Els.). Er ist jetzt prakt. Arzt in Hermsdorf (Berlin).

1923 Alfred Kallenberger,

geb. am 2. Mai 1875 in Stuttgart (Württemberg) als Sohn des Kanzleirats Gottlieb Kallenberger, gehörte der K. W.-A. an vom 21. 10. 1893 bis 5. 11. 1895. Er studierte nach seinem Ausscheiden weiter Medizin, wurde zum Ass.-Arzt befördert am 2. 6. 1899. Er nahm an der China-Expedition teil 1900—1901 und wurde am 1. 4. 1902 à la suite des Sanitätskorps gestellt, war zuletzt beim Ulanen-Regt. Nr. 19 in Ulm. Ausgeschieden aus dem aktiven Dienst am 27. 3. 1903 als Oberarzt. Er lebt jetzt als Spezialarzt für Augen-krankheiten in München.

Wilhelm Koch, 1924

geb. am 7. Juni 1873 in Jelshof (Schleswig-Holstein) als Sohn des Gutsbesitzers Carl Koch, gehörte der K. W.-A. an vom 21. 10. 1893 bis 7. 8. 1895. Er studierte nach seinem Ausscheiden weiter, wurde promoviert am 7. 3. 1899 und approbiert 1899, verheiratete sich am 29. 8. 1900. Er ist zurzeit prakt. Arzt in Hadersleben.

Werner Lademann, 1925

geb. am 20. März 1872 in Magdeburg als Sohn des Generalmajors Wilhelm Lademann, gehörte der K. W.-A. an vom 21. 10. 1893 bis 15. 2. 1898, wurde promoviert am 16. 7. 1897, zum Ass.-Arzt be-fördert am 22. 5. 1900. Gest. am 3. Dezember 1900 als Ass.-Arzt beim Feldart.-Regt. Nr. 4 in Magdeburg.

Georg Luda, 1926

geb. am 20. Oktober 1872 in Danzig als Sohn des Oberlehrers Anselm Luda, gehörte der K. W.-A. an vom 21. 10. 1893 bis 15. 2. 1898, wurde promoviert am 16. 7. 1897, zum Ass.-Arzt befördert am 22. 3. 1900, verheiratete sich am 25. 3. 1903. Er nahm teil an der China-Expedition 1900—1901. Ausgeschieden aus dem aktiven Dienst am 1. 6. 1902 als Ass.-Arzt, war zuletzt beim Inf.-Regt. Nr. 85 in Rendsburg. Er ist jetzt prakt. Arzt und dirigierender Arzt der Licht-heilanstalt des Westens in Berlin.

Ernst Maßkow, 1927

geb. am 13. Januar 1874 in Strasburg i. U. als Sohn des Hauptlehrers Fr. Maßkow, gehörte der K. W.-A. an vom 21. 10. 1893 bis 15. 2. 1898, wurde promoviert am 22. 11. 1897, zum Ass.-Arzt befördert am 16. 11. 1899. Er ist zurzeit Stabsarzt bei der K. W.-A. in Berlin seit 21. 3. 1908, kommandiert zur III. medizinischen Klinik der Charité in Berlin seit 1. 5. 1909.

Max Meinhold, 1928

geb. am 24. März 1875 in Schlettstadt als Sohn des Gymnasial-Ober-lehrers Karl Meinhold, gehörte der K. W.-A. an vom 21. 10. 1893 bis 22. 5. 1896. Er beendete seine medizinischen Studien, war dann längere Zeit als Schiffsarzt tätig und ließ sich schließlich als prakt. Arzt in Australien nieder. Er ist zurzeit Leiter eines Krankenhauses und prakt. Arzt in Helensville bei Auckland—Neu-Seeland.

Oskar Milisch, 1929

geb. am 2. Mai 1875 in Küstrin als Sohn des Rentiers und Stadtrats Oskar Milisch, gehörte der K. W.-A. an vom 21. 10. 1893 bis 15. 3.

1898, wurde promoviert am 7. 8. 1897, zum Ass.-Arzt befördert am 17. 10. 1899, verheiratete sich am 22. 5. 1902. Er nahm teil an der Ostasiatischen Expedition als Ass.-Arzt bei der Sanitäts-Kompagnie vom 1. 7. 1900 bis 18. 8. 1901. Ausgeschieden aus dem aktiven Dienst am 16. 3. 1905 als Oberarzt, war zuletzt beim Kür.-Regt. Nr. 7 in Quedlinburg. Er lebt jetzt als prakt. Arzt in Waldenburg (Schlesien).

1930   **Friedrich Mohr,**

geb. am 14. März 1874 in Stuttgart (Württemberg) als Sohn des Kaufmanns Wilhelm Mohr, gehörte der K. W.-A. an vom 21. 10. 1893 bis 19. 3. 1896. Er wurde wegen Krankheit entlassen; nach seiner Genesung studierte er weiter Medizin, wurde in Bonn 1902 approbiert, war längere Zeit darauf an einer Nervenheilanstalt tätig, um sich 1905 in Coblenz niederzulassen und zu verheiraten. Er ist jetzt Nervenarzt und Spezialist für Sprachstörungen in Coblenz.

1931   **Wilhelm Osterroht,**

geb. am 9. April 1873 in Insterburg (Ostpr.) als Sohn des Kassenrendanten Wilhelm Osterroht, gehörte der K. W.-A. an vom 21. 10. 1893 bis 15. 2. 1898, wurde promoviert am 13. 8. 1897, zum Ass.-Arzt befördert am 17. 10. 1899, verheiratete sich am 5. 11. 1904. Er erhielt Kommando an die Universitäts-Augenklinik in Gießen in der Zeit vom 1. 5. 1903 bis 31. 3. 1906. Er ist zurzeit Stabsarzt und Bataillonsarzt beim Inf.-Regt. Nr. 74 in Hannover.

Er betätigte sich literarisch auf dem Gebiete der Augenheilkunde.

1932   **Reinhold Peters,**

geb. am 29. September 1874 in Naugard (Pommern) als Sohn des Lehrers Hermann Peters, gehörte der K. W.-A. an vom 21. 10. 1893 bis 15. 2. 1898, wurde promoviert am 13. 7. 1899, zum Ass.-Arzt befördert am 17. 10. 1899, verheiratete sich am 6. 7. 1903. Nahm an der Expedition gegen China vom 3. 8. 1900 bis 18. 9. 1901 teil. Er ist zurzeit Stabsarzt und Bataillonsarzt beim Inf.-Regt. Nr. 28 in Coblenz.

1933   **Paul Regling,**

geb. am 10. November 1874 in Berlin als Sohn des Rechnungsrates Wilhelm Regling, gehörte der K. W.-A. an vom 21. 10. 1893 bis 15. 2. 1898, wurde promoviert am 26. 10. 1897, zum Ass.-Arzt befördert am 26. 8. 1899. Er erhielt Kommando an die chirurg. Universitätsklinik in Greifswald in der Zeit vom 1. 10. 1900 bis 31. 3. 1903, war von Ende März 1906 bis 26. 4. 1908 Gesandtschaftsarzt bei der Kaiserlich Deutschen Gesandtschaft in Teheran (Persien). Er ist zurzeit Stabsarzt und Bataillonsarzt beim Inf.-Regt. Nr. 171 in Colmar.

Er betätigte sich literarisch auf dem Gebiete der Chirurgie.

1934   **Hugo Reißig,**

geb. am 8. April 1874 in Wien (Oesterreich) als Sohn des Chemikers Dr. phil. Theodor Reißig, gehörte der K. W.-A. an vom 21. 10. 1893 bis 1. 10. 1898, wurde promoviert am 5. 7. 1898. Gest. am 3. April 1900 als Unterarzt im Inf.-Regt. Nr. 128.

Bruno Retzlaff, 1935

geb. am 7. März 1875 in Berlin als Sohn des Rechnungsrates Franz Retzlaff, gehörte der K. W.-A. an vom 21. 10. 1893 bis 14. 2. 1898, wurde promoviert am 21. 12. 1897, zum Ass.-Arzt befördert am 16. 11. 1899, verheiratete sich am 7. 9. 1905. Er erhielt Kommando an die chirurg. Universitätsklinik in Jena in der Zeit vom 1. 10. 1901 bis 30. 9. 1905. Ausgeschieden aus dem aktiven Dienst am 15. 12. 1906 als Stabsarzt, war zuletzt Bataillonsarzt beim Inf.-Regt. Nr. 67 in Metz. Er ist jetzt Stabsarzt d. R. und Spezialarzt für Chirurgie in Naumburg a. S.

Max Saar, 1936

geb. am 6. Februar 1875 in Neustettin (Pommern) als Sohn des Gymnasiallehrers Karl Saar, gehörte der K. W.-A. an vom 21. 10. 1893 bis 14. 2. 1898, wurde promoviert am 10. 8. 1897, zum Ass.-Arzt befördert am 17. 10. 1899. Er nahm vom 16. 7. 1900 bis 18. 8. 1901 als Ass.-Arzt auf dem Lazarettschiff „Wittekind“ des Ostasiatischen Expeditionskorps an der Chinaexpedition teil. Er war bei der K. W.-A. tätig vom 15. 12. 1906 bis 19. 4. 1910, erhielt Kommando an die II. medizinische Klinik der Charité in Berlin in der Zeit vom 10. 9. 1907 bis 19. 4. 1910 und war vom 12. 9. 1908 bis 25. 10. 1908 zur Teilnahme am Internationalen Tuberkulose-Kongreß in Washington beurlaubt. Er ist zurzeit Stabsarzt und Bataillonsarzt beim Fußart.-Regt. Nr. 2 in Swinemünde.

Er betätigte sich literarisch auf dem Gebiete der inneren Medizin.

Karl Schlayer, 1937

geb. am 21. Oktober 1875 in Reutlingen (Württemberg) als Sohn des Fabrikbesitzers Carl Schlayer, gehörte der K. W.-A. an vom 21. 10. 1893 bis 15. 2. 1898, wurde promoviert am 9. 11. 1897, zum Ass.-Arzt befördert am 5. 1. 1900. Er nahm teil an der China-Expedition und gehörte der Besatzungsbrigade an von 1900 bis 1903. Er erhielt Kommando an die medizinische Klinik in Tübingen von 1905 bis 1907. Ausgeschieden aus dem aktiven Dienst am 8. 5. 1908 als Stabsarzt, war zuletzt Bataillonsarzt beim Inf.-Regt. Nr. 121 in Ludwigsburg. Er ist jetzt Stabsarzt d. L. I., Privatdozent und Oberarzt an der medizinischen Universitätsklinik in Tübingen.

Er betätigte sich literarisch auf dem Gebiete der inneren Medizin.

Botho Schultz, 1938

geb. am 5. Oktober 1875 in Berlin als Sohn des Wirkl. Geh. Rats und Ministeraldirektors Alfred Schultz, gehörte der K. W.-A. an vom 21. 10. 1893 bis 15. 2. 1898, wurde promoviert am 7. 9. 1897, zum Ass.-Arzt befördert am 26. 8. 1899. Er gehörte vom 30. 5. 1904 bis 15. 5. 1907 der Schutztruppe in Südwestafrika an, und nahm an dem Herero- und Hottentottenfeldzug 1904, 1905 und 1906 teil. Er erhielt

Kommando an die chirurg. Universitätsklinik in Breslau von 1900 bis 1902. Ausgeschieden aus dem aktiven Dienst am 18. 5. 1907 als Stabsarzt, war zuletzt bei der Schutztruppe in Südwestafrika. Jetziger Aufenthaltsort unbekannt.

1939   **Theodor Sohler,**

geb. am 9. Mai 1874 in Mannheim als Sohn des Kaufmanns Theodor Sohler, gehörte der K. W.-A. an vom 21. 10. 1893 bis 15. 2. 1898, wurde promoviert am 16. 7. 1897, zum Ass.-Arzt befördert am 22. 3. 1900. Er nahm von 1900 bis 1902 an der China-Expedition teil, bzw. gehörte der Ostasiatischen Besatzungsbrigade an, trat am 14. 7. 1904 zur Marine über. Er ist zurzeit Marine-Stabsarzt kommandiert zur Königl. chirurg. Universitätsklinik in Königsberg i. Pr. seit dem 1. 10. 1908.

1940   **Georg Spornberger,**

geb. am 3. Januar 1873 in Wollstein (Posen) als Sohn des Kgl. Kreissekretärs Heinrich Spornberger, gehörte der K. W.-A. an vom 21. 10. 1893 bis 30. 9. 1897, wurde promoviert am 2. 8. 1897, zum Ass.-Arzt befördert am 2. 8. 1899, verheiratete sich am 17. 9. 1903. Er nahm teil an der Chinaexpedition vom 9. 7. 1900 bis 5. 6. 1901 und gehörte der Ostasiatischen Besatzungsbrigade an vom 6. 6. 1901 bis 1. 9. 1902. Er erhielt Kommando an die Provinzial-Irrenanstalt in Owinsk bei Posen in der Zeit vom 1. 4. 1903 bis 31. 3. 1905. Er ist zurzeit Stabs- und Bataillonsarzt beim Inf.-Regt. Nr. 46 in Posen.

1941   **Seth Thiemich,**

geb. am 28. April 1873 in Jauer (Schlesien) als Sohn des Pastors prim. Alfred Thiemich, gehörte der K. W.-A. an vom 21. 10. 1893 bis 15. 2. 1898, wurde promoviert am 7. 8. 1897, zum Ass.-Arzt befördert am 26. 8. 1899. Er erhielt Kommando an das Krankenhaus der Barmherzigkeit in Königsberg in der Zeit vom Juni 1904 bis 29. 5. 1906. Er ist zurzeit Stabsarzt bei der K. W.-A. in Berlin seit 1. 10. 1906. und Vorstand des Röntgenlaboratriums an der K. W.-A.

1942   **Arthur Villnow,**

geb. am 9. Januar 1874 in Lasbeck (Pommern) als Sohn des Rittergutspächters Wilhelm Villnow, gehörte der K. W.-A. an vom 21. 10. 1893 bis 5. 11. 1895. Er setzte nach seinem Ausscheiden das Studium fort, gab aber nach Absolvierung eines Teils des Staatsexamens das medizinische Studium auf und wandte sich der Beamtenlaufbahn zu. Er lebt zurzeit als Beamter einer Versicherungsgesellschaft in Steglitz bei Berlin.

Ostern 1894.

Franz Bertkau,   1943

geb. am 29. Juli 1875 in Cöln a. Rh. als Sohn des Apothekers
Dr. Friedrich Bertkau, gehörte der K. W.-A. an vom 31. 3. 1894 bis
1. 10. 1898, wurde promoviert am 8. 3. 1898, zum Ass.-Arzt befördert
am 18. 8. 1900. Er erhielt Kommando an die pathologische Abteilung
des Urbankrankenhauses in Berlin in der Zeit vom 1. 10. 1905 bis
13. 4. 1907. Er ist zurzeit (seit dem 14. 4. 1907) Stabsarzt bei der
K. W.-A. in Berlin und seit 19. 10. 1908 kommandiert zur Frauenklinik
der Charité.

Hans Braun,   1944

geb. am 18. Februar 1874 in Penzlin (Mecklenburg-Schwerin) als Sohn
des Rektors Wilhelm Braun, gehörte der K. W.-A. an vom 31. 3. 1894
bis 30. 9. 1898, wurde promoviert am 4. 5. 1898, zum Ass.-Arzt befördert am 16. 6. 1900, verheiratete sich am 20. 4. 1907. Er erhielt
Kommando an die K. W.-A. behufs Dienstleistung bei der chirurgischen
Poliklinik der Charité vom 18. 11. 1904 bis 30. 9. 1905 und an die
chirurgische Klinik der Universität Jena vom 1. 10. 1905 bis 31. 10.
1908. Er ist zurzeit Stabsarzt und Bataillonsarzt beim Eisenb.-Regt.
Nr. 2 in Berlin.

August Burgunder,   1945

geb. am 23. Dezember 1873 in Rheine (Westfalen) als Sohn des Postmeisters August Burgunder, gehörte der K. W.-A. an vom 31. 3. 1894
bis 1. 10. 1898, wurde promoviert am 15. 2. 1898, zum Ass.-Arzt befördert am 18. 10. 1901. Er war kommandiert an die städtische
Krankenanstalt in Cöln-Lindenberg vom 1. 10. 1907 bis 22. 3. 1910.
Er ist zurzeit Stabsarzt bei dem Kadettenhaus in Bensberg.

Paul Busch,   1946

geb. am 5. August 1876 in Glogau (Schlesien) als Sohn des Feuer-
werks-Premierleutnants Paul Busch, gehörte der K. W.-A. an vom
31. 3. 1894 bis 30. 9. 1898, wurde promoviert am 7. 7. 1898, zum Ass.-
Arzt befördert am 16. 6. 1900, verheiratete sich am 15. 10. 1908. Er
ist Teilnehmer an der Ostasiatischen Expedition 1900/01 (Feldlaz. 2)
und war vom 15. 2. bis 15. 8. 1902 kommandiert zur Internationalen
Regierung zu Tientsin (China). Er nahm teil am Hottentottenfeldzug
1906/07 in der Schutztruppe für Südwestafrika. Er ist zurzeit Stabsarzt und Bataillonsarzt beim Füs.-Regt. Nr. 80 in Homburg v. d. H.

Kurt Diehl,   1947

geb. am 13. Oktober 1874 in Marienwerder (Westpreußen) als Sohn des
Seminardirektors Friedrich Diehl, gehörte der K. W.-A. an vom 31. 3.
1894 bis 29. 3. 1896, wurde promoviert am 7. 6. 1899, zum Ass.-Arzt

befördert am 16. 12. 1899, verheiratete sich am 28. 5. 1901. Er ist zurzeit Stabsarzt und Bataillonsarzt beim Inf.-Regt. Nr. 136 in Straßburg i. E.

1948 Friedrich Enslin,

geb. am 25. Februar 1875 in Berlin als Sohn des Buchhändlers Otto Enslin, gehörte der K. W.-A. an vom 31. 3. 1894 bis 30. 9. 1898, wurde promoviert am 11. 3. 1898, zum Ass.-Arzt befördert am 16. 6. 1900, verheiratete sich am 12. 10. 1901. Er erhielt Kommando an die Universitäts-Augenklinik in Breslau in der Zeit vom 10. 11. 1900 bis 10. 11. 1903. Ausgeschieden aus dem aktiven Dienst am 22. 3. 1910 als Stabsarzt, war zuletzt Bataillonsarzt beim Füs.-Regt. Nr. 35 in Brandenburg a. H. Jetziger Aufenthaltsort unbekannt.

Er betätigte sich literarisch auf dem Gebiete der Augenheilkunde.

1949 Johannes Flemming,

geb. am 11. Juni 1874 in Limmer (Hannover) als Sohn des Pastors Eduard Flemming, gehörte der K.W.-A. an vom 31. 3. 1894 bis 1. 10. 1898, wurde promoviert am 4. 5. 1898, zum Ass.-Arzt befördert am 18. 8. 1900, verheiratete sich am 10. 11. 1908. Er ist zurzeit Stabsarzt bei der K. W.-A. in Berlin seit 1. 4. 1907 und ist kommandiert an die Universitäts-Augenklinik der Charité seit dem 10. 9. 1908.

Er betätigte sich literarisch auf dem Gebiete der Bakteriologie und Luftschifffahrt, in der er auch praktisch über große Erfahrungen verfügt, und schrieb u. a.:

1. Ueber Typhusschutzimpfungen bei Menschen. Veröffentlichungen aus dem Gebiete des Militärsanitätswesens. Heft 28.
2. Ueber die Arten und die Verbreitung der lebensfähigen Mikroorganismen in der Atmosphäre. Zeitschr. f. Hygiene und Infektionskrankheiten.
3. Unfälle und Rettungsmaßnahmen auf dem Gebiete der Luftschifffahrt. Klin. Jahrb. 1908.

1950 Otto Geißler,

geb. am 10. September 1872 in Neu-Ruppin als Sohn des Stabsarztes Dr. Otto Geißler, gehörte der K. W.-A. an vom 31. 3. 1894 bis 30. 9. 1898, wurde promoviert am 15. 2. 1898, zum Ass.-Arzt befördert am 18. 8. 1900, verheiratete sich am 7. 11. 1901. Er erhielt Kommando an das pathologische Institut des städtischen Krankenhauses am Urban in Berlin in der Zeit vom 1. 4. 1904 bis 30. 9. 1905. Er ist zurzeit Stabsarzt und Bataillonsarzt beim Inf.-Regt. Nr. 24 in Neu-Ruppin.

Er betätigte sich literarisch auf dem Gebiete der pathologischen Anatomie.

1951 Arthur Goetze,

geb. am 3. Oktober 1874 in Schönberg (Mecklenburg-Strelitz) als Sohn des Ersten Staatsanwalts Hermann Goetze, gehörte der K. W.-A. an vom 31. 3. 1894 bis 9. 5. 1896. Er trat nach beendetem Studium in das Heer ein, wurde promoviert am 10. 12. 1902, zum Ass.-Arzt befördert am 18. Mai 1901, verheiratete sich am 3. 10. 1902. Er ist zurzeit Stabsarzt und Bataillonsarzt des Pion.-Batls. Nr. 23 in Graudenz.

Wilhelm Gorholt,   1952

geb. am 15. September 1874 in Münster (Westfalen) als Sohn des
Kanzleirats Wilhelm Gorholt, gehörte der K.W.-A. an vom 31.3.1894
bis 1.10.1894. Er wurde auf Wunsch seines Vaters entlassen, studierte
weiter Medizin, wurde promoviert und approbiert im Jahre 1899 und
ließ sich als prakt. Arzt in Britz-Berlin nieder. Er lebt jetzt als prakt.
Arzt in Guben.

Gerhard Grothusen,   1953

geb. am 25. Mai 1874 in Rödding (Schleswig-Holstein) als Sohn des
Landrats Gerhard Grothusen, gehörte der K.W.-A. an vom 31.3.1894
bis 30.9.1898, wurde promoviert am 15.2.1898, zum Ass.-Arzt befördert am 22.5.1900. Er gehört seit 13.12.1901 der Schutztruppe
für Deutsch-Ostafrika an und nahm 1906 an der Bekämpfung des Aufstandes dort teil. Er ist zurzeit Stabsarzt bei der Schutztruppe für
Deutsch-Ostafrika.

Wilhelm Hallermann,   1954

geb. am 2. Juli 1873 in Dortmund als Sohn des Gymnasial-Oberlehrers
und Bibliothekars Julius Hallermann, gehörte der K.W.-A. an vom
31.3.1894 bis 15.4.1896. Er setzte nach seinem Ausscheiden das
Studium fort, wurde promoviert am 11.2.1898, approbiert 1901 und
bildete sich zunächst spezialärztlich in der Augenheilkunde aus. Er lebt
jetzt als Spezialarzt für Augenkrankheiten in Dortmund.

Fritz Hering,   1955

geb. am 26. März 1873 in Bunzlau (Schlesien) als Sohn des Gymnasial-
Oberlehrers Julius Hering, gehörte der K.W.-A. an vom 31.3.1894
bis 1.10.1898, wurde promoviert am 11.2.1898, zum Ass.-Arzt befördert am 16.6.1900. Er ist zurzeit Stabsarzt und Bataillonsarzt
beim Inf.-Regt. Nr. 49 in Gnesen.

Max Heuermann,   1956

geb. am 5. März 1874 in Burgsteinfurt (Westfalen) als Sohn des Gym-
nasialprorektors Prof. Georg Heuermann, gehörte der K.W.-A. an vom
31.3.1894 bis 29.3.1896. Er setzte nach seinem Ausscheiden das
Studium fort, wurde promoviert am 5.12.1905, approbiert am 11.3.
1902. Er lebt jetzt als Knappschaftsarzt in Herne (Westfalen).

Georg Hoefer,   1957

geb. am 28. Juni 1874 in Finsterwalde als Sohn des Geh. Justizrates
Albert Hoefer, gehörte der K.W.-A. an vom 31.3.1894 bis 30.9.1898,
wurde promoviert am 21.6.1898, zum Ass.-Arzt befördert am 22.7.
1900, verheiratete sich am 22.10.1907. Ausgeschieden aus dem
aktiven Dienst am 21.7.1908 als Stabsarzt, war zuletzt Bataillonsarzt beim Inf.-Regt. Nr. 176 in Thorn. Er lebt jetzt als prakt. Arzt
und dirig. Arzt des Kreis-Johanniter-Krankenhauses in Bartenstein
(Ostpreußen).

1958   **Paul Jodtka,**

geb. am 21. Oktober 1873 in Smasin (Westpreußen) als Sohn des Pfarrers Heinrich Jodtka, gehörte der K.W.-A. an vom 31. 3. 1894 bis 30. 9. 1898, wurde zum Ass.-Arzt befördert am 22. 5. 1900, verheiratete sich am 29. 11. 1907. Er gehörte vom 10. 10. 1900 bis 31. 1. 1908 der Schutztruppe für Südwestafrika an und nahm 1904 bis 1907 teil an den Feldzügen gegen die Hereros und Hottentotten. Er erhielt Kommando an das Institut für Infektionskrankheiten in Berlin in der Zeit vom 1. 10. 1905 bis 22. 12. 1905. Er ist zurzeit Stabsarzt und Bataillonsarzt beim Inf.-Regt. Nr. 28 in Ehrenbreitstein.

1959   **Ernst Koschel,**

geb. am 21. Mai 1875 in Hannover als Sohn des Kgl. Eisenbahnbau- und Betriebsinspektors Wilhelm Koschel, gehörte der K.W.-A. an vom 31. 3. 1894 bis 30. 9. 1898, wurde promoviert am 15. 3. 1898, zum Ass.-Arzt befördert am 16. 6. 1900, verheiratete sich am 12. 10. 1905. Er erhielt Kommando an die Nervenheilstätte Haus Schoenow in Zehlendorf b. Berlin in der Zeit vom 20. 8. 1903 bis 31. 8. 1905. Er ist zurzeit Stabsarzt und Bataillonsarzt beim Königin Augusta-Garde-Gren.-Regt. Nr. 4 in Berlin.

1960   **Otto Martineck,**

geb. am 16. September 1874 in Adelnau (Posen) als Sohn des Bürgermeisters Bruno Martineck, gehörte der K.W.-A. an vom 31. 3. 1894 bis 30. 9. 1898, wurde promoviert am 15. 3. 1898, zum Ass.-Arzt befördert am 22. 5. 1900. Er ist zurzeit Stabsarzt bei der K.W.-A. in Berlin seit dem 17. 11. 1906, kommandiert an die I. medizin. Universitätsklinik in Berlin seit dem 18. 4. 1907.

Er betätigte sich literarisch auf dem Gebiete der sozialen Medizin und des Militär-Sanitätswesens und schrieb u. a.:

1. Einführung in das Preußische Seuchengesetz vom 28. 8. 1905 nebst einem Anhang über die sich daraus ergebenden Rechte und Pflichten des prakt. Arztes. Berlin 1906. Urban & Schwarzenberg.
2. Dienstunbrauchbarkeit und Versorgung in Villaret-Paalzows Handbuch. Stuttgart. Ferd. Enke.

1961   **Martin Meinicke,**

geb. am 7. August 1873 in Dobitschen (Sachsen-Altenburg) als Sohn des Oberlehrers Heinrich Meinicke, gehörte der K.W.-A. an vom 31. 3 1894 bis 30. 9. 1898, wurde promoviert am 18. 2. 1898, zum Ass.-Arzt befördert am 22. 7. 1900, verheiratete sich am 19. 5. 1902. Er ist zurzeit Stabsarzt und Bataillonsarzt beim Inf.-Regt. Nr. 160 in Diez a. Lahn.

1962   **Ernst Meyer,**

geb. am 28. Juli 1875 in Gottberg (Pommern) als Sohn des Pastors Max Meyer, gehörte der K.W.-A. an vom 31. 3. 1894 bis 31. 9. 1898, wurde promoviert am 27. 5. 1898, zum Ass.-Arzt befördert am 22. 7. 1900, verheiratete sich am 29. 4. 1901. Er erhielt Kommando an das

Krankenhaus der Barmherzigkeit (chirurg. Abteilung) in Königsberg i. Pr. in der Zeit von 1903 bis 1906. Er ist zurzeit Stabsarzt und Bataillonsarzt beim Inf.-Regt. Nr. 20 in Wittenberg (Halle).

Max Schmidt, 1963

geb. am 17. Dezember 1874 in Berlin als Sohn des Geh. Oberfinanzrates Albert Schmidt, gehörte der K. W.-A. an vom 31. 3. 1894 bis 1. 10. 1898, wurde promoviert am 9. 8. 1898, zum Ass.-Arzt befördert am 18. 8. 1900. Er war bei der K. W.-A. tätig vom 18. 10. 1907 bis 1. 3. 1910, erhielt Kommando an das patholog. Institut der Universität in Rostock in der Zeit vom 1. 1. 1905 bis 31. 12. 1906 und an die Nervenpoliklinik (Cornelius) in Berlin vom 25. 5. 1909 bis 1. 3. 1910. Er ist zurzeit Stabsarzt und Abteilungsarzt beim Feldart.-Regt. Nr. 11 in Cassel.

Walther Schöneberg, 1964

geb. am 12. Februar 1874 in Mewe (Westpreußen) als Sohn des Kaufmanns Julius Schöneberg, gehörte der K. W.-A. an vom 31. 3. 1894 bis 30. 9. 1898, wurde promoviert am 24. 6. 1898, zum Ass.-Arzt befördert am 17. 10. 1899. Er gehörte vom 18. 7. 1902 bis 15. 9. 1905 als Oberarzt der Ostasiatischen Besatzungs-Brigade an. Er ist zurzeit Stabsarzt und Bataillonsarzt beim Inf.-Regt. Nr. 50 in Lissa i. P.

Hans Schulze, 1965

geb. am 15. Mai 1876 in Sorau als Sohn des Landgerichtsrats Theodor Schulze, gehörte der K. W.-A. an vom 31. 3. 1894 bis 25. 9. 1898, wurde promoviert 1899, approbiert 1900. Er wurde Ass.-Arzt an der Provinzial-Irrenanstalt in Sorau und ist jetzt Oberarzt an genannter Anstalt in Sorau.

Friedrich Schwarz, 1966

geb. am 5. März 1876 in Tütz (Westpreußen) als Sohn des Pastors Wilhelm Schwarz, gehörte der K. W.-A. an vom 31. 3. 1894 bis 30. 9. 1898, wurde promoviert am 14. 6. 1898, zum Ass.-Arzt befördert am 22. 5. 1900, verheiratete sich am 29. 4. 1901. Er erhielt Kommando an die chirurgische Universitätsklinik in Halle a. S. in der Zeit vom 1. 4. 1905 bis 31. 3. 1908. Er ist zurzeit Stabsarzt und Bataillonsarzt beim Füs.-Regt. Nr. 34 in Stettin.

Otto Thelemann, 1967

geb. am 28. Januar 1874 in Detmold (Lippe) als Sohn des Konsistorialrats Otto Thelemann, gehörte der K. W.-A. an vom 31. 3. 1894 bis 14. 2. 1899, wurde promoviert am 14. 3. 1899, zum Ass.-Arzt befördert am 22. 7. 1900, verheiratete sich am 4. 7. 1907. Er erhielt Kommando an die chirurgische Klinik der Universität Marburg in der Zeit vom 1. 10. 1902 bis 1. 10. 1905. Ausgeschieden aus dem aktiven Dienst am 22. 3. 1910 als Stabsarzt, war zuletzt Bataillonsarzt beim Inf.-Regt. Nr. 85 in Rendsburg.

Er betätigte sich literarisch auf dem Gebiete der Chirurgie.

1968   **Carl Wichura,**

geb. am 8. Juni 1876 in Breslau als Sohn des Kaiserl. Postrats Hugo Wichura, gehörte der K. W.-A. an vom 31. 3. 1894 bis 30. 9. 1898, wurde promoviert am 15. 3. 1898, zum Ass.-Arzt befördert am 18. 4. 1900, verheiratete sich am 4. 11. 1908. Ausgeschieden aus dem aktiven Dienst am 21. 7. 1908 als Stabsarzt, war zuletzt Bataillonsarzt beim Inf.-Regt. Nr. 140 in Hohensalza. Er ist jetzt Arzt an Dr. Wiederholds Kuranstalt in Wilhelmshöhe bei Cassel.

1969   **Hans Wuttig,**

geb. am 30. Juli 1875 in Dresden als Sohn des Rentiers Berthold Wuttig, gehörte der K. W.-A. an vom 31. 3. 1894 bis 1. 10. 1898, wurde promoviert am 5. 7. 1898, zum Ass.-Arzt befördert am 16. 6. 1900, verheiratete sich am 6. 9. 1904. Er erhielt Kommando an das Pathologische Institut der Universität in Freiburg i. B. in der Zeit vom 1. 10. 1902 bis 1. 10. 1904. Gest. am 25. Januar 1905 als Oberarzt beim Leib-Gren.-Regt. Nr. 109 in Karlsruhe (Baden).

Er betätigte sich literarisch auf dem Gebiete der Pathologie und schrieb:

> Experimentelle Untersuchungen über Fettaufnahme und Fettablagerung. Zieglers Beiträge. 1904. Bd. 37.

Michaelis 1894.

1970   **Heinrich Addicks,**

geb. am 31. Mai 1873 in Geestendorf als Sohn des Kaufmanns Martin Addicks, gehörte der K. W.-A. an vom 20. 10. 1894 bis 15. 2. 1899, wurde promoviert 1901. Wegen Krankheit ausgeschieden aus dem aktiven Dienst am 13. 7. 1900 als Marine-Unterarzt, war zuletzt bei der II. Matrosen-Div. in Wilhelmshaven. Er ließ sich nach beendetem Staatsexamen und zweijähriger Assistentenzeit als prakt. Arzt in Hagen (Bremen) nieder und starb dort am Herzschlag am 4. März 1904.

1971   **Fritz Becker,**

geb. am 19. Oktober 1876 in Brandenburg a. H. als Sohn des Rektors Karl Becker, gehörte der K. W.-A. an vom 20. 10. 1894 bis 14. 2. 1899, wurde promoviert am 11. 10. 1898, zum Ass.-Arzt befördert am 22. 7. 1900, verheiratete sich am 9. 4. 1907. Er ist zurzeit Stabsarzt und Bataillonsarzt beim Inf.-Regt. Nr. 144 in Metz.

1972   **Karl Boehncke,**

geb. am 13. Oktober 1874 in Rakowen (Ostpreußen) als Sohn des Rittergutsbesitzers, Kreisrichters a. D. Franz Boehncke, gehörte der K. W.-A. an vom 20. 10. 1894 bis 15. 2. 1899, wurde promoviert am 5. 8. 1898, zum Ass.-Arzt befördert am 18. 8. 1900. Er erhielt Kommando an das Hygienische Institut der Universität in Berlin in der Zeit vom 1. 6. 1907 bis 1. 10. 1909 und unternahm wissenschaftliche Reisen nach Dänemark, Schweden, Rußland, Oesterreich-Ungarn und Serbien. Er ist zurzeit Stabsarzt und Bataillonsarzt des Pion.-Bats. Nr. 20 in Metz.

Er betätigte sich literarisch auf dem Gebiete der Hygiene und ist ständiger Mitarbeiter am Uffelmannschen Jahresbericht über die Fortschritte und Leistungen auf dem Gebiete der Hygiene.

Hugo Bofinger, 1973

geb. am 3. Oktober 1876 in Enzklösserle (Württemberg) als Sohn des Königl. Württembergischen Revierförsters Gotthold Bofinger, gehörte der K. W.-A. an vom 20. 10. 1894 bis 15. 2. 1899, wurde promoviert am 9. 8. 1898, zum Ass.-Arzt befördert am 1. 6. 1900, verheiratete sich am 6. 5. 1909. Er erhielt Kommando an das Kaiserl. Gesundheitsamt in Berlin in der Zeit vom 1. 1. 1902 bis 31. 12. 1903, nahm teil am Feldzug gegen die Hereros und Hottentotten in Deutsch-Südwestafrika 1905—1907. Er ist zurzeit Stabsarzt und Garnisonarzt in Stuttgart.

Er betätigte sich literarisch auf dem Gebiete der Bakteriologie.

Johannes Braasch, 1974

geb. am 11. November 1873 in Eckernförde (Schleswig-Holstein) als Sohn des Pastors August Braasch, gehörte der K. W.-A. an vom 11. 11. 1894 bis 15. 2. 1897, wurde promoviert am 21. 12. 1897, zum Ass.-Arzt befördert am 25. 8. 1898. Er ist Theilnehmer an der China-Expedition 1900 bis 1904, an der Niederwerfung der Hottentotten-aufstände 1905 bis 1907, und zwar 1905/06 als Chefarzt des Feldlazaretts XII (Lüderitzbucht), 1906/07 als Chefarzt des Etappenlazaretts Keetmannshoop. Er ist zurzeit Stabsarzt und Bataillonsarzt beim Inf.-Regt. Nr. 21 in Thorn.

Ernst Buhtz, 1975

geb. am 9. April 1875 in Regenwalde (Pommern) als Sohn des Rechtsanwalts und Notars Justizrat August Buhtz, gehörte der K. W.-A. an vom 20. 10. 1894 bis 15. 2. 1899, wurde promoviert am 5. 8. 1898, zum Ass.-Arzt befördert am 18. 10. 1900. Er erhielt Kommando an das Krankenhaus der Barmherzigkeit (chirurgische Abteilung) in Königsberg i. Pr. in der Zeit vom 20. 5. 1902 bis 1. 5. 1905. Er ist zurzeit Stabsarzt und Bataillonsarzt des Jäger-Bats. Nr. 7 in Bückeburg.

Wilhelm Bulius, 1976

Haus-stabsarzt.

geb. am 13. April 1876 in Hannover als Sohn des Majors Oskar Bulius, gehörte der K. W.-A. an vom 20. 10. 1894 bis 15. 2. 1899, wurde promoviert am 14. 3. 1899, zum Ass.-Arzt befördert am 18. 10. 1900. Er ist zurzeit (seit dem 21. 4. 1908) Stabsarzt an der K. W.-A. in Berlin, war Hausstabsarzt der K. W.-A. vom 10. 9. 1908 bis 21. 11. 1909 und erhielt Kommando an die II. medizinische Klinik der Charité seit dem 22. 11. 1909.

1977   **Fritz Doxie,**

geb. am 2. Januar 1877 in Konstanz (Baden) als Sohn des Majors Friedrich Doxie, gehörte der K. W.-A. an vom 20. 10. 1894 bis 15. 2. 1899, wurde promoviert am 22. 11. 1898, zum Ass.-Arzt befördert am 16. 3. 1901. Er war in der Zeit vom Januar 1904 bis Juli 1906 zur Universitäts-Zahnklinik in Freiburg (Breisgau) kommandiert, erhielt am 9. 7. 1906 die Approbation als Zahnarzt. Er ist zurzeit Stabsarzt und Bataillonsarzt des Telegr.-Batls. Nr. 4 in Karlsruhe.

1978   **Eugen Goldbach,**

geb. am 2. April 1874 in Brieg (Schlesien) als Sohn des Kaufmanns Hermann Goldbach, gehörte der K. W.-A. an vom 20. 10. 1894 bis 15. 2. 1899, wurde promoviert am 29. 7. 1898, zum Ass.-Arzt befördert am 16. 2. 1901. Er ist zurzeit Stabsarzt an der K. W.-A. in Berlin seit dem 18. 10. 1909.

1979   **Alfred Götz,**

geb. am 1. August 1876 in Stuttgart als Sohn des Postinspektors Ludwig Götz, gehörte der K. W.-A. an vom 20. 10. 1894 bis 14. 2. 1899, wurde promoviert am 9. 8. 1898, zum Ass.-Arzt befördert am 1. 6. 1900. Er erhielt Kommando an die Universitäts-Ohrenklinik in Tübingen in der Zeit vom 1. 4. 1903 bis 30. 9. 1904, nahm als Stabsarzt der Schutztruppe für Kamerun an der Expedition gegen die Makka's und Njems in den Jahren 1905/06 teil. Er ist zurzeit Stabsarzt und Bataillonsarzt beim Inf.-Regt. Nr. 32 in Meiningen.

1980   **Ernst Gruenhagen,**

geb. am 4. April 1875 in Memel als Sohn des Landgerichtspräsidenten Eduard Gruenhagen, gehörte der K. W.-A. an vom 20. 10. 1894 bis 30. 9. 1898, wurde promoviert am 11. 3. 1898, zum Ass.-Arzt befördert am 22. 3. 1900, verheiratete sich am 8. 5. 1909. Er gehörte dem Ostasiatischen Expeditionskorps und der Ostasiatischen Besatz.-Brigade an in der Zeit vom 16. 7. 1900 bis 15. 9. 1904. Er ist zurzeit Stabsarzt und Bataillonsarzt beim Gren.-Regt. Nr. 7 in Liegnitz.

1981   **Walter v. Haselberg,**

geb. am 30. Januar 1875 in Stralsund (Pommern) als Sohn des Stadtbaumeisters Ernst v. Haselberg, gehörte der K. W.-A. an vom 20. 10. 1894 bis 15. 2. 1899, wurde promoviert am 22. 11. 1898, zum Ass.-Arzt befördert am 18. 1. 1901, verheiratete sich am 29. 10. 1909. Er gehörte vom 16. 5. 1904 bis 1. 8. 1907 der Kaiserl. Schutztruppe für Deutsch-Südwestafrika (1. Feld-Regt., als Oberarzt) an und nahm am Feldzuge gegen die Hereros und Hottentotten teil. Er ist zurzeit Stabsarzt und Bataillonsarzt beim Garde-Gren.-Regt. Nr. 5 in Spandau.

1982   **Otto Hecker,**

geb. am 31. Januar 1874 in Cassel als Sohn des Königl. Rentmeisters Bernhard Hecker, gehörte der K. W.-A. an vom 20. 10. 1894 bis

14. 2. 1899, wurde promoviert am 15. 7. 1898, zum Ass.-Arzt befördert am 22. 7. 1900, verheiratete sich am 25. 5. 1907. Er ist zurzeit Stabsarzt beim Kommando des Landwehrbezirks II in Berlin.

Rudolf John, 1983

geb. am 12. Januar 1875 in Soldin (Neumark) als Sohn des Königl. Rentmeisters Hermann John, gehörte der K. W.-A. an vom 20. 10. 1894 bis 15. 2. 1899, wurde promoviert am 2. 12. 1898, zum Ass.-Arzt befördert am 16. 2. 1901. Er ist zurzeit Stabsarzt und Bataillonsarzt beim Inf.-Regt. Nr. 172 in Straßburg i. Els.

Waldemar Kalähne, 1984

geb. am 26. Dezember 1875 in Berlin als Sohn des Kanzleirats Hermann Kalähne, gehörte der K. W.-A. an vom 20. 10. 1894 bis 14. 2. 1899, wurde promoviert am 15. 7. 1898, zum Ass.-Arzt befördert am 14. 9. 1900. Er gehörte der Ostasiatischen Besatzungsbrigade bzw. dem Detachement vom 2. 7. 1903 bis 11. 9. 1907 an. Er ist zurzeit Stabsarzt bei der K. W.-A. in Berlin (seit dem 11. 9. 1907) und erhielt Kommando an die Ohrenklinik der Königl. Charité in Berlin seit dem 25. 5. 1909.

Otto Kramer, 1985

geb. am 31. August 1872 auf dem Rittergute Ferbitz (Brandenburg) als Sohn des Justizamtmanns Karl Kramer, gehörte der K. W.-A. an vom 18. 11. 1894 bis 15. 2. 1897, wurde promoviert am 24. 11. 1896. Er wurde wegen Krankheit am 31. 3. 1898 als Unterarzt entlassen, war zuletzt kommandiert zur K. W.-A. Er lebt krank im Sanatorium des Prof. Binswanger in Jena (Sachsen-Weimar).

Robert Kudicke, 1986

geb. am 12. Dezember 1876 in Preußisch-Eylau (Ostpreußen) als Sohn des Kreissekretärs Albert Kudicke, gehörte der K. W.-A. an vom 20. 10. 1894 bis 15. 2. 1899, wurde promoviert am 29. 7. 1898, zum Ass.-Arzt befördert am 18. 10. 1900. Er gehört seit dem 30. 1. 1902 der Kaiserl. Schutztruppe für Deutsch-Ostafrika an, wurde kommandiert zum Institut für Infektionskrankheiten in Berlin vom Juni bis September 1904, zu den Rückfallfieber- und Tsetse-Versuchen des Geh.-Rats Koch vom Februar bis Oktober 1905, zur Deutschen Expedition zur Erforschung der Schlafkrankheit vom Juni 1906 bis Mai 1907 und zur Schlafkrankheitsbekämpfung am Viktoria-See vom Juni 1907 bis Januar 1909. Er ist zurzeit Stabsarzt bei der Kaiserl. Schutztruppe für Deutsch-Ostafrika.

Lothar Küppers, 1987

geb. am 29. September 1873 in Bonn als Sohn des Schulrats Dr. Ignatz Küppers, gehörte der K. W.-A. an vom 29. 10. 1894 bis 15. 2. 1899, wurde promoviert am 7. 2. 1899, zum Ass.-Arzt befördert am 14. 9.

1900, verheiratete sich.   Er gehörte vom 22. 3. 1903 bis 30. 4. 1904
der Reserve an.   Ausgeschieden aus dem aktiven Dienst am 21. 5.
1906 als Oberarzt, war zuletzt beim Feldart.-Regt. Nr. 43 in Wesel.
Er wurde zunächst prakt. Arzt in Berlin und ist jetzt Schiffsarzt der
Hamburg-Amerika-Linie.

1988   **Karl Kurtz,**
geb. am 15. August 1875 in Berlin als Sohn des Fabrikbesitzers
Paul Kurtz, gehörte der K. W.-A. an vom 20. 10. 1894 bis 15. 2. 1899,
wurde promoviert am 29. 7. 1898, zum Ass.-Arzt befördert am 14. 9.
1900.   Ausgeschieden aus dem aktiven Dienst am 18. 11. 1907 als
Stabsarzt, war zuletzt Bataillonsarzt beim Inf.-Regt. Nr. 32 in Meiningen.
Er ist jetzt Arzt an der städtischen Anstalt für Epileptische in Wuhl-
garten bei Berlin.

1989   **Georg Maaß,**
geb. am 1. Mai 1873 in Potsdam als Sohn des Geh. Rechnungsrates
Gustav Maaß, gehörte der K. W.-A. an vom 21. 10. 1894 bis 15. 2.
1899, wurde promoviert am 19. 7. 1898, zum Ass.-Arzt befördert am
16. 2. 1901.   Er trat am 18. 12. 1901 zur Schutztruppe für Südwestafrika über und nahm teil an den Feldzügen gegen die Hereros und
Hottentotten 1904, 1905 und 1906.   Er ist zurzeit Stabsarzt bei der
Schutztruppe in Südwestafrika.

1990   **Rudolf Mohr,**
geb. am 12. April 1874 in Allenstein (Ostpreußen) als Sohn des
Kreisbaumeisters Eugen Mohr, gehörte der K. W.-A. an vom 20. 10.
1894 bis 1. 10. 1898, wurde promoviert am 25. 2. 1898, zum Ass.-
Arzt befördert am 18. 6. 1900, verheiratete sich am 23. 4. 1908.   Er
nahm teil an der Expedition zur Erwerbung der Farisan-Inseln im
Roten Meer vom 2. 8. 1900 bis 1. 8. 1901 und an der Bekämpfung
des Ostafrikanischen Aufstandes vom 2. 8. 1905 bis 24. 12. 1905.   Er
erhielt Kommando an das Diakonissenkrankenhaus in Danzig in der
Zeit vom 30. 8. 1902 bis 6. 9. 1904 und zur zoologischen Station in
Neapel vom 1. 1. 1905 bis 31. 3. 1905.   Er ist zurzeit Marinestabsarzt
und Schiffsarzt auf S. M. S. „Yorck".

1991   **Adolf Nieter,**
geb. am 16. Februar 1874 auf dem Rittergut Waitzrodt (Hessen-
Nassau) als Sohn des Gutsbesitzers Gustav Nieter, gehörte der K.W.-A.
an vom 20. 10. 1894 bis 29. 3. 1896 und vom 31. 10. 1896 bis 15. 2.
1899, wurde promoviert am 29. 7. 1898, zum Ass.-Arzt befördert am
18. 8. 1900.   Er erhielt Kommando zur Typhusbekämpfungskommission
im Reg.-Bez. Trier als Leiter der Untersuchungsanstalt in Saarlouis
vom 1. 1. 1904 bis 1. 10. 1905 und an das hygienische Institut der
Universität in Halle a. S. in der Zeit vom 1. 10. 1905 bis 1. 3. 1907.
Er ist zurzeit Stabsarzt und Bataillonsarzt des Pion.-Batls. Nr. 4 in
Magdeburg.

Er betätigte sich literarisch auf dem Gebiete der Hygiene und Bakteriologie und schrieb u. a.:

1. Ueber den Nachweis von Typhusbazillen im Trinkwasser durch Fällung mit Eisenchlorid. Hyg. Rundschau. 1906. Nr. 2.
2. Zur Streptokokkenfrage. Zeitschr. f. Hyg. usw. 1907. Bd. 56.
3. Das Autanverfahren im Vergleich mit dem neuen Formaldehydverfahren nach Doerr und Raubitschek. Hyg. Rundschau. 1908. Nr. 13.

Eugen Perrenon,   1992

geb. am 10. Juli 1876 in Marbach a. N. (Württemberg) als Sohn des Königl. Württemberg. Oberamtsrichters August Perrenon, gehörte der K. W.-A. an vom 20. 10. 1894 bis 15. 2. 1899, wurde promoviert am 24. 1. 1899, approbiert 25. 7. 1902. Ausgeschieden aus dem aktiven Dienst im November 1901 als Marine-Unterarzt. Er ist jetzt Marine-Ober-Ass.-Arzt d. Res. und Schiffsarzt beim Norddeutschen Lloyd im Mittelmeer-Dienst.

Guido Ratti,   1993

geb. am 12. Mai 1875 in Jauer als Sohn des Kaufmanns Guido Ratti, gehörte der K. W.-A. an vom 20. 10. 1894 bis 15. 2. 1899, wurde promoviert am 11. 11. 1898, approbiert am 21. 5. 1901. Wegen körperlicher Unbrauchbarkeit ausgeschieden aus dem aktiven Dienst am 8. 8. 1901 als Marine-Unterarzt, war zuletzt bei der Marinestation in Wilhelmshaven. Er wurde Ass.-Arzt an der Landes-Irrenanstalt in Bernburg und ist jetzt dirigierender Arzt der Trinker-Heilstätte „Waldfrieden" in Fürstenwalde (a. Spree).

Emil Rothe,   1994

geb. am 11. April 1876 in Berlin als Sohn des Prokuristen Wilhelm Rothe, gehörte der K. W.-A. an vom 20. 10. 1894 bis 15. 2. 1899, wurde promoviert am 24. 1. 1899, zum Ass.-Arzt befördert am 16. 2. 1901, verheiratete sich am 16. 6. 1904. Er ist zurzeit Stabsarzt und Bataillonsarzt beim Inf.-Regt. Nr. 57 in Wesel, kommandiert an das Institut für Infektionskrankheiten in Berlin seit dem 1. 1. 1906.

Otto Salchow,   1995

geb. am 15. Januar 1874 in Krien (Pommern) als Sohn des Kreistierarztes Joh. Salchow, gehörte der K. W.-A. an vom 20. 10. 1894 bis 15. 2. 1899, wurde promoviert am 29. 7. 1898, zum Ass.-Arzt befördert am 18. 10. 1900, verheiratete sich am 30. 7. 1904. Er ist zurzeit Stabsarzt und Bataillonsarzt beim Füs.-Regt. Nr. 86 in Sonderburg.

Albert Schulz,   1996

geb. am 27. Juli 1876 in Berlin als Sohn des Geheimsekretärs Albert Schulz, gehörte der K. W.-A. an vom 20. 10. 1894 bis 14. 2. 1899, wurde promoviert am 5. 8. 1898, zum Ass.-Arzt befördert am 22. 7. 1900. Er gehörte der Schutztruppe für Südwestafrika an vom 19. 1. 1905 bis 29. 2. 1908 und nahm teil am Herero- und Hottentottenfeldzug 1905 bis 1907. Er ist zurzeit Stabsarzt und Bataillonsarzt beim Inf.-Regt. Nr. 137 in Hagenau.

1997   **Wilhelm Schulze,**

geb. am 5. April 1875 in Naumburg (Prov. Sachsen) als Sohn des
Kaufmanns Rudolf Schulze, gehörte der K. W.-A. vom 20. 10. 1894
bis 15. 2. 1899, wurde promoviert am 5. 8. 1898, zum Ass.-Arzt be-
fördert am 18. 1. 1901, verheiratete sich am 3. 5. 1909. Er gehörte
vom 3. 12. 1904 bis 31. 5. 1908 als Oberarzt, später Stabsarzt der
Schutztruppe für Südwestafrika an und nahm teil am Herero- und
Hottentottenfeldzug. Er ist zurzeit Stabsarzt und Bataillonsarzt beim
Gren.-Regt. Nr. 9 in Stargard i. Pom.

1998   **Carl Schwalbe,**

geb. am 10. Oktober 1874 in Krotoschin (Posen) als Sohn des Kreisschulinspektors Oskar Schwalbe, gehörte der K. W.-A. an 20. 10. 1894
bis 15. 2. 1899, wurde promoviert am 19. 1. 1900, zum Ass.-Arzt
befördert am 18. 10. 1900, verheiratete sich am 28. 11. 1907. Er
wurde vom 1. 4. 1902 bis 1. 2. 1904 zur pathologisch-anatomischen
Abteilung des Hygienischen Instituts Posen und vom 15. 7. 1904 bis
1. 10. 1907 zur Chirurg. Universitätsklinik in Bonn kommandiert. Er
ist zurzeit Stabsarzt und Bataillonsarzt beim Fußart.-Regt. Nr. 5 in
Posen.

1999   **Hans Thomas,**

geb. am 6. Juni 1875 in Zeitz (Prov. Sachsen) als Sohn des Fabrikdirektors Wilhelm Thomas, gehörte der K.W.-A. an vom 20. 10. 1894
bis 15. 2. 1899, wurde promoviert am 14. 2. 1899, zum Ass.-Arzt befördert am 18. 10. 1900. Er ist zurzeit Stabsarzt und Bataillonsarzt
beim Fußart.-Regt. Nr. 15 in Graudenz.

2000   **Hans Wilm,**

geb. am 17. August 1874 in Stettin als Sohn des Korpsstabsapothekers
Karl Wilm, gehörte der K. W.-A. an vom 20. 10. 1894 bis 17. 10. 1898.
Er schied wegen Krankheit aus, beendete seine medizinischen Studien,
ließ sich nach seiner Approbation 1900 als prakt. Arzt in Berlin
nieder und starb hier im Jahre 1906.

Ostern 1895.

2001   **Georg Axhausen,**

geb. am 24. März 1877 in Landsberg a. W. als Sohn des Fabrikbesitzers Albert Axhausen, gehörte der K. W.-A. an vom 30. 3. 1895
bis 1. 10. 1899, wurde promoviert am 31. 5. 1902, zum Ass.-Arzt befördert am 19. 9. 1901. Unternahm vom 1. 11. 1902 bis 1. 10. 1903
eine Reise nach den Vereinigten Staaten von Nordamerika, erhielt
Kommando an die Chirurg. Universitätsklinik in Kiel in der Zeit vom
1. 1. 1904 bis 31. 12. 1906. Ausgeschieden aus dem aktiven Dienst am

15. 6. 1907 als Oberarzt, war zuletzt beim Inf.-Regt. Nr. 88 in Mainz. Er ist jetzt Ass.-Arzt an der Chirurg. Klinik der Charité und Privatdozent für Chirurgie an der Universität in Berlin.

Er betätigte sich literarisch auf dem Gebiete der Chirurgie und pathologischen Anatomie.

Paul Bender,   2002

geb. am 28. Juli 1875 in Driedorf (Bezirk Wiesbaden) als Sohn des Pfarrers Georg Bender, gehörte der K. W.-A. an vom 30. 3. 1895 bis 12. 10. 1897. Er wurde auf Antrag seines Vaters entlassen, um Musik (Gesang) zu studieren, blieb zunächst in Berlin und wandte sich später nach München, verheiratete sich am 20. 5. 1902. Er wirkte wiederholt bei den Festspielen in Bayreuth mit. Er ist jetzt Königl. Hof- und Kammersänger am Königl. Hoftheater in München.

Curt Berger,   2003

geb. am 24. August 1875 in Wirsitz (Bez. Bromberg) als Sohn des Oberstabsarztes a. D. und prakt. Arztes Dr. Carl Berger, gehörte der K. W.-A. an vom 30. 3. 1895 bis 30. 9. 1899, wurde promoviert am 17. 5. 1904, zum Ass.-Arzt befördert am 18. 8. 1901, verheiratete sich am 2. 10. 1902. Er erhielt Kommando an die Kaiserl. Universitäts-Augenklinik in Straßburg i. E. in der Zeit vom 1. 1. 1904 bis 31. 12. 1906. Er ist zurzeit Stabsarzt und Bataillonsarzt beim Fußart.-Regt. Nr. 7 in Cöln a. Rh.

Willy Boehm,   2004

geb. am 16. Juli 1877 in Berlin als Sohn des Gymnasial-Oberlehrers Dr. Wilhelm Boehm, gehörte der K. W.-A. an vom 30. 3. 1895 bis 1. 10. 1899, wurde promoviert am 22. 2. 1901, zum Marine-Ass.-Arzt befördert am 14. 2. 1901. Er erhielt Kommando an das Institut für Schiffs- und Tropenkrankheiten in der Zeit vom 1. 7. 1908 bis 31. 3. 1910. Er ist zurzeit Marine-Stabsarzt und Schiffsarzt auf S. M. S. „Kurfürst Friedrich Wilhelm", stationiert in Wilhelmshaven.

Max Buchwald,   2005

geb. am 12. Dezember 1877 in Fürstenwalde a. d. Spree als Sohn des Gymnasialdirektors Dr. Otto Buchwald, gehörte der K. W.-A. an vom 30. 3. 1895 bis 30. 9. 1899, wurde zum Ass.-Arzt befördert am 20. 7. 1901. Er ist zurzeit Stabsarzt und Bataillonsarzt beim Inf.-Regt. Nr. 138 in Dieuze i. L.

Albert Dege,   2006

geb. am 27. Oktober 1875 in Sondershausen (Schwarzburg-Sondersh.) als Sohn des Amtmanns Albert Dege, gehörte der K. W.-A. an vom 30. 3. 1895 bis 30. 9. 1899, wurde promoviert am 29. 6. 1903, zum Ass.-Arzt befördert am 16. 6. 1901, verheiratete sich am 5. 10. 1905. Er erhielt Kommando an die K.W.-A. behufs Verwendung auf der chirurg. Abteilung des Augusta-Hospitals in Berlin in der Zeit vom 1. 5. 1904 bis 30. 4. 1908. Er ist zurzeit Stabsarzt und Bataillonsarzt beim Leib-Gren.-Regt. Nr. 8 in Frankfurt a. O.

Er betätigte sich literarisch auf dem Gebiete der Chirurgie.

2007   **Ernst Dörrien,**

geb. am 26. Oktober 1875 in Rheda (Kr. Wiedenbrück) als Sohn des Fabrikbesitzers August Dörrien, gehörte der K. W.-A. an vom 30. 3. 1895 bis 1. 10. 1899, wurde promoviert am 21. 1. 1905, zum Ass.-Arzt befördert am 19. 9. 1901. Er nahm als Angehöriger der Schutztruppe für Südwestafrika am Herero- und Hottentotten-Feldzug teil vom 19. 1. 1905 bis 31. 12. 1907. Ausgeschieden aus dem aktiven Dienst am 22. 5. 1909 als Stabsarzt, war zuletzt Bataillonsarzt beim Inf.-Regt. Nr. 78 in Aurich (Hannover), ist jetzt Ass.-Arzt und prakt. Arzt in Porz (Bez. Cöln a. Rh.).

2008   **Hermann Flath,**

geb. am 1. Oktober 1876 in Offenbach a. M. als Sohn des Lehrers an der höheren Mädchenschule Heinrich Flath, gehörte der K. W.-A. an vom 30. 3. 1895 bis 1. 10. 1899, wurde promoviert am 11. 8. 1902, zum Ass.-Arzt befördert am 18. 8. 1901, verheiratete sich am 9. 3. 1907. Er erhielt Kommando an das pathologische Institut der Universität in Gießen in der Zeit vom 1. 4. 1902 bis 31. 3. 1904 und an die chirurg. Universitätsklinik in Gießen vom 1. 1. 1905 bis 31. 12. 1907. Er ist zurzeit Stabsarzt und Bataillonsarzt beim Gren.-Regt. Nr. 4 in Rastenburg.

2009   **Johann Gabriel,**

geb. am 21. Juli 1874 in Kunzendorf (Kr. Trebnitz, Schlesien) als Sohn des Rittergutsbesitzers und Rittmeisters a. D. Eduard Gabriel, gehörte der K. W.-A. an vom 30. 3. 1895 bis 1. 10. 1899, wurde zum Ass.-Arzt befördert am 20. 7. 1901. Er war vom 1. 5. 1904 bis 1. 5. 1907 zur inneren Abteilung des städtischen Krankenhauses zu Stettin kommandiert. Er ist zurzeit Stabsarzt bei der K. W.-A. in Berlin (seit 17. 12. 1908), kommandiert zur I. Mediz. Klinik der Kgl. Charité in Berlin seit dem 4. 3. 1909.

2010   **Siegfried Gähde,**

geb. am 14. November 1875 in Magdeburg als Sohn des Generalarztes Dr. Otto Gähde, gehörte der K. W.-A. an vom 30. 3. 1895 bis 30. 9. 1899, wurde zum Ass.-Arzt befördert am 20. 7. 1901. Er ist zurzeit Stabsarzt und Bataillonsarzt beim Inf.-Regt. Nr. 118 in Worms, kommandiert zur chirurg. Universitätsklinik in Freiburg i. Br. seit dem 1. 4. 1907.

2011   **Gerhard Golling,**

geb. am 14. Oktober 1874 in Lieberose (Brandenburg) als Sohn des Pfarrers Paul Golling, gehörte der K. W.-A. an vom 30. 3. 1895 bis 1. 10. 1899, wurde promoviert am 27. 7. 1905, zum Ass.-Arzt befördert am 18. 2. 1902. Er ist zurzeit Stabsarzt und Bataillonsarzt beim Gren.-Regt. Nr. 3 in Braunsberg.

Karl Hensel,   2012

geb. am 29. Dezember 1874 in Hamburg als Sohn des Kaiserl. Postdirektors Ernst Hensel, gehörte der K. W.-A. an vom 30. 3. 1895 bis 1. 10. 1899, wurde promoviert am 25. 7. 1901, zum Ass.-Arzt befördert am 16. 6. 1901, verheiratete sich am 10. 3. 1903. Er erhielt Kommando an die Ohrenstation des Krankenhauses der „Barmherzigkeit" in Königsberg i. Pr. in der Zeit vom 22. 5. 1905 bis 1. 1. 1908. Er ist zurzeit Stabsarzt und Bataillonsarzt beim Gren.-Regt. Nr. 12 in Frankfurt a. O.

Oscar v. Horn,   2013

geb. am 10. Januar 1876 in Marienburg (Westpreußen) als Sohn des Seminaroberlehrers Albert von Horn, gehörte der K. W.-A. an vom 30. 3. 1895 bis 1. 10. 1899, wurde zum Ass.-Arzt befördert am 20. 7. 1901. Er ist zurzeit Stabsarzt und Bataillonsarzt des Jäger-Batls. Nr. 2 in Culm (Westpreußen).

Kurt Jahn,   2014

geb. am 17. Januar 1877 in Dramburg (Pommern) als Sohn des Gymnasialprofessors Dr. Ludwig Jahn, gehörte der K. W.-A. an vom 30. 3. 1895 bis 30. 12. 1896. Er wurde auf Antrag seines Vaters entlassen, studierte weiter Medizin, erkrankte jedoch bald an Lungentuberkulose und starb am 10. März 1903 in Dramburg (im elterlichen Hause).

Hans Jarosch,   2015

geb. am 31. Mai 1874 in Bensberg (Rheinprovinz) als Sohn des Stabsarztes Dr. Carl Jarosch, gehörte der K. W.-A. an vom 30. 3. 1895 bis 1. 4. 1900, wurde 1902 approbiert, verheiratete sich am 22. 9. 1907. Wegen Krankheit ausgeschieden aus dem aktiven Dienst 1902 als Unterarzt beim Inf.-Regt. Nr. 113 in Freiburg i. Br. Er ist jetzt Ass.-Arzt an der Volksheilstätte in Rosbach (Sieg).

Max Kallenbach,   2016

geb. am 13. September 1875 in Bischofroda (Großh. Sachsen) als Sohn des Oberförsters Heinrich Kallenbach, gehörte der K. W.-A. an vom 30. 3. 1895 bis 30. 9. 1899, wurde zum Ass.-Arzt befördert am 18. 8. 1901. Er ist zurzeit Stabsarzt bei der Unteroffizierschule in Biebrich a. Rh.

Paul Klinger,   2017

geb. am 10. Januar 1876 in Großdobritz bei Meißen als Sohn des Tierarztes Wilhelm Klinger, gehörte der K. W.-A. an vom 30. 3. 1895 bis 30. 9. 1899, wurde promoviert am 30. 6. 1904, zum Ass.-Arzt befördert am 20. 7. 1901. Er erhielt Kommando an die Typhusuntersuchungsanstalt in Straßburg in der Zeit vom 16. 7. 1903 bis 15. 10. 1905, zur Dienstleistung beim Reichskommissar für die Typhusbekämpfung im Südwesten des Reiches in Saarbrücken vom 16. 10. 1905 bis 20. 7. 1908. Er ist zurzeit Stabsarzt an der K. W.-A. (seit 24. 3. 1909) kommandiert zur I. mediz. Klinik der Charité.

2018 Hans Krüger,

geb. am 9. August 1876 in Gielsdorf bei Strausberg (Brandenburg) als Sohn des Superintendenten Konrad Krüger, gehörte der K. W.-A. an vom 30. 3. 1895 bis 30. 9. 1899, wurde zum Ass.-Arzt befördert am 19. 9. 1901. Er war von 1904 bis 1906 tätig beim Feldlazarett der Ostasiatischen Besatzungsbrigade. Er ist zurzeit Stabsarzt und Bataillonsarzt beim Inf.-Regt. Nr. 93 in Dessau.

2019 August Ludewig,

geb. am 9. Mai 1877 in Vorsfelde (Braunschweig) als Sohn des Landgerichtsrates August Ludewig, gehörte der K. W.-A. an vom 30. 3. 1895 bis 20. 5. 1897. Er wurde auf Antrag seines Vaters entlassen, studierte weiter Medizin, wurde promoviert am 18. 4. 1902, im gleichen Jahre approbiert, verheiratete sich am 7. 6. 1904. Er ist jetzt prakt. Arzt in Fehrbellin (Brandenburg).

2020 Claus Mueller,

geb. am 10. September 1874 in Berlin als Sohn des Sanitätsrates Dr. Carl Anton Mueller, gehörte der K. W.-A. an vom 30. 3. 1895 bis 13. 3. 1897, wurde promoviert am 19. 2. 1902, zum Ass.-Arzt befördert am 19. 6. 1902, verheiratete sich am 18. 4. 1900. Ausgeschieden aus dem aktiven Dienst am 30. 9. 1906 als Oberarzt, war zuletzt beim Train-Batl. Nr. 6 in Breslau. Er ist jetzt Oberinspektor am Allerheiligenhospital in Breslau.

2021 Kurt Pietsch,

geb. am 23. Juni 1876 in Groß-Hartmannsdorf (Kr. Bunzlau, Schlesien) als Sohn des Pastors Bernhard Pietsch, gehörte der K.-W.A. an vom 30. 3. 1895 bis 30. 9. 1899, wurde promoviert am 21. 10. 1905, zum Ass.-Arzt befördert am 19. 9. 1901, verheiratete sich am 24. 4. 1906. Er ist zurzeit Stabsarzt und Bataillonsarzt beim Gren.-Regt. Nr. 10 in Schweidnitz.

2022 Kurt Ramsay,

geb. am 5. Dezember 1875 in Groß-Wolka (Westpreußen) als Sohn des Versicherungsbeamten Paul Ramsay, gehörte der K. W.-A. an vom 30. 3. 1895 bis 6. 9. 1899. Er wurde wegen Lungen- und Kehlkopftuberkulose feld- und garnisondienstunfähig entlassen und starb am 4. September 1901 in Klein-Petzelsdorf bei Neumark (Westpreußen).

2023 Ernst Rommel,

geb. am 20. September 1875 in Ernstthal (Sachsen-Meiningen) als Sohn des Oberförsters Rudolf Rommel, gehörte der K. W.-A. an vom 30. 3. 1895 bis 1. 10. 1899, wurde promoviert am 15. 9. 1903, zum Ass.-Arzt befördert am 18. 8. 1901. Er ist zurzeit Stabsarzt bei der K. W.-A. in Berlin seit dem 16. 7. 1909, kommandiert zur II. med. Klinik der Kgl. Charité.

Paul Sachs-Müke, 2024

geb. am 21. Juni 1874 in Breslau als Sohn des Reg.-Hauptkassen-
buchhalters Sachs (später von seinem Onkel Geh. Postrat Müke adoptiert),
gehörte der K.W.-A. an vom 30. 3. 1895 bis 30. 9. 1899, wurde promoviert am 19. 7. 1901, zum Ass.-Arzt befördert am 19. 9. 1901, verheiratete sich am 23. 10. 1902. Er erhielt Kommando zur Typhusbekämpfung im Südwesten des Reiches vom 1. 1. 1907 bis 22. 6. 1908
bei der Königlichen bakteriologischen Untersuchungsanstalt Saarlouis,
von da ab bis 18. 10. 1908 bei der Anstalt Saarbrücken. Er ist zurzeit Stabsarzt und Bataillonsarzt beim Inf.-Regt. Nr. 22 in Beuthen (O.-S.).
Er betätigte sich literarisch auf dem Gebiete der Bakteriologie
und Hygiene.

Karl v. Schuler, 2025

geb. am 5. September 1876 in Darmstadt als Sohn des Versicherungs-
Subdirektors Emil v. Schuler, gehörte der K. W.-A. an vom 30. 3. 1895
bis 15. 8. 1897. Er wurde auf Antrag seines Vaters entlassen, studierte
weiter Medizin, wurde approbiert 1900, ließ sich als prakt. Arzt in
Gelsenkirchen nieder, trat ins Heer ein, wurde am 18. 8. 1902 zum
Ass.-Arzt befördert und schied nach Ablauf seiner Pflichtzeit am
18. 6. 1903 als Ass.-Arzt im Inf.-Regt. Nr. 170 in Offenburg wieder
aus. Er ist jetzt prakt. Arzt in Dessau (Anhalt).

Wilhelm Velten, 2026

geb. am 2. März 1877 in Potsdam als Sohn des Kgl. Ober-Schiffsführers
Karl Velten, gehörte der K.W.-A. an vom 30. 3. 1895 bis 30. 9. 1900,
wurde promoviert am 30. 1. 1901, zum Marine-Ass.-Arzt befördert am
14. 2. 1901. Zum Kommando S. M. S. Habicht gehörend, ging er mit
dessen Landungskommando zur Bekämpfung des Aufstandes in das
Aufstandsgebiet in Deutsch-Südwestafrika und fiel am 13. März 1904
im Gefecht bei Owikokorero als Marine-Ober-Ass.-Arzt auf S. M. S.
„Habicht".

Albert Voigt, 2027

geb. am 25. Januar 1874 in Demmin (Pommern) als Sohn des Oberstabsarztes Dr. Voigt, gehörte der K. W.-A. an vom 30. 3. 1895 bis
30. 9. 1899, wurde promoviert am 29. 6. 1906, zum Ass.-Arzt befördert
am 19. 9. 1901. Er erhielt Kommando an das pathol. Institut der
Universität in Rostock in der Zeit vom 1. 1. 1907 bis 31. 3. 1909.
Er ist zurzeit Stabsarzt und Bataillonsarzt beim Füs.-Regt. Nr. 40 in
Aachen.

Walther Vorwerk, 2028

geb. am 24. April 1877 in Lueben (Schlesien) als Sohn des Bürgermeisters Vorwerk, gehörte der K.W.-A. an vom 30. 3. 1895 bis 1. 10.
1899, wurde zum Ass.-Arzt befördert am 18. 8. 1901. Er gehörte
vom 26. 5. 1905 bis 8. 2. 1909 der Schutztruppe für Südwestafrika an
und seit 9. 2. 1909 der Schutztruppe für Kamerun. Er nahm teil
1905, 1906 und 1907 am Herero- und Hottentottenfeldzug. Er ist
zurzeit Stabsarzt bei der Schutztruppe für Kamerun.

2029   **Walter Winckelmann,**

geb. am 10. Juni 1874 in Berlin als Sohn des Rats-Zimmermeisters Ernst Winckelmann, gehörte der K. W.-A. an vom 30. 3. 1895 bis 30. 9. 1899, wurde promoviert am 19. 7. 1901, zum Ass.-Arzt befördert am 19. 9. 1901, verheiratete sich am 1. 6. 1904. Er erhielt Kommando an die innere Abteilung des Augusta-Hospitals in Cöln a. Rh. in der Zeit vom 1. 3. 1904 bis 9. 1. 1906, nachdem er vom 1. 10. 1903 bis 27. 2. 1904 kommandiert war als Assistent an die Ernst-Ludwig-Heilanstalt des Herrn Dr. Lossen in Darmstadt. Er ist zurzeit Stabsarzt und Abteilungsarzt beim Feldart.-Regt. Nr. 5 in Sagan.

Er betätigte sich literarisch auf dem Gebiete der inneren Medizin.

2030   **Friedrich Wolff,**

geb. am 30. April 1877 in Crossen (Brandenburg) als Sohn des Oberstabsarztes Dr. Friedrich Wolff, gehörte der K. W.-A. an vom 30. 3. 1895 bis 1. 10. 1899, wurde promoviert am 23. 12. 1902, zum Ass.-Arzt befördert am 18. 8. 1901. Er gehörte vom 30. 6. 1905 bis 12. 4. 1906 der Ostasiatischen Besatzungsbrigade in Tientsin an und vom 13. 4. 1906 bis 26. 1. 1909 dem Ostasiatischen Detachement (Gesandtschafts-Schutzwache) in Peking. Er ist zurzeit Stabsarzt und Bataillonsarzt beim Inf.-Regt. Nr. 47 in Schrimm.

2031   **Friedrich Zöllner,**

geb. am 18. April 1877 in Salzungen (Sachsen-Meiningen) als Sohn des Postmeisters Eduard Zöllner, gehörte der K.W.-A. an vom 30. 3. 1895 bis 30. 9. 1899, wurde promoviert 1908, zum Ass.-Arzt befördert am 18. 8. 1901. Er nahm teil am Feldzuge gegen die Hereros und Hottentotten (1904, 1905, 1906). Er gehörte der Schutztruppe für Südwestafrika an vom 16. 5. 1904 bis 31. 10. 1906 und ist zurzeit Stabsarzt und Bataillonsarzt beim Inf.-Regt. Nr. 135 in Diedenhofen. Er war kommandiert zur psychiatrischen Klinik der Universität in Straßburg vom 1. 1. 1907 bis 31. 12. 1909.

Michaelis 1895.

2032   **Friedrich de Ahna,**

geb. am 4. Oktober 1877 in Gießen als Sohn des Ober-Telegraphensekretärs Carl de Ahna, gehörte der K. W.-A. an vom 19. 10. 1895 bis 15. 2. 1900, wurde promoviert am 19. 7. 1901, zum Ass.-Arzt befördert am 19. 9. 1901. Er erhielt Kommando an die chirurgische Abteilung des Krankenhauses Bethanien in Berlin in der Zeit vom 1. 4. 1907 bis 18. 8. 1909. Er ist zurzeit Stabsarzt bei der K. W.-A. in Berlin seit 19. 8. 1909, kommandiert zur chirurgischen Klinik der Königl. Charité.

Wilhelm Arndt, 2033

geb. am 2. September 1877 in Berlin als Sohn des ordentl. Lehrers a. d. Königl. Elisabethschule August Arndt, gehörte der K. W.-A. an vom 19.10.1895 bis 14.2.1900, wurde promoviert am 16.3.1901, zum Marine-Ass.-Arzt befördert am 14.2.1901. Gest. am 1. Juni 1908 als Marine-Stabsarzt, war zuletzt bei der II. Matrosen-Div. in Wilhelmshaven.

Ludwig Bauch, 2034

geb. am 10. Februar 1876 in Coblenz a. Rh. als Sohn des Königl. Rechnungsrats Ludwig Bauch, gehörte der K. W.-A. an vom 19.10. 1895 bis 15.2.1900, wurde promoviert am 15.11.1901, zum Ass.- Arzt befördert am 18.2.1902, verheiratete sich am 22.5.1909. Er erhielt Kommando an das Stadtkrankenhaus (chirurgische Abteilung) in Stettin in der Zeit vom 1.5.1904 bis 1.5.1907. Ausgeschieden aus dem aktiven Dienst am 31.5.1907 als Oberarzt, war zuletzt beim Leib-Gren.-Regt. Nr. 8 in Frankfurt a. O. Er ist jetzt Leibarzt Sr. Durchl. des Herzogs von Ratibor in Rauden (O.-Schlesien).

Wilhelm Boeckler, 2035

geb. am 9. Mai 1876 in Himmelpfort (Kr. Templin) als Sohn des Pfarrers Rudolf Boeckler, gehörte der K. W.-A. an vom 19.10.1895 bis 1.10.1899, wurde promoviert am 22.3.1905, zum Ass.-Arzt befördert am 18.10.1901. Er erhielt Kommando an die bakterio- logische Untersuchungsanstalt in Saarbrücken in der Zeit vom 16.6. 1907 bis 27.1.1909. Er ist zurzeit Stabsarzt und Bataillonsarzt beim Inf.-Regt. Nr. 71 in Sondershausen.

Alfred Casten, 2036

geb. am 6. November 1876 in Berlin als Sohn des Kaufmanns Georg Casten, gehörte der K. W.-A. am vom 19.10.1895 bis 15.2.1900, wurde zum Ass.-Arzt befördert am 18.8.1902. Er erhielt Kommando an die Heilstätte für Nervenkranke Haus Schönow in Zehlendorf bei Berlin in der Zeit vom 1.9.1905 bis 1.10.1907. Er ist zurzeit Stabsarzt und Bataillonsarzt beim Inf.-Regt. Nr. 25 in Rastatt.

Ferdinand Dennemark, 2037

geb. am 20. Mai 1876 in Cassel als Sohn des Proviantmeisters Matthias Dennemark, gehörte der K. W.-A. an vom 19.10.1895 bis 14.2.1900, wurde promoviert am 29.11.1901, zum Ass.-Arzt be- fördert am 18.2.1902. Er erhielt Kommando an die bakteriologischen Untersuchungsanstalten in Merzig bzw. Saarlouis vom 4.7.1904 bis 31.12.1906 und zur bakteriologischen Untersuchungsanstalt Trier als Leiter vom 1.1.1907 bis 31.3.1908. Er ist zurzeit Stabsarzt und Bataillonsarzt beim Inf.-Reg. Nr. 92 in Braunschweig.

Hermann Falk, 2038

geb. am 22. Oktober 1876 in Breslau als Sohn des Königl. Eisenbahn- Betriebskontrolleurs Viktor Falk, gehörte der K. W.-A. an vom 19.10.

1895 bis 15. 2. 1900, wurde promoviert am 18. 3. 1909, zum Ass.-Arzt befördert am 22. 3. 1902. Er nahm teil an der Niederwerfung des Hereroaufstandes 1904 und des Hottentottenaufstandes 1905 bis 1906 bei der Schutztruppe von Südwestafrika. Er ist zurzeit Stabsarzt und Bataillonsarzt beim Inf.-Regt. Nr. 91 in Oldenburg.

2039   **Fritz Feichtmayer,**

geb. am 18. Januar 1875 in Pr.-Stargard (Westpreußen) als Sohn des Landgerichtsrats Oskar Feichtmayer, gehörte der K. W.-A. an vom 19. 10. 1895 bis 30. 9. 1899, wurde promoviert am 7. 8. 1902, zum Ass.-Arzt befördert am 18. 5. 1901, verheiratete sich am 8. 7. 1909. Er ist zürzeit Stabsarzt und Bataillonsarzt beim Inf.-Regt. Nr. 155 in Ostrowo.

2040   **Julius Fischer,**

geb. am 21. August 1877 in Ulm (Württemberg) als Sohn des Oberzahlmeisters Julius Fischer, gehörte der K. W.-A. an vom 19. 10. 1895 bis 15. 2. 1900, wurde promoviert am 30. 11. 1901, zum Ass.-Arzt befördert am 31. 1. 1902, verheiratete sich am 6. 9. 1909. Er nahm teil am Herero- und Hottentottenfeldzug, gehörte der Schutztruppe für Südwestafrika an vom 28. 4. 1904 bis 1. 12. 1907. Wegen Krankheit ausgeschieden aus dem aktiven Dienst am 21. 4. 1908 als Oberarzt, war zuletzt beim Inf.-Regt. Nr. 91 in Oldenburg. Er ist jetzt Ass.-Arzt am städtischen Krankenhause am Friedrichshain in Berlin.

2041   **Oskar Fischer,**

geb. am 1. Juni 1875 in Braunschweig als Sohn des Hofschauspielers Oskar Fischer, gehörte der K. W.-A. an vom 19. 10. 1895 bis 14. 2. 1900, wurde zum Ass.-Arzt befördert am 22. 3. 1902. Er erhielt Kommando an die Königl. bakteriologische Untersuchungsanstalt in Trier in der Zeit vom 1. 3. 1906 bis auf weiteres, ist seit 1. 4. 1908 Leiter der Anstalt. Er ist zurzeit Stabsarzt und Bataillonsarzt beim Inf.-Regt. Nr. 111 in Rastatt.

2042   **Otto Gruner,**

geb. am 13. April 1877 in Proskau (Schlesien) als Sohn des Hochschul-Professors Dr. Hans Gruner, gehörte der K. W.-A. an vom 19. 10. 1895 bis 15. 2. 1900, wurde promoviert am 13. 2. 1904, zum Ass.-Arzt befördert am 18. 8. 1901. Er erhielt Kommando an das Krankenhaus der Barmherzigkeit in Königsberg i. Pr. in der Zeit vom 20. 5. 1904 bis 1. 4. 1908. Er ist zurzeit Stabsarzt und Bataillonsarzt beim Inf.-Regt. Nr. 14 in Bromberg.

2043   **Armin Heßler,**

geb. am 1. April 1874 in Philippsthal (Hessen-Nassau) als Sohn des Prinzen-Erziehers Heinrich v. Heßler, gehörte der K. W.-A. an vom 19. 10. 1895 bis 15. 2. 1900, wurde zum Ass.-Arzt befördert am 18. 10. 1901. Er gehörte der Schutztruppe für Kamerun an vom

6. 7. 1903 bis 30. 4. 1908 und nahm teil an den Gefechten gegen die Heidenstämme Nord-Adamauas und an der Expedition gegen Fotschati und Fomumbu. Er ist zurzeit Stabsarzt und Bataillonsarzt beim Inf.-Regt. Nr. 147 in Lötzen.

Wilhelm Hinneberg,   2044

geb. am 3. September 1876 in Potsdam als Sohn des prakt. Arztes Dr. Karl Hinneberg, gehörte der K. W.-A. an vom 19. 10. 1895 bis 3. 3. 1899. Er schied auf Antrag seines Vaters aus, studierte weiter Medizin, trat nach seiner Approbation ins Heer ein und wurde zum Ass.-Arzt befördert am 19. 12. 1903. Ausgeschieden aus dem aktiven Dienst am 19. 10. 1905 als Ass.-Arzt, war zuletzt beim Hus.-Regt. Nr. 5 in Stolp in Pommern. Er lebt jetzt als prakt. Arzt und dirigierender Arzt des Krankenhauses in Neukalen (Mecklenburg-Schwerin).

Friedrich Illing,   2045

geb. am 15. Mai 1877 in Metz als Sohn des Bergingenieurs Wilhelm Illing, gehörte der K. W.-A. an vom 19. 10. 1895 bis 3. 11. 1897. Er schied aus und studierte weiter Medizin, wurde promoviert am 13. 1. 1903, im gleichen Jahr approbiert, verheiratete sich am 25. 5. 1905 und lebt jetzt als prakt. Arzt, Kassen- und Armenarzt in Schönau im Wiesenthal (Badischer Schwarzwald).

Bruno Maeder,   2046

geb. am 8. September 1874 in Stettin als Sohn des Intendantur-Sekretärs Heinrich Maeder, gehörte der K. W.-A. an vom 19. 10. 1895 bis 15. 2. 1900, wurde promoviert am 4. 8. 1904, zum Ass.-Arzt befördert am 18. 10. 1901. Er erhielt Kommando an die chirurgische Abteilung des städt. Krankenhauses Moabit in Berlin in der Zeit vom 1. 4. 1903 bis 17. 10. 1905. Er ist zurzeit Stabsarzt bei der K. W.-A. in Berlin seit dem 27. 1. 1909.

Martin Mayer,   2047

geb. am 8. Juni 1876 in Neipperg (Württemberg) als Sohn des Pfarrers Gottlieb Georg Mayer, gehörte der K. W.-A. an vom 19. 10. 1895 bis 15. 2. 1900, wurde promoviert am 1. 8. 1903, zum Ass.-Arzt befördert am 19. 11. 1902. Er erhielt Kommando an die chirurgische Abteilung des städt. Katharinen-Hospitals in Stuttgart in der Zeit vom 1. 10. 1906 bis 1. 4. 1909. Er ist zurzeit Stabsarzt und Bataillonsarzt beim Inf.-Regt. Nr. 120 in Ulm.

Hans Mellin,   2048

geb. am 2. Juni 1876 in Berlin als Sohn des Parlamentsstenographen Adolf Mellin, gehörte der K. W.-A. an vom 19. 10. 1895 bis 31. 3. 1897. Er schied wegen Krankheit aus, studierte weiter Medizin, wurde 1900 approbiert, promoviert am 7. 8. 1902, wurde zunächst Volontärassistent an der chirurg. Poliklinik der Universität Jena und lebt jetzt als prakt. Arzt in Steglitz b. Berlin.

Er betätigte sich literarisch auf dem Gebiete der Chirurgie.

2049   **Wilhelm Meinshausen,**

geb. am 16. Oktober 1875 in Lüderitz b. Stendal (Prov. Sachsen) als Sohn des Rittergutspächters Wilhelm Meinshausen, gehörte der K.W.-A. an vom 19.10.1895 bis 15.2.1900, wurde zum Ass.-Arzt befördert am 18.8.1901, verheiratete sich am 24.9.1905. Er ist zurzeit Stabsarzt und Bataillonsarzt beim Telegraphen-Bataillon Nr. 2 in Frankfurt a. O.

2050   **Johannes Nettebrock,**

geb. am 19. Juni 1875 in Warendorf (Westfalen) als Sohn des Kgl. Rentmeisters Johannes Nettebrock, gehörte der K.W.-A. an vom 19.10. 1895 bis 15.8.1897. Er studierte nach seinem Ausscheiden weiter Medizin, wurde promoviert 1906, approbiert 1904, trat ins Heer ein, wurde am 18.10.1904 zum Ass.-Arzt befördert. Ausgeschieden aus dem aktiven Dienst am 21.5.1906 als Ass.-Arzt, war zuletzt beim Feldart.-Regt. Nr. 22 in Münster i. W. Er lebt jetzt als prakt. Arzt in Horstmar (Westfalen), Bez. Münster.

2051   **Max Noack,**

geb. am 3. Oktober 1876 in Berlin als Sohn des Lehrers Oswald Noack, gehörte der K.W.-A. an vom 19.10.1895 bis 30.9.1900, wurde promoviert am 20.1.1906, zum Ass.-Arzt befördert am 18.10.1901. Er ist zurzeit Stabsarzt bei der K.W.-A. in Berlin seit dem 1.3.1909 und kommandiert zur psychiatrischen Klinik der Charité in Berlin seit dem 18.10.1909.

2052   **Fritz Rabert,**

geb. am 13. Juli 1876 in Beeskow (Brandenburg) als Sohn des Amtsgerichtsrats Emil Rabert, gehörte der K.W.-A. an vom 19.10.1895 bis 15.2.1900, wurde promoviert am 15.11.1901, zum Ass.-Arzt befördert am 27.1.1902. Ausgeschieden aus dem aktiven Dienst am 20.7.1907 als Oberarzt, war zuletzt beim Festungsgefängnis in Spandau. Er lebt jetzt als prakt. Arzt in Löwenberg i. d. Mark.

2053   **Werner Schmidt,**

geb. am 2. Juli 1876 in Cottbus als Sohn des Kaufmanns Ludwig Schmidt, gehörte der K.W.-A. an vom 19.10.1895 bis 15.2.1900, wurde promoviert am 18.7.1901, zum Ass.-Arzt befördert am 18.10. 1901. Er ist zurzeit Stabsarzt und Bataillonsarzt beim Gren.-Regt. Nr. 2 in Stettin.

2054   **Wolfgang Schmidt,**

geb. am 16. März 1876 in Krenzlin b. Neu-Ruppin als Sohn des Pastors Paul Schmidt, gehörte der K.W.-A. an vom 19.10.1895 bis 15.2. 1900, wurde promoviert am 6.5.1902, zum Ass.-Arzt befördert am 18.10.1901, verheiratete sich am 6.11.1902. Er ist zurzeit Stabsarzt und Bataillonsarzt beim Inf.-Regt. Nr. 52 in Crossen a. O.

Johannes Scholz, 2055

geb. am 1. Juni 1875 in Schweidnitz (Schlesien) als Sohn des Gymnasial-Oberlehrers Traugott Scholz, gehörte der K.W.-A. an vom 19. 10. 1895 bis 15. 2. 1900, wurde promoviert 1902, zum Ass.-Arzt befördert am 18. 8. 1902. Ausgeschieden aus dem aktiven Dienst am 14. 6. 1904 als Ass.-Arzt, war zuletzt beim Fußart.-Regt. Nr. 11 in Thorn. Er ist zurzeit Ass.-Arzt an der Provinzialirrenanstalt in Schleswig.

Waldemar Schrecker, 2056

geb. am 27. Januar 1877 in Seehausen (Prov. Sachsen) als Sohn des Superintendenten Herrmann Schrecker, gehörte der K. W.-A. an vom 19. 10. 1895 bis 15. 2. 1900, wurde promoviert am 30. 1. 1902, zum Ass.-Arzt befördert am 18. 10. 1901. Er erhielt Kommando an die chirurgische Abteilung der Akademie für praktische Medizin in Cöln in der Zeit vom 1. 1. 1905 bis 20. 2. 1909. Er ist zurzeit Stabsarzt und Bataillonsarzt beim Inf.-Regt. Nr. 166 in Hanau.

Er betätigte sich literarisch auf dem Gebiete der Chirurgie.

Karl Schrodt, 2057

geb. am 19. August 1876 in Posen als Sohn des Zeughauptmanns Louis Schrodt, gehörte der K. W.-A. an vom 19. 10. 1895 bis 14. 2. 1900, wurde am 26. 5. 1902 approbiert. Ausgeschieden aus dem aktiven Dienst am 24. 10. 1902 als Unterarzt, war zuletzt beim Füs.-Regt. Nr. 86. Er ließ sich als prakt. Arzt in Hameln nieder und starb dort am 3. Mai 1903 an den Folgen einer Blutvergiftung.

Gerhard Simon, 2058

geb. am 1. September 1875 in Breitenfeld (Posen) als Sohn des Pastors Richard Simon, gehörte der K. W.-A. an vom 19. 10. 1895 bis 1. 10. 1899, wurde promoviert am 29. 10. 1902, zum Ass.-Arzt befördert am 18. 10. 1900, verheiratete sich am 25. 11. 1903. Er erhielt Kommando zur Typhusbekämpfung im Südwesten des Reiches in Saarbrücken und Saarlouis in der Zeit vom 1. 1. 1905 bis 15. 6. 1907. Er ist zurzeit Stabsarzt und Bataillonsarzt beim Fußart.-Regt. Nr. 14 in Straßburg i. Els.

Er betätigte sich literarisch auf dem Gebiete der Hygiene und schrieb u. a.:

1. Ueber Cholecystitis typhosa als Ursache chronischer Typhusbazillenausscheidung. Klin. Jahrbuch Bd. 17.
2. Ueber die Hagenauer Ruhrepidemie im Sommer 1908. Veröffentl. aus dem Gebiete des Militärsanitätswesens.

Paul Wätzold, 2059

geb. am 23. März 1875 in Sommerfeld (Brandenburg) als Sohn des Rektors Gustav Wätzold, gehörte der K. W.-A. an vom 19. 10. 1895 bis 30. 9. 1899, wurde promoviert am 8. 12. 1902, zum Ass.-Arzt befördert am 18. 10. 1901, verheiratete sich am 6. 10. 1903. Er erhielt

Kommando an das pathologische Institut der Universität in Freiburg (Baden) in der Zeit vom 1. 10. 1904 bis 31. 3. 1907. Er ist zurzeit Stabsarzt bei der K. W.-A. in Berlin seit dem 27. 1. 1909.

Er betätigte sich literarisch auf dem Gebiete der pathologischen Anatomie, inneren Medizin und des Militär-Sanitätswesens und schrieb u. a.:

1. Beitrag zur Frage der Leberadenome.
2. Beitrag zur pathologischen Anatomie des Wurmfortsatzes usw. (beide Arbeiten in Zieglers Beiträgen zur pathologischen Anatomie usw.).

2060 **Georg Wernicke,**

geb. am 10. September 1874 in Fischbach (Schlesien) als Sohn des Oberamtmanns Rudolf Wernicke, gehörte der K.W.-A. an vom 19. 10. 1895 bis 15. 2. 1900, wurde promoviert am 19. 2. 1906, zum Ass.-Arzt befördert am 14. 11. 1901. Er erhielt Kommando an die Universitäts-Augenklinik in Breslau in der Zeit vom 11. 11. 1903 bis 15. 10. 1906. Er ist zurzeit Stabsarzt bei der K. W.-A. in Berlin seit dem 19. 11. 1909.

Er betätigte sich literarisch auf dem Gebiete der Augenheilkunde

und besorgte die 53. Lieferung zum Stereoskopischen medizinischen Atlas (herausgegeben von A. Neißer) Ophthalmologie.

2061 **Paul Wiens,**

geb. am 27. März 1877 in Berlin als Sohn des Kaufmanns Hermann Wiens, gehörte der K. W.-A. an vom 19. 10. 1895 bis 15. 2. 1900, wurde promoviert am 13. 2. 1902, zum Marine-Ass.-Arzt befördert am 14. 2. 1901. Er erhielt Kommando an die medizin. Universitäts-klinik in Breslau in der Zeit vom 1. 10. 1906 bis 31. 3. 1909. Er ist zurzeit Marine-Stabsarzt zur Verfügung des Stationsarztes der Marine-station der Nordsee in Wilhelmshaven.

Er betätigte sich literarisch auf dem Gebiete der inneren Medizin, Serologie und Bakteriologie

und schrieb einen Zyklus von 7 Arbeiten über die Beziehungen zwischen dem proteolytischen Leukozytenferment und seinem „Antiferment" im Blut-serum.

2062 **Paul Zimmer,**

geb. am 1. Juli 1876 in Weilburg (Hessen-Nassau) als Sohn des Steuerrats Julius Zimmer, gehörte der K. W.-A. vom 19. 10. 1895 bis 1. 10. 1899, wurde promoviert am 16. 9. 1907, zum Ass.-Arzt befördert am 16. 6. 1901. Er nahm vom 6. 6. 1904 bis 31. 10. 1906 als Oberarzt der II. Feldart.-Abteil. der Schutztruppe für Südwest-afrika teil am Feldzug gegen die aufständischen Hereros und Hotten-totten. Er ist zurzeit Stabsarzt und Bataillonsarzt beim Inf.-Regt. Nr. 131 in Mörchingen, seit dem 15. 8. 1907 zur K.W.-A. kommandiert behufs Verwendung auf der chirurgischen Abteilung des städtischen Krankenhauses Moabit-Berlin.

Ostern 1896.

Paul Banke,   2063

geb. am 30. Mai 1877 in Thorn als Sohn des Oberregierungsrates Heinrich Banke, gehörte der K. W.-A. an vom 31. 3. 1896 bis 30. 9. 1900, wurde promoviert am 18. 6. 1904, zum Ass.-Arzt befördert am 22. 3. 1902. Er erhielt Kommando an die Landes-Heil- und Pflege-Anstalt Uchtspringe (Altmark) seit dem 1. 6. 1907. Er ist zurzeit Stabsarzt und Abteilungsarzt beim Feldart.-Regt. Nr. 35 in Deutsch-Eylau.

Paul Barnick,   2064

geb. am 2. Oktober 1876 in Insterburg als Sohn des Oberroßarztes Friedrich Barnick, gehörte der K. W.-A. an vom 31. 3. 1896 bis 1. 10. 1900. Er wurde nach seiner Approbation am 23. 12. 1903 krankheitshalber dienstunbrauchbar entlassen. Er ließ sich zunächst als prakt. Arzt in Podejuch (Pommern) nieder, wurde 1905 promoviert und ist jetzt prakt. Arzt in Mrotschen (Posen).

Richard Betke,   2065

geb. am 5. August 1875 in Lindow (Brandenburg) als Sohn des prakt. Arztes Dr. med. Martin Betke, gehörte der K. W.-A. an vom 31. 3. 1896 bis 1. 10. 1900, wurde promoviert am 5. 4. 1902, zum Ass.-Arzt befördert am 19. 6. 1902, verheiratete sich am 5. 10. 1903. Er erhielt Kommando an das Dr. Senckenbergsche pathologisch-anatomische Institut in Frankfurt a. M. in der Zeit vom 1. 10. 1907 bis 19. 11. 1909. Er ist zurzeit Stabsarzt und Bataillonsarzt beim Füs.-Regt. Nr. 40 in Aachen.

Gustav Bippart,   2066

geb. am 4. April 1878 in Hermannshof (Hessen-Nassau) als Sohn des Gutsbesitzers Ernst Bippart, gehörte der K. W.-A. an vom 31. 3. 1896 bis 30. 9. 1900, wurde promoviert am 24. 10. 1906, zum Ass.-Arzt befördert am 18. 6. 1902. Er erhielt Kommando an die Augenklinik der Universität in Gießen in der Zeit vom 1. 4. 1906 bis 31. 3. 1909. Er ist zurzeit Stabsarzt und Bataillonsarzt beim Füs.-Regt. Nr. 35 in Brandenburg a. H.

Gustav Le Blanc,   2067

geb. am 14. April 1875 in Opladen (Rheinprov.) als Sohn des prakt. Arztes Dr. Le Blanc, gehörte der K. W.-A. an vom 31. 3. 1896 bis 1. 10. 1900, wurde promoviert am 2. 5. 1902, zum Ass.-Arzt befördert am 17. 5. 1902. Er erhielt Kommando an die Krankenanstalt Lindenburg in Cöln a. Rh. in der Zeit vom 1. 1. 1909 bis 18. 10. 1909. Er ist zurzeit Stabsarzt und Bataillonsarzt beim Inf.-Regt. Nr. 30 in Saarlouis.

2068   **Karl Bockeloh,**

geb. am 24. März 1875 in Lüdinghausen (Westfalen) als Sohn des Kreisarztes und Medizinalrates Dr. Bernard Bockeloh, gehörte der K. W.-A. an vom 31. 3. 1896 bis 1. 10. 1900, wurde promoviert am 27. 6. 1905, zum Ass.-Arzt befördert am 19. 6. 1902. Er ist zurzeit Stabsarzt und Bataillonsarzt des Pion.-Batls. Nr. 16 in Metz.

2069   **Hans Boit,**

geb. am 1. Juni 1876 in Werneuchen (b. Berlin) als Sohn des Pfarrers Hermann Boit, gehörte der K. W.-A. an vom 31. 3. 1896 bis 1. 10. 1900, wurde promoviert am 21. 6. 1905, zum Ass.-Arzt befördert am 18. 2. 1902. Er erhielt Kommandos vom 20. 1. 1903 bis 18. 8. 1903 zur bakteriologischen Untersuchungsanstalt in Saarbrücken und vom 1. 5. 1905 bis 30. 9. 1907 zum Senkenbergschen pathologischen Institut in Frankfurt a. M. Er ist zurzeit Stabsarzt und Bataillonsarzt beim Inf.-Regt. Nr. 150 in Allenstein, kommandiert zur chirurgischen Universitätsklinik in Marburg seit 1. 10. 1908.

Er betätigte sich literarisch auf dem Gebiete der Pathologie und schrieb u. a.:

Ueber die Komplikation des Morbus Basedowi durch Status lymphaticus. Frankf. Zeitschr. für Pathologie (begr. v. Albrecht). Bd. 1.

2070   **Gottwalt Brocke,**

geb. am 22. Oktober 1875 in Natho (Anhalt) als Sohn des Pastors Ludwig Brocke, gehörte der K. W.-A. an vom 31. 3. 1896 bis 1. 10. 1900, wurde promoviert am 28. 3. 1906, zum Ass.-Arzt befördert am 19. 6. 1902. Ausgeschieden aus dem aktiven Dienst am 18. 8. 1905 als Oberarzt, war zuletzt beim Inf.-Regt. Nr. 150 in Allenstein. Er ist jetzt Spezialarzt für Ohren-, Nasen- und Halskrankheiten in Wiesbaden.

2071   **Paul Eckert,**

geb. am 23. September 1876 in Langhelwigsdorf (Bez. Liegnitz) als Sohn des Superintendenten Oskar Eckert, gehörte der K. W.-A. an vom 31. 3. 1896 bis 1. 10. 1900, wurde promoviert am 11. 4. 1902, zum Ass.-Arzt befördert am 19. 6. 1902. Er erhielt Kommando an die Prov.-Irrenanstalt in Owinsk (Posen) in der Zeit vom 1. 11. 1907 bis 19. 11. 1909. Er ist zurzeit Stabsarzt und Bataillonsarzt beim Inf.-Regt. Nr. 77 in Celle.

2072   **Hans Engel,**

geb. am 28. Dezember 1875 in Tondern (Schleswig-Holstein) als Sohn des Pastors und Seminarlehrers Christian Engel, gehörte der K. W.-A. an vom 31. 3. 1896 bis 30. 9. 1900, wurde promoviert am 11. 4. 1902, zum Ass.-Arzt befördert am 19. 6. 1902. Er nahm teil 1904, 1905 und 1907 am Herero- und Hottentottenfeldzug. Er ist zurzeit Stabsarzt bei der Schutztruppe für Südwestafrika, der er seit 9. 8. 1904 angehört.

Otto Fehlandt, 2073

geb. am 27. Januar 1876 in Groß-Godems (Mecklenburg-Schwerin) als Sohn des Lehrers Heinrich Fehlandt, gehörte der K. W.-A. an vom 31. 3. 1896 bis 30. 9. 1900, wurde zum Ass.-Arzt befördert am 22. 3. 1902. Er ist zurzeit Stabsarzt bei der Schutztruppe für Deutsch-Ostafrika, der er seit 1. 9. 1905 angehört.

Adolf Geisler, 2074

geb. am 18. Februar 1879 in Pogarth (Schlesien) als Sohn des Rittergutsbesitzers Friedrich Geisler, gehörte der K.W.-A. an vom 31. 3. 1896 bis 30. 9. 1900, wurde zum Ass.-Arzt befördert am 19. 9. 1901. Vom 21. 7. 1904 bis 17. 10. 1907 war er bei der Schutztruppe für Südwestafrika, vom 18. 10. 1907 bis 16. 4. 1910 bei der Schutztruppe für Kamerun und nahm 1904, 1905, 1906 und 1907 am Herero- und Hottentottenfeldzug teil. Er ist zurzeit Stabsarzt bei der Schutztruppe in Deutsch-Ostafrika.

Franz Goldammer, 2075
Haus-stabsarzt.

geb. am 25. Juli 1876 in Erfurt als Sohn des Bankdirektors Carl Goldammer, gehörte der K. W.-A. an vom 31. 3. 1896 bis 30. 9. 1900, wurde promoviert am 7. 3. 1902, zum Ass.-Arzt befördert am 17. 5. 1902. Er nahm vom März 1904 bis Juli 1905 am Feldzug gegen die Hereros und Hottentotten bei der Schutztruppe für Südwestafrika teil und war kommandiert vom 1. 1. 1906 bis 1. 5. 1908 zur chirurgischen Abteilung des Krankenhauses Hamburg-Eppendorf. Er gehörte vom 15. 7. 1908 bis 17. 9. 1909 als Kommandoarzt der Gesandtschafts-schutzwache in Peking dem Ostasiatischen Detachement an. Er ist zurzeit Stabsarzt bei der K. W.-A. in Berlin seit 17. 9. 1909 und Hausstabsarzt der K. W.-A. seit 22. 11. 1909.

Er betätigte sich literarisch auf dem Gebiete der Chirurgie und schrieb u. a. über:

Die röntgenologische Diagnostik der Erkrankungen des Magendarmkanals.

Otto Gückel, 2076

geb. am 12. Februar 1876 in Neisse (Schlesien) als Sohn des Kasernen-Inspektors Friedrich Gückel, gehörte der K. W.-A. an vom 31. 3. 1896 bis 1. 10. 1900. Gest. am 1. Januar 1901 in Berlin als Unterarzt im Feldart.-Regt. Nr. 41, kommandiert zur K. W.-A.

Johannes v. Hanstein, 2077

geb. am 1. Juni 1875 in Krügersdorf (Brandenburg) als Sohn des Oberpfarrers Wolfgang v. Hanstein, gehörte der K.W.-A. an vom 31. 3. 1896 bis 1. 10. 1900. Wegen eines Nervenleidens ausgeschieden aus dem aktiven Dienst am 19. 3. 1901 als Unterarzt beim Inf.-Regt. Nr. 59, kommandiert zur K. W.-A. in Berlin. Er kam darauf in Anstaltsbehandlung. Angestellte Ermittelungen über sein weiteres Schicksal blieben ergebnislos.

2078   **Ernst Heller,**

geb. am 6. November 1877 in Eichenwalde (Pommern) als Sohn des Premierleutnants a. D. Ernst Heller, gehörte der K. W.-A. an vom 31. 3. 1896 bis 3. 3. 1897. Er wurde auf Antrag seines Vaters entlassen, studierte weiter Medizin, wurde promoviert am 23. 7. 1901, im gleichen Jahre approbiert. Er ist jetzt Privatdozent für Chirurgie und Oberarzt an der chirurg. Klinik der Universität in Greifswald.

Er betätigte sich literarisch auf dem Gebiete der Chirurgie.

2079   **Johannes Herrmann,**

geb. am 1. November 1875 zu Groß-Engersen (Kreis Gardelegen) als Sohn des Pastors Albert Herrmann, gehörte der K. W.-A. an vom 31. 3. 1896 bis 30. 9. 1900, wurde promoviert am 29. 7. 1903, zum Ass.-Arzt befördert am 12. 9. 1902. Er ist zurzeit Stabsarzt an der K. W.-A. in Berlin (seit 19. 4. 1910).

2080   **Eugen Karrenstein,**

geh. am 14. März 1877 in Düsseldorf als Sohn des Kaufmanns Emil Karrenstein, gehörte der K. W.-A. an vom 31. 3. 1896 bis 1. 10. 1901, wurde promoviert am 14. 2. 1902, zum Ass.-Arzt befördert am 22. 4. 1902. Er erhielt Kommando an das Pathologische Institut der Universität Berlin in der Zeit vom September 1906 bis Oktober 1908. Er ist zurzeit Stabsarzt und Bataillonsarzt beim Inf.-Regt. Nr. 59 in Soldau.

Er betätigte sich literarisch auf dem Gebiete der pathologischen Anatomie.

2081   **Richard Klose,**

geb. am 30. November 1874 in Löwitz (Schlesien) als Sohn des Bauerngutsbesitzers Florian Klose, gehörte der K. W.-A. an vom 31. 3. 1896 bis 1. 10. 1900, wurde promoviert am 21. 11. 1902, zum Ass.-Arzt befördert am 17. 5. 1902. Ausgeschieden aus dem aktiven Dienst am 24. 11. 1903 als Ass.-Arzt, war zuletzt beim Gren.-Regt. Nr. 11 in Breslau. Er lebt seitdem als prakt. Arzt in Branitz (Bez. Oppeln).

2082   **Hans Koch,**

geb. am 7. August 1877 in Rinteln (Hessen-Nassau) als Sohn des prakt. Arztes Dr. med. Emil Koch, gehörte der K. W.-A. an vom 31. 3. 1896 bis 1. 10. 1900, wurde promoviert am 13. 9. 1904, zum Ass.-Arzt befördert am 19. 6. 1902. Er ist zurzeit Stabsarzt und Bataillonsarzt beim Inf.-Regt. Nr. 42 in Stralsund.

2083   **August Kortmann,**

geb. am 11. Oktober 1876 in Wittenberg a. E. als Sohn des Direktors der Prov.-Hebammen-Lehranstalt, Geh. San.-Rats Dr. August Kortmann, gehörte der K. W.-A. an vom 31. 3. 1896 bis 1. 10. 1900, wurde zum Ass.-Arzt befördert am 22. 3. 1902. Er ist zurzeit Stabsarzt und Bataillonsarzt beim Inf.-Regt. Nr. 20 in Wittenberg a. E.

Johannes Krause, 2084

geb. am 9. März 1875 in Grabow b. Stettin als Sohn des Kriminal-Kommissarius Oskar Krause, gehörte der K. W.-A. an vom 31. 3. 1896 bis 1. 10. 1900, wurde promoviert 1901, zum Marine-Ass.-Arzt befördert am 16. 3. 1901. Er ist zurzeit Marine-Stabsarzt und Schiffsarzt S.M.S. „Rheinland" in Wilhelmshaven.

Leopold Krause, 2085

geb. am 11. Juli 1876 in Berlin als Sohn des Fabrikbesitzers Leopold Krause, gehörte der K. W.-A. an vom 31. 3. 1896 bis 14. 2. 1899. Gest. am 14. Februar 1899 in Berlin an Oedem des Kehlkopfes.

Friedrich Lämmerhirt, 2086

geb. am 19. Dezember 1877 in Stettin als Sohn des Kaufmanns Hugo Lämmerhirt, gehörte der K. W.-A. an vom 31. 3. 1896 bis 11. 2. 1897. Er schied auf Wunsch seiner Mutter aus, studierte weiter Medizin, wurde promoviert und approbiert 1900 und ging als Ass.-Arzt an der Universitäts-Kinderklinik nach Greifswald. Er ist jetzt prakt. Arzt in Ober-Schönweide bei Berlin.

Georg Lomer, 2087

geb. am 12. September 1877 in Gut Loosten b. Wismar (Mecklenburg) als Sohn des Gutsbesitzers und Oberleutnant d. L. Georg Lomer, gehörte der K. W.-A. an vom 31. 3. 1896 bis 30. 9. 1900, wurde promoviert am 22. 11. 1901, zum Ass.-Arzt befördert am 22. 4. 1902, verheiratete sich am 26. 2. 1909. Ausgeschieden aus dem aktiven Dienst am 18. 8. 1902 als Ass.-Arzt, war zuletzt beim Gren.-Regt. Nr. 1 in Königsberg (Ostpreußen). Er war dann Assistent an verschiedenen psychiatrischen Anstalten und ist jetzt Oberarzt an der Großh. Sächs. Landesirrenanstalt in Blankenhain i. Thür.

Er betätigte sich literarisch auf dem Gebiete der Psychiatrie und schrieb u. a.:

1. Liebe und Psychose. Wiesbaden 1907. Bergmann.
2. Bismarck im Lichte der Naturwissenschaft. Halle a. S. 1907. Marhold.

Lenz Marquardt, 2088

geb. am 10. August 1875 in Tüngeda (Herzogtum Sachsen-Coburg-Gotha) als Sohn des Pastors Heinrich Marquardt, gehörte der K.W.-A. an vom 31. 3. 1896 bis 30. 9. 1900, wurde promoviert am 13. 8. 1902, zum Ass.-Arzt befördert am 18. 8. 1902. Er erhielt Kommando an die Provinz-Irrenanstalt Owinsk in der Zeit vom 25. 5. 1905 bis 1. 11. 1907. Er ist zurzeit Stabsarzt und Bataillonsarzt beim Inf.-Regt. Nr. 47 in Posen.

Felix Mügge, 2089

geb. am 27. September 1877 in Kuznica Grabowska (russisch Polen) als Sohn des Oberförsters August Mügge, gehörte der K. W.-A. an vom 31. 3. 1896 bis 1. 10. 1900, wurde promoviert am 7. 3. 1902, zum

Ass.-Arzt befördert am 17. 5. 1902, verheiratete sich am 21. 3. 1909. Er war vom 2. 8. 1903 bis 4. 6. 1906 Angehöriger der Ostasiatischen Besatzungsbrigade. Er ist zurzeit Stabsarzt und Bataillonsarzt beim Inf.-Regt. Nr. 145 in Metz, kommandiert an die Universitäts-Augenklinik in Gießen seit dem 1. 4. 1909.

Er betätigte sich literarisch auf dem Gebiete der Augenheilkunde.

2090   **Arnold Müller,**

geb. am 27. Juli 1875 in Schwerin (Mecklenburg) als Sohn des Geh. Medizinalrates Dr. August Müller, gehörte der K. W.-A. an vom 31. 3. 1896 bis 13. 10. 1896. Er studierte zunächst noch 3 Semester Medizin, gab dann jedoch das Studium auf und wurde Landwirt. War bis zum 1. 1. 1910 Gutsinspektor auf Gerelischken bei Pillkallen, und hält sich zurzeit bei seinem Vater in Schwerin auf.

2091   **Johannes Müller,**

geb. am 7. April 1873 in Magdeburg als Sohn des Gymnasialprofessors Ottomar Müller, gehörte der K. W.-A. an vom 31. 3. 1896 bis 30. 9. 1899, wurde promoviert am 8. 3. 1901, zum Ass.-Arzt befördert am 16. 2. 1901, verheiratete sich am 12. 10. 1903. Er ist zurzeit Stabsarzt und Bataillonsarzt beim Füs.-Regt. Nr. 35 in Brandenburg a. H.

Er betätigte sich literarisch auf dem Gebiete der Philosophie.

2092   **Friedrich Münter,**

geb. am 3. Januar 1878 in Döllnitz (Prov. Sachsen) als Sohn des Kaufmanns Udo Münter, gehörte der K. W.-A. an vom 31. 3. 1896 bis 1. 10. 1900, wurde promoviert am 16. 3. 1903, zum Ass.-Arzt befördert am 17. 5. 1902. Er gehörte der Ostasiatischen Besatzungsbrigade in China an (Tsingtau, Tientsin, Peking) von 1903 bis 1906, unternahm eine Studienreise nach England im Sommer 1908 (6 Wochen). Er erhielt Kommando an die patholog. Abteilung des städt. Krankenhauses am Urban in Berlin in der Zeit vom 1. 1. 1908 bis 1. 3. 1909 und ist zurzeit Stabsarzt bei der K. W.-A. (seit 1. 10. 1909).

Er betätigte sich literarisch auf dem Gebiete der pathologischen Anatomie.

2093   **Max Nordmann,**

geb. am 2. September 1875 in Steglitz (b. Berlin) als Sohn des Königl. Eisenbahn-Betriebs- und Verkehrs-Kontrolleurs Albert Nordmann, gehörte der K. W.-A. an vom 31. 3. 1896 bis 15. 2. 1900, wurde zum Ass.-Arzt befördert am 19. 6. 1902. Er war Teilnehmer am Feldzuge gegen die Hereros und Hottentotten von 1904 bis 1906 als Oberarzt bei der 5. Kompagnie 1. Feld-Regts. und ist zurzeit Stabsarzt und Bataillonsarzt beim Inf.-Regt. Nr. 165 in Blankenburg.

2094   **Paul Oloff,**

geb. am 14. Oktober 1878 in Werden (Ostpreußen) als Sohn des Superintendenten Hermann Oloff, gehörte der K. W.-A. an vom 31. 3. 1896 bis 1. 10. 1900, wurde promoviert am 2. 5. 1902, zum

Ass.-Arzt befördert am 18.7.1902. Ausgeschieden aus dem aktiven Dienst am 31.3.1909 als Oberarzt, war zuletzt beim Gren.-Regt. Nr. 110 in Mannheim. Er lebt jetzt als prakt. Arzt in Auma (Großh. Sachsen).

Hans Otto,   2095

geb. am 1. September 1875 in Müncheberg (Bez. Frankfurt a. O.) als Sohn des Pastors Ernst Otto, gehörte der K. W.-A. an vom 31.3.1896 bis 1.10.1900, wurde promoviert im März 1903, zum Ass.-Arzt befördert am 12.9.1902, verheiratete sich am 20.4.1907. Er ist zurzeit Stabsarzt und Bataillonsarzt beim Inf.-Regt. Nr. 154 in Jauer.

Walther Paetz,   2096

geb. am 2. Juli 1877 in Groß-Saara b. Gera (Reuß) als Sohn des Pastors Clemens Paetz, gehörte der K. W.-A. an vom 31.3.1896 bis 30.9.1900, wurde promoviert am 11.6.1902, zum Ass.-Arzt befördert am 22.4.1902, verheiratete sich am 4.2.1905. Er ist zurzeit Stabsarzt und Bataillonsarzt beim Inf.-Regt. Nr. 96 in Gera.

Ernst Prahl,   2097

geb. am 11. Februar 1876 in Hadersleben (Schleswig-Holstein) als Sohn des Oberstabsarztes Dr. Peter Prahl, gehörte der K. W.-A. an vom 31.3.1896 bis 1.10.1900, wurde promoviert am 11.1.1902, zum Marine-Ass.-Arzt befördert am 8.2.1902. Er erhielt Kommando an das Knappschaftslazarett in Königshütte (Oberschlesien) in der Zeit vom 1.10.1904 bis 1.10.1906. Er ist zurzeit Marine-Stabsarzt beim Ostasiatischen Marine-Detachement in Peking.

Er betätigte sich literarisch auf dem Gebiete der Ethnologie.

Werner v. Raven,   2098

geb. am 14. Januar 1875 in Berlin als Sohn des Premier-Leutnants a. D. Otto v. Raven, gehörte der K. W.-A. an vom 10.5.1896 bis 14.10.1898. Er wurde auf Antrag seiner Mutter entlassen, studierte weiter Medizin, wurde promoviert und approbiert 1902, beteiligte sich an wissenschaftlichen Expeditionen und ist jetzt Arzt bei der Expedition zur Erforschung der Schlafkrankheit in Togo.

Hermann Runge,   2099

geb. am 11. Januar 1876 in Hamm (Westfalen) als Sohn des Lehrers Hermann Runge, gehörte der K.W.-A. an vom 31.3.1896 bis 1.10.1900, wurde promoviert 1902, zum Ass.-Arzt befördert am 18.7.1902, ist verheiratet. Ausgeschieden aus dem aktiven Dienst am 23.1.1906 als Oberarzt, war zuletzt beim Inf.-Regt. Nr. 60 in Weißenburg. Er ist jetzt Regierungsarzt in Kaewieng (Neu-Guinea).

Karl Schemel,   2100

geb. am 25. März 1877 in Crone a. d. Brahe (Posen) als Sohn des Apothekers Theodor Schemel, gehörte der K. W.-A. an vom 31.3.1896 bis 30.9.1900, wurde promoviert am 30.1.1904, zum Ass.-Arzt befördert am 27. 1. 1902, verheiratete sich am 3. 6. 1905. Er ist zurzeit Stabsarzt bei der K. W.-A. in Berlin, kommandiert zur hydro- therapeutischen Anstalt der Universität.

2101   **Karl Schieffer,**

geb. am 19. April 1877 in Montabaur (Bez. Wiesbaden) als Sohn des Seminardirektors Franz Schieffer, gehörte der K. W.-A. an vom 31. 3. 1896 bis 1. 10. 1900, wurde promoviert am 22. 6. 1904, zum Ass.- Arzt befördert am 18. 2. 1902. Er erhielt Kommando an die me- dizinische Klinik der Universität in Gießen in der Zeit vom 15. 7. 1904 bis 14. 7. 1907. Ausgeschieden aus dem aktiven Dienst am 22. 5. 1909 als Oberarzt, war zuletzt beim Fußart.-Regt. Nr. 10 in Straßburg i. E. Er ist jetzt Oberarzt am Kurhause in St. Blasien (Baden).

Er betätigte sich literarisch auf dem Gebiete der inneren Medizin.

2102   **Georg Schlemmer,**

geb. am 29. April 1878 in Droyßig (Prov. Sachsen) als Sohn des Pastors Ernst Schlemmer, gehörte der K. W.-A. an vom 31. 3. 1896 bis 30. 9. 1900, wurde promoviert am 24. 4. 1903, zum Ass.-Arzt befördert am 18. 8. 1902, verheiratete sich am 2. 5. 1903. Er ist zurzeit Stabsarzt und Bataillonsarzt beim Train-Batl. Nr. 14 in Durlach, kommandiert an die bakteriologische Untersuchungsanstalt für Typhusbekämpfung in Saarbrücken seit dem 18. 10. 1908.

2103   **Wilhelm Schuhr,**

geb. am 7. März 1876 in Bremen als Sohn des Postmeisters Louis Schuhr, gehörte der K. W.-A. an vom 31. 3. 1896 bis 14. 10. 1898. Er schied auf Antrag seines Vaters aus, studierte weiter Medizin, wurde 1901 promoviert und approbiert. Er ist jetzt prakt. Arzt in Lübeck.

2104   **Paul Seyffarth,**

geb. am 7. Dezember 1877 in Wormditt (Ostpreußen) als Sohn des Kreisrichters Karl Seyffarth, gehörte der K. W.-A. an vom 31. 3. 1896 bis 30. 9. 1900, wurde promoviert am 15. 11. 1901, zum Ass.- Arzt 27. 1. 1902, verheiratete sich am 18. 3. 1907. Er erhielt Kommando an das chirurgische Stadtlazarett „Sandgrube" in Danzig in der Zeit vom 1. 10. 1902 bis 30. 9. 1905. Er ist zurzeit Stabsarzt und Bataillonsarzt beim Inf.-Regt. Nr. 41 in Memel.

2105   **Martin Stappenbeck,**

geb. am 5. August 1875 in Lagendorf (Prov. Sachsen) als Sohn des Pfarrers Friedrich Wilhelm Stappenbeck, gehörte der K. W.-A. an vom 31. 3. 1896 bis 1. 10. 1900, wurde promoviert am 8. 8. 1904, zum Ass.-Arzt befördert am 19. 7. 1902. Er erhielt Kommando an die chirurgische Universitätsklinik in Breslau in der Zeit vom 1. 11. 1904 bis 1. 10. 1907. Er ist zurzeit Stabsarzt und Bataillonsarzt beim Inf.- Regt. Nr. 55 in Bielefeld.

Albert Steinhausen, 2106

geb. am 11. November 1876 in Greifswald als Sohn des Gymnasialdirektors Fritz Steinhausen, gehörte der K. W.-A. an vom 31. 3. 1896
bis 30. 9. 1900. Gest. am 20. März 1902 als Unterarzt im Inf.-Regt.
Nr. 148, war zuletzt kommandiert zur K. W.-A. in Berlin.

Johannes Wallis, 2107

geb. am 8. März 1877 in Sanzkow (Pommern) als Sohn des Pastors
Rudolf Wallis, gehörte der K. W.-A. an vom 31. 3. 1896 bis 1. 10.
1900, wurde promoviert am 13. 2. 1902, zum Ass.-Arzt befördert am
22. 4. 1902. Er ist zurzeit Stabsarzt und Bataillonsarzt beim Inf.-Regt.
Nr. 27 in Halberstadt.

Balduin Worbs, 2108

geb. am 16. Dezember 1877 in Coblenz als Sohn des Gymnasial-
oberlehrers a. D. Professors Dr. Hermann Worbs, gehörte der K.W.-A.
an vom 31. 3. 1896 bis 30. 9. 1900, wurde promoviert am 16. 12. 1903,
zum Ass.-Arzt befördert am 16. 6. 1901, verheiratete sich am 23. 5.
1908. Er gehörte vom 21. 5. 1904 bis 25. 9. 1905 der Ostasiatischen
Besatzungsbrigade an, erhielt Kommando an die Heilstätte für Nervenkranke „Haus Schönow" in Zehlendorf-Berlin in der Zeit vom 1. 4.
1906 bis 30. 4. 1908. Er ist zurzeit Stabsarzt und Bataillonsarzt beim
Inf.-Regt. Nr. 32 in Meiningen.

Fritz v. Zschock, 2109

geb. am 10. Februar 1876 in Straßburg i. Els. als Sohn des Architekten
Fritz v. Zschock, gehörte der K. W.-A. an vom 31. 3. 1896 bis 30. 9.
1900, wurde promoviert am 16. 7. 1904, zum Ass.-Arzt befördert am
19. 6. 1902, verheiratete sich am 12. 6. 1907. Er erhielt Kommando
an die chirurgische Universitätsklinik in Heidelberg in der Zeit vom
1. 10. 1902 bis 30. 9. 1905. Er ist zurzeit Stabsarzt und Bataillonsarzt beim Inf.-Regt. Nr. 97 in Saarburg (Lothringen).

Michaelis 1896.

Julius Barthels, 2110

geb. am 1. April 1876 auf Gut Borthen bei Dresden als Sohn des
Rittergutspächters Julius Barthels, gehörte der K.W.-A. an vom 20. 10.
1896 bis 15. 2. 1901, wurde zum Ass.-Arzt befördert am 18. 10. 1902.
Er gehörte vom 23. 3. 1904 bis 30. 11. 1907 der Schutztruppe für
Südwestafrika an und nahm teil an den Feldzügen gegen die Hereros
und Hottentotten. Er ist zurzeit Oberarzt bei der Schutztruppe in
Deutsch-Ostafrika seit dem 25. 6. 1909 (vorher am Kadettenhaus in
Oranienstein).

2111   **Walter Bielitz,**

geb. am 15. Oktober 1877 in Lauenburg (Pommern) als Sohn des Sanitätsrats Dr. Robert Bielitz, gehörte der K. W.-A. an vom 20. 10. 1896 bis 15. 2. 1901, wurde promoviert am 21. 12. 1906, zum Ass.-Arzt befördert am 18. 10. 1902. Er erhielt Kommando an das pathologische Institut des städtischen Krankenhauses Moabit-Berlin in der Zeit vom April 1908 bis 1. 10. 1909. Er ist zurzeit Oberarzt beim Eisenb.-Regt. Nr. 3 in Berlin.

2112   **Alfred Camphausen,**

geb. am 26. November 1877 in Aplerbeck (Westfalen) als Sohn des prakt. Arztes Dr. med. Emil Camphausen, gehörte der K. W.-A. an vom 20. 10. 1896 bis 14. 2. 1901. Wegen Krankheit ausgeschieden aus dem aktiven Dienst am 10. 8. 1901 als Unterarzt beim Gren.-Regt. Nr. 1, kommandiert zur K. W.-A. in Berlin. Er wurde 1905 promoviert und approbiert und ist jetzt Spezialarzt für Lungenkrankheiten in Niederschöneweide bei Berlin.

2113   **Richard Ehrlich,**

geb. am 29. April 1877 in Stettin als Sohn des Bevollmächtigten der Lebensversicherungsgesellschaft „Germania" Gottfried Ehrlich, gehörte der K. W.-A. an vom 20. 10. 1896 bis 1. 10. 1900, wurde promoviert am 14. 7. 1902, zum Ass.-Arzt befördert am 18. 8. 1902. Er erhielt Kommando an die chirurgische Klinik der Universität in Greifswald in der Zeit vom 1. 10. 1906 bis 1. 10. 1909. Er ist zurzeit Stabsarzt bei der K. W.-A. in Berlin seit dem 19. 4. 1910.

Er betätigte sich literarisch auf dem Gebiete der Chirurgie und schrieb u. a.:

Zur Kasuistik und Behandlung der Divertikel der männlichen Harnröhre.

2114   **Stephan Gößmann,**

geb. am 29. Juni 1875 in Colberg (Pommern) als Sohn des Oberstleutnants a. D. Fritz Gößmann, gehörte der K. W.-A. an vom 20. 10. 1896 bis 15. 2. 1901, wurde zum Ass.-Arzt befördert am 18. 6. 1903. Gest. am 2. Juni 1902 als Oberarzt, war zuletzt beim Inf.-Regt. Nr. 44 in Goldap.

2115   **Karl Hart,**

geb. am 1. August 1876 in Runkel a. L. (Hessen-Nassau) als Sohn des prakt. Arztes Dr. Karl Hart, gehörte der K. W.-A. an vom 20. 10. 1896 bis 31. 7. 1899. Er wurde wegen eines Gehörleidens als dienstunbrauchbar entlassen, studierte weiter Medizin, wurde im Juni 1901 approbiert und promoviert. Er ist zurzeit Prosektor am Auguste Viktoria-Krankenhaus und Leiter des bakteriologischen Untersuchungsamtes in Schöneberg-Berlin.

Er betätigte sich literarisch auf dem Gebiete der Pathologie und schrieb neben anderen Arbeiten:

1. Die mechanische Disposition der Lungenspitzen zur tuberkulösen Phthise. Preisgekrönte Monographie. Stuttgart 1906. Enke.
2. Der Thorax phthisicus (zusammen mit Harraß). Monographisches Atlaswerk. Stuttgart 1908. Enke.

Franz Haucke, 2116

geb. am 24. August 1875 in Berlin als Sohn des Fabrikbesitzers August Haucke, gehörte der K. W.-A. an vom 20. 10. 1896 bis 28. 1. 1899. Fr wurde auf Antrag seines Vaters entlassen, ohne jedoch — infolge Krankheit — sein Studium zu beenden. Gest. am 4. Februar 1909.

Ernst Heberle, 2117

geb. am 9. Oktober 1876 in Ulm (Donau) als Sohn des Hauptmanns und Kompagniechefs Karl Heberle, gehörte der K. W.-A. an vom 20. 10. 1896 bis 15. 2. 1901, wurde promoviert am 1. 8. 1903, zum Ass.-Arzt befördert am 28. 9. 1902. Er erhielt Kommando an die Königl. Universitäts-Ohrenklinik in Tübingen in der Zeit vom 1. 10. 1904 bis 1. 4. 1906. Er ist zurzeit Stabsarzt und Bataillonsarzt beim Inf.-Regt. Nr. 127 in Ulm.

Otto Hornemann, 2118

geb. am 24. Februar 1877 in Niederndodeleben (Sachsen) als Sohn des Fabrikdirektors Andreas Hornemann, gehörte der K. W.-A. an vom 20. 10. 1896 bis 15. 2. 1901, wurde zum Ass.-Arzt befördert am 18. 8. 1902, verheiratete sich am 17. 3. 1904. Er ist zurzeit Stabsarzt und Bataillonsarzt beim Inf.-Regt. Nr. 158 in Paderborn, kommandiert an das Hygienische Institut der Universität in Berlin (seit dem 1. 4. 1908).

Wilhelm Kamm, 2119

geb. am 29. Januar 1876 in Karlsruhe (Baden) als Sohn des Landgerichtsrats Edmund Kamm, gehörte der K. W.-A an vom 20. 10. 1896 bis 15. 2. 1901, wurde promoviert am 17. 12. 1908, zum Ass.-Arzt befördert am 18. 10. 1902. Er war kommandiert an das Hygienische Institut der Universität in Straßburg vom 1. 4. 1907 bis 31. 3. 1910. Er ist zurzeit Oberarzt beim Inf.-Regt. Nr. 143 in Straßburg i. Els.

Alfred Korsch, 2120

geb. am 7. Mai 1877 in Danzig als Sohn des Rechnungsrates Julius Korsch, gehörte der K.W.-A. an vom 20. 10. 1896 bis 15. 2. 1901, wurde zum Ass.-Arzt befördert am 18. 4. 1903. Er gehört seit 23. 3. 1904 der Schutztruppe für Südwestafrika an und nahm 1904, 1905, 1906 und 1907 am Herero- und Hottentottenfeldzug teil. Er ist zurzeit Oberarzt bei der Schutztruppe für Südwestafrika.

Robert Lerch, 2121

geb. am 16. August 1878 in Königsbronn (Württemberg) als Sohn des Kgl. Bergrats Eduard Lerch, gehörte der K. W.-A. an vom 20. 10. 1896 bis 15. 2. 1901, wurde promoviert am 31. 5. 1902, zum Ass.-Arzt befördert am 29. 7. 1902. Gest. am 28. Mai 1904 in Stuttgart an Ileus als Ass.-Arzt, war zuletzt beim Sanitätsamt XIII. Armeekorps in Stuttgart.

2122   **Bruno Lichthorn,**

geb. am 15. Februar 1878 in Berlin als Sohn des Kanzleirats bei der Landes-Aufnahme Carl Lichthorn, gehörte der K. W.-A. an vom 20. 10. 1896 bis 15. 2. 1901, wurde promoviert am 11. 5. 1903, zum Ass.-Arzt befördert am 18. 7. 1903. Er ist zurzeit Oberarzt beim Kadettenhause in Coeslin.

2123   **Paul Liste,**

geb. am 15. Juni 1877 in Dramburg (Pommern) als Sohn des Kreisrichters Clemens Liste, gehörte der K. W.-A. an vom 20. 10. 1896 bis 14. 2. 1901, wurde zum Ass.-Arzt befördert am 22. 11. 1902. Er nahm teil vom 29. 11. 1904 bis 11. 1. 1905 an der Bekom-Expedition in Kamerun. Er ist zurzeit Oberarzt bei der Schutztruppe für Kamerun, der er seit 7. 3. 1904 angehört.

2124   **August Merz,**

geb. am 11. Juni 1876 in Metz als Sohn des Oberpostsekretärs Hans Merz, gehörte der K. W.-A. an vom 20. 10 1896 bis 14. 2. 1901, wurde zum Ass.-Arzt befördert am 18. 8. 1902. Ausgeschieden aus dem aktiven Dienst am 27. 1. 1906 als Oberarzt, war zuletzt beim Inf.-Regt. Nr. 46 in Posen. Er ist jetzt prakt. Arzt in Berlin.

2125   **Walter Meyer,**

geb. am 10. Januar 1877 in Eberswalde als Sohn des Kaufmanns und Lotterie-Einnehmers Georg Meyer, gehörte der K. W.-A. an vom 20. 10. 1896 bis 15. 2. 1901, wurde zum Ass.-Arzt befördert am 12. 9. 1902. Er gehörte vom 5. 4. 1904 bis 17. 11. 1904 der Schutztruppe für Südwestafrika an und nahm an dem Herero-Feldzug teil. Gest. am 17. November 1904 in Okawitumbika (Südwestafrika) an Typhus als Ass.-Arzt in der Schutztruppe für Südwestafrika.

2126   **Bernhard Möllers,**

geb. am 26. Januar 1878 in Metz als Sohn des Gymnasialdirektors Joseph Möllers, gehörte der K. W.-A. an vom 20. 10. 1896 bis 15. 2. 1901, wurde promoviert am 14. 7. 1902, zum Ass.-Arzt befördert am 8. 10. 1902. Er ist zurzeit Oberarzt beim 2. Garde-Ulan.-Regt. in Berlin, kommandiert an das Institut für Infektionskrankheiten in Berlin seit dem 1. 4. 1908.

Er betätigte sich literarisch auf dem Gebiete der Bakteriologie.

2127   **Bruno Nerger,**

geb. am 23. Juli 1878 in Rostock (Mecklenb.) als Sohn des Gymnasialoberlehrers Dr. Karl Nerger, gehörte der K. W.-A. an vom 20. 10. 1896 bis 15. 2. 1901, wurde promoviert am 4. 8. 1906, zum Ass.-Arzt befördert am 10. 6. 1902. Er ist zurzeit Marine-Stabsarzt und Assistent des Sanitätsamtes der Ostseestation in Kiel.

2128   **Hugo Niepraschk,**

geb. am 16. November 1874 in Cöln-Riehl als Sohn des Königl. Gartenbau-Direktors Julius Niepraschk, gehörte der K. W.-A. an vom

20. 10. 1896 bis 15. 2. 1899, wurde promoviert am 12. 8. 1898, zum
Ass.-Arzt befördert am 18. 10. 1900, verheiratete sich am 6. 1. 1910.
Er erhielt Kommando vom 20. 10. 1902 bis 31. 12. 1904 zur Kgl.
bakteriologischen Untersuchungsanstalt Saarbrücken, vom 1. 1. 1905 bis
31. 3. 1905 als Leiter der Kgl. bakteriologischen Untersuchungsanstalt
Trier und vom 1. 4. 1905 bis 31. 12. 1906 als Leiter der Kgl. bakteriologischen Untersuchungsanstalt Idar a. d. Nahe. Er ist zurzeit Stabsarzt bei der Kommandantur und Garnisonarzt in Wesel.

Er betätigte sich literarisch auf dem Gebiete der Bakteriologie.

Reinhard Ohm, 2129

geb. am 30. August 1875 in Münster (Westfalen) als Sohn des Apothekers Johannes Ohm, gehörte der K. W.-A. an vom 20. 10. 1896 bis
5. 4. 1899, wurde promoviert am 28. 6. 1904, zum Ass.-Arzt befördert
am 18. 10. 1902. Er ist zurzeit Oberarzt beim Fußart.-Regt. Nr. 7
in Cöln a. Rh., kommandiert an die medizinische Klinik der Universität in Gießen seit dem 15. 7. 1907.

Max Papendieck, 2130

geb. am 9. Juni 1877 in Rastenburg (Ostpreußen) als Sohn des Kreisphysikus Dr. Rudolf Papendieck, gehörte der K. W.-A. vom 20. 10.
1896 bis 15. 2. 1901, wurde zum Ass.-Arzt befördert am 22. 11. 1902,
verheiratete sich am 12. 5. 1906. Ausgeschieden aus dem aktiven
Dienst am 10. 4. 1906 als Oberarzt, war zuletzt beim Fußart.-Regt.
Nr. 1 in Königsberg i. Pr. Er lebt jetzt als prakt. Arzt im Ostseebad Cranz.

Wilhelm Röhmer, 2131

geb. am 26. Februar 1878 in Nauen (Kr. Osthavelland) als Sohn des
Ober-Telegraphenassistenten Gustav Röhmer, gehörte der K. W.-A. an
vom 20. 10. 1896 bis 14. 2. 1901, wurde promoviert am 31. 5. 1902,
zum Ass.-Arzt befördert am 18. 7. 1902. Er erhielt Kommando an
die Medizinische Klinik in Heidelberg in der Zeit vom 1. 4. 1907 bis
1. 3. 1910. Er ist zurzeit Stabsarzt an der K. W.-A. in Berlin seit
1. 3. 1910.

Friedrich Saßerath, 2132

geb. am 5. September 1876 in Berlin als Sohn des Kaufmanns Albert
Saßerath, gehörte der K. W.-A. an vom 20. 10. 1896 bis 14. 2. 1901,
wurde promoviert am 12. 4. 1904, zum Ass.-Arzt befördert am 18. 8.
1902. Er nahm teil 1904, 1905, 1906 und 1907 am Herero- und
Hottentottenfeldzug. Er ist zurzeit Oberarzt bei der Schutztruppe für
Südwestafrika, der er seit 17. 5. 1904 angehört.

Emil Sauer, 2133

geb. am 17. Juli 1876 in Hesserode b. Nordhausen als Sohn des Gutsbesitzers Emil Sauer, gehörte der K. W.-A. an vom 20. 10. 1896 bis
15. 2. 1901, wurde promoviert am 5. 4. 1902, zum Ass.-Arzt befördert
am 18. 6. 1902, verheiratete sich am 25. 4. 1905. Er ist zurzeit Stabsarzt und Bataillonsarzt beim Inf.-Regt. Nr. 75 in Stade.

2134   **Clemens Schnitzer,**

geb. am 18. Mai 1877 in Rosenberg (Württemberg) als Sohn des Wundarztes und Schultheißen Benjamin Schnitzer, gehörte der K.W.-A. an vom 20. 10. 1896 bis 15. 2. 1901, wurde promoviert am 18. 12. 1908, zum Ass.-Arzt befördert am 29. 7. 1902, verheiratete sich am 7. 6. 1909. Er erhielt Kommando an die chirurgische Abteilung des Katharinenhospitals in Stuttgart in der Zeit vom 1. 4. 1905 bis 31. 3. 1907. Er ist zurzeit Stabsarzt und Bataillonsarzt beim Inf.-Regt. Nr. 124 in Weingarten.

2135   **Georg Spitzner,**

geb. am 6. März 1877 in Frankfurt a. O. als Sohn des Königl. Baurats Hermann Spitzner, gehörte der K.W.-A. an vom 20. 10. 1896 bis 15. 2. 1901, wurde zum Ass.-Arzt befördert am 18. 8. 1902. Er ist zurzeit Stabsarzt und Bataillonsarzt beim Inf.-Regt. Nr. 128 in Neufahrwasser.

2136   **Max Taute,**

geb. am 22. Oktober 1878 in Ulm als Sohn des Zahlmeisters Reinhold Taute, gehörte der K.W.-A. an vom 20. 10. 1896 bis 15. 2. 1901, wurde promoviert am 1. 12. 1903, zum Ass.-Arzt befördert am 28. 9. 1902. Er erhielt Kommando an das Kaiserl. Gesundheitsamt in Berlin in der Zeit vom 1. 1. 1904 bis 31. 12. 1906. Er ist zurzeit Oberarzt bei der Schutztruppe für Deutsch-Ostafrika, der er seit 28. 10. 1907 angehört.

Er betätigte sich literarisch auf dem Gebiete der Tuberkulose und schrieb zusammen mit Weber:

1. Ueber Kaltblütertuberkulose. Arb. aus dem Kaiserl. Gesundheitsamte. 1904.
2. Untersuchungen über Tuberkulose bei Kindern. Arb. aus dem Kaiserl. Gesundheitsamte. 1907.

2137   **Karl Wezel,**

geb. am 5. Juli 1877 in Berlin als Sohn des Gymnasial-Oberlehrers Prof. Dr. Ernst Wezel, gehörte der K.W.-A. an vom 20. 10. 1896 bis 14. 2. 1901, wurde promoviert am 20. 6. 1902, zum Ass.-Arzt befördert am 12. 9. 1902. Er ist zurzeit Oberarzt beim 2. Garde-Regt. z. F., kommandiert zur Dienstleistung bei der K. W.-A. in Berlin (seit 27. 1. 1909).

2138   **Max Wichura,**

geb. am 10. September 1878 in Breslau als Sohn des Postrats Hugo Wichura, gehörte der K.W.-A. an vom 20. 10. 1896 bis 15. 2. 1901, wurde promoviert am 28. 5. 1902, zum Ass.-Arzt befördert am 18. 8. 1902. Ausgeschieden aus dem aktiven Dienst am 20. 3. 1906 als Oberarzt, war zuletzt beim Leib-Gren.-Regt. Nr. 109 in Karlsruhe i. B. Er ist jetzt Assistent an der Kinder-Abteilung der medizinischen Klinik der Universität in Göttingen.

Ostern 1897.

Wilhelm Andresen,   2139

geb. am 28. November 1878 in Berlin als Sohn des Rentners Wilhelm Andresen, gehörte der K. W.-A. an vom 30. 3. 1897 bis 19. 2. 1899. Er setzte sein Studium fort, wurde promoviert am 7. 8. 1903, zum Ass.-Arzt befördert am 19. 5. 1903, verheiratete sich am 7. 2. 1905. Er nahm teil am Feldzuge gegen die Herero und Hottentotten vom 17. 2. 1905 bis 18. 6. 1906. Ausgeschieden aus dem aktiven Dienst am 20. 2. 1907 als Oberarzt, war zuletzt Oberarzt bei der Schutztruppe in Südwestafrika. Er lebt jetzt als prakt. Arzt in Greiffenberg (Uckerm.).

Wilhelm Berndt,   2140

geb. am 15. August 1876 in Meseritz (Posen) als Sohn des Landrichters Emil Berndt, gehörte der K. W.-A. an vom 30. 3. 1897 bis 1. 10. 1901, wurde promoviert am 28. 5. 1906, zum Ass.-Arzt befördert am 22. 3. 1903, verheiratete sich am 2. 3. 1907. Er ist zurzeit Oberarzt beim Drag.-Regt. Nr. 8 in Bernstadt.

Erich Bierotte,   2141

geb. am 3. Januar 1879 in Stettin als Sohn des Rechnungsrates Wilhelm Bierotte, gehörte der K. W.-A. an vom 30. 3. 1897 bis 21. 5. 1899 und vom 8. 11. 1899 bis 14. 2. 1902, wurde promoviert am 20. 5. 1905, zum Ass.-Arzt befördert am 17. 5. 1904, verheiratete sich am 25. 4. 1905. Er ist zurzeit Oberarzt beim Eisenb.-Regt. Nr. 2 in Berlin, kommandiert seit 1. 3. 1908 zum Hygienischen Institut der Universität in Halle a. S.

Er betätigte sich literarisch auf dem Gebiete der Hygiene und Bakteriologie.

Max Christian,   2142

geb. am 23. Dezember 1878 in Schweidnitz als Sohn des Lehrers Julius Christian, gehörte der K. W.-A. an vom 30. 3. 1897 bis 30. 9. 1901, wurde promoviert am 18. 3. 1903, zum Ass.-Arzt befördert am 18. 6. 1903, verheiratete sich am 27. 12. 1906. Er erhielt Kommando zum hygienischen Institut der Universität in Berlin vom 1. 1. 1905 bis 31. 3. 1908. Er ist zurzeit Oberarzt beim Eisenb.-Regt. Nr. 2 in Berlin, kommandiert zum Institut für Infektionskrankheiten in Berlin seit dem 20. 10. 1908.

Er betätigte sich literarisch auf dem Gebiete der Hygiene.

Heinrich Claus,   2143

geb. am 29. November 1877 in Hünfeld (Hessen-Nassau) als Sohn des Gutsbesitzers Wilhelm Claus, gehörte der K. W.-A. an vom 30. 3. 1897 bis 30. 9. 1901, wurde zum Ass.-Arzt befördert am 12. 9. 1902. Er gehörte vom 2. 7. 1903 bis 28. 5. 1906 der Ostasiatischen Besatzungs-Brigade an und vom 1. 3. 1907 bis 1. 12. 1909 der Schutztruppe für Deutsch-Ostafrika. Er ist zurzeit Oberarzt beim Kür.-Regt. Nr. 4 in Münster.

2144   **Julius Coppenrath,**

geb. am 31. Oktober 1876 in Arnsberg (Westfalen) als Sohn des Rent-meisters und Oberleutnants a. D. Hermann Coppenrath, gehörte der K. W.-A. an vom 30. 3. 1897 bis 1. 10. 1897. Er gab nach seinem Ausscheiden das medizinische Studium auf und wandte sich dem Bankfach zu. Er lebt jetzt als Bankvorsteher in Haltern (Westfalen).

2145   **Martin Dütschke,**

geb. am 19. Februar 1878 in Lübbecke (Westfalen) als Sohn des Land-gerichtsdirektors Emil Dütschke, gehörte der K. W.-A. an vom 30. 3. 1897 bis 1. 10. 1901, wurde promoviert am 6. 3. 1903, zum Ass.-Arzt befördert am 19. 5. 1903, verheiratete sich am 25. 9. 1904. Ausge-schieden aus dem aktiven Dienst am 20. 8. 1908 als Oberarzt, war zuletzt beim Fußart.-Regt. Nr. 2 in Danzig-Neufahrwasser und lebt jetzt dort als prakt. Arzt.

2146   **Hermann Fielitz,**

geb. am 27. Januar 1877 in Lauchstaedt (Bez. Merseburg) als Sohn des Sanitätsrats Dr. Gustav Fielitz, gehörte der K. W.-A. an vom 30. 3. 1897 bis 30. 9. 1901, wurde promoviert am 5. 12. 1906, zum Ass.-Arzt befördert am 18. 4. 1903. Er ist zurzeit Oberarzt beim Füs.-Regt. Nr. 36 in Halle a. S., kommandiert zur Dienstleistung bei der K. W.-A. (Klinik für Haut- und Geschlechtskrankheiten der Kgl. Charité).

2147   **Walter Fornet,**

geb. am 13. Oktober 1877 in Friedrichsberg (Kreis Niederbarnim) als Sohn des Sanitätsrats Dr. Julius Fornet, gehörte der K. W.-A. an vom 30. 3. 1897 bis 30. 9. 1901, wurde promoviert am 6. 3. 1903, zum Ass.-Arzt befördert am 19. 5. 1903. Er erhielt Kommando an die Bakteriologische Untersuchungs-Anstalt für Unter-Elsaß in Straßburg i. E. in der Zeit vom 16. 10. 1905 bis 15. 7. 1908, unternahm wissen-schaftliche Reisen 1898 und 1899 nach Paris, London und Rom und 1906 bis 1908 zu Kongressen u. s. w. Er ist zurzeit Oberarzt beim Feldart.-Regt. Nr. 42 in Schweidnitz, kommandiert zum Reichskommissar für die Typhusbekämpfung im Südwesten des Reichs in Saarbrücken seit dem 15. 7. 1908.

Er betätigte sich literarisch auf dem Gebiete der Bakteriologie und schrieb verschiedene Arbeiten über Nahrungsmittelvergiftungen, Züchtung von Typhusbazillen und Ergebnisse der Serumforschung; erwähnt seien:

1. Ueber die Baktericidie der Galle. Arch. f. Hyg. 1906.
2. Zur Herstellung und Verwendung präzipitierender Sera, insbesondere für den Nachweis von Pferdefleisch (zus. mit Müller).
3. Versuche über die Entstehung des Sepsins (zus. mit Heubner). Arch. f. exper. Pathol. u. Pharmak. 1908.

Franz Forner, 2148

geb. am 22. September 1876 in Ostrowo (Posen) als Sohn des Sanitätsrats Dr. Robert Forner, gehörte der K. W.-A. an vom 30. 3. 1897 bis
30. 9. 1901, wurde promoviert am 5. 8. 1904, zum Ass.-Arzt befördert
am 27. 1. 1903. Er ist zurzeit Oberarzt beim Inf.-Regt. Nr. 32,
kommandiert zur Kriegsschule in Hersfeld.

Erwin Friedel, 2149

geb. am 8. Oktober 1878 in Berlin als Sohn des Geh. Reg.-Rats Ernst
Friedel, gehörte der K. W.-A. an vom 30. 3. 1897 bis 30. 9. 1901,
wurde promoviert am 2. 4. 1903, zum Ass.-Arzt befördert am 18. 6.
1903. Er erhielt Kommando an die psychiatrische Universitätsklinik
in Jena in der Zeit vom 1. 10. 1905 bis 1. 10. 1909. Ausgeschieden
aus dem aktiven Dienst am 31. 3. 1910 als Oberarzt, war zuletzt beim
Inf.-Regt. Nr. 143 in Straßburg i. E. Jetziger Aufenthaltsort unbekannt.
  Er betätigte sich literarisch auf dem Gebiete der Psychiatrie und
Neurologie.

Johannes Galley, 2150

geb. am 10. April 1876 in Danzig als Sohn des Kgl. Kanzlei-Inspektors
Eugen Galley, gehörte der K. W.-A. an vom 30. 3. 1897 bis 1. 10.
1897. Er studierte nach seinem Ausscheiden weiter Medizin, wurde
promoviert und approbiert 1906 und ist jetzt Assistenzarzt am Sanatorium der Altersversicherungsanstalt in Beelitz (Mark).

Bruno Gettkant, 2151

geb. am 2. Januar 1877 in Arys (Ostpreußen) als Sohn des Predigers
Karl Gettkant, gehörte der K. W.-A. an vom 30. 3. 1897 bis 30. 9.
1901, wurde promoviert am 20. 3. 1905, zum Ass.-Arzt befördert am
18. 6. 1903. Er ist zurzeit Oberarzt beim Sanitätsamt des I. Armeekorps in Königsberg i. Pr.

Felix Haase, 2152

geb. am 19. März 1879 in Berlin als Sohn des Divisionsarztes Dr. Wilhelm Haase, gehörte der K. W.-A. an vom 30. 3. 1897 bis 30. 9. 1901,
wurde promoviert am 22. 7. 1904, zum Ass.-Arzt befördert am 18. 6.
1903. Er gehörte der Schutztruppe für Südwestafrika vom 20. 8. 1904
bis 31. 5. 1908 an, nahm teil an der Niederwerfung des Herero- und
Hottentottenaufstandes. Er ist zurzeit Oberarzt beim Inf.-Regt. Nr. 64,
kommandiert zur Universitäts-Frauenklinik in Breslau seit 1. 11. 1908.

Gerhard Haenisch, 2153

geb. am 3. Februar 1879 in Kolberg (Pommern) als Sohn des prakt.
Arztes Dr. Paul Haenisch, gehörte der K. W.-A. an vom 30. 3. 1897 bis
30. 9. 1901, wurde promoviert am 17. 5. 1903, zum Ass.-Arzt befördert
am 19. 5. 1903. Er erhielt Kommando an die psychiatrische Klinik
in Rostock in der Zeit vom 1. 10. 1905 bis 30. 9. 1908. Er ist zurzeit
Oberarzt beim Feldart.-Regt. Nr. 38 in Stettin.

2154
Walter Haesner,

geb. am 8. Juni 1877 in Gnesen (Posen) als Sohn des Baumeisters und Hauptmanns der Landwehr Richard Haesner, gehörte der K. W.-A. an vom 30. 3. 1897 bis 15. 3. 1902, wurde promoviert am 31. 7. 1909, zum Ass.-Arzt befördert am 17. 5. 1904. Er erhielt Kommando an das zahnärztliche Institut der Universität in Breslau in der Zeit vom 1. 4. 1908 bis 15. 4. 1909. Er erhielt am 24. 3. 1909 die Approbation als Zahnarzt. Er ist zurzeit Oberarzt beim Füs.-Regt. Nr. 73 in Hannover.

2155
Ludwig Harriehausen,

geb. am 2. Mai 1879 in Uelzen (Hannover) als Sohn des Landgerichtsrates Ludwig Harriehausen, gehörte der K. W.-A. an vom 30. 3. 1897 bis 1. 10. 1901, wurde promoviert am 17. 5. 1903, zum Ass.-Arzt befördert am 18. 4. 1903. Er erhielt Kommando an das pathologische Institut der Universität in Breslau in der Zeit vom 1. 4. 1906 bis 30. 9. 1908. Er ist zurzeit Oberarzt beim Hus.-Regt. Nr. 8 in Neuhaus i. W. Er betätigte sich literarisch auf dem Gebiete der Pathologie.

2156
Robert Hase,

geb. am 18. April 1878 in Algermissen (Hannover) als Sohn des Kaufmanns Theodor Hase, gehörte der K. W.-A. an vom 30. 3. 1897 bis 30. 9. 1901, wurde promoviert am 4. 2. 1908, zum Ass.-Arzt befördert am 18. 4. 1903. Er ist zurzeit Oberarzt beim Train-Bat. Nr. 16 in Forbach.

2157
Alexander Heinsius,

geb. am 15. November 1878 in Grundhof (Kreis Ost-Sternberg) als Sohn des Rittergutsbesitzers August Heinsius, gehörte der K. W.-A. an vom 30. 3. 1897 bis 30. 9. 1901, wurde promoviert am 15. 3. 1909, zum Ass.-Arzt befördert am 17. 2. 1903. Er erhielt Kommando an das chirurgische Stadtlazarett „Sandgrube" in Danzig in der Zeit vom 1. 10. 1905 bis 30. 9. 1908. Er ist zurzeit Oberarzt beim Inf.-Regt. Nr. 137 in Hagenau (Elsaß).

2158
Walther Hermes,

geb. am 17. Januar 1879 in Oschersleben (Prov. Sachsen) als Sohn des prakt. Arztes Dr. Erich Hermes, gehörte der K. W.-A. an vom 30. 3. 1897 bis 1. 10. 1901, wurde promoviert am 4. 2. 1908, zum Ass.-Arzt befördert am 11. 9. 1903. Er erhielt Kommando an das pathologische Institut der Universität in Gießen in der Zeit vom 1. 10. 1904 bis 1. 10. 1906. Ausgeschieden aus dem aktiven Dienst am 21. 4. 1908 als Oberarzt, war zuletzt beim Feldart.-Regt. Nr. 33 in Metz. Er ist jetzt Ass.-Arzt an der Prov.-Irrenanstalt in Neustadt (Westpreußen).

2159
Ernst Herzer,

geb. am 17. März 1877 in Treuenbrietzen (Brandenburg) als Sohn des Stabsarztes Dr. Ernst Herzer, gehörte der K. W.-A. an vom 30. 3. 1897 bis 30. 9. 1901, wurde zum Ass.-Arzt befördert am 18. 6. 1903.

Er gehört seit 6. 6. 1904 der Schutztruppe für Südwestafrika an und nahm teil 1904, 1905, 1906 und 1907 am Herero- und Hottentotten-feldzug. Er erhielt Kommando an die M.-A. des Oberkommandos der Schutztruppen in Berlin in der Zeit vom 1. 8. 1906 bis 15. 10. 1906 und ist zurzeit Oberarzt bei der Schutztruppe für Südwestafrika.

Martin Hörich, 2160

geb. am 22. Mai 1878 in Wettin a. S. (Prov. Sachsen) als Sohn des Burgpredigers Julius Hörich, gehörte der K. W.-A. an vom 30. 3. 1897 bis 1. 10. 1901, wurde zum Ass.-Arzt befördert am 18. 10. 1902. Er ist zurzeit Oberarzt bei der Unteroffizier-Vorschule in Greifenberg (Pommern).

Max Jaeger, 2161

geb. am 5. November 1977 in Grabow (Pommern) als Sohn des Marine-Schiffbau-Ingenieurs Jaeger, gehörte der K. W.-A. an vom 30. 3. 1897 bis 30. 9. 1901, wurde promoviert am 2. 6. 1902, zum Ass.-Arzt befördert am 18. 8. 1902. Er gehörte vom 17. 5. 1904 bis 17. 10. 1907 der Schutztruppe für Südwestafrika an und nahm teil 1904, 1905, 1906 und 1907 am Herero- und Hottentottenfeldzug. Er ist zurzeit Stabs-arzt bei der Schutztruppe für Kamerun, der er seit 18. 10. 1907 angehört.

Friedrich Jungblut, 2162

geb. am 28. Mai 1878 in St. Goar (Rheinprovinz) als Sohn des Leder-fabrikanten Wilhelm Jungblut, gehörte der K. W.-A. an vom 30. 3. 1897 bis 1. 10. 1901, wurde promoviert am 12. 6. 1903, zum Ass.-Arzt befördert am 18. 10. 1902. Er ist zurzeit Oberarzt beim Drag.-Regt. Nr. 6 in Mainz.

Johann Jungels, 2163

geb. am 8. Mai 1877 in Patschkau (Schlesien) als Sohn des Gymnasial-oberlehrers Johann Jungels, gehörte der K. W.-A. an vom 30. 3. 1897 bis 30. 9. 1901, wurde zum Ass.-Arzt befördert am 12. 9. 1902. Er gehörte vom 17. 5. 1904 bis 16. 12. 1908 der Schutztruppe für Süd-westafrika an, nahm 1904, 1905, 1906 und 1907 am Herero- und Hottentottenfeldzug teil und im März 1908 an der Expedition gegen Simon Cooper. Er ist zurzeit Oberarzt bei der Schutztruppe für Deutsch-Ostafrika, der er seit 17. 12. 1908 angehört.

Johannes Kahle, 2164

geb. am 27. Juni 1878 in Neuendorf (Brandenburg) als Sohn des Königl. Preuß. Oberförsters Karl Kahle, gehörte der K. W.-A. an vom 30. 3. 1897 bis 21. 5. 1899 und vom 1. 10. 1899 bis 15. 2. 1902, wurde zum Ass.-Arzt befördert am 18. 7. 1903. Er nahm 1904, 1905, 1906 und 1907 am Herero- und Hottentottenfeldzug teil und an der Unter-nehmung gegen Simon Cooper August 1908. Er ist zurzeit Oberarzt bei der Schutztruppe für Südwestafrika, der er seit 16. 5. 1904 angehört.

2165
Paul Kayser,

geb. am 8. Mai 1878 in Finsterbergen (Herzogt. Gotha) als Sohn des Oberförsters Albert Kayser, gehörte der K. W.-A. an vom 30. 3. 1897 bis 1. 10. 1901, wurde promoviert am 17. 2. 1903, zum Ass.-Arzt befördert am 19. 5. 1903. Er ist zurzeit Oberarzt beim Inf.-Regt. Nr. 153 in Altenburg, kommandiert an die I. chirurg. Abt. des Allg. Krankenhauses in Hamburg-Eppendorf seit dem 1. 6. 1908.

Er betätigte sich literarisch auf dem Gebiete der gerichtlichen Medizin.

2166
Willy Knoll,

geb. am 9. Januar 1878 in Ehrenbreitstein (Rheinprovinz) als Sohn des Majors Karl Knoll, gehörte der K. W.-A. an vom 30. 3. 1897 bis 30. 9. 1901, wurde promoviert am 6. 2. 1903, zum Ass.-Arzt befördert am 19. 5. 1903, verheiratete sich am 20. 3. 1906. Er ist zurzeit Oberarzt bei der Unteroffizier-Vorschule in Wohlau.

2167
Hans Köhler,

geb. am 20. Oktober 1878 in Königswinter (Rheinprovinz) als Sohn des Rektors des Progymnasiums Hans Köhler, gehörte der K. W.-A. an vom 30. 3. 1897 bis 1. 10. 1901, wurde promoviert am 16. 12. 1904, zum Ass.-Arzt befördert am 18. 10. 1902, verheiratete sich am 28. 9. 1905. Er ist zurzeit Oberarzt beim Ulan.-Regt. Nr. 16 in Gardelegen, beurlaubt bis zum 30. 4. 1911. War zuletzt kommandiert zur chirurgischen Universitäts-Poliklinik in Göttingen.

2168
Ewald Kunow,

geb. am 20. Juli 1878 in Stettin als Sohn des Rechnungsrates Ernst Kunow, gehörte der K. W.-A. an vom 30. 3. 1897 bis 30. 9. 1901, wurde promoviert am 19. 6. 1903, zum Ass.-Arzt befördert am 18. 6. 1903, verheiratete sich am 21. 6. 1906. Er ist zurzeit Oberarzt beim Inf.-Regt. Nr. 55 in Detmold.

2169
Gustav Lichte,

geb. am 7. August 1875 in Bornsen (Hannover) als Sohn des Hofbesitzers Heinrich Lichte, gehörte der K. W.-A. an vom 30. 3. 1897 bis 30. 9. 1901, wurde promoviert am 16. 1. 1903, zum Ass.-Arzt befördert am 22. 3. 1903. Er ist zurzeit Oberarzt beim Drag.-Regt. Nr. 8 in Namslau i. Schl.

2170
Heinz Löhe,

geb. am 26. August 1877 in Ahaus (Westfalen) als Sohn des Kgl. Schulrates Carl Löhe, gehörte der K. W.-A. an vom 30. 3. 1897 bis 30. 9. 1901, wurde promoviert am 28. 2. 1907, zum Ass.-Arzt befördert am 18. 6. 1903, verheiratete sich am 26. 5. 1909. Er unternahm vom 1. bis 30. 8. 1907 eine Reise nach Paris zum Studium des Atoxyls bei der Behandlung der Syphilis, desgl. vom 1. 1. 1909 bis 15. 2. 1909 zur weiteren Ausbildung auf dem Gebiete der Urologie. Er erhielt Kommando an die K. W.-A. zur Dienstleistung bei der

Poliklinik für Haut- und Geschlechtskrankheiten der Charité in Berlin in der Zeit vom 1. 10. 1906 bis 1. 5. 1909. Er ist zurzeit Oberarzt beim Eisenb.-Regt. Nr. 1 in Berlin.

Paul Loock, 2171

geb. am 26. April 1878 in Hünfeld (Bez. Cassel) als Sohn des Kreissekretärs Friedrich Loock, gehörte der K. W.-A. an vom 30. 3. 1897 bis 30. 9. 1901, wurde promoviert am 22. 5. 1903, zum Ass.-Arzt befördert am 18. 6. 1903, verheiratete sich am 12. 2. 1908. Er nahm teil 1905—1906 am Herero- und Hottentotten-Feldzug. Ausgeschieden aus dem aktiven Dienst am 22. 5. 1909 als Oberarzt, war zuletzt beim Inf.-Regt. Nr. 76 in Hamburg. Er ist jetzt prakt. Arzt in Osterwieck a. Harz.

Wilhelm Minckert, 2172

geb. am 21. Februar 1878 in Weimar als Sohn des Architekten und Hofbaumeisters Otto Minckert, gehörte der K. W.-A. an vom 30. 3. 1897 bis 21. 5. 1899. Er setzte nach seinem Ausscheiden seine medizinischen Studien fort und beendete sie in Greifswald; arbeitete längere Zeit auf der biologischen Station auf Helgoland, dann in Norwegen und Dänemark. Er lebt jetzt als Dr. phil. und Schriftsteller in Steglitz-Berlin.

Theodor Mohr, 2173

geb. am 8. Juli 1877 in Stuttgart als Sohn des Kaufmanns Julius Mohr, gehörte der K. W.-A. an vom 30. 3. 1897 bis 31. 9. 1901, wurde promoviert am 26. 4. 1904, zum Ass.-Arzt befördert am 19. 5. 1903. Er ist zurzeit Oberarzt beim Feldart.-Regt. Nr. 14 in Karlsruhe, kommandiert an die Königl. Universitäts-Augenklinik in Breslau seit 1. 10. 1908.

Er betätigte sich literarisch auf dem Gebiete der Augenheilkunde.

Ernst Rodenwaldt, 2174

geb. am 5. August 1878 in Berlin als Sohn des Oberlehrers Dr. phil. Robert Rodenwaldt, gehörte der K. W.-A. an vom 30. 3. 1897 bis 1. 10. 1901, wurde promoviert am 26. 11. 1904, zum Ass.-Arzt befördert am 18. 4. 1903, verheiratete sich am 4. 7. 1906. Er unternahm eine Studienreise nach Brasilien September und Oktober 1908. Er war kommandiert zum Institut für Schiffs- und Tropenkrankheiten in Hamburg vom 1. 11. 1907 bis 24. 2. 1910. Er ist zurzeit Oberarzt beim Gren.-Regt. Nr. 12 in Frankfurt a. O., seit 25. 2. 1910 auf 2 Jahre beurlaubt als Regierungsarzt nach Togo.

Er betätigte sich literarisch auf dem Gebiete der Psychiatrie und Tropenmedizin und schrieb u. a.:

1. Aufnahme des geistigen Inventars Gesunder als Maßstab für Defektprüfungen bei Kranken. Monatsschr. f. Psych. u. Neurol. 1905.
2. Der Einfluß der militärischen Ausbildung auf das geistige Inventar des Soldaten. Ibid. 1907.
3. Pathologische Anatomie des Nervensystems bei Beriberi. Arch. f. Schiffs- u. Trop.-Hyg. Beih. V. 1908.
4. Studien zur Morphologie der Mikrofilarien. Ibid. 1908.

2175 Paul Salecker,

geb. am 23. Oktober 1878 in Sensburg (Ostpreußen) als Sohn des Rektors August Salecker, gehörte der K. W.-A. an vom 30. 3. 1897 bis 30. 9. 1901, wurde promoviert am 18. 3. 1903, zum Ass.-Arzt befördert am 18. 6. 1903. Er erhielt Kommando an das Augusta-Hospital in Cöln in der Zeit vom 25. 12. 1905 bis 1. 1. 1909. Er ist zurzeit Oberarzt beim Sanitätsamt XVI. A.-K. in Metz.

Er betätigte sich literarisch auf dem Gebiete der inneren Medizin.

2176 Walther Schmidt,

geb. am 7. März 1878 in Rothenburg (Schlesien) als Sohn des Apothekenbesitzers Karl Schmidt, gehörte der K. W.-A. an vom 30. 3. 1897 bis 1. 10. 1897. Er wurde auf eigenen Wunsch entlassen, um Jura zu studieren. Nach bestandenem Assessor-Examen ließ er sich als Rechtsanwalt nieder. Er lebt jetzt in dieser Eigenschaft in Bielefeld.

2177 Friedrich Schroedter,

geb. am 28. August 1876 in Reinerz (Schlesien) als Sohn des Apothekenbesitzers Arwed Schroedter, gehörte der K. W.-A. an vom 30. 3. 1897 bis 21. 5. 1899, wurde promoviert am 28. 2. 1908, zum Ass.-Arzt befördert am 16. 12. 1902. Er nahm teil 1904, 1905, 1906 und 1907 am Herero- und Hottentottenfeldzug. Er ist zurzeit Oberarzt bei der Schutztruppe für Südwestafrika, der er seit 28. 1. 1904 angehört.

2178 Ludolf Spackeler,

geb. am 13. Oktober 1876 in Hannover als Sohn des Rechnungsrats Justus Spackeler, gehörte der K. W.-A. an vom 30. 3. 1897 bis 30. 9. 1901, wurde promoviert am 16. 1. 1903, zum Ass.-Arzt befördert am 22. 3. 1903, verheiratete sich am 18. 9. 1905. Er ist zurzeit Oberarzt beim Feldart.-Regt. Nr. 76 in Freiburg i. B.

2179 Karl Todt,

geb. am 30. Oktober 1878 in Wetzlar (Rheinprovinz) als Sohn des Gymnasialprofessors Dr. Bernhard Todt, gehörte der K. W.-A. an vom 30. 3. 1897 bis 30. 9. 1901, wurde promoviert am 16. 1. 1903, zum Ass.-Arzt befördert am 22. 3. 1903, verheiratete sich am 24. 9. 1907. Er gehörte der Schutztruppe für Südwestafrika vom 19. 1. 1905 bis 28. 2. 1906 an und ist zurzeit Oberarzt beim Inf.-Regt. Nr. 116 in Gießen, kommandiert zur psychiatrischen Klinik der Universität Gießen seit 1. 8. 1909.

2180 Franz Trembur,

geb. am 23. Februar 1878 in Heddesdorf (Rheinprovinz) als Sohn des Oberlandmessers Heinrich Trembur, gehörte der K. W.-A. an vom 30. 3. 1897 bis 30. 9. 1901, wurde promoviert am 20. 2. 1903, zum Ass.-Arzt befördert am 19. 5. 1903, verheiratete sich am 14. 10. 1908. Er ist zurzeit Oberarzt beim Hus.-Regt. Nr. 8 in Neuhaus i. Westf.,

kommandiert an die medizinische Universitätsklinik in Jena seit
1. 11. 1908.

Er betätigte sich literarisch auf dem Gebiete der gerichtlichen
Medizin.

Hermann Waechter,   2181

geb. am 3. Mai 1878 in Schwaan (Mecklenburg-Schwerin) als Sohn
des prakt. Arztes Dr. Gustav Waechter, gehörte der K. W.-A. an vom
30. 3. 1897 bis 30. 9. 1901, wurde promoviert am 8. 3. 1909, zum
Ass.-Arzt befördert am 18. 4. 1903, verheiratete sich am 6. 11. 1909.
Er erhielt Kommando an das pathologische Institut der Universität in
Freiburg i. B. in der Zeit vom 1. 4. 1907 bis 20. 5. 1908. Er ist zurzeit Oberarzt bei der Unteroffizier-Vorschule in Neu-Breisach.

Er betätigte sich literarisch auf dem Gebiete der pathologischen
Anatomie.

Walther Weitzenmiller,   2182

geb. am 23. Oktober 1878 in Oderberg (Mark) als Sohn des prakt.
Arztes Dr. Franz Weitzenmiller, gehörte der K. W.-A. an vom 30. 3.
1897 bis 30. 10. 1901, wurde zum Ass.-Arzt befördert am 22. 11. 1902,
verheiratete sich am 18. 10. 1907. Er gehörte der Schutztruppe für
Südwestafrika an vom 20. 7. 1905 bis 30. 5. 1907 und nahm teil am
Feldzuge gegen die Herero und Hottentotten 1905 und 1906. Er ist
zurzeit Oberarzt beim Leib-Garde-Hus.-Regt. in Potsdam.

Martin Weyert,   2183

geb. am 11. November 1877 in Owinsk (Posen) als Sohn des Direktors
der Provinzial-Irrenanstalt Sanitätsrat Dr. Oskar Weyert, gehörte der
K. W.-A. an vom 30. 3. 1897 bis 1. 10. 1901, wurde promoviert am
13. 2. 1903, zum Ass.-Arzt befördert am 18. 4. 1903, verheiratete sich
am 16. 8. 1908. Er erhielt Kommando an die psychiatrische Klinik
der Krankenanstalt Lindenburg in Cöln a. Rh. in der Zeit vom 1. 8.
1906 bis 1. 8. 1909. Er ist zurzeit Oberarzt beim Festungsgefängnis
in Spandau.

Willy Zachariat,   2184

geb. am 14. Juni 1878 in Goldap (Ostpreußen) als Sohn des Land-
gerichtssekretärs Karl Zachariat, gehörte der K. W.-A. an vom 30. 3.
1897 bis 1. 10. 1901, wurde zum Ass.-Arzt befördert am 18. 10. 1902.
Er erhielt Kommando an die chirurg. Abteilung des Krankenhauses
der Barmherzigkeit in Königsberg i. Pr., in der Zeit vom 1. 6. 1905
bis 31. 12. 1908. Er ist zurzeit Oberarzt beim Gren.-Regt. Nr. 1 in
Königsberg i. Pr.

Wilhelm Zedelt,   2185

geb. am 16. April 1877 in Cüstrin (Brandenburg) als Sohn des Stabsarztes Dr. Otto Zedelt, gehörte der K. W.-A. an vom 30. 3. 1897 bis
1. 10. 1901, wurde promoviert am 24. 6. 1905, zum Ass.-Arzt befördert
am 12. 9. 1902. Er ist zurzeit Oberarzt am Kadettenhaus in Plön.

Michaelis 1897.

2186 **Walter Bierast,**

geb. am 10. Mai 1877 in Krimmitschau (Königreich Sachsen) als Sohn des Kaufmanns Oskar Bierast, gehörte der K. W.-A. an vom 23. 10. 1897 bis 15. 2. 1902, wurde promoviert am 9. 10. 1903, zum Ass.-Arzt befördert am 14. 11. 1903, verheiratete sich am 29. 9. 1908. Er ist zurzeit Oberarzt beim Inf.-Regt. Nr. 95 in Gotha.

2187 **Willi Engelmann,**

geb. am 15. August 1877 in Kreuznach (Rheinprovinz) als Sohn des Geh. Sanitätsrats Dr. Friedrich Engelmann, gehörte der K. W.-A. an vom 23. 10. 1897 bis 14. 2. 1902, wurde promoviert am 22. 6. 1904, zum Ass.-Arzt befördert am 18. 10. 1903. Ausgeschieden aus dem aktiven Dienst am 21. 12. 1909 als Oberarzt, war zuletzt beim Kadettenhause in Karlsruhe. Er lebt jetzt in Bonn.

2188 **Wilhelm Erhart,**

geb. am 23. Juli 1879 in Bergen (Hessen-Nassau) als Sohn des Chemikers und Fabrikbesitzers Dr. phil. Karl Erhart, gehörte der K. W.-A. an vom 23. 10. 1897 bis 15. 2. 1902, wurde zum Ass.-Arzt befördert am 18. 10. 1903. Er gehört der Kaiserl. Schutztruppe für Südwestafrika an seit 12. 7. 1904 und nahm teil am Herero- und Hottentottenfeldzug von 1904 bis 1907. Er ist zurzeit Oberarzt in der Kaiserl. Schutztruppe für Südwestafrika, kommandiert zur Dienstleistung beim Kommando der Schutztruppe im Reichskolonialamt in Berlin.

2189 **Otto Fischer,**

geb. am 12. August 1878 in Rauscha (Schlesien) als Sohn des Oberförsters Hermann Fischer, gehörte der K. W.-A. an vom 23. 10. 1897 bis 15. 2. 1902, wurde promoviert am 16. 6. 1906, zum Ass.-Arzt befördert am 11. 9. 1903. Er war zur K. W.-A. kommandiert vom 1. 10. 1905 bis 30. 9. 1907. Er ist zurzeit Oberarzt beim Eisenb.-Regt. Nr. 1 in Schöneberg b. Berlin, kommandiert zum städt. Krankenhaus in Charlottenburg-Westend seit dem 1. 10. 1907.

2190 **Karl Frik,**

geb. am 30. November 1878 in Hall (Württemberg) als Sohn des Rechtsanwalts Gottlob Frik, gehörte der K. W.-A. an vom 23. 10. 1897 bis 15. 2. 1902, wurde promoviert am 8. 12. 1904, zum Ass.-Arzt befördert am 25. 2. 1904. Er nahm teil 1905, 1906 und 1907 am Herero- und Hottentottenfeldzug. Er ist zurzeit Oberarzt bei der Schutztruppe für Südwestafrika, der er seit 22. 2. 1905 angehört.

2191 **Konrad Fritze,**

geb. am 22. Februar 1877 in Berlin als Sohn des Pastors Karl Fritze, gehörte der K. W.-A. an vom 23. 10. 1897 bis 15. 2. 1902, wurde promoviert am 8. 7. 1904, zum Ass.-Arzt befördert am 18. 7. 1903, verheiratete sich am 20. 3. 1909. Er ist zurzeit Oberarzt bei der Militärtechnischen Akademie in Charlottenburg.

Johannes Hellwig,   2192

geb. am 15. September 1877 in Hamburg als Sohn des Reichsbank- buchhalters Otto Hellwig, gehörte der K. W.-A. an vom 23. 10. 1897 bis 15. 2. 1902, wurde promoviert am 22. 1. 1907, zum Ass.-Arzt be- fördert am 18. 10. 1903. Ausgeschieden aus dem aktiven Dienst am 18. 10. 1909 als Oberarzt, war zuletzt beim Inf.-Regt. Nr. 147 in Lyck (Ostpreußen). Er lebt jetzt als prakt. Arzt in Mellen bei Zossen.

Friedrich Heyn,   2193

geb. am 23. Mai 1878 in Brietzig (Pommern) als Sohn des Pastors Eduard Heyn, gehörte der K. W.-A. an vom .23. 10. 1897 bis 1. 10. 1900, wurde zum Marine-Ass.-Arzt befördert am 15. 4. 1902. Er erhielt Kommando an die Universität in Kiel in der Zeit vom 1. 10. 1901 bis 24. 3. 1902. Ausgeschieden aus dem aktiven Dienst am 11. 4. 1903 als Marine-Ass.-Arzt, war zuletzt stationiert in Kiel. Er wurde Volontärarzt in Uchtspringe und ist jetzt Assistent an der Landes- Heil- und Pflegeanstalt in Uchtspringe (Prov. Sachsen).

Heinrich Hoefer,   2194

geb. am 19. September 1878 in Gandersheim (Braunschweig) als Sohn des Bürgermeisters Ludwig Hoefer, gehörte der K. W.-A. an vom 23. 10. 1897 bis 15. 2. 1902, wurde approbiert am 11. 6. 1903. Gest. am 31. August 1903 als Unterarzt beim Inf.-Regt. Nr. 114 in Konstanz.

Richard Holzhäuer,   2195

geb. am 21. Oktober 1879 in Gmünd (Württemberg) als Sohn des Oberlehrers Friedrich Holzhäuer, gehörte der K. W.-A. an vom 23. 10. 1897 bis 15. 2. 1902, wurde promoviert am 27. 5. 1903, zum Ass.- Arzt befördert am 19. 7. 1903, verheiratete sich am 7. 4. 1909. Er ist zurzeit Oberarzt beim Sanitätsamt des XIII. A.-K. in Stuttgart.

Erich Holzhausen,   2196

geb. am 5. September 1879 in Neu-Ruppin (Brandenburg) als Sohn des Seminarlehrers Wilhelm Holzhausen, gehörte der K. W.-A. an vom 23. 10. 1897 bis 15. 2. 1902, wurde zum Ass.-Arzt befördert am 18. 10. 1903. Er trat am 16. 8. 1907 zur Marine über und ist zur- zeit Marine-Ober-Ass.-Arzt, zur Verfügung des Stationsarztes der Nordsee in Wilhelmshaven.

Hans Koch,   2197

geb. am 14. November 1876 in Potsdam als Sohn des Königl. Forst- meisters Koch, gehörte der K. W.-A. an vom 23. 10. 1897 bis 14. 2. 1902, wurde promoviert am 29. 7. 1908, zum Ass.-Arzt befördert am 18. 10. 1903. Er gehörte vom 17. 5. 1904 bis 28. 5. 1906 dem Ost-

asiatischen Feldlazarett der Besatzungsbrigade an und ist zurzeit Oberarzt bei der Schutztruppe für Deutsch-Ostafrika, der er seit 4. 6. 1909
angehört.

2198   **Walther Krankenhagen,**
geb. am 9. März 1879 in Malchin (Mecklenburg-Schwerin) als Sohn
des Gymnasial-Professors Dr. Friedrich Krankenhagen, gehörte der
K. W.-A. an vom 23. 10. 1897 bis 15. 2. 1902, wurde promoviert am
15. 7. 1904, zum Ass.-Arzt befördert am 18. 7. 1903. Er ist zurzeit
Oberarzt beim Füs.-Regt. Nr. 34 in Stettin, kommandiert als Chefarzt
des Genesungsheims Biesenthal seit 1. 10. 1909.

2199   **Johannes Lehmann,**
geb. am 26. Januar 1877 in Weißenfels (Prov. Sachsen) als Sohn des
Pfarrers Lehmann, gehörte der K. W.-A. an vom 23. 10. 1897 bis
15. 2. 1902, wurde promoviert am 21. 12. 1904, zum Ass.-Arzt befördert am 18. 10. 1903. Er gehörte vom Mai 1905 bis Januar 1909
der Ostasiatischen Besatzungsbrigade bzw. dem Ostasiatischen Detachement an. Er ist zurzeit Oberarzt bei der Versuchs-Abteilung der
Artillerie-Prüfungskommission auf Schießplatz Kummersdorf.

2200   **Albert Marth,**
geb. am 22. Februar 1876 in Naumburg a. Saale als Sohn des Gymnasiallehrers Albert Marth, gehörte der K. W.-A. an vom 23. 10. 1897
bis 15. 2. 1902, wurde promoviert am 15. 8. 1903, zum Ass.-Arzt befördert am 14. 11. 1903, verheiratete sich am 24. 11. 1908. Er gehörte vom 22. 2. 1905 bis 31. 9. 1906 der Schutztruppe für Südwestafrika an und nahm am Herero- und Hottentottenfeldzug teil. Er ist
zurzeit Oberarzt beim Füs.-Regt. Nr. 34 in Stettin.

2201   **Heinrich** genannt **Harry Meineking,**
geb. am 3. Juni 1877 in Baltimore (Nordamerika) als Sohn des
Direktors der Bremer Straßenbahn Heinrich Meineking, gehörte der
K. W.-A. an vom 23. 10. 1897 bis 15. 2. 1902. Krankheitshalber aus-
geschieden aus dem aktiven Dienst 1902 als Unterarzt im Füs.-Regt.
Nr. 90 in Rostock. Sein Lungenleiden hinderte ihn an der Ausübung
des ärztlichen Berufes. Gest. am 6. August 1907 im Kremserschen
Sanatorium in Sülzhain am Harz.

2202   **Friedrich Miekley,**
geb. am 6. April 1879 in Potsdam als Sohn des Rektors Wilhelm
Miekley, gehörte der K. W.-A. an vom 23. 10. 1897 bis 15. 2. 1902,
wurde zum Ass.-Arzt befördert am 18. 7. 1903. Gest. am 14. August
1903 als Ass.-Arzt, war zuletzt beim Pion.-Bat. Nr. 15 in Straßburg i. E.

2203   **Otto Neuling,**
geb. am 8. Juli 1878 in Bremen als Sohn des Gymnasiallehrers
Dr. phil. Hans Neuling, gehörte der K. W.-A. an vom 23. 10. 1897

bis 15. 2. 1902, wurde promoviert am 18. 4. 1903, zum Ass.-Arzt befördert am 18. 7. 1903, verheiratete sich am 27. 5. 1908. Er erhielt Kommando an die chirurgische Privatklinik des Geh. Sanitäts-Rats Prof. Dr. Kehr in Halberstadt in der Zeit vom 29. 4. 1905 bis 31. 10. 1907. Er ist zurzeit Oberarzt beim Inf.-Regt. Nr. 77 in Celle.

Er betätigte sich literarisch auf dem Gebiete der Chirurgie und beteiligte sich zusammen mit Kehr und Liebold an der Bearbeitung des Buchs:

Drei Jahre Gallensteinchirurgie. München 1908. Lehmann.

Rudolf Noehte, 2204

geb. am 7. Dezember 1877 in Berlin als Sohn des Kaufmanns Eugen Noehte, gehörte der K. W.-A. an vom 23. 10. 1897 bis 1. 10. 1901, wurde promoviert am 28. 2. 1903, zum Ass.-Arzt befördert am 19. 5. 1903, verheiratete sich am 29. 4. 1908. Er erhielt Kommando an die Städtische Irrenanstalt in Frankfurt a. M. vom 1. 4. 1905 bis 1. 5. 1906 und an die Königl. psychiatrische Nervenklinik der Universität Breslau vom 1. 10. 1907 bis 1. 7. 1909. Ausgeschieden aus dem aktiven Dienst am 30. 9. 1909 als Oberarzt, war zuletzt beim Feldart.-Regt. Nr. 25 in Darmstadt. Er lebt jetzt als prakt. Arzt in Karlsruhe.

Julius Ohlemann, 2205

geb. am 13. Januar 1877 in Vegesack (Bremen) als Sohn des prakt. Arztes Dr. Max Ohlemann, gehörte der K. W.-A. an vom 23. 10. 1897 bis 30. 9. 1901, wurde promoviert am 24. 11. 1904, zum Ass.-Arzt befördert am 17. 2. 1903. Er gehörte der Schutztruppe für Südwestafrika an vom 3. 12. 1904 bis 30. 10. 1908 und nahm teil am Hottentottenfeldzug 1905 und 1906, sowie an der Expedition des Hauptmanns v. Erckert in die Kalahari März 1908. Er ist zurzeit Oberarzt an der Unteroffiziervorschule in Weilburg.

Arthur Pfennig, 2206

geb. am 31. Mai 1879 in Berka (Sachsen-Weimar) als Sohn des Proviantamts-Rendanten Gustav Pfennig, gehörte der K. W.-A. an vom 23. 10. 1897 bis 15. 2. 1902, wurde promoviert am 7. 8. 1907, zum Ass.-Arzt befördert am 11. 9. 1903. Er ist zurzeit Oberarzt beim Inf.-Regt. Nr. 57 in Wesel.

Eberhard Rapmund, 2207

geb. am 20. Juni 1875 in Rahden (Westfalen) als Sohn des Regierungs- und Medizinalrats Dr. Otto Rapmund, gehörte der K. W.-A. an vom 23. 10. 1897 bis 14. 2. 1902, wurde zum Ass.-Arzt befördert am 15. 12. 1904. Er nahm 1905, 1906 und 1907 am Hottentottenfeldzuge und 1908 an der Kalahariexpedition teil. Er ist zurzeit Oberarzt bei der Schutztruppe für Südwestafrika, der er seit dem 22. 2. 1905 angehört.

Otto v. Raven, 2208

geb. am 3. Juni 1878 in Pillau (Ostpreußen) als Sohn des Hauptsteueramtssekretärs Eduard v. Raven, gehörte der K. W.-A. an vom

23. 10. 1897 bis 15. 2. 1902, wurde approbiert am 8. 5. 1903, promoviert 1904, zum Ass.-Arzt befördert am 18. 8. 1903. Ausgeschieden aus dem aktiven Dienst am 18. 8. 1904 als Ass.-Arzt, war zuletzt beim Inf.-Regt. Nr. 21 in Thorn. Er wurde zunächst Hilfsarzt an der Provinzial-Irrenanstalt in Neustadt (Schleswig-Holstein) und ist jetzt Arzt an der Provinzial-Heil- und Pflegeanstalt in Leubus (Schlesien).

2209 **Max Regula,**

geb. am 9. April 1878 in Osnabrück als Sohn des Pastors Dr. phil. Jakob Regula, gehörte der K. W.-A. an vom 23. 10. 1897 bis 15. 2. 1902, wurde promoviert am 29. 3. 1904, zum Ass.-Arzt befördert am 16. 2. 1904. Er ist zurzeit Oberarzt beim Inf.-Regt. Nr. 130 in Metz.

2210 **Reinhard Ruckert,**

geb. am 12. Januar 1878 in Lilienthal (Hannover) als Sohn des Geh. Sanitätsrats Dr. Wilhelm Ruckert, gehörte der K. W.-A. an vom 23. 10. 1897 bis 15. 2. 1902, wurde promoviert am 1. 4. 1903, zum Ass.-Arzt befördert am 18. 7. 1903. Er gehörte vom 4. 12. 1904 bis 30. 9. 1906 als Ass.- resp. Oberarzt der Kaiserl. Schutztruppe für Südwestafrika an und nahm teil am Feldzuge gegen die Hottentotten 1904 bis 1906. Ausgeschieden aus dem aktiven Dienst am 18. 5. 1908 als Oberarzt, war zuletzt bei der Hauptkadettenanstalt in Groß-Lichterfelde. Er ist jetzt I. Assistent an der Königl. Universitäts-Frauenklinik in Berlin.

2211 **Karl Schumacher,**

geb. am 3. Mai 1879 in Weinheim (Baden) als Sohn des Professors Dr. phil. Karl Schumacher, gehörte der K. W.-A. an vom 23. 10. 1897 bis 5. 12. 1899, wurde promoviert am 22. 7. 1904, zum Ass.-Arzt befördert am 22. 3. 1903. Er ist zurzeit Oberarzt bei der Schutztruppe für Deutsch-Ostafrika, der er seit dem 1. 9. 1905 angehört und nahm 1905, 1906 und 1907 teil an der Bekämpfung des Aufstandes in Deutsch-Ostafrika.

2212 **Adolf Schwarzkopf,**

geb. am 6. Juni 1879 in Kosel (Schlesien) als Sohn des Direktors des Progymnasiums Gustav Schwarzkopf, gehörte der K. W.-A. an vom 23. 10. 1897 bis 30. 9. 1901, wurde zum Ass.-Arzt befördert am 14. 6. 1904. Er erhielt Kommando an die Wilhelms-Heilanstalt in Wiesbaden in der Zeit vom 1. 10. 1904 bis 1. 10. 1906. Ausgeschieden aus dem aktiven Dienst am 17. 1. 1907 als Oberarzt, war zuletzt beim Füs.-Regt. Nr. 80 in Wiesbaden. Er ist jetzt Fürstl. Brunnenarzt in Salzbrunn (Schlesien) und praktiziert im Winter in San Remo.

2213 **Karl Sommerlad,**

geb. am 4. Oktober 1877 in Heringhausen (Waldeck) als Sohn des Pfarrers Friedrich Sommerlad, gehörte der K. W.-A. an vom 23. 10. 1897 bis 15. 2. 1902, wurde approbiert am 25. 2. 1903. Wegen Krankheit ausgeschieden aus dem aktiven Dienst am 30. 8. 1903 als Unterarzt, war zuletzt beim Feldart.-Regt. Nr. 19 in Erfurt. Er lebt jetzt als prakt. Arzt in Hannover.

Arthur Strahler,   2214

geb. am 13. Februar 1877 in Schneidemühl (Posen) als Sohn des Oberlandesgerichtsrats Alexander Strahler, gehörte der K. W.-A. an vom 23. 10. 1897 bis 15. 2. 1902, wurde zum Ass.-Arzt befördert am 18. 8. 1903. Er trat am 17. 5. 1904 zur Schutztruppe für Südwestafrika über und nahm an den Feldzügen gegen die Hereros und Hottentotten teil. Er starb am 1. Februar 1907 als Oberarzt, war zuletzt bei der Schutztruppe in Südwestafrika.

Ernst Tiedemann,   2215

geb. am 4. Juli 1879 in Erfurt als Sohn des Oberpostdirektionssekretärs Albert Tiedemann, gehörte der K. W.-A. an vom 23. 10. 1897 bis 1. 10. 1902, wurde promoviert am 12. 3. 1904, zum Ass.-Arzt befördert am 17. 5. 1904. Er erhielt Kommando an die medizinische Klinik der Universität in Straßburg i. Els. in der Zeit vom 1. 10. 1905 bis 30. 9. 1908. Er ist zurzeit Oberarzt beim Feldart.-Regt. Nr. 51 in Straßburg i. Els., kommandiert zur Wilhelms-Heilanstalt in Wiesbaden.

Er betätigte sich literarisch auf dem Gebiete der inneren Medizin.

Wilhelm Waßerfall,   2216

geb. am 29. September 1878 in Duderstadt (Hannover) als Sohn des Amtsgerichtsrats Hermann Waßerfall, gehörte der K. W.-A. an vom 23. 10. 1897 bis 15. 2. 1902, wurde promoviert am 22. 7. 1904, zum Ass.-Arzt befördert am 18. 8. 1903. Er erhielt Kommando an die Provinzial-Irren-Heil- und Pflegeanstalt in Allenberg bei Wehlau in der Zeit vom 15. 5. 1906 bis 31. 3. 1909. Er ist zurzeit Oberarzt beim Feldart.-Regt. Nr. 73 in Allenstein.

Theodor Wegener,   2217

geb. am 18. Oktober 1876 in Lautenthal (Hannover) als Sohn des Pastors Traugott Wegener, gehörte der K. W.-A. an vom 23. 10. 1897 bis 14. 4. 1902, wurde promoviert am 31. 3. 1906, zum Ass.-Arzt befördert am 27. 1. 1904. Er ist zurzeit Oberarzt bei der Betriebsabteilung der Eisenb.-Brig. in Schöneberg bei Berlin.

Ostern 1898.

Felix de Bra,   2218

geb. am 10. März 1879 in Oberaula (Hessen-Nassau) als Sohn des Sanitätsrats Dr. Wilhelm de Bra, gehörte der K. W.-A. an vom 30. 3. 1898 bis 1. 10. 1902, wurde zum Ass.-Arzt befördert am 18. 10. 1904.

Ausgeschieden aus dem aktiven Dienst am 22. 3. 1910 als Oberarzt, war zuletzt beim Feldart.-Regt. Nr. 1 in Gumbinnen. Gegenwärtiger Aufenthaltsort unbekannt.

2219   **Ernst Braun,**

geb. am 6. März 1880 in Düsseldorf als Sohn des Oberlehrers Prof. Dr. Reinhold Braun, gehörte der K. W.-A. an vom 30. 3. 1898 bis 1. 10. 1902, wurde zum Ass.-Arzt befördert am 14. 6. 1904. Er ist zurzeit Oberarzt beim Hus.-Regt. Nr. 7 in Bonn.

2220   **Erich Buth,**

geb. am 28. Februar 1879 in Berlin als Sohn des städtischen Lehrers Karl Buth, gehörte der K. W.-A. an vom 30. 3. 1898 bis 30. 9. 1902, wurde promoviert am 17. 3. 1904, zum Ass.-Arzt befördert am 14. 6. 1904. Er ist zurzeit Oberarzt beim Sanitätsamt VIII. A. K. in Coblenz.

2221   **Friedrich Clemm,**

geb. am 5. April 1879 in Herbstein (Großh. Hessen) als Sohn des Pfarrers Friedrich Clemm, gehörte der K. W.-A. an vom 30. 3. 1898 bis 1. 10. 1902, wurde promoviert am 15. 1. 1904, zum Ass.-Arzt befördert am 24. 4. 1904. Er gehörte vom 4. 11. 1904 bis 19. 6. 1909 der Schutztruppe für Südwestafrika an und nahm teil am Feldzug gegen die Hereros und Hottentotten. Ausgeschieden aus dem aktiven Dienst am 19. 6. 1909 als Oberarzt, war zuletzt bei der Schutztruppe in Südwestafrika. Er lebt jetzt als prakt. Arzt in Hildesheim.

2222   **Wilhelm Dillenburger,**

geb. am 4. Mai 1878 in Kastel-Mainz als Sohn des Majors Hugo Dillenburger, gehörte der K. W.-A. an vom 30. 3. 1898 bis 1. 10. 1902, wurde promoviert 1907, zum Ass.-Arzt befördert am 17. 5. 1904. Ausgeschieden aus dem aktiven Dienst am 17. 11. 1906 als Oberarzt, war zuletzt beim Inf.-Regt. Nr. 142 in Mülhausen (Els.). Er ließ sich als prakt. Arzt in Koblenz nieder und lebt jetzt als Ass.-Arzt an der medizinischen Poliklinik in Bonn.

2223   **Arnold Dreist,**

geb. am 19. April 1878 in Aschersleben (Prov. Sachsen) als Sohn des Prof. Dr. phil. Georg Dreist, gehörte der K. W.-A. an vom 30. 3. 1898 bis 1. 10. 1902, wurde promoviert am 26. 7. 1904, zum Ass.-Arzt befördert am 17. 5. 1904. Er gehörte vom 25. 11. 1904 bis 30. 11. 1906 der Schutztruppe für Südwestafrika an und nahm teil an der Bekämpfung des Hottentottenaufstandes. Er ist zurzeit Oberarzt beim Füs.-Regt. Nr. 80 in Wiesbaden.

2224   **Josef Ettingshaus,**

geb. am 11. September 1879 in Kastel-Mainz als Sohn des Garnisonverwaltungsinspektors Balthasar Ettingshaus, gehörte der K. W.-A. an vom 30. 3. 1898 bis 30. 9. 1902, wurde promoviert am 30. 5. 1905, zum Ass.-Arzt befördert am 20. 7. 1904, verheiratete sich am 28. 7. 1908. Krankheitshalber ausgeschieden aus dem aktiven Dienst am 18. 6. 1908 als Oberarzt, war zuletzt beim Drag.-Regt. Nr. 2 in Schwedt a. O. Er lebt jetzt als prakt. Arzt in Munzingen (Baden).

Er betätigte sich literarisch auf dem Gebiete der Geburtshülfe und schrieb:

Ueber den Verlauf der Geburt bei Riesenwuchs der Kinder. Sammlung klinischer Vorträge. Heft Nr. 358.

Walther Fromme, 2225

geb. am 1. März 1879 in Soest als Sohn des Gymnasial-Professors Heinrich Fromme, gehörte der K. W.-A. an vom 30. 3. 1898 bis 30. 9. 1902, wurde promoviert am 12. 3. 1904, zum Ass.-Arzt befördert am 17. 5. 1904, verheiratete sich am 9. 3. 1909. Er erhielt Kommando an das staatl. Hygienische Institut in Hamburg in der Zeit vom 1. 2. 1907 bis 1. 2. 1910. Er ist zurzeit Oberarzt beim Inf.-Regt. Nr. 132 in Straßburg i. E.

Er betätigte sich literarisch auf dem Gebiete der Hygiene.

Otto Gerke, 2226

geb. am 12. September 1878 in Hannover als Sohn des Privatdozenten der Geodäsie Rud. Gerke, gehörte der K. W.-A. an vom 30. 3. 1898 bis 31. 9. 1902, wurde promoviert am 16. 3. 1905, zum Ass.-Arzt befördert am 22. 4. 1905. Er ist zurzeit Oberarzt beim 3. Garde-Ul.-Regt. in Potsdam.

Johannes Günther, 2227

geb. am 11. August 1878 in Clausthal (Hannover) als Sohn des Schulinspektors Friedrich Günther, gehörte der K. W.-A. an vom 30. 3. 1898 bis 30. 9. 1902, wurde promoviert am 28. 4. 1909, zum Ass.-Arzt befördert am 15. 11. 1904. Er erhielt Kommando an die Universitäts-Augenklinik in Breslau in der Zeit vom 15. 10. 1906 bis 30. 9. 1908. Er ist zurzeit Oberarzt beim Feldart.-Regt. Nr. 14 in Karlsruhe.

Er betätigte sich literarisch auf dem Gebiete der Augenheilkunde.

Karl Greiff, 2228

geb. am 16. Januar 1879 in Neuwied (Rheinprovinz) als Sohn des Polizeiinspektors Ernst Greiff, gehörte der K. W.-A. an vom 30. 3. 1898 bis 30. 9. 1902, wurde promoviert am 13. 5. 1904, zum Ass.-Arzt befördert am 15. 9. 1904. Ausgeschieden aus dem aktiven Dienst am 20. 2. 1909 als Oberarzt, war zuletzt bei der Schutztruppe für Südwestafrika. Sein gegenwärtiger Aufenthaltsort ist unbekannt.

Rudolf Gruner, 2229

geb. am 1. August 1878 in Proskau (Schlesien) als Sohn des Hochschul-Professors Dr. Hans Gruner, gehörte der K. W.-A. an vom 30. 3. 1898 bis 1. 10. 1902, wurde promoviert am 30. 6. 1903, zum Ass.-Arzt befördert am 11. 9. 1903, verheiratete sich am 27. 5. 1909. Er nahm teil an der Bekämpfung des Herero- und Hottentottenaufstandes 1905 und 1906. Er ist zurzeit Oberarzt beim Pion.-Bat. Nr. 1 in Königsberg (Pr.), kommandiert an das Krankenhaus der Barmherzigkeit (Abteilung für Hals-, Nasen- und Ohrenkrankheiten) in Königsberg (Pr.) seit 1. 1. 1908.

2230   **Alfred Haehner,**

geb. am 27. Januar 1880 in Düsseldorf als Sohn des Oberstabsarztes Hermann Haehner, gehörte der K.W.-A. an vom 30. 3. 1898 bis 30. 9. 1902, wurde promoviert am 5. 8. 1905, zum Ass.-Arzt befördert am 14. 6. 1904. Er ist zurzeit Oberarzt beim Ulan.-Regt. Nr. 5 in Düsseldorf, kommandiert zur chirurgischen Universitätsklinik in Bonn seit 1. 10. 1907.

2231   **Walther Haupt,**

geb. am 14. Februar 1879 in Schlegelsburg (Brandenburg) als Sohn des Gutsbesitzers und Hauptmanns a. D. Gustav Haupt, gehörte der K. W.-A. an vom 30. 3. 1898 bis 30. 9. 1902, wurde promoviert am 19. 4. 1907, zum Ass.-Arzt befördert am 14. 6. 1904. Er nahm 1905, 1906 und 1907 am Herero- und Hottentottenfeldzug teil. Er ist zurzeit Oberarzt bei der Schutztruppe für Südwestafrika, der er seit 19. 1. 1905 angehört.

2232   **Paul Hecht,**

geb. am 23. Januar 1879 in Grellenberg (Pommern) als Sohn des Rittergutsbesitzers Otto Hecht, gehörte der K. W.-A. an vom 30. 3. 1898 bis 10. 3. 1899. Er wurde auf Antrag seines Vaters entlassen. Angestellte Ermittelungen über sein weiteres Schicksal verliefen ergebnislos.

2233   **Fritz Heiligtag,**

geb. am 31. August 1879 in Pasewalk als Sohn des prakt. Arztes und Stabsarztes a. D. Dr. Albert Heiligtag, gehörte der K.W.-A. an vom 31. 3. 1898 bis 1. 10. 1902, wurde promoviert am 23. 1. 1904, zum Ass.-Arzt befördert am 18. 10. 1903. Er ist zurzeit Oberarzt beim 2. Garde-Feldart.-Regt in Potsdam, kommandiert an das Krankenhaus Bergmannsheil in Bochum seit 2. 1. 1908.

2234   **Gerald Jorns,**

geb. am 2. August 1876 in Lübeck als Sohn des Professors an der Realschule Christian Jorns, gehörte der K. W.-A. an vom 5. 1. 1898 bis 15. 2. 1902, wurde promoviert am 28. 7. 1903, zum Ass.-Arzt befördert am 14. 11. 1903. Er gehörte der Schutztruppe in Südwestafrika an vom 19. 10. 1904 bis 31. 12. 1906 und nahm teil an dem Feldzug gegen die aufständischen Hereros und Hottentotten. Er ist zurzeit Oberarzt beim Inf.-Regt. Nr. 162 in Lübeck, kommandiert zum Städtischen Krankenhause (Innere Abteilung) in Altona seit 1. 4. 1908.

2235   **Rudolf Junge,**

geb. am 18. September 1879 in Berlin als Sohn des Geh. Sanitätsrates Dr. Ernst Junge, gehörte der K. W.-A. an vom 30. 3. 1898 bis

1. 10. 1902, wurde promoviert am 19. 3. 1904, zum Ass.-Arzt befördert am 14. 6. 1904. Er ist zurzeit Oberarzt beim Feldart.-Regt. Nr. 30 in Rastatt, kommandiert an die Universitäts-Frauenklinik in Straßburg i. E. seit 1. 4. 1909.

Richard Klages, 2236

geb. am 28. Mai 1877 in Kirchbrak (Braunschweig) als Sohn des Lehrers August Klages, gehörte der K. W.-A. an vom 30. 3. 1898 bis 30. 9. 1902, wurde promoviert am 12. 7. 1904, zum Ass.-Arzt befördert am 18. 10. 1904. Er ist zurzeit Oberarzt beim Sanitätsamt III. A.-K. in Berlin, kommandiert seit 1. 4. 1910 zur Akademie für prakt. Medizin in Düsseldorf.

Paul Keller, 2237

geb. am 3. November 1876 in Charlottenburg als Sohn des Magistrats-Kanzleidirektors Hermann Keller, gehörte der K. W.-A. an vom 31. 3. 1898 bis 1. 10. 1902, wurde promoviert am 28. 3. 1906, zum Ass.-Arzt befördert am 24. 4. 1904, verheiratete sich am 16. 6. 1908. Er ist zurzeit Oberarzt beim Feld-Art.-Regt. Nr. 2 in Belgard (Persante).

Martin Klehmet, 2238

geb. am 6. Juli 1878 in Glindow (Potsdam) als Sohn des Oberpfarrers Gotthold Klehmet, gehörte der K. W.-A. an vom 30. 3. 1898 bis 30. 9. 1902, wurde promoviert am 18. 3. 1904, zum Ass.-Arzt befördert am 14. 6. 1904, verheiratete sich am 7. 4. 1908. Er erhielt Kommando vom 1. 10. 1905 bis 1. 7. 1907 an die Königl. bakteriologische Untersuchungsanstalt in Saarbrücken und vom 1. 7. 1907 bis 31. 3. 1910 als Leiter der Kaiserl. bakteriologischen Untersuchungsanstalt in Diedenhofen. Er ist zurzeit Oberarzt beim Garde-Pion.-Bat. in Berlin.

Walther Klemm, 2239

geb. am 1. April 1879 in Stettin als Sohn des Kaufmanns Wilhelm Klemm, gehörte der K. W.-A. an vom 30. 3. 1898 bis 30. 9. 1902, wurde promoviert am 17. 5. 1907, zum Ass.-Arzt befördert am 17. 5. 1904. Er ist zurzeit Oberarzt beim 3. Garde-Feldart.-Regt. in Beeskow.

Bernhard Ließ, 2240

geb. am 22. Februar 1878 in Mosau (Brandenburg) als Sohn des Pfarrers Johannes Ließ, gehörte der K. W.-A. an vom 30. 3. 1898 bis 1. 10. 1902, wurde zum Ass.-Arzt befördert am 15. 12. 1904. Er trat am 19. 1. 1905 zur Schutztruppe für Südwestafrika über und nahm an den Feldzügen gegen die Hereros und Hottentotten teil. Ausgeschieden aus dem aktiven Dienst am 18. 11. 1907 als Oberarzt, war zuletzt bei der Schutztruppe in Südwestafrika. Er ist jetzt Assistent an der Universitätsklinik für Hautkrankheiten in Breslau.

Friedrich Lotsch, 2241

geb. am 10. Oktober 1879 in Neiße (Schlesien) als Sohn des Oberstabsarztes Dr. Friedrich Lotsch, gehörte der K. W.-A. an vom 30. 3. 1898 bis 30. 9. 1902, wurde promoviert am 22. 4. 1904, zum Ass.-Arzt befördert am 17. 5. 1904. Er erhielt Kommando vom 1. 3. 1905 bis 31. 12. 1905 zur chirurgischen Abteilung der städtischen Krankenanstalt Magdeburg-Sudenburg, vom 1. 1. 1906 bis 29. 2. 1908 zur chirurg. Abteilung der städtischen Krankenanstalt Magdeburg-Altstadt und vom 1. 6. 1908 bis 1. 10. 1909 zur chirurg. Nebenabteilung des Königlichen Charité-Krankenhauses. Er ist zurzeit Oberarzt beim Füs.-Regt. Nr. 36 in Merseburg, kommandiert zur K. W.-A. in Berlin zwecks Dienstleistung beim patholog. Institut des städtischen Krankenhauses Moabit.

Er betätigte sich literarisch auf dem Gebiete der Chirurgie.

2242   **Heinz v. Ortenberg,**

geb. am 1. Dezember 1879 in Salzwedel (Prov. Sachsen) als Sohn des Gymnasial-Professors Rudolf v. Ortenberg, gehörte der K. W.-A. an vom 30. 3. 1898 bis 1. 10. 1902, wurde promoviert am 5. 1. 1904, zum Ass.-Arzt befördert am 11. 9. 1903, verheiratete sich am 3. 12. 1906. Er gehörte vom 16. 5. 1904 bis 1. 3. 1907 der Schutztruppe in Südwestafrika an und nahm teil am Feldzug gegen die aufständischen Hereros und Hottentotten. Ausgeschieden aus dem aktiven Dienst am 1. 3. 1907 als Oberarzt, war zuletzt in der Schutztruppe für Südwestafrika; wurde darauf Knappschaftsarzt in Burbach (Saarbrücken) und ist jetzt prakt. Arzt und Chefarzt der chirurg. Abteilung des Hospitals vom Hl. Kreuz in Santa Cruz (Brasilien).

Er betätigte sich literarisch auf dem Gebiete der Kriegs-Berichterstattung und schrieb:

> Aus dem Tagebuch eines Arztes. (Feldzugskizzen aus Südwest-Afrika). Berlin. Schwetschke u. Sohn.

2243   **Otto Peiper,**

geb. am 28. August 1876 in Breslau als Sohn des Gymnasial-Professors Dr. phil. hon. causa Rudoph Peiper, gehörte der K. W.-A. an vom 30. 3. 1898 bis 1. 10. 1902, wurde promoviert am 20. 2. 1905, zum Ass.-Arzt befördert am 18. 10. 1903. Er ist zurzeit Oberarzt bei der Schutztruppe für Deutsch-Ostafrika, der er seit 11. 6. 1908 angehört.

2244   **Edmund Pflugmacher,**

geb. am 29. Juli 1878 in Potsdam als Sohn des Stabsarztes Dr. Ernst Pflugmacher, gehörte der K. W.-A. an vom 30. 3. 1898 bis 30. 9. 1902, wurde zum Ass.-Arzt befördert am 17. 5. 1904. Er erhielt Kommando an die chirurg. Abteilung des Krankenhauses am Urban in Berlin in der Zeit vom 1. 4. 1905 bis 31. 3. 1908. Er ist zurzeit Oberarzt beim Garde-Füs.-Regt. in Berlin.

2245   **Otto Pförtner,**

geb. am 31. Mai 1876 in Groß-Rhüden (Hannover) als Sohn des prakt. Arztes Dr. Robert Pförtner, gehörte der K. W.-A. an vom

30. 3. 1898 bis 1. 10. 1901, wurde promoviert am 24. 6. 1904, zum
Ass.-Arzt befördert am 18. 7. 1903. Er erhielt Kommando an die
Prov.-Heil- und Pflegeanstalt in Göttingen in der Zeit vom 1. 4. 1907
bis 31. 3. 1910. Er ist zurzeit Oberarzt beim Feldart.-Regt. Nr. 43
in Wesel.

Max Richter, 2246

geb. am 21. Juni 1879 in Berlin als Sohn des Stabsarztez
Dr. Emil Richter, gehörte der K. W.-A. an vom 30. 3. 1898 bis 30. 9.
1902, wurde promoviert am 22. 12. 1905, zum Ass.-Arzt befördert
am 14. 2. 1905, verheiratete sich am 13. 10. 1906. Er ist zurzeit
Oberarzt beim Fußart.-Regt. Nr. 11 in Marienburg.

Hermann Schürmann, 2247

geb. am 16. Januar 1879 in Capellen (Rheinprovinz) als Sohn des
Superintendenten Friedrich Schürmann, gehörte der K. W.-A. an vom
30. 3. 1898 bis 30. 9. 1902, wurde promoviert am 17. 5. 1904, zum
Ass.-Arzt befördert am 17. 5. 1904, verheiratete sich am 25. 3. 1909.
Er ist zurzeit Oberarzt beim Garde-Train-Batl. in Tempelhof b. Berlin.

Karl Spannaus, 2248

geb. am 18. Dezember 1876 in Sondershausen (Schwarzburg) als
Sohn des Oberförsters O. Spannaus, gehörte der K. W.-A. an vom
12. 1. 1898 bis 5. 12. 1899. Er studierte nach seinem Ausscheiden
weiter Medizin, wurde promoviert und approbiert 1904 und ist jetzt
Assistent an der chirurg. Klinik der Universität in Breslau.

Kurt Sperber, 2249

geb. am 28. September 1878 in Königsberg i. Pr. als Sohn des
Rechnungsrates Gustav Sperber, gehörte der K. W.-A. an vom 30. 3.
1898 bis 6. 11. 1900. Er schied aus, um einen anderen Beruf zu ergreifen. Weiteres Schicksal unbekannt.

Fritz Stephan, 2250

geb. am 15. Februar 1879 in Magdeburg als Sohn des Postdirektors
Heinrich Stephan, gehörte der K. W.-A. an vom 30. 3. 1898 bis 30. 9.
1902, wurde promoviert am 1. 11. 1904, zum Ass.-Arzt befördert am
24. 4. 1904. Er ist zurzeit Oberarzt beim Feldart.-Regt. Nr. 52 in
Königsberg i. Pr., kommandiert zur chirurg. Abteilung des Krankenhauses der Barmherzigkeit in Königsberg seit 1. 5. 1907.

Carl Ursprung, 2251

geb. am 5. September 1877 in Weitershausen (Hessen-Nassau) als
Sohn des Pfarrers Wilhelm Ursprung, gehörte der K. W.-A. an vom
31. 3. 1898 bis 1. 10. 1902, wurde zum Ass.-Arzt befördert am 18. 8.
1905. Ausgeschieden aus dem aktiven Dienst am 19. 4. 1910 als
Oberarzt, war zuletzt beim Inf.-Regt. Nr. 114 in Konstanz. Jetziger
Aufenthaltsort unbekannt.

2252   **Fritz Weineck,**
geb. am 13. Oktober 1880 in Wusterhausen a. Dosse als Sohn des
prakt. Arztes Dr. med. Leo Weineck, gehörte der K. W.-A. an vom
30. 3. 1898 bis 30. 9. 1902, wurde zum Ass.-Arzt befördert am 14. 6.
1904. Er ist zurzeit Oberarzt beim Sanitätsamt VI. Armeekorps in
Breslau.

2253   **Siegfried Werth,**
geb. am 12. Februar 1879 in Burg (Prov. Sachsen) als Sohn des
prakt. Arztes Dr. med. Julius Werth, gehörte der K. W.-A. an· vom
30. 3. 1898 bis 1. 10. 1902, wurde promoviert am 25. 6. 1904, zum
Ass.-Arzt befördert am 18. 10. 1903, verheiratete sich am 28. 4. 1906.
Ausgeschieden aus dem aktiven Dienst am 20. 1. 1910 als Oberarzt,
war zuletzt beim Inf.-Regt. Nr. 49 in Gnesen. Er lebt jetzt als
prakt. Arzt in Schönebeck a. Elbe.

2254   **Max Westphal,**
geb. am 29. September 1879 in Mainz als Sohn des Zeug-Haupt-
manns Robert Westphal, gehörte der K. W.-A. an vom 30. 3. 1898
bis 1. 10. 1902, wurde promoviert am 17. 11. 1904, zum Ass.-Arzt
befördert am 14. 6. 1904. Er nahm teil am Feldzuge gegen die
Hottentotten in den Jahren 1904, 1905, 1906. Er ist zurzeit Oberarzt beim Garde-Füs.-Regt. in Berlin.

2255   **Friedrich Winter,**
geb. am 13. Mai 1877 in Stralsund als Sohn des Gymnasial-Direktors
Dr. Ferdinand Winter, gehörte der K. W.-A. an vom 30. 3. 1898 bis
1. 10. 1902, wurde promoviert am 28. 3. 1908, zum Ass.-Arzt be-
fördert am 15. 12. 1904. Er ist zurzeit Oberarzt beim Feldart.-Regt.
Nr. 40 in Burg (Bez. Magdeburg), kommandiert an die Königliche
Universitäts-Hautklinik in Breslau seit 1. 4. 1908.
Er betätigte sich literarisch auf dem Gebiete der Chirurgie.

2256   **Paul Wolf,**
geb. am 14. Juni 1880 in Calvörde (Braunschweig) als Sohn des
Pastors Paul Wolf, gehörte der K. W.-A. an vom 30. 3. 1898 bis
30. 9. 1902, wurde zum Ass.-Arzt befördert am 17. 5. 1904. Er nahm teil
an der Niederwerfung der Eingeborenenaufstände in Südwestafrika in
den Jahren 1905—1907 Er ist zurzeit Oberarzt in der Kaiserl.
Schutztruppe für Südwestafrika, der er seit 19. 1. 1905 angehört.

2257   **Martin Ziemßen,**
geb. am 23. Dezember 1878 in Stralsund als Sohn des Kgl. Sanitätsrates Dr. Richard Ziemßen, gehörte der K. W.-A. an vom 30. 3. 1898
bis 30. 9. 1902, wurde promoviert am 31. 5. 1904, zum Ass.-Arzt befördert am 14. 6. 1904. Er gehörte vom 2. 12. 1904 bis 31. 3. 1907
der Kaiserlichen Schutztruppe für Südwestafrika an und nahm an dem
Herero- und Hottentottenfeldzug 1904—1906 teil. Er erhielt Kom-

mando an die Abteilung für Augenkranke des Krankenhauses der Barmherzigkeit in Königsberg i. O. in der Zeit vom 1. 10. 1907 bis 15. 1. 1910. Er ist zurzeit Oberarzt beim Kaiser Alexander-Garde-Gren.-Regt. Nr. 1 in Berlin.

Michaelis 1898.

Georg Bamberg,   2258

geb. am 3. Oktober 1877 in Stradem (Westpreußen) als Sohn des Majoratspächters Robert Bamberg, gehörte der K.W.-A. an vom 22.10. 1898 bis 15. 2. 1903, wurde zum Ass.-Arzt befördert am 18.10.1904. Gest. am 19. November 1904 in Graudenz als Ass.-Arzt, war zuletzt beim Inf.-Regt. Nr. 175 in Graudenz.

Kurt Bebert,   2259

geb. am 27. November 1877 in Sudenburg (Prov. Sachsen) als Sohn des Geheimen Rechnungsrates Karl Bebert, gehörte der K. W.-A. an vom 19. 10. 1898 bis 15. 2. 1903, wurde promoviert am 23. 6. 1906, zum Ass.-Arzt befördert am 27. 1. 1905. Ausgeschieden aus dem aktiven Dienst am 17. 1. 1907 als Ass.-Arzt, war zuletzt bei der Haupt-Kadettenanstalt in Groß-Lichterfelde. Er lebt jetzt als Spezialarzt für Haut-, Harn- und Geschlechtskrankheiten in Berlin.

Gustav Behrnd,   2260

geb. am 2. Januar 1880 in Coblenz als Sohn des Kaiserl. Bankrats und Vorstandsbeamten der Reichsbankstelle Karl Behrnd, gehörte der K. W.-A. an vom 19. 10. 1898 bis 15. 2. 1903, wurde promoviert am 9. 2. 1905, zum Ass.-Arzt befördert am 15. 9. 1904. Er ist zurzeit Oberarzt beim Pion.-Bat. Nr. 7 in Deutz.

Bernhard Bilfinger,   2261

geb. am 19. Juni 1877 in Oberndorf (Württemberg) als Sohn des Ober-hofpredigers Adolf v. Bilfinger, gehörte der K. W.-A. an vom 19. 10. 1898 bis 15.2.1901, wurde promoviert 1903, zum Ass.-Arzt befördert am 10. 6. 1902. Er ist zurzeit Marinestabsarzt, kommandiert zur Universität Breslau seit dem 30. 3. 1909.

Richard Bochalli,   2262

geb. am 22. Juni 1878 in Schöneberg-Berlin als Sohn des Rechnungs-rats Richard Bochalli, gehörte der K. W.-A. an vom 19. 10. 1898 bis 15. 2. 1903, wurde promoviert am 24.10.1906, zum Ass.-Arzt befördert am 18. 10. 1904. Er erhielt Kommando an die Tuberkulose-Abteilung in Cöln in der Zeit vom 15. 1. 1907 bis 30. 7. 1907. Ausgeschieden aus dem aktiven Dienst am 15. 2. 1910 als Oberarzt, war zuletzt Anstaltsarzt bei der Unteroffiziervorschule in Neubreisach i. Elsaß.

2263   **Karl Braeunig,**

geb. am 8. Oktober 1879 in Charlottenburg als Sohn des Kaufmanns
Theodor Braeunig, gehörte der K.W.-A. an vom 19. 10. 1898 bis 15. 2.
1903, wurde promoviert am 26. 7. 1904, zum Ass.-Arzt befördert am
18. 10. 1904, verheiratete sich am 9. 11. 1908. Er erhielt Kommando
an die Königl. Charité in Berlin als Aufnahme-Arzt in der Zeit vom
16. 9. 1905 bis 31. 3. 1908. Er ist zurzeit Oberarzt beim Füs.-Regt.
Nr. 90 in Rostock, kommandiert seit 1. 10. 1909 zur chirurgischen
Klinik der Universität in Rostock.

Er betätigte sich literarisch auf dem Gebiete der Physiologie und
schrieb über:

Mechanismus und Vitalismus in der Biologie des 19. Jahrhunderts. Leipzig 1907.
Wilh. Engelmann.

2264   **Georg Brückner,**

geb. am 13. Juni 1878 in Friedersdorf (Schlesien) als Sohn des Pastors
und Kgl. Kreisschulinspektors Edmund Brückner, gehörte der K.W.-A.
an vom 22.10.1898 bis 15. 2. 1903, wurde promoviert am 18.7.1905,
zum Ass.-Arzt befördert am 18. 10. 1904. Er ist zurzeit Oberarzt beim
Drag.-Regt. Nr. 20 in Karlsruhe i. B., kommandiert zur bakteriol. Anstalt für Unter-Elsaß (Abteilung für Typhusbekämpfung) in Straßburg
seit dem 16. 7. 1908.

2265   **Kurt Faltz,**

geb. am 5. Juni 1879 in Berlin als Sohn des Volksschul-Rektors Arthur
Faltz, gehörte der K.W.-A. an vom 19. 10. 1898 bis 17. 7. 1902. Er
wurde auf Antrag des Vaters entlassen, studierte weiter Medizin, wurde
approbiert 1904 und promoviert am 13. 7. 1904. Er lebt jetzt als
prakt. Arzt in Praust (Westpreußen).

2266   **Walter Fischer,**

geb. am 1. Dezember 1878 in Schlochau (Westpreußen) als Sohn des
Kgl. Landrichters Ernst Fischer, gehörte der K.W.-A. an vom 19.10.
1898 bis 13. 2. 1903, wurde zum Ass.-Arzt befördert am 15.11.1904.
Er ist zurzeit Oberarzt bei der Schutztruppe für Deutsch-Ostafrika, der
er seit dem 24. 10. 1907 angehört.

2267   **Hermann Götting,**

geb. am 18. Januar 1880 in Berlin als Sohn des Amtsgerichtsrats
Götting, gehörte der K. W.-A. an vom 19. 10. 1898 bis 15. 2. 1903,
wurde promoviert am 22. 7. 1905, zum Ass.-Arzt befördert am 18. 8.
1904. Er erhielt Kommando an das pathol. Institut des Rudolf Virchow-
Krankenhauses in Berlin in der Zeit vom 1. 7. 1906 bis 30. 9. 1908.
Er ist zurzeit Oberarzt beim 1. Garde-Drag.-Regt. in Berlin.

Er betätigte sich literarisch auf dem Gebiete der pathol. Anatomie.

2268   **Werner Hartwich,**

geb. am 17. Dezember 1877 in Swinemünde (Pommern) als Sohn des
Schiffsbaumeisters Otto Hartwich, gehörte der K.W.-A. an vom 19.10.

1898 bis 15. 2. 1903, wurde promoviert am 23. 10. 1907, zum Ass.-Arzt befördert am 18. 10. 1904. Er erhielt Kommando an die Provinzialheil- und Pflege-Anstalt in Kortau b. Allenstein in der Zeit vom 20. 2. 1906 bis 30. 9. 1908. Ausgeschieden aus dem aktiven Dienst am 22. 3. 1910 als Oberarzt, war zuletzt beim Inf.-Regt. Nr. 28 in Ehrenbreitstein. Jetziger Aufenthaltsort unbekannt.

Friedrich Hermann,   2269

geb. am 20. März 1879 in Berlin als Sohn des Gymnasial-Professors Johannes Hermann, gehörte der K. W.-A. an vom 22. 10. 1898 bis 7. 11. 1900. Er gab nach seinem Ausscheiden das medizinische Studium auf, trat in Polizeidienste und lebt jetzt als Polizeibeamter in Berlin.

Richard Hollmann,   2270

geb. am 4. Oktober 1877 in Wolfenbüttel (Braunschweig) als Sohn des Kaufmanns Wilhelm Hollmann, gehörte der K. W.-A. an vom 22. 10. 1898 bis 15. 2. 1903, wurde zum Ass.-Arzt befördert am 15. 11. 1904. Er ist zurzeit Oberarzt beim Königs-Ul.-Regt. Nr. 13 in Hannover, kommandiert seit dem 22. 12. 1909 zum städtischen Krankenhaus in Stettin.

Karl Horn,   2271

geb. am 18. April 1878 in Grünberg (Schlesien) als Sohn des Kaiserl. Bankvorstehers Hermann Horn, gehörte der K. W.-A. an vom 19. 10. 1898 bis 15. 2. 1903, wurde promoviert am 30. 6. 1904, zum Ass.-Arzt befördert am 15. 9. 1904. Er gehörte vom 19. 1. 1905 bis 28. 6. 1905 der Schutztruppe für Südwestafrika an und nahm an dem Feldzug gegen die Hottentotten teil. Gest. am 28. Juni 1905 bei Keidorus (Südwestafrika) (fiel im Gefecht gegen die Hottentotten) als Ass.-Arzt bei der Schutztruppe für Südwestafrika.

Felix Höring,   2272

geb. am 10. Oktober 1880 in Neresheim (Württemberg) als Sohn des Oberamtsarztes Dr. Emil Höring, gehörte der K. W.-A. an vom 19. 10. 1898 bis 15. 2. 1903, wurde promoviert am 13. 5. 1905, zum Ass.-Arzt befördert am 6. 10. 1904. Er erhielt Kommando an die chirurgische Abteilung des Katharinenhospitals in Stuttgart in der Zeit vom 1. 4. 1907 bis 1. 10. 1909. Er ist zurzeit Oberarzt beim Inf.-Regt. Nr. 125 in Stuttgart.

Hans Hübner,   2273

geb. am 27. März 1879 in Berlin als Sohn des Bankiers Otto Hübner, gehörte der K. W.-A. an vom 19. 10. 1898 bis 14. 2. 1903, wurde promoviert am 29. 7. 1904, zum Ass.-Arzt befördert am 18. 10. 1904. Er ist zurzeit Oberarzt beim Inf.-Regt. Nr. 135 in Diedenhofen, kommandiert an das Pathologische Institut der Universität in Rostock seit 1. 4. 1909.

Friedrich Kasten,   2274

geb. am 5. Januar 1880 in Wehrbergen (Hannover) als Sohn des Gutsbesitzers Hermann Kasten, gehörte der K. W.-A. an vom 19. 10. 1898 bis 15. 2. 1903, wurde promoviert am 28. 2. 1908, zum Ass.-Arzt befördert am 15. 11. 1904. Er erhielt Kommando an die Universitäts-Frauenklinik in Straßburg i. E. in der Zeit vom 6. 10. 1906 bis 1. 4. 1909. Er ist zurzeit Oberarzt beim Leib-Gren.-Regt. Nr. 109 in Karlsruhe.

2275   **Arthur Krause,**

geb. am 13. September 1880 in Mainz als Sohn des Rechnungsrats Berthold Krause, gehörte der K. W.-A. an vom 19. 10. 1898 bis 15. 2. 1903, wurde promoviert am 10. 6. 1904, zum Ass.-Arzt befördert am 15. 9. 1904, verheiratete sich am 30. 12. 1905. Er ist zurzeit Oberarzt beim Ulan.-Regt. Nr. 11 in Saarburg i. Lothr., kommandiert zur Poliklinik für Zahnkrankheiten in Straßburg i. E.

2276   **Walter Lindner,**

geb. am 9. April 1878 in Buckau b. Magdeburg als Sohn des Magistrats-Obersekretärs Ernst Lindner, gehörte der K. W.-A. an vom 19. 10. 1898 bis 15. 2. 1903, wurde zum Ass.-Arzt befördert am 18. 10. 1904. Er trat am 19. 1. 1905 zur Schutztruppe für Südwestafrika über und nahm am Feldzug gegen die aufständischen Eingeborenen teil. Ausgeschieden aus dem aktiven Dienst am 19. 1. 1909 als Oberarzt, war zuletzt bei der Schutztruppe für Südwestafrika. Jetziger Aufenthaltsort unbekannt.

2277   **Ernst Lionnet,**

geb. am 2. Februar 1879 in Lindow (Brandenburg) als Sohn des Pfarrers Liz. Adolf Lionnet, gehörte der K. W.-A. an vom 22. 10. 1898 bis 15. 9. 1902. Er stürzte in den Alpen ab und fand seinen Tod am 15. September 1902.

2278   **Georg Marx,**

geb. am 6. Mai 1879 in Küstrin als Sohn des Kaufmanns Emil Marx, gehörte der K. W.-A. an vom 19. 10. 1898 bis 15. 2. 1903, wurde promoviert am 5. 10. 1905, zum Ass.-Arzt befördert am 18. 8. 1904, verheiratete sich am 9. 2. 1905. Er erhielt Kommando an die Universitäts-Augenklinik in Straßburg i. E. vom 1. 1. 1907 bis 31. 3. 1910. Er ist zurzeit Oberarzt beim Leib-Gren.-Regt. Nr. 8 in Frankfurt a. O.

Er betätigte sich literarisch auf dem Gebiete der Augenheilkunde und schrieb u. a. über:

1. Methodik der Gleichgewichtsprüfung für die Nähe. v. Graefes Archiv für Ophthalmologie. LXIX.
2. Brandblasenbildung auf der Cornea. Klin. Monatsblätter für Augenheilkunde. Bd. XLVI.

2279   **Felix Meyer,**

geb. am 19. August 1879 in Lemgo (Lippe) als Sohn des Landwirts Friedrich Meyer, gehörte der K. W.-A. an vom 19. 10. 1898 bis 15. 2. 1903, wurde zum Ass.-Arzt befördert am 18. 10. 1904. Er nahm 1905, 1906 und 1907 teil am Herero- und Hottentottenfeldzug. Er ist zurzeit Oberarzt bei der Schutztruppe für Südwestafrika, der er seit 19. 1. 1905 angehört.

Werner Möllhausen,   2280

geb. am 6. Mai 1879 in Düsseldorf als Sohn des Sanitätsrats Dr. Hermann Möllhausen, gehörte der K. W.-A. an vom 19. 10. 1898 bis 15. 2. 1903, wurde zum Ass.-Arzt befördert am 18. 10. 1904. Ausgeschieden aus dem aktiven Dienst am 19. 12. 1905 als Ass.-Arzt, war zuletzt beim Kadettenhause in Karlsruhe. Er lebt jetzt als Spezialarzt für Kinderkrankheiten in Dresden.

Alfred Müller,   2281

geb. am 28. Juni 1877 in Lissa (Posen) als Sohn des Sanitätsrats Dr. Adam Müller, gehörte der K. W.-A. an vom 19. 10. 1898 bis 15. 2. 1901, wurde promoviert am 31. 5. 1902, zum Ass.-Arzt befördert am 18. 8. 1902, verheiratete sich am 26. 9. 1906. Er ist zurzeit Stabsarzt und Bataillonsarzt beim Inf.-Regt. Nr. 26 in Magdeburg.

Ernst Ohse,   2282

geb. am 4. Mai 1877 in Berlin als Sohn des Bildhauers Johannes Ohse, gehörte der K. W.-A. an vom 19. 10. 1898 bis 15. 2. 1903, wurde promoviert am 9. 11. 1905, zum Ass.-Arzt befördert am 15. 9. 1904. Er erhielt Kommando an die chirurgische Klinik der Universität Straßburg i. E. in der Zeit vom 1. 4. 1905 bis 30. 9. 1907. Er ist zurzeit Oberarzt beim 5. Garde-Regt. z. F. in Spandau.

Johannes Rohkohl,   2283

geb. am 9. November 1879 in Wernersdorf (Schlesien) als Sohn des Pastors Friedrich Rohkohl, gehörte der K. W.-A. an vom 19. 10. 1898 bis 15. 2. 1903, wurde promoviert am 5. 12. 1904, zum Ass.-Arzt befördert am 14. 2. 1905. Er ist zurzeit Oberarzt beim Inf.-Regt. Nr. 18, kommandiert zum Genesungsheim des XVII. A.-K. in Hochwasser bei Danzig.

Siegfried Schellhorn,   2284

geb. am 21. August 1880 in Leipzig-Gohlis als Sohn des Rechnungsrats im Reichspostamt C. Ferdinand Schellhorn, gehörte der K. W.-A. an vom 19. 10. 1898 bis 15. 2. 1903, wurde promoviert am 5. 12. 1904, zum Ass.-Arzt befördert am 14. 2. 1905. Ausgeschieden aus dem aktiven Dienst am 18. 1. 1907 als Ass.-Arzt, war zuletzt beim Inf.-Regt. Nr. 136 in Straßburg i. E. Er lebt jetzt als prakt. Arzt und Oberarzt d. L. I. in Annaburg.

Fritz Schulze,   2285

geb. am 23. November 1879 in Neu-Ruppin als Sohn des Königl. Kreissekretärs Friedrich Schulze, gehörte der K. W.-A. an vom 19. 10. 1898 bis 14. 2. 1903, wurde zum Ass.-Arzt befördert am 18. 10. 1904. Er ist zurzeit Oberarzt beim Sanitätsamt des VII. A.-K. in Münster i. W., kommandiert zum Städtischen Krankenhaus in Frankfurt a. M.

2286   **Kurt v. Stabel,**

geb. am 20. Juni 1879 in Crossen (Brandenburg) als Sohn des Majors z. D. Reinhard v. Stabel, gehörte der K. W.-A. an vom 19. 10. 1898 bis 15. 2. 1903, wurde promoviert am 10. 4. 1905, zum Ass.-Arzt befördert am 18. 7. 1905. Er gehörte vom 4. 1. 1906 bis 15. 9. 1906 der Schutztruppe in Kamerun an. Gest. am 15. September 1906 in Banjo (Kamerun) an Dysenterie, war zuletzt Ass.-Arzt in der Schutztruppe für Kamerun.

2287   **Karl Störzer,**

geb. am 16. Oktober 1880 in Neu-Brandenburg (Mecklenburg-Strelitz) als Sohn des Rentiers Karl August Störzer, gehörte der K. W.-A. an vom 22. 10. 1898 bis 6. 11. 1900. Er setzte seine Studien fort und befindet sich zurzeit als cand. med. in Greifswald.

2288   **Franz Wehn,**

geb. am 6. Mai 1878 in Strehlen (Schlesien) als Sohn des Königl. Steuerinspektors Hugo Wehn, gehörte der K. W.-A. an vom 19. 10. 1898 bis 15. 2. 1903, wurde zum Ass.-Arzt befördert am 18. 10. 1904. Er ist zurzeit Oberarzt beim Inf.-Regt. Nr. 144 in Metz.

2289   **Richard Wolff,**

geb. am 27. März 1880 in Berlin als Sohn des Postdirektors Bernhard Wolff, gehörte der K. W.-A. an vom 19. 10. 1898 bis 14. 2. 1903, wurde promoviert am 4. 9. 1908, zum Ass.-Arzt befördert am 18. 10. 1904, verheiratete sich am 29. 12. 1908. Er nahm 1905, 1906 und 1907 an der Bekämpfung des Aufstandes in Deutsch-Ostafrika teil. Er ist zurzeit Oberarzt bei der Schutztruppe für Deutsch-Ostafrika, der er seit 6. 11. 1905 angehört.

Ostern 1899.

2290   **Fritz Bethke,**

geb. am 1. Dezember 1879 in Schneidemühl (Posen) als Sohn des Lazarett-Oberinspektors August Bethke, gehörte der K. W.-A. an vom 29. 3. 1899 bis 1. 10. 1903, wurde promoviert am 27. 4. 1905, zum Ass.-Arzt befördert am 18. 7. 1905. Er ist zurzeit Oberarzt beim Inf.-Regt. Nr. 131 in Mörchingen, kommandiert zur chirurgischen Klinik der Universität in Halle a. S. seit dem 1. 4. 1908.

2291   **Horst v. Bültzingslöwen,**

geb. am 26. Juli 1878 in Nahrten (Schlesien) als Sohn des Hauptmanns a. D. und Rittergutsbesitzers v. Bültzingslöwen, gehörte der K. W.-A. an vom 29. 3. 1899 bis 4. 9. 1899. Er schied aus, um

Offizier zu werden und ist zurzeit Leutnant und Adjutant beim 4. Garde-Regt. z. F. in Berlin.

Max Dalmer, 2292

geb. am 20. September 1879 in Zerbst (Anhalt) als Sohn des Sanitäts-rats Dr. Max Dalmer, gehörte der K. W.-A. an vom 29. 3. 1899 bis 1. 10. 1903, wurde promoviert am 20. 4. 1905, zum Ass.-Arzt befördert am 18. 7. 1905, verheiratete sich am 21. 2. 1907. Er ist zurzeit Oberarzt beim Inf.-Regt. Nr. 20 in Wittenberg.

Hermann Dieterich, 2293

geb. am 8. März 1878 in Danzig als Sohn des Stabsarztes Dr. Adolf Dieterich, gehörte der K. W.-A. an vom 29. 3. 1899 bis 15. 2. 1901, wurde promoviert am 26. 6. 1902, zum Ass.-Arzt befördert am 18. 10. 1902. Er erhielt Kommando an das Krankenhaus Bergmannsheil in Bochum in der Zeit vom 1. 1. 1905 bis 31. 12. 1907. Er ist zurzeit Oberarzt beim Leibgarde-Inf.-Regt. Nr. 115 in Darmstadt, kommandiert zum Offizierheim Taunus in Falkenstein seit 1. 7. 1909.

Bruno Eckard, 2294

geb. am 7. Januar 1880 in Frankfurt a. O. als Sohn des Postdirektors Bruno Eckard, gehörte der K. W.-A. an vom 29. 3. 1899 bis 30. 9. 1903, wurde promoviert am 15. 4. 1905, zum Ass.-Arzt befördert am 18. 7. 1905. Er ist zurzeit Oberarzt bei der Schutztruppe für Deutsch-Ostafrika, der er seit dem 6. 11. 1905 angehört. Er nahm 1905 und 1906 an der Bekämpfung des Aufstandes in Deutsch-Ostafrika teil.

Friedrich Eltester, 2295

geb. am 30. Oktober 1880 in Düsseldorf als Sohn des Generalmajors Paul Eltester, gehörte der K. W.-A. an vom 29. 3. 1899 bis 30. 9. 1903, wurde promoviert am 31. 5. 1905, zum Ass.-Arzt befördert am 18. 8. 1905. Er war kommandiert an die Wilhelms-Heilanstalt in Wiesbaden vom 2. 1. 1906 bis 1. 9. 1909. Er ist zurzeit Oberarzt beim Inf.-Regt. Nr. 13 in Münster (Westfalen).

Walter Engelbrecht, 2296

geb. am 19. August 1880 in Neheim (Westfalen) als Sohn des Ober-landesgerichtsrats Ludwig Engelbrecht, gehörte der K. W.-A. an vom 29. 3. 1899 bis 9. 5. 1900. Er wurde auf Antrag seines Vaters entlassen, um Offizier zu werden. Er ist zurzeit Oberleutnant und Adjutant des 1. See-Batls. in Kiel.

Karl Glasmacher, 2297

geb. am 18. November 1878 in Cöln a. Rh. als Sohn des Stabs-arztes Dr. Josef Glasmacher, gehörte der K. W.-A. an vom 29. 3. 1899 bis 30. 9. 1903, wurde promoviert am 19. 5. 1906, zum Ass.-Arzt befördert am 18. 7. 1905. Er ist zurzeit Oberarzt beim Füs.-Regt. Nr. 65 in Cöln.

2298   **Anton Goebel,**

geb. am 20. Dezember 1878 in Fulda als Sohn des Gymnasialdirektors
Goebel, gehörte der K. W.-A. an vom 29. 3. 1899 bis 30. 9. 1903,
wurde promoviert am 1. 5. 1905, zum Ass.-Arzt befördert am 18. 7.
1905. Er ist zurzeit Oberarzt beim Ulan.-Regt. Nr. 14 in St. Avold,
kommandiert als Chefarzt zum Genesungsheim in Lettenbach.

2299   **Fritz Grimm,**

geb. am 29. Oktober 1880 in Spandau als Sohn des Stabsarztes
Dr. Ewald Grimm, gehörte der K. W.-A. an vom 29. 3. 1899 bis 1. 10.
1903, wurde promoviert am 19. 5. 1906, zum Ass.-Arzt befördert am
18. 8. 1905. Er erhielt Kommando an die bakteriologische Untersuchungsstation in Diedenhofen vom 16. 12. 1908 bis 24. 3. 1910.
Gest. am 24. März 1910 in Diedenhofen als Oberarzt, war zuletzt beim
Inf.-Regt. Nr. 26 in Magdeburg.

2300   **Alfred Heere,**

geb. am 24. November 1879 in Kalze (Hessen-Nassau) als Sohn des
Lehrers Wilhelm Heere, gehörte der K. W.-A. an vom 29. 3. 1899 bis
30. 9. 1903, wurde zum Ass.-Arzt befördert am 19. 10. 1905. Er ist
zurzeit Oberarzt beim Füs.-Regt. Nr. 35 in Brandenburg a. H.

2301   **Kurt Heinemann,**

geb. am 5. September 1880 in Erfurt (Prov. Sachsen) als Sohn des
Kunst- und Handelsgärtners Kurt Heinemann, gehörte der K. W.-A.
an vom 29. 3. 1899 bis 30. 9. 1903, wurde promoviert am 16. 3. 1905,
zum Ass.-Arzt befördert am 15. 6. 1905. Er ist zurzeit Oberarzt beim
Inf.-Regt. Nr. 176 in Thorn, kommandiert an die chirurgische Universitätsklinik in Gießen seit dem 1. 1. 1908.

2302   **Peter Hoffmann,**

geb. am 6. Februar 1879 in Loeveling (Rheinprovinz) als Sohn des
Gutsbesitzers Johann Hoffmann, gehörte der K. W.-A. an vom 29. 3.
1899 bis 1. 10. 1903, wurde promoviert am 26. 2. 1906, zum Ass.-Arzt
befördert am 18. 7. 1905, verheiratete sich am 15. 9. 1908. Er ist
zurzeit Oberarzt beim Pion.-Batl. Nr. 16 in Metz, kommandiert an die
psychiatrische Klinik der Universität in Rostock seit dem 1. 10. 1908.

2303   **Udo Jürgens,**

geb. am 27. April 1879 in Braunschweig als Sohn des Forstrats
Alfred Jürgens, gehörte der K. W.-A. an vom 29. 3. 1899 bis 5. 3.
1900. Er wurde auf Wunsch seines Vaters entlassen, wanderte nach
Amerika aus, war in verschiedenen Stellungen in New-York und
Albany tätig. Lebt zurzeit in NewYork.

2304   **Viktor Jüttner,**

geb. am 8. April 1880 in Mainz (Hessen-Darmstadt) als Sohn des
Feuerwerkshauptmanns Robert Jüttner, gehörte der K. W.-A. an vom

29. 3. 1899 bis 30. 9. 1903, wurde zum Ass.-Arzt befördert am 15. 6.
1905. Er ist zurzeit Oberarzt beim Inf.-Regt. Nr. 157 in Brieg,
kommandiert zur Provinzial-Heil- und Pflegeanstalt in Göttingen.

Helmut Köhlisch,   2305

geb. am 8. Dezember 1880 in Posen als Sohn des Oberstleutnants
Georg Köhlisch, gehörte der K. W.-A. an vom 29. 3. 1899 bis 30. 9.
1903, wurde promoviert am 16. 3. 1905, zum Ass.-Arzt befördert am
15. 6. 1905, verheiratete sich am 24. 9. 1908. Er war kommandiert
an das hygienische Institut der Universität in Breslau vom 1. 8. 1907
bis 31. 3. 1910. Er ist zurzeit Oberarzt beim Inf.-Regt. Nr. 61 in
Thorn, kommandiert zur Akademie für prakt. Medizin in Düsseldorf.
    Er betätigte sich literarisch auf dem Gebiete der Hygiene.

Friedrich Konrich,   2306

geb. am 29. Oktober 1878 in Hooksiel (Oldenburg) als Sohn des
prakt. Arztes Dr. Friedrich Konrich, gehörte der K. W.-A. an vom
29. 3. 1899 bis 30. 9. 1903, wurde promoviert am 18. 3. 1905, zum
Ass.-Arzt befördert am 18. 5. 1905. Er erhielt Kommando an das
hygienische Institut in Jena in der Zeit vom 1. 7. 1906 bis 1. 10.
1909. Er ist zurzeit Oberarzt beim Feldart.-Regt. Nr. 10 in Hannover,
kommandiert an das hygienische Institut in Berlin seit dem 1. 10. 1909.
    Er betätigte sich literarisch auf dem Gebiete der Hygiene und
Bakteriologie.

Klemens Lieber,   2307

geb. am 25. Juni 1880 in Camberg (Hessen-Nassau) als Sohn des
Gutsbesitzers Ernst Lieber, gehörte der K. W.-A. an vom 29. 3. 1899
bis 1. 10. 1903, wurde 1906 promoviert, zum Ass.-Arzt befördert am
18. 7. 1905. Ausgeschieden aus dem aktiven Dienst am 13. 2. 1906
als Ass.-Arzt, war zuletzt beim Inf.-Regt. Nr. 82 in Göttingen. Er
lebt jetzt als prakt. Arzt in Camberg.

Ernst Lindner,   2308

geb. am 5. April 1880 in Weißensee bei Berlin als Sohn des Chemikers
Wilhelm Lindner, gehörte der K. W.-A. an vom 29. 3. 1899 bis 1. 10.
1903, wurde promoviert am 1. 6. 1906, zum Ass.-Arzt befördert am
15. 6. 1905. Er erhielt Kommando an die K. W.-A. zur Dienstleistung
am Charitékrankenhause in der Zeit vom 1. 2. 1906 bis 1. 4. 1908 und
an das Krankenhaus am Urban in Berlin vom 1. 4. 1908 bis 1. 12.
1908. Ausgeschieden aus dem aktiven Dienst am 1. 12. 1908 als
Oberarzt, war zuletzt beim Füs.-Regt. Nr. 35 in Brandenburg a. H.
Er lebt jetzt als prakt. Arzt in Wusterhausen a. D.

Hermann Lotze,   2309

geb. am 19. Januar 1878 in Osterode (Hannover) als Sohn des Kreisarztes und Medizinalrates Dr. Conrad Lotze, gehörte der K. W.-A. an
vom 29. 3. 1899 bis 1. 10. 1903, wurde promoviert am 20. 12. 1905,

zum Ass.-Arzt befördert am 15. 6. 1905. Ausgeschieden aus dem aktiven Dienst am 7. 1. 1908 als Ass.-Arzt, war zuletzt beim Inf.-Regt. Nr. 165 in Goslar. Er ist jetzt I. Ass.-Arzt an der chirurg. Station des Marienhospitals in Gelsenkirchen.

2310   **Ernst Luckow,**

geb. am 29. September 1876 in Carthaus (Westpreußen) als Sohn des Königl. Superintendenten Alfred Luckow, gehörte der K. W.-A. an vom 29. 3. 1899 bis 15. 2. 1903, wurde promoviert am 27. 6. 1907, zum Ass.-Arzt befördert am 15. 9. 1904. Er ist zurzeit Oberarzt beim Feldart.-Regt. Nr. 67 in Bischweiler (Elsaß).

2311   **Ernst Manefeld,**

geb. am 3. Oktober 1880 in Mainz als Sohn des Real-Gymnasiallehrers Dr. Johann Manefeld, gehörte der K. W.-A. an vom 29. 3. 1899 bis 12. 8. 1901. Er wurde wegen Lungen- und Kehlkopfschwindsucht entlassen. Nach leichter Besserung seines Befindens setzte er sein Studium fort, doch nahm sein Leiden von Weihnachten 1903 an einen raschen Verlauf. Er starb am 17. Januar 1904 im elterlichen Hause in Mainz.

2312   **Curt Moehring,**

geb. am 19. Juni 1879 in Teuchern (Provinz Sachsen) als Sohn des Kaufmanns August Moehring, gehörte der K. W.-A. an vom 29. 3. 1899 bis 30. 9. 1903, wurde promoviert am 13. 5. 1905, zum Ass.-Arzt befördert am 18. 7. 1905, verheiratete sich am 26. 2. 1906. Er ist zurzeit Oberarzt beim Feldart.-Regt. Nr. 54 in Landsberg a. W.

2313   **Rudolf Möslein,**

geb. am 22. September 1879 in Hirschberg (Schlesien) als Sohn des Stadtbaurats Anton Möslein, gehörte der K. W.-A. an vom 29. 3. 1899 bis 31. 9. 1903, wurde promoviert am 30. 3. 1909, zum Ass.-Arzt befördert am 15. 6. 1905. Er ist zurzeit Oberarzt beim Garde-Drag.-Regt. Nr. 23 in Darmstadt, kommandiert an die chirurg. Klinik der Universität in Greifswald seit 1. 10. 1909.

2314   **Walther Müller,**

geb. am 5. Juli 1880 in Zerbst (Anhalt) als Sohn des Oberleutnants a. D. Eduard Müller, gehörte der K. W.-A. an vom 29. 3. 1899 bis 30. 9. 1903, wurde promoviert am 12. 10. 1905, zum Ass.-Arzt befördert am 15. 6. 1905. Er war kommandiert·an die chirurg. Abteilung des städtischen Krankenhauses in Altona vom 1. 5. 1907 bis 31. 3. 1910. Er ist zurzeit Oberarzt beim Kür.-Regt. Nr. 7 in Halberstadt.

2315   **Gerhard Neumann,**

geb. am 13. November 1878 in Kriescht (Kreis Ost-Sternberg) als Sohn des Pastors Adolf Neumann, gehörte der K. W.-A. an vom 29. 3. 1899 bis 30. 9. 1903, wurde promoviert am 22. 6. 1907, zum Ass.-Arzt befördert am 18. 7. 1905, verheiratete sich am 1. 10. 1906. Er ist zurzeit Oberarzt beim Sanitätsamt des Garde-Korps in Berlin.

Guido Richter, 2316

geb. am 8. Oktober 1876 in Osnabrück als Sohn des Gymnasialdirektors Dr. Richter, gehörte der K. W.-A. an vom 29. 3. 1899 bis 10. 3. 1903, wurde promoviert am 4. 9. 1903, zum Ass.-Arzt befördert am 14. 11. 1903, verheiratete sich am 27. 9. 1905. Er ist zurzeit Oberarzt beim Inf.-Regt. Nr. 53 in Cöln, kommandiert als Chefarzt des Genesungsheims und Militärkurhauses Driburg.

Heinrich Romberg, 2317

geb. am 18. August 1877 in Pulkowa (bei St. Petersburg) als Sohn des Astronomen, Staatsrats Dr. Hermann Romberg, gehörte der K. W.-A. an vom 29. 3. 1899 bis 30. 9. 1903, wurde zum Ass.-Arzt befördert am 15. 9. 1905. Er ist zurzeit Oberarzt beim Luftschiffer-Batl. in Berlin.

Erich Rösler, 2318

geb. am 21. September 1879 in Erfurt als Sohn des Intendantursekretärs Hugo Rösler, gehörte der K. W.-A. an vom 29. 3. 1899 bis 1. 10. 1903, wurde promoviert am 24. 11. 1908, zum Ass.-Arzt befördert am 18. 8. 1905, verheiratete sich am 12. 5. 1908. Er ist zurzeit Oberarzt beim Sanitätsamt des IX. A.-K. in Altona (Elbe).

Johannes Rupp, 2319

geb. am 24. Dezember 1879 in Bojanowo (Posen) als Sohn des Distriktskommissars Hugo Rupp, gehörte der K. W.-A. an vom 29. 3. 1899 bis 30. 9. 1903, wurde promoviert am 1. 5. 1905, zum Ass.-Arzt befördert am 15. 6. 1905, verheiratete sich am 22. 7. 1909. Er ist zurzeit Oberarzt beim Bezirkskommando I in Berlin.

Johannes Schläger, 2320

geb. am 19. Dezember 1878 in Petkus (Brandenburg) als Sohn des Pastors Karl Schläger, gehörte der K. W.-A. an vom 29. 3. 1899 bis 13. 3. 1900. Er wurde auf Wunsch seines Vaters entlassen, studierte darauf Zahnheilkunde, wurde 1904 approbiert. Er lebt jetzt als Zahnarzt in Harburg a. Elbe.

Julius Schönewolf, 2321

geb. am 28. Februar 1881 in Wächtersbach (Hessen-Nassau) als Sohn des Pfarrers Johann Schönewolf, gehörte der K. W.-A. an vom 29. 3. 1899 bis 31. 3. 1900. Er wurde auf Wunsch seiner Mutter entlassen, um sich dem theologischen Studium zu widmen. Er verheiratete sich am 27. 6. 1907 und ist jetzt Pfarrer in Burggräfenrod (Großhzgt. Hessen).

Erhard Schroth, 2322

geb. am 3. April 1879 in Glumbowitz (Schlesien) als Sohn des Güterdirektors Hermann Schroth, gehörte der K. W.-A. an vom 29. 3. 1899 bis 30. 9. 1903, wurde promoviert am 22. 4. 1905, zum Ass.-Arzt befördert am 18. 7. 1905. Er ist zurzeit Oberarzt beim 2. Garde-Regt. z. Fuß in Berlin.

2323　　　　　　　　**Erich Schwalm,**

geb. am 22. Februar 1881 in Königsberg i. Pr. als Sohn des Königl. Musikdirektors Robert Schwalm, gehörte der K. W.-A. an vom 29. 3. 1899 bis 30. 9. 1903, wurde promoviert am 13. 5. 1905, zum Ass.-Arzt befördert am 18. 8. 1905. Er ist zurzeit Oberarzt beim Gren.-Regt. Nr. 3. in Königsberg i. Pr., kommandiert an das Krankenhaus der Barmherzigkeit (innere Abt.) in Königsberg i. Pr. seit Juni 1907.

2324　　　　　　　　**Günther Stechele,**

geb. am 4. Mai 1880 in Eisenach als Sohn des Gymnasiallehrers Prof. Dr. Ulrich Stechele, gehörte der K. W.-A. an vom 29. 3. 1899 bis 1. 10. 1899 und vom 30. 3. 1900 bis 30. 9. 1904, wurde zum Ass.-Arzt befördert am 21. 5. 1906. Er nahm an der Alkasim-Muntschi-Bascho Expedition 1907/1908 teil. Er ist zurzeit Oberarzt bei der Schutztruppe für Kamerun, der er seit 6. 7. 1907 angehört.

2325　　　　　　　　**Max Tollkühn,**

geb. am 15. April 1880 in Königsberg i. Pr. als Sohn des Hauptmanns und Batteriechefs Max Tollkühn, gehörte der K. W.-A. an vom 29. 3. 1899 bis 30. 9. 1903, wurde promoviert am 4. 5. 1905, zum Ass.-Arzt befördert am 18. 7. 1905. Er ist zurzeit Oberarzt beim Gren.-Regt. Nr. 4 in Rastenburg, kommandiert an das Krankenhaus der Barmherzigkeit (innere Station) in Königsberg i. Pr. seit 1. 4. 1908.

2326　　　　　　　　**Otto Wangemann,**

geb. am 8. November 1880 in Demmin (Pommern) als Sohn des Gesanglehrers Prof. Otto Wangemann, gehörte der K. W.-A. an vom 29. 3. 1899 bis 3. 8. 1901. Er wurde auf Antrag seines Vaters entlassen, setzte seine Studien fort, wurde aber lange Zeit durch ein Herz- und Nierenleiden darin unterbrochen. Er befindet sich z. Zt. im Staatsexamen in Berlin-Charlottenburg.

2327　　　　　　　　**Hermann Weisbach,**

geb. am 7. September 1879 in Obernigk (bei Breslau) als Sohn des Stabsarztes a. D. Dr. med. Hermann Weisbach, gehörte der K. W.-A. an vom 29. 3. 1899 bis 1. 10. 1903, wurde promoviert am 14. 4. 1905, zum Ass.-Arzt befördert am 18. 7. 1905. Er ist zurzeit Oberarzt beim 4. Garde-Feldart.-Regt. in Potsdam.

2328　　　　　　　　**Paul Wiedel,**

geb. am 7. September 1878 in Bockenem (Hannover) als Sohn des prakt. Arztes Dr. med. Georg Wiedel, gehörte der K. W.-A. an vom 29. 3. 1899 bis 30. 9. 1903, wurde promoviert am 1. 5. 1905, zum Ass.-Arzt befördert am 18. 7. 1905, verheiratete sich am 29. 9. 1908.

Er ist zurzeit Oberarzt beim Lehrregiment der Feldartl.-Schießschule in Jüterbog.

Er betätigte sich literarisch auf dem Gebiete der Kehlkopf-Krankheiten.

Hans Zerner, 2329

geb. am 24. Dezember 1877 in Berlin als Sohn des Oberingenieurs Richard Zerner, gehörte der K. W.-A. an vom 29. 3. 1899 bis 15. 2. 1903, wurde promoviert am 30. 1. 1906, zum Ass.-Arzt befördert am 15. 9. 1904. Er gehörte vom 4. 5. 1907 bis 10. 11. 1909 dem Ost-asiatischen Detachement an. Er ist zurzeit Oberarzt beim Feldart.-Regt. Nr. 16, kommandiert seit 15. 1. 1910 zur inneren Station des Kranken-hauses der Barmherzigkeit in Königsberg i. Pr.

Michaelis 1899.

Hermann Addicks, 2330

geb. am 12. Mai 1880 in Geestemünde (Hannover) als Sohn des Fabri-kanten Martin Addicks, gehörte der K. W.-A. an vom 21. 10. 1899 bis 1. 10. 1903, wurde promoviert am 12. 11. 1906, zum Ass.-Arzt be-fördert am 18. 8. 1905, verheiratete sich am 17. 4. 1909. Ausge-schieden aus dem aktiven Dienst am 20. 7. 1907 als Ass.-Arzt, war zuletzt beim Inf.-Regt. Nr. 75 in Bremen. Er lebt als prakt. Arzt in Geestemünde.

Johannes Biermann, 2331

geb. am 16. März 1880 in Dom-Brandenburg a. Havel als Sohn des Professors an der Ritterakademie Dr. August Biermann, gehörte der K. W.-A. an vom 21. 10. 1899 bis 15. 2. 1904, wurde promoviert am 1. 7. 1905, zum Ass.-Arzt befördert am 18. 8. 1905. Er ist zurzeit Oberarzt beim Sanitätsamt XV. A.-K. in Straßburg i. E., kommandiert seit 1. 3. 1910 zur mediz. Klinik der Universität Heidelberg.

Fritz Fischer, 2332

geb. am 13. März 1880 in Wilhelmshaven als Sohn des Marine-Stabs-zahlmeisters Hermann Fischer, gehörte der K. W.-A. an vom 21. 10. 1899 bis 7. 10. 1900. Gest. am 7. Oktober 1900. (Er wurde während des Urlaubs in der Heimat tot aufgefunden.)

Kurt Frenzel, 2333

geb. am 14. Juli 1879 in Breslau als Sohn des Stadtbibliothekars Otto Frenzel, gehörte der K. W.-A. an vom 21. 10. 1899 bis 15. 2. 1904, wurde zum Ass.-Arzt befördert am 18. 8. 1905. Er erhielt Kommando an die chirurgische Universitäts-Klinik (orthopäd. Abteilung) in Breslau in der Zeit vom 23. 11. 1908 bis 31. 3. 1909. Er ist zurzeit Ober-arzt beim Drag.-Regt. Nr. 8 in Kreuzburg.

2334　　　　　　　　　**Gustav Fritzsche,**

geb. am 16. Februar 1881 in Ludwigslust (Mecklenb.-Schwerin) als Sohn des Pastors Hugo Fritzsche, gehörte der K. W.-A. an vom 21. 10. 1899 bis 15. Februar 1904, wurde promoviert am 1. Juli 1905, zum Ass.-Arzt befördert am 15. 9. 1905. Er ist zurzeit Oberarzt beim Inf.-Regt. Nr. 29 in Trier, kommandiert an die Provinzial-Heil- und Pflegeanstalt in Kortau b. Allenstein seit 1. 10. 1908.

2335　　　　　　　　　**Karl Hahlweg,**

geb. am 25. Juli 1880 in Kölpin (Westpreußen) als Sohn des Gutsbesitzers Ernst Hahlweg, gehörte der K. W.-A. an vom 21. 10. 1899 bis 15. 2. 1904, wurde promoviert am 15. 8. 1907, zum Ass.-Arzt befördert am 18. 8. 1905, verheiratete sich am 5. 5. 1908. Er gehörte vom 4. 1. 1906 bis 1908 der Schutztruppe in Südwestafrika an und beteiligte sich am Feldzug gegen die aufständischen Eingeborenen. Ausgeschieden aus dem aktiven Dienst am 20. 4. 1909 als Oberarzt, war zuletzt beim 1. Garde-Regt. z. F. in Potsdam. Er lebt jetzt als prakt. Arzt in Picher (Mecklenb.-Schwerin).

2336　　　　　　　　　**George Hahn,**

geb. am 13. Januar 1881 in Elbing als Sohn des Hauptsteueramts-Rendanten George Hahn, gehörte der K. W.-A. an vom 21. 10. 1899 bis 17. 1. 1902. Er studierte weiter Medizin, zuletzt in Rostock. Gest. am 19. August 1906, verunglückte beim Baden in Warnemünde.

2337　　　　　　　　　**Fritz Heinick,**

geb. am 25. März 1879 in Braunsberg (Ostpreußen) als Sohn des Taubstummenanstalts-Direktors Thaddäus Heinick, gehörte der K. W.-A. an vom 21. 10. 1899 bis 12. 8. 1902. Er schied aus, um einen anderen Beruf zu ergreifen. Die angestellten Ermittelungen über sein weiteres Schicksal blieben ergebnislos.

2338　　　　　　　　　**Otto Hübner,**

geb. am 16. April 1879 in Straßburg i. E. als Sohn des Steuerrates Wilhelm Hübner, gehörte der K. W.-A. an vom 21. 10. 1899 bis 15. 2. 1904, wurde promoviert am 17. 5. 1907, zum Ass.-Arzt befördert am 14. 6. 1906. Er ist zurzeit Oberarzt bei der Unteroffiziervorschule in Bartenstein.

2339　　　　　　　　　**Georg Jähnigen,**

geb. am 20. Februar 1881 in Magdeburg als Sohn des Oberpostsekretärs Friedrich Jähnigen, gehörte der K. W.-A. an vom 21. 10. 1899 bis 15. 2. 1904, wurde promoviert am 27. 7. 1905, zum Ass.-Arzt befördert am 19. 10. 1905. Er ist zurzeit Oberarzt beim Gren.-Regt. Nr. 1 in Königsberg (Pr.), kommandiert an das Krankenhaus der Barmherzigkeit in Königsberg (Pr.) seit 1. 1. 1909.

2340　　　　　　　　　**Theodor Kathen,**

geb. am 26. März 1879 in Bremen als Sohn des Kaufmanns und Oberleutnants d. L. a. D. Emil Kathen, gehörte der K. W.-A. an vom 21. 10.

1899 bis 29. 7. 1902, wurde promoviert am 3. 8. 1905, zum Ass.-Arzt befördert am 10. 9. 1908. Ausgeschieden aus dem aktiven Dienst am 20. 4. 1909 als Ass.-Arzt, war zuletzt beim Hus.-Regt. Nr. 15 in Wandsbeck. Er ist jetzt prakt. Arzt bzw. Assistent am Anschar-Krankenhaus in Kiel.

Hermann Keiner, 2341

geb. am 30. August 1880 in Dortmund als Sohn des Lehrers Ernst Keiner, gehörte der K. W.-A. an vom 21. 10. 1899 bis 15. 2. 1904, wurde promoviert am 1. 7. 1905, zum Ass.-Arzt befördert am 15. 9. 1905. Ausgeschieden aus dem aktiven Dienst am 20. 1. 1910 als Ober-arzt, war zuletzt beim Regt. der Gardes du Corps, kommandiert zum Lehr-Inf.-Bat. in Potsdam. Er ist zurzeit prakt. Arzt in Dortmund.

Friedrich Klug, 2342

geb. am 7. November 1879 in Westhofen (Westfalen) als Sohn des prakt. Arztes Dr. Ernst Klug, gehörte der K. W.-A. an vom 21. 10. 1899 bis 15. 2. 1904, wurde zum Ass.-Arzt befördert am 19. 10. 1905. Ausge-schieden aus dem aktiven Dienst am 18. 6. 1908 als Oberarzt, war zuletzt beim Inf.-Regt. Nr. 159 in Mülheim (Ruhr). Er ist jetzt klinischer Assistent in Berlin.

Arthur Knödler, 2343

geb. am 29. April 1880 in Urmány (Ungarn) als Sohn des Oberamts-tierarztes Friedrich Knödler, gehörte der K. W.-A. an vom 21. 10. 1899 bis 15. 2. 1904, wurde promoviert am 5. 7. 1905. Ausgeschieden aus dem aktiven Dienst am 16. 1. 1906 als Unterarzt, war zuletzt beim Inf.-Regt. Nr. 120 in Gmünd. Er ist jetzt Ass.-Arzt am Patholo-gischen Institut der Universität in Breslau.

Heinrich Kurzrock, 2344

geb. am 17. August 1880 in Weilburg (Bez. Wiesbaden) als Sohn des Lehrers Gustav Kurzrock, gehörte der K. W.-A. an vom 21. 10. 1899 bis 15. 2. 1904, wurde zum Ass.-Arzt befördert am 18. 8. 1906. Aus-geschieden aus dem aktiven Dienst am 18. 5. 1908 als Ass.-Arzt, war zuletzt beim Inf.-Regt. Nr. 51 in Allenstein. Er lebt jetzt als prakt. Arzt in Lankwitz-Berlin.

Karl Langenbeck, 2345

geb. am 13. Mai 1880 in Berlin als Sohn des Kaufmanns Karl Langen-beck, gehörte der K. W.-A. an vom 21. 10. 1899 bis 15. 2. 1904, wurde promoviert am 2. 8. 1905, zum Ass.-Arzt befördert am 19. 10. 1905, verheiratete sich am 12. 2. 1907. Er ist zurzeit Oberarzt beim Sanitätsamt XVII. A.-K. in Danzig.

Erich Mangelsdorf, 2346

geb. am 22. Juli 1880 in Gütersloh (Westfalen) als Sohn des Bürger-meisters Emil Mangelsdorf, gehörte der K. W.-A. an vom 21. 10. 1899 bis 14. 2. 1904, wurde promoviert am 20. 6. 1905, zum Ass.-Arzt befördert am 15. 9. 1905, verheiratete sich am 21. 3. 1908. Er ist zurzeit Oberarzt beim Festungsgefängnis in Cöln.

2347   **Karl Martius,**

geb. am 2. Mai 1879 in Merseburg a. Saale als Sohn des Konsistorialrats Prof. Hans Martius, gehörte der K. W.-A. an vom 21. 10. 1899 bis 15. 2. 1904, wurde promoviert am 26. 3. 1906, zum Ass.-Arzt befördert am 18. 8. 1905. Er ist zurzeit Oberarzt beim Inf.-Regt. Nr. 17 in Mörchingen, kommandiert zum Pathologischen Institut der Senkenbergschen Anstalten in Frankfurt a. M. seit 20. 11. 1909.

2348   **Kurt Münnich,**

geb. am 24. Mai 1880 in Berlin als Sohn des Oberstabsarztes Dr. Johannes Münnich, gehörte der K.W.-A. an vom 21. Oktober 1899 bis 15. 2. 1904, wurde promoviert am 4. 8. 1908, zum Ass.-Arzt befördert am 19. 10. 1905. Er ist zurzeit Oberarzt beim 3. Garde-Feldart.-Regt. in Berlin, kommandiert an das städtische Lazarett Sandgrube in Danzig seit 1. 10. 1908.

2349   **Hans Riefenstahl,**

geb. am 6. Mai 1877 in Driburg (Westfalen) als Sohn des Sanitätsrats Dr. Theodor Riefenstahl, gehörte der K. W.-A. an vom 21. 10. 1899 bis 15. 2. 1901, wurde zum Ass.-Arzt befördert am 12. 9. 1902, verheiratete sich am 17. 2. 1905. Ausgeschieden aus dem aktiven Dienst am 15. 11. 1904 als Ass.-Arzt, war zuletzt beim Inf.-Regt. Nr. 158 in Paderborn. Er lebt jetzt als prakt. Arzt in Gramzow (Kr. Angermünde).

2350   **Gustav Rommeler,**

geb. am 18. Mai 1878 in Mülheim a. d. Mosel als Sohn des prakt. Arztes Dr. Martin Rommeler, gehörte der K.W.-A. an vom 21. 10. 1899 bis 15. 2. 1904, wurde promoviert am 30. 1. 1906, zum Ass.-Arzt befördert am 15. 9. 1905, verheiratete sich am 26. 5. 1909. Er ist zurzeit Oberarzt beim Inf.-Regt. Nr. 174 in Metz, kommandiert an die Königl. bakteriologische Untersuchungsanstalt in Saarbrücken seit 1. 4. 1908.

2351   **Paul Ruprecht,**

geb. am 29. August 1880 in Rathenow als Sohn des Oberstabsarztes a. D. Dr. Paul Ruprecht, gehörte der K. W.-A. an vom 21. 10. 1899 bis 5. 6. 1901. Er wurde auf Antrag seiner Mutter entlassen, um als Fahnenjunker ins Heer einzutreten. Er ist jetzt Leutnant im Feldart.-Regt. Nr. 21 in Grottkau.

2352   **Paul Schneider,**

geb. am 7. November 1881 in Braunschweig als Sohn des Kaufmanns Carl Schneider, gehörte der K. W.-A. an vom 21. 10. 1899 bis 15. 2. 1904, wurde promoviert am 23. 5. 1906, zum Ass.-Arzt befördert am 18. 8. 1905, verheiratete sich am 9. 6. 1906. Ausgeschieden aus dem

aktiven Dienst am 18. 8. 1908 als Oberarzt, war zuletzt beim Inf.-
Regt. Nr. 137 in Hagenau i. E. Er ist jetzt Ass.-Arzt am Pathologischen Institut in Heidelberg.

Ernst Schnizer,   2353

geb. am 28. März 1881 in Ludwigsburg (Württemberg) als Sohn des
Oberroßarztes a. D. Joh. Schnizer, gehörte der K. W.-A. an vom
21. 10. 1899 bis 1. 10. 1904, wurde promoviert am 16. 2. 1906, zum
Ass.-Arzt befördert am 3. 5. 1906. Er ist zurzeit Oberarzt beim Feld-
art.-Regt. Nr. 65 in Ludwigsburg, kommandiert an die Psychiatrische
Klinik der Universität in Tübingen seit 1. 10. 1908.

Hans Schulz,   2354

geb. am 6. Juli 1878 in Berlin als Sohn des Geheimsekretärs Albert
Schulz, gehörte der K. W.-A. an vom 21. 10. 1899 bis 15. 2. 1902,
wurde promoviert am 22. 4. 1903, zum Ass.-Arzt befördert am 18. 7.
1903. Er ist zurzeit Oberarzt beim Feldart.-Regt. Nr. 5 in Sprottau,
kommandiert an die chirurgische Universitätsklinik in Breslau seit
1. 10. 1907.

Karl Schulz,   2355

geb. am 3. April 1878 in Jankowo (Kr. Gnesen) als Sohn des Rittergutsbesitzers Fritz Schulz, gehörte der K. W.-A. an vom 21. 10. 1899
bis 1. 10. 1903, wurde zum Ass.-Arzt befördert am 18. 7. 1905. Er
ist zurzeit Oberarzt bei der Schutztruppe für Deutsch-Ostafrika in
Kilimatinde, der er seit 8. 1. 1909 angehört.

Fritz Seeliger,   2356

geb. am 9. März 1880 in Wolfenbüttel (Braunschweig) als Sohn des
Polizeikommissars Hermann Seeliger, gehörte der K. W.-A. an vom
21. 10. 1899 bis 15. 2. 1904, wurde zum Ass.-Arzt befördert am
18. 8. 1905. Er ist zurzeit Oberarzt beim Sanitätsamt des X. A.-K.
in Hannover.

Ernst Vogelsberger,   2357

geb. am 27. März 1878 in Duisburg (Rheinprov.) als Sohn des Oberingenieurs Wilhelm Vogelsberger, gehörte der K. W.-A. an vom 21. 10.
1899 bis 30. 9. 1903, wurde promoviert am 15. 4. 1905, zum Ass.-
Arzt befördert am 15. 6. 1905. Er ist zurzeit Oberarzt beim Feldart.-Regt. Nr. 70 in Mörchingen.

Wolfgang Weck,   2358

geb. am 9. Juni 1881 in Saargemünd als Sohn des Gymnasial-Oberlehrers Prof. Ferdinand Weck, gehörte der K. W.-A. an vom 21. 10.
1899 bis 14. 2. 1904, wurde promoviert am 27. 7. 1905, zum Ass.-
Arzt befördert am 19. 10. 1905. Er nahm 1905, 1906 und 1907 an
der Bekämpfung des Aufstandes in Deutsch-Ostafrika teil. Er ist
zurzeit Oberarzt bei der Schutztruppe für Deutsch-Ostafrika, der er
seit 6. 11. 1905 angehört.

2359   **Erhard Weyer,**

geb. am 14. Juli 1880 in Danzig als Sohn des Musiklehrers Konrad Weyer, gehörte der K. W.-A. an vom 21. 10. 1899 bis 15. 2. 1904, wurde promoviert am 7. 7. 1905, zum Ass.-Arzt befördert am 15. 9. 1905, verheiratete sich am 29. 10. 1907. Er ist zurzeit Oberarzt beim Inf.-Regt. Nr. 128 in Danzig.

2360   **Paul Wiewiórowski,**

geb. am 9. Oktober 1899 in Rastenburg (Ostpreußen) als Sohn des Bürgermeisters Feodor Wiewiórowski, gehörte der K. W.-A. an vom 21. 10. 1899 bis 14. 2. 1904, wurde zum Ass.-Arzt befördert am 15. 9. 1905. Er ist zurzeit Oberarzt beim Inf.-Regt. Nr. 58 in Glogau.

2361   **Friedrich Wolf,**

geb. am 28. September 1881 in Mainz als Sohn des Assistenzarztes I. Kl. Dr. Wolf, gehörte der K. W.-A. an vom 21. 10. 1899 bis 15. 2. 1904, wurde promoviert am 25. 6. 1906, zum Ass.-Arzt befördert am 19. 10. 1905. Er ist zurzeit Oberarzt beim Ulan.-Regt. Nr. 7 in Saarbrücken.

Ostern 1900.

2362   **Werner Abich,**

geb. am 21. August 1882 in Königsberg (Preußen) als Sohn des Hauptmanns Robert Abich, gehörte der K. W.-A. an vom 30. 3. 1900 bis 8. 1. 1902. Er wurde auf Antrag seiner Mutter entlassen, gab das medizinische Studium auf und ging nach Kanada. Er lebt dort in unbekannter Stellung.

2363   **August Aumann,**

geb. am 2. November 1880 in Selters (Westerwald) als Sohn des Königl. Oberförsters Franz Aumann, gehörte der K. W.-A. an vom 30. 3. 1900 bis 30. 9. 1904, wurde zum Ass.-Arzt befördert am 21. 7. 1906. Er ist zurzeit Oberarzt beim Pion.-Batl. Nr. 8 in Coblenz, kommandiert zum Hygienischen Institut in Hamburg seit dem 1. 2. 1910.

2364   **Karl Barth,**

geb. am 19. Juli 1879 in Aachen als Sohn des Verlagsbuchhändlers Rudolf Barth, gehörte der K. W.-A. an vom 30. 3. 1900 bis 30. 9. 1904, wurde promoviert am 29. 1. 1907, zum Ass.-Arzt befördert am 18. 8. 1906, verheiratete sich am 19. 5. 1908. Er ist zurzeit Oberarzt beim Inf.-Regt. Nr. 176 in Thorn.

2365   **Adolf Bauer,**

geb. am 28. Januar 1881 in Schönbach (Königr. Sachsen) als Sohn des Pastors Edwin Bauer, gehörte der K. W.-A. an vom 30. 3. 1900 bis 31. 8. 1901. Er wurde auf seinen Antrag im Einverständnis mit seiner Mutter entlassen, studierte weiter Medizin, wurde nach seiner Approbation Ass.-Arzt am Sanatorium Friedrichsheim in Baden (Kreis Lörrach), wo er noch jetzt tätig ist.

Artur Bindseil, 2366

geb. am 23. Mai 1880 in Naugard (Pommern) als Sohn des Amtsgerichtsrats Otto Bindseil, gehörte der K. W.-A. an vom 30. 3. 1900 bis 1. 10. 1904, wurde zum Ass.-Arzt befördert am 21. 7. 1906. Er ist zurzeit Oberarzt beim Inf.-Regt. Nr. 78 in Osnabrück.

Karl Brogsitter, 2367

geb. am 6. März 1880 in Ahrweiler (Rheinprovinz) als Sohn des Weingutsbesitzers Adam Brogsitter, gehörte der K. W.-A. an vom 30. 3. 1900 bis 30. 9. 1904, wurde promoviert am 16. 3. 1906, zum Ass.-Arzt befördert am 14. 6. 1906. Er ist zurzeit Oberarzt beim Inf.-Regt. Nr. 72 in Torgau, kommandiert zur K. W.-A. in Berlin zwecks Verwendung als Aufnahmearzt in der Königl. Charité seit dem 1. 4. 1908.

Karl Dehmel, 2368

geb. am 3. Oktober 1880 in Langenbielau (Schlesien) als Sohn des Pastors Paul Dehmel, gehörte der K. W.-A. an vom 30. 3. 1900 bis 30. 9. 1904, wurde promoviert am 28. 2. 1906, zum Ass.-Arzt befördert am 21. 5. 1906. Er war kommandiert an die chirurgische Abteilung des städtischen Krankenhauses in Stettin vom 1. 5. 1907 bis 31. 3. 1910. Er ist zurzeit Oberarzt beim Inf.-Regt. Nr. 83 in Cassel.

Alfred Dietrich, 2369

geb. am 11. August 1881 in Landsberg a. W. als Sohn des Gymnasial-Oberlehrers Prof. Dr. Ewald Dietrich, gehörte der K. W.-A. an vom 30. 3. 1900 bis 30. 9. 1904, wurde zum Ass.-Arzt befördert am 21. 7. 1906. Er ist zurzeit Oberarzt bei der Unteroffizier-Vorschule in Jülich (Rheinprovinz).

Wilhelm Dietrich, 2370

geb. am 24. September 1879 in Schwebda (Hessen-Nassau) als Sohn des Regierungsbaumeisters Werner Dietrich, gehörte der K. W.-A. an vom 30. 3. 1900 bis 30. 9. 1904, wurde promoviert am 28. 2. 1906, zum Ass.-Arzt befördert am 21. 5. 1906, verheiratete sich am 21. 1. 1910. Er war kommandiert zum Reichskolonialamte vom 15. 11. 1908 bis 6. 4. 1909. Er ist zurzeit Oberarzt beim Sanitätsamt des XI. Armeekorps in Cassel.

Fritz Gerhardt, 2371

geb. am 27. Mai 1882 in Angermünde als Sohn des prakt. Arztes Dr. med. Gerhardt, gehörte der K. W.-A. an vom 30. 3. 1900 bis 30. 9. 1904, wurde zum Ass.-Arzt befördert am 14. 6. 1906. Er erhielt Kommando an das Pathologische Institut der Universität in

Gießen in der Zeit vom 1. 4. 1907 bis 1. 4. 1910. Er ist zurzeit Oberarzt beim Train-Batl. Nr. 10 in Hannover.

2372   **Heinrich Greiner,**

geb. am 18. September 1880 in Schweina (Sachsen-Meiningen) als Sohn des Herzogl. Oberförsters Otto Greiner, gehörte der K. W.-A. an vom 30. 3. 1900 bis 30. 9. 1904, wurde zum Ass.-Arzt befördert am 14. 6. 1906. Er ist zurzeit Oberarzt bei der Schutztruppe für Südwestafrika, der er seit dem 23. 11. 1908 angehört.

2373   **Walter Hauch,**

geb. am 1. Dezember 1879 in Gröditz als Sohn des Kreisarztes und Sanitätsrats Dr. Adolf Hauch, gehörte der K. W.-A. an vom 30. 3. 1900 bis 1. 10. 1904, wurde promoviert am 28. 3. 1907, zum Ass.-Arzt befördert am 21. 5. 1906. Er ist zurzeit Oberarzt beim Sanitätsamt des IV. Armeekorps in Magdeburg.

2374   **Friedrich Hemme,**

geb. am 26. April 1880 in Hannover als Sohn des Eisenbahndirektors Alexander Hemme, gehörte der K. W.-A. an vom 30. 3. 1900 bis 30. 9. 1904, wurde promoviert am 12. 5. 1906, zum Ass.-Arzt befördert am 21. 7. 1906. Er ist zurzeit Oberarzt beim Inf.-Regt. Nr. 57 in Wesel (Rhein), kommandiert an die K. W.-A. zwecks Verwendung als Assistent am Pathologischen Institut der Charité in Berlin seit dem 1. 10. 1908.

2375   **Heinrich Hopff,**

geb. am 18. August 1880 in Attendorn (Westfalen) als Sohn des prakt. Arztes Dr. med. Heinrich Hopff, gehörte der K. W.-A. an vom 30. 3. 1900 bis 1. 10. 1904, wurde zum Ass.-Arzt befördert am 21. 7. 1906. Ausgeschieden aus dem aktiven Dienst am 18. 6. 1908 als Oberarzt, war zuletzt beim Inf.-Regt. Nr. 67 in Metz. Er wurde dann prakt. Arzt in Attendorn und starb am 14. Mai 1909 daselbst (an Schwindsucht).

2376   **Theodor Hoppe,**

geb. am 29. April 1880 in Zeitz (Sachsen) als Sohn des Postmeisters Theodor Hoppe, gehörte der K. W.-A. an vom 30. 3. 1900 bis 30. 9. 1904, wurde promoviert am 20. 4. 1906, zum Ass.-Arzt befördert am 14. 6. 1906. Er ist zurzeit Oberarzt beim Feldart.-Regt. Nr. 21 in Grottkau.

2377   **Maximilian vom Hövel,**

geb. am 17. August 1880 in Trier als Sohn des Kaufmanns Philipp vom Hövel, gehörte der K. W.-A. an vom 30. 3. 1900 bis 30. 9. 1904, wurde zum Ass.-Arzt befördert am 21. 5. 1906. Er ist zurzeit Oberarzt beim Feldart.-Regt. Nr. 51 in Straßburg i. Els.

2378   **Ludwig Janert,**

geb. am 7. März 1881 in Seehausen (Altmark) als Sohn des Königl. Kreisarztes Medizinalrates Dr. Bernhard Janert, gehörte der K. W.-A.

an vom 30. 3. 1900 bis 1. 10. 1904, wurde promoviert am 5. 5. 1906, zum Ass.-Arzt befördert am 21. 7. 1906. Er ist zurzeit Oberarzt beim Gren.-Regt. Nr. 7 in Liegnitz.

Erich Kannenberg, 2379

geb. am 31. Mai 1881 in Marienwerder (Westpreußen) als Sohn des Generaloberarztes Karl Kannenberg, gehörte der K. W.-A. an vom 30. 3. 1900 bis 9. 1. 1902. Er wurde wegen Krankheit entlassen und befindet sich seit mehreren Jahren in der Provinzial-Irrenanstalt Conradstein (Westpreußen).

Bernhard v. Kamptz, 2380

geb. am 19. Mai 1879 in Marburg a. d. L. als Sohn des Regierungs-assessors Berhard v. Kamptz, gehörte der K. W.-A. an vom 30. 3. 1900 bis 1. 10. 1904, wurde promoviert 1909, zum Ass.-Arzt befördert am 14. 6. 1906, verheiratete sich am 30. 11. 1909. Er ist zurzeit Ober-arzt beim Pion.-Batl. Nr. 3 in Spandau.

Hans Koehler, 2381

geb. am 9. August 1879 in Eberswalde als Sohn des Postmeisters Louis Koehler, gehörte der K. W.-A. an vom 30. 3. 1900 bis 30. 9. 1904, wurde promoviert am 23. 3. 1906, zum Ass.-Arzt befördert am 21. 5. 1906. Er erhielt Kommando an die K. W.-A. zwecks Verwendung in der chirurg. Poliklinik der Königl. Charité in Berlin in der Zeit vom 1. 10. 1907 bis 1. 10. 1909. Er ist zurzeit Oberarzt beim Gren.-Regt. Nr. 2 in Stettin, kommandiert zur Kriegsschule in Anklam.

Hermann Koepchen, 2382

geb. am 21. November 1880 in Metz (Elsaß-Lothringen) als Sohn des Postrats Hermann Koepchen, gehörte der K. W.-A. vom 30. 3. 1900 bis 30. 9. 1904, wurde promoviert am 10. 4. 1906, zum Ass.-Arzt befördert am 14. 6. 1906. Er ist zurzeit Oberarzt beim Inf.-Regt. Nr. 74 in Hannover.

Adolf Krause, 2383

geb. am 4. Oktober 1879 in Athensleben (Provinz Sachsen) als Sohn des Rentners Adolf Krause, gehörte der K. W.-A. an vom 30. 3. 1900 bis 9. 5. 1902. Er wurde auf Antrag seines Vaters entlassen und studierte weiter Medizin, erlag aber schon nach kurzer Zeit einer Lungenentzündung. Gest. am 10. August 1902.

Hermann Krause, 2384

geb. am 6. Januar 1881 in Gotha als Sohn des Premierleutnants Ernst Krause, gehörte der K. W.-A. an vom 30. 3. 1900 bis 30. 9. 1904, wurde promoviert am 21. 7. 1909, zum Ass.-Arzt befördert am 14. 6. 1906. Er ist zurzeit Oberarzt beim Inf.-Regt. Nr. 111 in Rastatt.

Erich Lehmann, 2385

geb. am 26. Juli 1880 in Brosewitz (Schlesien) als Sohn des Guts-besitzers Ludwig Lehmann, gehörte der K. W.-A. an vom 30. 3. 1900 bis 30. 9. 1904, wurde zum Ass.-Arzt befördert am 21. 7. 1906. Er ist zurzeit Oberarzt beim Feldart.-Regt. Nr. 42 in Schweidnitz i. Schl.

2386   **Karl Lichte,**

geb. am 14. November 1879 in Elberfeld als Sohn des Baumeisters Heinrich Lichte, gehörte der K. W.-A. an vom 30.3.1900 bis 7.5.1902, wurde promoviert im Dezember 1907, im gleichen Jahre approbiert. Er ist jetzt prakt. Arzt in Remscheid.

2387   **Paul Mahr,**

geb. am 13. Dezember 1879 in Eisenach als Sohn des Oberförsters Rudolf Mahr, gehörte der K. W.-A. an vom 30. 3. 1900 bis 7. 5. 1902. Er wurde zum Ass.-Arzt befördert am 14. 4. 1907 und ist jetzt Oberarzt beim Feldartl.-Regt. Nr. 19 in Erfurt.

2388   **Moritz Frhr. v. Marenholtz,**

geb. am 29. November 1879 in Hannover als Sohn des Rittergutsbesitzers Eduard Frhr. v. Marenholtz, gehörte der K. W.-A. an vom 30. 3. 1900 bis 1. 10. 1904, wurde promoviert am 7. 3. 1906, zum Ass.-Arzt befördert am 21. 5. 1906, verheiratete sich am 3. 10. 1907. Er ist zurzeit Oberarzt beim Königin Augusta-Garde-Gren.-Regt. Nr. 4 in Berlin, kommandiert an das Pathologische Institut des Virchow-Krankenhauses in Berlin seit 1. 10. 1908.

2389   **Fritz Mertens,**

geb. am 31. Januar 1882 in Domman (Ostpreußen) als Sohn des Apothekers Otto Mertens, gehörte der K. W.-A. an vom 30. 3. 1900 bis 1. 10. 1904, wurde promoviert am 30. 11. 1906, zum Ass.-Arzt befördert am 21. 7. 1906. Er ist zurzeit Oberarzt beim Inf.-Regt. Nr. 44 in Goldap.

2390   **Friedrich Proell,**

geb. am 14. September 1881 auf Gut Roggenhausen (Westpreußen) als Sohn des Gutsbesitzers Fritz Proell, gehörte der K. W.-A. an vom 30. 3. 1900 bis 30. 9. 1904, wurde promoviert am 11. 11. 1907, zum Ass.-Arzt befördert am 14. 6. 1906. Er ist zurzeit Oberarzt beim Inf.-Regt. Nr. 114 in Konstanz, kommandiert zum zahnärztlichen Institut der Universität in Straßburg i. E.

2391   **Hubert Rabiger,**

geb. am 28. Dezember 1879 in Alt-Lomnitz (Schlesien) als Sohn des Oberverwalters Franz Rabiger, gehörte der K. W.-A. an vom 30.3.1900 bis 30. 9. 1904, wurde promoviert am 21. 4. 1906, zum Ass.-Arzt befördert am 21. 7. 1906. Er ist zurzeit Oberarzt beim Ulan.-Regt. Nr. 2 in Gleiwitz.

2392   **Erich Rapmund,**

geb. am 10. August 1879 in Nienburg (Hannover) als Sohn des Kreisphysikus, Regierungs- und Geh. Medizinal-Rats Prof. Dr. Rapmund, gehörte der K.W.-A. an vom 30. 3. 1900 bis 7. 5. 1902, wurde promoviert am 30. 9. 1907, zum Ass.-Arzt befördert am 19. 10. 1905. Ausgeschieden aus dem aktiven Dienst am 19. 11. 1908 als Oberarzt, war zuletzt beim Pion.-Batl. Nr. 10 in Minden i. W. Er lebt jetzt als Oberarzt d. L. I. und Ass.-Arzt an der Provinzial-Heil- und Pflegeanstalt in Göttingen.

Friedrich Scharnweber,   2393

geb. am 7. Februar 1881 in Breslau als Sohn des Gymnasialoberlehrers Prof. Paul Scharnweber, gehörte der K. W.-A. an vom 30. 3. 1900 bis 30. 9. 1904, wurde zum Ass.-Arzt befördert am 14. 6. 1906. Er ist zurzeit Oberarzt beim Gren.-Regt. Nr. 11 in Breslau, kommandiert seit 15. 1. 1910 zum zahnärztlichen Institut der Universität Breslau.

Paul Schoenhals,   2394

geb. am 28. März 1879 in Ermsleben a. Harz als Sohn des Apothekenbesitzers Julius Schoenhals, gehörte der K. W.-A. vom 30. 3. 1900 bis 30. 9. 1904, wurde promoviert am 26. 3. 1906, zum Ass.-Arzt befördert am 21. 5. 1906. Er erhielt Kommando an die Heilstätte für Nervenkranke in „Haus-Schönau"-Zehlendorf in der Zeit vom 1. 10. 1907 bis 30. 9. 1909. Er ist zurzeit Oberarzt beim Hus.-Regt. Nr. 10 in Stendal, kommandiert zur Psychiatrischen Klinik der Universität in Jena seit 1. 10. 1909.

Johannes Schoemann,   2395

geb. am 18. März 1880 in Putbus a. Rügen als Sohn des Gymnasial-Professors Hermann Schoemann, gehörte der K. W.-A. an vom 30. 3. 1900 bis 30. 9. 1904, wurde promoviert am 2. 5. 1907, zum Marine-Ass.-Arzt befördert am 17. 5. 1906. Er ist zurzeit Marine-Ober-Ass.-Arzt, zur Verfügung des Stationsarztes in Kiel.

Günther Scholtze,   2396

geb. am 2. Oktober 1881 in Nakel (Posen) als Sohn des Gymnasial-Oberlehrers Prof. Robert Scholtze, gehörte der K. W.-A. an vom 30. 3. 1900 bis 30. 9. 1904, wurde zum Ass.-Arzt befördert am 21. 5. 1906. Er ist zurzeit Oberarzt beim Sanitätsamt II. A.-K. in Stettin.

Curt Siebert,   2397

geb. am 21. August 1882 in Bremin (Westpreußen) als Sohn des Rittergutspächters Albert Siebert, gehörte der K.W.-A. an vom 30. 3. 1900 bis 30. 9. 1904, wurde zum Ass.-Arzt befördert am 21. 5. 1906. Er ist zurzeit Oberarzt beim Inf.-Regt. Nr. 27 in Halberstadt.

Ernst Simon,   2398

geb. am 19. Juni 1881 in Brüssel als Sohn des Oberstleutnants Ernst Simon, gehörte der K. W.-A. an vom 30. 3. 1900 bis 30. 9. 1904, wurde promoviert am 26. 3. 1909, zum Ass.-Arzt befördert am 21. 5. 1906. Er ist zurzeit Oberarzt beim Füs.-Regt. Nr. 35 in Brandenburg a. H., kommandiert an die Chirurgische Universitätsklinik in Heidelberg seit 1. 3. 1908.

2399   **Fritz Sorge,**

geb. am 28. März 1878 in Ilmenau (Thüringen) als Sohn des Medizinalrats Dr. Karl Sorge, gehörte der K. W.-A. an vom 30. 3. 1900 bis 1. 10. 1904, wurde promoviert am 28. 2. 1906, zum Ass.-Arzt befördert am 21. 5. 1906. Er ist zurzeit Oberarzt beim Feldart.-Regt. Nr. 11 in Cassel.

2400   **Wilhelm Springer,**

geb. am 22. Februar 1881 in Graenowitz (Kreis Liegnitz) als Sohn des Erbscholtiseibesitzers Paul Springer, gehörte der K. W.-A. an vom 30. 3. 1900 bis 30. 9. 1904, wurde promoviert am 10. 3. 1909, zum Ass.-Arzt befördert am 14. 6. 1906. Er ist zurzeit Oberarzt beim Inf.-Regt. Nr. 85 in Rendsburg, kommandiert an das Hygienische Institut der Universität in Rostock seit 15. 4. 1909.

2401   **Heinrich Storck,**

geb. am 15. Juli 1879 in Trier a. d. Mosel als Sohn des Regierungshauptkassenkassierers Heinrich Storck, gehörte der K. W.-A. an vom 30. 3. 1900 bis 30. 9. 1904, wurde promoviert am 30. 7. 1909, zum Ass.-Arzt befördert am 14. 6. 1906. Ausgeschieden aus dem aktiven Dienst am 11. 9. 1907 als Ass.-Arzt, war zuletzt beim Feldart.-Regt. Nr. 8 in Saarlouis. Er ist jetzt Ass.-Arzt bei der Provinzial-Heil- und Pflegeanstalt in Andernach.

2402   **Joseph Wirth,**

geb. am 24. Dezember 1878 in Berlin als Sohn des Professors an der Königl. Hochschule für Musik in Berlin Emanuel Wirth, gehörte der K. W.-A. an vom 30. 3. 1900 bis 15. 2. 1904, wurde promoviert am 24. 6. 1905, zum Ass.-Arzt befördert am 18. 8. 1905. Er ist zurzeit Oberarzt beim Sanitätsamt XVIII. A.-K. in Frankfurt a. M.

2403   **Bruno Wodrig,**

geb. am 9. Juni 1882 in Berlin als Sohn des Garnisonbauinspektors Albert Wodrig, gehörte der K. W.-A. an vom 30. 3. 1900 bis 30. 9. 1904, wurde promoviert am 3. 5. 1906, zum Ass.-Arzt befördert am 18. 8. 1906. Er ist zurzeit Oberarzt beim Invalidenhaus in Berlin. Er beschäftigt sich im zahnärztlichen Institut der Kgl. Universität.

Michaelis 1900.

2404   **Hans Bendixsohn,**

geb. am 9. März 1880 in Geestendorf b. Geestemünde als Sohn des Oberzollinspektors Karl Bendixsohn, gehörte der K. W.-A. an vom 26. 10. 1900 bis 15. 2. 1905, wurde promoviert am 27. 2. 1909, zum

Ass.-Arzt befördert am 17. 11. 1906. Er ist zurzeit Oberarzt beim Feldart.-Regt. Nr. 38 in Stettin, kommandiert an die Psychiatrische und Nervenklinik in Greifswald seit 1. 4. 1908.

Johannes Berlin,   2405

geb. am 27. Dezember 1881 in Zabelsdorf (Kreis Templin) als Sohn des Pastors Ernst Berlin, gehörte der K. W.-A. an vom 20. 10. 1900 bis 15. 2. 1905, wurde promoviert am 17. 7. 1908, zum Ass.-Arzt befördert am 16. 2. 1907. Er ist zurzeit Oberarzt beim Fußart.-Regt. Nr. 3 in Mainz.

Karl Bingel,   2406

geb. am 15. März 1880 in Selters (Hessen-Nassau) als Sohn des Pfarrers Ferdinand Bingel, gehörte der K. W.-A. an vom 20. 10. 1900 bis 15. 2. 1905, wurde zum Ass.-Arzt befördert am 17. 11. 1906, verheiratete sich am 23. 9. 1907. Er ist zurzeit Oberarzt beim Feldart.-Regt. Nr. 22 in Münster i. W.

Kurt Bodenstein,   2407

geb. am 11. Dezember 1880 in Landsberg a. W. (Brandenburg) als Sohn des Majors Bernhard Bodenstein, gehörte der K. W.-A. an vom 20. 10. 1900 bis 12. 6. 1902. Er wurde auf Antrag seiner Mutter entlassen und gab das medizinische Studium auf; er wanderte nach Australien aus und lebt dort in unbekannter Stellung.

Georg Bosse,   2408

geb. am 31. Dezember 1879 in Sondershausen als Sohn des Gymnasialoberlehrers Prof. Dr. Hermann Bosse, gehörte der K.W.-A. an vom 20. 10. 1900 bis 15. 2. 1905, wurde zum Ass.-Arzt befördert am 18. 11. 1907. Er ist zurzeit Oberarzt beim Inf.-Regt. Nr. 141 in Graudenz.

Karl Braune,   2409

geb. am 24. Mai 1880 in Miltitz bei Meißen als Sohn des Pfarrers Dr. Arnold Braune, gehörte der K. W.-A. an vom 20. 10. 1900 bis 15. 2. 1905, wurde promoviert am 27. 5. 1907, zum Ass.-Arzt befördert am 16. 8. 1907, verheiratete sich am 11. 2. 1909. Er ist zurzeit Oberarzt beim Feldart.-Regt. Nr. 60 in Schwerin i. M.

Walter Christian,   2410

geb. am 21. April 1882 in Finsterwalde (Brandenburg) als Sohn des Lehrers Wilhelm Christian, gehörte der K. W.-A. an vom 20. 10. 1900 bis 15. 2. 1905, wurde zum Ass.-Arzt befördert am 18. 5. 1907. Er ist zurzeit Oberarzt beim 2. Leibhus.-Regt. Nr. 2 in Danzig (Langfuhr).

Heinrich Decken,   2411

geb. am 23. Februar 1882 in Berlin als Sohn des Gymnasialprofessors Ignaz Decken, gehörte der K.W.-A. an vom 20. 10. 1900 bis 15. 2. 1905, wurde promoviert am 6. 8. 1909, zum Ass.-Arzt befördert am 20. 7. 1907. Er erhielt Kommando an die Psychiatrische Klinik des

Bürgerhospitals in Straßburg i. E. in der Zeit vom 2. 1. 1910 bis 5. 1. 1910. Gest. am 5. Januar 1910 in Straßburg i. E. Er war zuletzt Oberarzt beim Inf.-Regt. Nr. 88.

2412   **Paul Engel,**

geb. am 14. Mai 1880 in Berlin als Sohn des Prokuristen Rudolf Engel, gehörte der K. W.-A. an vom 20. 10. 1900 bis 15. 2. 1905, wurde zum Ass.-Arzt befördert am 20. 7. 1907. Ausgeschieden aus dem aktiven Dienst am 20. 4. 1909 als Oberarzt, war zuletzt beim Hus.-Regt. Nr. 12 in Torgau. Er lebt jetzt als prakt. Arzt in Friedenau.

2413   **Walter Friedrich,**

geb. am 29. Oktober 1881 in Berlin als Sohn des Geheimen Registrators Adolf Friedrich, gehörte der K. W.-A. an vom 20. 10. 1900 bis 15. 2. 1905, wurde zum Ass.-Arzt befördert am 20. 7. 1907. Er ist zurzeit Oberarzt beim Bezirkskommando II in Berlin.

2414   **Georg Geyßel,**

geb. am 29. Januar 1882 in Tuttlingen (Württemberg) als Sohn des Kaufmanns Adolf Geyßel, gehörte der K. W.-A. an vom 20. 10. 1900 bis 15. 2. 1905, wurde zum Ass.-Arzt befördert am 2. 4. 1907. Er ist zurzeit Oberarzt beim Ul.-Regt. Nr. 19 in Ulm.

2415   **Ferdinand Grabow,**

geb. am 13. Oktober 1881 in Baden-Baden als Sohn des Optikers Adolf Grabow, gehörte der K. W.-A. an vom 20. 10. 1900 bis 15. 2. 1905, wurde zum Ass.-Arzt befördert am 17. 11. 1906. Er ist zurzeit Oberarzt beim Drag.-Regt. Nr. 13 in Metz.

2416   **Otto Grune,**

geb. am 7. Mai 1879 in Dessau (Anhalt) als Sohn des Lazarett-Ober-Inspektors Wilhelm Grune, gehörte der K. W.-A. an vom 20. 10. 1900 bis 15. 2. 1905, wurde promoviert am 27. 5. 1907, zum Ass.-Arzt befördert am 17. 11. 1906. Er ist zurzeit Oberarzt beim Inf.-Regt. Nr. 16 in Cöln, kommandiert zur chirurg. Abteilung des Bürgerhospitals in Cöln.

2417   **Kurt Hamann,**

geb. am 25. März 1879 in Berlin als Sohn des Steuer-Inspektors Franz Hamann, gehörte der K. W.-A. an vom 20. 10. 1900 bis 7. 8. 1902 und vom 20. 10. 1904 bis 3. 3. 1905, wurde zum Ass.-Arzt befördert am 16. 2. 1907. Ausgeschieden aus dem aktiven Dienst am 21. 4. 1908 als Ass.-Arzt, war zuletzt beim Feldart.-Regt. Nr. 75 in Halle. Lebt zurzeit in Charlottenburg.

2418   **Wilhelm Hansen,**

geb. am 6. Juni 1879 in Rendsburg (Schleswig-Holstein) als Sohn des Hauptpastors Adolf Hansen, gehörte der K. W.-A. an vom 20. 10. 1900 bis 15. 2. 1905, wurde promoviert am 24. 8. 1908, zum Ass.-Arzt befördert am 22. 3. 1907. Er ist zurzeit Oberarzt beim Inf.-Regt. Nr. 31 in Altona.

Friedrich Heinecke, 2419

geb. am 9. Juli 1880 in Niederzerf (Rheinprovinz) als Sohn des Bürgermeisters Georg Heinecke, gehörte der K. W.-A. an vom 20. 10. 1900 bis 15. 2. 1905, wurde zum Ass.-Arzt befördert am 22. 3. 1907 und promoviert am 26. 1. 1908. Wegen Krankheit ausgeschieden aus dem aktiven Dienst am 18. 10. 1907 als Ass.-Arzt, war zuletzt beim Inf.-Regt. Nr. 86 in Flensburg. Er verheiratete sich am 4. 5. 1909 und lebt jetzt als prakt. Arzt in Berge (Bez. Osnabrück).

Robert Hellmich, 2420

geb. am 26. März 1880 in Siegburg (Rheinprovinz) als Sohn des Steuerinspektors Otto Hellmich, gehörte der K. W.-A. an vom 20. 10. 1900 bis 15. 2. 1905. Ausgeschieden aus dem aktiven Dienst am 31. 10. 1905 (wegen Lungentuberkulose) als Unterarzt im Feldart.-Regt. Nr. 70, kommandiert zur K. W.-A. Gest. am 20. Juli 1906 im elterlichen Hause in Preuß. Stargard.

Max Hewig, 2421

geb. am 11. September 1879 in Arendsee (Prov. Sachsen) als Sohn des Schlachthausdirektors Wilhelm Hewig, gehörte der K. W.-A. an vom 20. 10. 1900 bis 7. 8. 1902. Er setzte in Freiburg i. B. seine Studien fort. Endete in einem Anfall von Schwermut sein Leben am 4. Dezember 1904 in Freiburg i. B.

Hans Hülsemann, 2422

geb. am 21. März 1879 in Soest (Westfalen) als Sohn des Verlagsbuchhändlers Gustav Hülsemann, gehörte der K. W.-A. an vom 20. 10. 1900 bis 15. 2. 1905, wurde zum Ass.-Arzt befördert am 18. 5. 1907. Er ist zurzeit Oberarzt beim Feldart.-Regt. Nr. 17 in Bromberg.

Robert Hüttemann, 2423

geb. am 30. August 1880 in Straßburg i. E. als Sohn des Gymnasial-Oberlehrers Dr. Ferdinand Hüttemann, gehörte der K. W.-A. an vom 20. 10. 1900 bis 15. 2. 1905, wurde promoviert am 14. 8. 1906, zum Ass.-Arzt befördert am 16. 10. 1906, verheiratete sich am 25. 5. 1907. Er ist zurzeit Oberarzt beim Inf.-Regt. Nr. 143 in Straßburg i. E., kommandiert zur Universitäts-Augenklinik in Straßburg i. E.

Oskar Jancke, 2424

geb. am 29. August 1881 in Bucharzewo (Posen) als Sohn des Forstmeisters Max Jancke, gehörte der K. W.-A. an vom 20. 10. 1900 bis 30. 9. 1904, wurde promoviert am 6. 4. 1906, zum Ass.-Arzt befördert am 14. 6. 1906. Er war kommandiert vom 1. 10. 1906 bis 30. 9. 1907 zur K. W.-A. zwecks Fortsetzung seiner wissenschaftlichen Arbeiten auf dem Gebiete der Syphilisforschung bei Dr. Siegel am Zoolog. Institut in Berlin. Er ist zurzeit Oberarzt beim Inf.-Regt. Nr. 14 in Bromberg.

Er betätigte sich literarisch auf dem Gebiete der Syphilisforschung.

2425 **Max Jeske,**

geb. am 31. Oktober 1881 in Neuendorf (Bez. Köslin) als Sohn des Hauptlehrers Friedrich Jeske, gehörte der K.W.-A. an vom 20.10.1900 bis 15.2.1905. Gest. am 13. August 1906 als Unterarzt beim Füs.-Regt. Nr. 33 in Gumbinnen, kommandiert zur K.W.-A. in Berlin.

2426 **Ernst Kannengießer,**

geb. am 17. Februar 1882 in Bautzen (Sachsen) als Sohn des Hauptmanns und Komp.-Chefs Eduard Kannengießer, gehörte der K.W.-A. an vom 20.10.1900 bis 15.2.1905, wurde promoviert am 22.12.1909, zum Ass.-Arzt befördert am 16.10.1906. Er ist zurzeit Oberarzt beim Feldart.-Regt. Nr. 10 in Hannover, kommandiert zum Krankenhause Lindenburg in Lindenthal bei Cöln.

2427 **Walter Koch,**

geb. am 3. Mai 1880 in Dortmund (Westfalen) als Sohn des Regierungsbaumeisters Viktor Koch, gehörte der K.W.-A. an vom 20.10.1900 bis 15.2.1905, wurde promoviert am 5.9.1907, zum Ass.-Arzt befördert am 17.11.1906, verheiratete sich am 31.3.1909. Er ist zurzeit Oberarzt beim Inf.-Regt. Nr. 113 in Freiburg i. Br., kommandiert an das Patholog. Institut der Universität Freiburg i. Br. seit Juli 1907.

Er betätigte sich literarisch auf dem Gebiete der pathologischen Anatomie.

2428 **Hermann Koeppen,**

geb. am 2. Oktober 1880 in Berlin als Sohn des Magistrats-Bureau-Vorstehers Hermann Koeppen, gehörte der K.W.-A. an vom 20.10.1900 bis 14.2.1905, wurde promoviert am 5.1.1907, zum Ass.-Arzt befördert am 22.3.1907. Er ist zurzeit Oberarzt beim Inf.-Regt. Nr. 30 in Saarlouis.

2429 **Gotthold Krägel,**

geb. am 17. März 1881 in Neuwedell (Kr. Arnswalde) als Sohn des Pastors Friedrich Krägel, gehörte der K.W.-A. an vom 20.10.1900 bis 15.2.1905, wurde zum Ass.-Arzt befördert am 16.2.1907, verheiratete sich am 3.3.1908. Er ist zurzeit Oberarzt beim Leib-Gren.-Regt. Nr. 8 in Frankfurt a. O., kommandiert zum Institut für Hygiene und Bakteriologie in Gelsenkirchen seit 1.7.1909.

2430 **Theodosius v. Lagiewski,**

geb. am 18. September 1878 in Janowitz (Posen) als Sohn des Kgl. Distrikts-Kommissarius a. D. und Bürgermeisters Adalbert v. Lagiewski, gehörte der K.W.-A. an vom 20.10.1900 bis 15.2.1904, wurde promoviert am 10.8.1905, zum Ass.-Arzt befördert am 15.9.1905. Er ist zurzeit Oberarzt beim 3. Garde-Regt. z. F. in Berlin.

August Lindemann, 2431

geb. am 14. Mai 1880 in Mergentheim (Württemberg) als Sohn des Oberamtsarztes Dr. Heinrich Lindemann, gehörte der K. W.-A. an vom 20. 10. 1900 bis 15. 2. 1905, wurde promoviert am 8. 2. 1908, zum Ass.-Arzt befördert am 5. 7. 1907. Er ist zurzeit Oberarzt beim Inf.-Regt. Nr. 127 in Ulm, kommandiert seit 1. 1. 1910 zum Kaiserl. Gesundheitsamt in Berlin.

Karl Macke, 2432

geb. am 1. Juli 1880 in Brodenbach (Rheinprovinz) als Sohn des Kreisphysikus Sanitätsrats Dr. Ernst Macke, gehörte der K. W.-A. an vom 20. 10. 1900 bis 4. 3. 1902. Er gab das Studium der Medizin nach seinem Ausscheiden aus der K. W.-A. auf und ging nach Amerika. Er lebt dort in unbekannter Stellung.

Erich Marggraf, 2433

geb. am 23. Mai 1881 in Berlin als Sohn des Bankbeamten Edgar Marggraf, gehörte der K. W.-A. an vom 20. 10. 1900 bis 15. 2. 1905, wurde zum Ass.-Arzt befördert am 18. 5. 1907. Er ist zurzeit Oberarzt beim Inf.-Regt. Nr. 19 in Görlitz.

Wilhelm Mügge, 2434

geb. am 26. September 1879 in Chelmo (Rußland) als Sohn des Landwirts Georg Mügge, gehörte der K. W.-A. an vom 20. 10. 1900 bis 15. 2. 1904, wurde promoviert am 12. 8. 1908, zum Ass.-Arzt befördert am 15. 9. 1905. Er ist zurzeit Oberarzt beim Füs.-Regt. Nr. 36 in Halle a. S.

Werner Neumann, 2435

geb. am 24. Februar 1882 in Schneidemühl als Sohn des Landgerichtsrates Hugo Neumann, gehörte der K. W.-A. an vom 20. 10. 1900 bis 15. 2. 1905, wurde promoviert am 11. 12. 1906, zum Ass.-Arzt befördert am 16. 2. 1907. Er ist zurzeit Oberarzt bei der Haupt-Kadettenanstalt in Groß-Lichterfelde.

Kurt Otto, 2436

geb. am 7. Oktober 1880 in Berlin als Sohn des Vermessungsdirigenten im großen Generalstab Friedrich Otto, gehörte der K.W.-A. an vom 20. 10. 1900 bis 15. 2. 1905, wurde promoviert am 5. 1. 1907, zum Ass.-Arzt befördert am 22. 3. 1907. Er ist zurzeit Oberarzt beim Feldart.-Regt. Nr. 18 in Frankfurt a. O., kommandiert an die chirurg. Klinik der Universität in Kiel seit 1. 4. 1909.

Friedrich Pieper, 2437

geb. am 11. Mai 1881 in Danzig als Sohn des Stabsarztes Dr. Emil Pieper, gehörte der K. W.-A. an vom 20. 10. 1900 bis 15. 2. 1905, wurde zum Ass.-Arzt befördert am 17. 11. 1906. Er ist zurzeit Oberarzt beim Train-Batl. Nr. 17 in Danzig-Langfuhr, kommandiert zum Diakonissenkrankenhaus in Danzig seit 18. 10. 1909.

2438 <center>**Kurt Rintelen,**</center>

geb. am 15. März 1877 in Berlin als Sohn des Regierungs-Bau-meisters Franz Rintelen, gehörte der K. W.-A. an vom 20. 10. 1900 bis 14. 2. 1904, wurde promoviert am 16. 6. 1906, zum Ass.-Arzt befördert am 15. 9. 1905, verheiratete sich am 8. 5. 1907. Er ist zurzeit Oberarzt beim Inf.-Regt. Nr. 42 in Stralsund.

2439 <center>**Albrecht Rudolph,**</center>

geb. am 13. Dezember 1880 in Bunzlau (Schlesien) als Sohn des Oberlehrers Edmund Rudolph, gehörte der K. W.-A. an vom 20. 10. 1900 bis 15. 2. 1905, wurde zum Ass.-Arzt befördert am 15. 6. 1907. Er ist zurzeit Oberarzt beim Inf.-Regt. Nr. 50 in Lissa i. P.

2440 <center>**Karl Sauerlandt,**</center>

geb. am 6. September 1880 in Drohobycz (Galizien) als Sohn des Fabrikbesitzers Ernst Sauerland, gehörte der K. W.-A. an vom 20. 10. 1900 bis 8. 7. 1901. Gest. am 8. Juli 1901 in Berlin.

2441 <center>**Arthur Schobeß,**</center>

geb. am 28. November 1880 in Sondershausen (Schwarzburg) als Sohn des Oekonomen Hermann Schobeß, gehörte der K. W.-A. an vom 20. 10. 1900 bis 27. 5. 1901. Gest. am 27. Mai 1901 in Sondershausen.

2442 <center>**Johann Schuster,**</center>

geb. am 15. Dezember 1881 in Collinghorst (Hannover) als Sohn des Hauptlehrers Johann Schuster, gehörte der K. W.-A. an vom 20. 10. 1900 bis 15. 2. 1905, wurde promoviert am 18. 12. 1909, zum Ass.-Arzt befördert am 22. 3. 1907. Er ist zurzeit Oberarzt beim Gren.-Regt. Nr. 6 in Posen, kommandiert an das hygienische Institut in Posen seit 1. 10. 1907.

2443 <center>**Wilhelm Schwahn,**</center>

geb. am 3. August 1881 in Groß-Neudorf (Kr. Bromberg) als Sohn des Pastors Hermann Schwahn, gehörte der K. W.-A. an vom 20. 10. 1900 bis 15. 2. 1905, wurde promoviert am 18. 1. 1909, zum Ass.-Arzt befördert am 16. 2. 1907. Er ist zurzeit Oberarzt beim Inf.-Regt. Nr. 166 in Hanau a. M., kommandiert an die Wilhelms-Heilanstalt in Wiesbaden seit Juli 1907.

2444 <center>**Franz Selting,**</center>

geb. am 21. Juni 1881 in Rawitsch (Posen) als Sohn des Gymnasial-oberlehrers Prof. Joseph Selting, gehörte der K. W.-A. an vom 20. 10. 1900 bis 15. 2. 1905, wurde zum Ass.-Arzt befördert am 16. 8. 1907. Er ist zurzeit Oberarzt beim Inf.-Regt. Nr. 47 in Posen.

Bernhard Sombold, 2445

geb. am 22. Oktober 1881 zu Hannover als Sohn des Postsekretärs Theodor Sombold, gehörte der K. W.-A. an vom 20. 10. 1900 bis 15. 2. 1905, wurde zum Ass.-Arzt befördert am 11. 9. 1907, verheiratete sich am 13. 6. 1908. Ausgeschieden aus dem aktiven Dienst am 17. 9. 1909 als Oberarzt, war zuletzt beim Feldart.-Regt. Nr. 70 in Mörchingen. Er ist jetzt prakt. Arzt in Leubus (Schlesien).

Ernst Stützner, 2446

geb. am 25. Mai 1881 in Oberhagen (Pommern) als Sohn des Pastors Johannes Stützner, gehörte der K. W.-A. an vom 20. 10. 1900 bis 4. 3. 1902. Er studierte nach seinem Ausscheiden weiter Medizin, bestand 1908 sein Staatsexamen, war 1909 als Medizinalpraktikant im Kreiskrankenhaus in Schwedt tätig und vertritt zurzeit einen Kollegen in der Praxis.

Paul Ullmann, 2447

geb. am 3. März 1880 in Potsdam als Sohn des Geh. Rechnungsrevisors bei der Kgl. Abrechnungskammer Julius Ullmann, gehörte der K. W.-A. an vom 20. 10. 1900 bis 15. 2. 1905, wurde promoviert am 28. 11. 1906, zum Ass.-Arzt befördert am 16. 2. 1907. Er ist zurzeit Oberarzt bei der Oberfeuerwerkerschule in Berlin.

Fritz Witt, 2448

geb. am 27. Dezember 1881 in Leipzig als Sohn des Kaufmanns Emil Witt, gehörte der K. W.-A. an vom 20. 10. 1900 bis 29. 7. 1902. Er studierte weiter Medizin und ist zurzeit Medizinalpraktikant am Städtischen Krankenhaus in Duisburg.

Ostern 1901.

Fritz Ackermann, 2449

geb. am 21. Mai 1881 in Neisse (Schlesien) als Sohn des Landgerichtsdirektors Ernst Ackermann, gehörte der K. W.-A. an vom 29. 3. 1901 bis 1. 10. 1905, wurde zum Ass.-Arzt befördert am 20. 7. 1907. Er ist zurzeit Oberarzt beim Inf.-Regt. Nr. 22 in Gleiwitz.

Paul Baetge, 2450

geb. am 23. Oktober 1879 in Malmedy (Rheinprovinz) als Sohn des Hauptzollamtsassistenten Klemens Baetge, gehörte der K. W.-A. an vom 29. 3. 1901 bis 1. 10. 1905, wurde promoviert am 9. 8. 1907, zum Ass.-Arzt befördert am 18. 10. 1907. Er ist zurzeit Oberarzt beim Inf.-Regt. Nr. 84 in Schleswig.

2451 **Ernst Barckhausen,**

geb. am 9. Oktober 1882 in Hildesheim als Sohn des prakt. Arztes Dr. med. Wilhelm Barckhausen, gehörte der K. W.-A. an vom 29. 3. 1901 bis 1. 10. 1905, wurde zum Ass.-Arzt befördert am 16. 8. 1907. Er ist zurzeit Oberarzt beim Militär-Reitinstitut in Hannover.

2452 **Hermann Bialonski,**

geb. am 31. Mai 1881 in Diedenhofen (Elsaß-Lothringen) als Sohn des Hauptmanns Julius Bialonski, gehörte der K. W.-A. an vom 29. 3. 1901 bis 1. 10. 1905, wurde zum Ass.-Arzt befördert am 18. 10. 1907. Er ist zurzeit Oberarzt beim Inf.-Regt. Nr. 58 in Glogau.

2453 **Ernst Boit,**

geb. am 27. September 1878 in Werneuchen bei Berlin als Sohn des Pfarrers Hermann Boit, gehörte der K. W.-A. an vom 29. 3. 1901 bis 30. 9. 1904, wurde promoviert am 20. 3. 1906, zum Ass.-Arzt befördert am 14. 6. 1906. Er ist zurzeit Oberarzt beim Train-Bat. Nr. 3 in Spandau.

2454 **Friedrich Coler,**

geb. am 29. April 1882 in Düsseldorf als Sohn des Postsekretärs Louis Coler, gehörte der K. W.-A. an vom 29. 3. 1901 bis 30. 9. 1905, wurde promoviert am 4. 8. 1908, zum Ass.-Arzt befördert am 18. 5. 1907. Er ist zurzeit Oberarzt beim Inf.-Regt. Nr. 65 in Cöln, kommandiert an die Heilstätte für Nervenkranke „Haus Schönow" in Zehlendorf seit 1. 5. 1908.

2455 **Gerhard Decker,**

geb. am 27. Februar 1882 in Magdeburg als Sohn des Oberlehrers Prof. Dr. Friedrich Decker, gehörte der K. W.-A. an vom 29. 3. 1901 bis 30. 9. 1905, wurde promoviert am 19. 12. 1907, zum Ass.-Arzt befördert am 15. 6. 1907. Er ist zurzeit Oberarzt beim Feldart.-Regt. Nr. 66 in Lahr i. Baden, kommandiert zur Dienstleistung beim Bezirkskommando Stockach seit 1. 1. 1910.

2456 **Johannes Eysen,**

geb. am 29. Aug. 1882 in Hamburg als Sohn des Kaufmanns Alfred Eysen, gehörte der K. W.-A. an vom 29. 3. 1901 bis 30. 9. 1905, wurde promoviert am 8. 1. 1908, zum Ass.-Arzt befördert am 20. 7. 1907, verheiratete sich am 27. 9. 1908. Er ist zurzeit Oberarzt beim Inf.-Regt. Nr. 70 in Saarbrücken.

2457 **Hermann Greeven,**

geb. am 15. September 1881 in München-Gladbach (Rheinprovinz) als Sohn des Gymnasialoberlehrers Prof. Dr. Hermann Greeven, gehörte der K. W.-A. an vom 29. 3. 1901 bis 8. 5. 1903. Er studierte weiter Medizin, wurde promoviert und approbiert 1908 und dann Assistent am städtischen Krankenhaus in Rheydt (Rheinprovinz). Er ist jetzt Unterarzt im Inf.-Regt. Nr. 28 in Coblenz-Ehrenbreitstein.

Moritz Hertting, 2458

geb. am 25. Februar 1882 in Blankenburg (Schwarzburg-Rudolstadt) als Sohn des Kaufmanns Georg Hertting, gehörte der K.W.-A. an vom 29. 3. 1901 bis 25. 6. 1902. Er wurde auf Antrag seines Vaters entlassen, um zum Kaufmannsfach überzugehen. Er ist jetzt Direktor einer chemischen Fabrik in Stade (Hannover).

Erich Hildebrand, 2459

geb. am 24. August 1881 in Schönebeck a. Elbe als Sohn des prakt. Arztes Dr. Otto Hildebrand, gehörte der K.W.-A. an vom 29. 3. 1901 bis 1. 10. 1905, wurde promoviert am 13. 7. 1907, zum Ass.-Arzt befördert am 20. 7. 1907. Er ist zurzeit Oberarzt beim Garde-Kür.-Regt. in Berlin.

Robert v. Homeyer, 2460

geb. am 15. September 1881 in Prenzlau als Sohn des Gymnasiallehrers Albert v. Homeyer, gehörte der K.W.-A. an vom 29. 3. 1901 bis 30. 9. 1905, wurde promoviert am 3. 5. 1907, zum Ass.-Arzt befördert am 20. 7. 1907, verheiratete sich am 19. 11. 1908. Er ist zurzeit Oberarzt beim Kaiser Franz-Garde-Gren.-Regt. Nr. 2 in Berlin.

Arnold Klose, 2461

geb. am 3. August 1880 in Leobschütz (Schlesien) als Sohn des Gutsbesitzers Florian Klose, gehörte der K.W.-A. an vom 29. 3. 1901 bis 9. 3. 1903. Er schied aus, um zum Steuerfach überzugehen. Die angestellten Ermittelungen über sein weiteres Schicksal verliefen resultatlos.

Erich Köhler, 2462

geb. am 6. Mai 1881 in Königswinter (Rheinprovinz) als Sohn des Rektors des Progymnasiums Hans Köhler, gehörte der K.W.-A. an vom 29. 3. 1901 bis 1. 10. 1905, wurde promoviert am 30. 6. 1909, zum Ass.-Arzt befördert am 27. 1. 1908. Er ist zurzeit Oberarzt beim Feldart.-Regt. Nr. 34 in Metz, kommandiert zum Institut für Hygiene und Bakteriologie in Straßburg i. Els. seit dem 1. 5. 1910.

Walter v. Mielecki, 2463

geb. am 20. Februar 1882 in Leobschütz (Schlesien) als Sohn des Assistenzarztes I. Kl. Dr. Stanislaus v. Mielecki, gehörte der K.W.-A. an vom 29. 3. 1901 bis 30. 9. 1905, wurde promoviert am 20. 7. 1907, zum Ass.-Arzt befördert am 11. 9. 1907. Er ist zurzeit Oberarzt beim Inf.-Regt. Nr. 66 in Magdeburg, kommandiert seit dem 1. 10. 1909 zur K.W.-A. zwecks Dienstleistung bei der chirurg. Poliklinik der Charité in Berlin.

Hans Müller, 2464

geb. am 20. Oktober 1881 in Butzbach (Ober-Hessen) als Sohn des Assistenzarztes I. Kl. Dr. Ludwig Müller, gehörte der K.W.-A. an vom 29. 3. 1901 bis 1. 10. 1905, wurde promoviert am 14. 6. 1907, zum Ass.-Arzt befördert am 11. 9. 1907. Er ist zurzeit Oberarzt beim Inf.-Leibregt. Nr. 117 in Mainz.

2465 **Otto Müller,**

geb. am 4. Juli 1882 in Cöln (Rheinprovinz) als Sohn des Garnison-Verwaltungsdirektors Gustav Müller, gehörte der K. W.-A. an vom 29. 3. 1901 bis 1. 10. 1905, wurde zum Ass.-Arzt befördert am 14. 6. 1906. Wegen Krankheit ausgeschieden aus dem aktiven Dienst am 14. 4. 1907 als Ass.-Arzt, war zuletzt beim Inf.-Regt. Nr. 69 in Trier. Er lebt jetzt als prakt. Arzt und Oberarzt d. Res. in Freudenstadt.

2466 **Adolf Pellnitz,**

geb. am 14. November 1882 in Erfurt als Sohn des Regierungssekretärs August Pellnitz, gehörte der K. W.-A. an vom 29. 3. 1901 bis 30. 9. 1905, wurde promoviert am 29. 11. 1907, zum Ass-Arzt befördert am 15. 6. 1907, verheiratete sich am 27. 3. 1908. Er ist zurzeit Oberarzt beim Feldart.-Regt. Nr. 39 in Perleberg.

2467 **Kurt Richter,**

geb. am 31. Juli 1883 in Kirchhain (Brandenburg) als Sohn des Apothekenbesitzers Dr. phil. Paul Richter, gehörte der K. W.-A. an vom 29. 3. 1901 bis 1. 10. 1905, wurde promoviert am 30. 3. 1907, zum Ass.-Arzt befördert am 18. 5. 1907. Er ist zurzeit Oberarzt beim Feldart.-Regt. Nr. 73 in Allenstein, kommandiert an die Provinzial-Heil- und Pflegeanstalt in Allenberg (Ostpreußen) seit dem 1.4.1909.

2468 **Erwin Sauer,**

geb. am 23. Oktober 1882 in Reutlingen (Württemberg) als Sohn des Kaufmanns Franz Sauer, gehörte der K. W.-A. an vom 29. 3. 1901 bis 30. 9. 1905, wurde zum Ass.-Arzt befördert am 13. 8. 1907. Er ist zurzeit Oberarzt beim Sanitätsamt XIII. A.-K. in Stuttgart.

2469 **Albert Schliebs,**

geb. am 16. Juni 1881 in Berlin als Sohn des Buchhändlers Ernst Schliebs, gehörte der K. W.-A. an vom 29. 3. 1901 bis 30. 9. 1905, wurde promoviert am 14. 5. 1908, zum Ass.-Arzt befördert am 18. 5. 1907. Er ist zurzeit Oberarzt beim Inf.-Regt. Nr. 140 in Hohensalza, seit dem 11.9.1909 auf 2 Jahre zur Gesandtschaft in Teheran kommandiert.

2470 **Werner Scholz,**

geb. am 15. Mai 1883 in Braunschweig als Sohn des Gymnasial-Oberlehrers Prof. Werner Scholz, gehörte der K. W.-A. an vom 29. 3. 1901 bis 30. 9. 1905, wurde promoviert am 16. 5. 1907, zum Ass.-Arzt befördert am 20. 7. 1907. Er ist zurzeit Oberarzt beim Inf.-Regt. Nr. 97 in Saarburg.

2471 **Willy Schönrock,**

geb. am 7. April 1881 in Kolberg (Pommern) als Sohn des Premier-leutnants August Schönrock, gehörte der K. W.-A. an vom 29. 3. 1901 bis 30. 9. 1905, wurde zum Ass.-Arzt befördert am 21. 3. 1908. Ausgeschieden aus dem aktiven Dienst am 10. 9. 1908 als Ass.-Arzt, war zuletzt beim Inf.-Regt. Nr. 17 in Mörchingen. Er ist jetzt prakt. Arzt in Klaushagen (Kr. Neu-Stettin).

Erich Schrecker, 2472

geb. am 5. Dezember 1882 in Seehausen i. Altmark als Sohn des Superintendenten und Oberpfarrers Hermann Schrecker, gehörte der K. W.-A. an vom 29. 3. 1901 bis 30. 9. 1905, wurde promoviert am 18. 1. 1908, zum Ass.-Arzt befördert am 15. 6. 1907. Er ist zurzeit Oberarzt bei der Schutztruppe für Deutsch-Ostafrika, der er seit 23. 4. 1909 angehört.

Ernst Seedorf, 2473

geb. am 10. März 1883 in Kattowitz (Ober-Schlesien) als Sohn des wissenschaftlichen Lehrers an der höheren Töchterschule Adolf Seedorf, gehörte der K. W.-A. an vom 29. 3. 1901 bis 1. 10. 1905, wurde promoviert am 31. 3. 1908, zum Ass.-Arzt befördert am 15. 6. 1907. Er ist zurzeit Oberarzt beim Inf.-Regt. Nr. 76 in Hamburg.

Fritz Snoy, 2474

geb. am 3. März 1881 in Bromberg (Posen) als Sohn des Seminaroberlehrers Fridolin Snoy, gehörte der K. W.-A. an vom 29. 3. 1901 bis 30. 9. 1905, wurde promoviert am 25. 6. 1907, zum Ass.-Arzt befördert am 20. 7. 1907. Er ist zurzeit Oberarzt beim Inf.-Regt. Nr. 83 in Cassel.

Amandus Trepper, 2475

geb. am 10. Mai 1883 in Metz (Elsaß-Lothringen) als Sohn des Stabsarztes Dr. August Trepper, gehörte der K. W.-A. an vom 29. 3. 1901 bis 30. 9. 1905, wurde zum Ass.-Arzt befördert am 16. 8. 1907. Er ist zurzeit Oberarzt bei der Schutztruppe in Kamerun, der er seit dem 7. 4. 1910 angehört.

Wilhelm Willems, 2476

geb. am 12. Juli 1881 in Köln-Deutz als Sohn des prakt. Arztes Dr. Wilhelm Willems, gehörte der K. W.-A. an vom 29. 3. 1901 bis 1. 10. 1905, wurde zum Ass.-Arzt befördert am 20. 7. 1907. Er ist zurzeit Oberarzt beim Inf.-Regt. Nr. 129 in Graudenz.

Karl Zurbuch, 2477

geb. am 31. August 1881 in Homburg v. d. Höhe als Sohn des Kgl. Sanitätsrates Dr. Karl Zurbuch, gehörte der K. W.-A. an vom 29. 3. 1901 bis 1. 10. 1905, wurde zum Ass.-Arzt befördert am 18. 11. 1907. Er ist zurzeit Oberarzt beim Inf.-Regt. Nr. 115 in Darmstadt.

Gerhard Zürn, 2478

geb. am 15. September 1882 in Riemberg (Bez. Liegnitz) als Sohn des Gutsbesitzers, Oberleutnants d. L. a. D. Gotthold Zürn, gehörte der K. W.-A. an vom 29. 3. 1901 bis 30. 9. 1905, wurde promoviert am 19. 12. 1907, zum Ass.-Arzt befördert am 20. 7. 1907, verheiratete sich am 5. 5. 1908. Er ist zurzeit Oberarzt beim 1. Garde-Feldart.-Regt. in Berlin.

2479 **Edgar Zwicke,**
geb. am 28. November 1882 in Berlin als Sohn des Stabsarztes Dr. Adolf Zwicke, gehörte der K. W.-A. an vom 29. 3. 1901 bis 30. 9. 1905, wurde promoviert am 24. 4. 1908, zum Ass.-Arzt befördert am 11. 9. 1907. Er ist zurzeit Ass.-Arzt beim Inf.-Regt. Nr. 70 in Saarbrücken, kommandiert an das Krankenhaus Lindenburg-Cöln seit 18. 10. 1909.

Michaelis 1901.

2480 **Georg Andrae,**
geb. am 25. Juli 1879 in Frankfurt a. O. als Sohn des Proviantamts-Direktors Adolf Andrae, gehörte der K. W.-A. an vom 21. 10. 1901 bis 15. 2. 1904, wurde zum Ass.-Arzt befördert am 19. 10. 1905, verheiratete sich am 12. 4. 1909. Er ist zurzeit Oberarzt beim Gren.-Regt. Nr. 4 in Rastenburg.

2481 **Karl Arnold,**
geb. am 7. Februar 1882 in Berlin als Sohn des Musikdirigenten Karl Arnold, gehörte der K. W.-A. an vom 21. 10. 1901 bis 1. 10. 1906, wurde promoviert am 21. 1. 1910, zum Ass.-Arzt befördert am 21. 4. 1908. Er ist zurzeit Oberarzt beim Inf.-Regt. Nr. 48 in Cüstrin.

2482 **Deodat Augustiny,**
geb. am 8. März 1882 in Gera (Reuß j. L.) als Sohn des Oberlehrers Friedrich Augustiny, gehörte der K. W.-A. an vom 21. 10. 1901 bis 12. 3. 1904. Er studierte darauf Zahnheilkunde, wurde am 18. 1. 1908 als Zahnarzt approbiert und lebt jetzt als Zahnarzt in Itzehoe in Holstein.

2483 **Wilhelm Bernheim,**
geb. am 15. Juli 1882 in Berlin als Sohn des Kaufmanns Georg Bernheim, gehörte der K. W.-A. an vom 21. 10. 1901 bis 15. 2. 1907, wurde promoviert am 29. 5. 1909, zum Ass.-Arzt befördert am 18. 8. 1908. Er ist zurzeit Oberarzt beim Inf.-Regt. Nr. 24 in Neu-Ruppin (Mark).

2484 **Konrad Bethge,**
geb. am 13. Dezember 1880 in Cade (Prov. Sachsen) als Sohn des Volksschullehrers Christoph Bethge, gehörte der K. W.-A. an vom 21. 10. 1901 bis 1. 10. 1905, wurde promoviert am 30. 1. 1909, zum Ass.-Arzt befördert am 11. 9. 1907. Er ist zurzeit Oberarzt bei der Schutztruppe für Kamerun, der er seit 7. 6. 1909 angehört.

2485 **Erich Biltz,**
geb. am 30. April 1881 in Erfurt (Prov. Sachsen) als Sohn des Apothekenbesitzers Hugo Biltz, gehörte der K. W.-A. an vom 21. 10.

1901 bis 1. 10. 1906, wurde promoviert am 22. 2. 1908, zum Ass.-Arzt befördert am 18. 5. 1908. Er ist zurzeit Oberarzt beim Inf.-Regt. Nr. 162 in Lübeck.

Ulrich Boit, 2486

geb. am 16. November 1881 in Rühstädt (Westprignitz) als Sohn des Pfarrers Johannes Boit, gehörte der K. W.-A. an vom 21. 10. 1901 bis 1. 10. 1906, wurde promoviert am 20. 10. 1908, zum Ass.-Arzt befördert am 18. 5. 1908. Er ist zurzeit Oberarzt beim Inf.-Regt. Nr. 54 in Kolberg.

Wolfgang Geisler, 2487

geb. am 25. Juli 1882 in Bischofswalde (Kreis Breslau) als Sohn des Stadtrates Richard Geisler, gehörte der K. W.-A. an vom 21. 10. 1901 bis 1. 10. 1906, wurde promoviert am 17. 3. 1908, zum Ass.-Arzt befördert am 21. 3. 1908. Er ist zurzeit Oberarzt beim Inf.-Regt. Nr. 156 in Brieg, kommandiert an das Pathologische Institut der Universität in Breslau seit 1. 10. 1908.

Er betätigte sich literarisch auf dem Gebiete der pathologischen Anatomie.

Hermann Goos, 2488

geb. am 25. August 1881 in Ploen (Schleswig-Holstein) als Sohn des Medizinalrates und Kreisarztes Dr. Karl Goos, gehörte der K. W.-A. an vom 21. 10. 1901 bis 1. 10. 1905, wurde promoviert am 13. 5. 1908, zum Ass.-Arzt befördert am 18. 5. 1907. Ausgeschieden aus dem aktiven Dienst am 17. 9. 1909 als Oberarzt, war zuletzt beim Feldart.-Regt. Nr. 46 in Celle. Er ist jetzt prakt. Arzt in Bremen.

Hans Haeberlin, 2489

geb. am 2. Februar 1880 in Unterkochen (Württemberg) als Sohn des Fabrikbesitzers John Haeberlin, gehörte der K. W.-A. an vom 20. 10. 1901 bis 30. 9. 1906, wurde promoviert am 21. 1. 1908, zum Ass.-Arzt befördert am 2. 4. 1908. Er ist zurzeit Oberarzt beim Gren.-Regt. Nr. 126 in Straßburg i. E.

Paul Hartwig, 2490

geb. am 4. Mai 1880 in Corbach (Waldeck) als Sohn des Sanitätsrats Dr. Karl Hartwig, gehörte der K. W.-A. an vom 21. 10. 1901 bis 1. 10. 1906, wurde promoviert 1909, zum Ass.-Arzt befördert am 18. 5. 1908. Er ist zurzeit Oberarzt beim Inf.-Regt. Nr. 61 in Thorn, kommandiert seit 1. 4. 1910 zum Pathologischen Institut der Universität Gießen.

Franz Hauber, 2491

geb. am 23. August 1882 in St. Amarin (Oberelsaß) als Sohn des Rentmeisters Gustav Hauber, gehörte der K. W.-A. an vom 21. 10. 1901 bis 1. 10. 1906, wurde promoviert am 15. 1. 1909, zum Ass.-Arzt befördert am 18. 5. 1908. Er ist zurzeit Oberarzt beim Inf.-Regt. Nr. 171 in Colmar i. E.

2492   **Georg Hentschel,**

geb. am 30. Juni 1881 in Salzwedel (Altmark) als Sohn des Gymnasial-Professors Dr. Oskar Hentschel, gehörte der K. W.-A. an vom 21. 10. 1901 bis 31. 7. 1903, wurde promoviert am 29. 1. 1908, zum Ass.-Arzt befördert am 18. 10. 1908. Er ist zurzeit Ass.-Arzt beim Fußart.-Regt. Nr. 4 in Magdeburg.

2493   **Erich Hörder,**

geb. am 9. Oktober 1881 in Greiffenberg (Schlesien) als Sohn des Kaufmanns und Ratmanns Heinrich Hörder, gehörte der K. W.-A. an vom 21. 10. 1901 bis 1. 10. 1906, wurde promoviert am 1. 2. 1908, zum Ass.-Arzt befördert am 21. 3. 1908. Er ist zurzeit Oberarzt beim Inf.-Regt. Nr. 138 in Dieuze i. Lothr.

2494   **Paul Jürgens,**

geb. am 2. Februar 1882 in Celle (Hannover) als Sohn des Bankbeamten Eugen Jürgens, gehörte der K. W.-A. an vom 21. 10. 1901 bis 9. 3. 1903 und vom 15. 9. 1904 bis 1. 10. 1906, wurde promoviert am 23. 4. 1908, zum Ass.-Arzt befördert am 10. 9. 1908. Er ist zurzeit Oberarzt beim Inf.-Regt. Nr. 131 in Mörchingen.

2495   **Carl Kersting,**

geb. am 27. August 1882 in Leipzig als Sohn des Kammergerichtsrats und Geh. Justizrats Wilhelm Kersting, gehörte der K. W.-A. an vom 21. 10. 1901 bis 30. 9. 1906, wurde promoviert am 12. 6. 1909, zum Ass.-Arzt befördert am 21. 4. 1908. Er ist zurzeit Oberarzt beim 1. Garde-Regt. zu Fuß in Potsdam.

2496   **Theodor Klusmann,**

geb. am 11. Februar 1881 in Osnabrück als Sohn des Lehrers Wilhelm Klusmann, gehörte der K. W.-A. an vom 21. 10. 1901 bis 1. 10. 1906, wurde promoviert am 18. 5. 1909, zum Ass.-Arzt befördert am 21. 4. 1908. Er ist zurzeit Oberarzt beim Feldart.-Regt. Nr. 33 in Montigny b. Metz.

2497   **Reinhard Kosswig,**

geb. am 27. März 1882 in Hannover als Sohn des Assistenzarztes I. Kl. Dr. Moritz Kosswig, gehörte der K. W.-A. an vom 21. 10. 1901 bis 1. 10. 1906, wurde promoviert am 6. 2. 1908, zum Ass.-Arzt befördert am 7. 3. 1908. Er ist zurzeit Marine-Ober-Ass.-Arzt beim Marinelazarett Mürwik.

2498   **Hermann Krauß,**

geb. am 3. März 1883 in Eßlingen a. N. (Württemberg) als Sohn des Kaufmanns Hermann Krauß, gehörte der K. W.-A. an vom 21. 10. 1901 bis 30. 9. 1906, wurde zum Ass.-Arzt befördert am 8. 5. 1908. Er ist zurzeit Oberarzt beim Inf.-Regt. Nr. 121 in Ludwigsburg.

2499   **Hermann Kröger,**

geb. am 14. September 1881 in Berlin als Sohn des Kanzleirats Rudolf Kröger, gehörte der K. W.-A. an vom 21. 10. 1901 bis 30. 9.

1905, wurde zum Ass.-Arzt befördert am 16. 8. 1907. Er ist zurzeit Oberarzt beim Feldart.-Regt. Nr. 5 in Sprottau.

Günther Lenz, 2500

geb. am 22. Mai 1883 in Berlin als Sohn des Geh. Kriegsrats Reinhold Lenz, gehörte der K. W.-A. an vom 21. 10. 1901 bis 30. 9. 1906, wurde zum Ass.-Arzt befördert am 21. 4. 1908. Er ist zurzeit Oberarzt beim Sanitätsamt des V. A.-K. in Posen.

Adolf Lincke, 2501

geb. am 19. Juni 1880 in Darmstadt als Sohn des ordentl. Professors Felix Lincke, gehörte der K. W.-A. an vom 21. 10. 1901 bis 1. 10. 1906, wurde promoviert am 21. 11. 1908, zum Ass.-Arzt befördert am 21. 3. 1908. Er ist zurzeit Oberarzt beim Garde-Fußart.-Regt. in Spandau.

Wilhelm Löhlein, 2502

geb. am 6. September 1882 in Ansbach (Bayern) als Sohn des Brauereidirektors Wilhelm Löhlein, gehörte der K. W.-A. an vom 21. 10. 1901 bis 1. 10. 1906, wurde zum Ass.-Arzt befördert am 18. 5. 1908. Er ist zurzeit Oberarzt beim Inf.-Regt. Nr. 25 in Rastatt.

Adolf Lörz, 2503

geb. am 28. März 1882 in Efringen (Großh. Baden) als Sohn des Pfarrers Adolf Lörz, gehörte der K. W.-A. an vom 21. 10. 1901 bis 14. 2. 1907, wurde zum Ass.-Arzt befördert am 21. 7. 1908. Er ist zurzeit Oberarzt beim Inf.-Regt. Nr. 172 in Straßburg i. E.

Karl Petersen, 2504

geb. am 12. Juni 1882 in Gleidingen (Hannover) als Sohn des Gutsbesitzers und Tierarztes Wilhelm Petersen, gehörte der K. W.-A. an vom 21. 10. 1901 bis 30. 9. 1905, wurde promoviert am 25. 6. 1907, zum Ass.-Arzt befördert am 11. 9. 1907. Er ist zurzeit Oberarzt beim Inf.-Regt. Nr. 175 in Graudenz, kommandiert seit 1. 10. 1909 zum „Haus Schönow" bei Zehlendorf-Berlin.

Otto Pochhammer, 2505

geb. am 20. November 1882 in Halberstadt (Sachsen) als Sohn des Stabsarztes Dr. Eugen Pochhammer, gehörte der K. W.-A. an vom 21. 10. 1901 bis 1. 10. 1905, wurde zum Ass.-Arzt befördert am 11. 9. 1907. Er ist zurzeit Oberarzt beim Inf.-Regt. Nr. 15 in Minden (Westfalen).

Hans Posner, 2506

geb. am 4. Juli 1883 in Berlin als Sohn des a. o. Professors an der Universität Berlin Dr. med. et phil. Carl Posner, gehörte der K. W.-A. an vom 21. 10. 1901 bis 1. 10. 1906, wurde promoviert am 7. 3. 1908, zum Ass.-Arzt befördert am 27. 1. 1908. Er ist zurzeit Oberarzt beim Inf.-Regt. Nr. 136 in Straßburg i. E., kommandiert an die Pathologisch-

Anatomische Anstalt des städtischen Krankenhauses Am Urban in Berlin seit 1. 3. 1908.

2507
Max Range,

geb. am 5. September 1880 in Lübeck als Sohn des Gewerbeschuldirektors Theodor Range, gehörte der K. W.-A. an vom 21. 10. 1901 bis 15. 2. 1904, wurde zum Ass.-Arzt befördert am 19. 12. 1905. Er ist zurzeit Oberarzt bei der Schutztruppe für Kamerun, der er seit 6. 7. 1907 angehört.

2508
Fritz Richter,

geb. am 9 Juli 1883 in Mannheim als Sohn des Kaufmanns Wilhelm Richter, gehörte der K. W.-A. an vom 21. 10. 1901 bis 15. 2. 1907, wurde zum Ass.-Arzt befördert am 17. 12. 1908. Er ist zurzeit Ass.-Arzt beim Inf.-Regt. Nr. 137 in Hagenau i. Els.

2509
Walter Rohrbach,

geb. am 14. August 1881 in Zaborowo bei Lissa (Posen) als Sohn des Pastors Emil Rohrbach, gehörte der K. W.-A. an vom 21. 10. 1901 bis 30. 9. 1906, wurde promoviert am 21. 5. 1909, zum Ass.-Arzt befördert am 18. 6. 1908. Er ist zurzeit Oberarzt beim Kür.-Regt. Nr. 6 in Brandenburg a. H.

2510
Rudolf Scheibner,

geb. am 15. Mai 1882 in Czarnikau (Posen) als Sohn des Regierungsbaumeisters Samuel Scheibner, gehörte der K. W.-A. an vom 21. 10. 1901 bis 12. 3. 1904 und vom 1. 10. 1904 bis 15. 2. 1907, wurde zum Ass.-Arzt befördert am 17. 12. 1908, verheiratete sich am 26. 5. 1909. Er ist zurzeit Ass.-Arzt beim Telegr.-Batl. Nr. 4 in Karlsruhe.

2511
Eugen Schmidt,

geb. am 6. September 1880 in Leobschütz (Schlesien) als Sohn des Kreissekretärs Heinrich Schmidt, gehörte der K. W.-A. an vom 21. 10. 1901 bis 30. 9. 1905, wurde promoviert am 21. 12. 1909, zum Ass.-Arzt befördert am 20. 7. 1907. Er ist zurzeit Oberarzt beim Inf.-Regt. Nr. 75 in Bremen.

2512
Herbert Schmidt,

geb. am 23. Oktober 1882 in Namslau (Schlesien) als Sohn des Oberlehrers Dr. phil. Paul Schmidt, gehörte der K. W.-A. an vom 21. 10. 1901 bis 30. 9. 1906, wurde promoviert am 6. 2. 1908, zum Ass.-Arzt befördert am 21. 3. 1908. Er ist zurzeit Oberarzt beim Inf.-Regt. Nr. 91 in Oldenburg i. Großh.

2513
Günther Schönke,

geb. am 10. März 1884 in Posen als Sohn des Sanitätsrates Dr. Karl Schönke, gehörte der K. W.-A. an vom 21. 10. 1901 bis 1. 10. 1906,

wurde promoviert am 4. 8. 1908, zum Ass.-Arzt befördert am 21. 4.
1908. Er ist zurzeit Oberarzt beim Gren.-Regt. Nr. 5 in Danzig.

Otto Sichting, 2514

geb. am 1. August 1881 in Wahlstatt (Schlesien) als Sohn des
Stabsarztes Otto Sichting, gehörte der K. W.-A. an vom 21. 10.
1901 bis 30. 9. 1906, wurde promoviert am 20. 10. 1908, zum Ass.-
Arzt befördert am 21. 4. 1908. Er ist zurzeit Oberarzt beim Train-
Batl. Nr. 6 in Breslau.

Erwin Sinz, 2515

geb. am 26. Januar 1881 in Arnsdorf (Schlesien) als Sohn des Pastors
Ewald Sinz, gehörte der K. W.-A. an vom 21. 10. 1901 bis 1. 10. 1906,
wurde zum Ass.-Arzt befördert am 21. 4. 1908. Er ist zurzeit Oberarzt beim Inf.-Regt. Nr. 56 in Wesel, kommandiert zur chirurgischen
Abteilung des Krankenhauses „Bethanien" in Berlin.

Johannes Soldan, 2516

geb. am 13. Januar 1881 in Bremen als Sohn des prakt. Arztes
August Soldan, gehörte der K. W.-A. an vom 21. 10. 1901 bis 1. 10.
1906, wurde zum Ass.-Arzt befördert am 18. 10. 1908. Ausgeschieden
aus dem aktiven Dienst am 13. 4. 1909 als Ass.-Arzt, war zuletzt
beim Füs.-Regt. Nr. 33 in Gumbinnen. Er befindet sich zurzeit in
Dresden (Weißer Hirsch).

Otto Steinmeyer, 2517

geb. am 11. Januar 1883 in Braunschweig als Sohn des prakt. Arztes
Dr. Hugo Steinmeyer, gehörte der K. W.-A. an vom 21. 10. 1901 bis
1. 10. 1906, wurde promoviert am 6. 4. 1908, zum Ass.-Arzt befördert
am 18. 6. 1908. Er ist zurzeit Oberarzt beim Fußart.-Regt. Nr. 10
in Straßburg i. Els.

Walter Thon, 2518

geb. am 13. Februar 1883 in Londorf (Kr. Gießen) als Sohn des
Rittergutspächters Ludwig Thon, gehörte der K. W.-A. an vom 21. 10.
1901 bis 1. 10. 1906, wurde promoviert am 4. 2. 1908, zum Ass.-Arzt
befördert am 18. 5. 1908, verheiratete sich am 21. 11. 1908. Er ist
zurzeit Oberarzt beim Inf.-Regt. Nr. 68 in Coblenz.

Eduard William, 2519

geb. am 17. August 1881 in Armenheide (Pommern) als Sohn des
Gutspächters August William, gehörte der K. W.-A. an vom 21. 10.
1901 bis 17. 3. 1902. Er schied wegen Krankheit aus, studierte weiter
Medizin, wurde 1906 promoviert und approbiert und ist jetzt prakt.
Arzt in Schmalleningken (Ostpreußen).

Ostern 1902.

2520
Julius Aumann,
geb. am 8. Mai 1881 in Schweinitz (Prov. Sachsen) als Sohn des
Königl. Oberförsters Heinrich Aumann, gehörte der K. W.-A. an vom
29.3.1902 bis 14.2.1907, wurde zum Ass.-Arzt befördert am 18.10.1908.
Er ist zurzeit Oberarzt beim Inf.-Regt. Nr. 112 in Mülhausen (Elsaß).

2521
Franz Barsickow,
geb. am 19. Oktober 1882 in Gräningen (Westhavelland) als Sohn
des Gutsbesitzers Karl Barsickow, gehörte der K. W.-A. an vom 1. 6.
1902 bis 15. 2. 1907, wurde zum Ass.-Arzt befördert am 18. 8. 1908.
Er ist zurzeit Oberarzt beim Drag.-Regt. Nr. 22 in Mülhausen i. Els.

2522
Hans Baus,
geb. am 5. August 1882 in Köpenick bei Berlin als Sohn des Rittergutsbesitzers Louis Baus, gehörte der K. W.-A. an vom 29. 3. 1902
bis 15. 2. 1907, wurde promoviert am 16. 3. 1909. Wegen Krankheit
ausgeschieden am 7. 1. 1909 als Unterarzt beim Feldart.-Regt. Nr. 71
in Graudenz. Er ist jetzt Volontärassistent an der Königl. chirurg.
Universitätsklinik in Königsberg (Preußen).

2523
Walther Becker,
geb. am 3. Juli 1882 in Neuwied (Rheinprovinz) als Sohn des Rektors
Heinrich Becker, gehörte der K. W.-A. an vom 29. 3. 1902 bis 31. 7.
1907, wurde zum Ass.-Arzt befördert am 22. 5. 1909. Er ist zurzeit
Ass.-Arzt beim Inf.-Regt. Nr. 53 in Cöln.

2524
Georg Berghausen,
geb. am 1. Februar 1881 in Cöln a. Rh. als Sohn des Ingenieurs
und Fabrikbesitzers Bartholomäus Berghausen, gehörte der K. W.-A.
an vom 29. 3. 1902 bis 3. 3. 1905 und vom 1. 10. 1905 bis 15. 2. 1907,
wurde 1909 promoviert, zum Ass.-Arzt befördert am 18. 6. 1908. Er
war kommandiert an die chirurgische Abteilung des Bürgerhospitals
in Cöln vom 18. 2. 1909 bis 7. 3. 1910. Er ist zurzeit Oberarzt beim
Feldart.-Regt. Nr. 59 in Cöln.

2525
Theodor Bodenstein,
geb. am 26. Mai 1883 in Friedland (Ostpreußen) als Sohn des
Proviantamtsdirektors Theodor Bodenstein, gehörte der K. W.-A. an
vom 29. 3. 1902 bis 15. 2. 1907, wurde zum Marine-Ass.-Arzt befördert
am 15. 7. 1908. Er ist Marine-Ober-Ass.-Arzt stationiert in Wilhelmshaven, zurzeit beim Gouvernement Kiautschou.

2526
Karl Brockmann,
geb. am 9. Januar 1882 in Potsdam als Sohn des Verwaltungsdirektors
der Tabakberufsgenossenschaft Karl Brockmann, gehörte der K. W.-A.

an vom 29. 3. 1902 bis 15. 2. 1907, wurde promoviert am 22. 1. 1909, zum Ass.-Arzt befördert am 10. 9. 1908. Er ist zurzeit Oberarzt beim Drag.-Regt. Nr. 2 in Schwedt a. O.

Otto Funk, 2527

geb. am 19. Mai 1883 in Rudolstadt als Sohn des Kaufmanns Otto Funk, gehörte der K. W.-A. an vom 29. 3. 1902 bis 15. 2. 1907, wurde 1909 promoviert, zum Ass.-Arzt befördert am 18. 10. 1908. Er ist zurzeit Oberarzt am Kadettenhause in Naumburg a. S.

Richard Gehrich, 2528

geb. am 21. Juli 1881 in Braunschweig als Sohn des Assistenzarztes Dr. Paul Gehrich, gehörte der K. W.-A. an vom 29. 3. 1902 bis 15. 2. 1907, wurde zum Ass.-Arzt befördert am 21. 7. 1908. Er ist zurzeit Oberarzt beim Füs.-Regt. Nr. 73 in Hannover.

Walter Groth, 2529

geb. am 12. September 1883 in Charlottenburg als Sohn des Gymnasialprofessors Dr. Hermann Groth, gehörte der K. W.-A. an vom 29. 3. 1902 bis 15. 2. 1907, wurde zum Ass.-Arzt befördert am 10. 8. 1908. Er ist zurzeit Oberarzt beim Gren.-Regt. Nr. 6 in Posen, kommandiert vom 1. 6. 1910 an zur K. W.-A. in Berlin zwecks Dienstleistung auf der chirurgischen Abteilung des Augustahospitals.

Ernst Haenisch, 2530

geb. am 11. November 1883 in Greifswald als Sohn des prakt. Arztes und Privatdozenten Dr. med. Fritz Haenisch, gehörte der K. W.-A. an vom 29. 3. 1902 bis 14. 2. 1907, wurde zum Ass.-Arzt befördert am 18. 8. 1908. Er ist zurzeit Oberarzt beim Inf.-Regt. Nr. 142 in Mülhausen i. Els.

Gerhard Heilig, 2531

geb. am 17. Juli 1883 in Cassel als Sohn des Intendantur-Sekretärs Arnold Heilig, gehörte der K. W.-A. an vom 29. 3. 1902 bis 15. 2. 1907, wurde promoviert am 3. 6. 1908, zum Ass.-Arzt befördert am 18. 8. 1908. Er ist zurzeit Oberarzt beim Feldartl.-Regt. Nr. 11 in Cassel, kommandiert seit dem 13. 1. 1910 zur psychiatrischen Klinik des Bürgerhospitals in Straßburg i. E.

Heinrich v. Heuß, 2532

geb. am 29. März 1881 in Frankfurt a. M. als Sohn des Gutsbesitzers Eduard v. Heuß, gehörte der K. W.-A. an vom 29. 3. 1902 bis 15. 2. 1907, wurde zum Ass.-Arzt befördert am 10. 9. 1908. Er ist zurzeit Oberarzt bei der Hauptkadetten-Anstalt in Groß-Lichterfelde.

Heinrich Hübener, 2533

geb. am 12. März 1883 in Pöhl (Königr. Sachsen) als Sohn des Pfarrers Paul Hübener, gehörte der K. W.-A. an vom 29. 3. 1902 bis 15. 2. 1907, wurde promoviert am 14. 10. 1909, zum Ass.-Arzt befördert am 18. 8. 1908. Er ist zurzeit Oberarzt beim Inf.-Regt. Nr. 96 in Gera.

2534 **Richard Jaeger,**

geb. am 28. Juni 1882 in Kiel als Sohn des Kaiserl. Marine-Schiffbau-Ingenieurs Johannes Jaeger, gehörte der K. W.-A. an vom 29. 3. 1902 bis 16. 3. 1905 und vom 1. 10. 1905 bis 31. 10. 1905. Er wurde wegen Krankheit entlassen, studierte weiter Medizin, wurde promoviert am 18. 1. 1909 und ist zurzeit Medizinalpraktikant an der Königl. Nervenklinik in Halle a. S.

2535 **Hans Käfer,**

geb. am 11. Oktober 1882 in Leipzig-Gohlis als Sohn des Schuldirektors Eduard Käfer, gehörte der K. W.-A. an vom 29. 3. 1902 bis 15. 2. 1907, wurde zum Ass.-Arzt befördert am 18. 8. 1908. Er ist zurzeit Oberarzt beim Inf.-Regt. Nr. 158 in Paderborn.

2536 **Ernst Kanter,**

geb. am 18. Juli 1883 in Graudenz als Sohn des Gymnasialoberlehrers Dr. Hermann Kanter, gehörte der K. W.-A. an vom 29. 3. 1902 bis 15. 2. 1907, wurde promoviert am 2. 10. 1908, zum Ass.-Arzt befördert am 21. 7. 1908. Er ist zurzeit Oberarzt beim Feldart.-Regt. Nr. 16 in Königsberg i. Pr., kommandiert seit dem 15. 1. 1910 zur Augenstation des Krankenhauses der Barmherzigkeit in Königsberg i. Pr.

2537 **Friedrich Klein,**

geb. am 15. August 1883 in Wernigerode (Prov. Sachsen) als Sohn des Hauptmanns a. D. Friedrich Klein, gehörte der K. W.-A. an vom 29. 3. 1902 bis 15. 2. 1907, wurde zum Ass.-Arzt befördert am 10. 9. 1908. Er ist zurzeit Oberarzt beim Inf.-Regt. Nr. 64 in Prenzlau.

2538 **Johannes Kögel,**

geb. am 21. Mai 1883 in Magdeburg als Sohn des prakt. Arztes, Stabsarztes a. D. Dr. med. Otto Kögel, gehörte der K. W.-A. an vom 29. 3. 1902 bis 24. 2. 1903. Er wurde auf Antrag des Vaters entlassen; wurde promoviert am 4. 11. 1908, im gleichen Jahre approbiert. Er ist zurzeit Assistent am hygienischen Institut der Universität in Jena i. Th.

Er betätigte sich literarisch auf dem Gebiete der Pharmakologie.

2539 **Walther Krause,**

geb. am 8. September 1884 in Marienwerder (Westpr.) als Sohn des Gymnasialprofessors Gustav Krause, gehörte der K. W.-A. an vom 29. 3. 1902 bis 15. 2. 1907, wurde promoviert am 15. 7. 1909, zum Ass.-Arzt befördert am 21. 7. 1908. Er ist zurzeit Oberarzt beim Füs.-Regt. Nr. 86 in Flensburg.

2540 **Martin Kretschmer,**

geb. am 22. Dezember 1883 in Berlin als Sohn des prakt. Arztes Dr. Richard Kretschmer, gehörte der K. W.-A. an vom 29. 3. 1902 bis 15. 2. 1907, wurde promoviert am 12. 5. 1908, zum Ass.-Arzt befördert am 21. 7. 1908. Ausgeschieden aus dem aktiven Dienst am 18. 10.

1909 als Ass.-Arzt, war zuletzt beim Gren.-Regt. Nr. 89 in Schwerin. Er lebt jetzt als prakt. Arzt in Berlin.

Hanns Kuckes, 2541

geb. am 11. April 1883 in Köln-Deutz als Sohn des Postsekretärs Otto Kuckes, gehörte der K. W.-A. an vom 29. 3. 1902 bis 14. 2. 1907, wurde promoviert am 1. 12. 1908, zum Ass.-Arzt befördert am 18. 10. 1908. Er ist zurzeit Ass.-Arzt beim Pion.-Batl. Nr. 20 in Metz.

Willy Laber, 2542

geb. am 29. Juli 1879 in Berlin als Sohn des Bankprokuristen Gustav Laber, gehörte der K. W.-A. an vom 2. 1. 1902 bis 30. 9. 1904, wurde promoviert am 4. 4. 1906, zum Ass.-Arzt befördert am 14. 6. 1906. Ausgeschieden aus dem aktiven Dienst am 21. 3. 1908 als Oberarzt, war zuletzt beim Inf.-Regt. Nr. 64 in Prenzlau. Er lebt jetzt als prakt. Arzt in Kaiserswaldau (Kreis Goldberg-Haynau, Schlesien).

Oskar Liebau, 2543

geb. am 17. Mai 1884 in Hakenstedt (Provinz Sachsen) als Sohn des Pastors Ernst Liebau, gehörte der K. W.-A. an vom 29. 3. 1902 bis 15. 2. 1907, wurde zum Marine-Ass.-Arzt befördert am 12. 9. 1908. Er ist zurzeit Marine-Ober-Ass.-Arzt beim Stabe S. M. S. „Scharnhorst" in Wilhelmshaven.

Karl Long, 2544

geb. am 30. Oktober 1881 in Warendorf (Westfalen) als Sohn des Gestütsinspektors und Kreistierarztes Karl Long, gehörte der K. W.-A. an vom 29. 3. 1902 bis 14. 2. 1907, wurde zum Ass.-Arzt befördert am 20. 2. 1909. Er ist zurzeit Ass.-Arzt beim Inf.-Regt. Nr. 135 in Diedenhofen.

Robert Meltzer, 2545

geb. am 25. Oktober 1881 in Berlin als Sohn des Superintendenten Robert Meltzer, gehörte der K. W.-A. an vom 29. 3. 1902 bis 15. 2. 1907, wurde zum Ass.-Arzt befördert am 17. 12. 1908. Er ist zurzeit Ass.-Arzt beim Inf.-Regt. Nr. 148 in Bromberg.

Franz Meyer, 2546

geb. am 24. September 1881 in Varel (Großherzogtum Oldenburg) als Sohn des Kaufmanns Gustav Meyer, gehörte der K. W.-A. an vom 29. 3. 1902 bis 14. 2. 1907. wurde zum Ass.-Arzt befördert am 18. 8. 1908. Er ist zurzeit Oberarzt beim Inf.-Regt. Nr. 174 in Metz.

Rudolf Müller, 2547

geb. am 3. Mai 1883 in Neudorf (Anhalt) als Sohn des Pastors Gottlieb Müller, gehörte der K. W.-A. an vom 29. 3. 1902 bis 15. 2. 1907, wurde zum Ass.-Arzt befördert am 21. 7. 1908. Er ist zurzeit Oberarzt beim Inf.-Regt. Nr. 71 in Erfurt.

2548   **Ernst Niemeyer,**

geb. am 21. April 1884 in Drochtersen (Hannover) als Sohn des prakt. Arztes Wilhelm Niemeyer, gehörte der K. W.-A. an vom 29. 3. 1902 bis 15. 2. 1907, wurde zum Ass.-Arzt befördert am 19. 11. 1908. Er ist zurzeit Ass.-Arzt beim Gren.-Regt. Nr. 2 in Stettin.

2549   **Hans Oesterheld,**

geb. am 27. Januar 1883 in Lugau (Königreich Sachsen) als Sohn des prakt. Arztes Dr. Oskar Oesterheld, gehörte der K. W.-A. an vom 29.3.1902 bis 15.2.1907, wurde zum Ass.-Arzt befördert am 18. 10. 1908. Er ist zurzeit Ass.-Arzt beim Gren.-Regt. Nr. 10 in Schweidnitz.

2550   **Bernhard Paetsch,**

geb. am 16. Juni 1883 in Oels (Schlesien) als Sohn des Stabsarztes Dr. Heinrich Paetsch, gehörte der K. W.-A. an vom 29. 3. 1902 bis 15. 2. 1907, wurde promoviert am 15. 4. 1908, zum Ass.-Arzt befördert am 21. 7. 1908. Er ist zurzeit Oberarzt beim Gren.-Regt. Nr. 11 in Breslau, kommandiert zum Hygienischen Institut der Universität Breslau.

2551   **Friedrich Pesch,**

geb. am 19. August 1883 in Coblenz als Sohn des Gymnasialoberlehrers Prof. Friedrich Pesch, gehörte der K. W.-A. an vom 29. 3. 1902 bis 15. 2. 1907, wurde zum Ass.-Arzt befördert am 20. 2. 1909. Er ist zurzeit Ass.-Arzt beim Kür.-Regt. Nr. 8 in Cöln-Deutz.

2552   **Walter Pfleger,**

geb. am 4. Mai 1882 in Plötzensee (bei Berlin) als Sohn des Kreiswund- und Gefängnisarztes Dr. Eugen Pfleger, gehörte der K. W.-A. an vom 29. 3. 1902 bis 2. 8. 1904. Er gab das medizinische Studium auf, um die kaufmännische Laufbahn einzuschlagen und ist jetzt Bankbeamter in Berlin.

2553   **Ernst Pöhn,**

geb. am 27. August 1882 in Hamburg als Sohn des Stabsarztes Dr. Hans Pöhn, gehörte der K. W.-A. an vom 29. 3. 1902 bis 15. 2. 1907, wurde zum Ass.-Arzt befördert am 27. 1. 1909. Er ist zurzeit Assistenzarzt beim Pion.-Bat. Nr. 11 in Hann.-Münden.

2554   **Walther Schmidt,**

geb. am 14. Januar 1882 in Frankfurt a. M. als Sohn des Gymnasiallehrers Dietrich Schmidt, gehörte der K. W.-A. an vom 29. 3. 1902 bis 15. 2. 1907, wurde promoviert am 12. 6. 1908, zum Ass.-Arzt befördert am 18. 8. 1908. Er ist zurzeit Oberarzt beim Feldart.-Regt. Nr. 43 in Wesel.

2555   **Johannes Schneider,**

geb. am 20. August 1883 in Weissensee (Prov. Sachsen) als Sohn des Gerichtssekretärs Ernst Schneider, gehörte der K. W.-A. an vom 29. 3. 1902 bis 15. 2. 1907, wurde zum Ass.-Arzt befördert am 19. 11. 1908. Er ist zurzeit Ass.-Arzt beim Inf.-Regt. Nr. 21 in Thorn.

Otto Schütte, 2556

geb. am 25. Juni 1881 in Soest (Westfalen) als Sohn des Oberleutnants a. D. und Buchdruckereibesitzers Hermann Schütte, gehörte der K. W.-A. an vom 1. 6. 1902 bis 30. 9. 1907, wurde promoviert 1909, zum Ass.-Arzt befördert am 19. 6. 1909. Er ist zurzeit Ass.-Arzt beim Inf.-Regt. Nr. 141 in Graudenz.

Alexander Schweikert, 2557

geb. am 28. Februar 1882 in M.-Gladbach (Reg.-Bez. Düsseldorf) als Sohn des Gymnasial-Direktors Dr. Ernst Schweikert, gehörte der K. W.-A. an vom 29. 3. 1902 bis 15. 2. 1907, wurde promoviert am 24. 7. 1908, zum Ass.-Arzt befördert am 18. 10. 1908. Er ist zurzeit Oberarzt beim Inf.-Regt. Nr. 159 in Mülheim a. d. Ruhr.

Erich Seidel, 2558

geb. am 30. Dezember 1882 in Apolda (Sachsen-Weimar) als Sohn des Sanitätsrats Dr. med. Gustav Seidel, gehörte der K. W.-A. an vom 29. 3. 1902 bis 20. 4. 1904. Er wurde auf Antrag seines Vaters entlassen, beendete sein medizinisches Studium, wurde 1908 approbiert und promoviert und übernahm die Praxis seines Vaters. Er ist jetzt prakt. Arzt in Apolda.

Walter Seidel, 2559

geb. am 3. September 1883 in Berlin als Sohn des Sanitätsrats Dr. med. Karl Seidel, gehörte der K. W.-A. an vom 29. 3. 1902 bis 14. 2. 1907, wurde promoviert am 16. 4. 1910, zum Ass.-Arzt befördert am 10. 9. 1908. Er ist zurzeit Oberarzt beim Fußart.-Regt. Nr. 5 in Posen.

Fritz Silbersiepe, 2560

geb. am 20. Juni 1882 zu Ergste (Kreis Iserlohn) als Sohn des Gutsbesitzers Gustav Silbersiepe, gehörte der K. W.-A. an vom 29. 3. 1902 bis 14. 2. 1907, wurde promoviert am 22. 12. 1908, zum Ass.-Arzt befördert am 18. 10. 1908. Ausgeschieden aus dem aktiven Dienst am 19. 11. 1909 als Ass.-Arzt, war zuletzt beim Inf.-Regt. Nr. 17 in Mörchingen. Er ist jetzt prakt. Arzt in Ergste (Kreis Iserlohn).

Georg Starke, 2561

geb. am 25. Oktober 1882 in Weida (Sachsen-Weimar) als Sohn des Amtsrichters Gero Starke, gehörte der K. W.-A. an vom 29. 3. 1902 bis 15. 2. 1907, wurde promoviert am 10. 12. 1909, zum Ass.-Arzt befördert am 18. 10. 1908. Er ist zurzeit Oberarzt beim Kadettenhaus in Potsdam.

Günther Strauß, 2562

geb. am 10. Februar 1883 in Graudenz als Sohn des Stabsarztes Ernst Strauß, gehörte der K. W.-A. an vom 29. 3. 1902 bis 15. 2. 1907, wurde zum Ass.-Arzt befördert am 19. 11. 1908. Er ist zurzeit Ass.-Arzt beim Feldart.-Regt. Nr. 35 in Deutsch-Eylau.

2563   **Albrecht Weßel,**

geb. am 15. März 1883 in Reelkirchen (Fürstentum Lippe) als Sohn des Superintendenten Werner Weßel, gehörte der K. W.-A. an vom 29. 3. 1902 bis 15. 2. 1907, wurde promoviert am 30. 6. 1908, zum Marine-Ass.-Arzt befördert am 15. 7. 1908. Er ist zurzeit Marine-Ober-Ass.-Arzt, zur Verfügung des Stationsarztes in Kiel.

2564   **Erich Wirth,**

geb. am 21. August 1883 in Spremberg (Brandenburg) als Sohn des Bürgermeisters Felix Wirth, gehörte der K.W.-A. an vom 1. 6. 1902 bis 2. 8. 1904. Er studierte nach seinem Ausscheiden weiter Medizin, beendete November 1909 sein medizinisches Staatsexamen in Rostock und befindet sich zurzeit lungenleidend im Hause seiner Mutter in Spremberg als Medizinalpraktikant.

2565   **Richard Wolf,**

geb. am 11. August 1880 in Merseburg als Sohn des Kanzleirats Gottlob Wolf, gehörte der K.W.-A. an vom 1. 4. 1902 bis 30. 9. 1904, wurde promoviert 1907, zum Ass.-Arzt befördert am 21. 7. 1906. Ausgeschieden aus dem aktiven Dienst am 31. 3. 1909 als Oberarzt, war zuletzt beim Inf.-Regt. Nr. 67 in Metz. Er lebt jetzt als prakt. Arzt in Pudewitz (Kr. Posen-Ost).

Michaelis 1902.

2566   **Bernhard Abromeit,**

geb. am 15. Januar 1883 in Bennigkeiten (Kr. Tilsit) als Sohn des Gutsbesitzers Johannes Abromeit, gehörte der K. W.-A. an vom 20. 10. 1902 bis 1. 10. 1907, wurde promoviert am 9. 8. 1909, zum Ass.-Arzt befördert am 20. 2. 1909. Er ist zurzeit Assistenzart beim Fußart.-Regt. Nr. 1 in Königsberg i. Pr.

2567   **Oskar Appelius,**

geb. am 26. März 1884 in Straßburg i. E. als Sohn des Wirkl. Geh. Oberbaurats Oskar Appelius, gehörte der K. W.-A. an vom 20. 10. 1902 bis 1. 10. 1907. Gest. am 5. Februar 1908 in der Charité in Berlin als Unterarzt im Gren.-Regt. Nr. 12, kommandiert zur K. W.-A.

2568   **Wilhelm Baatz,**

geb. am 20. Juli 1882 in Berlin als Sohn des Kgl. Wagenmeisters Wilhelm Baatz, gehörte der K. W.-A. an vom 20. 10. 1902 bis 1. 10. 1907, wurde zum Ass.-Arzt befördert am 22. 5. 1909. Er ist zurzeit Ass.-Arzt beim Feldart.-Regt. Nr. 20 in Posen.

2569   **Charles Baudouin,**

geb. am 2. Dezember 1881 in Berlin als Sohn des Kaufmanns George Baudouin, gehörte der K.W.-A. an vom 20. 10. 1902 bis 1. 10. 1907, wurde promoviert am 22. 2. 1909, zum Ass,-Arzt befördert am 22. 5. 1909. Er ist zurzeit Ass.-Arzt beim Inf.-Regt. Nr. 83 in Cassel.

Carl Becker, 2570

geb. am 12. Mai 1881 in Irxleben (bei Magdeburg) als Sohn des Pastors Theodor Becker, gehörte der K. W.-A. an vom 20. 10. 1902 bis 1. 10. 1907, wurde promoviert am 11. 12. 1908, zum Ass.-Arzt befördert am 20. 2. 1909. Er ist zurzeit Ass.-Arzt beim Garde-Jäger-Bat. in Potsdam.

Bruno Börngen, 2571

geb. am 7. Dezember 1882 in Marklissa (Schlesien) als Sohn des Kaufmanns Bruno Börngen, gehörte der K. W.-A. an vom 20. 10. 1902 bis 21. 7. 1905. Er wurde wegen Krankheit aus der Akademie entlassen und starb am 2. August 1905 in seiner Heimat Marklissa.

Walter Bugs, 2572

geb. am 5. März 1883 in Stettin als Sohn des Schiffskapitäns Albert Bugs, gehörte der K. W.-A. an vom 20. 10. 1902 bis 23. 3. 1905. Er beendete 1909 sein medizinisches Studium, trat als einjährig-freiwilliger Arzt bei der Marine ein, wurde zum Marine-Ass.-Arzt befördert am 27. 1. 1910. Er ist jetzt Marine-Ass.-Arzt und Schiffsarzt auf S. M. S. „Deutschland" bei der Hochseeflotte, stationiert in Kiel.

Konrad Busse, 2573

geb. am 19. Oktober 1882 in Könnern (Sachsen) als Sohn des Amtsgerichtsrats Ferdinand Busse, gehörte der K. W.-A. an vom 20. 10. 1902 bis 1. 10. 1907, wurde promoviert am 31. 7. 1909, zum Ass.-Arzt befördert am 20. 4. 1910. Er ist zurzeit Ass.-Arzt beim Inf.-Regt. Nr. 16 in Cöln.

Friedrich Dreher, 2574

geb. am 3. Juli 1883 in Wittlingen (Baden) als Sohn des Guts- und Mühlenbesitzers Karl Dreher, gehörte der K. W.-A. an vom 20. 10. 1902 bis 1. 10. 1907, wurde promoviert am 22. 1. 1909, zum Ass.-Arzt befördert am 24. 3. 1909. Er ist zurzeit Ass.-Arzt beim Pion.-Bat. Nr. 19 in Straßburg i. E.

Ernst Ebeling, 2575

geb. am 16. August 1882 in Ribbesbüttel (Hannover) als Sohn des Rittergutspächters Ernst Ebeling, gehörte der K. W.-A. an vom 20. 10. 1902 bis 1. 10. 1907, wurde zum Ass.-Arzt befördert am 24. 3. 1909. Er ist zurzeit Ass.-Arzt beim Füs.-Regt. Nr. 73 in Hannover.

Walter Fiehn, 2576

geb. am 25. August 1883 in Berlin als Sohn des Rektors Carl Fiehn, gehörte der K. W.-A. an vom 20. 10. 1902 bis 22. 3. 1905 und vom 1. 10. 1905 bis 15. 2. 1908, wurde zum Ass.-Arzt befördert am 19.11. 1909. Er ist zurzeit Ass.-Arzt beim Drag.-Regt. Nr. 10 in Allenstein.

2577 **Heinrich Fischer,**

geb. am 24. Juli 1881 in Neuenburg (Baden) als Sohn des prakt. Arztes Heinrich Fischer, gehörte der K. W.-A. an vom 20. 10. 1902 bis 15. 2. 1907, wurde zum Ass.-Arzt befördert am 18. 10. 1908. Er ist zurzeit Ass.-Arzt beim Feldart.-Regt. Nr. 25 in Darmstadt.

2578 **Paul Gebser,**

geb. am 10. Juni 1884 in Mühlhausen als Sohn des Lehrers Albinus Gebser, gehörte der K. W.-A. an vom 20. 10. 1902 bis 1. 10. 1907, wurde zum Ass.-Arzt befördert am 16. 7. 1909. Er ist zurzeit Ass.-Arzt beim Inf.-Regt. Nr. 32 in Mörchingen.

2579 **Heinrich Geißel,**

geb. am 27. Januar 1882 in Flensburg als Sohn des Magistrats-Sekretärs Emil Geißel, gehörte der K. W.-A. an vom 20. 10. 1902 bis 1. 10. 1907, wurde promoviert am 12. 2. 1909, zum Ass.-Arzt befördert am 24. 3. 1909. Er ist zurzeit Ass.-Arzt beim Inf.-Regt. Nr. 136 in Straßburg i. E.

2580 **Otto Heß,**

geb. am 10. Juni 1881 in Baumholder (Rheinprovinz) als Sohn des Pfarrers und Kreisschulinspektors Wilhelm Heß, gehörte der K. W.-A. an vom 20. 10. 1902 bis 1. 10. 1907, wurde zum Ass.-Arzt befördert am 16. 7. 1909. Er ist zurzeit Ass.-Arzt beim Kadettenhaus in Oranienstein.

2581 **Joseph Hilfrich,**

geb. am 3. Juni 1883 in Camberg (Hessen-Nassau) als Sohn des Rentmeisters Johann Hilfrich, gehörte der K. W.-A. an vom 20. 10. 1902 bis 1. 10. 1907, wurde zum Ass.-Arzt befördert am 19. 6. 1909. Er ist zurzeit Ass.-Arzt beim Inf.-Regt. Nr. 67 in Metz.

2582 **Hermann Judenfeind-Hülsse,**

geb. am 10. September 1883 in Dresden-Neustadt als Sohn des Premierleutnants Hermann Judenfeind-Hülsse, gehörte der K. W.-A. an vom 20. 10. 1902 bis 1. 10. 1907, wurde promoviert am 26. 3. 1909, zum Ass.-Arzt befördert am 19. 6. 1909. Er ist zurzeit Ass.-Arzt beim Leib-Gren.-Regt. Nr. 8 in Frankfurt a. O.

2583 **Friedrich Köhler,**

geb. am 20. März 1883 in Weimar als Sohn des Gymnasial-Professors Dr. Walther Köhler, gehörte der K. W.-A. an vom 20. 10. 1902 bis 14. 8. 1904. Gest. am 14. August 1904.

2584 **Erich Kußmann,**

geb. am 30. Mai 1883 in Schokken (Bez. Bromberg) als Sohn des Bürgermeisters und Kgl. Distriktskommissars Gustav Kußmann, gehörte der K. W.-A. an vom 20. 10. 1902 bis 1. 10. 1907. Gest. am 20. 10. 1908 als Unterarzt, war zuletzt beim Feldart.-Regt. Nr. 16 in Königsberg i. Pr., kommandiert zur K.W.-A. behufs Ablegung der ärztlichen Staatsprüfung.

Alfred Lorenz,   2585

geb. am 5. September 1883 in Hildesheim als Sohn des Proviant-meisters Paul Lorenz, gehörte der K. W.-A. an vom 20. 10. 1902 bis 1. 10. 1907, wurde promoviert am 26. 3. 1909, zum Ass.-Arzt befördert am 19. 6. 1909. Er ist zurzeit Ass.-Arzt beim Gren.-Regt. Nr. 12 in Frankfurt a. O.

Friedrich Luithlen,   2586

geb. am 15. Februar 1881 in Oehringen (Württemberg) als Sohn des Oberamtsarztes Dr. Wilhelm Luithlen, gehörte der K. W.-A. an vom 20. 10. 1902 bis 1. 10. 1907, wurde promoviert am 12. 1. 1909, zum Ass.-Arzt befördert am 25. 2. 1909. Er ist zurzeit Ass.-Arzt beim Feldart.-Regt. Nr. 29 in Ludwigsburg.

Siegfried Maaß,   2587

geb. am 3. September 1883 in Pölitz (Pommern) als Sohn des Kgl. Seminardirektors Bernhard Maaß, gehörte der K.W.-A. an vom 20.10. 1902 bis 1. 10. 1907, wurde zum Ass.-Arzt befördert am 24. 3. 1909. Er ist zurzeit Ass.-Arzt beim Fußart.-Regt. Nr. 11 in Thorn.

Eduard Mayer,   2588

geb. am 7. Dezember 1883 in Nürtingen (Württemberg) als Sohn des Oberpräzeptors Otto Mayer, gehörte der K. W.-A. an vom 20. 10. 1902 bis 1. 10. 1907, wurde promoviert am 12. 1. 1909, zum Ass.-Arzt be-fördert am 25.2.1909. Er ist zurzeit Ass.-Arzt beim Inf.-Regt. Nr. 127 in Ulm.

Oswald Müller,   2589

geb. am 14. September 1884 in Heidelberg als Sohn des Kaufmanns Jakob Wilhelm Müller, gehörte der K.W.-A. an vom 20. 10. 1902 bis 1. 10. 1907, wurde promoviert am 26. 3. 1909, zum Ass.-Arzt befördert am 20. 4. 1909. Er ist zurzeit Ass.-Arzt beim Inf.-Regt. Nr. 60 in Weißenburg i. E.

Max Nentwig,   2590

geb. am 17. September 1881 in Oppeln (Schlesien) als Sohn des Staats-anwalts Max Nentwig, gehörte der K. W.-A. an vom 20. 10. 1902 bis 1. 10. 1907, wurde zum Ass.-Arzt befördert am 24. 3. 1909. Er ist zurzeit Ass.-Arzt beim Inf.-Regt. Nr. 51 in Breslau.

Kurt Nicol,   2591

geb. am 10. Januar 1884 in Mannheim als Sohn des Chemikers Ludwig Nicol, gehörte der K. W.-A. an vom 20. 10. 1902 bis 1. 10. 1907, wurde promoviert am 12. 1. 1909, zum Ass.-Arzt befördert am 24. 3. 1909, verheiratete sich am 26. 6. 1909. Er ist zurzeit Ass.-Arzt beim Inf.-Regt. Nr. 113 in Freiburg i. Baden.

2592   **Hugo Oerter,**

geb. am 6. April 1883 in Oberlahnstein (Hessen-Nassau) als Sohn des Postmeisters Carl Ludwig Oerter, gehörte der K. W.-A. an vom 20. 10. 1902 bis 1. 10. 1907, wurde zum Ass.-Arzt befördert am 19. 6. 1909. Er ist zurzeit Ass.-Arzt am Kadettenhaus in Bensberg.

2593   **Kurt Pawlowsky,**

geb. am 12. Mai 1881 in Friedland (Ostpreußen) als Sohn des Brauereibesitzers Rudolf Pawlowsky, gehörte der K. W.-A. an vom 20. 10. 1902 bis 1. 10. 1906, wurde zum Ass.-Arzt befördert am 21. 4. 1908. Er ist zurzeit Oberarzt beim Feldart.-Regt. Nr. 45 in Altona-Bahrenfeld, kommandiert zur chirurg. Abteilung des städt. Krankenhauses in Altona.

2594   **Gerhard Richter,**

geb. am 21. Mai 1884 in Kiekebusch (Kr. Teltow) als Sohn des Pastors Albrecht Richter, gehörte der K. W.-A. an vom 20. 10. 1902 bis 1. 10. 1907, wurde promoviert am 16. 4. 1909, zum Ass.-Arzt befördert am 16. 7. 1909. Er ist zurzeit Ass.-Arzt beim Feldart.-Regt. Nr. 69 in St. Avold.

2595   **Max Rohde,**

geb. am 11. Dezember 1883 in Kolberg als Sohn des prakt. Arztes und Sanitätsrates Friedrich Rohde, gehörte der K. W.-A. an vom 20. 10. 1902 bis 1. 10. 1907, wurde promoviert am 26. 3. 1909, zum Ass.-Arzt befördert am 19. 6. 1909. Er ist zurzeit Ass.-Arzt beim Inf.-Regt. Nr. 69 in Trier.

2596   **Hans Sack,**

geb. am 3. Mai 1882 in Berlin als Sohn des Kaufmanns Oskar Sack, gehörte der K. W.-A. an vom 20. 10. 1902 bis 1. 10. 1907, wurde zum Ass.-Arzt befördert am 20. 4. 1909. Er ist zurzeit Ass.-Arzt beim Inf.-Regt. Nr. 46 in Posen.

2597   **Harald Schumacher,**

geb. am 23. Dezember 1882 in Hohenstein (Kr. Oldenburg) als Sohn des Pastors Ernst Schumacher, gehörte der K. W.-A. an vom 20. 10. 1902 bis 1. 10. 1907, wurde zum Ass.-Arzt befördert am 22. 5. 1909. Er ist zurzeit Ass.-Arzt beim Füs.-Regt. Nr. 38 in Glatz.

2598   **Richard Schuppius,**

geb. am 8. Mai 1884 in Weißewarthe (Prov. Sachsen) als Sohn des Forstmeisters Heinrich Schuppius, gehörte der K. W.-A. an vom 20. 10. 1902 bis 1. 10. 1907, wurde promoviert am 8. 12. 1908, zum Ass.-Arzt befördert am 20. 2. 1909. Er ist zurzeit Ass.-Arzt beim Inf.-Regt. Nr. 81 in Frankfurt a. M.

2599   **Hermann Seeliger,**

geb. am 28. Januar 1883 in Wolfenbüttel (Braunschweig) als Sohn des Polizeikommissars Hermann Seeliger, gehörte der K. W.-A. an vom 20. 10. 1902 bis 1. 10. 1907, wurde promoviert am 5. 2. 1909, zum Ass.-Arzt befördert am 20. 4. 1909. Er ist zurzeit Ass.-Arzt beim Feldart.-Regt. Nr. 3 in Brandenburg a. H.

Ludwig Sprauer,   2600

geb. am 19. Oktober 1884 in Heidelberg als Sohn des Großherzogl. Bahnverwalters Sprauer, gehörte der K. W.-A. an vom 20. 10. 1902 bis 23. 2. 1903. Er wurde auf Antrag seines Vaters entlassen, beendete 1908 sein medizinisches Studium und wurde nach erfolgter Approbation und Promotion Hilfsarzt an der Heil- und Pflegeanstalt in Wiesloch (Baden) und lebt dort zurzeit in gleicher Eigenschaft.

Friedrich Strauß,   2601

geb. am 17. Oktober 1884 in Stuttgart als Sohn des Stabsarztes Dr. Friedrich Strauß, gehörte der K. W.-A. an vom 20. 10. 1902 bis 1. 10. 1907, wurde promoviert am 12. 1. 1909, zum Ass.-Arzt befördert am 25. 2. 1909. Er ist zurzeit Ass.-Arzt beim Gren.-Regt. Nr. 119 in Stuttgart.

Richard Syring,   2602

geb. am 29. Februar 1884 in Stettin als Sohn des Lehrers Karl Syring, gehörte der K. W.-A. an vom 20. 10. 1902 bis 1. 10. 1907, wurde zum Ass.-Arzt befördert am 20. 4. 1909. Er ist zurzeit Ass.-Arzt beim Königin Augusta Garde-Gren.-Regt. Nr. 4 in Berlin.

Willi Wendtlandt,   2603

geb. am 1. August 1884 in Stettin als Sohn des Militär-Intendantur-Sekretärs Otto Wendtlandt, gehörte der K. W.-A. an vom 20. 10. 1902 bis 1. 10. 1907, wurde zum Marine-Ass.-Arzt befördert am 13. 5. 1909. Er ist zurzeit Marine-Ober-Ass.-Arzt auf S.M.S. „Hertha" stationiert in Wilhelmshaven.

Martin Ziehm,   2604

geb. am 17. September 1883 in Roßla (Prov. Sachsen) als Sohn des Kanzleirates Oskar Ziehm, gehörte der K. W.-A. an vom 20. 10. 1902 bis 1. 10. 1907. Ausgeschieden aus dem aktiven Dienst am 28. 11. 1908 als Unterarzt, war zuletzt beim Inf.-Regt. Nr. 117 in Mainz. Sein jetziger Aufenthaltsort ist unbekannt.

Georg Zollenkopf,   2605

geb. am 17. Dezember 1882 in Buczek (Westpreußen) als Sohn des Gutsbesitzers Wilhelm Zollenkopf, gehörte der K. W.-A. an vom 20. 10. 1902 bis 1. 10. 1907, wurde zum Ass.-Arzt befördert am 22. 5. 1909. Er ist zurzeit Ass.-Arzt beim Inf.-Regt. Nr. 128 in Danzig.

Ostern 1903.

2606
Otto Baatz,
geb. am 11. April 1884 in Osterode (Ostpreußen) als Sohn des Gymnasialoberlehrers Wilhelm Baatz, gehörte der K. W.-A. an vom 28. 3. 1903 bis 14. 2. 1908, wurde zum Ass.-Arzt befördert am 19. 8. 1909. Er ist zurzeit Ass.-Arzt beim Feldart.-Regt. Nr. 36 in Danzig.

2607
Heinrich Bartels,
geb. am 27. Juni 1882 in Gretenberg (Hannover) als Sohn des Gutsbesitzers Heinrich Bartels, gehörte der K. W.-A. an vom 28. 3. 1903 bis 15. 2. 1908, wurde promoviert am 12. 6. 1909, zum Ass.-Arzt befördert am 19. 8. 1909. Er ist zurzeit Ass.-Arzt beim Feldart.-Regt. Nr. 62 in Oldenburg.

2608
Willy Benkmann,
geb. am 18. November 1883 in Ortelsburg (Ostpreußen) als Sohn des Kreissekretärs Friedrich Benkmann, gehörte der K. W.-A. an vom 28. 3. 1903 bis 15. 2. 1908, wurde promoviert am 6. 8. 1909, zum Ass.-Arzt befördert am 18. 10. 1909. Er ist zurzeit Ass.-Arzt beim Feldart.-Regt. Nr. 52 in Königsberg i. Pr.

2609
Wilhelm Bornemann,
geb. am 27. September 1880 in Eisenach als Sohn des Dr. phil. Georg Bornemann, gehörte der K. W.-A. an vom 28. 3. 1903 bis 15. 9. 1903. Er beendete sein medizinisches Studium in Greifswald, wurde 1906 approbiert und promoviert und ist jetzt prakt. Arzt in Charlottenburg.

2610
Paul Bunse,
geb. am 22. Oktober 1883 in Hagen i. W. als Sohn des Gewerbeschullehrers Christian Bunse, gehörte der K. W.-A. an vom 28. 3. 1903 bis 31. 5. 1905. Er wurde wegen körperlicher Unfähigkeit entlassen, beendete sein Staatsexamen am 8. 12. 1908 in Göttingen und ist zurzeit Medizinalpraktikant an der Kgl. chirurg. Klinik in Berlin.

2611
Karl Busch,
geb. am 7. Mai 1885 in Saarburg als Sohn des Roßarztes Karl Busch, gehörte der K. W.-A. an vom 28. 3. 1903 bis 14. 2. 1908, wurde promoviert 1909, zum Ass.-Arzt befördert am 19. 8. 1909. Er ist zurzeit Ass.-Arzt beim Inf.-Regt. Nr. 145 in Metz.

2612
Ludwig Clemm,
geb. am 12. Mai 1883 in Ober-Mockstadt (Hessen) als Sohn des Pfarrers Friedrich Clemm, gehörte der K. W.-A. an vom 28. 3. 1903 bis 15. 2. 1908, wurde zum Ass.-Arzt befördert am 21. 12. 1909. Er ist zurzeit Ass.-Arzt beim Inf.-Regt. Nr. 81 in Frankfurt a. M.

Paul Eltze, 2613

geb. am 10. Januar 1884 in Oldenburg als Sohn des Hauptmanns Paul Eltze, gehörte der K.W.-A. an vom 28. 3. 1903 bis 15. 2. 1908, wurde promoviert am 3. 7. 1909, zum Ass.-Arzt befördert am 17. 9. 1909. Er ist zurzeit Ass.-Arzt beim Feldart.-Regt. Nr. 15 in Saarburg.

Johannes Franke, 2614

geb. am 20. November 1883 in Oranienburg als Sohn des Konrektors Gustav Franke, gehörte der K.W.-A. vom 1. 6. 1903 bis 15. 2. 1908, wurde promoviert am 22. 12. 1909, zum Ass.-Arzt befördert am 17. 9. 1909. Er ist zurzeit Ass.-Arzt beim Feldart.-Regt. Nr: 18 in Frankfurt a. O.

Carl Gilbert, 2615

geb. am 22. Oktober 1883 in Berlin als Sohn des Regierungs-Baumeisters Friedrich Gilbert, gehörte der K.W.-A. an vom 28. 3. 1903 bis 15. 2. 1908, wurde zum Ass.-Arzt befördert am 19. 11. 1909. Er ist zurzeit Ass.-Arzt beim Fußart.-Regt. Nr. 2 auf Borkum.

Kurt Härpfer, 2616

geb. am 24. Januar 1883 in Zeulenroda (Reuß ä. L.) als Sohn des Kaufmanns Rudolf Härpfer, gehörte der K.W.-A. an vom 28. 3. 1903 bis 15. 2. 1908, wurde zum Ass.-Arzt befördert am 18. 10. 1909. Er ist zurzeit Ass.-Arzt beim Inf.-Regt. Nr. 98 in Metz.

Walter Helmholz, 2617

geb. am 31. Oktober 1884 in Potsdam als Sohn des Rektors David Helmholz, gehörte der K.W.-A. an vom 28. 3. 1903 bis 1. 10. 1908, wurde promoviert am 14. 4. 1910. Er ist zurzeit Unterarzt beim Hus.-Regt. Nr. 3 in Rathenow.

Albert Herrmann, 2618

geb. am 16. November 1884 in Neiße als Sohn des Stabsarztes Dr. Albert Herrmann, gehörte der K.W.-A. an vom 28. 3. 1903 bis 15. 2. 1908, wurde zum Ass.-Arzt befördert am 19. 8. 1909. Er ist zurzeit Ass.-Arzt beim Inf.-Regt. Nr. 62 in Cosel.

Erich Hollender, 2619

geb. am 25. Dezember 1883 in Seelow (Brandenburg) als Sohn des Oberzollrevisors Konrad Hollender, gehörte der K.W.-A. an vom 28. 3. 1903 bis 23. 11. 1905. Er gab nach seinem Ausscheiden aus der K.W.-A. das Studium der Medizin auf und ging zum Versicherungswesen über. Er ist zurzeit französischer Korrespondent in der Medizinalabteilung bei der Versicherungs-Aktiengesellschaft „Viktoria" in Berlin.

Max v. Homeyer, 2620

geb. am 3. März 1883 in Prenzlau als Sohn des Kreisschulinspektors Albert v. Homeyer, gehörte der K.W.-A. an vom 1. 6. 1903 bis 18. 2.

1908, wurde promoviert im Dezember 1909, zum Ass.-Arzt befördert am 17. 9. 1909. Er ist zurzeit Ass.-Arzt beim Jäg.-Regt. zu Pferde Nr. 3 in Colmar i. E.

2621   **Paul Kahle,**

geb. am 21. Januar 1883 in Neuendorf (Brandenburg) als Sohn des Königl. Oberförsters Carl Kahle, gehörte der K. W.-A. an vom 28. 3. 1903 bis 15. 2. 1908, wurde promoviert 1909, zum Ass.-Arzt befördert am 19.8.1909. Er ist zurzeit Ass.-Arzt beim Inf.-Regt. Nr. 147 in Lyck.

2622   **Theodor Kirchheim,**

geb. am 4. Juli 1885 in Groß-Salze (Prov. Sachsen) als Sohn des Stabsarztes a. D. und prakt. Arztes Dr. Theodor Kirchheim, gehörte der K. W.-A. an vom 28. 3. 1903 bis 15. 2. 1908, wurde zum Ass.- Arzt befördert am 19. 8. 1909. Er ist zurzeit Ass.-Arzt beim Inf.- Regt. Nr. 140 in Hohensalza.

2623   **Gustav Kleemann,**

geb. am 2. Dezember 1883 in Nürnberg (Bayern) als Sohn des Kauf- manns Heinrich Kleemann, gehörte der K. W.-A. an vom 28. 3. 1903 bis 27. 11. 1903. Er schied aus, um sich dem Studium der Philologie zu widmen, und studierte insbesondere Geschichte, Geographie und Deutsch. Er befindet sich zurzeit im philologischen Staatsexamen in Jena.

2624   **Hermann Krueger,**

geb. am 7. August 1885 in Berlin als Sohn des Registrators Hermann Krueger, gehörte der K. W.-A. an vom 28. 3. 1903 bis 15. 2. 1908, wurde promoviert 1909, zum Ass.-Arzt befördert am 16. 7. 1909. Er ist zurzeit Ass.-Arzt beim Inf.-Regt. Nr. 128 in Neufahrwasser.

2625   **Oswald Maeder,**

geb. am 22. Dezember 1882 in Berlin als Sohn des Bureauvorstehers Hofrats Heinrich Maeder, gehörte der K. W.-A. an vom 28. 3. 1903 bis 28. 7. 1907. Er erkrankte während seiner Studienzeit an Darm- tuberkulose und starb am 28. Juli 1907 im elterlichen Hause in Berlin.

2626   **Hermann Meinhardt,**

geb. am 20. November 1882 in Nahwinden (Schwarzburg-Rudolstadt) als Sohn des Gutsbesitzers Karl Meinhardt, gehörte der K. W.-A. an vom 28. 3. 1903 bis 15. 2. 1908, wurde promoviert 1909, zum Ass.- Arzt befördert am 19. 8. 1909. Er ist zurzeit Ass.-Arzt beim Pion.- Batl. Nr. 4 in Magdeburg.

2627   **Hermann Memminger,**

geb. am 5. Oktober 1884 in Cosel (Schlesien) als Sohn des Rechnungs- rats und Lazarett-Oberinspektors Christian Memminger, gehörte der K. W.-A. an vom 28. 3. 1903 bis 23. 11. 1905. Er lebt zurzeit in Göttingen.

Franz Nohl, 2628

geb. am 13. August 1882 in Gummersbach (Rheinprovinz) als Sohn des prakt. Arztes. Dr. Franz Nohl, gehörteder K. W.-A. an vom 28. 3. 1903 bis 15. 2. 1908, wurde zum Ass.-Arzt befördert am 19. 11. 1909. Er ist zurzeit Ass.-Arzt beim Inf.-Regt. Nr. 130 in Metz.

Theodor Nühsmann, 2629

geb. am 8. März 1885 in Celle (Hannover) als Sohn des Zahlmeister-Aspiranten Alexander Nühsmann, gehörte der K. W.-A. an vom 28. 3. 1903 bis 15. 2. 1908, wurde promoviert 1909, zum Ass.-Arzt befördert am 17. 9. 1909. Er ist zurzeit Ass.-Arzt beim Inf.-Regt. Nr. 21 in Thorn.

Johannes Patzke, 2630

geb. am 19. Oktober 1884 in Berlin als Sohn des Rektors Heinrich Patzke, gehörte der K. W.-A. an vom 28. 3. 1903 bis 15. 2. 1908, wurde promoviert 1909, zum Ass.-Arzt befördert am 19. 8. 1909. Er ist zurzeit Ass.-Arzt beim Hus.-Regt. Nr. 11 in Crefeld.

Ignaz Praetorius, 2631

geb. am 6. Januar 1885 in Konitz (Westpr.) als Sohn des Gymnasial-Oberlehrers Prof. Dr. Ignaz Praetorius, gehörte der K. W.-A. an vom 28. 3. 1903 bis 15. 2. 1908, wurde zum Ass.-Arzt befördert am 18. 10. 1909. Er ist zurzeit Ass.-Arzt beim Ulan.-Regt. Nr. 12 in Insterburg.

Julius Preiß, 2632

geb. am 3. März 1885 in Oels (Schlesien) als Sohn des Bürgermeisters Paul Preiß, gehörte der K. W.-A. an vom 28. 3. 1903 bis 15. 2. 1908, ist zurzeit Unterarzt beim Feldart.-Regt. Nr. 41 in Glogau.

Viktor Rinke, 2633

geb. am 1. November 1882 in Tarnowitz (Schlesien) als Sohn des Kreisarztes Dr. Viktor Rinke, gehörte der K. W.-A. an vom 28. 3. 1903 bis 15. 2. 1908, wurde promoviert am 19. 6. 1909, zum Ass.-Arzt befördert am 19. 8. 1909. Er ist zurzeit Ass.-Arzt beim Inf.-Regt. Nr. 18 in Osterode.

Hugo Rühle v. Lilienstern, 2634

geb. am 9. August 1882 in Bedheim (Kreis Hildburghausen) als Sohn des Rittergutsbesitzers Franz Rühle v. Lilienstern, gehörte der K. W.-A. an vom 28. 3. 1903 bis 15. 2. 1908, wurde promoviert am 23. 7. 1909, zum Ass.-Arzt befördert am 18. 10. 1909. Er ist zurzeit Ass.-Arzt beim Inf.-Regt. Nr. 82 in Göttingen.

Kurt Sauer, 2635

geb. am 12. Februar 1885 in Cöln als Sohn des Majors Heinrich Sauer, gehörte der K. W.-A. an vom 28. 3. 1903 bis 15. 2. 1908, wurde promoviert am 11. 6. 1909, zum Ass.-Arzt befördert am 17. 9. 1909. Er ist zurzeit Ass.-Arzt beim Pion.-Batl. Nr. 25 in Mainz.

2636   **Viktor Schilling,**

geb. am 28. August 1883 in Torgau als Sohn des Stabsarztes
Dr. Rudolf Schilling, gehörte der K. W.-A. an vom 28. 3. 1903 bis
15. 2. 1908, wurde promoviert am 14. 5. 1909, zum Ass.-Arzt befördert am 16. 7. 1909. Er ist zurzeit Ass.-Arzt beim Inf.-Regt. Nr. 74
in Hannover, kommandiert zum Institut für Schiffs- und Tropenkrankheiten in Hamburg.

2637   **Richard Schlichting,**

geb. am 9. Februar 1884 in Apenrade (Schleswig-Holstein) als Sohn
des Rektors Heinrich Schlichting, gehörte der K. W.-A. an vom 28. 3.
1903 bis 15. 2. 1908, wurde promoviert am 7. 7. 1909, zum Ass.-Arzt
befördert am 18. 10. 1909, verheiratete sich am 28. 12. 1909. Er ist
zurzeit Ass.-Arzt beim Inf.-Regt. Nr. 66 in Magdeburg.

2638   **Friedrich Schmiedeck,**

geb. am 26. Januar 1883 in Posen als Sohn des Regierungsrats Gotthard
Schmiedeck, gehörte der K. W.-A. an vom 28. 3. 1903 bis 25. 8. 1905.
Er wurde auf Antrag seiner Mutter entlassen, setzte das Studium der
Medizin fort, beendete im Frühjahr 1909 sein medizinisches
Staatsexamen in Freiburg i. B. und ist zurzeit Medizinalpraktikant an
der inneren Klinik des Krankenhauses St. Jakob in Leipzig.

2639   **Hans Schuster,**

geb. am 19. April 1882 in Brandenburg a. H. als Sohn des Stabsarztes Dr. Friedrich Schuster, gehörte der K. W.-A. an vom 28. 3. 1903
bis 15. 2. 1908, wurde zum Ass.-Arzt befördert am 17. 9. 1909. Er
ist zurzeit Ass.-Arzt beim Feldart.-Regt. Nr. 8 in Metz.

2640   **Johannes Starke,**

geb. am 10. März 1883 in Klosterlausnitz (S.-A.) als Sohn des Pfarrers
Reinhold Starke, gehörte der K. W.-A. an vom 28. 3. 1903 bis 15. 2.
1908, wurde zum Ass.-Arzt befördert am 18. 10. 1909. Er ist zurzeit
Ass.-Arzt beim Feldart.-Regt. Nr. 7 in Düsseldorf.

2641   **Paul Vollmer,**

geb. am 1. Mai 1882 in Wunstorf (Hannover) als Sohn des Seminar-
oberlehrers Wilhelm Vollmer, gehörte der K. W.-A. an vom 28. 3. 1903
bis 15. 2. 1908, wurde promoviert am 17. 6. 1909, zum Ass.-Arzt befördert am 19. 8. 1909. Er ist zurzeit Ass.-Arzt beim Feldart.-Regt.
Nr. 58 in Minden.

2642   **Franz Wimmel,**

geb. am 18. November 1883 in Berlin als Sohn des Wirkl. Geheimen
Kriegsrats Franz Wimmel, gehörte der K. W.-A. an vom 28. 3. 1903
bis 15. 2. 1908, wurde zum Ass.-Arzt befördert am 20. 4. 1910. Er
ist zurzeit Ass.-Arzt beim Inf.-Regt. Nr. 20 in Wittenberg.

Erich Wissmann, 2643

geb. am 16. September 1884 in Sprackensehl (Hannover) als Sohn des Königl. Oberförsters Robert Wissmann, gehörte der K. W.-A. an vom 28. 3. 1903 bis 15. 2. 1908, wurde promoviert am 18. 6. 1909, zum Ass.-Arzt befördert am 17. 9. 1909. Er ist zurzeit Ass.-Arzt beim Inf.-Regt. Nr. 132 in Straßburg i. E.

Kurt Wittig, 2644

geb. am 5. August 1884 in Dessau als Sohn des Gymnasialoberlehrers Carl Wittig, gehörte der K. W.-A. an vom 28. 3. 1903 bis 15. 2. 1908, wurde promoviert am 23. 7. 1909, zum Ass.-Arzt befördert am 18. 10. 1909. Er ist zurzeit Ass.-Arzt beim Feldart.-Regt. Nr. 27 in Mainz.

Albrecht Ziaja, 2645

geb. am 1. Januar 1885 in Leobschütz (Schlesien) als Sohn des Gymnasialoberlehrers Julian Ziaja, gehörte der K. W.-A. an vom 28. 3. 1903 bis 15. 2. 1908, wurde zum Ass.-Arzt befördert am 16. 7. 1909. Er ist zurzeit Ass.-Arzt beim Kadettenhaus in Wahlstatt.

Paul Zillmer, 2646

geb. am 16. Juni 1882 in Treptow a. R. als Sohn des Bau-Ingenieurs August Zillmer, gehörte der K. W.-A. an vom 28. 3. 1903 bis 15. 2. 1908, wurde zum Ass.-Arzt befördert am 17. 9. 1909. Er ist zurzeit Ass.-Arzt beim Inf.-Regt. Nr. 13 in Münster.

Michaelis 1903.

Hermann Buchholz, 2647

geb. am 16. August 1882 in Witten (Westfalen) als Sohn des Kaufmanns Wilhelm Buchholz, gehörte der K. W.-A. an vom 20. 10. 1903 bis 30. 9. 1908, wurde zum Ass.-Arzt befördert am 20. 4. 1910. Er ist zurzeit Ass.-Arzt beim Feldart.-Regt. Nr. 44 in Trier.

Heinrich Busch, 2648

geb. am 8. August 1884 in Bremen als Sohn des Kaufmanns Heinrich Busch, gehörte der K. W.-A. an vom 20. 10. 1903 bis 30. 9. 1908, wurde zum Ass.-Arzt befördert am 20. 4. 1910. Er ist zurzeit Ass.-Arzt beim Feldart.-Regt. Nr. 22 in Münster.

Rudolf Dautwiz, 2649

geb. am 11. September 1882 in Wyrow (Pommern) als Sohn des Oberstleutnants Friedrich Dautwiz, gehörte der K. W.-A. an vom 20. 10. 1903 bis 30. 9. 1908, wurde zum Ass.-Arzt befördert am 22. 3. 1910. Er ist zurzeit Ass.-Arzt beim Feldart.-Regt. Nr. 35 in Deutsch-Eylau.

2650   **Hans v. Döhren,**

geb. am 13. November 1882 in Dresden (Königreich Sachsen) als Sohn des Kaufmanns Otto v. Döhren, gehörte der K. W.-A. an vom 20. 10. 1903 bis 30. 9. 1908, wurde zum Ass.-Arzt befördert am 22. 3. 1910. Er ist zurzeit Ass.-Arzt beim Füs.-Regt. Nr. 39 in Düsseldorf.

2651   **Walter Dreist,**

geb. am 17. Juni 1883 in Groß-Lichterfelde (Brandenburg) als Sohn des Oberlehrers an der Königl. Haupt-Kadetten-Anstalt Dr. phil. Georg Dreist, gehörte der K. W.-A. an vom 20. 10. 1903 bis 30. 9. 1908, wurde promoviert am 14. 1. 1910, zum Ass.-Arzt befördert am 22. 3. 1910. Er ist zurzeit Ass.-Arzt beim Feldart.-Regt. Nr. 55 in Naumburg a. S.

2652   **Erwin Gabe,**

geb. am 12. November 1884 in Heydekrug (Ostpreußen) als Sohn des Kreisbaumeisters Albert Gabe, gehörte der K. W.-A. an vom 20. 10. 1903 bis 30. 9. 1908, wurde zum Ass.-Arzt befördert am 22. 3. 1910. Er ist zurzeit Ass.-Arzt beim Feldart.-Regt. Nr. 1 in Gumbinnen.

2653   **Walther v. Gimborn,**

geb. am 27. Juni 1884 in Sigmaringen (Hohenzollern) als Sohn des Gymnasial-Oberlehrers Dr. Ernst v. Gimborn, gehörte der K. W.-A. an vom 20. 10. 1903 bis 30. 9. 1908, wurde zum Ass.-Arzt befördert am 20. 4. 1910. Er ist zurzeit Ass.-Arzt beim Inf.-Regt. Nr. 114 in Konstanz.

2654   **Fritz Gröning,**

geb. am 8. Februar 1884 in Berlin als Sohn des Rechnungsrates Wilhelm Gröning, gehörte der K. W.-A. an vom 1. 12. 1903 bis 30. 9. 1908, wurde zum Ass.-Arzt befördert am 20. 4. 1910. Er ist zurzeit Ass.-Arzt beim Inf.-Regt. Nr. 165 in Quedlinburg.

2655   **Alexander Haccius,**

geb. am 4. August 1884 in Berlin als Sohn des Königl. Polizeileutnants Eduard Haccius, gehörte der K. W.-A. an vom 20. 10. 1903 bis 30. 9. 1908. Er ist zurzeit Unterarzt beim Inf.-Regt. Nr. 111 in Rastatt, beauftragt mit der Wahrnehmung einer offenen Assistenzarztstelle.

2656   **Siegfried Handloser,**

geb. am 25. März 1885 in Konstanz (Baden) als Sohn des Königl. Musikdirektors Konstantin Handloser, gehörte der K. W.-A. an vom 20. 10. 1903 bis 30. 9. 1908. Er ist zurzeit Unterarzt beim Fußart.-Regt. Nr. 14 in Straßburg i. E., beauftragt mit der Wahrnehmung einer offenen Assistenzarztstelle.

2657   **Martin Hoffmann,**

geb. am 6. November 1882 in Alt-Kemnitz (Schlesien) als Sohn des Pastors Benno Hoffmann, gehörte der K. W.-A. an vom 20. 10. 1903 bis 30. 9. 1908. Er ist zurzeit Unterarzt beim Füs.-Regt. Nr. 40 in Aachen, beauftragt mit der Wahrnehmung einer offenen Assistenzarztstelle.

Karl Holm, 2658

geb. am 15. August 1884 in Militsch als Sohn des Hilfstrigonometers
Gustav Holm, gehörte der K. W.-A. an vom 20. 10. 1903 bis 30. 9.
1908, wurde promoviert am 1. 2. 1910. Er ist zurzeit Unterarzt beim
Inf.-Regt. Nr. 149 in Schneidemühl.

Rudolf Korn, 2659

geb. am 29. Juni 1884 in Tübingen als Sohn des Oberamtsrichters
Friedrich Korn, gehörte der K. W.-A. an vom 20. 10. 1903 bis 30. 9.
1908, wurde promoviert am 18. 2. 1910, zum Ass.-Arzt befördert am
8. 4. 1910. Er ist zurzeit Ass.-Arzt beim Inf.-Regt. Nr. 120 in Ulm.

Wilhelm Kuhnle, 2660

geb. am 7. November 1884 in Stuttgart als Sohn des Postsekretärs
Wilhelm Kuhnle, gehörte der K. W.-A. an vom 20. 10. 1903 bis 30. 9.
1908, wurde promoviert am 18. 2. 1910, zum Ass.-Arzt befördert am
8. 4. 1910. Er ist zurzeit Ass.-Arzt beim Gren.-Regt. Nr. 123 in Ulm.

Erwin Kund, 2661

geb. am 23. April 1884 in Karlsruhe als Sohn des Wirkl. Geheimen
Kriegsrats und Militär-Intendanten des XIV. A.-K. Theodor Kund, gehörte der K. W.-A. an vom 20. 10. 1903 bis 16. 3. 1906. Er studierte
nach seinem Ausscheiden weiter Medizin in Berlin, endete jedoch bald
durch Selbstmord. Gest. am 12. November 1906 in Berlin.

Bruno Lange, 2662

geb. am 20. Februar 1885 in Berlin als Sohn des Königl. Polizeileutnants
Adolf Lange, gehörte der K.W.-A. an vom 20. 10. 1903 bis 30. 9. 1908,
wurde promoviert am 11. 1. 1910, zum Ass.-Arzt befördert am 22. 3.
1910. Er ist zurzeit Ass.-Arzt beim Inf.-Regt. Nr. 66 in Magdeburg.

Ludwig Langerfeldt, 2663

geb. am 3. Juli 1884 in Bückeburg (Schaumburg-Lippe) als Sohn des
Rechtsanwalts Georg Langerfeldt, gehörte der K. W.-A. an vom 20. 10.
1903 bis 31. 5. 1906. Er setzte nach seiner Entlassung das Studium
fort. Jetziger Aufenthaltsort unbekannt.

Franz Luerßen, 2664

geb. am 29. Oktober 1882 in Wetzlar als Sohn des Rektors der höheren
Töchterschule Heinrich Luerßen, gehörte der K. W.-A. an vom 20. 10.
1903 bis 30. 9. 1908, wurde zum Ass.-Arzt befördert am 20. 4. 1910.
Er ist zurzeit Ass.-Arzt beim Inf.-Regt. Nr. 23 in Neisse.

Walter Lüning, 2665

geb. am 22. Oktober 1883 in Koblenz als Sohn des Leutnants Adolf
Lüning, gehörte der K. W.-A. an vom 20. 10. 1903 bis 30. 9. 1908.
Er ist zurzeit Unterarzt beim Inf.-Regt. Nr. 77 in Celle, beauftragt
mit der Wahrnehmung einer offenen Assistenzarztstelle.

2666   **Hans Peeck,**

geb. am 27. Februar 1883 in Parchim (Mecklenb.-Schw.) als Sohn des Bürgermeisters Carl Peeck, gehörte der K. W.-A. an vom 20. 10. 1903 bis 30. 9. 1908, wurde zum Ass.-Arzt befördert am 22. 3. 1910. Er ist zurzeit Ass.-Arzt beim Gren.-Regt. Nr. 89 in Schwerin.

2667   **Hermann Poeschel,**

geb. am 3. Februar 1885 in Kirchen (Baden) als Sohn des prakt. Arztes Hermann Poeschel, gehörte der K. W.-A. an vom 20. 10. 1903 bis 21. 8. 1906. Er studierte nach seinem Ausscheiden weiter Medizin, beendete März 1909 sein medizinisches Staatsexamen in Freiburg i. B. Er ist zurzeit Medizinalpraktikant im Bezirkskrankenhaus in Reutlingen (Württemberg).

2668   **Adolf Rawengel,**

geb. am 2. August 1884 in Trier als Sohn des Bureauvorstehers Hermann Rawengel, gehörte der K. W.-A. an vom 20. 10. 1903 bis 28. 2. 1909. Er erkrankte als Unterarzt im Feldart.-Regt. Nr. 67, kommandiert zur Kgl. Charité in Berlin, an Lungentuberkulose und starb am 14. Oktober 1909 im Sanatorium Lippspringe.

2669   **Paul Riebel,**

geb. am 27. August 1885 in Sagan (Schlesien) als Sohn des Stabsarztes Dr. Oskar Riebel, gehörte der K. W.-A. an vom 20. 10. 1903 bis 30. 9. 1908. Er ist zurzeit Unterarzt beim Inf.-Regt. Nr. 67 in Metz, beauftragt mit der Wahrnehmung einer offenen Assistenzarztstelle.

2670   **Richard Rohde,**

geb. am 13. März 1882 in Merseburg (Prov. Sachsen) als Sohn des Rechnungsrates Otto Rohde, gehörte der K. W.-A. an vom 20. 10. 1903 bis 30. 9. 1908. Er ist zurzeit Unterarzt beim Feldart.-Regt. Nr. 19 in Erfurt, beauftragt mit der Wahrnehmung einer offenen Assistenzarztstelle.

2671   **Wilhelm Sandrock,**

geb. am 28. November 1882 in Lautenhausen (Hessen-Nassau) als Sohn des Sparkassen-Buchführers Friedrich Sandrock, gehörte der K. W.-A. an vom 20.10.1903 bis 27.3.1904. Er wurde auf seinen Antrag entlassen, beendete seine medizinischen Studien und wurde 1906 approbiert und promoviert. Er ist jetzt prakt. Arzt in Rabenau (Königreich Sachsen).

2672   **August Scharnke,**

geb. am 4. April 1885 in Striegau (Schlesien) als Sohn des Kaufmanns Johannes Scharnke, gehörte der K. W.-A. an vom 20. 10. 1903 bis 30. 9. 1908, wurde zum Ass.-Arzt befördert am 22. 3. 1910. Er ist zurzeit Ass.-Arzt beim Inf.-Regt. Nr. 53 in Cöln.

2673   **Herbert Schlicht,**

geb. am 19. Juni 1883 in Gransee (Brandenburg) als Sohn des Obersteuerkontrolleurs Valentin Schlicht, gehörte der K. W.-A. an vom 20. 10.

1903 bis 30. 9. 1908. Er ist zurzeit Unterarzt beim Gren.-Regt. Nr. 9 in Stargard, beauftragt mit der Wahrnehmung einer offenen Assistenz-arztstelle.

Robert Scholvien, 2674

geb. am 3. Januar 1884 in Mühlhausen (Thüringen) als Sohn des Brauereibesitzers Robert Scholvien, gehörte der K. W.-A. an vom 20. 10. 1903 bis 30. 9. 1908. Er ist zurzeit Unterarzt beim Feldart.-Regt. Nr. 34 in Metz.

Felix Schultze, 2675

geb. am 7. November 1882 in Obersiegersdorf (Schlesien) als Sohn des Stabsarztes Dr. Karl Schultze, gehörte der K. W.-A. an vom 20. 10. 1903 bis 30. 9. 1908, wurde zum Ass.-Arzt befördert am 22. 3. 1910. Er ist zurzeit Ass.-Arzt beim Leibhus.-Regt. Nr. 1 in Danzig-Langfuhr.

Ernst Stark, 2676

geb. am 15. Januar 1884 in Ludwigsburg (Württemberg) als Sohn des Garnisonauditeurs Robert Stark, gehörte der K. W.-A. an vom 20. 10. 1903 bis 15. 2. 1908, wurde promoviert am 7. 7. 1909, zum Ass.-Arzt befördert am 17. 9. 1909. Er ist zurzeit Ass.-Arzt beim Inf.-Regt. Nr. 170 in Offenburg.

Wilhelm Thau, 2677

geb. am 31. Juli 1883 in Ziegenhals (Schlesien) als Sohn des Ober-steuerkontrolleurs August Thau, gehörte der K. W.-A. an vom 20. 10. 1903 bis 30. 9. 1908, wurde promoviert am 18. 2. 1910, zum Ass.-Arzt befördert am 20. 4. 1910. Er ist zurzeit Ass.-Arzt beim Inf.-Regt. Nr. 157 in Brieg.

Bernhard Weißker, 2678

geb. am 9. Januar 1882 in Waldheim (Sachsen) als Sohn des Kauf-manns Paul Weißker, gehörte der K. W.-A. an vom 20. 10. 1903 bis 15. 2. 1909, wurde zum Ass.-Arzt befördert am 17. 9. 1909. Er ist zurzeit Ass.-Arzt beim Inf.-Regt. Nr. 49 in Gnesen.

Otto Wohlfarth, 2679

geb. am 18. Januar 1885 in Straßburg i. E. als Sohn des Rechnungs-rats beim Oberrechnungshofe Albert Wohlfarth, gehörte der K. W.-A. vom 20. 10. 1903 bis 21. 8. 1906 und vom 1. 4. 1907 bis 1. 10. 1909. Er ist zurzeit Unterarzt beim Inf.-Regt. Nr. 14 in Bromberg, kom-mandiert zur K. W.-A. in Berlin zwecks Dienstleistung in der Kgl. Charité in Berlin.

Karl Wrobel, 2680

geb. am 26. Februar 1882 in Breslau als Sohn des Intendantursekretärs Emil Wrobel, gehörte der K. W.-A. an vom 20. 10. 1903 bis 30. 9. 1908, wurde zum Ass.-Arzt befördert am 20. 4. 1910. Er ist zurzeit Ass.-Arzt beim Feldart.-Regt. Nr. 21 in Neisse.

Ostern 1904.

2681   **Georg Atzrott,**

geb. am 4. November 1885 in Berlin als Sohn des Polizeisekretärs
Otto Atzrott, gehörte der K. W.-A. an vom 1. 5. 1904 bis 1. 3. 1909.
Er ist zurzeit Unterarzt beim Feldart.-Regt. Nr. 39 in Perleberg,
kommandiert zur K. W.-A. in Berlin zwecks Ablegung der ärztlichen
Staatsprüfung.

2682   **Otto Bartke,**

geb. am 29. Sptember 1885 in Schleswig als Sohn des Korpsstabs-
veterinärs Hermann Bartke, gehörte der K. W.-A. an vom 28. 3. 1904
bis 1. 3. 1909. Er ist zurzeit Unterarzt beim Feldart.-Regt. Nr. 26
in Verden, kommandiert zur K. W.-A. in Berlin zwecks Ablegung der
ärztlichen Staatsprüfung.

2683   **Reinhard Baumgart,**

geb. am 13. Juli 1885 in Deutsch-Marschwitz (Schlesien) als Sohn des
Lehrers Ernst Baumgart, gehörte der K. W.-A. an vom 28. 3. 1904
bis 3. 12. 1906. Er setzte nach seinem Ausscheiden aus der K. W.-A.
seine medizinischen Studien in Greifswald fort und gedenkt dort im
Sommer 1910 sein ärztliches Staatsexamen abzulegen.

2684   **Romeo, v. Bentivegni,**

geb. am 23. Mai 1884 in Krone (Posen) als Sohn des Hauptmanns
Heronimus v. Bentivegni, gehörte der K. W.-A. an vom 28. 3. 1904
bis 15. 11. 1906. Gestorben am 15. November 1906.

2685   **Max Boehr,**

geb. am 6. April 1885 in Reichenbach (Schlesien) als Sohn des
Stabsarztes Dr. Ernst Boehr, gehörte der K. W.-A. an vom 28. 3.
1904 bis 1. 3. 1909. Er ist zurzeit Unterarzt beim Inf.-Regt. Nr. 25
in Rastatt, kommandiert zur K. W.-A. in Berlin zwecks Ablegung der
ärztlichen Staatsprüfung.

2686   **Wolfram Braun,**

geb. am 11. November 1886 in Gnadenfeld (Schlesien) als Sohn des
Vorstehers der Brüdergemeinde Adolf Braun, gehörte der K. W.-A.
an vom 28. 3. 1904 bis 15. 8. 1908. Er setzte nach seinem Ausscheiden aus der Akademie sein Studium fort. Jetziger Aufenthaltsort unbekannt.

2687   **Otto Broese,**

geb. am 13. November 1884 in Meiningen als Sohn des Landgerichtsdirektors Otto Broese, gehörte der K. W.-A. an vom 28. 3. 1904 bis
1. 3. 1909. Er ist zurzeit Unterarzt beim Inf.-Regt. Nr. 45 in Inster-

burg, kommandiert zur K.W.-A. in Berlin zwecks Ablegung der ärztlichen Staatsprüfung.

Walter Falb, 2688

geb. am 17. Januar 1884 in Obdack (Steiermark) als Sohn des Privatgelehrten Rudolf Falb, gehörte der K.W.-A. an vom 23.4. 1904 bis 1.3.1909. Er ist zurzeit Unterarzt beim Inf.-Regt. Nr. 41 in Tilsit, kommandiert zur K.W.-A. in Berlin zwecks Ablegung der ärztlichen Staatsprüfung.

Gerhard Fischer, 2689

geb. am 28. Januar 1886 in Wernigerode als Sohn des Oberlehrers Hermann Fischer, gehörte der K.W.-A. an vom 28.3.1904 bis 1.3. 1909. Er ist zurzeit Unterarzt beim Inf.-Regt. Nr. 27 in Halberstadt, kommandiert zur K.W.-A. in Berlin zwecks Ablegung der ärztlichen Staatsprüfung.

Max Fricke, 2690

geb. am 12. April 1883 in Ackenhausen als Sohn des Gutsbesitzers Ernst Fricke, gehörte der K.W.-A. an vom 28.3.1904 bis 1.3. 1909. Er ist zurzeit Unterarzt beim Inf.-Regt. Nr. 15 in Minden, kommandiert zur K.W.-A. in Berlin zwecks Ablegung der ärztlichen Staatsprüfung.

Wilhelm Götze, 2691

geb. am 16. November 1886 in Steglitz als Sohn des General-sekretärs Emil Götze, gehörte der K.W.-A. an vom 28.3.1904 bis 1.3.1909. Er ist zurzeit Unterarzt beim Feldart.-Regt. Nr. 5 in Sagan, kommandiert zur K.W.-A. in Berlin zwecks Ablegung der ärztlichen Staatsprüfung.

Karl de Greck, 2692

geb. am 4. Juni 1884 in Anröchte (Westfalen) als Sohn des General-agenten Karl de Greck, gehörte der K.W.-A. an vom 28.3.1904 bis 5.9.1908. Er beendete sein Studium und ist zurzeit Medizinal-praktikant in Schwetz a. Weichsel.

Bernhard Harms, 2693

geb. am 20. September 1885 in Zerbst als Sohn des Rektors Wilhelm Harms, gehörte der K.W.-A. an vom 28.3.1904 bis 18.7. 1905. Er gab nach seinem Ausscheiden das Studium auf und ging zum Bankfach über. Er ist zurzeit Beamter an der Schleswig-Holsteinischen Bank in Rendsburg.

Wilhelm Heider, 2694

geb. am 14. Juli 1884 in Cöln als Sohn des Majors Alfred Heider, gehörte der K.W.-A. an vom 18.3.1904 bis 31.8.1904. Er trat nach seinem Ausscheiden aus der K.W.-A. als Fahnenjunker beim Inf.-Regt. Nr. 68 in Coblenz ein und wurde am 18.8.1905 zum Leutnant befördert mit einem Patent vom 18.2.1904. Er ist zurzeit Leutnant und Bataillonsadjutant bei genanntem Regiment in Coblenz.

2695   **Eberhard v. Holly und Ponientzietz,**

geb. am 19. November 1883 in Halle a. S. als Sohn des Bürgermeisters Wilhelm v. Holly und Ponientzietz, gehörte der K. W.-A. an vom 23. 4. 1904 bis 1. 3. 1909. Er ist zurzeit Unterarzt beim Inf.-Regt. Nr. 168 in Offenbach, kommandiert zur K. W.-A. in Berlin zwecks Ablegung der ärztlichen Staatsprüfung.

2696   **Oskar Hünermann,**

geb. am 5. Februar 1884 in Saynerhütte als Sohn des Hauptkassierers Karl Hünermann, gehörte der K. W.-A. an vom 31. 3. 1904 bis 25. 8. 1906. Er gab nach seinem Ausscheiden aus der K. W.-A. das Studium der Medizin auf und wandte sich dem Bankfach zu. Er lebt jetzt als Bankbeamter in Coblenz.

2697   **Georg Jung-Marchand,**

geb. am 6. Februar 1886 in Frankfurt a. M. als Sohn des Stabsarztes a. D. und Sanitätsrats Dr. August Jung-Marchand, gehörte der K. W.-A. an vom 28. 3. 1904 bis 1. 3. 1909. Er ist zurzeit Unterarzt beim Ulan.-Regt. Nr. 15. in Saarburg, kommandiert zur K. W.-A. in Berlin zwecks Ablegung der ärztlichen Staatsprüfung.

2698   **Johannes Kaliebe,**

geb. am 24. Dezember 1884 in Treptow a. R. als Sohn des prakt. Arztes Dr. Hugo Kaliebe, gehörte der K. W.-A. an vom 28. 3. 1904 bis 1. 3. 1909. Er ist zurzeit Unterarzt beim Inf.-Regt. Nr. 144 in Metz, kommandiert zur K. W.-A. in Berlin zwecks Ablegung der ärztlichen Staatsprüfung.

2699   **Wilhelm Keßler,**

geb. am 6. September 1885 in Arnsberg (Westfalen) als Sohn des Oberverwaltungsgerichtsrats Georg Keßler, gehörte der K. W.-A. an vom 28. 3. 1904 bis 3. 12. 1906 und vom 1. 8. 1907 bis 1. 10. 1909. Er ist zurzeit Unterarzt beim Inf.-Regt. Nr. 173 in St Avold, kommandiert zur K. W.-A. zwecks Dienstleistung an der Königl. Charité in Berlin.

2700   **Fritz Krankenhagen,**

geb. am 14. Mai 1886 in Stettin als Sohn des Professors Dr. Krankenhagen, gehörte der K. W.-A. an vom 28. 3. 1904 bis 1. 3. 1909. Er ist zurzeit Unterarzt beim Inf.-Regt. Nr. 62 in Kosel, kommandiert zur K. W.-A. in Berlin zwecks Ablegung der ärztlichen Staatsprüfung.

2701   **Felix Lackner,**

geb. am 12. März 1886 in Bartenstein als Sohn des Gymnasialoberlehrers Eugen Lackner, gehörte der K. W.-A. an vom 28. 3. 1904 bis 28. 2. 1909. Er ist zurzeit Unterarzt beim Inf.-Regt. Nr. 42 in Stralsund, kommandiert zur K. W.-A. in Berlin zwecks Ablegung der ärztlichen Staatsprüfung.

Rhaban Liertz, 2702

geb. am 15. September 1885 in Rheinbach als Sohn des Amtsrichters Lorenz Liertz, gehörte der K. W.-A. an vom 28. 3. 1904 bis 1. 3. 1909. Er ist zurzeit Unterarzt beim Feldart.-Regt. Nr. 23 in Coblenz.

Er betätigte sich literarisch auf dem Gebiete der Anatomie und schrieb u. a.:

Ueber die Lage des Wurmfortsatzes. Monographie 1909.

Wilhelm Müller, 2703

geb. am 29. August 1885 in Paderborn als Sohn des Königl. Baurats Wilhelm Müller, gehörte der K. W.-A. an vom 28. 3. 1904 bis 3. 12. 1906 und vom 1. 10. 1907 bis 1. 3. 1910. Er ist zurzeit Unterarzt beim Inf.-Regt. Nr. 140 in Hohensalza, kommandiert zur K. W.-A. in Berlin zwecks Dienstleistung bei der Königl. Charité.

Emil Müller, 2704

geb. am 23. September 1884 in Deutsch-Krone als Sohn des Bürgermeisters Theodor Müller, gehörte der K. W.-A. an vom 28. 3. 1904 bis 1. 3. 1909. Er ist zurzeit Unterarzt beim Inf.-Regt. Nr. 19 in Görlitz, kommandiert zur K. W.-A. in Berlin zwecks Ablegung der ärztlichen Staatsprüfung.

Walther Rhode, 2705

geb. am 20. August 1884 in Berlin als Sohn des prakt. Arztes Dr. Leopold Rhode, gehörte der K. W.-A. an vom 28. 3. 1904 bis 1. 3. 1909. Er ist zurzeit Unterarzt beim Gren.-Regt. Nr. 89 in Schwerin, kommandiert zur K. W.-A. in Berlin zwecks Ablegung der ärztlichen Staatsprüfung.

Waldemar Seiler, 2706

geb. am 14. Mai 1886 in Eisenberg (Sachsen-Altenburg) als Sohn des Gymnasialprofessors Friedrich Seiler, gehörte der K. W.-A. an vom 28. 3. 1904 bis 28. 2. 1909. Er ist zurzeit Unterarzt beim Inf.-Leib-Regt. Nr. 117 in Mainz, kommandiert zur K. W.-A. in Berlin zwecks Ablegung der ärztlichen Staatsprüfung.

August Sperber, 2707

geb. am 2. April 1885 in Schledehausen (Kr. Osnabrück) als Sohn des Pastors Rudolph Sperber, gehörte der K. W.-A. an vom 28. 3. 1904 bis 28. 2. 1909. Er ist zurzeit Unterarzt beim Inf.-Regt. Nr. 158 in Paderborn, kommandiert zur K. W.-A. in Berlin zwecks Ablegung der ärztlichen Staatsprüfung.

Friedrich Stadtländer, 2708

geb. am 14. Dezember 1884 in Neustadt a. Rübenberge als Sohn des Dr. med. Friedrich Stadtländer, gehörte der K. W.-A. an vom 28. 3. 1904 bis 1. 3. 1909. Er ist zurzeit Unterarzt beim Inf.-Regt. Nr. 79 in Hildesheim, kommandiert zur K. W.-A. in Berlin zwecks Ablegung der ärztlichen Staatsprüfung.

2709   **Karl Strecker,**

geb. am 21. Juni 1885 in Karvin (Kr. Kolberg-Köslin) als Sohn des Pastors Georg Strecker, gehörte der K. W.-A. an vom 28 3. 1904 bis 1. 3. 1909. Er ist zurzeit Unterarzt beim Inf.-Regt. Nr. 112 in Mühlhausen, kommandiert zur K. W.-A. in Berlin zwecks Ablegung der ärztlichen Staatsprüfung.

2710   **Arthur Trost,**

geb. am 28. April 1885 in Leipzig-Gohlis als Sohn des Assistenten am landwirtschaftlichen Bureau von Prof. Howard Fritz Trost, gehörte der K. W.-A. an vom 31. 3. 1904 bis 1. 3. 1909. Er ist zurzeit Unterarzt beim Feldart.-Regt. Nr. 44 in Trier, kommandiert zur K. W.-A. in Berlin zwecks Ablegung der ärztlichen Staatsprüfung.

2711   **Fritz Walz,**

geb. am 3. August 1883 in Greiz (Reuß ä. L.) als Sohn des Oberlehrers Hermann Walz, gehörte der K. W.-A. an vom 28. 3. 1904 bis 1. 3. 1909. Er ist zurzeit Unterarzt beim Inf.-Regt. Nr. 32 in Meiningen, kommandiert zur K. W.-A. in Berlin zwecks Ablegung der ärztlichen Staatsprüfung.

2712   **Walther Wichmann,**

geb. am 9. August 1883 in Lübeck als Sohn des prakt. Arztes Dr. med. Georg Wichmann, gehörte der K. W.-A. an vom 28. 3. 1904 bis 28. 2. 1909. Er ist zurzeit Unterarzt beim Feldart.-Regt. Nr. 24 in Güstrow, kommandiert zur K. W.-A. in Berlin zwecks Ablegung der ärztlichen Staatsprüfung.

Michaelis 1904.

2713   **Emil Beaumont,**

geb. am 19. Mai 1886 in Metz als Sohn des Bankkassierers Gustav Beaumont, gehörte der K. W.-A. an vom 20. 10. 1904 bis 30. 9. 1909. Er ist zurzeit Unterarzt beim Inf.-Regt. Nr. 130 in Metz, kommandiert zur K. W.-A. in Berlin zwecks Dienstleistung bei der Kgl. Charité.

2714   **Karl Blümel,**

geb. am 28. Mai 1882 in Mainz als Sohn des Postdirektors Ernst Blümel, gehörte der K. W.-A. an vom 20. 10. 1904 bis 15. 2. 1908, wurde promoviert 1909, zum Ass.-Arzt befördert am 17. 9. 1909. Er ist zurzeit Ass.-Arzt beim Inf.-Regt. Nr. 145 in Metz.

2715   **Hans Brumby,**

geb. am 4. August 1884 in Liebenwerda als Sohn des Kreissekretärs Richard Brumby, gehörte der K. W.-A. an vom 20. 10. 1904 bis 30. 10. 1909. Er ist zurzeit Unterarzt beim Feldart.-Regt. Nr. 56 in

Lissa, kommandiert zur K. W.-A. in Berlin zwecks Dienstleistung bei der Kgl. Charité.

Hans Denker, 2716

geb. am 11. Oktober 1886 in Altona als Sohn des Lehrers Alexander Denker, gehörte der K. W.-A. an vom 20. 10. 1904 bis 30. 9. 1909. Er ist zurzeit Unterarzt beim Inf.-Regt. Nr. 96 in Gera, kommandiert zur K. W.-A. in Berlin zwecks Dienstleistung bei der Kgl. Charité.

Alfred Denzel, 2717

geb. am 13. Oktober 1886 in Triensbach (Württemberg) als Sohn des Pfarrers Emil Denzel, gehörte der K. W.-A. an vom 20. 10. 1904 bis 30. 9. 1909. Er ist zurzeit Unterarzt beim Inf.-Regt. Nr. 60 in Weißenburg, kommandiert zur K. W.-A. in Berlin zwecks Dienstleistung bei der Kgl. Charité.

Heinrich Dingels, 2718

geb. am 20. Januar 1886 in Berlin als Sohn des Rechnungsrates Jakob Dingels, gehörte der K. W.-A. an vom 20. 10. 1904 bis 30. 9. 1909. Er ist zurzeit Unterarzt beim Inf.-Regt. Nr. 69 in Trier, kommandiert zur K. W.-A. in Berlin zwecks Dienstleistung bei der Kgl. Charité.

Wilhelm Erbe, 2719

geb. am 25. Juli 1885 in Berlin als Sohn des Oberpostrats Max Erbe, gehörte der K. W.-A. an vom 20. 10. 1904 bis 30. 9. 1909. Er ist zurzeit Unterarzt beim Inf.-Regt. Nr. 75 in Bremen, kommandiert zur K. W.-A. in Berlin zwecks Dienstleistung bei der Kgl. Charité.

Werner Futh, 2720

geb. am 7. Dezember 1882 in Bütow als Sohn des Seminardirektors Dr. Gustav Futh, gehörte der K. W.-A. an vom 20. 10. 1904 bis 30. 9. 1909. Er ist zurzeit Unterarzt beim Feldart.-Regt. Nr. 46 in Wolfenbüttel, kommandiert zur K. W.-A. in Berlin zwecks Dienstleistung bei der Kgl. Charité.

Max Gießwein, 2721

geb. am 14. Dezember 1884 in Schortewitz als Sohn des Hofopernsängers Max Gießwein, gehörte der K. W.-A. an vom 20. 10. 1904 bis 30. 9. 1909. Er ist zurzeit Unterarzt beim Inf.-Regt. Nr. 142 in Mühlhausen i. E., kommandiert zur K. W.-A. in Berlin zwecks Dienstleistung bei der Kgl. Charité.

Walter Glaschker, 2722

geb. am 28. April 1884 in Leipzig als Sohn des Kaufmanns August Glaschker, gehörte der K. W.-A. an vom 1. 10. 1904 bis 30. 9. 1909. Er ist zurzeit Unterarzt beim Inf.-Regt. Nr. 17 in Mörchingen, kommandiert zur K. W.-A. in Berlin zwecks Ablegung der ärztlichen Staatsprüfung.

2723   **Fritz Grubert,**

geb. am 27. August 1883 in Falkenburg als Sohn des Sanitätsrats
Dr. Grubert, gehörte der K. W.-A. an vom 1. 10. 1904 bis 30. 9. 1909.
Er ist zurzeit Unterarzt beim Feldart.-Regt. Nr. 53 in Bromberg,
kommandiert zur K. W.-A. in Berlin zwecks Ablegung der ärztlichen
Staatsprüfung.

2724   **Kurt Günther,**

geb. am 4. März 1886 in Guben als Sohn des Möbelfabrikanten Waldemar
Günther, gehörte der K. W.-A. an vom 20. 10. 1904 bis 30. 9. 1909.
Er ist zurzeit Unterarzt beim Inf.-Regt. Nr. 46 in Posen, kommandiert
zur K. W.-A. in Berlin zwecks Dienstleistung bei der Kgl. Charité.

2725   **Gustav Haller,**

geb. am 16. Mai 1886 in Waldmannshofen (Württemberg) als Sohn des
Pfarrers Lic. theol. Dr. phil. Wilhelm Haller, gehörte der K. W.-A. an
vom 20. 10. 1904 bis 30. 9. 1909. Er ist zurzeit Unterarzt beim Feldart.-Regt. Nr. 57 in Neustadt i. Ob.-Schl., kommandiert zur K. W.-A.
in Berlin zwecks Dienstleistung bei der Kgl. Charité.

2726   **Johannes Hevelke,**

geb. am 1. Juni 1883 in Danzig als Sohn des Pfarrers Johannes
Hevelke, gehörte der K. W.-A. an vom 1. 4. 1904 bis 28. 2. 1909. Er
ist zurzeit Unterarzt beim Inf.-Regt. Nr. 152 in Deutsch-Eylau, kommandiert zur K. W.-A. in Berlin zwecks Ablegung der ärztlichen Staatsprüfung.

2727   **Carl Hilspach,**

geb. am 11. Juni 1885 in Straßburg i. Elsaß als Sohn des Militär-Inten-
danturrates F. Hilspach, gehörte der K. W.-A. an vom 20. 10. 1904 bis
28. 2. 1910. Er ist zurzeit Unterarzt beim Gren.-Regt. Nr. 12 in Frankfurt a. O., kommandiert zur K. W.-A. in Berlin zwecks Dienstleistung
in der Kgl. Charité.

2728   **Walther Huwald,**

geb. am 4. Juni 1886 in Stuttgart als Sohn des Professors Huwald in
Stuttgart, gehörte der K. W.-A. an vom 20. 10. 1904 bis 30. 9. 1909.
Er ist zurzeit Unterarzt beim Inf.-Regt. Nr. 121 in Ludwigsburg, kom-
mandiert zur K. W.-A. in Berlin zwecks Dienstleistung bei der Kgl.
Charité.

2729   **Robert Jacobi,**

geb. am 1. Dezember 1885 in Wanfried als Sohn des Apothekers Georg
Jacobi, gehörte der K. W.-A. an vom 20. 10. 1904 bis 30. 9. 1909.
Er ist zurzeit Unterarzt beim Inf.-Regt. Nr. 56 in Wesel, kommandiert
zur K. W.-A. in Berlin zwecks Dienstleistung bei der Kgl. Charité.

2730   **Max Jaeger,**

geb. am 28. März 1886 in Langenburg (Württemberg) als Sohn des
Oberamtsarztes August Jaeger, gehörte der K. W.-A. an vom 20. 10.

1904 bis 30. 9. 1909. Er ist zurzeit Unterarzt beim Feldart.-Regt. Nr. 13 in Ulm, kommandiert zur K. W.-A. in Berlin zwecks Dienstleistung bei der Kgl. Charité.

Johann Janßen, 2731

geb. am 21. September 1883 in Oldorf (Großh. Oldenburg) als Sohn des Landwirts und Mühlenbesitzers Wilhelm Janßen, gehörte der K. W.-A. an vom 1. 12. 1904 bis 30. 9. 1909., Er nahm teil als Einjährig-Freiwilliger beim Marine-Expeditionskorps am Herero-Feldzuge vom 17. 1. 1904 bis 16. 8. 1904. Er ist zurzeit Unterarzt beim Inf.-Regt. Nr. 74 in Hannover, kommandiert zur K. W.-A. zwecks Dienstleistung bei der Kgl. Charité in Berlin.

Otto Kringel, 2732

geb. am 27. September 1885 in Langenau (Kr. Bromberg) als Sohn des Lehrers Eduard Kringel, gehörte der K. W.-A. an vom 20. 10. 1904 bis 30. 9. 1909. Er ist zurzeit Unterarzt beim Inf.-Regt. Nr. 84 in Schleswig, kommandiert zur K. W.-A. in Berlin zwecks Dienstleistung bei der Kgl. Charité.

Wilhelm Kühnemann, 2733

geb. am 10. Dezember 1883 in Berlin als Sohn des Kommerzienrats Fritz Kühnemann, gehörte der K. W.-A. an vom 20. 10. 1904 bis 30. 9. 1905. Er wurde krankheitshalber entlassen, beendete sein Studium und ist zurzeit Medizinalpraktikant im Virchow-Krankenhaus in Berlin.

Kurt Meyer, 2734

geb. am 4. Februar 1885 in St. Gangloff (S.-A.) als Sohn des Oberförsters Julius Meyer, gehörte der K. W.-A. an vom 20. 10. 1904 bis 30. 9. 1909. Er ist zurzeit Unterarzt beim Inf.-Regt. Nr. 93 in Dessau, kommandiert zur K. W.-A. in Berlin zwecks Dienstleistung bei der Kgl. Charité.

Otto Müller, 2735

geb. am 24. März 1886 in Elberfeld als Sohn des Professors Gustav Müller, gehörte der K. W.-A. an vom 20. 10. 1904 bis 31. 7. 1906. Er wurde wegen Krankheit entlassen und studiert zurzeit in Jena weiter Medizin.

Rudolf Mutschler, 2736

geb. am 12. Juli 1886 in Obersontheim (Württemberg) als Sohn des prakt. Arztes Rudolf Mutschler, gehörte der K. W.-A. an vom 20. 10. 1904 bis 30. 9. 1909. Er ist zurzeit Unterarzt beim Feldart.-Regt. Nr. 29 in Ludwigsburg, kommandiert zur K. W.-A. in Berlin zwecks Dienstleistung bei der Kgl. Charité.

Walter Niedlich, 2737

geb. am 25. Mai 1885 in Berlin als Sohn des Geh. Kanzleirats Niedlich, gehörte der K. W.-A. an vom 20. 10. 1904 bis 30. 9. 1909. Er ist zurzeit Unterarzt beim Feldart.-Regt. Nr. 8 in Saarlouis, kommandiert zur K. W.-A. in Berlin· zwecks Dienstleistung bei der Kgl. Charité.

2738 **Wilhelm Pauly,**

geb. am 24. September 1883 in Posen als Sohn des Sanitätsrats Dr. Pauly, gehörte der K. W.-A. an vom 20. 10. 1904 bis 21. 8. 1906. Er gab das medizinische Studium mit Rücksicht auf seinen Gesundheitszustand auf und wurde Landwirt. Er hält sich zurzeit in Cunnersdorf in Schlesien auf.

2739 **Georg Raeschke,**

geb. am 11. November 1884 in Schöndorf (Kr. Bromberg) als Sohn des Gutsbesitzers Bernhard Raeschke, gehörte der K. W.-A. an vom 20. 10. 1904 bis 30. 9. 1909. Er ist zurzeit Unterarzt beim Inf.-Regt. Nr. 132 in Straßburg i. E., kommandiert zur K. W.-A. in Berlin zwecks Dienstleistung bei der Kgl. Charité.

2740 **Otto Riebe,**

geb. am 20. Mai 1885 in Köln-Deutz als Sohn des Postsekretärs Ferdinand Riebe, gehörte der K. W.-A. an vom 20. 10. 1904 bis 30. 9. 1909. Er ist zurzeit Unterarzt beim Inf.-Regt. Nr. 48 in Cüstrin, kommandiert zur K. W.-A. in Berlin zwecks Dienstleistung bei der Kgl. Charité.

2741 **Falko Schilling,**

geb. am 20. August 1885 in Rerlin als Sohn des Zivilingenieurs Louis Schilling, gehörte der K. W.-A. an vom 20. 10. 1904 bis 30. 9. 1909. Er ist zurzeit Unterarzt beim Inf.-Regt. Nr. 55 in Detmold, kommandiert zur K. W.-A. in Berlin zwecks Dienstleistung bei der Kgl. Charité.

2742 **Rudolf Schlenzka,**

geb. am 5. Oktober 1885 in Anklam als Sohn des Sanitätsrats Dr. Adolf Schlenzka, gehörte der K. W.-A. an vom 20. 10. 1904 bis 30. 9. 1909. Er ist zurzeit Unterarzt beim Inf.-Regt. Nr. 87 in Mainz, kommandiert zur K. W.-A. zwecks Dienstleistung bei der Kgl. Charité.

2743 **Georg Schmidt,**

geb. am 21. Juli 1884 in Longeville b. Metz als Sohn des Hauptmanns Konrad Schmidt, gehörte der K. W.-A. an vom 20. 10. 1904 bis 30. 9. 1909. Er ist zurzeit Unterarzt beim Inf.-Regt. Nr. 54 in Kolberg, kommandiert zur K. W.-A. in Berlin zwecks Dienstleistung bei der Kgl. Charité.

2744 **Wolfgang Scholz-Sadebeck,**

geb. am 26. Oktober 1884 in Namslau als Sohn des Oberstabsarztes Karl Scholz-Sadebeck, gehörte der K. W.-A. an vom 20. 10. 1904 bis 28. 2. 1910. Er ist zurzeit Unterarzt beim Gren.-Regt. Nr. 5 in Danzig, kommandiert zur K. W.-A. in Berlin zwecks Dienstleistung in der Königl. Charité.

Felix Schulz, 2745

geb. am 14. September 1885 in Berlin als Sohn des Prokuristen Otto Schulz, gehörte der K. W.-A. an vom 1. 10. 1904 bis 28. 2. 1909. Er ist zurzeit Unterarzt beim Feldart.-Regt. Nr. 76 in Freiburg i. B., kommandiert zur K. W.-A. in Berlin zwecks Ablegung der ärztlichen Staatsprüfung.

Johannes Spengler, 2746

geb. am 24. Mai 1886 in Trebbin (Kreis Teltow) als Sohn des Pfarrers Alexander Spengler, gehörte der K. W.-A. an vom 20. 10. 1904 bis 30. 9. 1909. Er ist zurzeit Unterarzt beim Feldart.-Regt. Nr. 72 in Danzig, kommandiert zur K. W.-A. zwecks Dienstleistung bei der Königl. Charité.

Fritz Wegener, 2747

geb. am 14. April 1885 in Berlin als Sohn des Lehrers Friedrich Wegener, gehörte der K. W.-A. an vom 20. 10. 1904 bis 30. 9. 1909. Er ist zurzeit Unterarzt beim Inf.-Regt. Nr. 44 in Goldap, kommandiert zur K. W.-A. in Berlin zwecks Dienstleistung bei der Königl. Charité.

Egon Wolff, 2748

geb. am 24. Juli 1884 in Tilsit als Sohn des Königl. Musikdirektors Wilhelm Wolff, gehörte der K. W.-A. an vom 20. 10. 1904 bis 30. 9. 1909. Er ist zurzeit Unterarzt beim Gren.-Regt. Nr. 3 in Königsberg i. Pr., kommandiert zur K. W.-A. in Berlin zwecks Dienstleistung bei der Königl. Charité.

Ostern 1905.

Hans Anders, 2749

geb. am 30. Oktober 1886 in Berlin als Sohn des Kaufmanns Emil Anders, gehörte der K. W.-A. an vom 29. 3. 1905 bis 28. 2. 1910. Er ist zurzeit Unterarzt beim Gren.-Regt. Nr. 7 in Liegnitz, kommandiert zur K. W.-A. in Berlin zwecks Dienstleistung bei der Königl. Charité.

Max Bartholomaeus, 2750

geb. am 3. November 1886 in Plau (i. Mecklenburg) als Sohn des Verkehrs-Kontrolleurs Günther Bartholomaeus, gehörte der K. W.-A. an vom 29. 3. 1905 bis 28. 2. 1910. Er ist zurzeit Unterarzt beim Füs.-Regt. Nr. 80 in Wiesbaden, kommandiert zur K. W.-A. in Berlin zwecks Dienstleistung bei der Königl. Charité.

Karl Baumbach, 2751

geb. am 16. Mai 1886 in Ehrenbreitstein als Sohn des Rittmeisters Oscar Baumbach, gehörte der K. W.-A. an vom 25. 4. 1905 bis 28. 2. 1910. Er ist zurzeit Unterarzt beim Inf.-Regt. Nr. 97 in Saarburg, kommandiert zur K. W.-A. in Berlin zwecks Dienstleistung bei der Königl. Charité.

2752   **Ernst Dausel,**

geb. am 19. März 1887 in Triebel (bei Sorau) als Sohn des Apothekenbesitzers Ernst Dausel, gehörte der K. W.-A. an vom 29. 3. 1905 bis 28. 2. 1910. Er ist zurzeit Unterarzt beim Feldart.-Regt. Nr. 47 in Fulda, kommandiert zur K. W.-A. in Berlin zwecks Dienstleistung bei der Königl. Charité.

2753   **Paul Denck,**

geb. am 7. April 1887 in Altefeld (Kreis Eschwege) als Sohn des landgräflich-hessischen Oberförsters Paul Denck, gehörte der K. W.-A. an vom 29. 3. 1905 bis 28. 2. 1910. Er wurde krankheitshalber aus der Akademie entlassen und befindet sich zurzeit in Anstaltsbehandlung.

2754   **Walter Edel,**

geb. am 25. November 1886 in Berlin als Sohn des Sanitätsrats Dr. Alexander Edel, gehörte der K. W.-A. an vom 29. 3. 1905 bis 13. 8. 1907. Er studiert seit seinem Ausscheiden weiter Medizin und hält sich zurzeit als cand. med. in Halle a. S. auf.

2755   **Johannes Feldhahn,**

geb. am 31. Juli 1887 in Alt-Glietzen als Sohn des Superintendenten Karl Feldhahn, gehört der K. W.-A. an seit 29. 3. 1905.

2756   **Bruno Geschke,**

geb. am 8. Oktober 1884 in Radwenczewo (Rußland) als Sohn des Gutsbesitzers Julius Geschke, gehörte der K. W.-A. an vom 29. 3. 1905 bis 28. 2. 1910. Er ist zurzeit Unterarzt beim Inf.-Regt. Nr. 33 in Gumbinnen, kommandiert zur K. W.-A. in Berlin zwecks Dienstleistung bei der Königl. Charité.

2757   **Carl Grabowski,**

geb. am 27. Februar 1884 in Insterburg als Sohn des Volksschullehrers Wilhelm Grabowski, gehörte der K. W.-A. an vom 1. 6. 1905 bis 30. 9. 1908, wurde zum Ass.-Arzt befördert am 20. 4. 1910. Er ist zurzeit Ass.-Arzt beim Gren.-Regt. Nr. 12 in Frankfurt a. O.

2758   **Rudolf Gunderloch,**

geb. am 14. Oktober 1885 in Freiburg i. Baden als Sohn des Ingenieurs Julius Gunderloch, gehörte der K. W.-A. an vom 29. 3. 1905 bis 28. 2. 1910. Er ist zurzeit Unterarzt beim Inf.-Regt. Nr. 88 in Mainz, kommandiert zur K. W.-A. in Berlin zwecks Dienstleistung bei der Königl. Charité.

2759   **Richard Hafemann,**

geb. am 9. Juli 1886 in Schönfließ als Sohn des prakt. Arztes Dr. Wilhelm Hafemann, gehörte der K. W.-A. an vom 29. 3. 1905 bis 28. 2. 1910.

Er ist zurzeit Unterarzt beim Inf.-Regt. Nr. 148 in Bromberg, kommandiert zur K. W.-A. in Berlin zwecks Dienstleistung an der Königl. Charité.

Georg Hartung,   2760

geb. am 6. August 1885 in Dessau als Sohn des Stabsarztes Dr. Gustav Hartung, gehörte der K. W.-A. an vom 29. 3. 1905 bis 31. 7. 1905. Er wurde wegen Krankheit entlassen, und setzte zunächst das Studium der Medizin fort, gab es jedoch aus Gesundheitsrücksichten auf und studiert seit Ostern 1906 Naturwissenschaften in Göttingen.

Conrad Hiltmann,   2761

geb. am 11. Mai 1886 in Frankfurt a. O. als Sohn des Gymnasialoberlehrers Prof. Philipp Hiltmann, gehörte der K. W.-A. an vom 29. 3. 1905 bis 28. 2. 1910. Er ist zurzeit Unterarzt beim Inf.-Regt. Nr. 79 in Hildesheim, kommandiert zur K. W.-A. in Berlin zwecks Dienstleistung bei der Königl. Charité.

Gustav Jesse,   2762

geb. am 12. Mai 1886 in Stettin als Sohn des Postdirektors Gustav Jesse, gehörte der K. W.-A. an vom 29. 3. 1905 bis 28. 2. 1910. Er ist zurzeit Unterarzt beim Füs.-Regt. Nr. 86 in Flensburg, kommandiert zur K. W.-A. in Berlin zwecks Dienstleistung bei der Königl. Charité.

Hermann Kanter,   2763

geb. am 9. Dezember 1885 in Graudenz als Sohn des Gymnasialdirektors Dr. Hermann Kanter, gehörte der K. W.-A. an vom 29. 3. 1905 bis 28. 2. 1910. Er ist zurzeit Unterarzt beim Inf.-Regt. Nr. 82 in Göttingen, kommandiert zur K. W.-A. in Berlin zwecks Dienstleistung bei der Königl. Charité.

Friedrich Kirschner,   2764

geb. am 5. März 1886 in Birkenfelde als Sohn des Rittergutsbesitzers Julius Kirschner, gehörte der K. W.-A. an vom 29. 3. 1905 bis 28. 2. 1910. Er ist zurzeit Unterarzt beim Inf.-Regt. Nr. 19 in Görlitz, kommandiert zur K. W.-A. in Berlin zwecks Dienstleistung bei der Königl. Charité.

Erich Kolepke,   2765

geb. am 27. Juni 1886 in Breslau als Sohn des Divisionspfarrers der 11. Div. Adolf Kolepke, gehörte der K. W.-A. an vom 29. 3. 1905 bis 28. 2. 1910. Er ist zurzeit Unterarzt beim Gren.-Regt. Nr. 11 in Breslau, kommandiert zur K. W.-A. in Berlin zwecks Dienstleistung bei der Königl. Charité.

Rudolf Körner,   2766

geb. am 17. September 1885 in Deutsch-Eylau als Sohn des Oberstabsarztes Dr. Rudolph Körner, gehörte der K. W.-A. an vom 29. 3. 1905 bis 28. 2. 1910. Er ist zurzeit Unterarzt beim Inf.-Regt. Nr. 43

in Königsberg i. Pr., kommandiert zur K. W.-A. in Berlin zwecks Dienstleistung bei der Königl. Charité.

2767   **Johannes Krause,**

geb. am 15. Dezember 1886 in Münster i. W. als Sohn des Korpsstabsapothekers Adolf Krause, gehörte der K. W.-A. an vom 29. 3. 1905 bis 28. 2. 1910. Er ist zurzeit Unterarzt beim Feldart.-Regt. Nr. 69 in St. Avold, kommandiert zur K. W.-A. in Berlin zwecks Dienstleistung bei der Königl. Charité.

2768   **Gottfried Lieschke,**

geb. am 25. Oktober 1884 in Plauen i. V. als Sohn des Superintendenten Robert Lieschke, gehörte der K. W.-A. an vom 29. 3. 1905 bis 28. 2. 1910. Er ist zurzeit Unterarzt beim Feldart.-Regt. Nr. 58 in Minden, kommandiert zur K. W.-A. in Berlin zwecks Dienstleistung bei der Königl. Charité.

2769   **Paul Lorenz,**

geb. am 4. Juli 1886 in Hildesheim als Sohn des Proviantamtsmeisters Paul Lorenz, gehörte der K. W.-A. an vom 29. 3. 1905 bis 28. 2. 1910. Er ist zurzeit Unterarzt beim Inf.-Regt. Nr. 91 in Oldenburg, kommandiert zur K. W.-A. in Berlin zwecks Dienstleistung bei der Königl. Charité.

2770   **Kurt Frhr. v. Maltzahn,**

geb. am 31. Juli 1885 in Berlin als Sohn des Polizeileutnants Hugo Frhrn. v. Maltzahn, gehörte der K. W.-A. an vom 29. 3. 1905 bis 28. 2. 1910. Er ist zurzeit Unterarzt beim Feldart.-Regt. Nr. 75 in Halle a. S., kommandiert zur K. W.-A. in Berlin zwecks Dienstleistung bei der Königl. Charité.

2771   **Walter Mette,**

geb. am 31. März 1887 in Ribbeck als Sohn des Rentners Friedrich Mette, gehörte der K. W.-A. an vom 29. 3. 1905 bis 2. 11. 1905. Er wurde am 1. 4. 1906 wieder aufgenommen und gehört seitdem der K. W.-A. an.

2772   **Heinrich Neue,**

geb. am 16. August 1881 in Köln-Deutz als Sohn des Bahnhofsvorstehers Heinrich Neue, gehörte der K. W.-A. an vom 25. 4. 1905 bis 1. 10. 1907. Er wurde zum Ass.-Arzt befördert am 22. 5. 1909. Er ist zurzeit Ass.-Arzt beim Feldart.-Regt. Nr. 74 in Torgau.

2773   **Wilhelm Osterland,**

geb. am 3. November 1885 in Salzbergen i. W. als Sohn des Chemikers Dr. Karl Osterland, gehörte der K. W.-A. an vom 29. 3. 1905 bis 28. 2. 1910. Er ist zurzeit Unterarzt beim Inf.-Regt. Nr. 87 in Mainz, kommandiert zur K. W.-A. in Berlin zwecks Dienstleistung bei der Königl. Charité.

Heinrich Prümers, 2774

geb. am 5. April 1886 in Stettin als Sohn des Geh. Archivrats Rodgero Prümers, gehörte der K. W.-A. an vom 29. 3. 1905 bis 28. 2. 1910. Er ist zurzeit Unterarzt beim Füs.-Regt. Nr. 37 in Krotoschin, kommandiert zur K. W.-A. in Berlin zwecks Dienstleistung bei der Königl. Charité.

Alexander Remus, 2775

geb. am 20. Januar 1887 in Wohlau als Sohn des Oberzahlmeisters Karl Remus, gehörte der K. W.-A. an vom 29. 3. 1905 bis 28. 2. 1910. Er ist zurzeit Unterarzt beim Inf.-Regt. Nr. 16 in Cöln, kommandiert zur K. W.-A. in Berlin zwecks Dienstleistung bei der Königl. Charité.

Hans v. Renesse, 2776

geb. am 18. Oktober 1886 in Berlin als Sohn des Hauptmanns Alexander v. Renesse, gehörte der K. W.-A. an vom 29. 3. 1905 bis 1. 3. 1910. Er ist zurzeit Unterarzt beim Gren.-Regt. Nr. 109 in Karlsruhe, kommandiert zur K. W.-A. in Berlin zwecks Ablegung der ärztlichen Staatsprüfung.

Walther Rentz, 2777

geb. am 22. Mai 1887 in Magdeburg als Sohn des Oberpfarrers Karl Rentz, gehörte der K. W.-A. an vom 29. 3. 1905 bis 28. 2. 1910. Er ist zurzeit Unterarzt beim Inf.-Regt. Nr. 59 in Deutsch-Eylau, kommandiert zur K. W.-A. in Berlin zwecks Dienstleistung bei der Königl. Charité.

Max Rütz, 2778

geb. am 28. Juli 1886 in Godendorf als Sohn des Gutsbesitzers Friedrich Rütz, gehörte der K. W.-A. an vom 29. 3. 1905 bis 28. 2. 1910. Er ist zurzeit Unterarzt beim Inf.-Regt. Nr. 31 in Altona, kommandiert zur K. W.-A. in Berlin zwecks Dienstleistung bei der Königl. Charité.

Robert Schultz, 2779

geb. am 19. Juni 1885 in Recke i. W. als Sohn des Königl. Kreisrentmeisters Heinrich Schultz, gehörte der K. W.-A. an vom 29. 3. 1905 bis 28. 2. 1910. Er ist zurzeit Unterarzt beim Gren.-Regt. Nr. 110 in Mannheim, kommandiert zur K. W.-A. in Berlin zwecks Dienstleistung bei der Königl. Charité.

Bruno Sergeois, 2780

geb. am 1. März 1886 in Berlin als Sohn des Geh. Hofrats Albert Sergeois, gehörte der K. W.-A. an vom 29. 3. 1905 bis 28. 2. 1910. Er ist zurzeit Unterarzt beim Füs.-Regt. Nr. 35 in Brandenburg a. H., kommandiert zur K. W.-A. in Berlin zwecks Dienstleistung bei der Königl. Charité.

Erich Sergeois, 2781

geb. am 1. März 1886 in Berlin als Sohn des Geh. Hofrats Albert Sergeois, gehörte der K. W.-A. an vom 29. 3. 1905 bis 28. 2. 1910.

Er ist zurzeit Unterarzt beim Feldart.-Regt. Nr. 3 in Brandenburg a. H., kommandiert zur K. W.-A. in Berlin zwecks Dienstleistung bei der Königl. Charité.

2782   **Karl Siegfried,**

geb. am 20. März 1887 in Berlin als Sohn des Gymnasialprofessors Dr. Ernst Siegfried, gehörte der K. W.-A. an vom 29. 3. 1905 bis 28. 2. 1910. Er ist zurzeit Unterarzt beim Inf.-Regt. Nr. 160 in Bonn, kommandiert zur K. W.-A. in Berlin zwecks Dienstleistung bei der Königl. Charité.

2783   **Kurt Spangenberg,**

geb. am 24. September 1886 in Rodenberg als Sohn des Oberverwaltungsgerichtsrats Hans Spangenberg, gehörte der K. W.-A. an vom 29. 3. 1905 bis 28. 2. 1910. Er ist zurzeit Unterarzt beim Inf.-Regt. Nr. 170 in Offenburg, kommandiert zur K. W.-A. in Berlin zwecks Dienstleistung bei der Königl. Charité.

2784   **Otto Stahl,**

geb. am 20. August 1887 in Magdeburg als Sohn des Kaufmanns Wilhelm Stahl, gehörte der K. W.-A. an vom 29. 3. 1905 bis 28. 2. 1910. Er ist zurzeit Unterarzt beim Feldart.-Regt. Nr. 10 in Hannover, kommandiert zur K. W.-A. in Berlin zwecks Dienstleistung bei der Königl. Charité.

2785   **Ernst Stricker,**

geb. am 3. Oktober 1886 in Lennep als Sohn des prakt. Arztes Dr. Carl Stricker, gehörte der K. W.-A. an vom 29. 3. 1905 bis 28. 2. 1910. Er ist zurzeit Unterarzt beim Inf.-Regt. Nr. 29 in Trier, kommandiert zur K. W.-A. in Berlin zwecks Dienstleistung bei der Königl. Charité.

2786   **Bernhard Sünder,**

geb. am 10. Juni 1886 in Neumünster als Sohn des Oberroßarztes Otto Sünder, gehörte der K. W.-A. an vom 29. 3. 1905 bis 28. 2. 1910. Er ist zurzeit Unterarzt beim Inf.-Regt. Nr. 15 in Minden, kommandiert zur K. W.-A. in Berlin zwecks Dienstleistung bei der Königl. Charité.

2787   **Hans Thieme,**

geb. am 7. Dezember 1885 in Limbach (Königr. Sachsen) als Sohn des Landgerichtsrats Hans Thieme, gehörte der K. W.-A. an vom 29. 3. 1905 bis 28. 2. 1910. Er ist zurzeit Unterarzt beim Inf.-Regt. Nr. 63 in Oppeln, kommandiert zur K. W.-A. in Berlin zwecks Dienstleistung bei der Königl. Charité.

2788   **Wilhelm Wagner,**

geb. am 16. April 1886 in Braunschweig als Sohn des Oberlehrers Prof. Wilhelm Wagner, gehört der K. W.-A. an seit 29. 3. 1905.

Kurt Walther, 2789

geb. am 20. Juni 1886 in Berlin als Sohn des Rechnungsrats Otto Walther, gehörte der K. W.-A. an vom 29. 3. 1905 bis 28. 2. 1910. Er ist zurzeit Unterarzt beim Inf.-Regt. Nr. 135 in Diedenhofen, kommandiert zur K. W.-A. in Berlin zwecks Dienstleistung bei der Königl. Charité.

Alfred Wolff, 2790

geb. am 6. Mai 1887 in Crefeld als Sohn des Kaufmanns Gustav Adolf Wolff, gehörte der K. W.-A. an vom 29. 3. 1905 bis 28. 2. 1910. Er ist zurzeit Unterarzt beim Inf.-Regt. Nr. 138 in Dieuze, kommandiert zur K. W.-A. in Berlin zwecks Dienstleistung bei der Königl. Charité.

Philipp Zeller, 2791

geb. am 1. Juni 1885 in Oranienburg als Sohn des Oberpfarrers Eduard Zeller, gehörte der K. W.-A. an vom 29. 3. 1905 bis 31. 3. 1908. Gest. am 31. März 1908 in Löwenberg i. Schles.

Willy Zillmer, 2792

geb. am 13. Mai 1887 in Ratzeburg als Sohn des Gendarmerie-Oberwachtmeisters Hermann Zillmer, gehörte der K. W.-A. an vom 29. 3. 1905 bis 28. 2. 1910. Er ist zurzeit Unterarzt beim Inf.-Regt. Nr. 76 in Hamburg, kommandiert zur K. W.-A. in Berlin zwecks Dienstleistung bei der Königl. Charité.

Michaelis 1905.

Gerhard Ballin, 2793

geb. am 30. März 1887 in Magdeburg als Sohn des Eisenbahnsekretärs Karl Ballin, gehört der K. W.-A. an seit 20. 10. 1905.

Ernst Becker, 2794

geb. am 7. Mai 1884 in Irxleben (Provinz Sachsen) als Sohn des Pastors Theodor Becker, gehörte der K. W.-A. an vom 20. 10. 1905 bis 28. 2. 1910. Er ist zurzeit Unterarzt beim Inf.-Regt. Nr. 165 in Quedlinburg, kommandiert zur K. W.-A. in Berlin zwecks Dienstleistung bei der Kgl. Charité.

Gottfried Benn, 2795

geb. am 2. Mai 1886 in Mansfeld (Westpriegnitz—Brandenburg) als Sohn des Pfarrers Gustav Benn, gehört der K. W.-A. an seit 20. 10. 1905.

Martin Bischoff, 2796

geb. am 5. August 1887 in Berlin als Sohn des Oberlehrers Dr. phil. Fritz Bischoff, gehört der K. W.-A. an seit 20. 10. 1905.

2797   **Reinhard Bruns,**

geb. am 10. Oktober 1885 in Torgau (Prov. Sachsen) als Sohn des Landgerichtsrats Karl Bruns, gehört der K. W.-A. an seit 20. 10. 1905.

2798   **Friedrich Büge,**

geb. am 3. März 1887 in Berlin als Sohn des Kanzleirats Hermann Büge, gehört der K. W.-A. an seit 20. 10. 1905.

2799   **Wilhelm Fuchs,**

geb. am 30. August 1887 in Potsdam als Sohn des Geh. Rechnungsrates Karl Fuchs, gehörte der K. W.-A. an vom 20. 10. 1905 bis 4. 6. 1906. Er wurde wegen Krankheit entlassen, gab das Studium der Medizin auf und wandte sich dem der Philologie zu. Studiert zurzeit in Berlin Geschichte und Deutsch.

2800   **Ernst Gruner,**

geb. am 22. Januar 1887 in Gotha als Sohn des Regierungsrates Ernst Gruner, gehört der K. W.-A. an seit 20. 10. 1905.

2801   **Walther Gutzeit,**

geb. am 24. April 1884 in Sprottau (Schlesien) als Sohn des Premierleutnants Paul Gutzeit, gehörte der K. W.-A. an vom 20. 10. 1905 bis 28. 2. 1910. Er ist zurzeit Unterarzt beim Inf.-Regt. Nr. 161 in Trier, kommandiert zur K. W.-A. in Berlin zwecks Dienstleistung bei der Kgl. Charité.

2802   **Martin Hake,**

geb. am 30. April 1886 in Leer (Hannover) als Sohn des Kaufmanns Heinrich Hake, gehört der K. W.-A. an seit 20. 10. 1905.

2803   **Rudger Heß,**

geb. am 4. Januar 1887 in Stettin als Sohn des Rechnungsdirektors Rudger Heß, gehört der K. W.-A. an seit 20. 10. 1905.

2804   **Friedrich Hochstetter,**

geb. am 10. Mai 1887 in Ulm als Sohn des Straßeninspektors Robert Hochstetter, gehört der K. W.-A. an seit 20. 10. 1905.

2805   **Walther Kittel,**

geb. am 20. März 1887 in Metz als Sohn des Postkassenbuchhalters Ignaz Franz Kittel, gehört der K. W.-A. an seit 20. 10. 1905.

2806   **Werner Klemm,**

geb. am 21. November 1884 in Leipzig als Sohn des Kaufmanns Oskar Klemm, gehörte der K. W.-A. an vom 20. 10. 1905 bis 28. 2. 1910. Er ist zurzeit Unterarzt beim Inf.-Regt. Nr. 99 in Zabern, kommandiert zur K. W.-A. in Berlin zwecks Dienstleistung bei der Kgl. Charité.

Martin Kobley, 2807

geb. am 24. November 1886 in Frankfurt a. O. als Sohn des Gymnasialprofessors Gotthold Kobley, gehörte der K. W.-A. an vom 23. 10. 1905 bis 31. 7. 1907. Er schied wegen Krankheit aus und wurde am 25. 10. 1908 wieder in die K. W.-A. aufgenommen.

Walter Koepchen, 2808

geb. am 7. Juni 1886 in Berlin als Sohn des Postrats Hermann Koepchen, gehört der K. W.-A. an seit 20. 10. 1905·

Karl Köhler, 2809

geb. am 30. März 1882 in Hamburg als Sohn des Ober-Zollinspektors Karl Köhler, gehörte der K. W.-A. an vom 22. 10. 1905 bis 15. 2. 1908, wurde zum Ass.-Arzt befördert am 19. 8. 1909. Er ist zurzeit Ass.-Arzt beim Train-Batl. Nr. 1 in Königsberg i. Pr.

Leonhard Königsmann, 2810

geb. am 3. März 1885 in Kirchhain (Brandenburg) als Sohn des prakt. Arztes Dr. Hugo Königsmann, gehört der K. W.-A. an seit 20. 10. 1905.

Theodor Krug, 2811

geb. am 17. Januar 1887 in Ludwigsburg (Württemberg) als Sohn des Kaufmanns Julius Krug, gehört der K. W.-A. an seit 20. 10. 1905.

Hans Mantel, 2812

geb. am 6. Dezember 1886 in Herxheim (Kgr. Bayern) als Sohn des Oberstabsarztes Karl Mantel, gehört der K. W.-A. an seit 20. 10. 1905.

Wilhelm Oßwald, 2813

geb. am 22. September 1883 in Beyernaumburg (Prov. Sachsen) als Sohn des Pfarrers Theodor Martin Oßwald, gehörte der K. W.-A. an vom 20. 10. 1905 bis 28. 2. 1910. Er ist zurzeit Unterarzt beim Inf.-Regt. Nr. 94 in Weimar, kommandiert zur K. W.-A. in Berlin zwecks Dienstleistung bei der Kgl. Charité.

Erich Passauer, 2814

geb. am 27. August 1884 in Thorn (Posen) als Sohn des Oberstabsarztes Dr. Passauer, gehörte der K. W.-A. an vom 20. 10. 1905 bis 1. 10. 1909. Er ist zurzeit Unterarzt beim Pion.-Batl. Nr. 17 in Thorn, kommandiert zur K. W.-A. in Berlin zwecks Dienstleistung bei der Kgl. Charité.

Bruno Podzun, 2815

geb. am 12. Oktober 1886 in Pr.-Holland (Ostpreußen) als Sohn des Bürgermeisters Johannes Ferdinand Podzun, gehört der K. W.-A. an seit 27. 10. 1905.

2816   **Erich Pröhl,**

geb. am 5. Juli 1884 in Ortenberg (Großh. Hessen) als Sohn des Oberförsters Karl Pröhl, gehört der K. W.-A. an seit 20. 10. 1905.

2817   **Waldemar v. Puttkamer,**

geb. am 13. Februar 1884 in Dresden als Sohn des Rittergutsbesitzers Jesko v. Puttkamer, gehörte der K. W.-A. an vom 6. 11. 1905 bis 18. 3. 1908. Er wurde krankheitshalber aus der Akademie entlassen, setzte sein Studium fort, mußte es jedoch seiner Gesundheit wegen im Winter 1909/10 unterbrechen und ein Sanatorium aufsuchen, in dem er sich zurzeit noch befindet.

2818   **Otto Remertz,**

geb. am 3. Juli 1884 in Düsseldorf als Sohn des Rechtsanwalts und Notars Karl Remertz, gehörte der K. W.-A. an vom 20. 10. 1905 bis 31. 3. 1908 und seit 1. 10. 1908.

2819   **Georg Rind,**

geb. am 29. September 1886 in Guhrau (Schlesien) als Sohn des Stabsveterinärs Rudolf Rind, gehört der K. W.-A. an seit 20. 10. 1905.

2820   **Friedrich Schlaefke,**

geb. am 3. September 1885 in Cassel als Sohn des Sanitätsrats Dr. Wilhelm Schlaefke, gehörte der K. W.-A. an vom 20. 10. 1905 bis 8. 3. 1910. Er wurde wegen Krankheit auf Antrag seines Vaters aus der Akademie entlassen und setzt zurzeit sein Studium fort.

2821   **Kurt Schmidt,**

geb. am 4. März 1887 in Alt-Lappienen (Ostpreußen) als Sohn des prakt. Arztes Dr. Julius Schmidt, gehörte der K. W.-A. an vom 20. 10. 1905 bis 28. 2. 1910. Er ist zurzeit Unterarzt beim Gren.-Regt. Nr. 9 in Stargard i. P., kommandiert zur K. W.-A. in Berlin zwecks Dienstleistung bei der Kgl. Charité.

2822   **Paul Soergel,**

geb. am 21. April 1886 in Schwäbisch-Gmünd (Württemberg) als Sohn des Kaufmanns Ottomar Soergel, gehört der K. W.-A. an seit 20. 10. 1905.

2823   **Max Stamer,**

geb. am 9. April 1887 in Neresheim (Württemberg) als Sohn des Oberregierungsrats Josef Stamer, gehört der K. W.-A. an seit 20. 10. 1905.

2824   **Kurt Theel,**

geb. am 2. Dezember 1885 in Allenberg (Ostpreußen) als Sohn des Pfarrers Rudolf Theel, gehört der K. W.-A. an seit 20. 10. 1905.

Friedrich Thielebein, 2825

geb. am 27. Juli 1885 in Alt-Haren a. d. Ems (Hannover) als Sohn des Ober-Grenzkontrolleurs Karl Thielebein, gehörte der K. W.-A. an vom 1. 10. 1905 bis 28. 2. 1910. Er ist zurzeit Unterarzt beim Inf.-Regt. Nr. 129, kommandiert zur K. W.-A. in Berlin zwecks Ablegung der ärztlichen Staatsprüfung.

Gerhard Voth, 2826

geb. am 30. Juli 1885 in Güstrow (Mecklenburg-Schwerin) als Sohn des Bahn-Ingenieurs Karl Voth, gehört der K. W.-A. an seit 20. 10. 1905.

Erich Westhofen, 2827

geb. am 16. Mai 1885 in Frankfurt a. M. als Sohn des Kaufmanns Otto Westhofen, gehört der K. W.-A. an seit 20. 10. 1905.

Rudolf Wischhusen, 2828

geb. am 17. Juli 1886 in Osterwiek (Prov. Sachsen) als Sohn des prakt. Arztes Dr. Robert Wischhusen, gehört der K. W.-A. an seit 20. 10. 1905.

Ostern 1906.

Erwin Augstein, 2829

geb. am 6. Oktober 1886 in Bromberg (Posen) als Sohn des Sanitätsrats Karl Augstein, gehörte der K. W.-A. an vom 28. 3. 1906 bis 31. 10. 1908. Er setzte nach seinem Ausscheiden das Studium der Medizin fort und studiert zurzeit in Heidelberg.

Kurt Bachler, 2830

geb. am 14. Februar 1886 in Schönsee (Westpreußen) als Sohn des Pfarrers Friedrich Bachler, gehört der K. W.-A. an seit 1. 6. 1906.

Otto Beyer, 2831

geb. am 29. Juli 1885 in Königsberg i. Pr. als Sohn des Majors a. D. Friedrich Beyer, gehört der K. W.-A. an seit 28. 3. 1906.

Erich Böhmer, 2832

geb. am 4. August 1887 in Spandau als Sohn des Feuerwerks-hauptmanns Oskar Böhmer, gehört der K. W.-A. an seit 28. 3. 1906.

Hans-Ludwig Borck, 2833

geb. am 17. Oktober 1887 in Speck (Pommern) als Sohn des Pastors Hans Borck, gehört der K. W.-A. an seit 28. 3. 1906.

2834   **August Böttger,**
    geb. am 26. Dezember 1886 in Dessau (Anhalt) als Sohn des Kreis-
physikus Dr. Paul Böttger, gehört der K. W.-A. an seit 28. 3. 1906.

2835   **Eduard Breiger,**
    geb. am 8. April 1884 in Osterode (Hannover) als Sohn des prakt.
Arztes Dr. Gottlieb Breiger, gehörte der K. W.-A. an vom 1. 4. 1906
bis 30. 9. 1908, wurde zum Ass.-Arzt befördert am 22. 3. 1910. Er
ist zurzeit Ass.-Arzt beim Inf.-Regt. Nr. 85 in Rendsburg.

2836   **Hans Chop,**
    geb. am 23. November 1886 in Erfurt als Sohn des Reichsbank-
vorstands Richard Chop, gehört der K. W.-A. an seit 28. 3. 1906.

2837   **Walther Dekkert,**
    geb. am 23. Mai 1887 in Berlin als Sohn des Bankvorstehers Hermann
Dekkert, gehört der K. W.-A. an seit 28. 3. 1906.

2838   **Leopold Fulda,**
    geb. am 9. Januar 1887 in Groß-Lichterfelde als Sohn des Professors
Eckart Fulda, gehört der K. W.-A. an seit 28. 3. 1906.

2839   **Herbert Fürbringer,**
    geb. am 21. September 1887 in Leipzig als Sohn des Dr. jur. Paul
Fürbringer, gehört der K. W.-A. an seit 28. 3. 1906.

2840   **Franz Galda,**
    geb. am 11. November 1886 in Bidschowitz (Schlesien) als Sohn des
Amtsvorstehers Ignaz Galda, gehört der K. W.-A. an seit 28. 3. 1906.

2841   **Paul Galle,**
    geb. am 3. Mai 1885 in Menzo (Prov. Sachsen) als Sohn des Pastors
Georg Galle, gehört der K. W.-A. an seit 1. 7. 1906.

2842   **Hans Glasewald,**
    geb. am 8. November 1884 in Posen als Sohn des Garnisonauditeurs
Dr. Emil Glasewald, gehörte der K. W.-A. an vom 1. 4. 1906 bis
30. 9. 1908, wurde zum Ass.-Arzt befördert am 20. 4. 1910. Er ist
zurzeit Ass.-Arzt beim Inf.-Regt. Nr. 146 in Alleinstein.

2843   **Paul Hesse,**
    geb. am 11. März 1888 in Sondershausen als Sohn des Oberzahlmeisters
Heinrich Hesse, gehört der K. W.-A. an seit 28. 3. 1906.

2844   **Max Heyn,**
    geb. am 16. November 1887 in Gollnow (Pommern) als Sohn des
besoldeten Beigeordneten Gustav Heyn, gehört der K. W.-A. an seit
28. 3. 1906.

Hans Hoene,   2845

geb. am 15. Januar 1888 in Berlin als Sohn des Kanzleidirektors Friedrich Hoene, gehört der K. W.-A. an seit 28. 3. 1906.

Günther Jahn,   2846

geb. am 17. September 1887 in Bütow (Pommern) als Sohn des Stadtbaumeisters Gustav Jahn, gehört der K. W.-A. an seit 28. 3. 1906.

Friedrich Kirchheim,   2847

geb. am 4. April 1887 in Gr.-Salze (Prov. Sachsen) als Sohn des Sanitätsrats Dr. Theodor Kirchheim, gehörte der K. W.-A. an vom 28. 3. 1906 bis 20. 12. 1906. Er wurde auf Antrag seiner Mutter entlassen und beabsichtigte zunächst, sich einem anderen Berufe zuzuwenden. Er studiert zurzeit in Berlin Medizin.

Otto Kluge,   2848

geb. am 5. Dezember 1887 in Lingen (Hannover) als Sohn des Gymnasialdirektors Professor Franz Kluge, gehört der K. W.-A. an seit 28. 3. 1906.

Hans Kritzler,   2849

geb. am 10. Januar 1888 in Mainz als Sohn des Majors Heinrich Kritzler, gehört der K. W.-A. an seit 28. 3. 1906.

Erich Krüger,   2850

geb. am 24. Dezember 1886 in Berlin als Sohn des Maurermeisters Hermann Krüger, gehört der K. W.-A. an seit 28. 3. 1906.

Georg Kühl,   2851

geb. am 29. September 1887 in Eventin (Pommern) als Sohn des Superintendenten Karl Kühl, gehört der K. W.-A. an seit 28. 3. 1906.

Ernst Lingner,   2852

geb. am 5. Oktober 1886 in Bertkow (Sachsen) als Sohn des Pastors Ernst Lingner, gehört der K. W.-A. an seit 28. 3. 1906.

Otto Pohrt,   2853

geb. am 12. August 1882 in Kokenhusen (Livland) als Sohn des Pastors Gottlieb Pohrt, gehörte der K. W.-A. an vom 28. 3. 1906 bis 1. 10. 1907, wurde promoviert am 23. 7. 1909, zum Ass.-Arzt befördert am 22. 5. 1909. Ausgeschieden aus dem aktiven Dienst am 31. 3. 1910 als Ass.-Arzt, war zuletzt beim Inf.-Regt. Nr. 85 in Rendsburg. Jetziger Aufenthaltsort unbekannt.

Bruno Puder,   2854

geb. am 23. Januar 1886 in Ziesow (Prov. Sachsen) als Sohn des Sanitätsrats Dr. Bruno Puder, gehörte der K. W.-A. an vom 28. 3. 1906 bis 20. 12. 1906. Er wurde auf Antrag seiner Mutter entlassen, um einen anderen Beruf zu ergreifen.

2855   **Walther Seele,**

geb. am 24. Oktober 1886 in Elberfeld als Sohn des Eisenbahnsekretärs Oskar Seele, gehört der K. W. A. an seit 28. 3. 1906.

2856   **Anton Steiner,**

geb. am 7. September 1886 in Zeitlofs (Bayern) als Sohn des Pfarrers
Anton Steiner, gehört der K. W.-A. an seit 28. 3. 1906.

2857   **Werner Steuernagel,**

geb. am 19. April 1887 in Cöln als Sohn des Stadtbaurats Karl
Steuernagel, gehörte der K. W.-A. an vom 28. 3. 1906 bis 8. 4. 1910.
Er wurde als zeitig felddienstunfähig aus der Akademie entlassen und
setzt zurzeit sein Studium fort.

2858   **Friedrich Teuscher,**

geb. am 16. Juli 1886 in Schöneberg-Berlin als Sohn des Regierungs-
und Baurats Friedrich Teuscher, gehört der K. W.-A. an seit 28. 3. 1906.

2859   **Alfred Traeger,**

geb. am 17. Februar 1887 in Steele (Rheinprovinz) als Sohn des
prakt. Arztes Dr. Albert Traeger, gehörte der K. W.-A. an vom 28. 3.
1906 bis 26. 11. 1908.   Er setzte nach seinem Ausscheiden das
Studium der Medizin fort.

2860   **Richard Ulrich,**

geb. am 18. November 1885 in Cassel als Sohn des Oberlandmessers
Richard Ulrich, gehört der K. W.-A. an seit 28. 3. 1906.

2861   **Wilhelm Weisenberg,**

geb. am 28. November 1887 in Gießen als Sohn des Baurats Karl
Weisenberg, gehört der K. W.-A. an seit 28. 3. 1906.

2862   **Fritz Werth,**

geb. am 23. Januar 1888 in Hannover als Sohn des Kaufmanns
Arthur Werth, gehört der K. W.-A. an seit 28. 3. 1906.

2863   **Hans Wildegans,**

geb. am 22. Februar 1888 in Gr.-Mantel (Neumark) als Sohn des
Pastors Otto Wildegans, gehört der K. W.-A. an seit 28. 3. 1906.

2864   **Gottfried Wunderlich,**

geb. am 8. Oktober 1888 in Altenburg als Sohn des prakt. Arztes
Dr. Friedrich Wunderlich, gehört der K. W.-A. an seit 28. 3. 1906.

2865   **Wilhelm Zumpft,**

geb. am 25. Juli 1885 in Marienwerder (Westpreußen) als Sohn des
Steuerinspektors Otto Zumpft, gehört der K. W.-A. an seit 28. 3. 1906.

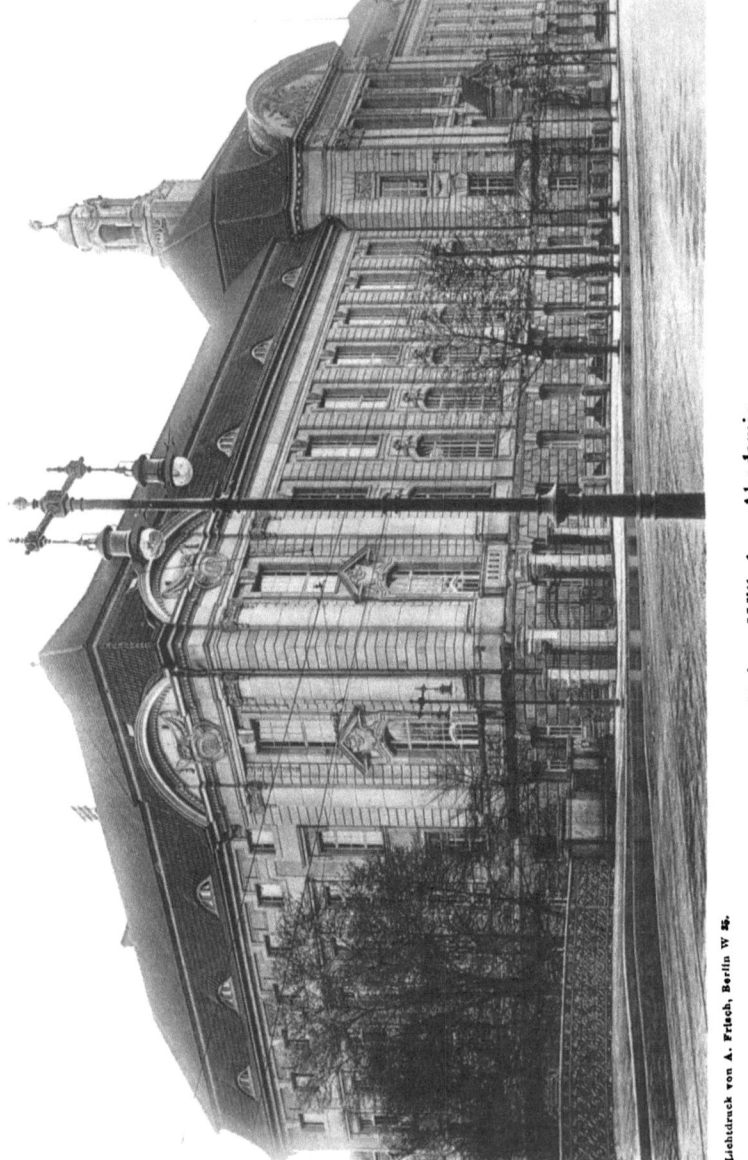

Neue Kaiser Wilhelms - Akademie.
Invalidenstraßen-Seite.

Michaelis 1906.

Walther Bohle,   2866

geb. am 31. Juli 1887 in Crefeld (Rheinprovinz) als Sohn des Real-schuldirektors Georg Bohle, gehört der K. W.-A. an seit 20. 10. 1906.

Max Dausel,   2867

geb. am 11. März 1888 in Triebel (Brandenburg) als Sohn des Apo-thekenbesitzers Ernst Dausel, gehört der K. W.-A. an seit 20. 10. 1906.

Armin Fahrenbruch,   2868

geb. am 16. Juli 1888 in Münster (Elsaß-Lothringen) als Sohn des Prof. Dr. Friedrich Fahrenbruch, gehört der K. W.-A. an seit 20. 10. 1906.

Erich Fischer,   2869

geb. am 12. März 1888 in Berlin als Sohn des Rektors Philipp Fischer, gehörte der K. W.-A. an vom 20. 10. 1906 bis 1. 3. 1907. Fr setzte nach seinem Ausscheiden das Studium der Medizin fort und studiert zurzeit in Greifswald.

Herbert Frese,   2870

geb. am 22. Januar 1888 in Marienwerder (Westpreußen) als Sohn des Lehrers Max Frese, gehört der K. W.-A. an seit 20. 10. 1906.

Konrad Frost,   2871

geb. am 5. November 1887 in Schöneberg-Berlin als Sohn des Rech-nungsrats Oswald Frost, gehört der K. W.-A. an seit 20. 10. 1906.

Johannes Graatz,   2872

geb. am 3. April 1888 in Potsdam als Sohn des Elementarlehrers Karl Graatz, gehört der K. W.-A. an seit 20. 10. 1906.

Hubert Graff,   2873

geb. am 21. Dezember 1887 in Bingen (Rheinhessen) als Sohn des Post-sekretärs Hubert Graff, gehört der K. W.-A. an seit 20. 10. 1906.

Heinrich Grote,   2874

geb. am 29. Februar 1888 in Hannover als Sohn des Rektors Grote, gehört der K. W.-A. an seit 20. 10. 1906.

Viktor Haller v. Hallerstein,   2875

geb. am 16. März 1887 in Retersdorf (Oesterreich-Ungarn) als Sohn des Universitätsprofessors Graf Bela Haller v. Hallerstein, gehört der K. W.-A. an seit 20. 10. 1906.

2876 **Johannes Heinze,**

geb. am 25. Dezember 1887 in Glogau als Sohn des Eisenbahnvorstehers Gustav Heinze, gehört der K. W.-A. an seit 20. 10. 1906.

2877 **Alfred Henkel,**

geb. am 8. April 1886 in Cassel als Sohn des Privatschulvorstehers Karl Henkel, gehört der K. W.-A. an seit 20. 10. 1906.

2878 **Joseph v. Hertlein,**

geb. am 3. April 1888 in Sinsheim (Baden) als Sohn des prakt. Arztes Franz Christoph v. Hertlein, gehört der K. W.-A. an seit 20. 10. 1906.

2879 **Julius Holch,**

geb. am 31. August 1887 in Stuttgart als Sohn des Geh. Baurats Jakob Holch, gehört der K. W.-A. an seit 20. 10. 1906.

2880 **Arthur Hübner,**

geb. am 29. August 1887 in Bernau (Brandenburg) als Sohn des Lehrers Ferdinand Hübner, gehört der K. W.-A. an seit 20. 10. 1906.

2881 **Emil Kröhn,**

geb. am 7. April 1886 in Ohrdruf (Sachsen-Koburg-Gotha) als Sohn des Superintendenten und Oberpfarrers Emil Kröhn, gehört der K. W.-A. an seit 20. 10. 1906.

2882 **Hermann Kühn,**

geb. am 4. Mai 1886 in Breslau als Sohn des Professors Dr. Kühn, gehört der K. W.-A. an seit 20. 10. 1906.

2883 **Gerhard Lang,**

geb. am 9. Oktober 1886 in Hohenfichte (Kgr. Sachsen) als Sohn des Kaufmanns Eduard Lang, gehört der K. W.-A. an seit 20. 10. 1906.

2884 **Ludwig Lemmer,**

geb. am 5. Februar 1888 in Alfeld (Hannover) als Sohn des Kreisarztes und Medizinalrats Ludwig Lemmer, gehört der K. W.-A. an seit 20. 10. 1906.

2885 **Kurt Lochau,**

geb. am 26. August 1888 in Berlin als Sohn des Geh. Hofrats Max Lochau, gehört der K. W.-A. an seit 20. 10. 1906.

2886 **Johannes Lohse,**

geb. am 24. Juni 1886 in Vitzenburg (Sachsen) als Sohn des Revierförsters Rudolf Lohse, gehört der K. W.-A. an seit 20. 10. 1906.

2887 **Erich Marsch,**

geb. am 10. März 1889 in Stremmen (Kreis Beeskow-Storkow) als Sohn des Amtsrats Louis Marsch, gehört der K. W.-A. an seit 20. 10. 1906.

Karl Meinardus, 2888

geb. am 4. Juni 1885 in Berlin als Sohn des Archivrats Dr. Otto Meinardus, gehört der K. W.-A. an seit 20. 10. 1906.

Otto Niemeyer, 2889

geb. am 3. April 1888 in Potsdam als Sohn des Professors Dr. Max Niemeyer, gehört der K. W.-A. an seit 20. 10. 1906.

Werner Pohlmann, 2890

geb. am 28. August 1886 in Hamburg als Sohn des Oberpostsekretärs Ludwig Pohlmann, gehört der K. W.-A. an seit 20. 10. 1906.

Kurt Polixa, 2891

geb. am 17. Dezember 1887 in Bromberg als Sohn des Telegraphen-direktors August Polixa, gehört der K. W.-A. an seit 20. 10. 1906.

Fritz Polzin, 2892

geb. am 8. Dezember 1885 in Danzig als Sohn des Bankdirektors Eugen Polzin, gehört der K. W.-A. an seit 20. 10. 1906.

Johannes Schwermann, 2893

geb. am 21. Februar 1887 in Leipzig als Sohn des Schuldirektors Hugo Schwermann, gehörte der K. W.-A. an vom 20. 10. 1906 bis 3. 10. 1907. Er setzte nach seinem Ausscheiden aus der Akademie das Studium in Leipzig fort.

Otto Seitler, 2894

geb. am 2. Februar 1887 in Schw.-Gmünd (Kgr. Württemberg) als Sohn des Fabrikanten August Seitler, gehört der K. W.-A. an seit 20. 10. 1906.

Ferdinand Werdin, 2895

geb. am 25. Juni 1885 in Reichenwalde (Kreis Beeskow-Storkow) als Sohn des Pfarrers Adolf Werdin, gehört der K. W.-A. an seit 20. 10. 1906.

Karl Wollermann, 2896

geb. am 5. April 1888 in Heiligenbeil (Ostpreußen) als Sohn des Medi-zinalrats Dr. Carl Theodor Wollermann, gehört der K. W.-A. an seit 20. 10. 1906.

Ostern 1907.

Günther Ahrendts, 2897

geb. am 24. Mai 1886 in Neiße (Schlesien) als Sohn des Geh. Ober-baurats Max Ahrendts, gehört der K. W.-A. an seit 28. 3. 1907.

2898   **Fritz Borgwardt,**

geb. am 20. Oktober 1886 in Neustettin (Pommern) als Sohn des Gymnasial-Professors Hermann Borgwardt, gehört der K. W.-A. an seit 1. 1. 1907.

2899   **Johannes Burmeister,**

geb. am 3. März 1883 in Danzig als Sohn des Ingenieurs Ernst Burmeister, gehörte der K. W.-A. an vom 28. 3. 1907 bis 30. 9. 1908, wurde zum Marine-Ass.-Arzt befördert am 27. 1. 1910. Er ist zurzeit Marine-Ass.-Arzt auf S. M. S. „Schlesien" in Kiel.

2900   **Hans Dencker,**

geb. am 9. April 1889 in Oldenburg als Sohn des Oberlehrers Prof. Dr. Karl Dencker, gehört der K. W.-A. an seit 28. 3. 1907.

2901   **Martin Dettler,**

geb. am 16. Juli 1887 in Weimar als Sohn des Seminarlehrers Hermann Dettler, gehört der K. W.-A. an seit 28. 3. 1907.

2902   **Walther Drewke,**

geb. am 26. Mai 1887 in Elberfeld als Sohn des Lehrers Heinrich Drewke, gehört der K. W.-A. seit 28. 3. 1907.

2903   **Johannes Ernst,**

geb. am 22. Mai 1888 in Liegnitz als Sohn des Rechnungsrats Reinhold Ernst, gehört der K. W.-A. an seit 28. 3. 1907.

2904   **Heinrich Faßmann,**

geb. am 17. März 1888 in Stuttgart als Sohn des Großkaufmanns Justus Faßmann, gehörte der K. W.-A. an vom 28. 3. 1907 bis 17. 4. 1908. Gest. am 17. April 1908 an den Folgen von Gelenkrheumatismus in Hamburg.

2905   **Heinrich Franke,**

geb. am 7. Juni 1888 in Dresden als Sohn des Apothekers Georg Adolf Franke, gehört der K. W.-A. an seit 28. 3. 1907.

2906   **Karl Frehse,**

geb. am 26. März 1888 in Hagen i. W. als Sohn des Zollinspektors Karl Frehse, gehört der K. W.-A. an seit 28. 3. 1907.

2907   **Joachim Fritze,**

geb. am 2. März 1886 in Warthe (Brandenburg) als Sohn des Pfarrers Karl Fritze, gehörte der K. W.-A. an vom 28. 3. 1907 bis 13. 8. 1909, setzte sein Studium in Berlin fort und gehört der K. W.-A. wieder an seit 23. 4. 1910.

2908   **Hermann Grosse,**

geb. am 27. Oktober 1886 in Hannover als Sohn des Rentners Adolf Grosse, gehört der K. W.-A. an seit 28. 3. 1907.

Ludwig Hagenau, 2909
geb. am 24. Juni 1887 in Berlin als Sohn des Pfarrers Dr. theol. Wilhelm Hagenau, gehörte der K. W.-A. an seit 11. 1. 1907.

Wilhelm Hammer, 2910
geb. am 18. März 1887 in Bückel bei Eckartsberga (Sachsen) als Sohn des Pfarrers Karl Hammer, gehört der K. W.-A. an seit 28. 3. 1907.

Otto Harling, 2911
geb. am 9. Februar 1887 in Wunstorf (Hannover) als Sohn des Steuerinspektors Harling, gehört der K. W.-A. an seit 28. 3. 1907.

August Hauer, 2912
geb. am 29. März 1886 in Bollendorf (Rheinprovin) als Sohn des Kaufmanns Karl Hauer, gehört der K. W.-A. an seit 28. 3. 1907.

Ferdinand Heimbach, 2913
geb. am 29. April 1888 in Malmedy (Rheinprovinz) als Sohn des Gymnasial-Professors Dr. Wilhelm Heimbach, gehört der K. W.-A. an seit 28. 3. 1907.

Erich Hippke, 2914
geb. am 7. März 1888 in Prökuls (Ostpreußen) als Sohn des Forstkassenrendanten Wilhelm Hippke, gehört der K. W.-A. an seit 28. 3. 1907.

Otto Holm, 2915
geb. am 18. März 1887 in Eckernförde (Schleswig-Holstein) als Sohn des prakt. Arztes und Sanitätsrats Dr. Holm, gehört der K. W.-A. an seit 28. 3. 1907.

Johannes Hülsen, 2916
geb. am 13. April 1887 in Premnitz (Westhavelland) als Sohn des Pfarrers Karl Hülsen, gehört der K. W.-A. an seit 28. 3. 1907.

Kurt Hüttig, 2917
geb. am 16. April 1887 in Mehderitzsch (bei Torgau) als Sohn des Fabrikbesitzers Albert Hüttig, gehört der K. W.-A. an seit 28. 3. 1907.

Hans Kopp, 2918
geb. am 16. Dezember 1888 in Brünn (Oesterreich) als Sohn des Architekten Kopp, gehört der K. W.-A. an seit 28. 3. 1907.

Roger Korbsch, 2919
geb. am 22. Juni 1886 in Krappitz (Schlesien) als Sohn des prakt. Arztes Dr. Bonaventura Korbsch, gehört der K. W.-A. an seit 28. 3. 1907.

Ernst Loeffler, 2920
geb. am 10. November 1888 in Greifswald als Sohn des Geh. Medizinalrats Prof. Dr. Loeffler, gehört der K. W.-A. an seit 28. 3. 1907.

2921　　　　　　　**Georg Ludewig,**

geb. am 6. März 1887 in Grottkau (Schlesien) als Sohn des Oberstabsveterinärs Wilhelm Ludewig, gehört der K. W.-A. an seit 1.2.1907.

2922　　　　　　　**Werner Martins,**

geb. am 22. November 1886 in Oratsche (Schlesien) als Sohn des Landgerichtsdirektors Heinrich Martins, gehört der K. W.-A. an seit 28. 3. 1907.

2923　　　　　　　**Erich Meyer,**

geb. am 30. Mai 1888 in Borna (Königreich Sachsen) als Sohn des Generalarztes Hermann Meyer, gehörte der K. W.-A. an vom 28.3.1907 bis 6. 8. 1909. Er setzt zurzeit sein Studium an der Universität Leipzig fort.

2924　　　　　　　**Karl Noll,**

geb. am 2. März 1887 in Haneda (Hessen-Nassau) als Sohn des Pfarrers Adolf Noll, gehörte der K. W.-A. an vom 28. 3. 1907 bis 31. 7. 1907. Er schied wegen Krankheit aus, gab das Studium der Medizin auf und wandte sich dem Studium der Philologie zu. Er studiert zurzeit in Göttingen (Deutsch, Griechisch und Latein).

2925　　　　　　　**Kurt Oehlmann,**

geb. am 21. August 1886 in Prenzlau als Sohn des Oberst und Regimentskommandeurs Otto Oehlmann, gehört der K. W.-A. an seit 28. 3. 1907.

2926　　　　　　　**Walter Poludniok,**

geb. am 14. September 1887 in Antonienhütte (Schlesien) als Sohn des Hauptlehrers Julius Poludniok, gehört der K. W.-A. an seit 28. 3. 1907.

2927　　　　　　　**Hans Rauschning,**

geb. am 21. Juli 1887 in Insterburg (Ostpreußen) als Sohn des Kaufmanns Heinrich Rauschning, gehört der K. W.-A. an seit 28. 3. 1907.

2928　　　　　　　**Karl Reck,**

geb. am 20. April 1888 in Bevensen (Hannover) als Sohn des Möbelfabrikanten Heinrich Reck, gehört der K. W.-A. an seit 28. 3. 1907.

2929　　　　　　　**Paul Regendanz,**

geb. am 7. Mai 1888 in Altona als Sohn des Rechnungsrats Paul Regendanz, gehört der K. W.-A. an seit 28. 3. 1907.

2930　　　　　　　**Alexander Roth,**

geb. am 8. Mai 1888 in Hitzkirchen (Hessen) als Sohn des Pfarrers Karl Roth, gehört der K. W.-A. an seit 28. 3. 1907.

2931　　　　　　　**Ludwig Rump,**

geb. am 18. Januar 1887 in Osnabrück als Sohn des prakt. Arztes und Medizinalrats Carl Rump, gehört der K. W.-A. an seit 28. 3. 1907.

Hans Schilling, 2932

geb. am 2. Oktober 1888 in Frankfurt a. O. als Sohn des Bürgermeisters Louis Schilling, gehörte der K. W.-A. an vom 28. 3. 1907 bis 17. 9. 1909. Er wurde auf Antrag seines Vaters entlassen und setzt zurzeit das Studium der Medizin in Berlin fort.

Hans Schmidt, 2933

geb. am 20. Juli 1888 in Odessa (Rußland) als Sohn des Kaufmanns Paul Schmidt, gehört der K. W.-A. an seit 28. 3. 1907.

Fritz Schroeder, 2934

geb. am 10. März 1889 in Frankenberg (Hessen-Nassau) als Sohn des Königl. Landmessers Ernst Schroeder, gehört der K. W.-A. an seit 28. 3. 1907.

Erich Schuckert, 2935

geb. am 12. Oktober 1888 in Königsberg i. Pr. als Sohn des Rechnungsrats Karl Schuckert, gehört der K. W.-A. an seit 28. 3. 1907.

Hermann Schuster, 2936

geb. am 10. November 1888 in Trier als Sohn des Postsekretärs Wilhelm Schuster, gehört der K. W.-A. an seit 28. 3. 1907.

Theodor Schweitzer, 2937

geb. am 1. Februar 1887 in Posseck (Königr. Sachsen) als Sohn des Kaufmanns Paul Schweitzer, gehört der K. W.-A. an seit 28. 3. 1907.

Walter Straßner, 2938

geb. am 11. Mai 1881 in Ruhland (Schlesien) als Sohn des Kreisphysikus Dr. Fedor Straßner, gehörte der K. W.-A. an vom 28. 3. 1907 bis 31. 3. 1909. Er ist zurzeit Unterarzt bei der II. Matrosendiv., kommandiert zur K. W.-A. in Berlin zwecks Ablegung der ärztlichen Staatsprüfung.

Karl Tellgmann, 2939

geb. am 25. August 1887 in Eschwege (Hessen-Nassau) als Sohn des Hofphotographen Oskar Tellgmann, gehört der K. W.-A. an seit 28. 3. 1907.

Wilhelm Thiede, 2940

geb. am 4. November 1888 in Mühlhausen i. Th. als Sohn des Lehrers Karl Thiede, gehört der K. W.-A. an seit 28. 3. 1907.

Otto Voelsing, 2941

geb. am 6. November 1887 in Gimbsheim (Rheinhessen) als Sohn des Pfarrers Ludwig Voelsing, gehört der K. W.-A. an seit 28. 3. 1907.

Adolf Vogel, 2942

geb. am 7. Januar 1889 in Berlin als Sohn des Rechnungsrats Adolf Vogel, gehört der K. W.-A. an seit 28. 3. 1907.

2943   **Walter Vogt,**

geb. am 21. April 1887 in Prauß (Schlesien) als Sohn des Pastors
Georg Vogt, gehört der K. W.-A. an seit 28. 3. 1907.

2944   **Rudolf Waege,**

geb. am 29. Oktober 1887 in Berlin als Sohn des Gymnasialprofessors
Waldemar Waege, gehört der K. W.-A. an seit 28. 3. 1907.

2945   **Wilhelm Wirth,**

geb. am 8. Mai 1888 in Höhr (Hessen-Nassau) als Sohn des prakt.
Arztes und Sanitätsrats Wilhelm Wirth, gehört der K. W.-A. an seit
28. 3. 1907.

2946   **Max Wißemann,**

geb. am 25. Januar 1888 in Elberfeld als Sohn des Gymnasial-
professors Johannes Wißemann, gehört der K. W.-A. an seit 28. 3. 1907.

Michaelis 1907.

2947   **Eugen Adam,**

geb. am 3. Juni 1887 in Horb (Württemberg) als Sohn des Oberamtsrichters Franz Adam, gehörte der K. W.-A. an vom 21. 10. 1907 bis
5. 9. 1908. Er setzte nach seinem Ausscheiden das Studium der
Medizin fort, erkrankte aber im W.-S. 1908/09 und befindet sich zurzeit in der Psychiatrischen Klinik in Jena.

2948   **Heinrich Bauer,**

geb. am 19. November 1887 in Cöln als Sohn des Stadtbauinspektors
Wilhelm Bauer, gehört der K. W.-A. an seit 21. 10. 1907.

2949   **Robert Bidgenbach,**

geb. am 23. März 1888 in Neuwied a. Rh. als Sohn des Bürgermeisters Richard Bidgenbach, gehört der K. W.-A. seit 21. 10. 1907.

2950   **Werner Braune,**

geb. am 9. Dezember 1887 in Schweidnitz (Schlesien) als Sohn des
Stabs- und Bataillonsarztes Dr. Max Braune, gehört der K. W.-A.
an seit 21. 10. 1907.

2951   **Lothar Buch,**

geb. am 10. März 1890 in Berlin als Sohn des Oberstabsarztes a. D.
und Sanitätsrats Dr. Hans Buch, gehört der K. W.-A. an seit 21. 10. 1907.

2952   **Otto Buchhold,**

geb. am 12. März 1888 in Echzell (Hessen) als Sohn des Sanitätsrats
Dr. Otto Buchhold, gehört der K. W.-A. an seit 21. 10. 1907.

Karl Bührer,   2953

geb. am 27. Februar 1889 in Stuttgart als Sohn des Rechnungsrats Karl Bührer, gehört der K. W.-A. an seit 21. 10. 1907.

Alfred Dengel,   2954

geb. am 10. April 1888 in Berlin als Sohn des Sanitätsrats Dr. Alfred Dengel, gehört der K. W.-A. an seit 21. 10. 1907.

Bernhard Döhner,   2955

geb. am 16. Juli 1887 in Grätz (Posen) als Sohn des Amtsgerichtsrats Karl Döhner, gehört der K. W.-A. an seit 21. 10. 1907.

Hugo Flemming,   2956

geb. am 6. Januar 1889 in Colenfeld (Hannover) als Sohn des Pastors Hugo Flemming, gehört der K. W.-A. an seit 21. 10. 1907.

Hermann Frantz,   2957

geb. am 17. Februar 1888 in Genthin (Prov. Sachsen) als Sohn des Sanitätsrats Dr. P. H. Hermann Frantz, gehört der K. W.-A. an seit 21. 10. 1907.

Gerhard Gilbert,   2958

geb. am 21. Januar 1886 in Gaarden (Schleswig-Holstein) als Sohn des Baurats Friedrich Gilbert, gehört der K. W.-A. an seit 21. 10. 1907.

Friedrich Gimbel,   2959

geb. am 8. Juni 1888 in Lörrach (Baden) als Sohn des Finanzrats Wilhelm Gimbel, gehört der K. W.-A. an seit 21. 10. 1907.

Ernst Graudenz,   2960

geb. am 19. Juni 1888 in Tuchel (Westpreußen) als Sohn des Pfarrers Hermann Graudenz, gehört der K. W.-A. an seit 21. 10. 1907.

Ernst Günther,   2961

geb. am 24. November 1888 in Quedlinburg als Sohn des Stabsveterinärs Heinrich Günther, gehört der K. W.-A. an seit 21. 10. 1907.

Hans Hecker,   2962

geb. am 18. August 1888 in Düsseldorf als Sohn des Stabs- und Bataillonsarztes Dr. Adolf Hecker, gehört der K. W.-A. an seit 21. 10. 1907.

Max Hoemann,   2963

geb. am 15. August 1888 in Deuklingen (Rheinprov.) als Sohn des Bürgermeisters Hugo Hoemann, gehört der K. W.-A. an seit 21. 10. 1907.

2964 **Willy Hoffmann,**

geb. am 6. September 1887 in Stettin als Sohn des Rechnungsrats und Oberzahlmeisters a. D. Emanuel Hoffmann, gehört der K. W.-A. an seit 21. 10. 1907.

2965 **Kurt Holzhausen,**

geb. am 19. April 1887 in Alsleben (Mansfelder Seekreis) als Sohn des Kreiswundarztes Dr. Bernhard Holzhausen, gehört der K. W.-A. an seit 21. 10. 1907.

2966 **Gustav Hottes,**

geb. am 29. Juli 1889 in Nied (Hessen-Nassau) als Sohn des Zivilingenieurs Heinrich Hottes, gehört der K. W.-A. an seit 21. 10. 1907.

2967 **Friedrich Hülsemann,**

geb. am 7. Juni 1886 in Stolberg a. H. (Sachsen) als Sohn des Geh. Kammerjustitiars Wilhelm Hülsemann, gehörte der K. W.-A. an vom 21. 10. 1907 bis 8. 3. 1910. Er setzt seit seinem Ausscheiden das Studium der Medizin fort.

2968 **Bernhard Janert,**

geb. am 10. Juli 1888 in Seehausen (Kr. Osterburg, Sachsen) als Sohn des Medizinalrats Dr. Bernhard Janert, gehört der K. W.-A. an seit 21. 10. 1907.

2969 **Paul Kersten,**

geb. am 1. März 1887 in Frankfurt a. O. als Sohn des Amtsgerichtssekretärs August Kersten, gehört der K. W.-A. an seit 21. 10. 1907.

2970 **Alfred Kiehl,**

geb. am 6. März 1887 in Emlichheim (Hannover) als Sohn des Steuerdirektors Kiehl, gehörte der K. W.-A. an vom 21. 10. 1907 bis 30. 9. 1908. Er schied krankheitshalber aus, setzte das Studium der Medizin fort und studiert zurzeit in Straßburg i. E.

2971 **Karl Kraiß,**

geb. am 7. Februar 1887 in Stuttgart als Sohn des Finanzrats Karl Kraiß, gehört der K. W.-A. an seit 21. 10. 1907.

2972 **Karl Landgraf,**

geb. am 6. November 1889 in Berlin als Sohn des Stabsarztes Dr. Wilhelm Landgraf, gehört der K. W.-A. an seit 21. 10. 1907.

2973 **Erich Lange,**

geb. am 9. Februar 1889 in Berlin als Sohn des Polizeimajors Lange, gehört der K. W.-A. an seit 21. 10. 1907.

2974 **Bernhard Lutterloh,**

geb. am 27. September 1888 in Seesen (Braunschweig) als Sohn des Superintendenten Karl Lutterloh, gehört der K. W.-A. an seit 21. 10. 1907.

Hermann Metzger, 2975

geb. am 4. Oktober 1888 in Rottweil (Württemberg) als Sohn des Stadtpflegers Karl Metzger, gehört der K. W.-A. an seit 21. 10. 1907.

Hugo Mußaeus, 2976

geb. am 17. Dezember 1889 in Perdöhl (Mecklenburg-Schwerin) als Sohn des Gutspächters Mußaeus, gehört der K. W.-A. an seit 21.10.1907.

Friedrich Rauschenberger, 2977

geb. am 2. Juli 1887 in Berlin als Sohn des Gemeindeschullehrers Wilhelm Rauschenberger, gehört der K. W.-A. an seit 21. 10. 1907.

Hans Rauschning, 2978

geb. am 27. Juli 1887 in Tankitten i. Pr. als Sohn des Rentners und Amtsvorstehers Rauschning, gehört der K. W.-A. an seit 21. 10. 1907.

Georg Richter, 2979

geb. am 16. September 1887 in Dresden als Sohn des Ingenieurs Georg Richter, gehört der K. W.-A. an seit 21. 10. 1907.

Albrecht Schoenhals, 2980

geb. am 7. März 1888 in Mannheim als Sohn des Stabsarztes Dr. Gustav Schoenhals, gehört der K. W.-A. an seit 21. 10. 1907.

Gustav Schröder, 2981

geb. am 25. Dezember 1887 in Lauenburg i. Pom. als Sohn des Lehrers Franz Schröder, gehört der K. W.-A. an seit 21. 10. 1907.

Hermann Taegen, 2982

geb. am 14. Juni 1888 in Berlin als Sohn des Hofrats im Auswärtigen Amt Julius Taegen, gehört der K. W.-A. an seit 21. 10. 1907.

Hans Wagner, 2983

geb. am 18. Februar 1889 in Ulm a. D. als Sohn des Oberbürgermeisters Heinrich v. Wagner, gehört der K. W.-A. an seit 21. 10. 1907.

Ernst Wiese, 2984

geb. am 11. März 1887 in Berlin als Sohn des Geh. Kanzleisekretärs im Kultusministerium Robert Wiese, gehört der K. W.-A. an seit 21. 10. 1907.

Friedrich Wiese, 2985

geb. am 11. März 1887 in Berlin als Sohn des Geh. Kanzleisekretärs im Kultusministerium Robert Wiese, gehört der K. W.-A. an seit 21. 10. 1907.

Paul Wolff, 2986

geb. am 18. April 1888 in Nauen als Sohn des Tischlermeisters Karl Wolff, gehörte der K. W.-A. an seit 21. 10. 1907.

2987   **Hans Wüllenweber,**

geb. am 22. Oktober 1888 in Berlin als Sohn des Oberlehrers Franz Wüllenweber, gehört der K. W.-A. an seit 21. 10. 1907.

2988   **Georg Zachariae,**

geb. am 28. Mai 1888 in Buschhaus bei Liebenwerda (Sachsen) als Sohn des Rittergutsbesitzers Zachariae, gehört der K. W.-A. an seit 21. 10. 1907.

Ostern 1908.

2989   **Georg Abeßer,**

geb. am 7. August 1889 in Schwammelwitz (Schlesien) als Sohn des Kgl. Baurats Hans Abeßer, gehört der K. W.-A. an seit 28. 3. 1908.

2990   **Alexander Anhöck,**

geb. am 8. Dezember 1886 in Gößnitz (Sachsen-Altenburg) als Sohn des Fabrikanten Anhöck, gehört der K. W.-A. an seit 28. 3. 1908.

2991   **Walter Behrend,**

geb. am 6. Oktober 1888 in Kolberg (Pommern) als Sohn des Kreisarztes und Medizinalrats Felix Behrend, gehört der K. W.-A. an seit 28. 3. 1908.

2992   **Jobst-Heinrich Benzler,**

geb. am 10. Januar 1889 in Sterkrade (Rheinprov.) als Sohn des Arztes Hans Benzler, gehört der K. W.-A. an seit 28. 3. 1908.

2993   **Ludwig Brandt,**

geb. am 16. Oktober 1888 in Schellerten (Hannover) als Sohn des Fabrikdirektors Rudolf Brandt, gehört der K.W.-A. an seit 28. 3. 1908.

2994   **Bismarck Bütow,**

geb. am 16. April 1888 in Körlin (Pommern) als Sohn des Schäfereidirektors Bruno Bütow, gehört der K. W.-A. an seit 28. 3. 1908.

2995   **Martin Claus,**

geb. am 28. September 1888 in Berlin als Sohn des Kaufmanns Arthur Claus, gehört der K. W.-A. an seit 28. 3. 1908.

2996   **Heinrich Depenthal,**

geb. am 5. Juli 1889 in Cleve (Rheinprov.) als Sohn des Gymnasial-Professors Eduard Depenthal, gehörte der K. W.-A. an vom 28. 3. 1908 bis 31. 7. 1908. Er schied wegen Krankheit aus und studiert zurzeit in Berlin Medizin.

Otto Daube, 2997

geb. am 13. August 1889 in Holzburg (Hessen-Nassau) als Sohn des Pfarrers Philipp Daube, gehörte der K. W.-A. an vom 28. 3. 1908 bis 30. 9. 1908. Er schied krankheitshalber aus der Akademie aus und setzte das Studium der Medizin fort. Er studiert zurzeit in Würzburg.

Bruno Dittrich, 2998

geb. am 5. September 1889 in Hannover als Sohn des Bankinspektors August Dittrich, gehört der K. W.-A. an seit 28. 3. 1908.

Ernst Dohrendorff, 2999

geb. am 6. März 1889 in Lüchow (Hannover) als Sohn des Kreisarztes Dohrendorff, gehört der K. W.-A. an seit 28. 3. 1908.

Karl Emisch, 3000

geb. am 1. November 1888 in Gelsenkirchen (Westfalen) als Sohn des Amtmanns Karl Emisch, gehört der K. W.-A. an seit 28. 3. 1908.

Edgar Forster, 3001

geb. am 28. Juni 1890 in Ulm als Sohn des Hauptmanns Forster, gehört der K. W.-A. an seit 28. 3. 1908.

Johannes Groppler, 3002

geb. am 12. Februar 1888 in Pillau (Ostpreußen) als Sohn des Brunnendirektors Dr. phil. Robert Groppler, gehört der K. W.-A. an seit 3. 4. 1908.

Ulrich Hammer, 3003

geb. am 7. Mai 1888 in Forst (Brandenburg) als Sohn des Kaufmanns Arno Hammer, gehört der K. W.-A. an seit 28. 3. 1908.

Konrad Heim, 3004

geb. am 16. März 1890 in Potsdam als Sohn des Oberzahlmeisters Heim, gehört der K. W.-A. an seit 1. 6. 1908.

Ernst Henneberg, 3005

geb. am 21. Juli 1887 in Darmstadt als Sohn des Geh. Hofrats und Hochschul-Professors Lebrecht Henneberg, gehört der K. W.-A. an seit 28. 3. 1908.

Rudolf Hirsch, 3006

geb. am 10. August 1888 in Magdeburg als Sohn des Regierungsrats Friedrich Hirsch, gehört der K. W.-A. an. seit 28. 3. 1908.

Ernst Hühns, 3007

geb. am 18. Januar 1890 in Neuwedell (Kreis Arnswalde) als Sohn des prakt. Arztes Dr. Hühns, gehört der K. W.-A. an seit 28. 3. 1908.

3008 **Clemens Jaeckel,**

geb. am 25. September 1887 in Ahrweiler (Rheinprovinz) als Sohn des Kreissekretärs und Rechnungsrats Heinrich Jaeckel, gehört der K. W.-A. an seit 28. 3. 1908.

3009 **Wilhelm Joachimi,**

geb. am 20. März 1888 in Trier als Sohn des Majors z. D. Otto Joachimi, gehört der K. W.-A. an seit 28. 3. 1908.

3010 **Ernst Kahnert,**

geb. am 5. Januar 1890 in Danzig als Sohn des Stadtrats Emil Kahnert, gehört der K. W.-A. an seit 28. 3. 1908.

3011 **Kurt Kleberger,**

geb. am 13. September 1889 in Wesel (Rheinprovinz) als Sohn des Oberkriegsgerichtsrats Otto Kleberger, gehört der K. W.-A. an seit 28. 3. 1908.

3012 **Franz Kornke,**

geb. am 17. Februar 1889 in Leobschütz (Schlesien) als Sohn des Gymnasialprofessors Franz Kornke, gehört der K. W.-A. an seit 28. 3. 1908.

3013 **Wolfram Lambeck,**

geb. am 21. März 1890 in Coblenz als Sohn des Königl. Provinzial-schulrats Professor Gustav Lambeck, gehört der K. W.-A. an seit 28. 3. 1908.

3014 **Ernst Lauenroth,**

geb. am 2. Oktober 1887 in Münster (Westfalen) als Sohn des Baurats Martin Lauenroth, gehört der K. W.-A. an seit 28. 3. 1908.

3015 **Heinrich Lent,**

geb. am 4. Februar 1889 in Siegen (Westfalen) als Sohn des Kaufmanns Robert Lent, gehörte der K. W.-A. an vom 28. 3. 1908 bis 18. 5. 1908. Er wurde als dienstunbrauchbar entlassen, studierte zunächst noch ein Semester Medizin, entschloß sich dann aber, einen technischen Beruf zu ergreifen und besuchte zwei Semester die technische Hochschule in Aachen. Er arbeitet seit Oktober 1909 praktisch auf dem Bochumer Gußstahlwerk in Bochum.

3016 **Enno Lolling,**

geb. am 19. Juli 1888 in Cöln a. Rh. als Sohn des Professors Heiko Lolling, gehört der K. W.-A. an seit 28. 3. 1908.

3017 **Walther Miemietz,**

geb. am 16. November 1889 in Dubin (Posen) als Sohn des Bürgermeisters Johannes Miemietz, gehört der K. W.-A. an seit 28. 3. 1908.

Karl Müller, 3018

geb. am 27. Januar 1888 in Schöneberg bei Berlin als Sohn des Rechnungsrats Karl Müller, gehört der K. W.-A. an seit 28. 3. 1908.

Johannes Nelle, 3019

geb. am 17. Oktober 1889 in Hamm (Westfalen) als Sohn des Pfarrers und Superintendenten Dr. theol. Wilhelm Nelle, gehört der K. W.-A. an seit 28. 3. 1908.

Fritz Paetzold, 3020

geb. am 13. Juni 1889 in Danzig als Sohn des Kaufmanns Karl Paetzold, gehört der K. W.-A. an seit 28. 3. 1908.

Johannes Peltret, 3021

geb. am 28. März 1890 in Frankfurt a. O. als Sohn des Fabrikbesitzers Emil Peltret, gehört der K. W.-A. an seit 28. 3. 1908.

Helmut Petow, 3022

geb. am 21. März 1889 in Bentheim (Hannover) als Sohn des Oberzollrevisors Eugen Petow, gehört der K. W.-A. an seit 28. 3. 1908.

Friedrich Prenzel, 3023

geb. am 15. Dezember 1889 in Bielefeld (Westfalen) als Sohn des Gymnasialprofessors Theodor Prenzel, gehört der K. W.-A. an seit 28. 3. 1908.

Werner Rammelt, 3024

geb. am 2. Juli 1888 in Bischweiler (Unter-Elsaß) als Sohn des Professors Philipp Rammelt, gehört der K. W.-A. an seit 28. 3. 1908.

Richard Raschdorff, 3025

geb. am 5. November 1888 in Görlitz (Schlesien) als Sohn des Eisenbahndirektors Karl Raschdorff, gehört der K. W.-A. an seit 28. 3. 1908.

Ewald Rieke, 3026

geb. am 5. Juli 1889 in Goslar (Hannover) als Sohn des Lazarett-Verwaltungsinspektors August Rieke, gehört der K. W.-A. an seit 28. 3. 1908.

Fritz Rother, 3027

geb. am 10. Januar 1890 in Altenburg (Sachsen-Altenburg) als Sohn des Bürgerschullehrers Franz Rother, gehört der K. W.-A. an seit 28. 3. 1908.

Max Rudeloff, 3028

geb. am 20. Februar 1889 in. Berlin als Sohn des Stabsarztes Dr. Max Rudeloff, gehört der K. W.-A an seit 28. 3. 1908.

3029   **Johannes Schlaaff,**
geb. am 6. Mai 1889 in Groß-Lichterfelde als Sohn des Regierungs-
sekretärs Martin Schlaaff, gehört der K. W.-A. an seit 28. 3. 1908.

3030   **Hans Schneider,**
geb. am 3. September 1889 in Dill als Sohn des Pfarrers Gustav
Schneider, gehört der K. W.-A. an seit 28. 3. 1908.

3031   **Wilhelm Schneider,**
geb. am 8. August 1889 in Markvippach (Großherzogtum Sachsen)
als Sohn des Bürgerschullehrers Florentin Schneider, gehört der
K. W.-A. an seit 28. 3. 1908.

3032   **Ernst Schroeder,**
geb. am 11. Juli 1888 in Neu-Ruppin (Brandenburg) als Sohn des
Rechnungsrats Ernst Schroeder, gehört der K. W.-A. an seit 28. 3. 1908.

3033   **Martin Seehawer,**
geb. am 10. April 1890 in Militsch (Schlesien) als Sohn des Pastors
Johannes Seehawer, gehört der K. W.-A. an seit 28. 3. 1908.

3034   **Gottfried Siems,**
geb. am 2. Dezember 1888 in Leipzig als Sohn des Oberstabsarztes
Dr. Karl Adolf Siems, gehört der K. W.-A. an seit 28. 3. 1908.

3035   **Friedrich Smolka,**
geb. am 2. Mai 1890 in Tremessen (Posen) als Sohn des Gymnasial-
professors Heinrich Smolka, gehört der K. W.-A. an seit 28. 3. 1908.

3036   **Walter Steffens,**
geb. am 2. November 1889 in Magdeburg-Sudenburg als Sohn des
Fabrikdirektors Eduard Steffens, gehört der K. W.-A. an seit 28. 3. 1908.

3037   **Hugo Straßburger,**
geb. am 1. Mai 1888 in Aschersleben (Provinz Sachsen) als Sohn
Gymnasialoberlehrers Professor Dr. Emil Straßburger, gehört der
K. W.-A. an seit 28. 3. 1908.

3038   **Walter Taube,**
geb. am 3. August 1889 in Naumburg a. S. als Sohn des Gymnasial-
professors Dr. Gotthold Taube, gehört der K. W.-A. an seit 28. 3. 1908.

3039   **Otto Thiede,**
geb. am 15. April 1888 in Caarßen (Hannover) als Sohn des Pastors
Hugo Thiede, gehört der K. W.-A. an seit 28. 3. 1908.

Friedrich Vierkorn, 3040

geb. am 20. Februar 1890 in Kottbus als Sohn des Archidiakonus Otto Vierkorn, gehörte der K. W.-A. an vom 28. 3. 1908 bis 20. 1. 1910. Er schied aus der K. W.-A. aus, um die Offizierslaufbahn einzuschlagen. Er ist zurzeit Fahnenjunker im Pion.-Batl. Nr. 8 in Coblenz.

Ernst Voith v. Voithenberg, 3041

geb. am 3. April 1889 in Schwarzenfels (Hessen-Nassau) als Sohn des bayr. Leutnants a. D. Ludwig Voith v. Voithenberg, gehörte der K. W.-A. an vom 28. 3. 1908 bis 30. 9. 1908. Er wurde am 1. 4. 1909 in die K. W.-A wieder aufgenommen.

Karl Weiß, 3042

geb. am 19. April 1888 in Plauen i. V. (Königreich Sachsen) als Sohn des Bürgerschuldirektors Louis Weiß, gehört der K. W.-A. an seit 28. 3. 1908.

Heinrich Wolkewitz, 3043

geb. am 25. November 1887 in Ober-Breidenbach (Großherzogt. Hessen) als Sohn des Pfarrers Heinrich Wolkewitz, gehört der K. W.-A. an seit 1. 5. 1908.

Michaelis 1908.

Karl Arndt, 3044

geb. am 1. April 1889 in Fürstenberg a. O. (Brandenburg) als Sohn des Rechnungsrats Ludwig Arndt, gehört der K. W.-A. an seit 21. 10. 1908.

Max Bender, 3045

geb. am 14. November 1888 in Neu-Ulm (Bayern) als Sohn des Landgerichtsrats Karl Bender, gehört der K. W.-A. an seit 21. 10. 1908.

Walther Biese, 3046

geb. am 25. Juni 1889 in Saarbrücken (Rheinprovinz) als Sohn des Gymnasialdirektors Reinhold Biese, gehört der K. W.-A. an seit 21. 10. 1908.

Kurt Bingler, 3047

geb. am 13. Oktober 1888 in Mudau (Baden) als Sohn des Oberlehrers Wilhelm Bingler, gehört der K. W.-A. an seit 21. 10. 1908.

August Blum, 3048

geb. am 17. August 1889 in Reichensachsen (Hessen-Nassau) als Sohn des Hauptlehrers Blum, gehört der K. W.-A. an seit 21. 10. 1908.

3049   **Rudolf Bottler,**

geb. am 13. Juni 1886 in Trier als Sohn des Steuerinspektors Rudolf
Bottler, gehört der K. W.-A. an seit 21. 10. 1908.

3050   **Friedrich Brekenfeld,**

geb. am 13. September 1887 in Neu-Barnim (Brandenburg) als Sohn
des Sanitätsrats Dr. Brekenfeld, gehört der K.W.-A. an seit 21.10.1908.

3051   **Ernst Brüning,**

geb. am 16. Juli 1887 in Treuenbrietzen als Sohn des Sanitätsrats
Dr. Ernst Brüning, gehört der K. W.-A. an seit 21. 10. 1908.

3052   **Rudolf Buch,**

geb. am 3. Juli 1888 in Wernigerode a. Harz als Sohn des Rentiers
Buch, gehört der K.W.-A. an seit 21. 10. 1908.

3053   **Hellmuth Deist,**

geb. am 26. Oktober 1890 in Stuttgart als Sohn des Rechnungsrats
Wilhelm Deist, gehört der K. W.-A. an seit 21. 10. 1908.

3054   **Willy Devrient,**

geb. am 26. Juli 1887 in Berlin als Sohn des Rechnungsrats Ernst
Devrient, gehört der K. W.-A. an seit 21. 10. 1908.

3055   **Karl Dietsch,**

geb. am 15. Juli 1888 in Trier (Rheinprovinz) als Sohn des Kaufmanns
Karl Dietsch, gehört der K. W.-A. an seit 21. 10. 1908.

3056   **Otto Eschle,**

geb. am 29. Oktober 1887 in Konstanz (Baden) als Sohn des Ober-
arztes a. D. und Direktors der Kreispflegeanstalt Franz Eschle, gehört
der K. W.-A. an seit 21. 10. 1908.

3057   **Karl Fähndrich,**

geb. am 1. September 1888 in Lahr (Baden) als Sohn des Bankiers
Karl Fähndrich, gehört der K. W.-A. an seit 21. 10. 1908.

3058   **Oswald Fohr,**

geb. am 28. April 1887 in Hadamar (Hessen-Nassau) als Sohn des
Stadtrechners Oswald Fohr, gehört der K.W.-A. an seit 21. 10. 1908.

3059   **Rudolf Fricke,**

geb. am 21. Januar 1889 in Ackenhausen (Braunschweig) als Sohn des
Gutbesitzers Fricke, gehört der K. W.-A. an seit 21. 10. 1908.

3060   **Hans Gremler,**

geb. am 9. März 1890 in Cöln als Sohn des Bauinspektors Gremler,
gehört der K. W.-A. an seit 21. 10. 1908.

Franz Großfuß, 3061

geb. am 4. Oktober 1887 in Culmsee (Westpreußen) als Sohn des Sanitätsrats Ernst Großfuß, gehört der K. W.-A. an seit 21. 10. 1908.

Kurt Günther, 3062

geb. am 24. Dezember 1889 in Quedlinburg als Sohn des Stabsveterinärs Heinrich Günther, gehört der K. W.-A. an seit 21. 10. 1908.

Johannes Haacke, 3063

geb. am 13. November 1888 in Berlin als Sohn des Fabrikbesitzers Otto Haacke, gehört der K. W.-A. an seit 21. 10. 1908.

Karl-Ludwig Heinrichs, 3064

geb. am 20. Februar 1888 in Posen als Sohn des Oberst Hermann Heinrichs, gehört der K. W.-A. an seit 21. 10. 1908.

Walter Keßler, 3065

geb. am 13. März 1889 in Burg (Prov. Sachsen) als Sohn des Justizrats Karl Keßler, gehört der K. W.-A. an seit 21. 10. 1908.

Franz Klose, 3066

geb. am 21. Juli 1887 in Liegnitz als Sohn des Architekten Johannes Klose, gehört der K. W.-A. an seit 21. 10. 1908.

Friedrich Kluge, 3067

geb. am 13. August 1889 in Halle a. S. als Sohn des Medizinalrats Dr. Paul Kluge, gehört der K. W.-A. an seit 21. 10. 1908.

Paul Klütz, 3068

geb. am 28. April 1889 in Hindenburg (Pommern) als Sohn des Landwirts Franz Klütz, gehört der K. W.-A. an seit 21. 10. 1908.

Wilhelm Ködderitz, 3069

geb. am 11. Mai 1889 in Leimbach (Hannover) als Sohn des Konsistorialrats Ködderitz, gehört der K. W.-A. an seit 21. 10. 1908.

Herbert Krause, 3070

geb. am 1. Juli 1888 in Oranienstein (Hessen-Nassau) als Sohn des Oberstabsarztes Dr. Karl Krause, gehört der K. W.-A. an seit 21. 10. 1908.

Rudolf Krüer, 3071

geb. am 12. Dezember 1889 in Kiel als Sohn des Postdirektors Wilhelm Krüer, gehört der K. W.-A. an seit 21. 10. 1908.

Erwin Langenbach, 3072

geb. am 27. Februar 1890 in Kenzingen (Baden) als Sohn des Forstmeisters Hugo Langenbach, gehört der K. W.-A. an seit 21. 10. 1908.

3073   **Georg Loeb,**

geb. am 26. Juli 1885 in Hachenburg als Sohn des Sanitätsrats
Dr. Karl Loeb, gehört der K. W.-A. an seit 21. 10. 1908.

3074   **Gustav Lorentz,**

geb. am 4. Juni 1887 in Gummersbach (Rheinprovinz) als Sohn des
Medizinalrats Dr. Lorentz, gehört der K. W.-A. an seit 21. 10. 1908.

3075   **Wilhelm Löhr,**

geb. am 15. März 1889 in Hohensolms (Rheinprovinz) als Sohn des Pastors
Wilhelm Löhr, gehörte der K. W.-A. an vom 21. 10. 1908 bis 31. 3. 1909.
Er wurde auf Antrag seines Vaters entlassen, setzte nach seinem Aus-
scheiden das Studium der Medizin fort und studiert zurzeit in Gießen.

3076   **Gerhard Musehold,**

geb. am 28. Februar 1888 in Charlottenburg als Sohn des Stabsarztes a. D. und Sanitätsrats Dr. Albert Musehold, gehört der K. W.-A.
an seit 21. 10. 1908.

3077   **Hans Nagel,**

geb. am 27. November 1889 in Scharnhausen (Württemberg) als Sohn
des Gestütsinspektors Karl Nagel, gehört der K.W.-A. an seit 21.10.1908.

3078   **Johannes Nancke,**

geb. am 4. März 1887 in Berlin als Sohn des Großkaufmanns Johannes
Nancke, gehört der K. W.-A. an seit 21. 10. 1908.

3079   **Werner Nugel,**

geb. am 27. Februar 1889 in Gera (Reuß j. L.) als Sohn des Verlagsbuchhändlers Alvin Nugel, gehörte der K. W.-A. an vom 21. 10. 1908
bis 21. 9. 1909. Er wurde auf Antrag seines Vaters entlassen, setzte
nach seinem Ausscheiden das Studium der Medizin fort und studiert
zurzeit in Jena.

3080   **Reinhold Popken,**

geb. am 30. Januar 1888 in Bederkesa (Hannover) als Sohn des Kreisschulinspektors Johann Heinrich Popken, gehört der K. W.-A. an seit
21. 10. 1908.

3081   **Hans Reebs,**

geb. am 26. März 1890 in Gnoien (Mecklenburg-Schwerin) als Sohn
des prakt. Arztes Karl Reebs, gehört der K. W.-A. an seit 21. 10. 1908.

3082   **Hans Rochs,**

geb. am 7. Mai 1888 in Danzig als Sohn des Oberstleutnants a. D.
Friedrich Rochs, gehört der K. W.-A. an seit 21. 10. 1908.

Hans Rohlfing, 3083

geb. am 31. Juli 1890 in Rohrbach (Baden) als Sohn des Stabs- und Bataillonsarztes Dr. Otto Rohlfing, gehört der K. W.-A. an seit 21. 10. 1908.

Walter Ruppert, 3084

geb. am 11. September 1889 in Wollersleben (Sachsen) als Sohn des Rentiers August Ruppert, gehörte der K. W.-A. an vom 21. 10. 1908 bis 30. 9. 1909. Er wurde nach Beendigung seiner Militärdienstzeit auf Antrag seines Vaters entlassen und setzt zurzeit das Studium der Medizin an der Universität Berlin fort.

Robert Scharf, 3085

geb. am 18. September 1887 in Soest (Westfalen) als Sohn des Gymnasialprofessors Robert Scharf, gehört der K.W.-A. an seit 21. 10. 1908.

Hermann Scherer, 3086

geb. am 10. Juni 1890 in Darmstadt als Sohn des Architekten Georg Scherer, gehört der K. W.-A. an seit 21. 10. 1908.

Ernst Schmerl, 3087

geb. am 31. Mai 1890 in Krotoschin (Posen) als Sohn des Gymnasialprofessors Schmerl, gehört der K. W.-A. an seit 21. 10. 1908.

Emil Schmitt, 3088

geb. am 7. Oktober 1887 in Corney (bei Metz) als Sohn des Kaufmanns Franz Schmitt, gehört der K. W.-A. an seit 21. 10. 1908.

Paul Simon, 3089

geb. am 23. Juni 1889 in Sulzbach (Rheinprovinz) als Sohn des Gemeinderendanten Paul Simon, gehört der K. W.-A. an seit 21. 10. 1908.

Kurt Stordeur, 3090

geb. am 17. Mai 1889 in Leobschütz (Schlesien) als Sohn des Schulrats Hugo Stordeur, gehört der K. W.-A. an seit 21. 10. 1908.

Arthur Voigt, 3091

geb. am 30. Dezember 1887 in Berlin als Sohn des Polizei-Hauptmanns August Voigt, gehört der K. W.-A. an seit 21. 10. 1908.

Hans Wolf, 3092

geb. am 15. September 1889 in Schwerin (Mecklenburg) als Sohn des Oberregisseurs und Hofschauspielers Albert Wolf, gehört der K. W.-A. an seit 21. 10. 1908.

Ostern 1909.

3093   **Kurt Bärensprung,**

    geb. am 10. Juli 1891 in Torgau (Prov. Sachsen) als Sohn des Stabs-
und Garnisonarztes Dr. Kurt Bärensprung, gehört der K. W.-A. an
seit 29. 3. 1909.

3094   **Ernst Becker,**

    geb. am 19. Mai 1888 in Teuditz (Prov. Sachsen) als Sohn des
Pfarrers Ernst Hermann Becker, gehört der K. W.-A. an seit 29. 3. 1909.

3095   **Kurt Colomb,**

    geb. am 13. August 1888 in Neustadt (Schlesien) als Sohn des Ober-
und Geh. Regierungsrats Charles Colomb, gehört der K. W.-A. an
seit 29. 3. 1909.

3096   **Siegfried vom Ende,**

    geb. am 6. Juni 1889 in Barmen als Sohn des Apothekenbesitzers
Heinrich vom Ende, gehörte der K. W.-A. an vom 29. 3. 1909 bis
15. 3. 1910. Er wurde auf Antrag seiner Mutter entlassen. Er setzt
zurzeit das Studium der Medizin in Berlin fort.

3097   **Hans Fuchs,**

    geb. am 22. August 1890 in Stargard i. Pommern als Sohn des Kgl.
Baurats Karl Fuchs, gehörte der K. W.-A. an vom 29. 3. 1909 bis
1. 5. 1909. Er wurde krankheitshalber entlassen und setzt zurzeit in
Berlin das Studium der Medizin fort.

3098   **Wolfgang Gärtner,**

    geb. am 26. Juni 1890 in Jena als Sohn des Marine-Stabsarztes a. D.
und o. ö. Professors Dr. August Gärtner, gehört der K. W.-A. an seit
29. 3. 1909.

3099   **Erich Gladhorn,**

    geb. am 14. Dezember 1888 in Berlin als Sohn des Rektors Johann
Friedrich Gladhorn, gehört der K. W.-A. an seit 29. 3. 1909.

3100   **Max Gutensohn,**

    geb. am 5. Januar 1890 in Hamburg als Sohn des Großkaufmanns
Max Joseph Gutensohn, gehört der K. W.-A. an seit 29. 3. 1909.

3101   **Hans Haebler,**

    geb. am 30. Juli 1889 in Niederoderwitz b. Zittau (Kgr. Sachsen) als
Sohn des Pastors Georg Haebler, gehört der K. W.-A. an seit
29. 3. 1909.

Wilhelm Huchzermeier,   3102
geb. am 14. November 1888 in Huchzen (Westfalen) als Sohn des Gutsbesitzers Wilhelm Huchzermeier, gehört der K. W.-A. an seit 31. 3. 1909.

Andreas Koch,   3103
geb. am 17. September 1889 in Bremerhaven als Sohn des Schiffs- ingenieurs Heinrich Koch, gehörte der K. W.-A. an vom 29. 3. 1909 bis 21. 4. 1910. Er wurde auf Antrag seiner Mutter entlassen, um sich einem anderen Beruf zuzuwenden.

Walter Krause,   3104
geb. am 16. Juni 1891 in Breslau als Sohn des Regierungs- und Baurats Otto Krause, gehört der K. W.-A. an seit 29. 3. 1909.

Heinrich Ladwig,   3105
geb. am 28. April 1890 in Konstanz am Bodensee als Sohn des Post- direktors Hermann Ladwig, gehört der K. W.-A. an seit 29. 3. 1909.

Karl Lodemann,   3106
geb. am 16. Juli 1890 in Hameln (Hannover) als Sohn des Geh. Sanitätsrats Dr. Karl Lodemann, gehört der K. W.-A. an seit 29. 3. 1909.

Günther Martins,   3107
geb. am 7. April 1889 in Oratsche (Kr. Tost-Gleiwitz-Schlesien) als Sohn des Landgerichtsdirektors, Hauptmanns d. L. a. D. Heinrich Martins, gehört der K. W.-A. an seit 29. 3. 1909.

Friedrich Masling,   3108
geb. am 4. Februar 1891 in Zeche Victor in Rauxel (Kreis Dortmund) als Sohn des Bergwerksdirektors Heinrich Masling, gehört der K.W.-A. an seit 29. 3. 1909.

Fritz Mehlhausen,   3109
geb. am 8. Juni 1888 in Gettorf (Schleswig-Holstein) als Sohn des Sanitätsrats Gustav Mehlhausen, gehört der K. W.-A. an seit 29. 3. 1909.

Frank Migeod,   3110
geb. am 24. August 1889 in Königsberg i. Pr. als Sohn des Ober- stabsarztes Dr. Wilhelm Migeod, gehört der K. W.-A. an seit 29. 3. 1909.

Hugo Müller,   3111
geb. am 26. Mai 1891 in Radeberg (Kgr. Sachsen) als Sohn des Stadtrats und Fabrikbesitzers Hugo Müller, gehört der K. W.-A. an seit 29. 3. 1909.

Wilhelm Neunerdt.   3112
geb. am 16. Mai 1890 in Hannover als Sohn des Großkaufmanns Heinrich Neunerdt, gehört der K. W.-A. an seit 29. 3. 1909.

3113
Hermann Pannek,
geb. am 1. Januar 1891 in Pleß (Schlesien) als Sohn des prakt. Arztes Dr. Stefan Pannek, gehört der K. W.-A. an seit 29. 3. 1909.

3114
Bernhard Patzig,
geb. am 7. November 1890 in Berlin als Sohn des Gymnasial-Professors Hermann Patzig, gehört der K. W.-A. an seit 29. 3. 1909.

3115
Erich Peucker,
geb. am 3. September 1889 in Strausberg (Brandenburg) als Sohn des Justizrats Dr. phil. Oskar Peucker, gehört der K. W.-A. an seit 29. 3. 1909.

3116
Emil Pfuhl,
geb. am 14. Dezember 1889 in Berszienen (Ostpreußen) als Sohn des Gutsbesitzers August Pfuhl, gehört der K. W.-A. an seit 29. 3. 1909.

3117
Karl Pöhlmann,
geb. am 16. Mai 1891 in Schwerin (Mecklenburg) als Sohn des Eisenbahnsekretärs Friedrich Pöhlmann, gehört der K.W.-A. an seit 29.3.1909.

3118
Gustav Rau,
geb. am 21. Januar 1891 in Jülich (Rheinprovinz) als Sohn des Gymnasial-Professors, Oberlehrers Gustav Rau, gehört der K. W.-A. an seit 29. 3. 1909.

3119
Kurt-Rüdiger v. Roques,
geb. am 25. Mai 1890 in Nienburg a. W. (Hannover) als Sohn des Hauptmanns a. D. Maximilian v. Roques, gehört der K. W.-A. an seit 29. 3. 1909.

3120
Ernst Rumpf,
geb. am 19. Juni 1889 in Weimar als Sohn des Eisenbahndirektors Karl Rumpf, gehört der K. W.-A. an seit 29. 3. 1909.

3121
Udo Schaeffer,
geb. am 8. September 1889 in Ueckermünde i. Pomm. als Sohn des Premier-Leutnants a. D. Udo Schaeffer, gehört der K. W.-A. an seit 29. 3. 1909.

3122
Edgar Schedler,
geb. am 23. Februar 1890 in Biebrich a. Rh. als Sohn des Oberstabsarztes Dr. Paul Schedler, gehört der K. W.-A. an seit 29. 3. 1909.

3123
Otto Scholl,
geb. am 14. Oktober 1888 in Trier als Sohn des Taubstummenlehrers August Scholl, gehört der K. W.-A. an seit 1. 4. 1909.

Eduard Schulz, 3124

geb. am 10. Juni 1888 in Görlitz (Schlesien) als Sohn des Rechnungsrats Eduard Schulz, gehört der K. W.-A. an seit 29. 3. 1909.

Ernst Schwabe, 3125

geb. am 5. Mai 1890 in Altenburg (Sachsen-Altenburg) als Sohn des
Gymnasial-Professors Dr. Schwabe, gehört der K. W.-A. an seit
29. 3. 1909.

Ewald Schwarz, 3126

geb. am 15. September 1889 in Retzin i. Pomm. als Sohn des Lehrers
Hermann Schwarz, gehört der K. W.-A. an seit 29. 3. 1909.

Theodor Staemmler, 3127

geb. am 1. September 1889 in Leipzig als Sohn des Pastors
Staemmler, gehört der K. W.-A. an seit 29. 3. 1909.

Wilhelm Stockmann, 3128

geb. am 14. August 1888 in Kronprinzenkoog (Schleswig-Holstein) als
Sohn des Pastors Johannes Stockmann, gehört der K. W.-A. an seit
29. 3. 1909.

Alfred Strauch, 3129

geb. am 1. August 1889 in Ratibor (Schlesien) als Sohn des Oberstabsarztes Dr. Hermann Strauch, gehört der K.W.-A. an seit 29. 3. 1909.

Julius Smend, 3130

geb. am 25. Dezember 1888 in Hattingen (Westfalen) als Sohn des
Pfarrers Friedrich Otto Smend, gehört der K. W.-A. an seit 29. 3. 1909.

Johannes Thele, 3131

geb. am 6. November 1889 in Eberswalde (Brandenburg) als Sohn des
Bürgerschullehrers Ernst Thele, gehört der K. W.-A. an seit 29. 3. 1909.

Hans Volger, 3132

geb. am 29. April 1888 in Geestemünde (Hannover) als Sohn des
Kapitäns Otto Volger, gehört der K. W.-A. an seit 29. 3. 1909.

Walther Weber, 3133

geb. am 5. November 1889 in Luxemburg als Sohn des Regierungsbaumeisters Karl Weber, gehört der K. W.-A. an seit 29. 3. 1909.

Richard Wedding, 3134

geb. am 12. Juni 1888 in Berlin als Sohn des Geh. Bergrats Hermann
Wedding, gehört der K. W.-A. an seit 29. 3. 1909.

3135   **Theodor Zechlin,**

geb. am 2. August 1889 in Zerpenschleuse (Kr. Nieder-Barnim) als Sohn des Militäroberpfarrers Lothar Zechlin, gehört der K. W.-A. an seit 29. 3. 1909.

3136   **Martin Zeißler,**

geb. am 3. April 1888 in Wechselburg (Kgr. Sachsen) als Sohn des Pfarrers Karl Zeißler, gehört der K. W.-A. an seit 29. 3. 1909.

Michaelis 1909.

3137   **Hans Anders,**

geb. am 15. September 1888 in Berlin als Sohn des Buchhändlers Paul Anders, gehört der K. W.-A. an seit 21. 10. 1909.

3138   **Walter Asal,**

geb. am 14. Juni 1891 in Bruchsal (Baden) als Sohn des Geh. Rechnungsrats Dr. Karl Asal, gehört der K. W.-A. an seit 21. 10. 1909.

3139   **Hermann Berger,**

geb. am 25. Juni 1890 in Lippstadt i. W. als Sohn des Königl. Oberlandmessers Paul Berger, gehört der K. W.-A. an seit 21. 10. 1909.

3140   **Julius Bettingen,**

geb. am 19. August 1887 in Neuerburg (Rheinprov.) als Sohn des Rechnungsrats Otto Bettingen, gehört der K. W.-A. an seit 21. 10. 1909.

3141   **Christoph Blum,**

geb. am 25. Juli 1891 in Ludwigsburg (Württemberg) als Sohn des Königl. Württembergischen Feldpropstes und Prälaten Otto v. Blum, gehört der K. W.-A. an seit 21. 10. 1909.

3142   **Friedrich Bormann,**

geb. am 24. April 1890 in Braunschweig als Sohn des Hofapothekers Fritz Bormann, gehört der K. W.-A. an seit 21. 10. 1909.

3143   **Wilhelm Brandt,**

geb. am 31. Juli 1891 in Friedeberg (Brandenburg) als Sohn des Oberlehrers Prof. Dr. Karl Brandt, gehört der K. W.-A. an seit 21. 10. 1909.

3144   **Richard Dransfeld,**

geb. am 12. November 1890 in Berlin als Sohn des Oberbrandinspektors Wilhelm Dransfeld, gehört der K. W.-A. an seit 21. 10. 1909.

Paul Drape, 3145

geb. am 19. August 1890 in Gr. Sittensen (Hannover) als Sohn des Ratsapothekers Drape, gehört der K. W.-A. an seit 21. 10. 1909.

Georg Eule, 3146

geb. am 7. Dezember 1889 in Netzschkau (Königr. Sachsen) als Sohn des Apothekenbesitzers Georg Eule, gehört der K. W.-A. an seit 21. 10. 1909.

Rudolf Feustell, 3147

geb. am 8. Januar 1891 in Bremen als Sohn des auswärtigen Vertreters für Bremer Firmen Rudolf Feustell, gehört der K. W.-A. an seit 21. 10. 1909.

Emil Friedag, 3148

geb. am 23. Februar 1890 in Münster i. W. als Sohn des Rechnungsrats und Geh. expedierenden Sekretärs im Kriegsministerium Bernhard Friedag, gehört der K. W.-A. an seit 21. 10. 1909.

Johannes Friedländer, 3149

geb. am 27. Dezember 1890 in Sagard a. Rügen als Sohn des Pastors Johannes Michael Friedländer, gehört der K. W.-A. an seit 21. 10. 1909.

Hans Gehrig, 3150

geb. am 20. Mai 1890 in Rheinbischofsheim i. Baden als Sohn des Hauptlehrers Heinrich Gehrig, gehört der K. W.-A. an seit 21. 10. 1909.

Wilhelm Gilow, 3151

geb. am 23. März 1890 in Berlin als Sohn des Gymnasialprofessors und Hauptmanns a. D. Dr. Hermann Gilow, gehört der K. W.-A. an seit 21. 10. 1909.

Rudolf Greve, 3152

geb. am 29. August 1887 in Dresden als Sohn des Kaufmanns Greve, gehört der K. W.-A. an seit 21. 10. 1909.

Georg Gund, 3153

geb. am 22. Dezember 1889 in Speier als Sohn des Ziegeleidirektors Georg Gund, gehört der K. W.-A. an seit 21. 10. 1909.

Adolf Hartwich, 3154

geb. am 5. Oktober 1889 in Messina auf Sizilien als Sohn des Pastors Robert Hartwich, gehörte der K. W.-A. an vom 21. 10. 1909 bis 23. 2. 1910. Er wurde auf Antrag seines Vaters entlassen und setzt zurzeit das Studium der Medizin fort.

Walter Hattingen, 3155

geb. am 1. August 1889 in Oberwinter (Rheinprov.) als Sohn des Basaltgrubenbesitzers Heinrich Hattingen, gehört der K. W.-A. an seit 21. 10. 1909.

3156 <center>**Walter Herchner,**</center>

geb. am 23. August 1889 in Berlin als Sohn des Gymnasialprofessors Dr. Hans Herchner, gehört der K. W.-A. an seit 21. 10. 1909.

3157 <center>**Erich Heyn,**</center>

geb. am 11. Mai 1888 in Boguslaw (Posen) als Sohn des Oberzollinspektors Waldemar Heyn, gehört der K. W.-A. an seit 21. 10. 1909.

3158 <center>**Erich Holm,**</center>

geb. am 6. August 1888 in Eckernförde (Schleswig-Holstein) als Sohn des Sanitätsrats Dr. Otto Emil Holm, gehört der K. W.-A. an seit 21. 10. 1909.

3159 <center>**Hans Holm,**</center>

geb. am 4. Februar 1891 in Berlin als Sohn des Trigonometers und Rechnungsrats bei der Königl. Landesaufnahme Holm, gehört der K. W.-A. an seit 21. 10. 1909.

3160 <center>**Artur Josten,**</center>

geb. am 4. Dezember 1890 in Crefeld (Rheinprov.) als Sohn des Sanitätsrats Dr. Heinrich Josten, gehört der K. W.-A. an seit 21.10.1909.

3161 <center>**Erwin Körner,**</center>

geb. am 14. März 1888 in Torgau (Prov. Sachsen) als Sohn des Oberstabsveterinärs Theodor Reinhold Körner, gehört der K. W.-A. an seit 21. 10. 1909.

3162 <center>**Albert Kühne,**</center>

geb. am 30. September 1889 in Langenreichenbach (Prov. Sachsen) als Sohn des Pfarrers Wilhelm Kühne, gehört der K. W.-A. an seit 21. 10. 1909.

3163 <center>**Kurt Lemcke,**</center>

geb. am 4. Juli 1891 in Berlin als Sohn des Hofrats im Militärkabinett Karl Lemcke, gehört der K. W.-A. an seit 21. 10. 1909.

3164 <center>**Rudolf Mohr,**</center>

geb. am 20. März 1892 in Stettin als Sohn des Geh. Rechnungsrevisors Albert Mohr, gehört der K. W.-A. an seit 21. 10. 1909.

3165 <center>**Gustav Müller,**</center>

geb. am 3. Januar 1889 in Eutingen (O.-A. Horb, Württemberg) als Sohn des Bahnhofsverwalters Karl Müller, gehört der K. W.-A. an seit 21. 10. 1909.

3166 <center>**Hans Müller,**</center>

geb. am 24. Juni 1890 in Frankfurt a. M. als Sohn des Geh. Postrats Gustav Müller, gehört der K. W.-A. an seit 21. 10. 1909.

Georg Pfeiffer,   3167

geb. am 19. November 1889 in Burgau (Sachsen-Weimar) als Sohn des Pfarrers Wilhelm Pfeiffer, gehört der K. W.-A. an seit 21. 10. 1909.

Joachim-Heinrich Pries,   3168

geb. am 16. Januar 1889 in Wittenberg (Sachsen) als Sohn des Ober-Bauinspektors Richard Pries, gehört der K. W.-A. an seit 21. 10. 1909.

Dietrich Rüter,   3169

geb. am 29. März 1889 in Halberstadt (Prov. Sachsen) als Sohn des Oberlehrers Prof. Dr. Heinrich Rüter, gehört der K. W.-A. an seit 21. 10. 1909.

Erich Saalmann,   3170

geb. am 9. Februar 1891 in Neuhaus (Mansfelder Gebirgskreis) als Sohn des Gutsbesitzers Robert Saalmann, gehört der K. W.-A. an seit 21. 10. 1909.

Wilhelm Schauß,   3171

geb. am 17. August 1890 in Wiesbaden als Sohn des Mittelschullehrers Gustav Schauß, gehört der K. W.-A. an seit 21. 10. 1909.

Wilhelm Schmidt,   3172

geb. am 14. November 1889 in Idar (Oldenburg) als Sohn des Medizinalrats Dr. Viktor Schmidt, gehört der K. W.-A. an seit 21. 10. 1909.

Hermann Schurian,   3173

geb. am 12. September 1890 in Rotenburg (Hessen-Nassau) als Sohn Königl. Forstmeisters Karl Heinrich Schurian, gehört der K. W.-A. an seit 21. 10. 1909.

Rudolf Seichter,   3174

geb. am 17. Oktober 1889 in Reichenbach i. Schl. als Sohn des Hauptmanns Max Seichter, gehört der K. W.-A. an seit 21. 10. 1909.

Emil Spiegelberg,   3175

geb. am 9. November 1889 in Elbing als Sohn des Rektors Gottfried Spiegelberg, gehört der K. W.-A. an seit 21. 10. 1909.

Lothar Tritscheller,   3176

geb. am 30. Juli 1888 in Lenzkirch (Baden) als Sohn des Direktors einer Uhrenfabrik Karl Tritscheller, gehört der K. W.-A. an seit 21. 10. 1909.

Friedrich Vogel,   3177

geb. am 7. Dezember 1889 in Plauen i. V. (Kgr. Sachsen) als Sohn des Fabrikanten Bruno Vogel, gehört der K. W.-A. an seit 21. 10. 1909.

3178   **Robert v. Wahlert,**

geb. am 6. März 1891 in Flensburg (Schleswig-Holstein) als Sohn des
Majors v. Wahlert, gehört der K. W.-A. an seit 21. 10. 1909.

3179   **Ernst Wenzel,**

geb. am 8. Juni 1891 in Frankfurt a. O. als Sohn des Oberzahlmeisters Wilhelm Wenzel, gehört der K. W.-A. an seit 21. 10. 1909.

3180   **Friedrich v. Werder,**

geb. am 25. Februar 1890 in Wandsbeck (Schleswig-Holstein) als
Sohn des Kaufmanns Otto v. Werder, gehört der K. W.-A. an seit
21. 10. 1909.

3181   **Kurt Westbunk,**

geb. am 10. Juli 1891 in Minden i. W. als Sohn des Kgl. Proviant-
amts-Kontrolleurs Bernhard Westbunk, gehört der K. W.-A. an seit
21. 10. 1909.

3182   **Rudolf Wienhold,**

geb. am 2. August 1890 in Plauen i. V. (Kgr. Sachsen) als Sohn des
Regierungsbaumeisters Hermann Wienhold, gehört der K. W.-A. an
seit 21. 10. 1909.

Ostern 1910.

3183   **Franz Belling,**

geb. am 24. Mai 1891 in Coburg (Großh. Sachsen-Coburg-Gotha) als
Sohn des Kaufmanns und Fabrikdirektors Richard Belling, gehört der
K. W.-A. an seit 30. 3. 1910.

3184   **Max Brauer,**

geb. am 25. Mai 1889 in Oldenburg als Sohn des Kaufmanns Karl
Brauer, gehört der K. W.-A. an seit 30. 3. 1910.

3185   **Wilhelm Centurier,**

geb. am 23. September 1889 in Stargard (Pommern) als Sohn des
Direktors der höheren Mädchenschule Johannes Centurier, gehört der
K. W.-A. an seit 30. 3. 1910.

3186   **Ernst Danielsen,**

geb. am 18. November 1891 in Bergedorf (Hamburg) als Sohn des
prakt. Arztes Dr. Heinrich Danielsen, gehört der K. W.-A. an seit
30. 3. 1910.

3187   **Ludwig Dietz,**

geb. am 4. Februar 1892 in Lauterbach (Oberhessen) als Sohn des
Volksschullehrers Konrad Dietz, gehört der K.W.-A. an seit 30. 3. 1910.

Alfred Doenicke, 3188
geb. am 5. März 1890 in Osnabrück (Hannover) als Sohn des Ober-stabsveterinärs Doenicke, gehört der K. W.-A. an seit 22. 4. 1910.

Mortimer v. Falkenhausen, 3189
geb. am 17. Februar 1892 in Brieg (Schlesien) als Sohn des Ritter-gutsbesitzers Freiherrn Alexander v. Falkenhausen, gehört der K. W.-A. an seit 30. 3. 1910.

Hermann Fleischer, 3190
geb. am 20. Januar 1892 in Hinsdorf (Herzogt. Anhalt) als Sohn des Gutsbesitzers und Amtmanns Hermann Fleischer, gehört der K. W.-A. an seit 30. 3. 1910.

Wilhelm Freese, 3191
geb. am 26. Juli 1891 in Stralsund (Pommern) als Sohn des Land-wirts Ludwig Freese, gehört der K. W.-A. an seit 30. 3. 1910.

Rudolf Fricke, 3192
geb. am 13. August 1891 in Dessau (Anhalt) als Sohn des Direktors der Herzogl. Friederikenschule Dr. Rudolf Fricke, gehört der K. W.-A. an seit 30. 3. 1910.

Erwin Gohrbrandt, 3193
geb. am 20. September 1890 in Schlawe (Pommern) als Sohn des Lehrers Paul Gohrbrandt, gehört der K. W.-A. an seit 30. 3. 1910.

Franz Graw, 3194
geb. am 21. April 1888 in Sommerfeld (Ostpreußen) als Sohn des Verbandsdirektors und Mitglieds des Abgeordnetenhauses Joseph Graw, gehört der K. W.-A. an seit 30. 3. 1910.

Friedrich Haassengier, 3195
geb. am 28. September 1891 in Deutsch-Krone (Westpreußen) als Sohn des Professors und Baugewerksschullehrers Friedrich Haassengier, gehört der K. W.-A. an seit 30. 3. 1910.

Arthur Haering, 3196
geb. am 21. September 1889 in Oppau (Schlesien) als Sohn des Amts-vorstehers und Leinenfabrikanten Johann Haering, gehört der K.W.-A. an seit 30. 3. 1910.

Hans Hartung, 3197
geb. am 22. April 1891 in Bensberg (Rheinprovinz) als Sohn des Studiendirektors an der Hauptkadettenanstalt Dr. Johannes Hartung, gehört der K. W.-A. an seit 30. 3. 1910.

Herbert Hartwich, 3198
geb. am 14. November 1889 in Lebehuke (Westpreußen) als Sohn des Dompredigers Otto Hartwich, gehört der K. W.-A. an seit 30. 3. 1910.

3199   **Bruno Hausmann,**

geb. am 16. Oktober 1887 in Gumbinnen (Ostpreußen) als Sohn des Regierungs- und Geh. Baurats Hausmann, gehört der K. W.-A. an seit 23. 4. 1910 (nachdem er bereits 5 Semester in Münster i. W. Medizin studiert hatte).

3200   **Walter Hellermann,**

geb. am 28. August 1891 in Berlin als Sohn des Rektors Karl Hellermann, gehört der K. W.-A. an seit 30. 3. 1910.

3201   **Günther Herbing,**

geb. am 5. September 1890 in Liegnitz (Schlesien) als Sohn des Ober-lehrers an der Landwirtschaftsschule Prof. Dr. Eduard Herbing, gehört der K. W.-A. an seit 30. 3. 1910.

3202   **Johannes Holländer,**

geb. am 5. Juli 1890 in Elende (Grafschaft Hohenstein-Sachsen) als Sohn des Pfarrers R. E. Holländer, gehört der K. W.-A. an seit 30. 3. 1910.

3203   **Paul Honert,**

geb. am 5. Juli 1892 in Münster (Westfalen) als Sohn des Provinzial-Rentmeisters Bernhard Honert, gehört der K. W.-A. an seit 30.3.1910.

3204   **Adolf Jacobi,**

geb. am 28. August 1890 in Wildeshausen (Oldenburg) als Sohn des Apothekers Albert Jacobi, gehört der K. W.-A. an seit 30. 3. 1910.

3205   **Erich Jacobi,**

geb. am 7. Dezember 1889 in Wanfried (Hessen-Nassau) als Sohn des Apothekers A. W. Georg Jacobi, gehört der K. W.-A. an seit 30. 3. 1910.

3206   **Erich Kaebsch,**

geb. am 16. September 1891 in Breslau als Sohn des Postdirektors Robert Kaebsch, gehört der K. W.-A. an seit 30. 3. 1910.

3207   **Hermann Katsch,**

geb. am 13. Oktober 1891 in Berlin als Sohn des Malers und Schrift-stellers Hermann Katsch, gehört der K. W.-A. an seit 23. 4. 1910.

3208   **Wilhelm Kloster,**

geb. am 22. August 1891 in Mühlheim a. Ruhr als Sohn des Gym-nasiallehrers August Kloster, gehört der K. W.-A. an seit 30. 3. 1910.

3209   **Helmuth Koch,**

geb. am 19. September 1891 in Oppeln (Schlesien) als Sohn des Königl. Baurats Paul Koch, gehört der K. W.-A. an seit 30. 3. 1910.

Georg Kröncke, 3210

geb. am 31. Juli 1892 in Einbeck (Hannover) als Sohn des Oberlehrers und Gymnasial-Professors Heinrich Kröncke, gehört der K. W.-A. an seit 30. 3. 1910.

Fritz Kulcke, 3211

geb. am 16. Mai 1892 in Liegnitz (Schlesien) als Sohn des Gymnasial-Direktors Otto Kulcke, gehört der K. W.-A. an seit 30. 3. 1910.

Otto Kunow, 3212

geb. am 30. August 1890 in Kiel als Sohn des Rechnungsrats und Hauptkassen-Rendanten F. Kunow, gehört der K. W.-A. an seit 30. 3. 1910.

Armin Lahr, 3213

geb. am 22. April 1891 in Höchst a. M. (Hessen-Nassau) als Sohn des Kaufmanns und Prokuristen Adolf Lahr, gehört der K. W.-A. an seit 30. 3. 1910.

Johannes Lieschke, 3214

geb. am 26. Februar 1891 in Dresden als Sohn des Superintendenten und Kirchenrats Robert Lieschke, gehört der K. W.-A. an seit 30. 3. 1910.

Georg Lohmeyer, 3215

geb. am 28. Juni 1886 in Deutz-Cöln (Rheinprovinz) als Sohn des Geh. Baurats Ludwig Lohmeyer, gehört der K. W.-A. an seit 23. 4. 1910 (nachdem er 2 Semester Naturwissenschaften und 4 Semester in Kiel Medizin studiert hatte).

Ingolf Lohmeyer, 3216

geb. am 9. Mai 1891 in Wehlheiden (Hessen-Nassau) als Sohn des Bibliotheks-Direktors Dr. Edward Lohmeyer, gehört der K. W.-A. an seit 30. 3. 1910.

Ulrich Mangelsdorff, 3217

geb. am 25. April 1890 in Exin (Posen) als Sohn des prakt. Arztes Dr. med. Oskar Mangelsdorff, gehört der K. W.-A. an seit 30. 3. 1910.

Kurt Mann, 3218

geb. am 5. Juli 1889 in Staßfurt (Sachsen) als Sohn des Apothekers und Medizinalassessors Mann, gehört der K. W.-A. an seit 9. 4. 1910.

Karl Mohr, 3219

geb. am 25. August 1891 in Stettin als Sohn des Geh. Baurats Mohr, gehört der K. W.-A. an seit 23. 4. 1910.

Walter Münch, 3220

geb. am 12. August 1889 in Potsdam als Sohn des Regierungs-Präsidialsekretärs und Rechnungsrats Eduard Münch, gehört der K. W.-A. an seit 31. 3. 1910.

3221

Helmuth Nagel,

geb. am 6. Juni 1891 in Hofgeismar (Hessen-Nassau) als Sohn des Generaloberarztes a. D. F. Nagel, gehört der K.W.-A. an seit 30.3.1910.

3222

Friedrich Rehm,

geb. am 4. Oktober 1891 in Barsinghausen (Hannover) als Sohn des Pastors und Ortsschulinspektors Martin Rehm, gehört der K.W.-A. an seit 30.3.1910.

3223

Helmuth Richter,

geb. am 8. Januar 1892 in Breslau als Sohn des prakt. Arztes Albert Richter, gehört der K. W.-A. an seit 30.3.1910.

3224

Gretus Ringena,

geb. am 22. Mai 1889 in Bartshausen (Hannover) als Sohn des Landwirts Ibeling Ringena, gehört der K.W.-A. an seit 30.3.1910.

3225

Walther Ruhbaum,

geb. am 10. Mai 1892 in Charlottenburg als Sohn des Oberverwaltungs-gerichtsrats Max Ruhbaum, gehört der K. W.-A. an seit 30.3.1910.

3226

Ernst Rühe,

geb. am 5. Dezember 1891 in Berlin als Sohn des Verlags- und Sortimentsbuchhändlers Fritz Rühe, gehört der K. W.-A. an seit 30.4.1910.

3227

Gustav Sarnow,

geb. am 22. Oktober 1889 in Ruhla (Sachsen-Weimar-Eisenach) als Sohn des Bezirksarztes und Sanitätsrats Hermann Sarnow, gehört der K. W.-A. an seit 23.4.1910.

3228

Walter Schleusener,

geb. am 10. Juli 1891 in Philippinenhof (Kreis Lebus-Brandenburg) als Sohn des Gutsbesitzers Gustav Schleusener, gehörte der K. W.-A. an seit 30.3.1910.

3229

Ernst Schneider,

geb. am 10. Januar 1892 in Wittenberg (Sachsen) als Sohn des Ober-stabsarztes Dr. Konrad Schneider, gehört der K.W.-A. an seit 30.3.1910.

3230

Oskar Schröder,

geb. am 6. Februar 1891 in Hannover als Sohn des Rektors Ludwig Schröder, gehört der K. W.-A. an seit 30.3.1910.

3231

Hermann Schulz,

geb. am 28. Februar 1891 in Pinneberg (Schleswig-Holstein) als Sohn des Rektors Leopold Schulz, gehört der K. W.-A. an seit 30.3.1910.

Kurt Schütze, 3232

geb. am 25. Juli 1891 in Kiel als Sohn des Marine-Stabsingenieurs Karl Schütze, gehört der K. W.-A. an seit 30. 3. 1910.

Robert Schwalb, 3233

geb. am 29. November 1891 in Angern (bei Wien) als Sohn des Chemikers Dr. Fritz Schwalb, gehört der K. W.-A. an seit 30. 3. 1910.

Fritz Simmat, 3234

geb. am 24. Januar 1892 in Schlawe (Pommern) als Sohn des Kreistierarztes und Oberstabsveterinärs a. D. Julius Simmat, gehört der K. W.-A. an seit 30. 3. 1910.

Heinrich Smend, 3235

geb. am 8. Dezember 1889 in Barmen (Rheinprovinz) als Sohn des Kaufmanns Oswald Smend, gehört der K. W.-A. an seit 30. 3. 1910.

Adolph Spohde, 3236

geb. am 3. August 1890 in Hull (England) als Sohn des Kaufmanns Albert Spohde, gehört der K. W.-A. an seit 30. 3. 1910.

August Stahm, 3237

geb. am 18. Februar 1890 in Langenhorst (Westfalen) als Sohn des Lehrers an der Provinzial-Taubstummen-Anstalt Heinrich Stahm, gehört der K. W.-A. an seit 31. 3. 1910.

Fritz Starck, 3238

geb. am 9. September 1891 in Cöln-Ehrenfeld als Sohn des Pfarrers Karl Starck, gehört der K. W.-A. an seit 30. 3. 1910.

Rudolf Stein, 3239

geb. am 24. September 1890 in Gaugenwald (Württemberg) als Sohn des Gutsbesitzers Karl Stein, gehört der K. W.-A. an seit 23. 4. 1910.

Johannes Thiele, 3240

geb. am 24. Januar 1891 in Bischofsrode (Mansfelder Seekreis) als Sohn des Königl. Forstkassen-Rendanten Johannes Thiele, gehört der K. W.-A. an seit 30. 3. 1910.

Hermann Vleugels, 3241

geb. am 7. Dezember 1889 in Perl (Rheinprovinz) als Sohn des Justizrats und Notars Wilhelm Vleugels, gehört der K. W.-A. an seit 30. 3. 1910.

Karl Welle, 3242

geb. am 10. März 1890 in Burgsteinfurt (Westfalen) als Sohn des Kreissekretärs Karl Welle, gehört der K. W.-A. an seit 31. 3. 1910.

3243   **Georg Wichert,**

geb. am 27. Juni 1892 in Cöln a. Rh. als Sohn des Zeugleutnants a. D.
und Sekretärs bei der Landesversicherungs-Anstalt Brandenburg Gustav
Friedr. Wichert, gehört der K. W.-A. an seit 30. 3. 1910.

3244   **Georg Winter,**

geb. am 18. August 1889 in Petershagen a. Weser (Westfalen) als Sohn
des Taubstummenanstalts-Direktors Karl Winter, gehört der K. W.-A.
an seit 31. 3. 1910.

3245   **Albrecht Wollenberg,**

geb. am 30. Oktober 1889 in Allenstein (Ostpreußen) als Sohn des
Oberregierungsrats Ernst Wollenberg, gehört der K. W.-A. an seit
23. 4. 1910, nachdem er bereits 6 Semester Medizin studiert hatte.

3246   **Eduard Ziemann,**

geb. am 13. August 1890 in Stettin als Sohn des Kaufmanns Richard
Ziemann, gehörte der K. W.-A. an vom 30. 3. 1910 bis 18. 4. 1910.
Er wurde wegen zeitiger Dienstuntauglichkeit entlassen und lebt zurzeit
in Stettin.

Während der Drucklegung eingetretene bzw. bekannt gewordene Veränderungen.

Ernst Blumensath (IV, 27): Gest. am 8. September 1909.

Richard Doering (IV, 51): Gest. am 24. April 1909.

Theodor Hoffmann (V, 66): Gest. am 1. April 1898.

Anton Rasim (V, 77): Gest. am 3. März 1872.

Theodor Schondorff (V, 121): Gest. am 12. Mai 1909.

Ernst Goering (V, 131): Gest. am 28. September 1882.

Gustav Müller (V, 139): Gest. am 22. Dezember 1883.

Friedrich Huld (V, 157): Gest. am 13. Januar 1890.

Heinrich Schulze (V, 186): Gest. am 27. April 1907.

Georg Körting (V, 198): Wurde am 27.1.1909 als Generalarzt zur Disposition gestellt.

Friedrich Haberkorn (V, 289): Gest. am 30. März 1903.

Wilhelm von der Marck (V, 360): Gest. am 18. Juni 1881.

Emil Funcke (V, 424): Am 17.5.1910 von seiner Dienststellung enthoben unter Verleihung des Charakters als Generaloberarzt.

Max Rudeloff (V, 509): Ausgeschieden aus dem aktiven Dienst am 20.4.1910.

Adolf v. Dirke (V, 520): Ausgeschieden aus dem aktiven Dienst am 20.4.1910 mit dem Charakter als Generaloberarzt.

Oskar Scheibe (V, 535): Erhielt am 13.5.1910 den Titel „Professor".

Ernst Jaeckel (V, 577): Lebt in Schmargendorf-Berlin.

Otto Apstein (V, 614): Gest. am 20. September 1900.

Albert Schröder (V, 684): Lebt zurzeit in Schleswig.

Gustav Waetzoldt (V, 690): Gest. am 26. April 1910 als Geh. Sanitätsrat.

Maximilian Weber (V, 768): Ausgeschieden aus dem aktiven Dienst am 20.4.1910 unter Stellung zur Disposition, ist jetzt diensttuender San.-Offizier beim Bezirkskommando Barmen.

Otto Marsch (V, 832): Ausgeschieden aus dem aktiven Dienst am 20.4.1910.

Friedrich Herrmann (V, 886): Ausgeschieden aus dem aktiven Dienst am 20.4.1910 mit dem Charakter als Generaloberarzt.

Paul Galle (V, 913): Wurde am 20.4.1910 unter Verleihung des Charakters als Generaloberarzt als Garnisonarzt nach Jüterbog versetzt.

Otto Heyse (V, 916): Ausgeschieden aus dem aktiven Dienst am 20.4.1910. Lebt in Berlin.

Lewis Dunbar (V, 1111): Lebt zurzeit in Cassel.

Alexander Nuszkowski (V, 1159): Ausgeschieden aus dem aktiven Dienst am 11.3.1910.

F. W. Richard Kulcke (V, 1243): War zuletzt Regimentsarzt des Kür.-Regts. Nr. 3 in Königsberg i. Pr.

Heinrich Merten (V, 1280): War zuletzt beim Füs.-Regt. Nr. 86 in Flensburg; lebt zurzeit und bezieht seine Pension durch die General-Militärkasse in Berlin.

Hermann Metzke (V, 1314): Ist jetzt Marine-Oberstabsarzt und Geschwaderarzt des 2. Geschwaders.

Hans Baumann (V, 1326): Gest. am 23. Dezember 1899.

Karl Braun (V, 1421): Ausgeschieden aus dem aktiven Dienst am 17.5.1910.

Adalbert Remmert (V, 1638): Ist seit 17. 5. 1910 Oberstabsarzt und Regimentsarzt des Feldart.-Regts. Nr. 59 in Cöln.

Adolf Klett (V, 1665): Wurde am 17. 5. 1910 unter Verleihung des Charakters als Oberstabsarzt verabschiedet.

Ernst Hochstetter (V, 1722): Ist seit 17.5. 1910 Garnisonarzt in Ludwigsburg.

Ernst Brückner (V, 1748): Ist seit 17. 5. 1910 Stabsarzt beim 4. Garde-Regt. z. F. in Berlin.

Konrad Bobrick (V, 1877): Verbessere in: Bobrik.

Friedrich Enslin (V, 1948): Lebt jetzt in Berlin.

Hermann Flath (V, 2008): Ist seit 17. 5. 1910 Stabsarzt beim Gren.-Regt. Nr. 1 in Königsberg i. Pr.

Albert Casten (V, 2036): Ist zurzeit kommandiert zur psychiatrischen Klinik der Universität in Breslau.

Paul Banke (V, 2063): Ist seit 1. 6. 1910 Stabsarzt beim Inf.-Regt. Nr. 66 in Magdeburg.

Johannes Herrmann (V, 2079): } Seit 20. 4. 1910 Stabsärzte
Richard Ehrlich (V, 2113): } an der K. W.-A.

Bernhard Möllers (V, 2126): Wurde am 17. 5. 1910 zum Stabsarzt (ohne Patent) befördert unter Ernennung zum Bataillonsarzt beim Inf.-Regt. Nr. 4 in Rastenburg.

Karl Wezel (V, 2137): Wurde am 17. 5. 1910 zum Stabsarzt befördert unter Versetzung zur K. W.-A.

Arnold Dreist (V, 2223): Ist seit 17. 5. 1910 Oberarzt beim Inf.-Regt. Nr. 88 in Mainz.

Richard Hollmann (V, 2270): Ist seit 17. 5. 1910 Oberarzt beim Inf.-Regt. Nr. 77 in Celle.

Fritz Schulze (V, 2285): Wurde am 23. 4. 1910 promoviert.

Johannes Biermann (V, 2331): Ist seit 17. 5. 1910 Oberarzt beim Inf.-Regt. Nr. 60 in Weißenburg.

Maximilian vom Hövel (V, 2377): Ist seit 17. 5. 1910 Oberarzt beim Sanitätsamt XV. A.-K. in Straßburg i. Els.

Hanns Kuckes (V, 2441): ⎫
Georg Hentschel (V, 2492): ⎪ Wurden am 17. 5. 1910 zu
Hans Osterheld (V, 2549): ⎬ Oberärzten befördert.
Heinrich Fischer (V, 2577): ⎭

Ignaz Praetorius (V, 2631): Wurde am 17. 5. 1910 zum Feldart.-Regt. Nr. 71 in Graudenz versetzt.

Viktor Rinke (V, 2633): Gehört seit 7. 6. 1910 der Schutztruppe für Kamerun an.

Franz Wimmel (V, 2642): Ist seit 1. 6. 1910 beim Kadettenhaus in Köslin.

Alexander Haccius (V, 2655): } Wurden am 17. 5. 1910 zu
Siegfried Handloser (V, 2656): } Ass.-Aerzten befördert.

Karl Holm (V, 2657): Wurde am 17. 5. 1910 zum Ass.-Arzt befördert unter Versetzung zum Drag.-Regt. Nr. 12 in Gnesen.

Walter Lüning (V, 2665): Wurde am 17. 5. 1910 zum Ass.-Arzt befördert unter Versetzung zum Ulan.-Regt. Nr. 13 in Hannover.

Paul Riebel (V, 2669): ⎫
Richard Rohde (V, 2670): ⎬ Wurden am 17. 5. 1910 zu
Herbert Schlicht (V, 2673): ⎭ Ass.-Aerzten befördert.

Neue Kaiser Wilhelms - Akademie.
Gartenseite.

Lichtdruck von A. Frisch, Berlin W 35.

Alphabetisches Namenverzeichnis.

O. = Ostern, M. = Michaelis.

Die römischen Zahlen geben den Teil, die arabischen dahinter die Nummer an, unter der die Personalien zu finden sind.

A.

Abel. O. 89.	V, 1618.
Abesser, Bernhard. O. 80.	V, 1048.
Abeßer, Georg. O. 08.	V, 2989.
Abich. O. 00.	V, 2362.
Abramowski. O. 71.	V, 585.
Abromeit. M. 02.	V, 2566.
Ackermann. O. 01.	V, 2449.
Adam, Paul. M. 93.	V, 1909.
Adam, Eugen. M. 07.	V, 2947.
Addicks, Heinrich. M. 94.	V, 1970.
Addicks, Hermann. M. 99.	V, 2330.
Aderholdt. M. 92.	V, 1844.
Adrian. O. 77.	V, 879.
Aebert. M. 83.	V, 1263.
von der Ahe. M. 60.	V, 85.
Ahlbory. O. 91.	V, 1741.
Ahlenstiel. M. 92.	V, 1845.
Ahlers. O. 64.	V, 239.
de Ahna. M. 95.	V, 2032.
Ahrendts. O. 07.	V, 2897.
Albers. O. 79.	V, 987.
Alberti. O. 67.	V, 369.
Alberts. O. 74.	V, 733.
Albrecht, Ludwig. O. 79.	V, 988.
Albrecht, Franz. M. 79.	V, 1017.
Albrecht, Ernst. M. 89.	V, 1649.
Alff. M. 70.	V, 571.
Alisch. O. 72.	V, 637.
Allerdt. O. 70.	V, 544.
Altgelt. M. 82.	V, 1199.
Altmann. M. 79.	V, 1018.
Altpeter. M. 81.	V, 1140.
Amende. M. 70.	V, 572.
Andereya. O. 88.	V, 1545.
Anders, Hans. O. 05.	V, 2749.
Anders, Hans. M. 09.	V, 3137.
Andrae, Georg. M. 01.	V, 2480.
Andreé, Ferdinand. O. 60.	V, 55.
Andresen. O. 97.	V, 2139.
Anhöck. O. 08.	V, 2990.
Anschütz. O. 66.	V, 327.
Anton. M. 76.	V, 852.
Appelius, Paul. O. 81.	V, 1106.
Appelius, Oskar. M. 02.	V, 2567.
Appenroth. M. 63.	V, 217.
Apstein. M. 71.	V, 614.
Arendt. O. 80.	V, 1049.
Arimond. O. 82.	V, 1167.
Arndt, Ernst. M. 80.	V, 1077.
Arndt, Wilhelm. M. 95.	V, 2033.
Arndt, Karl. M. 08.	V, 3044.
Arnold. M. 01.	V, 2481.
Arnoldi. M. 68.	V, 455.
Arnolds. M. 89.	V, 1650.
Asal. M. 09.	V, 3138.
Aschenbach. O. 84.	V, 1294.
Aschenborn. M. 61.	V, 125.
Atzrott. O. 04.	V, 2681.
Auburtin. O. 91.	V, 1742.
Augstein, Karl. O. 73.	V, 694.
Augstein, Erwin. O. 06.	V, 2829.
Augustiny. M. 01.	V, 2482.
Auler. M. 88.	V, 1581.
Aulike. M. 91.	V, 1777.
Aumann, August. O. 00.	V, 2363.
Aumann, Julius. O. 02.	V, 2520.
Axhausen. O. 95.	V, 2001.

B.

Baatz, Wilhelm. M. 02.	V, 2568.
Baatz, Otto. O. 03.	V, 2606.
Bachler, Wilhelm. O. 69.	V, 488.
Bachler, Kurt. O. 06.	V, 2830.
Bachmann. O. 90.	V, 1081.
Backhaus, Ernst. O. 73.	V, 695.
Backhaus, August. M. 75.	V, 794.
Badstübner. M. 89.	V, 1651.
Baege. M. 80.	V, 1078.
Baehr. O. 81.	V, 1107.
Baehren. M. 62.	V, 169.

Bialonski. O. 01.	V, 2452.	Boerner, Erich. O. 93.	V, 1878.
Bidgenbach. M. 07.	V, 2949.	Boess. M. 79.	V, 1020.
Bieck, Paul. O. 80.	V, 1052.	Boether. M. 92.	V, 1846.
Bieck, Ernst. O. 87.	V, 1483.	Boetticher, Eugen. O. 81.	V, 1109.
Bielitz. M. 96.	V, 2111.	Boetticher, Karl. M. 84.	V, 1328.
Bierast. M. 97.	V, 2186.	Bofinger. M. 94.	V, 1973.
Biermann, Karl. M. 93.	V, 1911.	Bogge. O. 76.	V, 820.
Biermann, Johannes. M. 99.	V, 2331.	Bohle. M. 06.	V, 2866.
Bierotte. O. 97.	V, 2141.	Böhm, Karl. M. 77.	V, 906.
Biose. M. 08.	V, 3046.	Böhmer. O. 06.	V, 2832.
Bilfinger. M. 98.	V, 2261.	Bohnenberger. M. 87.	V, 1516.
Biltz. M. 01.	V, 2485.	Boit, Hans. O. 96.	V, 2069.
Binder. M. 90.	V, 1713.	Boit, Ernst. O. 01.	V, 2453.
Bindseil. O. 00.	V, 2366.	Boit, Ulrich. M. 01.	V, 2486.
Bingel. M. 00.	V, 2406.	Boldt. M. 78.	V, 960.
Bingler. M. 08.	V, 3047.	Bonhoff. M. 81.	V, 1143.
Bippart. O. 96.	V, 2066.	Bonte. M. 81.	V, 1142.
Birch. M. 60.	V, 86.	Bonzelius. O. 89.	V, 1622.
Bischof, Gustav. O. 80.	V, 1053.	Borchert. M. 74.	V, 748.
Bischoff, Friedrich. O. 69.	V, 489.	Borck. O. 06.	V, 2833.
Bischoff, Hans. M. 87.	V, 1515.	Borgmann. O. 88.	V, 1548.
Bischoff, Martin. M. 05.	V, 2796.	Borgwardt. O. 07.	V, 2898.
Blanc. M. 89.	V, 1652.	Bormann, Robert. O. 83.	V, 1231.
Le Blanc. O. 96.	V, 2067.	Bormann, Friedrich. M. 09.	V, 3142.
Blau. O. 85.	V, 1357.	Born, Otto. O. 72.	V, 639.
Blecher. O. 89.	V, 1621.	Born, Rudolf. M. 93.	V, 1913.
Bleich. O. 65.	V, 284.	Borndrük. M. 76.	V, 854.
Blencke. M. 91.	V, 1778.	Bornemann. O. 03.	V, 2609.
Bliedung. O. 77.	V, 880.	Börngen. M. 02.	V, 2571.
Bliesener. M. 68.	V, 458.	Bornikoel. M. 86.	V, 1453.
Blindow. M. 79.	V, 1019.	Bosch. M. 84.	V, 1329.
Bluemchen. O. 91.	V, 1745.	Bossart. O. 72.	V, 640.
Blüher. M. 90.	V, 1714.	Bosse. M. 00.	V, 2408.
Bluhme. M. 70.	V, 573.	Boßler. M. 90.	V, 1715.
Blum, August. M. 08.	V, 3048.	Böttcher. O. 72.	V, 641.
Blum, Christoph. M. 09.	V, 3141.	Böttger. O. 06.	V, 2834.
Blume. M. 66.	V, 348.	Bottler. M. 08.	V, 3049.
Blümel. M. 04.	V, 2714.	de Bra, Wilhelm. M. 66.	V, 349.
Blumensath. O. 56.	IV, 27.	de Bra, Felix. O. 98.	V, 2218.
Bobrik. O. 93.	V, 1877.	Braasch. M. 94.	V, 1974.
Bochalli. M. 98.	V, 2262.	Braatz. M. 91.	V, 1779.
Bock. O. 82.	V, 1169.	Brachmann. O. 89.	V, 1623.
Bockeloh. O. 96.	V, 2067.	Braeunig. M. 98.	V, 2263.
Bockhorn. M. 93.	V, 1912.	Brandenburg. O. 78.	V, 937.
Bodenstein, Kurt. M. 00.	V, 2407.	Brandstaeter. O. 76.	V, 821.
Bodenstein, Theodor. O. 02.	V, 2525.	Brandt, Ewald. M. 77.	V, 907.
Boeck, Waldemar. O. 82.	V, 1170.	Brandt, Gustav. O. 79.	V, 990.
Boeckh, August. M. 78.	V, 959.	Brandt, Ludwig. O. 08.	V, 2993.
Boeckler, Theodor. M. 75.	V, 797.	Brandt, Wilhelm. M. 09.	V, 3143.
Boeckler, Wilhelm. M. 95.	V, 2035.	Brassert. O. 74.	V, 734.
Boedeker. O. 84.	V, 1296.	Brauer. O. 10.	V, 3184.
Boegehold. O. 70.	V, 546.	Braun, Karl. O. 86.	V, 1421.
Boeger.	II, 17.	Braun, Hans. O. 94.	V, 1944.
Boehm, Ferdinand. O. 69.	V, 490.	Braun, Ernst. O. 98.	V, 2219.
Boehm, Willy. O. 95.	V, 2004.	Braun, Wolfram. O. 04.	V, 2686.
Boehncke, Karl. M. 86.	V, 1452.	Braune, Max. O. 71.	V, 588.
Boehncke, Karl. M. 94.	V, 1972.	Braune, Karl. M. 00.	V, 2409.
Boehr, Julius. O. 61.	V, 106.	Braune, Werner. M. 07.	V, 2950.
Boehr, Ernst. M. 64.	V, 263.	Brauneck. M. 74.	V, 749.
Boehr, Max. O. 04.	V, 2685.	Brausewetter. O. 87.	V, 1484.
Boerner, Wilhelm. O. 82.	V, 1171.	Brecht, Max. O. 79.	V, 991.

Brecht, Paul. O. 82.	V, 1172.
Brecht, Otto. M. 84.	V, 1330.
Brecke. O. 82.	V, 1173.
Breiger. O. 06.	V, 2835.
Breitung. O. 73.	V, 696.
Brekenfeld. M. 08.	V, 3050.
Brenske. M. 93.	V, 1914.
Brettner. O. 75.	V, 770.
Brinker. O. 81.	V, 1110.
Brix. M. 81.	V, 1144.
Brocke. O. 96.	V, 2070.
Brockelmann. M. 90.	V, 1716.
Brockmann. O. 02.	V, 2526.
Brodführer. O. 66.	V, 328.
Broelemann. O. 91.	V, 1746.
Broese. O. 04.	V, 2687.
Brogsitter. O. 00.	V, 2367.
Brösicke. O. 80.	V, 1054.
Brosin. O. 79.	V, 992.
Bruberger. M. 63.	V, 218.
Bruchmann. M. 60.	V, 87.
Brucke. M. 85.	V, 1390.
Bruckert.	II, 9.
Bruckmeyer. O. 91.	V, 1747.
Brückner, Ernst. O. 91.	V, 1748.
Brückner, Ludwig. M. 93.	V, 1915.
Brückner, Georg. M. 98.	V, 2264.
Brüggemann. O. 88.	V, 1549.
Brugger. M. 80.	V, 1081.
Brumby. M. 04.	V, 2715.
Brümmer. M. 61.	V, 127.
Brunhoff. M. 73.	V, 718.
Brüning. M. 08.	V, 3051.
Brunk. M. 83.	V, 1264.
Brunner. O. 46.	IV, 4.
Bruno. M. 61.	V, 128.
Bruns, Oskar. O. 70.	V, 547.
Bruns, Reinhard. M. 05.	V, 2797.
Brunzlow. M. 86.	V, 1454.
Buch, Lothar. M. 07.	V, 2951.
Buch, Rudolf. M. 08.	V, 3052.
Buchbinder. O. 87.	V, 1485.
Buchhold. M. 07.	V, 2952.
Buchholtz, Max. O. 78.	V, 938.
Buchholz, Hermann. M. 03.	V, 2647.
Buchs. M. 63.	V, 219.
Buchwald. O. 95.	V, 2005.
Bücker. M. 76.	V, 855.
Bückling. M. 64.	V, 264.
Budde. M. 92.	V, 1847.
Büge. M. 05.	V, 2798.
Bugge. M. 66.	V, 350.
Bugs. M. 02.	V, 2572.
Buhl. M. 92.	V, 1848.
Bührer. M. 07.	V, 2953.
Bührig. O 85.	V, 1358.
Buhrow. M. 71.	V, 617.
Buhtz. M. 94.	V, 1975.
Bulius. M. 94.	V, 1976.
Buller. O. 71.	V, 589.
v.Bültzingslöwen, Kurt. O.91.	V, 1749.
v.Bültzingslöwen, Horst. O.99.	V, 2291.
Bungeroth, Otto. M. 68.	V, 459.
Bungeroth, August. O. 71.	V, 590.
Bunse. O. 03.	V, 2610.
Burchardt. O. 90.	V, 1683.
Bürger. M. 77.	V, 908.
Burghagen. M. 83.	V, 1265.
Burghart. O. 86.	V, 1422.
Burgunder. O. 94.	V, 1945.
Burmeister, Otto O. 66.	V, 329.
Burmeister, Johannes. O. 07.	V, 2899.
Burow. O. 61.	V, 107.
Burscher. M. 78.	V, 961.
v. Burski. M. 93.	V, 1916.
Busch, Hans. O. 93.	V, 1879.
Busch, Paul. O. 94.	V, 1946.
Busch, Karl. O. 03.	V, 2611.
Busch, Heinrich. M. 03.	V, 2648.
Buschow. M. 83.	V, 1266.
Busse, Gustav. O. 60.	V, 58.
Busse, Max. O. 78.	V, 939.
Busse, Konrad. M. 02.	V, 2573.
Bussenius. O. 84.	V, 1297.
Buth. O. 98.	V, 2220.
Bütow. O. 08.	V, 2994.
Buttersack. M. 83.	V, 1267.

C.

Cammert. M. 86.	V, 1455.
Campe. O. 73.	V, 697.
Camphausen. M. 96.	V, 2112.
Carl. M. 75.	V, 798.
Caspar. O. 73.	V, 698.
Caspari. O. 60.	V, 59.
Casper. M. 92.	V, 1849.
Casten. M. 95.	V, 2036.
Centner. O. 69.	V, 491.
Centurier. O. 10.	V, 3185.
Chales de Beaulieu. O. 86.	V, 1420.
Chemnitz. M. 91.	V, 1780.
Chlumsky. O. 64.	V, 241.
Chop, Fritz. O. 93.	V, 1880.
Chop, Hans. O. 06.	V, 2826.
Christel. M. 89.	V, 1653.
Christian, Max. O. 97.	V, 2142.
Christian, Walter. M. 00.	V, 2410.
Christoffers. M. 83.	V, 1268.
Claes. O. 66.	V, 330.
Claßen. O. 80.	V, 1055.
Claus, Heinrich. O. 97.	V, 2143.
Claus, Martin. O. 08.	V, 2995.
Claußen. M. 61.	V, 129.
Clemens. M. 76.	V, 856.
Clemm, Friedrich. O. 98.	V, 2221.
Clemm, Ludwig. O. 03.	V, 2612.
Cohn. O. 62.	V, 150.
v. Coler.	I, 6.
Coler. O. 01.	V, 2454.
Collin. O. 92.	V, 1817.

Gruhn. M. 66.	V, 354.	Haesner. O. 97.	V, 2154.
Grumme. O. 91.	V, 1754.	Hafemann. O. 05.	V, 2759.
Grünbaum. M. 75.	V, 803.	Hagen. O. 80.	V, 1060.
Grundies. M. 79.	V, 1026.	Hagenau. O. 07.	V, 2909.
Gründler, Paul. O. 60.	V, 63.	Hahlweg. M. 99.	V, 2335.
Grundmann. M. 81.	V, 1150.	Hahn, Armin. O. 63.	V, 197.
Grune. M. 00.	V, 2416.	Hahn, Camillo. M. 65.	V, 308.
Gruner, Otto. M. 95.	V, 2042.	Hahn, Hugo. M. 75.	V, 805.
Gruner, Rudolf. O. 98.	V, 2229.	Hahn, Otto. M. 80.	V, 1084.
Gruner, Ernst. M. 05.	V, 2800.	Hahn, Waldemar. M. 82.	V, 1209.
Grüning. O. 82.	V, 1178.	Hahn, George. M. 99.	V, 2336.
Grunow. M. 91.	V, 1783.	Hahn v. Dorsche. O. 77.	V, 883.
Grunwald. M. 68.	V, 463.	Hake. M. 05.	V, 2802.
Gückel. O. 96.	V, 2076.	v. Hake. O. 74.	V, 735.
Guillery. M. 75.	V, 804.	Haller. M. 04.	V, 2725.
Gund. M. 09.	V, 3153.	Graf Haller v. Hallerstein. M.06.	V, 2875.
Gunderloch, August. O. 83.	V, 1237.	Hallermann. O. 94.	V, 1954.
Gunderloch, Rudolf. O. 05.	V, 2758.	Hamann, Richard. M. 86.	V, 1461.
Günther, Johannes. O. 98	V, 2227.	Hamann, Kurt. M. 00.	V, 2417.
Günther, Kurt. M. 04.	V, 2724.	Hammel. M. 73.	V, 723.
Günther, Ernst. M. 07.	V, 2961.	Hammer, Bernhard. M. 87.	V, 1524.
Günther, Kurt. M. 08.	V, 3062.	Hammer, Wilhelm. O. 07.	V, 2910.
Gußmann. M. 85.	V, 1393.	Hammer, Ulrich. O. 08.	V, 3003.
Gutensohn. O. 09.	V, 3100.	Hammerdörfer. M. 64.	V, 269.
Güth. M. 86.	V, 1459.	Hammerschmidt. O. 84.	V, 1305.
Gutjahr, Paul. M. 62.	V, 173.	Hampe. M 76.	V, 860.
Gutjahr, Kurt. M. 64.	V, 267.	Händel. O. 80.	V, 1061.
Gutmann, Albert. M. 81.	V, 1151.	Handloser. M. 03.	V, 2656.
Gutschow. O. 62.	V, 153.	Hansen. M. 00.	V, 2418.
Guttmann, Maximilian. O. 60.	V, 64.	Hansmann. M. 84.	V, 1335.
Gutzeit. M. 05.	V, 2801.	v. Hanstein. O. 96.	V, 2077.
Gutzki. O. 65.	V, 288.	v. Harbou. O. 80.	V, 1062.
		Harling. O. 07.	V, 2911.
		Harmel. M. 91.	V, 1784.
H.		Harms. O. 04.	V, 2693.
		Harmsen. O. 86.	V, 1425.
Haacke. M. 08.	V, 3063.	Härpfer. O. 03.	V, 2616.
Haase, Martin. M. 78.	V, 967.	Harriehausen. O. 97.	V, 2155.
Haase, Felix. O. 97.	V, 2152.	Hart. M. 96.	V, 2115.
Haassengier. O. 1910.	V, 3195.	Harte. M. 62.	V, 174.
Haberkamp. O. 84.	V, 1304.	Hartmann, Gustav. O. 64.	V, 244.
Haberkorn. O. 65.	V, 289.	Hartmann, Gustav. O. 92.	V, 1826.
Habrecht. O. 69.	V, 496.	Hartog. M. 71.	V, 623.
Haccius. M. 03.	V, 2655.	Hartung, Paul. O. 78.	V, 940.
Hacker. M. 64.	V, 268.	Hartung, Hugo. M. 87.	V, 1525.
Haeberlin. M. 01.	V, 2489.	Hartung, Georg. O. 05.	V, 2760.
Haebler. O. 09.	V, 3101.	Hartung, Hans. O. 10.	V, 3197.
Haedicke. M. 93.	V, 1920.	Hartwich, Werner. M. 98.	V, 2268.
Haenel. O. 72.	V, 645.	Hartwich, Adolf. M. 09.	V, 3154.
Haehner, Hermann. M. 68.	V, 464.	Hartwich, Herbert. O. 1910.	V, 3198.
Hachner, Alfred. O. 98.	V, 2230.	Hartwig. M. 01.	V, 2490.
Haenisch, Paul. O. 71.	V, 597.	Hase. M. 97.	V, 2156.
Haenisch, Gerhard. O. 97.	V, 2153.	v. Haselberg, Adolf. M. 89.	V, 1658.
Haenisch, Ernst. O. 02.	V, 2530.	v. Haselberg, Walter. M. 91.	V, 1981.
Haering, Günther. M. 86.	V, 1460.	Haselhorst. O. 64.	V, 245.
Haering, Arthur. O. 10.	V, 3196.	Hasenknopf. O. 88.	V, 1554.
Haertel, Reinhold. O. 59.	IV, 47.	Hassencamp. M. 93.	V, 1921.
Haertel, Hugo. M. 61.	V, 133.	Hattingen. M. 09.	V, 3155.
Haertel, Hugo. O. 93.	V, 1886.	Hauber. M. 01.	V, 2491.
Haertling. O. 82.	V, 1179.	Hauch. O. 00.	V, 2373.
Haesecke. O. 62.	V, 154.	Haucke. M. 96.	V, 2116.

Matthiesen. M. 62.		V, 180.	Meyer, Felix. M. 98.		V, 2279.
Matthiolius. M. 83.		V, 1279.	Meyer, Franz. O. 02.		V, 2546.
Matthisson. O. 85.		V, 1377.	Meyer, Kurt. M. 04.		V, 2734.
Mau. O. 68.		V, 440.	Meyer, Erich. O. 07.		V, 2923.
Mauersberg. O. 92.		V, 1832.	Michaelis, Wilhelm. O. 69.		V, 507.
Mayer, Georg. O. 66.		V, 339.	Michaelis, Max. O. 73.		V, 709.
Mayer, August. M. 67.		V, 408.	Michaelis, Ernst. O. 78.		V, 948.
Mayer, Eugen. M. 87.		V, 1534.	Michalik. M. 69.		V, 531.
Mayer, Martin. M. 95.		V, 2047.	Michel. M. 49.		IV, 9.
Mayer, Eduard. M. 02.		V, 2588.	Michelet. M. 86.		V, 1471.
Mehlhausen, Gustav. M. 45.		IV, 3.	Migeod. O. 09.		V, 3110.
Mehlhausen, Fritz. O. 09.		V, 3109.	Miekley, Johannes. M. 92.		V, 1866.
Meilly. O. 63.		V, 203.	Miekley, Friedrich. M. 97.		V, 2202.
Meinardus. M. 06.		V, 2888.	v. Mielecki, Stanislaus. O. 71.		V, 604.
Meinecke. O. 67.		V, 378.	v. Mielecki, Walter. O. 01.		V, 2463.
Meineking. M. 97.		V, 2201.	Miemietz. O. 08.		V, 3017.
Meinicke. O. 94.		V, 1961.	Miethke. M. 85.		V, 1403.
Meinhardt. O. 03.		V, 2626.	Milisch. M. 93.		V, 1929.
Meinhold, Julius. O. 64.		V, 249.	Minckert. O. 97.		V, 2172.
Meinhold, Paul. M. 78.		V, 977.	Minzlaff. O. 83.		V, 1247.
Meinhold, Gerhard. M. 89.		V, 1672.	Mitschke. O. 65.		V, 293.
Meinhold, Max. M. 93.		V, 1928.	Mixius. M. 88.		V, 1596.
Meinshausen. M. 95.		V, 2049.	Moehring. O. 99.		V, 2312.
Meisner. O. 61.		V, 115.	Moeser. M. 60.		V, 96.
Mellin. M. 95.		V, 2048.	Mohr, August. M. 88.		V, 1597.
Melot de Beauregard. O. 90.		V, 1682.	Mohr, Friedrich. M. 93.		V, 1930.
Meltzer. O. 02.		V, 2545.	Mohr, Rudolf. M. 94.		V, 1990.
Memminger. O. 03.		V, 2627.	Mohr, Theodor. O. 97.		V, 2173.
Mendheim. O. 62.		V, 162.	Mohr, Rudolf. M. 09.		V, 3164.
Mensch. O. 66.		V, 340.	Mohr, Karl. O. 10.		V, 3219.
Mente. M. 71.		V, 629.	Möhring. O. 67.		V, 379.
Menz. M. 61.		V, 138.	Moldaenke. O. 78.		V, 949.
Menzel. M. 77.		V, 926.	Moller, Hugo. O. 73.		V, 710.
Menzer. O. 88.		V, 1564.	Moller, Hans. O. 91.		V, 1761.
Merres. M. 63.		V, 230.	Möllers. M. 96.		V, 2126.
Mersmann. O. 80.		V, 1068.	Möllhausen. M. 98.		V, 2280.
Merten, Heinrich. M. 83.		V, 1280.	Momburg. O. 90.		V, 1698.
Mertens, Paul. M. 85.		V, 1402.	Morgenroth. M. 90.		V, 1730.
Mertens, Karl. O. 89.		V, 1635.	Möslein. O. 99.		V, 2313.
Mertens, Fritz. O. 00.		V, 2389.	Motzkus. O. 73.		V, 711.
Merz. M. 96.		V, 2124.	Moxter, Philipp. M. 78.		V, 978.
Metsch. M. 82.		V, 1220.	Moxter, Wilhelm. O. 90.		V, 1699.
Mette, Emil. O. 87.		V, 1500.	Muecke. O. 68.		V, 442.
Mette, Walter. O. 05.		V, 2771.	Mueller, Ludwig. O. 75.		V, 784.
Metzger. M. 07.		V, 2975.	Mueller, Claus. O. 95.		V, 2020.
Metzke. O. 84.		V, 1314.	Muermann. O. 85.		V, 1379.
Metzler. O. 82.		V, 1185.	Mügge, Felix. O. 96.		V, 2089.
v. Meurers. M. 68.		V, 475.	Mügge, Wilhelm. M. 00.		V, 2434.
Meyer, Konrad. O. 68.		V, 441.	Muhlack. M. 74.		V, 760.
Meyer, Friedrich. O. 72.		V, 654.	Mühlschlegel. M. 86.		V, 1472.
Meyer, Oskar. M. 77.		V, 927.	Müller, Lebrecht.		II, 6.
Meyer, Eduard. O. 79.		V, 1008.	Müller, Franz. O. 61.		V, 116.
Meyer, Erich. M. 80.		V, 1094.	Müller, Gustav. M. 61.		V, 139.
Meyer, Paul. M. 83.		V, 1281.	Müller, Alfred. M. 62.		V, 181.
Meyer, August. M. 86.		V, 1470.	Müller, Otto. O. 65.		V, 294.
Meyer, Rudolf. O. 88.		V, 1565.	Müller, Reinhold. O. 67.		V, 380.
Meyer, Wilhelm. M. 88.		V, 1566.	Müller, Georg. O. 68.		V, 443.
Meyer, Joseph. M. 89.		V, 1673.	Müller, Eduard. M. 71.		V, 630.
Meyer, Otto. O. 92.		V, 1833.	Müller, Ludwig. O. 72.		V, 655.
Meyer, Ernst. O. 94.		V, 1962.	Müller, Johannes. M. 76.		V, 866.
Meyer, Walter. M. 96.		V, 2125.	Müller, Oskar. M. 79.		V, 1033.

O.

Oberbeck. M. 84.	V,	1346.
Obermüller. M. 69.	V,	532.
Ockel, Oskar. O. 60.	V,	74.
Ockel, Rudolf. O. 83.	V,	1249.
Ocker. O. 88.	V,	1571.
Odening. O. 67.	V,	382.
Oehlmann. O. 07.	V,	2925.
Oertel. O. 84.	V,	1317.
Oerter. M. 02.	V,	2592.
Oesterheld. O. 02.	V,	2549.
Oesterlen. M. 90.	V,	1731.
Offelsmeyer. M. 77.	V,	928.
O'Flaherty. O. 64.	V,	251.
Ohlemann. M. 97.	V,	2205.
Ohm, Johannes. O. 92.	V,	1835.
Ohm, Reinhard. M. 96.	V,	2129.
Ohse, M. 98.	V,	2282.
Oloff, Hans. M. 91.	V,	1800.
Oloff, Paul. O. 96.	V,	2094.
Olshausen. M. 79.	V,	1036.
Oppermann. M. 82.	V,	1222.
v. Ortenberg. O. 98.	V,	2242.
Ossowidzki. M. 65.	V,	318.
Oßwald. M. 05.	V,	2813.
Osterland. O. 05.	V,	2773.
Osterroht. M. 93.	V,	1931.
Ostmann. O. 79.	V,	1009.
Otto, Richard. M. 91.	V,	1801.
Otto, Hans. O. 96.	V,	2095.
Otto, Kurt. M. 00.	V,	2436.
Overweg. O. 75.	V,	785.

P.

Paalzow. O. 78.	V,	950.
Paasch. M. 74.	V,	762.
Paeprer. O. 81.	V,	1121.
Paeßler. O. 71.	V,	605.
Paetsch, Heinrich. M. 65.	V,	319.
Paetsch, Bernhard. O. 02.	V,	2550.
Paetz. O. 96.	V,	2096.
Paetzold. O. 08.	V,	3020.
Paltzo. O. 90.	V,	1700.
Panienski. M. 78.	V,	979.
Pannek. O. 09.	V,	3113.
Pannwitz, Max. M. 74.	V,	763.
Pannwitz, Gotthold. O. 80.	V,	1071.
Pannwitz, Karl. O. 90.	V,	1701.
Pape. O. 86.	V,	1439.
Papendieck. M. 96.	V,	2130.
Papenhausen. O. 84.	V,	1318.
Parthey, Oskar. M. 78.	V,	980.
Parthey, Julius. O. 81.	V,	1122.
Passauer, Hermann. M. 57.	IV,	40.
Passauer, Erich. M. 05.	V,	2814.
Passow. M. 79.	V,	1037.
Paterna. O. 68.	V,	444.

Patzig. O. 09.	V,	3114.
Patzke. O. 03.	V,	2630.
Paul. O. 68.	V,	445.
Pauli. M. 75.	V,	810.
Paulun. M. 82.	V,	1223.
Pauly, Joseph. O. 61.	V,	118.
Pauly, Wilhelm. M. 04.	V,	2738.
Pawlowsky. M. 02.	V,	2593.
Peeck. M. 03.	V,	2666.
Pedell. M. 66.	V,	361.
Peikert. M. 68.	V,	476.
Peiper. O. 98.	V,	2243.
Peipers, Friedrich. M. 63.	V,	231.
Peipers, August. M. 66.	V,	362.
Peipers, Karl. M. 68.	V,	477.
Pellnitz. O. 01.	V,	2466.
Pels. M. 79.	V,	1038.
Peltret. O. 08.	V,	3021.
Peltzer, Max. O. 60.	V,	75.
Peltzer, Karl. O. 76.	V,	835.
Perrenon. M. 94.	V,	1992.
Pescatore. M. 88.	V,	1600.
Pesch. O. 02.	V,	2551.
Peschel. M. 66.	V,	363.
Peters, Arno. O. 91.	V,	1765.
Peters, Reinhold. M. 93.	V,	1932.
Petersen. M. 01.	V,	2504.
Petow. O. 08.	V,	3022.
Petri. O. 71.	V,	606.
Petsch. O. 64.	V,	252.
Petschull. M. 77.	V,	929.
Petzold. M. 90.	V,	1732.
Peucker. O. 09.	V,	3115.
Pfahl. O. 67.	V,	383.
Pfeffer. O. 77.	V,	897.
Pfeiffer, Richard. O. 75.	V,	786.
Pfeiffer, Georg. M. 09.	V,	3167.
Pfennig. M. 97.	V,	2206.
Pfleger. O. 02.	V,	2552.
Pflugmacher, Ernst. O. 60.	V,	76.
Pflugmacher, Edmund. O. 98.	V,	2244.
Pförtner. O. 98.	V,	2245.
Pfuhl, Adolf. O. 63.	V,	207.
Pfuhl, Eduard. O. 73.	V,	713.
Pfuhl, Emil. O. 09.	V,	3116.
Philipp, Robert. M. 64.	V,	274.
Philipp. Paul. O. 66.	V,	341.
Philippi. M. 69.	V,	533.
Pieper, Emil. M. 63.	V,	232.
Pieper, Friedrich. M. 00.	V,	2437.
Pietrusky. M. 83.	V,	1232.
Pietsch. O. 95.	V,	2021.
Pischon. O. 92.	V,	1836.
Plagemann. M. 84.	V,	1347.
Plagge. M. 71.	V,	631.
Plathner. O. 91.	V,	1766.
Plenske. M. 85.	V,	1408.
Plessing. O. 87.	V,	1503.
Plitt. O. 86.	V,	1440.
Pochhammer, Conrad. O. 92.	V,	1837.

Reiß. O. 79.	V, 1010.
Reißig. M. 93.	V, 1934.
Reitemeyer. M. 59.	IV, 53.
Remertz, Johannes. O. 87.	V, 1504.
Remertz, Otto. M. 05.	V, 2818.
Remmert. O. 89.	V, 1638.
Remus. O. 05.	V, 2775.
Remy. O. 61.	V, 119.
v. Renesse. O. 05.	V, 2776.
Rennecke. M. 89.	V, 1674.
Rentz. O. 05.	V, 2777.
v. Renvers. M. 71.	V, 632.
Renvers. O. 77.	V, 898.
Rettig. M. 90.	V, 1734.
Retzlaff. M. 93.	V, 1935.
Reuter. O. 85.	V, 1380.
Reymann. O. 71.	V, 608.
Rhein, Richard. O. 62.	V, 164.
Rhein, Karl. O. 75.	V, 789.
Rhese. D. 85.	V, 1381.
Rhode, Adolf. O. 83.	V, 1252.
Rhode, Walter. O. 04.	V, 2705.
Richert. O. 93.	V, 1898.
Richter, Emil. O. 56.	V, 31.
Richter, Emil. O. 60.	V, 79.
Richter, Karl. M. 63.	V, 234.
Richter, August. M. 64.	V, 275.
Richter, Maximilian. O. 76.	V, 837.
Richter, Friedrich. M. 81.	V, 1160.
Richter. Leopold. M. 81.	V, 1161.
Richter, Eduard. O. 82.	V, 1188.
Richter, August. M. 84.	V, 1349.
Richter. Albrecht. M. 88.	V, 1605.
Richter, Max. O. 90.	V, 1703.
Richter, Max. O. 98.	V, 2246.
Richter, Guido. O. 99.	V, 2316.
Richter, Kurt. O. 01.	V, 2467.
Richter, Fritz. M. 01.	V, 2508.
Richter, Gerhard. M. 02.	V, 2594.
Richter, Georg. M. 07.	V, 2979.
Richter, Helmuth. O. 10.	V, 3223.
Ridder, Rudolf. M. 59.	V, 54.
Ridder, Otto. O. 93.	V, 1899.
Riebau. M. 62.	V, 183.
Riebe, Otto. O. 64.	V, 254.
Riebe. Otto. M. 04.	V, 2740.
Riebel, Oskar. O. 68.	V, 446.
Riebel. Paul. M. 03.	V, 2669.
Riechert. O. 67.	V, 387.
Rieck. M. 92.	V, 1869.
Riedel, Emil. O. 65.	V, 296.
Riedel, Otto. M. 74.	V, 764.
Rieder. M. 77.	V, 930.
Riefenstahl. M. 99.	V, 2349.
Riege. O. 74.	V, 740.
Riehl. Friedrich. O. 63.	V, 211.
Riehl, Oswald. M. 88.	V, 1606.
Rieke. O. 08.	V, 3026.
Riemer. M. 92.	V, 1870.
Rind. M. 05.	V, 2819.
Ringena. O. 10.	V, 3224.
Rinke, Victor. M. 62.	V, 184.
Rinke, Viktor. O. 03.	V, 2633.
Rintelen, Eduard. M. 61.	V, 140.
Rintelen, Kurt. M. 00.	V, 2438.
Rissom. O. 93.	V, 1900.
Ritter. O. 82.	V, 1189.
Rittershausen. M. 65.	V, 320.
Robert. M. 84.	V, 1350.
Robitsch. M. 70.	V, 582.
Rochs, Hugo. O. 72.	V, 656.
Rochs, Hans. M. 08.	V, 3082.
Rodenwaldt. O. 97.	V, 2174.
Roedelius, Otto. M. 67.	V, 410.
Roedelius, Bruno. O. 70.	V, 559.
Roedenbeck. O. 70.	V, 560.
Roehle. O. 68.	V, 447.
Roestell.	II, 5.
Rohde, Friedrich. M. 61.	V, 141.
Rohde, Richard. M. 67.	V, 411.
Rohde, Max. M. 02.	V, 2595.
Rohde, Richard. O. 03.	V, 2670.
Rohkohl. M. 98.	V, 2283.
Rohlfing, Otto. O. 71.	V, 609.
Rohlfing, Hans. M. 08.	V, 3083.
Röhmer. M. 96.	V, 2131.
Rohnstock. M. 60.	V, 98.
Röhr. M. 80.	V, 1097.
Rohrbach. M. 01.	V, 2509.
Roland. M. 80.	V, 1098.
Romberg, Erich. M. 91.	V, 1804.
Romberg, Heinrich. O. 99.	V, 2317.
Rommel. O. 95.	V, 2023.
Rommeler. M. 99.	V, 2350.
Rönne. M. 87.	V, 1539.
v. Roques. O. 09.	V, 3119.
Roscher. O. 90.	V, 1704.
Röse. O. 70.	V, 561.
Rosenthal, Richard. O. 68.	V, 448.
Rosenthal, Karl. M. 84.	V, 1351.
Rosenthal, Martin. O. 87.	V, 1505.
Rosinski. O. 87.	V, 1506.
Rösler. O. 99.	V, 2318.
Rost. M. 68.	V, 479.
Roth, August. O. 78.	V, 952.
Roth, Karl. M. 79.	V, 1039.
Roth, Paul. M. 79.	V, 1040.
Roth, Alexander. O. 07.	V, 2930.
Rothamel. M. 80.	V, 1099.
Rothe, Hans. M. 68.	V, 480.
Rothe, Otto. O. 72.	V, 657.
Rothe, Otto. M. 76.	V, 869.
Rothe, Emil. M. 94.	V, 1994.
Rother, Carl. O. 68.	V, 212.
Rother, Stanislaus. M. 63.	V, 235.
Rother, Maximilian. O. 74.	V, 741.
Rother, Fritz. O. 08.	V, 3027.
Rougemont. O. 80.	V, 1073.
Ruckert. M. 97.	V, 2210.
Rückmann. M. 71.	V, 633.

Rudel. O. 78.	V, 953.	Schaeffer, Udo. O. 09.	V, 3121.
Rudeloff. Max. O. 69.	V, 509.	Schaffner. M. 86.	V, 1474.
Rudeloff, Max. O. 08.	V, 3028.	Schall. O. 89.	V, 1641.
Rüder. M. 78.	V, 982.	Schanzenbach. O. 89.	V, 1642.
Rudolph, Alfred. M. 92.	V, 1871.	Schaper. M. 60.	V, 99.
Rudolph, Albrecht. M. 00.	V, 2439.	Scharf. M. 08.	V, 3085.
Ruge. O. 81.	V, 1124.	Scharnke. M. 03.	V, 2672.
Rüger. M. 80.	V, 1100.	Scharnweber. O. 00.	V, 2393.
Ruhbaum. O. 10.	V, 3225.	Schatz. M. 61.	V, 143.
Rühe. O. 10.	V, 3226.	Schaubach. O. 81.	V, 1125.
Rühle v. Lilienstern. O. 03.	V, 2634.	Schauß. M. 09.	V, 3171.
Rump, Franz. O. 93.	V, 1901.	Schedler, Paul. M. 74.	V, 766.
Rump. Ludwig. O. 07.	V, 2931.	Schedler, Edgar. O. 09.	V, 3122.
Rumpel. M. 91.	V, 1805.	Scheel (Müller). O. 86.	V, 1437.
Rumpf. O. 09.	V, 3120.	Scheibe. M. 69.	V, 535.
Runge. O. 96.	V, 2099.	Scheibner. M. 01.	V, 2510.
Runkwitz. O. 78.	V, 954.	Scheider. M. 73.	V, 728.
Rupp, Eduard. M. 61.	V, 142.	Schelle, Gustav. M. 82.	V, 1224.
Rupp, Johannes. O. 99.	II, 2319.	Schelle, Edwin. O. 90.	V, 1705.
Ruppert. M. 08.	V, 3084.	Scheller, Theodor. M. 79.	V, 1041.
Ruprecht, Arthur. O. 66.	V, 344.	Schellhorn. M. 98.	V, 2284.
Ruprecht, Paul. M. 67.	V, 412.	Schellmann. O. 91.	V, 1768.
Ruprecht, Paul. M. 99.	V, 2351.	Schemel. O. 96.	V, 2100.
Rust. O. 72.	V, 658.	Scherer. M. 08.	V, 3086.
Rüter. M. 09.	V, 3169.	Scheringer. M. 81.	V, 1162.
Rütz. O. 05.	V, 2778.	Scheurlen. M. 81.	V, 1163.
		v. Scheven. M. 60.	V, 100.
S.		Schian. O. 76.	V, 839.
		Schickert. M. 83.	V, 1284.
Saalmann. M. 09.	V, 3170.	Schieffer. O. 96.	V, 2101.
Saar. M. 93.	V, 1936.	Schiele. O. 68.	V, 449.
Saarburg. M. 69.	V, 534.	v. Schjerning. O. 73. I, 8 u.	V, 715.
Sachse. M. 63.	V, 236.	Schildener. M. 83.	V, 1285.
Sachs-Müke. O. 95.	V, 2024.	Schiller. O. 77.	V, 899.
Sack. M. 02.	V, 2596.	Schilling, Rudolf. O. 69.	V, 510.
Salbey. M. 64.	V, 276.	Schilling, Viktor. O. 03.	V, 2636.
Salchow. M. 94.	V, 1995.	Schilling, Falko. M. 04.	V, 2741.
Salecker. O. 97.	V, 2175.	Schilling, Hans. M. 07.	V, 2932.
Salenz. M. 74.	V, 765.	Schimmel. M. 68.	V, 481.
Salmann. O. 89.	V, 1639.	Schirach. M. 65.	V, 321.
Salomon. O. 83.	V, 1253.	Schissel. M. 72.	V, 681.
Salzmann. O. 63.	V, 213.	Schlaaff. O. 08.	V, 3029.
Salzwedel. O. 74.	V, 742.	Schlacke. O. 76.	V, 840.
Sandreczki. O. 92.	V, 1840.	Schlaefke. M. 05.	V, 2820.
Sandrock. M. 03.	V, 2671.	Schläger, Johannes. O. 99.	V, 2320.
Tissot dit Sanfin. O. 89.	V, 1640.	Schlayer. M. 93.	V, 1937.
Sarnow. O. 10.	V, 3227.	Schlemmer. O. 96.	V, 2102.
v. Saßen. M. 70.	V, 562.	Schlender. O. 91.	V, 1769.
Saßerath. M. 96.	V, 2132.	Schlenzka. M. 04.	V, 2742.
Sauer, Emil. M. 96.	V, 2133.	Schleusener. O. 10.	V, 3228.
Sauer, Erwin. O. 01.	V, 2468.	Schlicht. M. 03.	V, 2673.
Sauer, Kurt. O. 03.	V, 2635.	Schlichting. O. 03.	V, 2637.
Sauerlandt. M. 00.	V, 2440.	Schliebs. O. 01.	V, 2469.
Saurbrey. O. 79.	V, 1011.	Schloemer. M. 70.	V, 583.
Sauter. O. 72.	V, 659.	Schloßberger. M. 87.	V, 1540.
Schade. M. 76.	V, 865.	Schlott. M. 62.	V, 185.
Schaefer, Paul. O. 76.	V, 838.	Schlubach. O. 86.	V, 1443.
Schaefer, Friedrich. O. 86.	V, 1442.	Schmelzkopf. O. 69.	V, 511.
Schaeffer, Robert. O. 62.	V, 165.	Schmerl. M. 08.	V, 3087.
		Schmick. O. 83.	V, 1254.

Schultze, Reinhard. O. 65.	V, 299.	Schwieg. O. 88.	V, 1566.
Schultze, Felix. M. 03.	V, 2675.	Schwieger, Julius. O 69.	V, 513.
Schultzen. O. 82.	V, 1192.	Schwieger, Karl. O. 76.	V, 844.
Schulz, August.	II. 12.	Schwiening. M. 89.	V, 1676.
Schulz, Wilhelm. M. 60.	V, 101.	Scriba. O. 75.	V, 790.
Schulz, Hugo. O. 67.	V, 388.	Seedorf. O. 01.	V, 2473.
Schulz, Friedrich. O. 68.	V, 451.	Seeger, Wilhelm. M. 86.	V, 1479.
Schulz, Georg. M. 82.	V, 1226.	Seeger, Oswald. O. 87.	V, 1509.
Schulz, Martin. O. 84.	V, 1321.	Seehawer. O. 08.	V, 3033.
Schulz, Emil. M. 90.	V, 1736.	Seele, Hans. M. 85.	V, 1413.
Schulz, Albrecht. O. 91.	V, 1773.	Seele, Walther. O. 06.	V, 2855.
Schulz, Albert. M. 94.	V, 1996.	Seeliger, Fritz. M. 99.	V, 2856.
Schulz, Hans. M. 99.	V, 2354.	Seeliger, Hermann. M. 02.	V, 2599.
Schulz, Karl. M. 99.	V, 2355.	Seichter. M. 09.	V, 3174.
Schulz, Felix. M. 04.	V, 2745.	Seidel, Erich. O. 02.	V, 2558.
Schulz, Eduard. O. 09.	V, 3124.	Seidel, Walter. O. 02.	V, 2559.
Schulz, Hermann. O. 10.	V, 3231.	Seiffart, Hans. M. 78.	V, 983.
Schulze, Heinrich. M. 62.	V, 186.	Seiffert, Ernst. M. 83.	V, 1288.
Schulze, Otto. M. 68.	V. 484.	Seifriz, Paul. M. 76.	V, 873.
Schulze, Hans. O. 94.	V, 1965.	Seige. M. 88.	V, 1607.
Schulze, Wilhelm. M. 94.	V, 1997.	Seiler. O. 04.	V, 2706.
Schulze, Fritz. M. 98.	V, 2285.	Seitler. M. 06.	V, 2894.
Schumacher, Arnold. M. 91.	V, 1806.	Selting. M. 00.	V, 2444.
Schumacher, Karl. M. 97.	V, 2211.	Senf. O. 88.	V, 1574.
Schumacher, Harald. M. 02.	V, 2597.	Senftleben. O. 64.	V, 256.
Schumann, Eugen. O. 79.	V, 1012.	Senstius. O. 70.	V, 563.
Schumann, Wilhelm. M. 83.	V, 1287.	Sergeois, Bruno. O. 05.	V, 2780.
Schumburg. O. 80.	V, 1074.	Sergeois, Erich. O. 05.	V, 2781.
Schunk. M. 86.	V, 1478.	Settekorn. O. 64.	V, 257.
Schuon. M. 85.	V, 1412.	Settgast. M. 84.	V, 1352.
Schuppius. M. 02.	V, 2598.	Seulen. M. 56.	IV, 34.
Schurian. M. 09.	V, 3173.	Seydel, Friedrich. O. 90.	V, 1706.
Schurig. O. 88.	V, 1573.	Seydeler. O. 86.	V, 1445.
Schürmann, Wilhelm. O. 83.	V, 1257.	Seyffarth, Paul. O, 96.	V, 2104.
Schürmann, Hermann. O. 98.	V, 2247.	Seyffert, Oskar. M. 81.	V, 1166.
Schuster, Friedrich. O. 64.	V, 255.	Sichting, Otto. M. 61.	V, 145.
Schuster, Artur. M. 81.	V, 1165.	Sichting, Otto. M. 64.	V, 278.
Schuster, Johann. M. 00.	V, 2442.	Sichting, Otto. M. 01.	V, 2514.
Schuster, Hans. O. 03.	V, 2639.	Siebert, Franz. M. 65.	V, 322.
Schuster, Hermann. O. 07.	V, 2936.	Siebert, Walter. O. 93.	V, 1903.
Schütte. O. 02.	V, 2556.	Siebert, Kurt. O. 00.	V, 2397.
Schütze. O. 10	V, 3232.	Siedamgrotzky. O. 68.	V, 452.
Schwabe. O. 09.	V, 3125.	Siegfried, Martin. O. 75.	V, 791.
Schwahn. M. 00.	V, 2443.	Siegfried, Karl. O. 05.	V, 2782.
Schwalb. O. 10.	V, 3233.	Siemon, Cäsar. O. 64.	V, 258.
Schwalbe. M. 94.	V, 1998.	Siemon, Heinrich. O. 79.	V, 1013.
Schwalm. O. 99.	V, 2323.	Siems. O. 08.	V, 3034.
Schwandt. O. 77.	V, 901.	Sierig. O. 91.	V, 1774.
Schwanneke. M. 72.	V, 686.	Silbersiepe. O. 02.	V, 2560.
Schwanzenbach. O. 89.	V, 1635.	Simmat. O. 10.	V, 3234.
Schwartz. M. 60.	V, 102.	Simon, Franz. O. 72.	V, 661.
Schwarz, Friedrich. O. 94.	V, 1966.	Simon, Max. M. 80.	V, 1103.
Schwarz, Ewald. O. 09.	V, 3126.	Simon, Gerhard. M. 95.	V, 2058.
Schwarze. M. 76.	V, 872.	Simon, Ernst. O. 00.	V, 2398.
Schwarzkopf. M. 97.	V, 2212.	Simon, Paul. M. 08.	V, 3089.
Schwarzlose. M. 80.	V, 1102.	Simons. O. 82.	V, 1193.
Schweder. M. 63.	V, 238.	Sinz. M. 01.	V, 2515.
Schweikert. O. 02.	V, 2557.	Siveke. M. 64.	V, 279.
Schweitzer. O. 07.	V, 2937.	Skladug. O. 92.	V, 1842.
Schwermann. M. 06.	V, 2893.	Skrodzki. M. 91.	V, 1807.

Slawyk. O. 84.	V, 1322.	Stechele. O. 99.	V, 2324.
Smend, Julius. O. 09.	V, 3130.	Stechow. O. 70.	V, 565.
Smend, Heinrich. O. 10.	V, 3235.	Steffens. O. 08.	V, 3036.
Smolka. O. 08.	V, 3035.	Steger. O. 81.	V, 1127.
Snoy. O. 01.	V, 2474.	Stein, G. F. G.	II, 10.
Sobotta, Ernst. M. 83.	V, 1289.	Stein, Rudolf. O. 10.	V, 3239.
Sobotta, Johannes. M. 87.	V, 1543.	Steinbach. O. 85.	V, 1383.
Soergel. M. 05.	V, 2822.	Steinbrück. M. 90.	V, 1737.
Sohler. M. 93.	V, 1939.	Steiner, Oskar. O. 64.	V, 260.
Soldan. M. 01.	V, 2516.	Steiner, Anton. O. 06.	V, 2856.
Solbrich. O. 82.	V, 1194.	Steinhausen, Adolf. M. 77.	V, 933.
Soltsien. M. 71.	V, 634.	Steinhausen, Albert. O. 96.	V, 2106.
Sombold. M. 00.	V, 2445.	Steinheil. M. 84.	V, 1853.
Sommer. M. 70.	V, 584.	Steinmeyer. M. 01.	V, 2517.
Sommerbrodt. O. 65.	V, 300.	Steinrück. O. 67.	V, 389.
Sommerlad. M. 97.	V, 2213.	Stenger. M. 85.	V, 1414.
Sonnenburg. O. 86.	V, 1446.	Stenzel. O. 72.	V, 665.
Sorge. O. 00.	V, 2399.	Stephan. O. 98.	V, 2250.
Spackeler. O. 97.	V, 2178.	Stern. O. 81.	V, 1128.
Spaethen. M. 92.	V, 1873.	Sternsdorff. M. 85.	V, 1415.
Spangenberg. O. 05.	V, 2783.	Sterz. M. 69.	V, 537.
Spannaus. O. 98.	V, 2248.	Steuber. O. 81.	V, 1129.
Speier. O. 70.	V, 564.	Steudel. M. 82.	V, 1227.
Spengler. M. 04.	V, 2746.	Steuernagel. O. 06.	V, 2857.
Sperber, Kurt. O. 98.	V, 2249.	Stier. O. 93.	V, 1904.
Sperber, August. O. 04.	V, 2707.	Stock. O. 75.	V, 814.
Sperling. M. 67.	V, 413.	Stockmann. O. 09.	V, 3128.
Spiegelberg. M. 09.	V, 3175.	Stoldt. M. 82.	V, 1228.
Spieker. O. 72.	V, 662.	Stoll. O. 71.	V, 611.
Spiering. O. 81.	V, 1126.	Stolte. O. 85.	V, 1384.
Spieß. O. 75.	V, 792.	Stolzenburg. M. 79.	V, 1044.
Spilker. O. 85.	V, 1382.	Storch. M. 66.	V, 365.
Spilling. O. 76.	V, 845.	Storck. O. 00.	V, 2401.
Spinola. O. 92.	V, 1843.	Stordeur. M. 08.	V, 3090.
Spiro. M. 88.	V, 1608.	Störzer. M. 98.	V, 2287.
Spitzner. M. 96.	V, 2135.	Strahler. M. 97.	V, 2214.
Spoerel. O. 85.	V, 1385.	Straßburger. O. 08.	V, 3037.
Spohde. O. 10.	V, 3236.	Straßner. O. 07.	V, 2938.
Spornberger. M. 93.	V, 1940.	Strauch, Hermann. M. 76.	V, 874.
Sprauer. M. 02.	V, 2600.	Strauch, Alfred. O. 09.	V, 3129.
Springer. O. 00.	V, 2400.	Strauß, Ernst. O. 69.	V, 514.
v. Stabel. M. 98.	V, 2286.	Strauß, Günther. O. 02.	V, 2562.
v. Staden. M. 83.	V, 1290.	Strauß, Friedrich. M. 02.	V, 1601.
Stadthagen. M. 71.	V, 635.	Strecker. O. 04.	V, 2709.
Stadtländer. O. 04.	V, 2708.	Strein. M. 83.	V, 1291.
Staege, Paul. O. 72.	V, 663.	Streit. O. 81.	V, 1130.
Staemmler. M. 09.	V, 3127.	Stricker, Franz. O. 62.	V, 166.
Stahl, Carl. O. 64.	V, 259.	Stricker, Ernst. O. 05.	V, 2785.
Stahl, Otto. O. 05.	V, 2784.	Striper. O. 64.	V, 261.
Stahm. O. 10.	V, 3237.	Ströhmer. O. 76.	V, 846.
Stahn. M. 89.	V, 1677.	Stroßer. O. 81.	V, 1131.
Stahr. O. 61.	II, 20 u. V, 123.	Strube. O. 70.	V, 566.
Stamer. M. 05.	V, 2823.	Strübing. M. 72.	V, 687.
Stappenbeck. O. 96.	V, 2105.	Struntz. O. 69.	V, 515.
Starke, Willy. O. 89.	V, 1643.	Struwe. O. 67.	V, 390.
Stark, Ernst. M. 03.	V, 2676.	Stubenrauch. O. 75.	V, 815.
Stark, Fritz. O. 10.	V, 3238.	Stuckert. M. 88.	V, 1609.
Starke, Georg. O. 02.	V, 2561.	Stude. M. 88.	V, 1610.
Starke, Johannes. O. 03.	V, 2640.	Stuertz. O. 90.	V, 1707.
Statz. O. 72.	V, 664.	Stumpff. O. 90.	V, 1708.

Druck von L. Schumacher in Berlin N. 24.

Verlag von **August Hirschwald** in Berlin.

Veröffentlichungen aus dem Gebiete des Militär-Sanitätswesens.

Herausgegeben von der Medizinal-Abteilung des Königlich Preussischen Kriegsministeriums.

1. Heft. Historische Untersuchungen über das Einheilen und Wandern von Gewehrkugeln. Von Stabsarzt Dr. A. Köhler. gr. 8. 1892. 80 Pf.

2. Heft. Ueber die kriegschirurgische Bedeutung der neuen Geschosse. Von Geh. Ober-Med.-Rat Prof. Dr. von Bardeleben. gr. 8. 1892. 60 Pf.

3. Heft. Ueber Feldflaschen und Kochgeschirre aus Aluminium. Bearb. von Stabsarzt Dr. Plagge und Chemiker G. Lebbin. gr. 8. 1893. 2 M. 40.

4. Heft. Epidemische Erkrankungen an akutem Exanthem mit typhösem Charakter in der Garnison Cosel. Von Oberstabsarzt Dr. Schulte. gr. 8. 1893. 80 Pf.

5. Heft. Die Methoden der Fleischkonservierung. Von Stabsarzt Dr. Plagge und Dr. Trapp. gr. 8. 1893. 3 M.

6. Heft. Ueber Verbrennung des Mundes, Schlundes, der Speiseröhre und des Magens. Behandlung der Verbrennung und ihrer Folgezustände. Von Stabsarzt Dr. Thiele. gr. 8. 1893. 1 M. 60 Pf.

7. Heft. Das Sanitätswesen auf der Weltausstellung zu Chicago. Bearbeitet von Generalarzt Dr. C. Grossheim. gr. 8. Mit 92 Textfiguren. 1893. 4 M. 80 Pf.

8. Heft. Die Choleraerkrankungen in der Armee 1892 bis 1893 und die gegen die Cholera in der Armee getroffenen Massnahmen. Bearbeitet von Stabsarzt Dr. Schumburg. gr. 8. Mit 2 Textfiguren und 1 Karte. 1894. 2 M.

9. Heft. Untersuchungen über Wasserfilter. Von Oberstabsarzt Dr. Plagge. gr. 8. Mit 37 Textfiguren. 1895. 5 M.

10. Heft. Versuche zur Feststellung der Verwertbarkeit Röntgenscher Strahlen für medizinisch-chirurgische Zwecke. gr. 8. Mit 23 Textfiguren. 1896. 6 M.

11. Heft. Ueber die sogenannten Gehverbände unter besonderer Berücksichtigung ihrer etwaigen Verwendung im Kriege. Von Stabsarzt Dr. Coste. gr. 8. Mit 13 Textfiguren. 1897. 2 M.

12. Heft. Untersuchungen über das Soldatenbrot. Von Oberstabsarzt Dr. Plagge und Chemiker Dr. Lebbin. 1897. 12 M.

13. Heft. Die preussischen und deutschen Kriegschirurgen und Feldärzte des 17. und 18. Jahrhunderts in Zeit- und Lebensbildern. Von Oberstabsarzt Prof. Dr. A. Köhler. Mit Portraits und Textfiguren. 1898. 12 M.

14. Heft. Die Lungentuberkulose in der Armee. Bearbeitet in der Medizinal-Abteilung des Königl. Preuss. Kriegsminist. Mit 2 Taf. 1899. 4 M.

15. Heft. Beiträge zur Frage der Trinkwasserversorgung. Von Oberstabsarzt Dr. Plagge und Oberstabsarzt Dr. Schumburg. Mit 1 Tafel und Textfiguren. 1900. 3 M.

16. Heft. Ueber die subkutanen Verletzungen der Muskeln. Von Dr. Knaak. 1900. 3 M.

17. Heft. Entstehung, Verhütung und Bekämpfung des Typhus bei den im Felde stehenden Armeen. Bearbeitet in der Medizinal-Abteilung des Königl. Preuss. Kriegsministeriums. Zweite Aufl. Mit 1 Tafel. 1901. 3 M.

18. Heft. Kriegschirurgen und Feldärzte der ersten Hälfte des 19. Jahrhunderts (1795—1848). Von Stabsarzt Dr. Bock und Stabsarzt Dr. Hasenknopf. Mit einer Einleitung von Oberstabsarzt Prof. Dr. Albert Köhler. 1901. 14 M.

19. Heft. Ueber penetrierende Brustwunden und deren Behandlung. Von Stabsarzt Dr. Momburg. 1902. 2 M. 40 Pf.

20. Heft. Beobachtungen und Untersuchungen über die Ruhr (Dysenterie). Die Ruhrepidemie auf dem Truppenübungsplatz Döberitz im Jahre 1901 und die Ruhr im Ostasiatischen Expeditionskorps. Zusammengestellt in der Medizinal-Abteilung des Königl. Preussischen Kriegsministeriums. Mit zahlr. Textfiguren und 8 Taf. 1902. 10 M.

21. Heft. Die Bekämpfung des Typhus. Von Geh. Med.-Rat Prof. Dr. Robert Koch. 1903. 50 Pf.

22. Heft. Ueber Erkennung und Beurteilung von Herzkrankheiten Vortr. aus der Sitzung des Wissenschaftl. Senats bei der Kaiser Wilhelms-Akademie für das militärärztliche Bildungswesen am 31. März 1903. 1903. 1 M. 20 Pf.

Verlag von **August Hirschwald** in Berlin.

Veröffentlichungen aus dem Gebiete des Militär-Sanitätswesens.

23. Heft. Kleinere Mitteilungen über Schussverletzungen. Aus den Verhandlungen des Wissenschaftlichen Senats der Kaiser Wilhelms-Akademie für das militärärztliche Bildungswesen vom 3. Juni 1903. 1903. 2 M.

24. Heft. Kriegschirurgen und Feldärzte in der Zeit von 1848 bis 1868. Von Oberstabsarzt a. D. Dr. Kimmle. 1904. 14 M.

25. Heft. Ueber die Entstehung und Behandlung des Plattfusses im jugendlichen Alter. Von Dr. Schiff. 1904. 2 M.

26. Heft. Ueber plötzliche Todesfälle, mit bes. Berücksichtigung der militärärztl. Verhältnisse. Von Oberarzt Dr. Busch. 1904. 2 M. 40 Pf.

27. Heft. Kriegschirurgen und Feldärzte der Neuzeit. Von Oberstabsarzt Prof. Dr. A. Köhler. 1904. 18 M.

28. Heft. Beiträge zur Schutzimpfung gegen Typhus. Bearbeitet in der Medizinal-Abteilung des Königlich Preussischen Kriegsministeriums. Mit 10 Kurven im Text. 1905. 1 M. 60 Pf.

29. Heft. Arbeiten aus den hygienisch-chemischen Untersuchungsstellen. Zusammengestellt in der Medizinal-Abteilung des Königlich Preussischen Kriegsministeriums. I. Teil. 1905. 2 M. 40 Pf.

30. Heft. Ueber die Feststellung regelwidriger Geisteszustände bei Heerespflichtigen und Heeresangehörigen. Beratungsergebnisse aus der Sitzung des Wissenschaftl. Senats bei der Kaiser Wilhelms-Akademie für das militär ärztliche Bildungswesen am 17. Februar 1905. Mit 3 Kurventaf. im Anhang. 1905. 1 M.

31. Heft. Die Genickstarre-Epidemie beim Badischen Pionier-Bataillon No. 14 (Kehl) im Jahre 1903/1904. Mit einem Grundriss der Kaserne und zwei Anlagen. 1905. 3 M. 60 Pf.

32. Heft. Zur Kenntnis und Diagnose der angeborenen Farbensinnstörungen. Von Stabsarzt Dr. Collin. gr. 8. 1906. 1 M. 20 Pf.

33. Heft. Der Bacillus pyocyaneus im Ohr. Klinisch-experimenteller Beitrag zur Frage der Pathogenität des Bacillus pyocyaneus. Von Stabsarzt Dr. Otto Voss. gr. 8. Mit 5 Tafeln. 1906. 8 M.

34. Heft. Die Lungentuberkulose in der Armee. Im Anschluss an Heft 14 der Veröffentlichungen bearbeitet vom Stabsarzt Dr. Fischer. 1906. 2 M.

35. Heft. Beiträge zur Chirurgie und Kriegschirurgie. Festschrift zum siebzigjährigen Geburtstage Sr. Exz. v. Bergmann gewidmet. gr. 8. Mit dem Portrait Exz. v. Bergmanns, 8 Tafeln und zahlreichen Textfig. 1906. 16 M.

36. Heft. Beiträge zur Kenntnis der Verbreitung der venerischen Krankheiten in den europäischen Heeren sowie in der militärpflichtigen Jugend Deutschlands. Von Stabsarzt Dr. H. Schwiening. 1907. gr. 8. Mit 12 Karten und 8 Kurventafeln. 6 M.

37. Heft. Ueber die Anwendung von Heil- und Schutzseris im Heere. Beratungsergebnisse aus der Sitzung des Wissenschaftl. Senats der Kaiser Wilhelms-Akademie für das militärärztl. Bildungswesen am 30. Nov. 1907. 8. 1908. 1 M. 20 Pf.

38. Heft. Arbeiten aus den hygienisch-chemischen Untersuchungsstellen. Zusammengestellt in der Medizinal-Abteilung des Königlich Preussischen Kriegsministeriums. II. Teil. 1908. 2 M. 80 Pf.

39. Heft. Ueber das Auftreten von Sarkomen, sowie von Haut-, Gelenk- und Knochentuberkulose an verletzten Körperstellen bei Heeresangehörigen. Von Oberstabsarzt Dr. Eichel. 1908. 80 Pf.

40. Heft. Ueber die Körperbeschaffenheit der zum einjährig-freiwilligen Dienst berechtigten Wehrpflichtigen Deutschlands. Auf Grund amtlichen Materials unter Mitwirkung von Oberstabsarzt Dr. Nicolai bearbeitet von Stabsarzt Dr. Heinrich Schwiening. gr. 8. 1909. 5 M.

41. Heft. Arbeiten aus den hygienisch-chemischen Untersuchungsstellen. Zusammengestellt in der Medizinal-Abteilung des Königlich Preussischen Kriegsministeriums. III. Teil. gr. 8. 1909. 2 M. 40 Pf.

42. Heft. Die altrömischen Militärärzte. Von Stabsarzt Dr. Haberling. Mit 1 Titelbilde und 16 Textfiguren. 1910. 2 M. 80 Pf.

43. Heft. Die Hagenauer Ruhrepidemie des Sommers 1908. Bearb. in der Med.-Abt. des Kgl. Preuss. Kriegsministeriums. gr. 8. Mit 3 Tafeln und 8 Abbild. im Text. 1910. 2 M. 80 Pf.

44. Heft. Berichte über die Wirksamkeit des Alkohols bei der Händedesinfektion. Zusammengestellt in der Medizinal-Abteilung des Königlich Preussischen Kriegsministeriums. Mit 8 Textfiguren. 1910. 2 M. 40 Pf.

Verlag von **August Hirschwald** in Berlin.
(Durch alle Buchhandlungen zu beziehen.)

Bibliothek von Coler-von Schjerning.

Band XV/XVI. Kompendium der Verband- und Operationslehre von Geh. Med.-Rat Prof. Dr. **Ed. Sonnenburg** und Dr. **R. Mühsam.** Zweite Auflage. I. Teil (Verbandlehre). Mit 87 Textfig. 1908. 3 M. II. Teil (Operationslehre). Mit 290 Textfig. 1910. 9 M.

Band XVII. Die Kriegsepidemien des 19. Jahrhunderts von Stabsarzt Dr. **Otto Niedner.** 1903. 5 M.

Band XVIII. Das Röntgen-Verfahren mit besonderer Berücksichtigung der militärischen Verhältnisse von Generalarzt Dr. **Stechow.** Mit 91 Textfiguren. 1903. 6 M.

Band XIX. Das Trachom als Volks- und Heereskrankheit von Oberstabsarzt Dr. **J. Boldt.** 1903. 5 M.

Band XX. Grundsätze für den Bau von Krankenhäusern von Generalarzt Dr. **Thel.** Mit 11 Tafeln und 66 Textfig. 1905. 6 M.

Band XXI/XXII. Die Verwundungen durch die modernen Kriegsfeuerwaffen, ihre Prognose und Therapie im Felde von Stabsarzt Dr. **Hildebrandt.** I. Band: Allgemeiner Teil. Mit 2 Tafeln und 109 Textfiguren. 1905. 8 M. II. Band: Spezieller Teil von Stabsarzt Dr. **Graf** und Dr. **Hildebrandt.** Mit 180 Textfig. 1907. 12 M.

Band XXIII. Die Blinddarmentzündung (Perityphlitis) in der Armee von 1880—1900 von Generalarzt Dr. **Stricker.** Mit 10 Tafeln. 1906. 4 M.

Band XXIV. Die Invaliden-Versorgung und Begutachtung beim Reichsheere, bei der Marine und bei den Schutztruppen, ihre Entwickelung und Neuregelung nach dem Offizier-Pensions- und dem Mannschafts-Versorgungs-Gesetze vom 31. Mai 1906 von Generaloberarzt Dr. **Fr. Paalzow.** 1906. 5 M.

Band XXV. Der Gang des Menschen und die Fussgeschwulst von Stabsarzt Dr. **Momburg.** Mit 22 Tafeln und 8 Textfig. 1908. 5 M.

Band XXVI. Die Verletzung der Arteria meningea media von Stabsarzt Dr. **Custodis.** Mit 2 Textfiguren. 1908. 3 M.

Band XXVII. Der angeborene Schwachsinn in seinen Beziehungen zum Militärdienst von Stabsarzt Dr. **Th. Becker.** Mit 1 Kurve und 8 Abbildungen im Text. 1910. 5 M.

Band XXVIII. Sanitätsstatistische Betrachtungen über Volk und Heer von **Otto v. Schjerning.** Mit 37 Tafeln im Text und 6 Karten. 1910. 3 M.

Band XXIX. Behelfsvorrichtungen beim Sanitätsdienst im Felde. (Vorwiegend nach Erfahrungen aus dem Hottentottenfeldzuge 1904/07.) Von Dr. **Westphal,** Oberarzt. Mit 99 Textfig. 5 M.

Band XXX. Nervensystem und Insolation. Entwurf einer klinischen Pathologie der kalorischen Erkrankungen. Von General- und Korpsarzt Dr. **F. A. Steinhausen.** 1910. 4 M.

Soeben erschien:

Bibliothek von Coler-von Schjerning,
XXXI. Bd. u. ff.

LEHRBUCH
DER

MILITÄRHYGIENE.

Unter Mitwirkung der Stabsärzte

Dr. H. Findel, Dr. H. Hetsch, Dr. K. H. Kutscher,

herausgegeben von

Prof. Dr. H. Bischoff,   Prof. Dr. W. Hoffmann,
Ober-Stabsarzt,   Stabsarzt,

Prof. Dr. H. Schwiening,
Ober-Stabsarzt.

gr. 8. In 5 Bänden. Mit zahlreichen Textabbildungen.
Band I und II. 1910. à 7 M.
Preis des ganzen Werkes **ca. 30—35 M.**

Ein **Lehrbuch der Militärhygiene** kann nur dann den praktischen Bedürfnissen entsprechen, wenn sich in ihm eigene Erfahrungen im **aktiven** Truppen- und Verwaltungsdienst mit völliger Beherrschung der Forschungsergebnisse der modernen Hygiene und ihrer verwandten Gebiete vereinen.

Diese Bedingungen sind bei den, auch über den Kreis ihrer engeren Fachgenossen hinaus durch ihre wissenschaftlichen Arbeiten wohl bekannten Verfassern aufs beste erfüllt; sie haben in ihren Dienststellungen und durch ihre Kommandos zu hygienischen Instituten Gelegenheit gehabt, reiche Erfahrungen auf allen Gebieten der Hygiene zu sammeln. Es ist somit die Gewähr gegeben, dass das von ihnen bearbeitete Lehrbuch sowohl den derzeitigen Stand der **gesamten hygienischen Wissenschaft** erschöpfend zur Darstellung bringen, als auch durch Betonung der militärischen Verhältnisse den besonderen Forderungen einer **Militärhygiene** gerecht werden, wird. Es wird daher nicht nur den Sanitätsoffizieren und militärischen Verwaltungsbeamten ein zuverlässiger Ratgeber, sondern auch darüber hinaus für jeden, der sich über hygienische Fragen unterrichten will, ein wertvolles Lehrmittel sein.

Das Werk erscheint in fünf in sich abgeschlossenen, einzeln käuflichen **Bänden** von je etwa 20—30 Druckbogen. Der Inhalt verteilt sich auf die 5 Bände folgendermassen:

Bd. I: Wärmeregulierung (Luft, Klima, Bekleidung), Ernährung;

Bd. II: Allgemeine Bauhygiene, Beleuchtung, Heizung, Lüftung, Wasserversorgung, Beseitigung der Abwässer und Abfallstoffe;

Bd. III: Militärische Unterkünfte; Heeresersatz, Hygiene des Dienstes;

Bd. IV: Uebertragbare Krankheiten, Heereskrankheiten;

Bd. V: Militär-Sanitätsstatistik.

Die beiden ersten Bände sind erschienen und einzeln käuflich. Das baldige Erscheinen der übrigen Bände ist ebenfalls gesichert.

Berlin, im Juni 1910.

August Hirschwald,
Verlagsbuchhandlung.

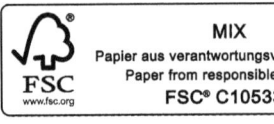

MIX
Papier aus verantwortungsvollen Quellen
Paper from responsible sources
FSC® C105338

If you have any concerns about our products,
you can contact us on
ProductSafety@springernature.com

In case Publisher is established outside the EU,
the EU authorized representative is:
Springer Nature Customer Service Center GmbH
Europaplatz 3, 69115 Heidelberg, Germany

Printed by Libri Plureos GmbH
in Hamburg, Germany